全国高等中医药院校成人教育教材

中医内科学

国家中医药管理局科人事教育司委托修订

主编单位：南京中医药大学
主　　编：周仲瑛
副 主 编：（按姓氏笔画为序）
　　　　　王　旭　汪　悦　周学平　金　实
编　　者：（按姓氏笔画为序）
　　　　　王志英　司晓晨　过伟峰　李春婷
　　　　　吴勉华　吴　敏　陈四清　郭立中
　　　　　顾　勤　章永红　薛博瑜
主　　审：蔡　淦　张小平

湖南科学技术出版社

《全国高等中医药院校成人教育教材》编审小组

组　　　长：黄关亮

副　组　长：周仲瑛　傅春华　郑炳生　黄一九　石　洪

成　　　员：（按姓氏笔画为序）

丁　樱　牛　欣　王汝琨　王灿晖　王树荣　田　侃

刘冠军　刘敏如　刘隆棣　朱玉华　朱志珍　张廷模

李凡成　李德新　邵念方　易法银　范永升　金志甲

钟廷机　袁尚荣　郭振球　顾加乐　高汉森　梅国强

隋德俊　喻文球　彭太平　廖品正

办公室主任：黄关亮（兼）　李振琼

根据中医事业发展需要，为促进中医人才的培养，进一步提高全国中医院校函授教育的质量，1983 年，原卫生部中医司指定成都、湖南、湖北、江西、浙江、长春、辽宁、陕西、南京、黑龙江、河南等 11 所中医院校联合编写《全国高等中医院校函授教材》，并确定了教材编审组成员。1984 年元月，各参编单位在长沙举行了第一次编写会议，会议讨论了教材的编写原则和编写体例。会议一致认为，教材的编写要根据中医高等函授教育的目标，切实做到"体现中医特色，确保大专水平，突出函授特点"。为此，在内容分配上要和全日制大专教材相当；在编写过程中要坚持"一家编，多家审"的原则，广泛征求意见，力求重点明确，通俗易懂。为方便函授教学，教材统一设置了一些指导函授教学的栏目，如"自学指导"、"复习思考题"，考虑基层学员查阅文献有所不便，教材各章附有"参考文献摘录"，将与教学内容密切相关的经典著述附录在课文后，供学员借鉴，加深对课文理解。会议确定全套教材共设 19 门课程，按函授教学需要的先后顺序，于1985 年陆续出版，1988 年 2 月出齐。尔后，根据中医临床的需要和函授师生的反映，经国家中医药管理局同意，决定在 19 门中医课程教材的基础上，增设 5 门西医课程教材，分别由北京、广州、南京、河南、湖南 5 所中医院校主编，并于 1988 年 4 月在长沙举行了编写会议，在坚持整套教材编写原则和体例风格的基础上，会议商讨了有关中医学习西医知识教材编写出版事宜。西医课程教材于 1990 年全部出版。

《全国高等中医院校函授教材》的出版对规范函授中医专业教学内容及人才知识结构起到十分重要的作用。因其有重点突出，内容丰富，编写形式适合在职中医人员业余学习等优点，多年来一直被多数中医院校选用。1995年全国普通高等院校函授部、夜大学教材评估时，对这套教材的编写质量有较高的评价。

10 多年来，随着医药科学的发展，知识更新，医学模式转变和中医药教育改革的不断深入，教材内容也需要作相应的修订和完善。1999 年 12 月在成都召开的全国中医药成人教育学会理事会四届一次会议上，全体理事讨论了湖南科学技术出版社提出的《关于修订〈全国高等中医院校函授教材〉的报告》；2000 年 5 月，国家中医药管理局本着政府职能转变的原则要求，为充分发挥学会和中介组织作用，决定委托全国中医药成人教育学会高等教育研究会负责组织《全国高等中医院校函授教材》的修订和编写工作。同时，为适应中医药成人教育的需求，决定将教材更名为《全国高等中医药院校成人教育教材》。根据国家中医药管理局的决定，全国中医药成人教育学会高等教育研究会 2000 年 6 月在长沙举行了教材修订主编会议，成都、广州、南京、北京、山东、湖南、河南、辽宁、浙江、黑龙江、湖北、长春、陕西、江西等 14 所中医药院校的主编出席了会议。会议进一步明确了《全国高等中医药院校成人教育教材》是在 1983 年编写的《全国高等中医院校函授教材》基础上的修订和补充编写，要求这次修订编写在原函授教材的基础上保持基本架构不变，重在充实完善，要根据教学实践中发现的问题和新形势下成人教育的需要来修订编写。考虑到成人教育主要是培养基层实用型人才，编写教材要求做到"理论够用为度，便于自学，重在实用"。

修订新版的《全国高等中医药院校成人教育教材》由国家中医药管理局人事教育司（原科技教育司）委托组织编写（修订），实行主编负责制，坚持"一家编，多家审"的原则，强调质量第一。修订后的教材保留适应成人教育、方便业余学习的体例形式，同时结合中医药成人教育改革与发展的趋势，作了进一步改进和完善。为适应当前中医药事业的发展，在课程设置上新教材增设了《推拿学》、《医学心理学》、《药理学》、《预防医学》、《急诊医学》、《卫生法规》等 6 门课程。为了满足不同层次的教学需要，修订新版教材采用"一书两纲"的形式，即一本教材内容定位在本科教学水准，同时考虑专科教学需要，两本大纲分别指导本科、大专两个层次的教学。教学时数分配，本科部分在中医本科成人教育教学计划未发布以前，暂时参照全日制本科教学计划安排；专科部分按国家中医药管理局确定的成人高等专科教育中医学专业教学计划安排。

中医药成人教育是中医人才队伍建设的一个重要组成部分，尽管我们已取得了相当的成绩，积累许多宝贵经验，前进的道路仍十分漫长，还有许多课题需要我们去探索，还有许多困难有待我们去克服。教材编写是教育事业的一项基础工作，直接关系到教学质量的提高，编好教材不仅需要作者们呕心沥血，更需要教学师生的关心和支持，诸如课程体系设置是否合理、教学内容详略是否恰当、大纲安排是否切合实际等等，都有待广大师生提出批评和建议，以便今后修订再版时更臻完善。

最后，我们要感谢参编院校的领导和各位主编，他们为教材的编写、修订作出了无私的贡献和积极的努力；感谢使用教材的院校领导和师生，他们一直关心教材的编写、修订，并提出了许多宝贵的建议。我们深信，有编者、读者和出版者的共同努力，《全国高等中医药院校成人教育教材》必将成为中医药园地中一朵绚丽的奇葩。

湖南科学技术出版社

　　为了适应 21 世纪我国高等中医药院校成人教育改革和发展的需要，全面推进素质教育，根据国家教育部对教材建设的要求，国家中医药管理局委托全国中医药成人教育学会高等教育研究会组织在全国高等中医药院校函授教材的基础上修订了本教材，供全国高等中医药院校成人（本科、专科）教育使用。

　　此次修订，我们在原教材"体现中医特色，确保大专水平"的基础上，参考了全日制高等中医药高等院校五版教材和规划教材，使新版教材达到了本科水平，能体现科学性、先进性、实用性、启发性。

　　根据全国高等中医药院校成人教育教材主编会议（2000，长沙）的精神，本教材采用"一书两纲"的形式，即一本以本科水平为准的教材，与本科、专科两种教学大纲配套使用。在用于专科教学时，请按专科教学大纲对教材内容进行取舍。

　　本教材分总论、各论两部分。总论概述了中医内科学学术理论的起源与发展，中医内科疾病分类、命名与特点，介绍中医内科学临床基础，重点突出辨证论治纲要，将内科相关学科基础理论和内科学基本知识相结合，使之成为中医临床辨证论治的总纲及诊治中医内科疾病的基本方法；各论分为肺系病证、心系病证、脾胃系病证、肝系病证、肾系病证、气血津液病证、肢体经络病证 7 章。章下设节，各节分别介绍了 52 个常见病证，及附列病证 10 个，其中肺胀、痴呆、痞满、震颤为新增病证。每个病证按【目的要求】、【自学时数】、【病因病机】、【病证鉴别】、【辨证论治】、【其他疗法】、【预防调护】、【临证提要】、【医案精选】、【文献摘要】、【自学指导】等分项叙述。其中，【病证鉴别】、【辨证论治】、【其他疗法】补充内容较多，【辨证论治】中所提的药物用量，均为临床常用量，临证须结合病种、病情、个体差异有所增减。有毒药物，则应严格按照中药基本知识规定的用量用法，正确使用。新设的【临证提要】、【医案精选】力求突出临床实用性强的特点，使其更贴近临床实际。【医案精选】中的按语有医家原按和编者根据医案内容理解后予以加注的。此书不仅满足成人教育学员能学以致用，而且对中医教学、临床、科研工作人员具有较高参考价值。

　　本教材承蒙上海中医药大学蔡淦教授、张晓天副教授，江西中医学院张小萍教授详加审定，在此表示感谢。

由于我们水平有限，加之时间紧迫，书中难免有缺点和错误。希望各院校在使用过程中，不断总结经验，提出宝贵意见，以便进一步修订提高。

编　者

2002 年 3 月于南京中医药大学

总　　论

各 论

总论

第一章 导 言

【目的要求】

1. 掌握中医内科学的定义，明确中医内科学的任务。
2. 熟悉中医内科疾病的分类、命名及发病学特点。
3. 了解中医内科学术理论的起源与发展。

【自学时数】

1 学时。

中医内科学是运用中医理论研究人体内脏疾病，阐述内科所属病症的病因病机及其证治规律，并采用中药治疗为主的一门临床学科。它系统地反映了中医辨证论治的特点，因而也是临床其他各科的基础，是必须学好的一门临床课。

第一节 中医内科学术理论的起源与发展

中医内科学的形成和发展，有悠久的历史。早在殷商的甲骨文中，已有关于疾病方面的知识，开始认识"疾首"、"疾腹"、"疾言"、"疟疾"、"蛊"等内科疾病，采用按摩和药物等治疗方法，而作为治疗疾病方法之一的"汤液"，传说是由商代的伊尹创制的。西周时期则有"食医"、"疾医"、"疡医"、"兽医"的分科，其中疾医相当于内科医师。春秋战国时期，出现了《脉法》、《五十二病方》、《治百病方》、《足臂十一脉灸经》、《阴阳十一脉灸经》等医学著作，而《黄帝内经》是一部划时代的医学巨著，全面地总结了秦汉以前的医学成就，其最显著的特点是体现了整体观念和辨证论治，对内科疾病分别从脏腑、经络、气血津液等生理系统，风、寒、暑、湿、燥、火等病因，以及疾病的临床表现特点来加以认识，为后世内科疾病的分类与命名打下了基础。

东汉张仲景总结前人的经验，并结合自己的临床体会，著成《伤寒杂病论》，以六经论伤寒，以脏腑论杂病，提出了包括理、法、方、药比较系统的辨证论治的理论体系，创造性地发展了《内经》的医学理论，使《内经》辨证论治的思维方法与临床实践密切结合起来。《伤寒杂病论》已经散失，后经王叔和整理，到宋代成为现存的《伤寒论》和《金匮要略》两书。前者以六经辨证来概括、辨识外感时病，对外感病证的发生、发展、预后、治疗作了精辟的论述；后者以脏腑病机来概括、辨识内伤杂病，对50多种杂病的病因、病机、证候、治法作了论述。首创"六经辨证"辨治外感疾病、"脏腑经络辨证"辨治内伤杂病的方法。为中医内科学的发展、辨证论治体系的确立奠定了基础。

晋朝王叔和著《脉经》十卷，使脉学理论与方法系统化，并将相似的脉象进行排列比较，以便掌握，对内科的诊断起了很大的作用。葛洪著《肘后方》，记载了许多简便有效的方药，如用海藻、昆布治疗瘿病，用槟榔驱寸白虫，这些疗法比欧洲早一千多年，并对肺痨、天花、麻风等病已有相当认识。

隋代巢元方编著的《诸病源候论》是我国最早和最详细的病因病理专著，其中对内科疾病的记载有一千余种，且对其病因病机多作了阐述，形成了病源学说，如指出各种淋证的病因是"由肾虚而膀胱热故也"。

唐代的《千金要方》和《外台秘要》是两部大型临床医学全书，其中对内科病证的治疗方法更是丰富多彩，如《千金要方》的温脾汤、苇茎汤、犀角散都是目前常用的内科方剂。宋代的《太平圣惠方》、《圣济总录》是国家颁行的大型方书，其中绝大部分为内科内容。陈无择的《三因极一病证方论》，对病因学说有所发展。至此，中医学积累了良好的基础，中医内科学已初步形成。

金元时期，是中医学术发展史上成绩卓著，影响深远的一个时代，其中最突出的医学家代表是刘完素、张从正、李东垣、朱丹溪，被后世称为"金元四大家"。刘完素倡火热而主寒凉；张从正治病力主攻邪，善用汗吐下三法；李东垣论内伤而重脾胃，首创脾胃内伤学说；朱丹溪创"阳常有余，阴常不足"之说，而主养阴。他们在医学理论的某个领域都有独到的阐发和精深的认识，创造了很多行之有效的方剂，为中医内科学提供了丰富的理论和实践经验。

明代薛已所著《内科摘要》，是首先用内科命名的医书。王纶著《明医杂著》提出"外感法仲景，内伤法东垣，热病用元素，杂病用丹溪"，是对当时内科学术思想的一个很好总结。王肯堂的《证治准绳》、张介宾的《景岳全书》、秦景明的《症因脉治》等著作，对内科的许多病证都有深刻的认识，尤其是《景岳全书》更有自己的独特见解，如提出"阳非有余，真阴不足"等，对内科的辨证论治作出了重要贡献。

清代对丛书的编著，更是琳琅满目，以内科为主体的书籍，有《图书集成医部全录》、《医宗金鉴》、《张氏医通》、《沈氏尊生书》等。此外，简短实用的《证治汇补》、《医学心悟》、《类证治裁》、《医林改错》、《血证论》等，对中医内科学的发展，起了很好的促进作用。如王清任著的《医林改错》，论述了血瘀证和其他有关杂证，创用血府逐瘀汤、补阳还五汤等补气活血的方剂，这些理论和方药，至今仍有很大的实用价值。

温病学说的形成和发展是中医内科学的一个巨大成就。继明代吴又可《温疫论》提出戾气致病的病因学说之后，清代叶天士著《温热论》，创立了温病卫气营血的辨证纲领；薛雪的《湿热条辨》专论湿热之邪所致温病；吴鞠通的《温病条辨》，提出温病的三焦辨证，充实了内科热病体系；王孟英的《霍乱论》，对霍乱病的认识卓有新见。温病学家的理论和实践，标志着温病学已具备完整的理论体系，使温病学在中医内科范围内，形成了一个与伤寒不同的又一个外感热病体系。综上所述，中医内科学随着历史进程和医学实践的发展而逐步形成和完善。

第二节　中医内科疾病分类、命名及其特点

内科疾病的病种多、范围广。最早对内科病证进行分类的是《内经》，如按病机、病位分类，其中"病机十九条"便是典型的例子。《伤寒杂病论》则按病因病机分为外感热病（即伤寒）和杂病两大类，一直为后世医家沿用。《诸病源候论》按病因、病位、症状分类，把各种疾病分门别类。《三因方》以病因为分类依据，试图把疾病归属于内因、外因、不内外因三类。从指导临床实际应用来看，内科疾病的分类主要以病因为依据，分为外感病和内伤病两大类。外感疾病包括伤寒六经病证、温病卫气营血、三焦病证，主要是按六经、卫气营血、三焦的病理变化进行证候归类。内伤杂病包括脏腑经络病证、气血津液病证，主要是以脏腑、经络、气血津液的病理变化进行证候归类。本书是在病因分类的基础上，结合脏腑分类，将伤寒、温病以外的外感病证和内伤杂病分为七大类：如肺系病证、心系病证、脾系病证、肝系病证、肾系病证、气血津液病证、肢体经络病证，而以讨论内伤病为主。与气血津液的生成、运行、输布失常密切相关的疾病，如郁证、血证、痰饮、消渴等归属于气血津液病证。与肢体经络相关的疾病，如痹证、痿证、痉证等归属于肢体经络病证。

中医内科病证的命名原则主要是以病因、病机、病理产物、病位、主症、体征为依据。如以病因命名的中风、中暑、虫证等；以病机命名的郁证、痹证、厥证等；以病理产物命名的痰饮、瘀证等；以病位命名的胸痹、肝着、肾着、肺痿等；以主症命名的咳嗽、喘证、呕吐、泄泻、眩晕、耳鸣等；以主要体征命名的黄疸、积聚、水肿、臌胀等。由于中医对疾病的认识方法不同，对疾病的命名有其自身的固有特点，大部分是以临床症状和体征来命名，与西医学有明显的差异。但在几千年的医疗实践过程中，这种传统的命名方法已具有确定的含义，在中医内科学术理论的指导下，逐步形成了与病名相应的病因病机、临床特点、类证鉴别、发展演变、转归预后的系统认识，以及辨证论治的具体治法、方药和预防调护，迄今仍有效地指导临床。

中医内科外感疾病的病因为六淫、疠气等外邪，发病常与季节有关，起病较急，病邪多从皮毛、口鼻而入，由表传里。外感疾病多具有季节性、传变性，若兼夹疠气、疫毒，则具有传染性、流行性。如霍乱主要因外感时邪，多发于夏秋季节，易于传染、流行；急黄病因外感湿热疫毒，发病急骤，初起虽有短暂表证经过，但邪毒迅即由表入里，而现热毒炽盛，充斥三焦，甚则深入营血，内陷心肝，其来势凶猛，传变迅速，可呈区域性流行，交相传染。内伤杂病的特点是多脏腑相关、多因素相加、多病性复合、多病证杂见，其基本病机为脏腑气血阴阳失调。饮食、劳倦、情志所伤，皆可导致脏腑失和、气血阴阳失调。在病情演变过程中，往往脏病及脏，脏病及腑，因复感外邪，或多种病理因素的产生，而出现寒热虚

实错杂的证候，并可多病重叠。如肺痨初起病位在肺，久则肺损及肾，肺脾同病，终至肺脾肾三脏交亏，病情重笃；喘证病因有外感、内伤两端，病理性质有虚实两类，可由多种因素诱发和加重，在反复发作过程中，常因正虚感邪、寒郁化热，而表现表寒里热、上实下虚的证候；咳嗽久延，可以致喘，亦可因肺虚气不布津，停而为饮，聚而成痰，导致痰饮伏肺，而见咳、痰、喘并呈。

自 学 指 导

【重点难点】

1. 中医内科学是运用中医理论研究人体内脏疾病，阐述内科所属病证的病因病机及其证治规律，并采用中药治疗为主的一门临床学科。它系统地反映了中医辨证论治的特点，因而也是临床其他各科的基础。

2. 内科疾病的分类主要以病因为依据，分为外感病和内伤病两大类。外感疾病包括伤寒六经病证、温病卫气营血、三焦病证，主要是按六经、卫气营血、三焦的病理变化进行证候归类。内伤杂病包括脏腑经络病证、气血津液病证，主要是以脏腑、经络、气血津液的病理变化进行证候归类。中医内科病证的命名原则主要是以病因、病机、病理产物、病位、主症、体征为依据。外感疾病的特点是具有季节性、传变性，若兼夹戾气、疫毒，则具有传染性、流行性；内伤杂病的特点是多脏腑相关、多因素相加、多病性复合、多病证杂见。

【复习思考题】

1. 中医内科学的定义是什么？
2. 试述中医内科疾病的分类、命名及发病学特点。

第二章　中医内科疾病辨证论治纲要

辨证论治是运用中医理论指导临床观察分析疾病、诊断治疗疾病的方法和原则。在辨证过程中，应注意全面分析病情、掌握病证病机特点、弄清辨证与辨病的关系等基本原则的运用；在治疗过程中，则要掌握调节整体平衡、审证求机论治、明辨标本缓急、把握动态变化、顺应异法方宜、据证因势利导、先期治疗未病、重视调摄护理等一般原则。中医在长期的临床实践中，总结了一套系统的、反复验证行之有效的辨治方法和要领，其各具特点，互相联系，常常参合运用，从而达到及时准确地治疗疾病的目的。对于内科疾病的治疗，主要应把握外感六淫病证、内生五气病证、气血津液病证、脏腑病证的辨治概要，其中尤以脏腑病证的辨治为核心。

第一节　中医内科疾病辨证论治原则

【目的要求】

1. 了解疾病的辨证原则。
2. 掌握明辨标本缓急治则。
3. 掌握审证求机论治治疗原则。
4. 掌握顺应异法方宜治则的具体应用。
5. 熟悉据证因势利导、先期治疗未病治则。

【自学时数】

3 学时。

一、辨证原则

1. 全面分析病情：首先要全面收集符合实际的"四诊"材料，全面分析病情，取得正确辨证的客观依据。然后将中医的整体观运用到内科临床辨证，在辨证时，不仅仅只看临床症状，还必须重视病人的整体和不同病人的特点，以及自然环境对人体的影响。只有从整体观念出发，全面考虑问题、分析问题，才能取得比较符合实际的辨证。

2. 掌握病证病机特点：内科病证，都各有自己的临床特点和病机变化，掌握不同病证的特点和病机，就有利于对各种不同的病证进行鉴别。

中医内科病证，可分为外感时病（包括伤寒和温病）和内伤杂病两大类，二者各有其不同的临床特点和不同的病机变化。外感时病主要按六经、卫气营血和三焦进行证候归类；内伤杂病中肺系病证主要按肺气失于宣发肃降之病机特点进行辨证论治，以复肺主气、司呼吸的生理功能。脾（胃）系病证主要按中焦气机升降失常之病机特点进行辨证论治，以复脾（胃）主运化、升清降浊的生理功能。心系病证应按血脉运行障碍和神明失司之病机特点进行辨证论治，以复心主血脉和心藏神的生理功能。肝系病证主要按肝气疏泄不畅、肝阳升发太过、肝风内动等病机特点进行辨证论治，以复肝主疏泄、藏血濡筋等生理功能。肾系病证主要按肾阴、肾阳不足的病机特点进行辨证论治，以复肾主生长、发育、生殖、主骨、生髓等生理功能。气血津液病证应按寒热虚实辨证，肢体经络病证应按其类属脏腑的不同进行辨证归纳。

3. 弄清辨证和辨病的关系：病和证的关系，表现在同一疾病可以出现不同的证，而不同的疾病又可以出现相同的证，前者称"同病异证"，后者称"异病同证"，如感冒一病，有因风寒束表和风热犯表的差异，从而有风寒证与风热证的不同；同属风寒袭表，由于体质差异，又有表实证与表虚证的不同。又如水肿、腰痛、癃闭等不同的病证，均可出现"肾阳虚弱"的相同证候。

中医内科既要辨证，亦要辨病。辨病施治，是认识和解决每一疾病的基本矛盾；辨证论治，是认识和解决疾病过程中的主要矛盾。辨病与辨证是相辅相成的，在辨证的基础上辨病，在辨病的范围内辨证，辨证与辨病相结合，有利于对疾病性质的全面准确认识。

二、治疗原则

1. 调节整体平衡：人体是一个以五脏为中心，配合六腑，通过经络系统，联合五体、五官、九窍、四肢百骸而组成的有机联系的整体系统，局部病变是整体病理反应的一部分，因此立法选方，既要注意局部，更须重视整体，应通过整体调节以促进局部病变的恢复，从而使阴阳归于相对平衡，这就是调节整体平衡原则。

调节整体平衡，可以从调整阴阳入手，《素问·至真要大论》说："谨察阴阳所在而调之，以平为期。"这里的"以平为期"，就是通过调整阴阳，以达到恢复整体平衡的方法。

调节整体平衡，恢复和建立相对平衡的阴阳关系，不外去其有余、补其不足两个方面。去其有余，即去其阴阳之偏盛。阴或阳的过盛和有余，或为阴盛，或为阳盛。阴盛则寒，阳盛则热，阴盛还可转化为水湿痰饮，阳盛也可转化为瘀滞燥结。故去其有余，有温、清、利、下之不同具体治法。补其不足，即补其阴阳之偏衰，有补阴与补阳之不同。

调节整体平衡，还要求对各种治疗措施和方药的运用都应适可而止，不可矫枉过正，以防机体出现新的不平衡。如攻邪时须注意勿伤正，补虚时注意勿敛邪，清热不应伤阳，散寒不应伤阴，补脾注意不要碍胃等。

2. 审证求机论治：证与病机，都是疾病本质的反映，是疾病的主要矛盾，治疗疾病应遵从审证求机论治的原则，从疾病的本质入手，从根本上加以治疗。只要解决了疾病的主要矛盾和关键环节，一切复杂问题就会迎刃而解。

"同病异治"与"异病同治"是审证求机论治则在临证中最常用的两大治法，"证同治亦同，证异治亦异"，说明"证"是决定治法方药的最可靠依据。

同病异治，是指同一种疾病，由于发生在不同的患者身上，或处在疾病发展的不同阶段，所造成的病理变化不同，所形成的证候不同，因而治法也不相同。例如，同是头痛病，就有外感头痛与内伤头痛的区分。外感头痛又有风寒头痛、风热头痛、风湿头痛的不同。内伤头痛亦有肝阳上亢头痛、痰浊头痛、血瘀头痛之差异。治疗时应分别予以辛温解表、辛凉解表、祛风胜湿、平肝潜阳、化痰熄风、活血通窍等不同治法，才会有较好的疗效。反之，若一见头痛，不求其本，不识其"证"，不究其病机，概施川芎、白芷、吴萸、藁本诸止头痛药物，难收满意疗效。同病异治是同中求异辩证法思想的具体应用。

异病同治，则是指不同的疾病，若出现相同的病理变化，即形成相同的证候时，可以采取相同的治法。如癃闭和遗尿虽系两种临床表现截然相反的疾病，但皆可因肾阳亏虚引起，故皆可予金匮肾气丸温肾助阳，癃闭病可藉金匮肾气丸恢复膀胱气化功能，遗尿病则可藉金匮肾气丸恢复气的固摄作用，均可达到治愈康复目的。异病同治是异中求同辩证法思想的具体应用。

3. 明辨标本缓急：标本，是指疾病的主次本末和病情轻重缓急的情况。一般认为，标是疾病表现于临床的现象和所出现的证候；本是疾病发生的病机，即疾病的本质，或者相对地指先病的脏腑及其病理表现。

由于疾病的发生发展过程，是极其复杂的，常常有邪正盛衰问题、病因病症缓急问题、旧病未愈新病又起问题、表证与里证孰重孰轻问题等等，在临证时必须分清疾病的标本主次，轻重缓急，而采取"甚者独行，间者并行"，也就是"急则治其标，缓则治其本"和"标本同治"的方法进行治疗，这就是明辨标本缓急治疗原则。

急则治其标，是指在疾病的发展过程中，如果出现了紧急危重的证候，影响到病人的安危时，就必须先行解决，而后再治疗其本的原则。如臌胀病人，重度腹水，致呼吸喘促，难以平卧，二便不利，若正气可支，就应攻水利水，以治其标。待水消病缓，再予疏肝养肝，以图其本。

缓则治其本，是对一般病情变化比较平稳，或慢性疾病的治疗原则。如阴虚燥咳，则燥为标，阴虚为本，在热势不甚，无咳血、咯血等危急症状时，当滋阴润燥以止咳，阴虚之本得治，则燥咳之标自除。

在标本俱急的情况下，必须采取标本同治的原则。如见咳喘、胸满、腰痛、小便不利、一身尽肿等症，其病本为肾虚水泛，病标为风寒束肺，乃标本均急之候，所以就必须用温肾助阳、发汗、利小便的治法，以期表里双解。

4. 把握动态变化：疾病是邪正斗争、此消彼长，不断变化发展的过程，疾病的每一个阶段都有不同的病理特点，因此治疗疾病必须用动态发展的观点来进行，把握疾病的动态变化，分阶段进行治疗疾病，把握动态变化治疗原则。

外感病证初期阶段邪气未盛，正气未衰，病较轻浅，可急扬之使去，发散祛邪；进入中期，病邪深入，病情加重，更当着重祛邪，减其病势；转为后期，邪气渐衰，正气未复，或继续祛除余邪，或着重扶正以祛邪，使邪去正复，获得治愈。这是把握动态变化治疗原则在外感病证方面的应用。

内伤病证，初病之时，一般不宜用峻猛药物；进入中期，大多正气渐虚，治当轻补，或有因气、血、痰、火郁结而成实证，需用峻剂而治者，亦只宜暂用；及至末期，久虚成损，则宜调气血，养五脏，促使病体康复。这是把握动态变化治疗原则在内伤病证方面的具体应用。如癥瘕，病之初起，其积未坚，治宜消散之；进入中期，所积渐坚，则治宜软化之；转入后期，正气已虚，则宜攻补兼施。

5. 顺应异法方宜：疾病的发生、发展是受多方面因素影响的，如时令气候、地理环境等，尤其是患者的个体体质因素对疾病影响更大。因此，在治疗疾病时，必须根据季节、气候、地区、病人的体质、年龄等不同特点而制定适宜的治疗方法，这就是顺应异法方宜治疗原则，具体包括因时制宜、因地制宜、因人制宜三个方面。

四时气候的变化对人体的生理功能、病理变化均会产生一定影响。即使一日之内，人体的气血也依经络循行有一定的流注次序，因此病理状态下会出现"旦慧、昼安、夕加、夜甚"的时辰变化规律。治疗疾病时，应结合不同季节、不同时辰的特点，考虑用药的原则，称为"因时制宜"。如春夏季节，气候由温渐热，阳气升发，人体腠理疏松开泄，即便此时外感风寒，治疗时一般也不可过用辛温发散之品，以防止开泄太过，耗气伤阴；而秋冬季节，气候由凉逐渐变寒冷，阴盛阳衰，腠理致密，阳气敛藏于内，此时患病，若非大温大热之证，寒凉之品断当慎用，以防苦寒伤阳。

根据不同地区的地理环境特点，来考虑治疗用药的原则，称"因地制宜"。如我国西北地区，地势高而寒冷少雨，故其病多燥寒，治宜辛润；东南地区地势低而温热多雨，故其病多湿热，治宜清化。说明地区不同，患病亦异，治法应当有别。即使患者有相同病证，治疗用药亦应考虑不同地区的特点而区别对待。如辛温发表药治外感风寒证，在西北地区，药量可以稍重；而东南温热地区，药量则宜稍轻，或直接改为清淡宣泄之品。

根据病人年龄、体质、性别、生活习惯等不同特点，来考虑治疗用药的原则，称为"因人制宜"。如妇女患者，由于其有月经、怀孕、产后等特殊情况，治疗用药必须加以考虑，慎用或忌用峻下、破血、滑利等药物；年龄不同，生理功能及病变特点亦不同，老年人气血衰少，生机减退，患病多虚证或正虚邪实，虚证宜补，而邪实须攻者应慎重，以免损伤正气。在体质方面，由于每个人的先天禀赋和后天调养不同，个人素质有强弱的不同，还有偏寒偏热以及素有宿疾的不同，所以虽患同一疾病，但治疗用药亦应有所区别，阳热之体慎用温补，阴寒之体慎用寒凉等。

6. 据证因势利导：同一疾病有不同的治疗方案，如何制定最佳方案，须遵守因势利导的原则。因势利导要求顺其病势，就近去邪，获得最佳治疗效果。如饮食积滞，应积极驱除，但须注意食在膈下（亦即入肠）方用泻法；若食尚在胃，又当选用探吐或用缓解药消食，才能取得理想的效果，否则反伤正气，延误病情。

7. 先期治疗未病：先期治疗未病包括未病先防和既病防变两个方面。

未病防病，是指对有可能发生疾病的个体和人群，及早提出预防措施，运用药物培补人体的正气，预防疾病的发生的方法。如16世纪前后针对当时天花流行的情况，采取人痘接种法来预防天花的发生，就是未病防病治则的具体应用。在流感肆虐季节，让体质差、气虚者服用玉屏风散补气固表，预防流感的侵袭，也是未病防病治则的具体应用。

既病防变，是指医者可根据疾病传变规律，防其传变，对可能受到传变的脏腑和可能受到影响的气血津液，采取预防措施，阻断和防止病变的发展和传变，把病变尽可能控制在较小的范围，以利于疾病的彻底治疗，取得最好的疗效。如《金匮要略》中说"见肝之病，知肝传脾，当先实脾"，其意是说治疗肝病时，需要应用调补脾胃法，使脾气旺盛而不受邪，以防止肝病传脾。

8. 重视调摄护理：恰当的调护，有利于正气的恢复、邪气的祛除和促进病人早日康复。忽视调摄护理，不仅会延误康复时间，还会出现"食复"、"劳复"等情况，以致病情反复。

因此，必须重视调摄护理。

调摄护理的内容十分丰富，如饮食护理、生活护理、精神护理、服药护理等。这些护理措施同样是以辨证论治为指导的，因此也当辨证施护，随证而异。如对风寒表证，在接受解表发汗时，护理上不仅应避免病人再受风寒外袭，而且还应酌加衣被，给予热汤、热粥，促其发汗。若属里实热证，在调护上则要注意多给清凉冷饮，保持室内通风，衣着宜薄，且使大便通畅，或以温浴降温。此外，还应重视精神护理，使病人保持心情舒畅；在饮食护理方面要求很细。在药物治疗时，还常配合针灸、推拿、拔火罐、熨法等其他治疗护理方法，以增强治疗效果。

自 学 指 导

【重点难点】

1. 中医内科疾病辨证要注意全面收集符合实际的四诊材料，全面分析病情，还要注意各自的临床特点和病机变化，掌握不同病证的特点和病机。外感时病主要按六经、卫气营血和三焦的病机进行证候归类；内伤杂病主要以脏腑、气血津液、经络的病机指导辨证论治。要弄清辨证和辨病的关系，既要辨证，亦要辨病。

2. 人体是一个整体系统，局部病变是整体病理反应的一部分，立法选方，既要注意局部，更需重视整体，应通过整体调节以促进局部病变的恢复，从而使阴阳归于相对平衡，这就是调节整体平衡原则。

3. "同病异治"与"异病同治"是审证求机论治治则在临证中最常用的两大治法。同病异治，是指同一种疾病，由于发生在不同的患者身上，或处在疾病发展的不同阶段，所造成的病理变化不同，所形成的证候不同，因而治法也不相同。异病同治，则是指不同的疾病，若出现相同的病理变化，即形成相同的证候时，可以采取相同的治法。

4. 治疗疾病要注意明辨标本缓急，急则治其标，是指在疾病的发展过程中，如果出现了紧急危重的证候，影响到病人安危时，就必须先行解决，而后再治疗其本的原则。缓则治其本，是对一般病情变化比较平稳，或慢性疾病的治疗原则。如阴虚燥咳，则燥为标，阴虚为本，在热势不甚，无咳血、咯血等危急症状时，当滋阴润燥以止咳，阴虚之本得治，则燥咳之标自除。而在标本俱急的情况下，必须采取标本同治的原则。

5. 疾病的过程是邪正斗争、此消彼长的过程，因此疾病是不断变化发展的，疾病的每一个阶段都有不同的病理特点，因此治疗疾病必须用动态发展的观点来进行，把握疾病的动态变化，分阶段进行治疗疾病。

6. 治疗疾病，应结合不同季节、不同时辰的特点，考虑用药的原则，称为"因时制宜"。根据不同地区的地理环境特点，来考虑治疗用药的原则，称"因地制宜"。根据病人年龄、体质、性别、生活习惯等不同特点，来考虑治疗用药的原则，称为"因人制宜"。

7. 同一疾病有不同的治疗方案，如何制定最佳方案，须遵守因势利导的原则。因势利导要求顺其病势，就近去邪，获得最佳治疗效果。

8. 先期治疗未病，要求医者尽可能早期发现病人的疾病，并尽早予以治疗，以防疾病发展加重。还要求既病防变。

9. 忽视调摄护理，不仅会延误康复时间，还会出现"食复"、"劳复"等情况。因此，治疗疾病必须重视调摄护理。

【复习思考题】

1. 什么是调节整体平衡治疗原则？
2. 举例说明什么是同病异治及异病同治？
3. 举例说明什么是甚者独行、间者并行？
4. 举例说明什么是因时制宜、因地制宜与因人制宜？

第二节　外感六淫病证辨治概要

【目的要求】

1. 了解"六气"和"六淫"的基本概念，分清外感风、寒、暑、湿、燥、火六淫之邪和内生风、寒、湿、燥、火五种病理因素的不同概念。
2. 了解六淫致病的季节性，但亦有不限于季节者，六淫既可各自单独为患，亦常常夹杂致病。
3. 熟悉六淫的致病特点及其所致各证的临床表现，并掌握其治法方药。

【自学时数】

6学时。

风、寒、暑、湿、燥、火，本是指四时的正常气候，统称"六气"。在异常情况下，如气候突变，太过或不及，就成为外感病的致病因素，统称为"六淫病邪"。"淫"是淫乱、太过的意思。

六淫引起的疾病，具有一定的季节性，如夏季多暑病、冬季多寒病。但由于气候变化的复杂性，以及人体的个体差异，虽是同一季节，也可感受不同的病邪而发生不同的疾病。如夏令虽多发暑病，但如素体阳虚，贪凉饮冷，也可发生寒病（古人称之为"阴暑"）。秋令为燥病的多发季节，然早秋懊热，感邪多发温燥；而晚秋清凉，感邪多发为凉燥。

六淫致病，既可以是单一的，更多是混合的，如风、寒、湿三气杂至合而为痹之类。而六淫之邪侵入人体后，在一定条件下亦可发生转化，如寒可郁而化热，温热可以化燥等。故辨证时必须根据不同的临床表现，审证求因，然后确立治法和选方用药。

至于内风、内寒、内湿、内燥、内火，是指各种疾病发生后，由于生理功能障碍而产生的病理状态，具有不同的临床证候，与本节所述的六淫病机病证迥然有别，故另立专篇讨论。

一、风

风为六淫之首，虽属春令主气，但四季皆有。一般外感为病，常以风为先驱，其他邪气多依附于风而侵犯人体，如风湿、风寒、风热之类，故《素问·骨空论》云："风为百病之始。"《素问·风论》云："风者，百病之长也。"为此，古人亦有把风邪当做外感致病因素总称者。

风性善行而数变，其起病急骤，变化迅速，或病情多变而游走不定，故《素问·阴阳应象大论》云"风胜则动"，如痉证四肢抽搐，颈项强直，甚至角弓反张，即属于风；它如痹症中风邪偏盛的行痹，常见游走性关节肌肉疼痛等。

风性轻扬，易于侵犯人体的上部和肌表，故临床常见头痛、感冒等病证。如《素问·太阴阳明论》说："伤于风者，上先受之。"

【辨证论治】

1. 风寒：

[症状] 恶寒，发热，无汗，头痛身痛，鼻流清涕，咳嗽，痰稀。舌苔白润，脉浮而紧。

[病机] 风寒束表，肺卫不宣。

[治法] 疏风散寒。

[方药] 荆防达表汤加减。本方功能散寒解表疏邪，用于风寒袭表、肺卫失和等证。

药用荆芥、防风、羌活、苏叶、白芷、豆豉、葱白疏散风寒，发汗解表。

如寒邪偏胜，可加用麻黄、桂枝以辛温发汗；咳嗽，加杏仁、桔梗宣畅肺气。

2. 风热：

[症状] 发热，微恶风寒，少汗或无汗，头痛，咳嗽，痰粘或痰黄，鼻流浊涕，咽痛，口渴。苔薄，舌边尖红，脉浮数。

[病机] 风热袭表，肺失清肃。

[治法] 疏风散热。

[方药] 桑菊饮加减。本方辛凉解表，疏散风热，用于风热袭于肺卫、卫表不和等证。

药用桑叶、菊花、薄荷疏散上焦风热，杏仁、桔梗宣肺止咳，连翘清热达表，葛根解表清热。

如风热较甚，改用银翘散。药用银花、连翘清热疏风，豆豉、荆芥辛散透表，牛蒡子、桔梗、甘草清利咽喉，芦根、竹叶清热生津。

3. 风入经络：

[症状] 肢体关节游走疼痛，或拘急不利，项强，口眼㖞斜，甚则四肢抽搐，角弓反张，牙关紧闭。舌苔薄白，脉浮弦。

[病机] 风邪入络，络脉痹阻。

[治法] 祛风通络。

[方药] 防风汤、牵正散、玉真散加减。三方均有祛风功能，但防风汤祛风通络宣痹，用于痹证偏于风胜者；牵正散祛风化痰通络，用于风痰入于经络而有口眼㖞斜、半身不遂者；玉真散搜风化痰解痉，用于破伤风见有牙关紧闭、角弓反张、肢体拘挛、抽搐等症。

药用羌活、防风、白芷散风祛邪，僵蚕、全蝎、白附子搜风化痰通络。

二、寒

寒为冬令主气，寒邪为冬令常见病因，但也可在其他季节引起疾病。如盛夏贪凉，寒邪即可侵袭人体而发病，即前人所谓"阴暑"或"夏日伤寒"之类。

寒主收引，其性凝滞。所谓"收引"，是指寒邪入侵而致筋脉挛缩，伸屈困难。如《素问·举痛论》云："寒则气收。"所谓"凝滞"，是指凝结、迟滞之义。血得温则行，得寒则凝，如寒邪袭表，腠理闭塞，卫气阻遏于表，营阴滞涩，从而出现形寒、无汗、头痛、身热等症。

寒为阴邪，易伤阳气。寒邪由外而入，致病又有伤寒与中寒之别。寒邪伤于肌表，卫阳被遏，称为伤寒；寒邪直中脏腑，导致阴盛阳伤，称为中寒。

【辨证论治】

1. 寒邪伤表：

[症状] 恶寒，发热，无汗，头痛项强，身痛肢麻，得热痛减，遇冷痛剧，筋脉拘急不利。舌苔薄白，脉浮紧。

[病机] 寒邪伤表，肺卫不宣。

[治法] 辛温发汗，散寒解表。

[方药] 麻黄汤加减。本方功能辛温散寒，发汗解表，用于外感寒邪致病者。

药用麻黄发汗解表，外散风寒；桂枝发汗解肌，既能助麻黄散风寒，又能通经络而解肢体疼痛；杏仁宣畅肺气，甘草调和诸药。亦可加入苏叶、白芷、生姜等以疏散风寒。

2. 中寒：

[症状] 恶寒战栗，肢体麻木，四肢冰冷挛痛，面青咬牙，神志迟钝，昏迷僵直，呼吸缓慢，口鼻气冷，皮肤隐紫。舌苔白滑，脉象沉伏。

[病机] 寒邪直中，伤及阳气。

[治法] 助阳破阴，温里驱寒。

[方药] 四逆汤加味。本方功能温中散寒，回阳救逆，治阳衰阴盛之病证。

药用附子、干姜、肉桂回阳救逆；红参、炙甘草、当归温养气血。

三、暑

暑为夏令主气，系火热所化，暑邪致病有明显的季节性，暑病多发于夏季，故《素问·热论》云："后夏至日为病暑。"

暑性热，善发散，暑邪致病可致人体阳气亢盛，腠理开泄，而致汗液过度外泄，津伤气耗。临床表现为高热，皮肤灼热，口渴引饮，疲倦乏力，或短气喘急，舌红少津，脉来濡细而数。

暑气通心，若暑热内犯心营，心神被扰，可出现高热昏迷、不省人事等症。

由于盛暑时节，天暑下迫，地湿上蒸，湿热蒸腾，故常见暑热夹湿的证候。

【辨证论治】

1. 中暑：

[症状] 头昏胀痛，胸闷，恶心欲吐，身热烦渴，短气，四肢无力，或皮肤干燥，色红

而热，少汗，或汗多肤冷，尿短赤，甚则突然昏倒，谵语，抽搐。舌干少津，脉细数无力。每发生于盛暑，或高温作业，又称"中热"、"中暍"。

[病机]　暑热蒙心，气阴两伤。

[治法]　清暑生津。

[方药]　人参白虎汤加减。本方清热益气护津，治阳明热盛，伤津耗气，高热，烦渴，多汗等症。

药用生石膏、知母清泄暑热，银花、连翘清暑透表，麦冬、芦根泄热生津。

如无汗，加薄荷、青蒿透热外达；兼见汗多，气短，脉虚，加人参益气生津；心烦心悸者，加益元散清暑安神；如伴见神昏谵妄、抽搐者，可加黄连、犀角（用水牛角代）清心营之热，加生地、玄参、麦冬清营热而护营阴，加菖蒲、郁金清心开窍；如暑热伤正，出现面色苍白，呼吸浅促，四肢厥冷，躁扰不安，神糊呓语，或脉细无力、至数不清者，此为气阴大伤，治当益气养阴，救逆固脱，可用生脉散合参附龙牡汤加减。

2. 暑热：

[症状]　入夏时常发热，肌肤灼热，汗少或午后热甚，口渴引饮，食少，倦怠无力。舌苔薄白或薄黄，舌质微红，脉细数。

[病机]　暑热亢盛，耗气伤津。

[治法]　清暑益气，养阴生津。

[方药]　王氏清暑益气汤加减。本方清热解暑，益气生津，治暑热耗伤津气。

药用西瓜翠衣、麦冬、石斛、荷梗清热解暑，西洋参益气生津，黄连、知母、竹叶清热除烦，甘草、粳米益胃和中。

如低热不退者，可加入青蒿、白薇等清退虚热。

3. 暑湿：

[症状]　身热不扬，恶风少汗，胸闷腹胀，纳少，口苦粘或淡，大便溏薄，肢体酸困。苔腻，脉濡数。

[病机]　暑邪夹湿，郁于肌表。

[治法]　解暑化湿。

[方药]　藿香正气散加减。本方解暑化湿，用于暑湿外感，肠胃不和，胸闷恶心，腹胀便溏者。

药用藿香、苏叶、陈皮、白芷芳香化湿，半夏、厚朴、白术苦温燥湿，大腹皮、赤茯苓淡渗利湿。

若口甜粘甚者，加佩兰化湿；夹暑热者，加荷叶清暑。

四、湿

湿是长夏（夏秋之交）的主气。湿病多由气候潮湿，或涉水淋雨，或伤于雾露，或水中作业，久居湿地等原因，使湿邪侵袭人体而引起。

湿为阴邪，粘滞而固着，不易速去，所以湿邪为病，往往起病缓慢，病程较长，缠绵难愈。

湿性重浊，"重"即沉重、重着。湿邪困遏，阻滞气机的升降出入，清阳不升，在上则为头重如裹，昏蒙眩晕；在中则胸脘痞闷，胃纳不香；湿滞经络则四肢沉重，倦怠乏力。

"浊"即秽浊，湿邪伤阳，气化不利，易出现水湿浊秽的病证，症见面垢眵多、大便粘滞不爽、小便混浊、妇女带下稠浊、舌苔垢腻等。

湿性趋下，湿邪致病与风性轻扬上浮有别，所谓"伤于风者，上先受之；伤于湿者，下先受之"（《素问·太阴阳明论》），故湿邪为病，多见淋浊、带下、脚气、足肿等下部病症。但外湿伤人，又可与风邪相合，郁遏卫表，而致肢体酸重、肿痛。如湿毒浸淫肌肤，可出现多种皮肤病，如疥疮、体癣、天疱疮、瘾疹、黄水疮等。

湿邪侵犯人体，最易伤害脾胃，因"脾恶湿"，湿盛则伤脾，故外湿与内湿有一定的联系，可以互为因果。

【辨证论治】

1. 湿困卫表：

［症状］ 身热不甚，迁延缠绵，微恶风寒，汗少而粘，头重如裹，肢体酸重疼痛，胸膈闷胀，脘痞泛恶，口中粘腻，大便稀溏。脉浮濡。

［病机］ 湿邪困表，卫气被郁。

［治法］ 芳香化湿。

［方药］ 藿朴夏苓汤加减。本方芳香化湿和中，用于感受暑湿，身困神倦，纳减脘胀等。

药用藿香、蔻仁芳香化湿；杏仁、苡仁、猪苓、茯苓、厚朴、泽泻开宣气机，渗利水湿；半夏止呕；豆豉透表。

2. 湿滞经络：

［症状］ 关节酸痛重着，固定不移，或腿膝关节漫肿，转侧屈伸不利，或下肢肿胀。舌苔白滑或白腻，脉濡缓。

［病机］ 湿邪袭络，留着关节。

［治法］ 祛暑通络。

［方药］ 薏苡仁汤加减。本方疏风祛湿通络，治痹痛以湿为主，关节酸痛重着者。

药用苡仁、苍术运脾利湿，羌活、防风、桂枝祛风胜湿而通络，木瓜、五加皮、晚蚕砂除湿活络。

3. 湿毒浸淫：

［症状］ 皮肤发生疥、癣、疮疖、疱疹，局部瘙痒，流黄水，或见尿浊，女子带下腥臭。苔黄腻，脉滑数。

［病机］ 湿毒郁表，浸淫肌肤。

［治法］ 化湿解毒。

［方药］ 二妙丸加味。本方功能清热燥湿，用于湿热走注，筋骨疼痛，或湿热下注等症。

药用黄柏苦寒清热，苍术苦温燥湿，加入苡仁、土茯苓利湿解毒。

若为疥癣、疮毒等皮肤病者，又当加入地肤子、白鲜皮、苦参、黄连、忍冬藤等清解湿毒之品。

五、燥

燥为秋令主气，故燥邪为病，多发生于气候干燥、湿度较低的秋季。外感燥邪有温燥和凉燥之别。初秋有夏火之余气，燥与热合，出现类似风热的症状，则为温燥；深秋有近冬之寒气，燥与寒合，出现类似风寒的症状，则为凉燥。

外感燥邪，既具有外感病临床表现的一般特征，如发热、恶寒、头痛等，又有燥邪上犯上焦肺经，耗伤津液的症状等，正如《素问·阴阳应象大论》所云"燥胜则干"。

【辨证论治】

1. 温燥：

[症状] 头痛发热，微恶风寒，咳嗽少痰，咯痰不畅或痰中带血，口渴喜饮，唇干咽燥，心烦，大便干结。舌红少苔，脉细数。

[病机] 燥邪袭肺，肺津受伤。

[治法] 辛凉清润。

[方药] 桑杏汤。本方清润宣肺，治燥热伤肺之感冒、咳嗽。

药用桑叶、杏仁、豆豉宣肺透邪，贝母化痰，栀子清热，沙参、梨皮养阴保津。

若燥邪化火，伤及肺阴者，治当清肺润燥，可用清燥救肺汤。药用杏仁、桑叶、枇杷叶疏邪利肺止咳；石膏、甘草、麦冬清火生津；人参补益气阴；阿胶、麻仁滋阴润燥。若为肠液干燥而大便干结者，可用鲜生地、鲜石斛、鲜首乌等以滋液润肠。

2. 凉燥：

[症状] 头痛鼻塞，恶寒，发热，无汗，咽干唇燥，干咳痰少，痰质清稀。舌干苔薄，脉象浮弦。

[病机] 凉燥束表，肺气不利。

[治法] 宣肺达表，化痰润燥。

[方药] 杏苏散。本方温散润燥，治凉燥咳嗽。

药用苏叶、前胡辛散透表；杏仁宣肺润燥；陈皮、半夏、茯苓、枳壳化痰止咳。

六、火

外感之火由直接感受温热邪气所致，而火邪甚于温热，两者性质相似，所以有"温乃热之渐，火乃热之极"的说法。风寒暑湿燥入里皆可化火，称为"五气化火"，如四时感邪之春伤风、夏伤暑、长夏伤湿、秋伤燥、冬伤寒，蕴结不解，均可化火。

火为阳邪，发病急骤，变化较多，病势较重，表现为热证、实证，且最易耗伤阴津，可见高热面赤，口渴引饮，烦躁不寐。火性阳热，易生风动血，如火热燔灼肝经，耗伤阴液，使筋脉失养，而致肝风内动，称热极生风，可见高热、抽搐、项强、角弓反张等症状；火热太盛，灼伤脉络，迫血妄行，可引起各种出血证，如吐血、衄血、咯血等。

火性躁动，可扰乱神明，如内陷心包，可见神昏谵妄、不省人事等症；火热内扰，心神失守，可出现烦躁不安等精神失常症状，正如《素问·至真要大论》说"诸躁狂越，皆属于火"。

【辨证论治】

火热炽盛

[症状] 高热烦躁，面红目赤，气粗，口渴饮冷，口臭，便秘、溲赤，或斑疹吐衄，或

神昏谵语。舌尖红绛，舌苔黄腻，或燥黄起刺，脉滑数或滑实。

[病机] 火毒壅盛，充斥三焦。

[治法] 泻火解毒。

[方药] 黄连解毒汤。本方清热泻火，凉血解毒。用于火热邪毒炽盛之病证。

药用黄连、黄芩苦寒直折，泻火解毒；生地、玄参滋阴凉血；丹皮、紫草、山栀清热凉血止血。

神昏者，可用牛黄清心丸以清热解毒，清心开窍；如火热内闭而腑实便秘者，用牛黄清心丸配合调胃承气汤以清心开窍，通腑泻热。

【临证提要】

1. 外感风邪的治疗原则为疏风解表，但由于风邪往往兼夹其他六淫外邪而致病，故应针对兼夹的病邪采取不同的治疗方法。如属风寒者宜疏风散寒，风热者宜疏风清热，风湿者宜祛风除湿。临床还宜注意寒热之间的转化兼夹，风寒侵表，久而化热，应转用疏风清热法，寒包热宜清解里热，散寒透表。卫气通于肺，治疗风邪感冒，配合使用桔梗、杏仁宣肺达表，可以提高疗效。

2. 寒邪为病，治疗用药的原则是辛热散寒。寒在表者，宜发汗解表，用麻黄汤。寒邪直中于里者，宜温中散寒，因寒邪伤及阳气，故还应注意回阳救逆。

3. 暑邪主要由外感受，发病有明显的季节性。暑邪伤人，常易耗气伤津，故在清解暑热的同时，须顾护津气，用西洋参、麦冬等甘寒益气养阴之品。暑易夹湿，如夹见身热不解、困倦疲乏等症，宜合用芳香化湿之品，否则暑热难解。

4. 外湿致病当分清湿在卫表还是在经络，在卫表者宜芳香化湿解表，并注意配伍宣达气机药，使气行湿化；湿在经络关节者，往往兼夹风邪，注意配合使用祛风胜湿药。

5. 外燥重在辛散宣肺，其中温燥重在辛凉，适当加用沙参、梨皮等养阴生津药，凉燥重在辛散透表，不宜多用甘寒养阴药。

6. 外感六淫之火多为火毒相并，充斥三焦，治宜泻火解毒，兼清三焦之火，配合通腑泄热药，则可导热下行。火毒之邪传变迅速，易于内闭心包，入血动血，故当密切注意病情演变转化，及早使用清心凉血开窍药物。

自 学 指 导

【重点难点】

1. 四时不正常的气候，可以成为外感病的致病因素，故统称"六淫"。六淫伤人致病与机体正气的强弱有关。故曰："邪之所凑，其气必虚"，"正气存内，邪不可干。"

2. 六淫致病有如下4个特点：①有较明显的季节性。如春主风，夏主暑，长夏主湿，秋主燥，冬主寒等。②有阴阳不同的属性。如风、暑、火属阳；湿与寒属阴。③"风为百病之长"，故有风寒、风热、风燥、风湿等。又云"风为百病之始"，许多外感时病，在起病时常有头痛、恶寒、发热等风邪伤卫的症状。④火为温病、暑病、热病等进一步转化而来。而且寒、暑、燥、湿、风等病邪，郁久不散，皆可转化为火证，故前人有"五气皆从火化"的说法。

3. 六淫入侵为病，各有其不同的发病特点，如风性善动，上先受病，善行速变；寒性收引；暑热发泄；湿性濡滞，趋下、重浊腻滞；燥胜则干；火性炎上等。应根据其证候特性，结合时令季节，作为诊断依据。

4. 六淫为病，有兼夹，亦有转化。所谓"兼夹"就是指风寒感冒、湿热泄泻、风寒湿痹等。所谓"转化"就是指六淫在发病过程中，在一定条件下可以相互转化。如寒邪入里可以化热，暑湿日久可以化燥伤阴等。

5. 六淫证治，应与各论互参，并熟悉方剂的组成与药物的运用。

6. 由脏腑功能失调而产生的风、寒、湿、燥、火等病理变化，其临床表现虽与外感六淫发病有相似之处，但不属外感致病范围。

【复习思考题】

1. 试述六淫病邪的致病特点。
2. 六淫为患的常见病证有哪些？并叙述其证治方药。

第三节　内生五气病证辨治概要

【目的要求】

1. 了解内风、内寒、内湿、内燥、内火的基本概念及其与外感六淫的异同点。
2. 熟悉内风、内寒、内湿、内燥、内火的发病机理及其临床特征和相互关系。
3. 掌握内风、内寒、内湿、内燥、内火的辨证要点、治法、方药。

【自学时数】

6学时。

内生五气，是指"内风"、"内寒"、"内湿"、"内燥"、"内火"，是在疾病过程中由于人体气、血、津、液和脏腑生理功能的异常，从而产生类似风、寒、湿、燥、火等外邪致病的病理现象。由于病生于内，故分别称为"内风"、"内寒"、"内湿"、"内燥"、"内火"等，以示区别。这五种病理因素所表现的证候，与外感证候似是而实非，故予专篇叙述。

一、内风

内风主要是肝经病变的一类证候表现，主症有头晕目眩，肢麻，四肢抽搐或震颤，甚至突然昏倒，不省人事，口眼㖞斜，半身不遂等。其发病与肝关系密切，如《素问·至真要大论》云："诸风掉眩，皆属于肝。"肝为风木之脏，主藏血，主筋。肝病则风从内生，称为

"肝风内动"。肝风常夹痰火为患，若风、痰、火相互搏结，随气上逆，轻则头晕目眩，重则突然昏倒，不省人事。如《素问·调经论》云："血之与气，并走于上，则为大厥"，即是指此证候而言。内风的病理属性当分虚、实两端。属虚者为阴虚血少，筋脉失养，或水不涵木，以致虚风内动；属实者为肝阳化风，或热极生风；但虚实每多兼夹，因阳亢与阴虚可以互为因果，引动内风。

【辨证论治】

1. 肝阳化风：

[症状] 头晕目眩，肢体麻木，肌肉瞤动，震颤，或头痛如掣，言语不利，步履不实，面赤，甚则突然昏仆，口眼㖞斜，不省人事。舌红苔薄，脉弦。

[病机] 肝阳上旋，阳亢化风。

[治法] 平肝熄风潜阳。

[方药] 天麻钩藤饮、镇肝熄风汤加减。前方功能平肝熄风；后方功以育阴潜阳、镇肝熄风为主。

药用天麻、钩藤、白蒺藜、菊花平肝熄风，石决明、生龙骨、生牡蛎潜阳熄风，生地、白芍养阴柔肝，黄芩、山栀清肝泄热。

若阴虚明显，口干，舌红少苔，脉细弦，加龟板、玄参、麦冬滋养阴液。

2. 热极生风：

[症状] 壮热如焚，头痛，两目上视，手足抽搐，项强，甚则角弓反张，神志不清。舌红，苔黄，脉弦数有力。

[病机] 邪热亢盛，伤及营血，内陷心肝，煽动内风。

[治法] 清热凉肝熄风。

[方药] 羚羊钩藤汤加减。本方清肝熄风止痉，治热动肝风，高热抽搐等症。

药用羚羊角、石决明、钩藤、丹皮凉肝熄风，黄连、山栀、龙胆草清泄三焦火热。

痰多加天竹黄、胆星、川贝清化痰热；抽搐甚加全蝎、地龙熄风止痉；若大便燥结者，宜配合调胃承气汤，加大黄、芒硝攻下泄热，釜底抽薪；若神昏，另服安宫牛黄丸清热开窍。

3. 阴虚风动：

[症状] 颜面潮红，精神疲倦，手足心热，四肢瘈疭，肌肉瞤动，口干舌燥。舌红绛，少苔，脉大无力。

[病机] 阴血不足，筋脉失养，虚风内动。

[治法] 滋阴养血，柔肝熄风。

[方药] 大定风珠、补肝汤加减。前方滋阴熄风，治热灼真阴，虚风内动之证；后方以补肝养血为主，治肝肾不足，阴血亏损之证。

药用生熟地、白芍、当归养血滋阴柔肝，配木瓜、麦冬、甘草酸甘化阴，牡蛎、石决明、鳖甲、龟板潜阳熄风。

如真阴亏耗可加阿胶、鸡子黄滋填阴液。

二、内寒

内寒是机体阳气不足，寒从内生的一种表现，由脾肾阳虚而生，属虚证，故又称为"虚寒"。

其中尤其以肾阳虚衰为主要关键，如《素问·至真要大论》说："诸寒收引，皆属于肾。"

脾主运化水谷精微，其运化功能的发挥，主要依赖肾阳的温煦。若肾阳亏虚，命门之火衰微，则"釜底无薪"，脾阳亦不能健运，表现为脾肾阳虚的证候。

【辨证论治】

1．阴寒内盛：

[症状] 形寒怕冷，四末不温，甚则四肢逆冷，呕吐清水，或腹中冷痛，下利清谷，或呼吸缓慢，口鼻气冷，或神志迟钝，面肢浮肿，舌淡，苔白滑，脉沉细。

[病机] 阴寒内盛，阳气虚衰。

[治法] 助阳祛寒。

[方药] 四逆汤加味。本方有回阳救逆的功效，治寒盛阳衰之证。

药用熟附子大辛大热，温阳散寒，回阳救逆；干姜、良姜、荜茇、吴萸、肉桂温中散寒，走而不守，并能加强附子回阳救逆之功。

若伴见下利清谷，手足厥冷，脉微欲绝，症情较险者，可选用通脉四逆汤为主方，重用干姜以温阳守中。

2．脾肾阳虚：

[症状] 面色苍白，腰膝酸冷，或呕恶频作，脘腹冷痛，畏寒喜暖，或五更泄泻，小便清长，舌淡胖、边有齿印，脉沉细无力。

[病机] 脾肾阳虚，阴寒凝结。

[治法] 温补脾肾。

[方药] 附子理中汤加减。本方温补脾肾以祛阴寒，治脾肾阳虚所致胃痛、腹痛、呕吐、大便溏泻等症。

药用人参、干姜补益脾气，温运脾阳；附子温肾散寒；白术燥湿健脾。

伴呕吐者加吴萸、生姜；伴五更泄泻者加破故纸、肉豆蔻；脘腹冷痛者加肉桂。

三、内湿

内湿系指内生之湿，与脾有密切关系，故有"脾虚生湿"及"湿困脾运"等说。内湿的形成，多因素体肥胖，痰湿过盛；或因饮食失节，恣食生冷，过食肥甘，纵饮酗酒；或饥饱不节，内伤脾胃，以致脾的运化、输布津液的功能障碍，聚而成湿，且可随病因及体质的不同，而有寒化、热化之分。故《素问·至真要大论》说："诸湿肿满，皆属于脾。"

湿性粘腻，易阻滞气机，导致中焦气机不利，脾胃升降失常。若湿郁化热，或湿热内生，则可形成湿热证候。由于湿热阻滞的部位不同，因而出现不同的病证。例如湿热蕴结胸膈，上蒸于口，可见口舌生疮、糜烂，或口干、口苦等；湿热郁结肝胆，胆汁泛溢肌肤，可发为黄疸；湿热阻滞大肠，清浊不分或脂络受损者，可出现泄泻与痢疾；湿热下注膀胱，气化不利，可出现淋、浊、尿血；湿热损伤冲任，女子可见赤白带下。

【辨证论治】

1．寒湿中阻：

[症状] 脘腹痞满作胀，或恶心欲吐，不思饮食，或头重如裹，身重或肿，或腹痛、肠

鸣、泄泻。苔白腻，脉濡缓。

　　[病机]　寒湿内郁，困遏脾运。

　　[治法]　温中化湿。

　　[方药]　胃苓汤、实脾饮加减。两方均为祛湿利水剂，专治水肿、尿少。但胃苓汤燥湿通阳利水，以治水湿标实为主；实脾饮温阳健脾，化气利水，以治本虚脾阳不振，水湿无制为主。

　　药用苍术、白术、陈皮、厚朴燥湿除满，猪苓、茯苓、泽泻淡渗利湿，肉桂温化寒气。

　　若寒湿之邪较著者，可加附片、干姜、草豆蔻温中散寒；大腹皮、木瓜渗利水湿。

　　2. 湿热内蕴：

　　[症状]　发热，倦怠，脘腹痞闷，呕恶厌食，胁痛，口苦，口粘，口渴而不欲饮水，大便泻利，小便短赤、频急、疼痛，或见目睛、肌肤黄染，周身瘙痒。舌苔黄腻，脉濡数。

　　[病机]　湿热蕴中，脾胃气滞。

　　[治法]　清热化湿。

　　[方药]　甘露消毒丹加减。本方功能清热化湿泄浊，用于湿热阻于气分之证。

　　药用茵陈、滑石、木通清热利湿，连翘、黄芩苦寒泄热，藿香、薄荷、菖蒲、蔻仁芳化湿浊，行气醒脾。

　　3. 脾虚湿困：

　　[症状]　面色萎黄不华，神疲乏力，脘腹胀满，纳谷欠香，多食则胀，大便溏软，甚或濡泄，肢体困重。舌质淡胖，或边有齿痕，舌苔白腻，脉濡细。

　　[病机]　脾虚不运，湿邪内停。

　　[治法]　健脾化湿。

　　[方药]　香砂六君汤加减。本方健脾理气和胃，治脾胃气滞，腹胀，纳差，便溏等症。

　　药用党参、白术、甘草补气健脾，茯苓、苡仁运脾渗湿，半夏、陈皮燥湿运脾，理气和胃，木香、砂仁化湿行气。

　　四、内燥

　　内燥是津液耗伤的一种表现，多由热盛津伤，或汗、吐、下后伤亡津液，或失血过多，或久病精血内夺等原因引起。主要病机是津液耗伤，阴血亏耗，病变可涉及肺、胃、肝、肾。内燥的临床表现以口咽干燥、皮肤干涩粗糙、毛发干枯不荣、肌肉消瘦、大便干结等津伤血少的症状为主，故又称为"津亏"或"血燥"。

【辨证论治】

　　1. 肺胃津伤：

　　[症状]　时发低热，干咳无痰，口渴欲饮，大便干结，小便短少。舌红少苔，脉细而数。

　　[病机]　燥伤肺胃，津液亏耗。

　　[治法]　滋养肺胃，生津润燥。

　　[方药]　沙参麦冬汤加减。本方甘寒生津，滋养肺胃。治燥伤肺胃，口干咽燥，干咳痰少者。

药用北沙参、麦冬、花粉、玉竹润养肺胃之阴；桑叶清宣肺热；扁豆、甘草和养胃气。

若津伤为主，内热不甚者，可用五汁安中饮，取梨、藕、荸荠、麦冬、芦根等汁，以生津养液。

2．肝肾阴亏：

[症状]　口干咽燥，头晕目眩，或耳鸣耳聋，或五心烦热，或腰脊酸软，盗汗遗精，或骨蒸潮热。舌红少苔，脉沉细而数。

[病机]　肝肾不足，阴虚内热。

[治法]　滋补肝肾，养阴润燥。

[方药]　六味地黄丸加减。本方滋养肾阴，治肾阴不足，虚火上炎，腰酸，口干咽燥，眩晕耳鸣等。

药用地黄、枸杞子、制首乌、山萸肉养阴益肾，麦冬、玄参滋养阴液，黑芝麻、桑椹、女贞子、知母润燥生津。

五、内火

"内火"多由情志抑郁，劳欲过度，导致脏腑阴阳失调，内热炽盛而引起，称为"五志之火"。内火有虚实之分。如《素问·调经论》说："阴虚生内热……阳盛生外热。"实火，多属心肝气郁化火，或胃热火盛，有火旺的一系列症状，如头痛目赤，心烦易怒，口干且苦，口舌糜烂，咽喉干痛，齿龈肿痛等；虚火，多为肺肾阴虚火旺，表现阴虚特点，如五心烦热，低热盗汗，颧红，咽干目涩，头晕耳鸣等。但火旺每易伤阴，与阴虚有互为因果的关系。辨证应以虚实为纲，结合脏腑病位，采取相应治法。

【辨证论治】

1．实火：

[症状]　头痛，面红目赤，心烦躁怒，不寐，口苦口干，口舌生疮，齿龈肿痛，吐衄出血，尿赤便秘。舌苔黄腻，舌质红，脉数或弦数。

[病机]　心肝火旺，胃热火盛。

[治法]　清热泻火。

[方药]　泻心汤、龙胆泻肝汤加减。前方苦寒清热泻火，治心胃火盛，烦热、面赤、吐衄出血、便秘等症；后方清肝泻火利湿，治肝胆湿热实火，头痛、目赤、胁痛等症。

药用大黄、黄芩苦寒清热泻火；黄连、竹叶清心泄热；龙胆草、山栀清泻肝胆实火，泽泻、木通、车前子清利湿热，导火下行。

若火盛伤阴加麦冬、生地、天花粉、石斛。

2．虚火：

[症状]　五心烦热，潮热骨蒸，颧红，盗汗，口干咽燥，头晕目涩，腰膝酸软，干咳痰少带血，形体消瘦。舌红少苔或花剥，脉细数。

[病机]　肺肾阴虚，虚火内灼。

[治法]　滋阴降火。

[方药]　百合固金汤、知柏地黄汤加减。前方滋阴清热、润肺化痰，治肺肾阴亏、虚火上炎，咽燥干咳、低热等症；后方治肾阴亏虚、相火偏亢，潮热骨蒸、头晕、腰酸、遗精等症。

药用百合、沙参、麦冬滋养肺阴；生地、玄参、山萸肉滋肝肾之阴；黄柏、知母苦寒坚阴，清热降火。

咳嗽加百部、贝母清润止咳；骨蒸潮热，加鳖甲、地骨皮、丹皮育阴清热降火。

【临证提要】

内风、外风的用药是相对的，治疗内风病证，也可配合使用治外风药，如治肝风入络，肢体麻木不遂，用全蝎、蜈蚣、僵蚕、地龙等，可以提高疗效。内风往往夹痰夹火，故用平肝熄风法时宜兼顾化痰清火法，病属虚风者当以滋肾柔肝法为主。内寒多因脾肾阳虚，当区分寒邪偏盛为主，还是以阳气虚衰为主。内湿致病重浊腻滞，易壅塞气机，辨证应分虚实，审寒热；临床应掌握外湿与内湿的类证鉴别，以及内外湿邪的相互影响。内燥治以养阴生津为主，但有肺、胃、肝肾之分，阴虚火炎者，适当配合清热泻火之品。内火，当区分虚实，结合不同脏腑用药，心肝之火多属实，心火宜用黄连、栀子清心泻火，肝火宜用龙胆草、黄芩清泻肝胆，肺肾之火多属虚，宜用滋肾润肺、养阴清火法。

自 学 指 导

【重点难点】

1. 内风、内寒、内湿、内燥、内火是对应于外感之风、寒、湿、燥、火而设。两者临床表现虽多相似之处，却有本质差异，应加分辨，不能混淆。

2. 内风与肝关系密切，且多与痰、火交相为患。其主要表现为头晕目眩，四肢抽搐或震颤，甚至突然昏倒，不省人事，口眼㖞斜，半身不遂等。主要证型有肝阳化风、热盛生风、阴虚风动等。其相应选方为天麻钩藤饮、镇肝熄风汤、羚羊钩藤汤、大定风珠、补肝汤。

3. 内寒多因脾肾阳虚而生，主要表现为畏寒肢冷，面色苍白，泛吐清水，下利清谷，小便清长，懒怠倦卧，舌苔白滑，脉沉细等，可分为阴寒内盛、脾肾阳虚两证型。相应选方为四逆汤、附子理中汤。

4. 内湿多因脾失健运，输布津液功能障碍所致。主要表现为恶心、呕吐、纳呆、胸闷，或见腹胀、肠鸣、泄泻，舌苔浊腻，面色垢秽等。临床可分为寒湿中阻、湿热内蕴、脾虚湿困三型，相应选方为胃苓汤、实脾饮、甘露消毒丹、香砂六君汤。

5. 内燥多由津液伤耗所致，主要表现为口咽干燥，皮肤干涩粗糙，毛发干枯不荣，肌肉消瘦，大便干结等。主要证型有肺胃津伤、肝肾阴亏两种。相应选方为沙参麦冬汤、六味地黄丸。

6. 内火多由内热炽盛所致，亦有虚实之分。其主要表现，属实者为头痛目赤，心烦易怒，口干且苦，口舌糜烂，咽喉干痛，齿龈肿痛等；属虚者为五心烦热，低热盗汗，颧红，咽干目涩，头晕耳鸣等。临床可分为实火、虚火两大类，实火选方泻心汤、龙胆泻肝汤，虚火选方百合固金汤、知柏地黄汤。

【复习思考题】

1．试述内风、内寒、内湿、内燥、内火的发病机制及其临床特征。
2．如何从外感和内伤不同角度分析、比较风、寒、湿、燥、火的致病情况？

第四节　气血病证辨治概要

气、血、津液，由脏腑功能活动而生成，又是供养脏腑功能的物质基础。气为阳，血为阴，阴阳互根，气血相互资生，相互依存。气对血有温煦、化生、推动、统摄的作用；血对气有濡养和运载的功能。在病理上往往也相互影响。《素问·调经论》云："血气不和，百病乃变化而生。"所以，机体的病变无不涉及气血；气血的病变又往往反映到脏腑功能的失调。津液主要是指体液，由气推动，随血运行周流全身，所以与气血的关系也非常密切，气血运行失常，可致津液停积，津液停积又可影响气血的运行；另一方面，气血或津液的不足，也常互相影响，如血脱津伤、气随液脱等。认识和分析气血津液的病机病证，就能深入地探讨脏腑的病理变化，对指导临床实践有重要的意义。

【目的要求】

1．了解气和血的生成、功用及其相互关系等生理概念。
2．熟悉气病和血病的发病机制及其相互关系。
3．掌握气病和血病的辨证论治大法及其选方用药。

【自学时数】

4 学时。

一、气

气的含义有二，一是指构成人体和维持人体生命活动的精微物质。如水谷之气、呼吸之气等。二是指脏腑组织的生理功能。如脏腑之气、经络之气等。

气的来源，一为受于先天父母的精气，入藏于肾；一为源于后天饮食的精微，称为水谷之气。先天后天之气的结合，是机体生命活动能力的源泉。

气的分类较多，如元气、宗气、营气、卫气和五脏之气等。"元气"是先天精气所化，发源于肾，借三焦而通达全身，作为推动脏腑功能活动的动力。"宗气"是指肺所吸入的清气和由脾转来的水谷精气相互结合，聚于胸中，出于喉咙，司呼吸，贯通心肺而推动血行。"营气"、"卫气"皆由水谷之精气所化生，由脾胃上输心肺，再由心肺流注到百脉。营气运行于脉中，内濡五脏六腑，外充四肢百骸。卫气运行于脉外，循行于分肉之间，以温养肌肤，抵御外邪入侵。"五脏之气"则主要是分别指五脏的功能活动。

机体内各种不同的气，其功用概括起来有五：①推动作用：人体的生长发育，各脏腑经络的生理活动，均与气的推动作用有关。②温煦作用：《难经·二十二难》云："气主煦之。"

就是说气是人体热量的来源。③防御作用：气能卫护人体肌表，使之不受外邪的侵袭。若卫气的防御功能减弱，外邪就可入侵而致病。所以《素问·评热病论》云："邪之所凑，其气必虚。"④气化作用：是指通过气的运动，使精、气、血、津、液等各自的新陈代谢物质相互转化为用。⑤固摄作用：是指气能防止血、津液等营养物质无故流失。这五个方面的功能虽各有不同，然又是密切关联，相互配合，相辅相成的。

气运动的基本形式是升降出入。统而言之，为肺主呼吸，能吐故纳新，有宣有降。细而分之，则为肺主呼气，肾主纳气；脾气宜升，胃气宜降。如果因病而气血运行阻滞，或逆乱，或升降失常，出入无度，就要影响到脏腑的生理功能而发生各种病变，如出现肺气不足、胃气上逆、脾气下陷、肝气郁结、肾不纳气等。

【辨证论治】

气的病变很多，临床辨证当分虚、实。虚证为气虚、气陷；实证为气滞、气逆。虚者治以补气、升提；实者治以理气、降逆。

1. 气虚：

[症状] 头晕目眩，少气懒言，神疲乏力，不思饮食，大便溏软，舌淡苔薄，脉软弱无力。

[病机] 劳倦伤气，或由气的生成不足而致气虚。

[治法] 益气补中。

[方药] 四君子汤加味。本方功能健脾补气，治脾胃气虚，食少便溏等证。

药用党参甘温益气，白术健脾助运，茯苓健脾渗湿，甘草甘缓和中。

偏于肺肾气虚者，加五味子、冬虫夏草；偏于脾气虚者，加扁豆、莲肉。

2. 气陷：

[症状] 头目昏眩，少气懒言，倦怠乏力，脘腹坠胀，纳谷不香，或脱肛、阴挺，舌淡苔薄，脉细弱无力。

[病机] 气虚下陷，升举无力。

[治法] 益气升提。

[方药] 补中益气汤加减。本方功能补中益气升阳，治中气下陷，清阳不升等证。

药用黄芪补中益气，人参、白术、甘草益气健脾，陈皮理气和胃，当归补血，升麻、柴胡升举下陷之阳气。

3. 气滞：

[症状] 脘胁胀痛，攻窜不定，时轻时重，或腹痛腹胀，嗳气、矢气则胀满减轻，其病情常随情绪波动而增减，苔薄，脉弦。

[病机] 肝失调达，气机郁滞。

[治法] 行气止痛。

[方药] 柴胡疏肝散加减。本方疏肝解郁，行气和血，用于肝郁气滞所致脘、胁、腹部胀痛，嗳气等症。

药用柴胡、枳实疏肝理气，白芍、甘草缓急止痛，香附、川芎、陈皮行气活血止痛。

脘胁痛著者，加延胡索、川楝子；泛吐酸水者，加乌贼骨、瓦楞壳。

4．气逆：

[症状]　肺气不降则咳嗽喘逆；或胃失和降而嗳气呃逆，呕吐恶心；或肝气升发太过而头痛、眩晕、咳呛、胁痛、咽中如窒。

[病机]　或痰壅于肺，或病邪犯胃，或肝失调达。

[治法]　属肺者，降气化痰；属胃者，降逆和胃；属肝者，镇逆平肝。

[方药]　肺气上逆者，用苏子降气汤。药用苏子、半夏降气化痰，止咳平喘；前胡、厚朴肃降肺气；肉桂温肾纳气；生姜降逆和胃。

胃气上逆者，用旋覆代赭汤。药用旋覆花降逆，代赭石重镇，党参补其胃气，半夏降逆和胃。

肝气上逆者，用五磨饮子、四七汤。药用代赭石、牡蛎、白蒺藜平肝镇逆，沉香、槟榔、乌药、厚朴花顺气开郁，半夏、苏子、旋覆花、茯苓降气化痰。

二、血

血循行于脉道，是人体基本物质之一。《灵枢·决气》云："中焦受气取汁，变化而赤是谓血。"

血来源于受纳的水谷，通过脾胃化生为精气，上输心肺，注之于脉，化而为血。血的生成，必有赖于营气的参与。营气分布于血脉之中，是血的主要组成部分。所以《灵枢·邪客》云："营气者，泌其津液，注之于脉，化以为血。"此外，精和血也可以相互转化。肾主骨，藏精，精可生血，血可化精。故血液的生成，虽然主要来源于水谷之精微，但和营气的参与和精髓的化生，都有着密切的关系。

血的主要功能是充养全身，使脏腑四肢九窍能各司其职。如目之能视，掌之能握，指之能摄，足之能步，以及皮肤之感觉，脏腑功能的协调，均须通过血的濡养，才能得以实现。

【辨证论治】

1．出血：

[症状]　凡血溢脉外，即谓出血。阳络指身体上部的血络；阴络是指身体下部的血络。阳络伤的临床表现为咳血、吐血、鼻衄、齿衄和肌衄之类；阴络伤的临床表现为便血、尿血、月经量多等。

[病机]　火热迫血妄行，或阴虚火旺，灼伤血络，或气虚不能摄血。

[治法]　总的法则，出血者宜止血，但应辨证求因。血热妄行者，宜凉血止血；阴虚火旺者，则需滋阴降火而宁血；气不摄血者，宜补气摄血。

[方药]

属于火热迫血妄行者，宜凉血止血，可用犀角地黄汤。药用犀角（或水牛角）、生地黄清热凉血；赤芍、丹皮凉血化瘀，使血止而无留瘀之弊。

属于阴虚火旺者，宜用茜根散。药用茜根化瘀止血，生地、玄参滋阴降火，白茅根、藕节炭、仙鹤草养阴止血。

属于气虚失摄者，宜用归脾汤。药用党参、黄芪益气摄血；当归、龙眼肉养血和营；白术、木香健脾理气，使补血而不呆滞。

2．血瘀：

[症状]　痛处固定不移，或刺痛拒按，或血瘀积而不散，结成肿块（如肝脾肿大，腹腔肿块，肠覃、石瘕等），面色黧黑，肌肤甲错，或有紫斑，或红痣赤缕等。如瘀血乘心，扰乱心神，又可出现谵语、发狂等。舌质青紫或有瘀点，脉细涩。

[病机]　血行不畅，停滞为瘀。

[治法]　活血化瘀。

[方药]　桃核承气汤或抵当汤。两方均有活血祛瘀之功，治下焦蓄血证。但前方破瘀力较弱，用于蓄血程度较轻，其人如狂者；后方逐瘀力强，用于蓄血重证，其人发狂者。

药用桃仁、水蛭、虻虫、䗪虫活血破瘀；大黄攻逐瘀结；芒硝软坚散结；甘草调胃安中，缓和药性。

兼气滞者，加香附、旋覆花、郁金、降香；血热者，加凉血药，如生地、赤芍、丹皮等；寒凝者，加肉桂、炮姜；气虚者，加黄芪、人参。

3．血虚：

[症状]　头晕目花，心悸少寐，四肢发麻，唇爪无华，面色苍白或萎黄，舌淡，脉细无力。

[病机]　失血过多或生血不足而致血虚。

[治法]　补血养血。

[方药]　四物汤加味。本方功专养血补血，治营血亏虚所致的病证。

药用熟地甘温滋阴养血；当归补血和血；白芍养血和营；川芎和血调气。诸药伍用，补中有通，补而不滞。

若心血虚者，可用养心汤；肝血虚者，可用补肝汤；心脾血虚者，可用归脾汤。

【附】气血合病

气血合病的辨证，应分清虚实。虚证有气血亏虚，气随血脱；实证有气滞血瘀等。

1．气血亏虚：

[症状]　短气懒言，四肢倦怠，自汗少寐，心悸怔忡，面色苍白或萎黄无华，纳谷较差，舌淡或胖、边有齿印、苔薄白，脉细弱无力。

[病机]　多因久病气血耗伤，或慢性失血而致气血双亏。

[治法]　补气养血。

[方药]　八珍汤。本方补益气血。治气血两虚所致的病证。

药用党参、熟地甘温补养气血，白术、茯苓健脾助运，当归、白芍养血和营，甘草和中益气，川芎和血调气。加生姜、大枣调和脾胃，促进水谷精微化生血气。

2．气随血脱：

[症状]　出血量多，面色㿠白，大汗淋漓，四肢厥冷，神情淡漠，甚则晕厥，脉微细欲绝，或见芤脉。

[病机]　血脱而气无所依，将随血脱。

[治法]　补气固脱。

[方药]　独参汤。

药用人参一味，益气固脱。

四肢厥冷，汗出淋漓，阳气将暴脱者，急用参附汤益气回阳，救逆固脱。

3．气滞血瘀：

[症状]　胸胁胀满疼痛，或头痛、腹痛，其痛如刺，痛处固定、持续，或腹部有痞块刺痛拒按，舌暗红，有紫气或瘀斑，脉细涩。

[病机]　情志不畅，肝气郁结，由气滞而导致血瘀。

[治法] 理气活血。

[方药] 血府逐瘀汤。本方功能理气活血通络，治气滞血瘀而致胸胁疼痛，痛如针刺等症。

药用当归须、赤芍、桃仁、红花活血化瘀；川牛膝祛瘀通脉，并导血下行；柴胡疏肝解郁，升达清阳；桔梗、枳壳开胸行气，使气行血行；生地凉血滋阴；当归养血润燥，化瘀而不伤阴血；甘草调和诸药。

【临证提要】

1. 许多疾病的发生，多与气血不能协调有关。故《素问·调经论》云："血气不和，百病乃变化而生。"属于气病者有气滞、气逆、气虚、气陷等；属于血病者有出血、血虚、血瘀等。至于气滞血瘀、气血俱虚、气随血脱等，均为气血俱病引起。

2. 《素问·调经论》云："百病之生，皆有虚实。"故气血病的辨证，也应从虚实着眼。如气病实证有气滞、气逆；虚证有气虚、气陷。血病实证有血瘀、火热迫血妄行之出血；虚证有血虚、阴虚和气虚所致的出血。除分辨虚实外，还应辨其发病脏腑。如同一气虚，属于肺气虚者，当补肺益气；属于脾气虚者，当补中益气；属于肾气虚者，当温肾纳气。同一血虚，属于心脾血虚者，当用补益心脾；属于肝血不足者，治当养血柔肝；属于精血亏损者，当益精生血。只有把辨证落实到具体的脏腑，才能使治疗丝丝入扣。

3. 治疗大法，气虚者宜补气，气陷者宜益气升提；气滞者宜行气，气逆者宜镇逆降气。气逆还应注意所属脏腑。肺气上逆者宜降肺；胃气上逆者宜降逆和胃；肝气上逆者宜镇逆平肝。

4. 治疗出血首在止血，但必须注意病因治疗。血热妄行者，宜清热泻火，凉血止血；虚火伤络者，宜滋阴降火以止血；气不摄血者，宜补气摄血。血虚，以补血为法。但气为血帅，两者互为资生，故失血较多当采用补气以生血的方法。血瘀者，大法为活血化瘀。但须配合行气药，使"气行则血行"。一般活血化瘀药，随用量大小而功用可不同。如桃仁、红花小量用则养血和血，大量用则破血化瘀。临床应根据不同的血瘀类型，分别采取行气化瘀、通络化瘀、温阳化瘀、凉血化瘀、益气化瘀、养血化瘀等法。若为孕妇，虽有瘀证，亦应忌用活血化瘀类峻烈药。

自 学 指 导

【重点难点】

1. 气血是人体生命活动的源泉，它既是脏腑功能的反映，又是脏腑功能活动的产物。气和血在生理上是有区别的，故《难经·二十二难》云："气主煦之，血主濡之。"但气和血之间，又是一个不可分割的整体，所以又有"气为血之帅，血为气之母"的说法。

2. 气的病证主要包括两个方面，一是气的生化不足或耗损过多，形成气虚甚至气陷之病理状态；二是气的运动失常或紊乱，表现为气滞、气逆等病理状态。血的病证是指血的生成、运行障碍所形成的病证，主要包括出血、血瘀和血虚三类病证。

3. 气病的治疗原则为虚证宜补益、实证宜疏调。血病的治疗宜止血、活血、补血。

【复习思考题】

1. 试述气、血病证的主要临床表现。
2. 气、血病证如何分型辨证？试自行归纳之。

第五节　津液病证辨治概要

【目的要求】

　　1. 了解痰、饮的基本概念、发病机制及两者的联系与区别。
　　2. 熟悉痰、饮的发病特点及其辨证要点。
　　3. 掌握痰证、饮证的辨证论治大法及其选方用药规律。

【自学时数】

　　4 学时。

　　津液病证即津液的代谢失常，津液的代谢是由各个脏腑相互协作来完成的复杂的生理过程。其生成、输布、排泄任何一个环节失常，都会引起相应的病变，而出现种种证候。津液的代谢失常主要表现为津液的亏损不足和津液的输泄障碍、停滞贮留两大方面。津液不足属于内燥证范畴，可参照该节内容。本节则重点介绍津液结聚、输布障碍而形成的一类病证。

　　痰饮、水、湿同出一源，均为津液不归正化而形成的病理产物，一经形成之后，就成为致病的病邪，引起多种病理变化，表现各种病证。分别言之，又各有不同特点，湿性重浊粘滞，每多迁延难祛，水属清液，可泛滥体表、全身，饮为稀涎，多停于体内局部，痰多粘稠，为病无处不到。湿病详见内湿，水病有水肿专篇，请联系互参。本节则重点介绍痰证与饮证。

　　早在《内经》即有"积饮"之说，奠定了痰饮病的理论基础，《金匮要略》首创痰饮病名，予以专篇论述，自隋唐以至金元，在痰饮病的基础上，逐渐发展了痰的病理学说，倡百病兼痰的论点，从而有痰证与饮证之分。

一、痰

　　痰是体内水津不归正化所形成的病理产物。它既是病理变化的产物，又是导致疾病的原因之一。

　　痰的形成途径，概而言之有四：①外感六淫，阻碍气化，津液凝结为痰。②七情内伤，郁结不畅，气不布津，液聚为痰。③饮食不节，过食肥甘酒醴，积湿生痰。④劳欲体虚，脾肾亏虚，水谷不能化生精微，变为痰浊。

　　痰的产生，与肺、脾、肾三脏功能失调有关。肺居上焦，主治节，敷布津液。如肺气郁滞，治节无权，则津液停聚而成痰。脾居中焦，主运化，升清降浊。若脾运不健，则津液停积而生痰。肾处下焦，属水，职司开合，蒸化排泄。若火衰水亏，蒸化无权，津液亦可转化为痰。此外，肝气郁结，失于疏泄，津液亦可停滞而成痰。痰成之后，留于体内，随气升降，无处不到。或阻于肺，或停于胃，或蒙心窍，或郁于肝，或动于肾，或流窜经络而变生诸证。

由于痰的成因不同，在性质上有湿、燥、热、寒、风、气、郁等多种。

痰的临床表现颇为复杂，约言之有三：①痰涎：指排出于体外的液体物质，如咳嗽咯痰。②痰核、痰块：指凝集于躯体局部，呈有形之粒块状物。③痰征：指流注于内脏或经络之间，症状上表现特异性痰象，如关节疼痛、拘挛麻木，精神失常等。

【辨证论治】

痰的辨证以本虚标实为多见。治痰应掌握脏腑虚实，标本缓急。急则先治其痰，以化痰、祛痰为基本大法。根据痰的性质，采用不同法则：热痰宜清之，燥痰宜润之，湿痰宜燥之，风痰宜散之，郁痰宜开之，顽痰宜软之。缓则求其本，治在肺、脾、肾。

1. 痰阻于肺：

[症状] 咳嗽痰多色白，易于咯出，或伴有气急喘促，喉间痰鸣有呀呷之声；或伴有恶寒发热，苔薄白，脉浮或濡。

[病机] 肺失宣肃，聚津为痰。

[治法] 利肺化痰。

[方药] 止嗽散。本方止咳化痰，治外感咳嗽，咯痰不爽者。

药用百部、紫菀、白前、陈皮疏利肺气，化痰止咳；荆芥、紫苏疏风宣肺解表；甘草润肺化痰，又能调和诸药。

如属风寒初起，加麻黄、桂枝；若为燥热伤肺者，加川贝母、全瓜蒌；若为湿痰内蕴者，加半夏、茯苓；如肺气不降，上气而喘咳者，可加苏子、莱菔子、旋覆花等。

2. 痰蒙心窍：

[症状] 神志昏糊，或昏倒于地，不省人事，咽喉痰鸣，或胸闷心痛，苔白腻，脉缓。

[病机] 痰蒙心窍，神明失用。

[治法] 开窍化痰。

[方药] 导痰汤合苏合香丸。前方功专化痰，治痰浊内壅，头昏目眩，胸膈痞塞，喘嗽痰多等症；后方功专温通开窍，治寒痰内闭心窍，神志不清等症。

药用半夏、陈皮、胆星、枳实燥湿化痰，远志、菖蒲行气开郁。

如属寒痰闭阻心窍，可选用苏合香丸温通开窍，行气化痰。

3. 痰蕴脾胃：

[症状] 脘痞纳少，纳谷欠香，伴恶心呕吐，倦怠无力，苔白腻，舌质胖淡，脉濡缓。

[病机] 脾失健运，痰浊内生。

[治法] 健脾化痰。

[方药] 六君子汤。本方健脾醒胃，化痰和中。

药用党参、白术健脾补气，茯苓、半夏培脾化痰，陈皮、甘草理气和胃。脾气健而胃气和，乃杜其生痰之源。

若苔腻较著者，加苍术、厚朴以燥湿化痰。

4. 痰郁于肝:

[症状] 咽中似有物阻,吞之不下,吐之不出,胸胁隐痛,嗳气频频,易怒善郁,苔薄腻,脉弦滑。

[病机] 肝肺气郁,痰气阻滞。

[治法] 解郁化痰。

[方药] 四七汤。本方理气解郁,化痰开结。治痰气交阻,胸闷咽仄等症。

药用半夏化痰开结,厚朴化湿行气解郁,陈皮、苏叶宽胸理气,茯苓化痰渗湿,生姜、大枣和中。

如气郁较著者,加柴胡、郁金、香附、青皮,以疏理肝气。如气郁化火,炼津成痰者,可改用加减泻白散。药用桑皮、地骨皮、丹皮、山栀、橘皮、苏子、枇杷叶等,以泻肺清热。

5. 痰动于肾:

[症状] 喘逆气短,咳唾痰沫。或遍身浮肿,形体畏寒,腰膝冷痛,尿频,五更泄泻,舌淡无华,脉沉细。或头晕耳鸣,腰膝酸软,口干,舌红少苔,脉象弦数。

[病机] 肾虚水泛为痰,或阴虚虚火灼津为痰。

[治法] 补肾化痰。

[方药] 阳虚用济生肾气丸。本方温阳利水,治肾虚水泛为肿为痰者。用八味丸温补肾阳,增入车前子、怀牛膝消肿利尿,兼化痰浊。若肾不纳气者,可加五味子、蛤蚧、沉香以益肾纳气。

阴虚用金水六君煎。药用半夏、陈皮、茯苓、甘草燥湿化痰;当归、熟地养血滋阴,固本化痰。若火旺较著者,加麦冬、知母、五味子等以滋养肾阴。

6. 痰留胸胁:

[症状] 胸闷如窒,痛引后背,咳嗽气逆,痰多粘腻色白,苔浊腻,脉濡缓。

[病机] 痰浊壅塞,胸阳痹阻。

[治法] 通阳泄浊,豁痰降逆。

[方药] 瓜蒌薤白半夏汤。本方功能豁痰开痹散结,治胸痹证之痰浊痹阻胸阳者。

药用瓜蒌祛痰散结开胸,薤白通阳行气止痛,半夏化痰止咳平喘。

若痰浊化热,苔黄腻,脉滑数者,加胆星、黄连;如胸闷气塞较甚者,多夹气郁,可增入苏梗、香附、绿萼梅等。

7. 痰阻骨节、经络:

[症状] 骨节酸痛,关节肿胀,肢体麻木不仁,苔白腻,脉弦滑。

[病机] 痰浊流窜,气机阻滞。

[方药] 指迷茯苓丸。本方燥湿行气,化痰软坚。治顽痰入络,臂痛麻木。

药用半夏、茯苓、风化硝化痰软坚,枳壳行气通络。亦可加入南星、苡仁、白芥子、僵蚕等以化痰通络。

8. 痰气互结:

[症状] 颈部肿块,按之坚硬,历久不消,或伴有胸胁胀痛,急躁易怒,苔薄腻,脉弦滑。

[病机] 气机郁滞,聚而成痰。

[治法] 理气化痰,软坚散结。

［方药］　四海舒郁丸、海藻玉壶汤。前方重在理气解郁化痰；后方以化痰软坚散结为主。

药用海藻、昆布、海带、海蛤粉、海螵蛸软坚化痰，青皮、陈皮、象贝母理气化痰散结。

若急躁善怒，口干苦，为肝郁化热，可加黄芩、山栀、夏枯草清肝泄热。

二、饮

饮是指脏腑功能失调，水液输布运化失常，停积于体内某些部位的病理产物，并常可转为致病因素。张仲景在《金匮要略》中列有专篇，还作了具体分类，谓："有痰饮，有悬饮，有溢饮，有支饮。"如饮停于肠胃者为痰饮；注于胁下者为悬饮；淫溢于肢体者为溢饮；侵犯胸肺者为支饮。

饮邪的产生，或因外感寒湿，如遇气候湿冷，或冒雨涉水，或经常坐卧湿地，水湿之邪侵袭肌表，肺气不及输布，水津停滞，积而成饮；或因饮食不当，如暴饮过量，或贪食生冷，而致中阳被遏，脾失健运，津液停聚而为痰饮；或因劳欲所伤，如劳倦伤脾，纵欲伤肾，脾肾阳虚，水津失于输化，停而为饮。

肺、脾、肾功能失调，三焦气化失宣，水津不归正化，则停而为饮，流溢各处。

【辨证论治】

饮病辨证，总属阳虚阴盛、本虚标实证。并应根据饮停部位、症状特点，分别虚实主次。治疗原则以温化为主，正虚者宜补，邪实者当攻。

1. 水饮壅盛：

［症状］　脘腹坚满胀痛，水走肠间沥沥有声，咳唾胸胁引痛，或喘咳不能平卧，舌苔白或腻，脉沉弦或弦滑。

［病机］　饮留肠胃，支撑胸肺。

［治法］　攻逐水饮。

［方药］　己椒苈黄丸、十枣汤加减。两方均可逐水祛饮。前方用于水饮在肠，饮郁化热，水走肠间沥沥有声，腹满，便秘；后方用于饮停胸胁，咳唾引痛，胸闷气急。

药用甘遂、大戟、芫花、大黄泻下逐水；防己、椒目辛宣苦泄，导水利尿；桑白皮、葶苈子泻肺逐饮。

饮邪上逆，胸满者，加枳实、厚朴以泄满；胁痛，胸闷，气急，苔浊腻，加白芥子、莱菔子、苏子以降气化痰。

若寒饮伏肺，遇寒触发，喘咳不能平卧，痰多白沫，伴有寒热者，又当温肺化饮，用小青龙汤加减。

2. 脾肾阳虚：

［症状］　喘促，动则为甚，气短，或咳而气怯，痰多，胸闷，胃部痞痛，呕吐清水，背寒，大便或溏，头昏，心慌，足跗浮肿，舌苔白滑，舌体胖大，脉沉细而滑。

［病机］　脾阳不运，肾阳衰微，阳虚饮停。

［治法］　温阳化饮。

［方药］　金匮肾气丸、苓桂术甘汤加减。两方均能温阳化饮，但前方补肾，后方温脾，

主治有异。

药用附子、桂枝助阳化饮，白术、苍术、山药、茯苓、泽泻健脾利水，干姜、川椒壳温中降逆。

食少痰多，呕吐涎沫，加半夏、陈皮、吴萸温中和胃；心下胀满，加枳实、厚朴开痞除满；神疲短气，配党参、黄芪补气健脾；动则气短，加熟地、萸肉、补骨脂、沉香补肾纳气。

【临证提要】

1. 内生的湿、痰、饮三邪是"一源而三歧"，同属阴邪，其发生多与肺、脾、肾三脏功能失调，水津不归正化有关。肺主气而布津，能通调水道，若肺失通调宣降，水津不能输布，则津留为湿，或停聚为痰、为饮。脾主运化水湿，若外湿困脾或脾虚不运，则湿邪阻滞，或停聚为痰、为饮。肾主蒸化水津，若肾阳不足，蒸化无力，水不化气，关门不利，或导致水湿潴留，或聚而成为痰饮。其发病机制一般多属由虚致实，即脾肾亏虚为本，水湿痰饮停聚为标。临证之际，应分清标本虚实。标实为主者，亟宜祛湿、化痰、蠲饮；本虚为主者，需用理肺、健脾、温肾等法进行治疗。

2. 痰虽是体内水津凝聚的病理产物，但其临床表现较为复杂。有咳嗽咯吐之痰涎；有结于局部，肿如梨枣的痰核痰块；有流窜经络的挛痛；有阻滞于内脏的痰蒙心窍等病证。证候分类也复杂多端。常见的证候有：痰阻于肺，痰蒙心窍，痰蕴脾胃，痰郁于肝，痰留胸胁，痰气互结等证。临床上应根据痰的部位和性质，采取相应的治疗措施。

3. 饮邪发病，多由外感寒湿，饮食不节或劳欲所伤而引起。《金匮要略》列有四饮，即痰饮、悬饮、溢饮、支饮等。一般治疗以温化为主，但需结合表里虚实的不同，采用解表化饮、温化逐饮等方法。若为虚实夹杂者，又当消补兼施，扶正固本。

自 学 指 导

【重点难点】

1. 痰的为病相当广泛，在临床表现上，既指一般咳吐的痰，又指引起某些特殊症征的病理因素。由于它的生成原因不同，所以在性质上有湿、燥、热、寒、风等多种痰；所在脏腑部位不同，症状表现也各具特点。

2. 饮证是指体内水液输化失常，停聚在某个部位而发生的一类疾病。其含义有广义和狭义之分。广义的痰饮是诸饮的总称；狭义的痰饮，是诸饮中的一个类型。由于水饮停积的部位不同，而分为痰饮、悬饮、溢饮、支饮四类。对于饮病的辨证，应当根据其停积的部位，进行分类。

3. 痰病的辨证以本虚标实为多见，治痰应掌握脏腑虚实，标本缓急。急则先治其痰，以化痰、祛痰为基本大法；缓则求其本，治在肺、脾、肾。痰病的治疗宜分清湿、燥、热、寒、风、气、郁等多种，根据痰的性质采用不同法则，热痰宜清之，燥痰宜润之，湿痰宜燥之，风痰宜散之，郁痰宜开之，顽痰宜软之。

4. 饮病的辨证总属阳虚阴盛、本虚标实，并应根据饮停部位、症状特点，分别虚实主次。治疗原则以温化为主，需分别标本缓急、表里虚实的不同，采取相应措施。在表者宜温散发汗，在里者宜温化利水；正虚者宜补，邪实者当攻。虚实夹杂者，当消补兼施；寒热错杂者，又当温凉并用。

【复习思考题】

1. 试述湿、痰、饮的发病机制及其相互关系。
2. 痰、饮的发病各有何特点？如何辨证论治？

第六节　脏腑病证辨治概要

【目的要求】

1. 了解脏腑辨证是内科辨证论治的核心，是指导临床实践的基础。
2. 熟悉脏腑的主要生理功能和病理表现，及其相互联系和影响。
3. 掌握脏腑辨证，并以八纲为基础，联系经络、气血、津液等生理病理变化，辨别虚实寒热等不同证候，综合分析，对脏腑病证进行辨证施治。

【自学时数】

36学时。

脏腑病机，是指脏腑疾病在其发生、发展和演变过程中出现的病理变化。脏腑病证，是指脏腑在发生病理变化时反映于临床的症状和体征。由于各个脏腑的生理功能和病理变化有所不同，故表现的病证也多种多样。根据各个脏腑不同的生理病理辨析病证，这就是脏腑辨证。临床的辨证方法虽然很多，且各有特点，但要辨明病证的部位、性质，并指导治疗，都必须落实到脏腑上。因此，脏腑辨证是辨证论治的核心。

脏腑学说又称"藏象"。是指人体内脏机能活动表现于外的征象，包括正常的生理机能和病理状态，是指导中医临床实践的基本理论。脏腑是内脏器官的总称，包括五脏和六腑。五脏是指心、肝、脾、肺、肾。由于心包络是心的外卫，它的生理病理与心大致相同，所以附属于心。六腑是指胆、胃、大肠、小肠、膀胱、三焦。关于三焦，一般认为是胸腹腔的三个部位。上焦包括心与肺，中焦包括脾和胃，下焦包括肝、肾、大肠、小肠、膀胱等。所以，三焦是指这三个部位内在器官的功能而言。

五脏的功能主要是产生和储藏精气。精气源源不断地濡养机体，但不能大量外泄。故《素问·五藏别论》称其特点为"藏而不泻"。六腑的功能是腐熟水谷（消化）、泌别清浊（吸收）、传化糟粕（排泄），以通为用。《素问·五藏别论》称其特点为"泻而不藏"。脏与脏之间是相互促进而又相互制约的，这种相互之间的关系，是用五行生克学说来阐明的。脏与腑之间是表里关系，通过各自所属的经络，相互络属而取得联系，并与五体、七窍等组织结构相联合，构成统一的整体。

脏腑病证的辨证论治，就是根据某一脏腑所反映出来的症状和体征，推断病理变化的本质，作为立法选方用药的依据。它是运用基础理论指导临床实践的重要环节。

脏腑病证的辨证论治，当以八纲为主，联系气血、津液等生理病理变化，进行综合分析，才能全面地认识病证的本质。同时由于脏和腑是一个统一的整体，在功能上互有联系。因此，在发病过程中，每多相互影响。辨证时，还应注意局部与整体的关系，既要掌握某一脏腑病的本证，抓住主要矛盾，也要掌握相互之间兼证和影响变化，决不能把某些证候孤立或静止地看待。每一脏腑的病理性质，虽然都有虚实或寒热的共性，但其主次和具体症状各不相同，在共性中还存在着个性。临证时必须认真分析，找出各自的特殊性，才能采取正确的治疗措施。

一、肺

肺居胸中，五脏惟肺最高，故称"华盖"。上连气管，喉为门户，开窍于鼻，为气体出入的通道。肺叶娇嫩，不耐寒热，易受邪侵，故称"娇脏"。其主要生理功能是主气，司呼吸，通调水道。其性宜宣宜降。肺主治节，外合皮毛，能宣五谷味而熏肤、充身、泽毛。肺又为水之上源，通调水道而下输膀胱。

【脏象与病能】

1. 肺主气：肺的主气功能，含义有二：一是主呼吸之气，指肺脏吸入自然界的清气，呼出体内的浊气，通过肺的宣发和肃降功能，以进行气体内外的交换。二是主一身之气，指吸入的清气与饮食所产生的谷气相结合，成为宗气，通过百脉灌溉周身，以供养全身脏腑肢体功能活动的需要。上述两种功能是相互密切联系的。由于肺脏不断地呼出浊气吸入清气，促进了气的生成，调节了气的升降出入运动，从而保证了体内新陈代谢的正常进行。咽喉是肺气出入的门户，为肺的经脉所络属，语言发音，要依靠肺气的鼓动。若肺脏有病，就会出现咳嗽、哮喘、短气、语音低怯、失音以及咽喉不利等症。

2. 通调水道：通，即疏通；调，即调节；水道，指水液运行和排泄的道路。肺的宣发和肃降的功能，对体内水液输布、运行和排泄，起着疏通和调节的作用。肺气的肃降，不仅促使体内气体的交换，而且能将水液不断地向下输送，经过肾与膀胱的气化作用，其中一部分水液成为尿液排泄于体外，所以说，肺为"水之上源"。肺能通调水道，下输膀胱。如肺通调水道的功能发生异常，水液就会停聚，泛溢肌肤、全身而为水肿；或生痰、成饮，导致小便不利等病变。

3. 主治节：《素问·灵兰秘典论》云："肺者，相傅之官，治节出焉。"治节，即治理和调节全身的气机，使其正常进行呼吸升降出入，并辅助心脏推动与调节血液的运行。若肺病，则肺气不利，治节失常，气病及血，血脉不利，可见咯血、咳血、紫绀等症。

4. 开窍于鼻，外合皮毛：鼻与喉相通，内连于肺，两者都是呼吸的门户，故有"鼻为肺之窍"，"喉为肺之门户"之说。在一般情况下，肺气和，则呼吸利，嗅觉灵敏，声音能彰。《灵枢·脉度》云："肺气通于鼻，肺和则鼻能知香臭矣。"如外邪袭肺，肺气不能宣发，则鼻窍不利，鼻塞流涕，喉痒喷嚏，语声重浊，或嗅觉异常等。

皮毛，是指皮肤、汗孔、毫毛等组织，为一身之表。由于肺主气而联属卫气，具有宣发卫气、输精于皮毛的功能，故谓肺外合皮毛。《素问·五脏生成篇》云："肺之合皮也，其荣毛也。"肺的功能正常，则皮肤致密，毫毛光泽，腠理开合有常，"虽有大风苛毒，弗之能害"。反之，若肺气虚而卫气弱，卫表不固，腠理空疏，就可出现自汗、易于感冒，或皮肤憔悴、干槁等。

【辨证论治】

1. 辨证原则：肺系病证，可分虚实两类。虚证有阴虚、气虚、气阴两虚；实证有风、寒、热、痰、饮等证。

2. 辨主症：

（1）辨咳嗽：由于邪阻于肺，肺失宣肃，肺气上逆而作。据其病程的久暂，可分为暴咳与久咳两类：

暴咳：病程短，外感所致，每多夹有表证。一般可分风寒、风热、风燥等不同证型。风寒犯肺，咳嗽声重有力，气急，喉痒；风热犯肺，或痰热壅肺，咳嗽频剧，痰吐稠黄，咽喉肿痛；风燥犯肺，干咳少痰，鼻燥咽干，唇干。

久咳：病程长，内伤所致，多伴它脏诸证，常因感受外邪发作或加重。一般可分为痰湿、气火、阴虚、气虚等不同证型。痰湿伏肺者，因痰而嗽，咳声重浊，反复发作，时轻时重，胸脘痞闷；气火上逆者，咳逆阵作，面赤升火，咽喉梗塞不利，胸胁胀痛；肺阴亏耗者，干咳少痰，咳声短促，先急后缓，黄昏时加剧，午后潮热；肺气虚弱者，咳声低怯无力，少气不足以息，倦怠懒言。

（2）辨喘：以呼吸喘促，甚则张口抬肩为特征。主要病机为肺气升降出入失常。临床辨证可分为虚实两大类：

实喘：由外邪痰浊壅肺，肺气失于宣降所致。多呈急性发作，呼吸深长有力，以呼出为快，痰鸣咳嗽，气粗声高，脉数有力。可分为风寒、风热和痰浊（饮）三证。因于风寒者，喘咳气急，胸部憋闷，兼有表寒证；风热或痰热者：喘咳气粗，鼻扇口张，胸膈胀痛，咯痰色黄，或伴有风热表证；痰浊（饮）伏肺者，喘咳痰多，色白粘或清稀，胸满如窒，常伴形寒畏冷，感寒易发。

虚喘：由于久病体虚，精气亏损，肺不主气，肾不纳气所致。病程迁延不已，病情时轻时重，遇劳增剧，呼吸短浅难续，气怯声低，少有痰鸣咳嗽，脉来微弱，或浮大无力。应辨肺虚和肾虚之别。肺虚者，喘息短气，呼吸浅表，咳呛气逆，语言低怯无力；肾虚者，喘息日久，呼多吸少，动则喘甚，张口抬肩，气短不足以息。

若喘逆较甚，面唇青紫，神烦不安，汗出肢冷，心慌动悸，肢体浮肿，舌质淡紫，脉沉细数，或叁伍不调，或至数模糊不清，或浮大而按之无根者，属喘脱亡阳危证。此外，还有一种上盛下虚的喘证，多见于慢性痰饮喘咳，由于肺肾两亏，复感外邪，邪壅于肺，肺气上逆，肾失摄纳所致。因而一方面表现咳喘，痰涎壅盛的上盛证；另一方面又表现为动则喘剧、腰脊酸痛、下肢清冷的下虚证。严重者，可出现喘脱危候。

（3）辨痰：此指有形之痰液，由于肺气失于敷布，津液停聚而成。可从痰的色、质、量、气味等，辨其病理性质。

外感时邪所成之痰，病程短，多伴表证。有风寒、风热、痰热、风燥等不同。属风寒者，痰吐色白，稀薄有泡；风热者，痰质稠粘，色黄或白，咳吐不爽；痰热者，痰黄稠量多，有腥味；若热损血络，则痰呈鲜红或铁锈色；痰热瘀结成痈，则咯吐黄浊脓血痰，量多而腥臭难闻。风燥者，痰少质粘，形如米粒或粘连成丝，难以咯出。

内伤之痰，多属久病，反复缠绵。有肝火、脾湿、寒饮、气虚、阴虚之别。属肝火者，痰滞咽喉，难以咯出，量少，或凝结如絮；脾湿者，痰多易咯，粘稠成块，色白或带灰色；寒饮者，痰多色白，稀而多泡，或质粘如沫；气虚者，痰液清稀色白，量少或较多，咯出无力；阴虚者，痰粘色白量少，或见痰中带有血丝。

（4）辨咳血与咯血：咳血，是血随咳嗽而出，混于痰中，如丝如缕，或纯血而有泡沫，其血来自于肺。咯血，为一咯即出，血出较易，量少，为小血块或血点，但亦可咯出量多，血从气管或喉部而来。然咳血亦有出于气管、喉部，咯血亦有出于肺者。两症多为火盛伤络，络损血溢，或阴虚火旺，灼伤肺络所致。常分虚实两类：

属实热证者有二：一为风热或风燥伤肺，症见咳嗽咽干，咳吐黄痰，痰中带血，血色深红；或咯血量多，常伴见风热或风燥证候。一为气火上逆，症见咳呛气逆，胸闷，痰中带血，或咯吐鲜血，胸胁引痛，烦躁易怒，多因情志郁怒而发作。

属于虚者，常为阴虚所致。症见干咳痰少，痰中带血，血色鲜红，时作时止，午后低热，颧红盗汗，形体消瘦。

（5）辨失音：语声嘶哑，或瘖而不能出声者为失音。临床失音可分为虚实两证：

实证，属外感时邪阻遏肺气，会厌开合不利所致。多为猝发。亦称为"暴瘖"，常伴有风寒、风热表证。风寒闭肺者，语声不扬，甚则嘶哑，胸闷鼻塞；风热或痰热壅肺者，语声沉浊，甚则音哑，咽喉干痛。

虚证，属内伤，因阴精内耗，咽喉、声道失于滋润，以致发音不利。大多由渐而成，又称为"久瘖"。属阴虚肺燥者，音哑声嘶，咳呛气逆，唇燥口干；属肺肾两虚者，可伴有气怯声低，干咳少痰，咽干喉燥，虚烦低热，延久不愈。

3．证候分类：

（1）虚证：

①肺气虚：咳嗽气短，痰涎清稀，倦怠懒言，声低气怯，面色㿠白，自汗畏风，舌淡苔白，脉细弱。可见于慢性支气管炎、肺气肿、肺原性心脏病、肺结核、肺化脓症等疾病而有肺功能不全者。

②肺阴虚：呛咳气逆，痰少质粘，痰中带血，口干咽痛，发音嘶哑，午后颧红，潮热盗汗，心烦少寐，手足心热，舌红少苔，脉细而数。可见于肺结核、喉头结核、慢性咽炎、慢性支气管炎、肺炎、肺脓疡的恢复期。

（2）实证：

①风寒：咳嗽频频，气急喘促，咳痰稀白，痰粘量多，鼻塞流涕，或恶寒发热无汗，头痛，肢节酸楚，舌苔薄白，脉浮而紧。可见于上呼吸道感染、急性支气管炎、肺炎初起及急性咽炎等。

②风热：咳声洪亮，咯痰黄稠，鼻流浊涕，恶风发热汗出，大便干结，小便黄赤，苔薄黄，脉浮数。可见于上呼吸道感染、急性支气管炎、肺炎、急性咽炎、肺脓疡初期、支气管扩张合并感染等疾病。

③风燥：咳嗽痰少，或带血丝，咳时胸部隐痛，口干而渴，唇燥咽痛，舌质红，脉细

数。多发于秋季。可见于上呼吸道感染、急性咽炎、急性支气管炎等疾病。

④痰湿：咳嗽反复发作，痰粘色白，稠厚量多，或胸闷气短，舌苔浊腻，脉濡缓或濡滑。可见于慢性支气管炎等。

⑤痰热：咳嗽气粗，痰黄质稠量多，咯吐不爽，或有腥味，或吐血痰，胸胁胀满，咳时痛著，或有身热，口干欲饮，舌苔薄黄而腻，脉滑数。可见于急性支气管炎、肺炎、肺脓疡、支气管哮喘、喘息性支气管炎、支气管扩张继发感染等疾病。

⑥气火：咳呛气逆，咳甚咯血，面赤咽干，常感痰滞咽喉，咯之难出，胸胁胀痛，口干且苦，舌苔薄黄少津，脉来弦数。可见于慢性支气管炎、支气管内膜结核、肺结核等疾病。

⑦寒饮：咳嗽气喘，喉中痰鸣，咳痰稀薄多沫，胸闷气短，形寒怕冷，舌苔白滑，脉沉弦或沉紧。可见于支气管哮喘、慢性支气管炎合并肺气肿等。

（3）兼证：

①肺脾气虚：咳嗽日久，气短，痰多稀白，面色㿠白，倦怠无力，食少腹胀，大便溏，甚则面浮足肿，舌苔淡白，脉细软。可见于肺结核、慢性支气管炎、肺气肿、肺原性心脏病等。

②肺肾阴虚：咳嗽气逆，动则气促，反复咯血，失音，口干，潮热，盗汗，遗精，腰酸腿软，形瘦，舌质红，脉细数。可见于结核性胸膜炎、肺结核后期等慢性消耗性疾病。

4．治疗原则：肺实者，宜疏邪祛痰利气。偏于寒者宜温宣；偏于热者宜清肃。肺虚者，应辨其阴虚、气虚而培补之。阴虚者，滋阴养肺；气虚者，补益肺气；气阴并虚者，治当兼顾。

5．治法方药：

（1）宣肺散寒法：适用于风寒束表，肺气失宣的病证。

［方药］三拗汤、麻黄汤加减。两方均有宣肺解表、止咳化痰功能。用于风寒咳嗽、痰白、气喘等症。前方作用较弱，用于风寒轻症；后方散寒作用强，用于风寒重症。

药用麻黄、桂枝、苏叶、生姜宣肺解表散寒；法半夏、陈皮、桔梗、枳壳止咳平喘，化痰理气；前胡、杏仁、甘草宣肺止咳化痰。

如表寒重，恶寒无汗而不发热者，加重麻黄、桂枝用量发汗解表；鼻塞流涕较著，加荆芥、防风、苍耳子祛风通窍；喉中痰鸣有声，喘哮发作，加苏子、莱菔子、五味子、细辛降气祛痰定喘；咳声嘶哑或失音者，加蝉衣、胖大海等宣肺开音。

（2）疏风清肺法：适用于风热袭肺，肺失清肃之病证。

［方药］桑菊饮、银翘散加减。两方共具辛凉解表、轻清宣肺的功能。前方擅于疏散风热，宣肺止咳；后方则重在清热解毒。

药用桑叶、菊花疏散风热，银花、连翘清热解毒，前胡、桔梗、象贝、牛蒡子宣肺化痰，黄芩、石膏清泄肺热。

（3）清肺润燥法：适用于燥邪伤肺，肺津不足之病证。

［方药］清燥救肺汤加减。本方清燥润肺，生津止渴。

药用桑叶、石膏轻宣肺热，阿胶、麻仁养阴润肺，太子参、甘草益气生津，杏仁、枇杷叶止咳化痰下气。

若阴虚络损而咯血、衄血，加藕节、侧柏叶、干地黄等凉血止血；咳嗽有痰者，去阿胶、麻仁，加南沙参、知母、全瓜蒌清润化痰；兼口干咽痛者，加玄参、麦冬养阴清肺。此外，若属凉燥证，治当辛宣温润，可改用杏苏散化裁。

（4）清肺化痰法：适用于痰热壅肺，肺失肃降之病证。

［方药］　清金化痰汤加减。本方功能清热生津，肃肺化痰。

药用黄芩、山栀清泄肺热，麦冬、知母清热生津，桑皮、瓜蒌仁泻肺化痰，大贝、橘红、桔梗、甘草化痰止咳。

若热伤血络，咳血咯血者，可加丹皮、茜根、茅根以凉血止血；如阴伤口渴者，可配北沙参、天花粉以养阴生津。

（5）燥湿化痰法：适用于湿痰阻肺，肺气上逆之病证。

［方药］　二陈汤加减。本方功能燥湿化痰，理气健脾。

药用姜半夏、陈皮燥湿化痰，和胃止呕；川朴、苍术健脾燥湿，理气化痰；茯苓、甘草健脾利湿，和中化痰。

若咳嗽气喘，喉中痰鸣，脘痞苔腻者，加苏子、白芥子、莱菔子化痰降气；伴见脾气虚弱者，伍以党参健脾，亦可用六君子汤加味。

（6）清肺降火法：适用于肝火犯肺，肺失清肃之病证。

［方药］　泻白散加减。本方功能泻肺清热，降火止咳。

药用桑白皮润肺清热，下气止咳；地骨皮、黄芩、知母清肺中伏火；生甘草清热润肺止咳。

咳而气逆者，加金沸草、苏子、枇杷叶降气止咳；痰粘难咯，加瓜蒌皮、浙贝母、黛蛤散清金化痰；伴咯血者，加黛蛤散、丹皮炭、黑山栀清热止血；气火耗灼肺阴者，加北沙参、麦冬、天花粉养阴生津。

（7）温肺化饮法：适用于寒饮蕴肺，肺气不利之病证。

［方药］　小青龙汤加减。本方功能解表化饮，止咳平喘。

药用麻黄、桂枝发汗解表，止咳平喘：半夏、干姜、细辛温中化饮，散寒降逆；五味子敛肺止咳。

若喘息不得卧，配白芥子、葶苈子泻肺；饮邪化热，咳而烦躁，配生石膏清热化饮。

（8）滋养肺阴法：适用于肺阴不足，虚火内灼的病证。

［方药］　沙参麦冬汤、百合固金汤加减。两方功能清养肺阴，但前方以润肺养胃生津为主；后方侧重于养肺滋肾化痰。

药用北沙参、麦冬、百合润肺生津；天花粉、玉竹滋养肺胃，生津止渴；川贝、桔梗清肺化痰。

若阴虚火旺，低热明显者，可配鳖甲、青蒿、地骨皮养阴清热；兼肾阴不足者，加生地、玄参滋养肾阴；阴血不足者，加当归、白芍养血和营。

（9）补肺益气法：适用于肺虚气弱，升降无权之病证。

［方药］　补肺汤加减。本方功能益气敛肺，止咳平喘。

药用黄芪、党参补元气，益肺气；五味子收敛耗散之气；熟地黄滋阴养血；桑皮、紫菀止咳化痰平喘。

若肺气上逆，喘咳较著者，伍以沉香、苏子降气止咳；肾虚不能纳气，动则喘甚者，加补骨脂、胡桃肉、脐带补肾纳气。

【临证提要】

1. 肺为娇脏，不耐大寒大热之药物。清代吴鞠通《温病条辨》中说："治上焦如羽，非轻不举。"故选方用药宜轻扬而忌重浊。《素问·脏气法时论》云："肺苦气逆。"因而选药大法，多用苦甘辛平肃降肺气；或用苦辛温开肺气；或用微辛而酸以敛肺气，一般不用重浊的血分药。倘肺气虚而不能摄纳则又当佐以和营养血之品，有利于肺气之肃降。

2. 由于肺主皮毛而开窍于鼻，因此皮肤干燥，或痛或痒，或麻木不仁，或风疹瘙痒，甚至皮肤变硬等症，辨治均可参与宣肺润降之品。经常鼻塞流涕或鼻孔干燥、衄血等，也可参用清肺气、养肺阴之类药物。

3. 肺与大肠相表里，临床治疗肺经实热证，可以通过泻下通腑法，使肺热下行。若因肺虚不能布津，大肠失润，燥屎干结难行者，当于润肠通腑药中，增入开提肺气之品，使肠润便通。

4. 它脏病及肺者，或肺病及它脏者，应重视其他脏腑的治疗。如肺实火证，出现气火咳逆时，可用泻肝法而达到清肺的目的；肺气虚弱之久咳、痰多、纳差者，可用培土生金法健脾以补肺。若外感风邪，肺气不宣，不能通调水道，肺病及肾，开合不利而成"风水"证者，治当宣肺利水，犹如提壶揭盖，使小便畅而浮肿消。

二、心

心的主要功能是主血脉、藏神。前者称为"血肉之心"，后者称为"神明之心"。因此凡属血脉运行障碍和精神神志异常的病变多属于心。心包络是心的外卫，有保护心脏的作用。故温邪内陷出现的神昏谵妄多为心包所受。心与小肠相为表里，互有经络络属，故病变可以相互影响。

【藏象与病能】

1. **主血脉：**《素问·痿论》云："心主身之血脉。"心是血液运行的动力，脉为血液循行的隧道，营血行于脉道之中，全赖心的功能，使之周流全身，濡养机体；心病则可出现血脉运行失畅，气血瘀阻而出现心悸、怔忡、真心痛等。心主血脉的另一个表现为"其华在面"，故当心血不足时，则面白少华。

2. **藏神：**《素问·调经论》云："心藏神。"《素问·灵兰秘典论》云："心者，君主之官也，神明出焉。"又云："主明则下安……主不明则十二官危。"说明心是人体生命活动的中心，主宰人的精神意识和思维活动。在正常情况下，心的气血旺盛，则精神充沛，思维敏捷，若心有病变时，则可导致精神神志异常，而出现失眠、健忘、昏迷、癫狂、痫、厥等病证。同时也可引起其他脏腑功能活动的紊乱。

3. **开窍于舌：**《素问·阴阳应象大论》云："心主舌。"《灵枢·经脉》云："手少阴之别……入于心中，系舌本。"舌为心之苗，故心病可反映在舌体和舌功能的异常。如舌色淡白无华、红绛少津、紫瘀不泽等变化；或舌体强硬、口舌糜烂肿痛等症，均与心的病变有关。

4. **心液为汗：**《素问·宣明五气篇》云："五脏化五液，心为汗。"汗液的生成源于津液，且与血液的蒸化有关。故汗出过多，每易耗伤心的营血。

【心包络】

心包络相当于膻中，张琦《素问释义》云："膻中即心包络，为心主之宫城也。"其功能活动，是"臣使之官"而主"喜乐"，是时邪侵犯心脏的外卫防线，犹如心脏的屏障，故《灵枢·邪客》云："诸邪之在于心者，皆在于心之包络。"

【辨证论治】

1．辨证原则：心病的辨证首分虚实。虚证有阳虚（包括气虚）和阴虚（包括血虚）两类，亦可阴阳两虚并见。实证为火、痰、瘀等病邪的阻滞，也可相兼为病。

2．辨主症：

（1）辨心悸、怔忡：两者均指心慌、心跳的症状，是"心脏之气不得其正"。心悸较轻，多为阵发性，其发病与猝受惊恐或情绪激动有关；怔忡则重，多为持续性，每因心脏虚弱或心体受损所致。心悸日久不愈可转为怔忡。辨证当分虚实。虚证由气血阴阳亏虚，不能濡养心脏，而致心神失宁。心气虚，心慌气短，动则为甚；心阳虚，悸而空虚，甚则喘逆；心血虚，惊悸不安；心阴虚，悸而虚烦。实证多因痰火、水饮、血瘀等邪导致心神不安。痰火者，心悸阵发，惊则更甚；水饮者，悸而胸闷，呼吸不利；血瘀者，悸而窒闷疼痛。

（2）辨真心痛：《灵枢·厥病》云："真心痛，手足青至节，心痛甚，旦发夕死。"说明真心痛是一个严重的病证。此证由气血瘀滞，心脉痹阻不通所致。病理性质多属本虚标实，但以实证为主。临床应辨清寒邪、痰浊、瘀滞的不同。寒痛者，受凉诱发，若大寒犯心，心痛暴作，痛甚可见汗出、肢冷、色青，甚则昏迷，虚脱；痰浊者，心胸痛闷如窒，呼吸不畅；瘀滞者，心痛阵作，如刺如绞，或有紧迫压窄感，痛引左肩臂等处。

（3）辨昏迷、虚脱：昏迷是指意识消失，神志不清的症状，多属邪实闭证，因热入心包，寒邪犯心，痰蒙心窍所致。可见于温热病、真心痛等疾患的严重阶段。临床应辨清热闭、痰闭或寒闭。热闭多伴高热、面赤、烦躁、谵语；痰闭常伴面色垢滞，苔腻而滑，昏沉不清，喉中痰声漉漉；寒闭多见痛剧而厥，肢节清冷、汗出等症。虚脱表现为神志烦躁不安而意识尚清，面色苍白，四肢逆冷，大汗淋漓，呼吸短促，甚者神志昏昧不清，脉细微欲绝，或沉细而伏等症状。多为阴阳衰竭，尤以亡阳为主。

昏迷与虚脱，既有区别又有联系。昏迷不一定虚脱，虚脱可见昏迷。如昏迷过深，正不胜邪，由闭转脱，则昏迷与脱证并见。如温热时邪内陷心包，心气严重损伤，邪毒进而深陷，即可形成内闭外脱。又如寒邪痰瘀闭阻心窍，亦可出现阳气暴脱的危候。

（4）辨气喘：心脉上通于肺，肺能辅心治理调节血液的运行，心阳根于命门真火。如心阳气虚，宗气不足，肺气不能主司呼吸，则气逆而为喘。或先由肺肾两虚逐步发展到心阳气虚而作喘。其特点是：动则尤甚，登楼尤著，夜晚常倚息而眠，伴见胸闷心慌，面唇青，爪甲紫绀等。本症以虚证为多，或为本虚标实。

（5）辨水肿：由于心阳不振，而致脾失转输，肾失蒸化，气不化水，水液内停而为饮，或泛溢于肢体形成水肿。其肿以下肢为甚，并可延及腹部，甚至全身皆肿。面唇紫绀，颈脉喘动，胸闷心慌，短气不足以息。

（6）辨失眠、健忘：两症常相兼见，多因心脾两虚，心肾不交，痰热上扰，导致阳不能入于阴，心神不宁，夜寐不熟。心脾两虚者，寐少不实，梦多易醒；心肾不交者，虚烦不寐，或稍寐即寤；痰热上扰者，心烦懊侬，难以入寐，合目则恶梦纷纭。

3．证候分类：

（1）虚证：

①心气虚：心悸气短，动则为甚，自汗，面色㿠白，神疲乏力，胸部闷痛，舌淡红，苔薄白，脉细弱。

②心阳虚：心悸而有空虚感，惕然而动，喘促阵发，面浮肢肿，形寒肢冷；或心痛暴作，脉来沉迟或结代。若阳虚欲脱，则可出现面色苍白，唇青肢厥，甚或汗出，脉沉微细欲绝等危候。

③心血虚：心悸、怔忡，虽静卧亦不减轻，健忘，失眠，多梦，面色㿠白无华，头昏目眩，神疲乏力，舌质淡红，脉细弱或结代。

④心阴虚：悸烦不宁，寐少梦多，惊惕不安，口干舌燥，或舌疮频发，面赤升火，手足心热，盗汗，舌红少苔，脉来细数。

（2）实证：

①心火炽盛：心悸阵作，烦热躁动不安，寐多恶梦，面赤目红，口干苦，喜凉饮，口舌糜烂肿痛，小便黄赤灼热，舌尖红绛，苔黄或起芒刺，脉数有力。心火炽盛日久，亦可耗伤心阴，转为心阴虚证。可见于神经官能症、心脏病，舌炎等疾病。

②痰迷心窍：神志呆钝，表情淡漠，或神志失常，胡言乱语，哭笑无常，或呈现一时性晕厥，甚或昏迷。舌苔腻或黄腻，脉弦滑。可见于精神分裂症、神经官能症、癫痫、脑血管意外等疾病。

③心血瘀阻：心悸，胸闷而痛，多为钝痛或绞痛，痛引肩背及臂臑内侧，口唇及指甲发绀，舌质暗红或见紫斑点，脉细涩或叁伍不调，或促结。可见于冠状动脉粥样硬化性心脏病、风湿性心脏病及心力衰竭等疾病。

④热陷心包：高热烦躁，神昏谵语，直视狂乱，面赤，斑疹，口渴，舌质红绛，苔黄，脉数。可见于感染性疾病、外科急性化脓性疾病、败血症等具有严重中毒症状者。

（3）兼证：

①心脾两虚：心悸气短，头昏目眩，睡眠不熟或失眠，面色萎黄，精神疲倦，饮食减少，大便或溏，妇女月经不调，舌苔薄白，质淡红，脉细。可见于贫血、神经衰弱、心脏病等。

②心肾不交：心悸健忘，虚烦少寐，颧红面赤，头晕目花，耳鸣，梦遗，腰腿酸软，口干，舌质红，脉细数。可见于神经衰弱、高血压等疾患。

4．治疗原则：虚证分别用温阳、补气、滋阴、养血法。实证宜予清火、涤痰、化饮、行瘀法。若热陷心包者，当清心开窍；心神不安者，宜镇心安神。虚实夹杂者，又需兼顾调治。

5．治法方药：

（1）益气养心法：适用于心气不足，心神失养之病证。

［方药］养心汤加减。本方功能益气宁心，养血安神。

药用黄芪、党参、茯苓、炙甘草补益心气，当归、丹参、红花、川芎活血通脉，枣仁、柏子仁、五味子、茯神养心宁神，陈皮调中健脾。若心肾气虚，动则短气喘促，加紫石英、五味子兼纳肾气。

（2）温补心阳法：适用于心阳衰弱及心阳欲脱之危重证。

[方药] 参附汤、四逆汤加减。两方共具回阳救逆功能。参附汤治气随阳脱，重在回阳益气，以汗多脉微，心阳欲脱者为宜；而四逆汤重在回阳救逆，以四肢厥冷，阳脱者为宜。

药用附子、肉桂温补心阳；人参、黄芪、白术、炙甘草补益心气，以宁心神。若出现心阳欲脱者，急用参附、四逆合方，并加龙骨、牡蛎、山萸肉以回阳益气，救逆固脱；若因阴竭阳亡，酌配麦冬、五味子救阴以扶阳。

（3）养血宁心法：适用于心脾两虚或心血不足，血不养心等病证。

[方药] 归脾汤加减。本方功用健脾益气，养血宁心。

药用当归、白芍、熟地、桂圆肉补血养心，党参、黄芪、白术益气生血，远志、枣仁养心安神，木香理气醒脾。

（4）滋养心阴法：适用于心阴不足，阴虚火旺，心神不宁等病证。

[方药] 天王补心丹加减。本方功能滋阴清热，养心安神。

药用天冬、麦冬、玉竹滋养心阴，玄参、生地滋肾养心，丹参、当归补血养心，远志、柏子仁养心宁神，枣仁、五味子敛心气、宁心神。若心火偏旺，心烦不寐，口舌生疮者，加黄连、山栀清心泄热；伴肾阴虚，腰酸耳鸣，咽燥者，加首乌、枸杞、龟板、鳖甲滋养肾阴以济心阴。

（5）活血通脉法：适用于心血瘀阻，心脉不畅等病证。

[方药] 血府逐瘀汤加减。本方功能活血通脉，理气通络。

药用当归、丹参、川芎养血和络，红花、桃仁化瘀通络，郁金、枳壳、沉香行气活血。夹痰浊者，配全瓜蒌、薤白、半夏通阳泄浊。正虚者，根据气血阴阳的不同配以扶正药。

（6）清心泻火法：适用于心火炽盛，上扰心神的病证。

[方药] 朱砂安神丸、导赤散加减。朱砂安神丸功能镇心安神，养阴清热。用于阴虚火旺之心悸、失眠等症。导赤散功能清心泻火、导热下行，用于心火上炎之心烦、舌糜、尿赤热等症。

药用黄连、山栀、竹叶、木通等清心泻火；朱砂镇心安神；当归、生地补养阴血；甘草梢清热泻火，导热下行。心神不安，心悸甚者加珍珠母、龙齿镇心安神；火郁伤阴者，伍滋养心阴药；火盛灼津成痰者，当配温胆汤以化痰宁心。

（7）豁痰开窍法：适用于痰扰心神，蒙闭神机等证。

[方药] 温胆汤加减。本方功能清热化痰，和中除烦。用于痰热扰心，心惊，烦躁，不寐等症。

药用黄连、竹茹、郁金清化痰热；竹沥半夏、胆星、远志、石菖蒲豁痰开窍；茯苓、陈皮理气化痰。若痰热内盛，舌苔黄腻，大便秘结加礞石、大黄下其痰火。痰浊闭窍，神志不清者，宜加服苏合香丸。

（8）通阳泄浊法：用于痰浊闭阻胸阳，心脉失畅之病证。

[方药] 瓜蒌薤白半夏汤加味。本方功能通阳泄浊，宣痹化痰。

药用瓜蒌、薤白、石菖蒲通阳化痰泄浊；远志、郁金、厚朴、炒枳壳、沉香理气宽胸，化痰降逆。如兼见血瘀者，配桃仁、红花、川芎、丹参活血化瘀；寒邪内盛，胸闷心痛为甚者，加细辛、附子、桂枝温阳散寒止痛。

（9）化饮（利水）宁心法：适用于水饮凌心，心阳不振等病证。

[方药] 苓桂术甘汤加味。本方功能温阳化饮利水。

药用桂枝、干姜温阳化饮，茯苓、白术、泽泻健脾利水，红花、丹参、泽兰活血化瘀以助行水，半夏、甘草化痰和中。水肿甚，小便短少者，加附子、黄芪、党参温阳益气利水。水饮去后，用温补心阳、健脾益肾等法，从本图治。

（10）清心开窍法：适用于温热邪入心包的病证。

[方药] 安宫牛黄丸。本方清热解毒开窍，适用于高热昏迷、神志不清等症。

药用黄连、山栀、银花、连翘、大青叶清热解毒，生地、玄参、丹皮、麦冬养阴清热。亦可配用清营汤清热凉血，解毒护阴。

（11）镇心宁神法：适用于心神不宁的病证。

[方药] 酸枣仁汤合磁朱丸加减。前方功能养血安神，用于血不养心，心神不宁之心悸失眠。后方功能重镇安神，潜阳宁心，用于心肾不交之心悸失眠。

药用酸枣仁、柏子仁、远志养血宁心，磁石、朱砂、琥珀、珍珠母、龙齿重镇安神。其中琥珀、朱砂不入煎剂，需研成粉剂适量调服。

【临证提要】

1. 注意证与证之间的转化与合病：心系病证除了虚实之间的转化外，实证之痰、火、瘀，虚证之气血阴阳亏虚，均可相互兼夹与转化。如火盛灼津为痰，则痰火互结；痰浊久留，气滞血瘀，则痰瘀又每互兼；气血阴阳的不足亦常同时并见。因而在治疗上应予兼顾。若气血阴阳俱虚者，应调和阴阳，培补气血，如炙甘草汤、十全大补汤等均可随证选用；心血瘀阻证伴有气滞者，适当加行气药；夹有痰浊者，需伍以通阳泄浊化痰之品等。

2. 心气虚与心阳虚，在其发生和发展过程中，两证虽有区别，仍亦有一定的联系。如心气虚日久，可发展为心阳虚；而心阳虚必兼有心气虚的证候。故心气虚病轻而势缓；心阳虚则病重而势急。可见于心脏神经官能症、冠状动脉粥样硬化性心脏病、心肌病、心力衰竭，以及其他慢性疾病所引起的循环衰竭等疾患。

3. 心血虚与心阴虚的区别：心阴虚可包括心血虚，心血虚进一步发展耗伤心阴，可成为心阴虚。心血虚一般无热象，常与脾虚证并见，故又称为"心脾两虚"。心阴虚大多兼有热象，每影响肝肾之阴，而出现阴虚内热证。故心阴虚比心血虚病情深重，累及脏腑较多。可见于各种心脏病、贫血、神经衰弱等疾病。

4. 注意心与其他脏腑之间的关系：在辨清心系病证的同时，还需注意心与其他脏腑之间的关系。如心脾同病，可表现为心脾气血两虚；心肾同病可表现为心肾阳虚或心肾阴虚，心肾不交。心火亢盛者每易引动肝火上亢，表现为心肝火旺；心血瘀阻者与肺的治节有关，可表现为心肺同病等。在选方用药时应统筹兼顾。

5. 注意心系病的危重证候：心阳虚或阴伤及阳者，可导致心阳浮越，发生心阳欲脱之变。心血瘀阻证，若猝感寒邪，寒瘀闭阻心窍，可以骤然发生真心痛，或心阳暴脱的险证。再如痰火闭心证，若病情进一步加重，则可出现"内闭外脱"的危候。

三、脾

脾脏位于中焦，与胃以膜相连，互为表里，一升一降。脾的主要生理功能是主运化，统摄血液。脾能将水谷精微化为气血津液充养机体，运化水湿，故被称为"后天之本"。脾开窍于口，其华在唇；主肌肉、四肢。脾的特性是喜燥恶湿。

【脏象与病能】

1. 脾主运化：所谓"运化"，是指脾有转输和消化吸收的功能。其具体可分为运化水谷和运化水湿两个方面。

运化水谷：指对饮食物的消化和吸收。饮食入胃必须依赖脾的运化，将水谷精微转化为气血、津液，转输供养全身。如《素问·厥论》说："脾为胃行其津液者也。"若脾失健运，则消化吸收功能失调，出现食欲不振，腹胀便溏，形体消瘦，倦怠无力等症。

运化水湿：又称运化水液，指脾将水谷中多余的水分转输到肺肾，通过肺肾的气化功能，化为汗和尿而排泄于体外。若脾的运化失司，就会导致水液内停，成为湿、痰、饮等病理产物，甚至发生水肿。

2. 脾主升清：升指上升，是脾气运动的特点；"清"是水谷精微和营养物质。所谓"升清"，是指脾能将水谷精微营养物质吸收后上输心肺，濡养脏腑经脉、四肢百骸。若脾虚不能升清，水谷精微失于输化，则气血乏源，产生头昏、神疲、乏力、腹胀、便溏，甚至发生内脏下垂、脱肛、子宫下垂等症。

3. 脾统血：脾有统摄血液的功能，能使血行脉道之中。《难经·二十四难》云："脾裹血，温五脏。"就是指脾主统血的功能。若脾气虚弱，固摄失常，可以导致出血，如便血、血尿、崩漏、紫癜等。

4. 脾合肌肉，主四肢：脾为气血生化之源。人体的肌肉组织、四肢都要依靠气血的濡养，才能使肌肉丰满，四肢活动有力，身体健壮。若脾的运化功能障碍，气血化源不足，则肌肉瘦削，软弱无力，肢体倦怠，甚则发生痿软不用等症。

5. 脾开窍于口，其华在唇：口指口腔。《灵枢·脉度篇》说："脾气通于口，脾和则口能知五味也。"脾的功能正常，则口味正常，食欲旺盛；反之，脾虚气弱，则口中乏味，食欲减退，甚或不思谷味。若脾经湿热交蒸，则口舌生疮，或口甜、口粘。其华在唇者，脾气旺盛，气血充足，唇色红润；反之，则唇淡无华。

【辨证论治】

1. 辨证原则：脾病辨证有虚、实、寒、热的不同。虚证，主要有脾气虚、脾阳虚；实证有寒湿困脾、湿热蕴脾等。脾与湿的关系非常密切。脾虚可以生湿，湿盛可以导致脾虚，而为本虚标实之证。

2. 辨主症：

(1) 辨泄泻：症见大便次数增多，粪质稀薄，甚或泻如水状。病机为脾运不健，肠腑传导失常。病程有久暴之分，性质有虚实之别。急性暴泻多因湿盛伤脾，或食滞内停，伤及脾胃，水谷清浊难分，病属实证。慢性久泻多为脾虚生湿，健运无权；或在脾虚基础上肝气乘脾；或肾阳虚不能暖脾，难以腐熟水谷，病属虚证，或虚实夹杂。

(2) 辨腹痛：腹痛虽有虚实两类。但总以实证居多。实证病因为寒邪、湿热、积滞，导致腑气通降不利，气血运行受阻。虚证则以脏气虚寒，气血不能温养所致。凡腹痛来势急剧，痛时拒按者，多属实证；若腹部绵绵作痛，痛时喜按者，多属虚证。腹部疼痛急迫，腹胀便秘，身热，经热敷痛处仍不缓解者，多为热证；如腹痛遇冷加剧，热熨或进热食后疼痛减轻者，多为寒证。凡呈腹胀，痛处走窜不定，多属气滞；痛如针刺，痛处固定不移者，多属血瘀为病。

（3）辨便秘：便秘由脾胃肠腑功能失常引起。应区别其病机为脾胃燥热内结，或气滞不行，或因气虚传送无力，或因血虚肠道失濡，或因脾阳虚而阴寒凝结等。

3．证候分类：

（1）虚证：

①脾阳虚弱：面色苍白，畏寒肢凉，腹胀有冷感。或泛吐清水，胃纳不佳，或纳后不易消化；喜热饮，大便溏薄，小便清长，舌淡苔白，脉来沉细。可见于慢性肠炎、慢性痢疾、慢性胃炎、肠结核、肝硬化、慢性肝炎、慢性肾炎等疾患而有上述临床表现者。

②脾气不足：面色萎黄，少气懒言，纳少便溏，久泄脱肛，四肢乏力，肌肉萎瘦，脘腹腰胯坠胀，或齿衄、吐血、便血，妇女月经过多，白带清稀，小便淋漓不尽，或尿混浊如米泔水，舌质淡，脉濡弱等。可见于内脏下垂、慢性肠炎、结肠功能紊乱、某些慢性出血性疾病以及慢性子宫颈炎等有上述见症者。此外，还可伴见脾阴虚证，如面白颧红，虚烦，口干渴，唇红，厌食不饥，或能食而不运，大便干结，或泻下如酱，粘滞不爽，腹胀隐痛，口舌起糜，舌质干红，苔少无津，脉细数无力等。

（2）实证：

①寒湿困脾：胸闷口粘，纳谷不馨，脘腹痞胀，头昏身倦，泛恶呕吐，大便溏薄，皮肤晦暗发黄，四肢浮肿，小便短少，苔薄腻，脉濡滑等。可见于慢性肠炎、慢性肝炎、肝硬化、慢性肾炎、营养不良性水肿等疾患而有相应临床见症者。

②湿热蕴脾：肌肤黄染如橘色，两胁及脘腹作胀，食少厌油，恶心呕吐，口干苦，大便秘结，或便溏不爽，小便黄赤短少，或有发热，舌红、苔黄腻，脉濡数等。可见于急性黄疸型肝炎、急性胆囊炎、胆石症等疾患。

（3）兼证：

①脾胃阳虚：面色苍白，神倦，少气懒言，形寒肢冷喜温，大便溏泄或黎明即泻，腹痛，下肢浮肿，或有腹水，舌苔淡白，脉沉迟而细。可见于慢性肠炎、肠结核、慢性肾炎、肾功能不全、肝硬化腹水等疾病。

②肝脾不和：胁胀或痛，纳少，嗳气，腹部胀满肠鸣，泄泻，矢气多，性情急躁，苔薄白，脉弦细。可见于慢性肠炎、胃肠神经官能症、慢性肝炎等疾病。

③脾胃不和：胃脘部饱闷发胀，隐痛，食少，食后不易消化，嗳气，甚则呕吐，腹胀，大便溏薄，舌苔薄白，脉细。可见于慢性胃炎、消化不良等疾患。

4．治疗原则　虚证可用温中祛寒，补中益气法；实证宜清化湿热或温化寒湿法；若虚实夹杂，又当祛湿与补脾兼顾。

5．治法方药：

（1）温中健脾法：适用于脾阳虚而运化失健的病证。

［方药］理中汤加减。本方功能温中祛寒，补气健脾。

药用干姜温中祛寒；党参补脾益气；白术、茯苓健脾渗湿；甘草益气和中，调和诸药。

若形寒肢冷，腹部冷痛者，加熟附子、肉桂振奋脾阳；肿甚尿少，再加桂枝、泽泻、车前子温阳利水消肿；腹泻日久，出现心烦少寐者，加川连、肉桂交通心肾；腹部胀满者，加枳实、大腹皮消导行气。

（2）补中益气法：适用于中气不足，气虚下陷的病证。

［方药］　补中益气汤加减。本方功能健补脾胃，升阳益气。

药用黄芪、党参、甘草补气培中，白术健脾，当归养血，陈皮理气，升麻、柴胡以升举清阳。

黎明洞泄，火不生土者，加破故纸、五味子、熟附子温肾煖土；脾不统血而致出血，皮肤有紫癜者，加熟地、阿胶、仙鹤草养血止血。若脾阴虚或气阴两虚，则当取用甘淡补脾法，方用参苓白术散加减。

（3）燥湿运脾法：适用于寒湿困脾，脾运不健的病证。

［方药］　胃苓汤加减。本方功能燥湿运脾，通阳利水。

药用苍术、白术燥湿运脾；厚朴、陈皮除湿散满，理气化滞；猪苓、茯苓、泽泻甘淡渗湿，通利小便；桂枝温阳化气而利小便。

若寒湿较甚，腹痛水泻频剧，可加藿香、草果、干姜温脾燥湿祛寒；如浮肿尿少，加大腹皮、生姜皮、生苡仁等渗湿利水消肿。

（4）清利湿热法：适用于湿热蕴脾，健运无权，熏蒸肌肤发为黄疸的病证。

［方药］　茵陈蒿汤合四苓散加减。两方均有清利湿热功能，但前方兼有通腑退黄作用，后方则以淡渗利湿为长。

药用茵陈、山栀清利湿热，消退黄疸；大黄通泄瘀热而疏利胆道；白术、泽泻、猪苓、茯苓渗湿而利小便。

若湿盛，胃气上逆，呕恶频作者，酌加藿香、佩兰、法半夏、陈皮、竹茹等芳香化浊，和胃降逆。

【临证提要】

1. 脾胃同居中焦，以膜相连，互为表里。在生理功能上，脾主运，胃主纳；脾主升，胃主降，两者相辅相成，共同维持人体正常的消化吸收及排泄功能。在病理情况下，脾胃常常同病。一般来说，脾病多虚多寒，胃病多实多热，古人曾概括为"实则阳明，虚则太阴"即指此意。治疗上应注意"脾宜升则健，胃宜降则和"，以及治脾毋忘调胃，治胃毋忘健脾的原则。

2. 脾为湿土，喜燥恶湿。湿盛可以导致脾虚，脾虚也可以生湿，往往互为因果。因脾虚失运，水湿内留，多属本虚标实之证。本虚为主者，治多健脾，佐以化湿；标实为主者，则应以祛湿为主，兼以运脾。

3. 脾病运化失健，往往影响气机的升降，出现腹胀、纳少等脾气壅阻之证。在治疗中，应配合使用理气消导法，有助于脾的健运。

4. 脾的病理不但与胃肠有关，和其他脏腑亦有联系。如脾病久而不愈，常可影响其他脏腑；它脏有病亦会影响及脾。常见的有脾胃、脾肾、肝脾、心脾、肺脾同病等。通过治脾或治它脏，均有利于疾病的恢复。

四、肝

肝位于上腹部，居右肋之内，胆附于肝之左叶间，其经脉属肝而络胆，故与胆相为表里，在体合筋。肝的生理功能是主疏泄，主藏血，开窍于目，其华在爪，在志为怒，在液为泪。

【脏象与病能】

1. **肝主疏泄：** 肝之特性喜条达舒畅而恶抑郁，故曰肝主疏泄。疏指疏通，泄即宣泄，其表现有三：一是指肝具有调畅气机的功能。疏泄正常时，气血调畅，经络通利；若疏泄功能失常，可使肝气郁结，胁肋胀痛；或因疏泄升发太过，而致肝阳偏亢，头胀，目赤，易怒。二是指肝有疏土助运化的功能，使胆汁泄注于胃肠而促进脾胃的消化；若疏泄失常，肝木乘土，则脾胃运化不健。三是指肝有调节情志活动的功能。疏泄功能正常，则心情爽朗，精神愉快，思考敏捷；若疏泄失常，则性情急躁，或优柔寡断，甚则发生脏躁、郁证、癫狂等疾患。此外，妇女的月经与孕育，也与肝气之疏泄功能有关，故有"女子以肝为先天"之说。

2. **肝藏血、主筋：** 肝有储藏血液和调节血量的功能。肝藏血，有利于维持人体阴阳的平衡，使肝阳冲和调达，勿使过亢而升腾。且肝对人体血量的调节起着重要作用。睡眠时，人体所需的血量相应地减少，而较多的血液内储于肝，使魂有所舍，容易醋然入寐；昼日活动时，肝脏又把血液输转到躯体，以供应四肢百骸营养脏腑。故《素问·五脏生成篇》云："人卧则血藏于肝。"王冰解释说："肝藏血，心行之，人动则血行于诸筋，人静则血归于肝藏。"若肝的藏血功能失常，就会出现血虚证候。如肝血不足，不能上注于目，则目涩眼花；血不养筋，则肢体拘挛或麻木；冲任失养，则月经量少、衍期、经闭。

肝主筋，是指筋脉有赖肝血的濡养才能主持全身关节的屈伸转侧活动，故筋与肝密切相关。若肝血虚不能养筋，则发生肢体麻木，手足振颤，甚则瘦疚。

3. **开窍于目：** 目为视觉器官，《素问·脉要精微论》称之为"精明"。肝的经脉上联目系，故目的视力有赖于肝的疏泄和肝血的濡养。故《灵枢·脉度》云："肝气通于目，肝和则目能辨五色矣。"泪从目出，故泪也与肝有关。《素问·宣明五气》云："肝为泪。"若肝血不足，则泪少，两目干涩，视物不清甚或夜盲；肝经风火上扰，则目赤痒痛，羞明流泪；肝阳上亢，则头晕目眩；肝风内动，则目睛上视。

4. **肝藏魂、主谋虑：** 《灵枢·本神》云："随神往来者，谓之魂。"张景岳《类经》注云："魂之为言，如梦寐恍惚，变幻游行之境皆是也。"可见，"魂"是精神活动的一部分。"魂"是以血为其物质基础，故《灵枢·本神》云"肝藏血，血舍魂"。若肝血不足，营血亏损，则魂不能舍，从而发生惊骇多梦，寤寐不安等症状。

"谋虑"也属于精神意识活动的范畴，为肝所主。肝主谋虑，胆主决断，肝谋胆断，则筹划周全。若过于谋虑，损伤肝体，影响肝用，则出现精神抑郁，优柔寡断。

【辨证论治】

1. **辨证原则：** 肝脏病证，可辨为虚证和实证两大类。实证有肝气郁结，肝火上炎，肝风内动；虚证有肝阴（血）不足，血燥生风等证。

2. **辨主症：**

(1) **辨头痛：** 肝病头痛多系内伤，但有虚实之分。实证头痛，多为情志所伤，肝阳亢盛，风阳痰火上扰头目，清阳失展所致。可见头部筋脉跳动，抽掣胀痛，面颧红赤，或伴头眩等症。若以头目眩晕为主者多偏于风；头胀痛如裂如灼者，多偏于火；头重如蒙，目眩泛恶者，多偏于痰。虚证头痛（或为本虚标实）多为阴血不足，肝失所养，虚阳上扰所致。可见头痛隐隐，缠绵不已，常伴眩晕，目涩畏光，舌红口干等。

（2）辨眩晕：眩晕与头痛常相兼见。头痛的病因有外感和内伤，而眩晕则以内伤为主。临床应分辨虚实。属实者，病程短，呈发作性，易因情志过激而诱发。偏于风，眩晕重，肢颤头摇；偏于火，头眩而痛，面红目赤；偏于痰，昏晕如蒙，呕恶痰涎。属虚者，病程长，反复持续发作，烦劳加剧，头昏眩晕，两目干涩，视物模糊。

（3）辨痉、抽搐：痉是以项背强急，四肢抽搐，甚至角弓反张为主症；抽搐，亦称瘛疭，指肢体抽动。瘛为筋脉拘急，疭为筋脉弛纵。即指肢体抽动，手足伸缩不停的证候。抽搐既可单独为病，亦可为痉证症状之一，两者有一定的联系。辨证需分虚实，实证多为热动肝风所致，可见高热神昏，颈项强直，肢体抽动，甚则角弓反张，摇头戴眼等。虚证多为阴虚风动，时时发痉，手足蠕动，或微抽搐。若因血不养筋引起者，则肢体微微抽搐，伴有四肢麻木，筋惕肉𬌗。

（4）辨晕厥：晕厥是指猝然昏倒，不省人事的病证。辨证应分虚实。实证多因气血上逆或痰随气升所致。其中又有气厥、血厥、痰厥等不同。气厥者，胸闷如塞，口噤握拳；血厥者，面红唇紫，牙关紧闭，甚或发为中风；痰厥者，痰鸣气急，口角流涎，伴舌苔厚腻。虚证多为气血亏虚不能上承所致，可见眩晕昏仆，呼吸微弱，若伴见面色㿠白，汗出肢冷，舌淡，脉沉弱者，为元气欲脱的重证。

（5）辨黄疸：黄疸是以面目及全身皮肤发黄为特征，因湿邪阻滞肝胆，胆汁外溢，泛于肌肤所致。可分为阴黄与阳黄两证。阳黄湿热证，身目鲜黄如橘子色，伴小便黄赤，身热，苔黄腻、脉象濡数；阴黄寒湿证，面目肌肤晦黄如烟熏，身热不著，伴便溏，苔白腻，脉濡缓。

（6）辨胁痛：两胁为肝之分野，故胁痛多属于肝。一般偏于实证为多，有气滞、血瘀、肝火等不同。因于气滞者，胁肋胀痛，走窜不定；因于肝火者，胁痛如灼如燎；因于血瘀者，痛位固定，如锥如刺。虚证多阴血不足，其症胁痛隐隐，烦劳则甚。

（7）辨癥瘕、积聚：癥积是指腹内结块，有形可征，或胀或痛，固定不移的病证。病在血分，皆因气滞血瘀所致。辨证有湿热、寒湿、痰瘀之不同，故其发展转归不一。如胁下癥积易致出血和并发黄疸者，多为湿热；兼有面浮，脘腹胀满多为寒湿；癥积坚硬，或表面有结节者，多为痰瘀互结；结块质地较软，胀痛明显者，多偏于气滞血瘀。瘕聚指腹中结块，聚散无常，痛无定处，病属气分，多因肝气郁滞或食滞痰阻所致。

（8）辨麻木："麻"指皮肤感觉异常，非痛非痒，如虫蚁行，按之不止，搔之愈甚；"木"指皮肤感觉迟钝或消失，不痛不痒，按之不知，掐之不觉。一般而言，麻属气血不运，木为顽痰死血，若肝血不足，不能濡养筋脉者，则肢体麻木；肝风夹痰瘀阻于经脉者，则肢体木而不仁。

3．证候分类：

（1）实证：

①肝气郁结：情绪抑郁不畅，胁肋胀痛，甚则涉及腰背肩胛等处，或胸闷、咽部有异物感，嗳气泛恶，纳食减少，或乳房胀痛有核，少腹痛等，舌苔薄白，脉细弦。可见于慢性肝胆疾患、神经官能症、妇女月经不调及乳腺小叶增生等疾病。

②肝火上炎：头痛眩晕，额部跳痛，耳鸣，面红目赤，急躁多怒，口干口苦，胁痛如灼，呕吐黄苦水，甚或吐血、衄血、大便干结或秘。舌苔黄，脉弦数。可见于高血压病、更

年期综合征、目疾、上消化道出血以及肝胆疾病。

③肝风内动证：阳亢化风：头痛眩晕，痛如抽掣，甚或口眼㖞斜，肢麻震颤，或舌强、舌体偏斜抖动，言语不清，甚则猝然昏倒，手足抽搐或拘急，舌红苔薄，脉弦。多见于高血压病、脑血管意外，以及神经系统某些疾病。

它如热极生风：其证治详见内风一节。

（2）虚证：

①肝阴（血）不足：头痛眩晕，面部烘热，两目干涩，雀目夜盲，肢麻肉瞤，虚烦不寐，口干，舌红少苔，脉细弦。可见于高血压病、神经衰弱、眩晕、夜盲症等疾患。

②血燥生风：皮肤干燥，搔痒脱屑，瘾疹时发，肢体麻木，甚则爪甲枯槁，毛发脱落。可见于多种皮肤病，如皮肤瘙痒症、麻疹、脂溢性脱发等。

（3）兼证

①肝肾阴虚：眩晕耳鸣，两目干涩，颧红咽干，五心烦热，盗汗，腰膝酸软，或男子梦遗，女子月经不调，舌红少苔，脉细弦数。可见于高血压病、脑动脉硬化、神经衰弱，以及慢性肝肾疾患。

②心肝火旺：头痛面红目赤，胁痛，性情急躁易怒，惊悸少寐，甚则精神失常，狂躁不安，语无伦次，舌尖红苔黄，脉弦数。可见于精神神经系统疾患。

③肝胃不和：胁肋胀痛，脘部满闷隐痛，纳少，嗳气吞酸，呕吐或嘈杂，吐苦水，舌苔薄黄，脉弦。可见于慢性胃炎、消化性溃疡、肝炎、慢性胆囊炎、胃神经官能症等疾病。

4．治疗原则：实证治宜疏肝理气，清肝泻火，平肝熄风；虚证治宜滋阴潜阳，养血柔肝，养血祛风等法。若兼见他脏症状时，分别标本主次，兼顾治疗。

5．治法方药

（1）疏肝理气法：适用于肝郁气滞之病证。

［方药］柴胡疏肝饮加减。本方功能疏肝解郁，理气和络。

药用柴胡疏肝解郁，枳壳行气消痞，芍药柔肝敛阴，香附、青皮、陈皮、厚朴理气宽中，川楝子、郁金泄肝通络。若气郁化火者，加黑山栀、黄芩清肝泄热；气滞络阻，配红花、玄胡理气活血通络；夹痰者，加法半夏、茯苓、苏梗化痰理气解郁。

（2）清肝泻火法：适应于肝经湿热壅滞，或肝火上炎等证。

［方药］龙胆泻肝汤加减。本方泻肝火，清湿热。

药用龙胆草泻肝经实火，除下焦湿热；黄芩、山栀清中上焦火；木通、车前、泽泻、甘草清利下焦湿热。若肝火上炎，头痛目赤，加夏枯草、苦丁茶、决明子清肝明目；火盛伤阴，酌加生地、当归滋阴养血。

（3）平肝潜阳法：适应于肝阳亢盛，内风上旋的病证。

［方药］天麻钩藤饮加减。本方功能平肝熄风潜阳。

药用天麻、钩藤、石决明平肝熄风潜阳；黄芩、山栀清肝泻火；杜仲、桑寄生滋养肝肾；茯神、夜交藤养心安神；牛膝引药下行，增强其潜阳摄镇之力。若肝风偏盛，头晕目眩明显者，加生龙骨、牡蛎、珍珠母等；风痰入络，口眼抽动，肢麻搐搦者，加全蝎、僵蚕、蜈蚣等搜风祛痰通络。

（4）滋阴潜阳法：适应于肝肾阴虚阳亢的病证。

［方药］杞菊地黄汤加减。本方功能滋养肝肾，平潜虚阳。

药用枸杞、熟地、山萸肉滋补肝肾之阴；菊花平肝熄风；丹皮、泽泻、茯苓清利湿热；淮山药脾肾双补，且能调养胃气。若肝阳亢盛者，配石决明、牡蛎平肝潜阳；阴虚者，加首乌、龟板滋养肝肾。

(5) 养血祛风法：适用于肝血不足，血燥生风之病证。

[方药] 当归饮子加减。本方功能养血和营，散风止痒。

药用当归、赤白芍养血润燥；生地、麦冬滋肝阴而清肺火；白蒺藜、蝉衣、防风、地肤子散风清热，祛湿止痒；生甘草清热解毒。若毛发脱落较甚，加黑芝麻、胡桃肉、黑豆、制首乌补养肝肾阴血；头痛久发不已，加蔓荆子、白芷增强祛风止痛作用。

(6) 养血柔肝法：适用于阴血不足，肝失涵养之病证。

[方药] 归芍地黄汤加减。本方功能养阴补血柔肝。

药用当归、白芍、枸杞、首乌补养肝血，生熟地、女贞子、墨旱莲滋养肝肾之阴以荣肝体。若兼有气虚者，酌加太子参、炒白术补气健脾；气滞显著者，酌加玫瑰花、佛手片、橘叶等理气和络。

【临证提要】

1. 肝为刚脏，性喜升发，临床以实证、热证较多见。至于肝的寒证，多为寒凝厥阴之脉而致少腹冷痛及寒疝，可用暖肝煎、橘核丸加减。它如肝阳虚、肝气虚证，须用温养法者，虽属变治，但不可不知。

2. 肝气、肝火、肝风三者在病机变化上有密切联系。如病初为肝气郁结，继则郁而化火，发展为肝火上炎；火盛又可生风，发展为肝风内动。在转化过程中每多相互兼夹，临床应掌握主次，随证施治。

3. 肝阳化风和肝阴不足的临床表现虽然大致相同，但前者偏于实，治宜平肝熄风为主；后者则属本虚标实，以育阴潜阳为宜。盖肝阴虚者，肾水亦亏；肝阳旺者，相火不潜，故常用肝肾并治之法。

4. 肝系病证，在病机发展方面有上升、下注、横窜、侵脾、侮肺等的不同。如肝阳偏亢，可上窜清空，而为头痛、眩晕，甚则猝中昏倒；肝风、肝气，可横窜经络，肢体出现麻木、震颤、抽搐；肝经湿热下注，可发生阴囊湿疹，奇痒难忍，或带下淋浊；肝木克犯脾胃，而为呕呃、腹痛泄泻；肝火侮肺，发为呛咳咯血。故诊治肝系病证，应注意整体情况，随证处理。

5. 肝体阴而用阳，气郁每易化火伤阴，阳亢易于动风，故治肝应掌握"理气还防伤阴"之旨，辛燥香窜之品，不宜多用久用，必要时可配合花、壳等轻清疏透之品。

五、肾

肾脏位于腰部，脊柱两旁，左右各一。《素问·脉要精微论》曰："腰者，肾之府。"肾的经脉和膀胱相互络属，互为表里。其主要生理功能是主藏精气，宜固藏而不宜泄露。故《素问·六节藏象论》云："肾者主蛰，封藏之本，精之处也。"肾精主生长、发育、生殖，并且能主骨、生髓，汇于脑而主技巧记性。《素问·灵兰秘典论》云："肾者，作强之官，技巧出焉。"肾又主水，有开合作用，藉以调节和维持体内水液的代谢平衡。肾主纳气，开窍于耳及二阴。故这些方面的病变与肾均有密切关系。

【脏象与病能】

1. 藏精：《素问·上古天真论》云："肾者主水，受五脏六腑之精而藏之。"肾所藏的精气，是脏腑阴阳之本，它包括"先天之精"和"后天之精"。先天之精，禀受于父母，是构成胚胎发育的基本物质；后天之精，来源于脾胃，以饮食物中的水谷为资源。肾的精气有肾阴、肾阳之分。肾阴又称真阴、元阴；肾阳又称真阳、元阳，亦称"命门之火"。两者相互为用，是维持脏腑功能活动的物质基础和动力。若肾的精气衰减，常表现为阴虚或阳虚之证。

2. 主水：人体水液的代谢与肺、脾、肾、三焦、膀胱等脏腑密切相关，但肾为水脏，主津液，是调节水液代谢的主要脏器，其调节功能赖肾阴肾阳的相互作用，以维持肾关的正常开合，使水液能排泄入膀胱。如阴阳偏胜，关门不利，开合失常，则发生小便异常，量少或多，水肿，遗尿等症。

3. 主骨、生髓、养脑：肾的精气充养骨骼，生髓，上通于脑，故称脑为髓海。肾的精气充盈，则骨骼轻劲有力，思考敏捷；若肾精不足，则骨髓空虚，在小儿则囟门迟闭，骨软行迟；在老人则骨质脆弱，易于骨折。若髓海失养，可发生胫酸眩冒，目无所见，懈怠安卧等症状。

4. 主纳气：《类证治裁·喘证》云："肺为气之主，肾为气之根，肺主出气，肾主纳气，阴阳相交，呼吸乃和。"故呼吸虽然属肺所司，但肾有助肺纳气的功能，肺吸入的清气，必须下纳于肾，使呼吸均匀，以保证体内外气体的正常交换。若肾的纳气功能减退，摄纳无权，即见动则气喘，呼多吸少。这种现象称为"肾不纳气"。

5. 开窍于耳：耳的听觉灵敏与否，与肾的精气盈亏密切相关。肾精充盈，髓海得养，听觉灵敏，故《灵枢·脉度》云："肾气通于耳，肾和则耳能听五音矣。"反之，若肾的精气虚衰，髓海失养，则听力减退，或见耳鸣、耳聋。

【辨证论治】

1. 辨证原则：肾为先天之本，藏真阴而寓元阳，故肾病有虚证和本虚标实证之分。虚证辨证应辨别阴虚还是阳虚，阳虚包括肾气虚弱、肾阳不振、肾不纳气；阴虚为肾阴（精）亏虚。本虚标实证则有肾虚水泛、阴虚火旺等。

2. 辨主症：

（1）辨腰脊酸痛、痿软：腰为肾之府，督脉循脊隶属于肾，故腰脊酸痛，腿膝痿软等症与肾有关。若肾之精气虚弱，则腰痛绵绵，活动欠利，疲劳加剧，胫酸腿软，足跟疼痛，行动蹒跚，甚则骨痿足弱不能行走。肾阳虚，腰臀隐痛酸冷，喜温喜按；肾阴虚，腰脊酸痛而有热感；湿热蕴肾，腰痛如灼，拒按；寒湿侵肾，腰痛酸重；外伤损肾，腰痛如折，不能转侧。

它如"齿为骨之余"，故肾的精气不足，还可发生牙齿松动，易于脱落或脆断，小儿牙齿生长迟缓。

（2）辨耳鸣、耳聋、眩晕：肾开窍于耳，脑为髓之海。若肾精亏虚，不能上充于耳，则耳鸣耳聋日益加重，头昏目眩。肾阳虚者，伴畏寒肢冷，阳痿早泄；阴虚者，常伴烦热，颧红，梦遗，每因烦劳思虑加重。

（3）辨气喘：因肾虚不能纳气所致。可见短气喘促，咳逆，动则为甚，吸气不利，声低气怯。

（4）辨阳痿、遗精、月经失常：肾藏精，主生殖。若肾虚不能固藏精气，可见遗精、精少不育。女子则冲任不固，引起崩漏，或化源衰少，导致经少、衍期、经闭、不孕。肾阳虚者，则有滑精或阳痿早泄等症；肾阴虚者，则易导致梦遗。

（5）辨淋浊、尿血：膏淋与尿浊，均为小便混浊如泔浆。但膏淋初发，多伴尿频急灼痛，日久转虚，灼痛消失，症同尿浊。尿血为小便中混有血液，轻者如洗肉水，重者色殷红夹血块，多因肾阴亏虚，虚火伤络，或阳气虚衰，不能摄血所致。

（6）辨小便异常：小便异常是指尿量减少或癃闭以及尿量增多或遗尿的变化。肾司二便，尿量的多少以及排尿的畅通与否，均由肾的气化功能调节主持。肾阳主开，肾阴主合，阴阳开合协调，则排尿正常。如肾病，开合不利，可引起小便异常。阳虚阴盛，开少合多，不能化气行水，则尿少不畅，甚至癃闭。肾阳虚弱，命门火衰者，小便滴沥不爽，排出无力，或尿闭；若阳虚不能蒸水化气，肾气不能固摄，反为小便清长量多，尿意不尽或遗尿。阴虚阳盛，开多合少，则小便频数，量多。

（7）辨水肿：水液潴留，泛溢肌肤，引起头面全身浮肿者，称为水肿。肾主水，有蒸化和排泄水液的功能。如肾阳虚，导致水液内停，形成水肿者，属阴水。证见水肿迁延，日久不退，腰以下为甚，按之凹陷难起。若水邪上凌心肺，可见腹大，尿少，胸满喘咳，心慌等症。

3. 证候分类：

（1）虚证：

①肾气虚弱：腰膝酸软，耳鸣重听，眩晕健忘，溺有余沥，小便频数或失禁，遗精，女子带下稀白，面色淡白，气短乏力，舌质淡胖有齿印、苔薄白，脉细弱。可见于慢性肾炎、慢性肾功能不全、神经衰弱、尿崩症等疾患。

②肾阳不振：腰膝酸冷，尿少，肢体浮肿，或夜尿频多色清，畏寒肢冷，面色㿠白，头昏耳鸣，阳痿滑精，黎明腹泻便溏，舌淡胖嫩、苔白润。可见于慢性肾炎、慢性肾功能不全、性功能障碍、甲状腺功能减退、糖尿病等疾患。

③肾不纳气：少气不足以息，动则喘甚，或喘而汗出，小便不禁，面虚浮色㿠白，或见胸闷心悸，喉中痰声如鼾，舌苔淡白，脉虚弱。可见于肺气肿、支气管哮喘、哮喘性支气管炎、肺原性心脏病、慢性充血性心力衰竭等。

④肾阴（精）亏虚：形体羸瘦，头昏健忘，失眠，梦遗，耳鸣耳聋，腰腿酸软，男子精少，女子经闭，低热虚烦，尿浊或尿多如脂，舌红少苔，脉来细数。可见于慢性肾炎，慢性肾盂肾炎，肺、肾、骨结核，糖尿病，尿崩症，乳糜尿，不孕、不育等疾患。

（2）本虚标实证

①肾虚水泛：全身浮肿，下肢尤甚，脐腹胀满，小便短少，或咳嗽气喘，痰多清稀，心悸，目眩，畏寒肢冷，舌淡苔白，脉象沉滑。可见于慢性肾炎、肾病综合征、慢性肾功能不全、充血性心力衰竭等。

②肾（阴）虚火旺：潮热盗汗，五心烦热，虚烦少寐，头晕目眩，颧红唇赤，腰膝酸痛，口干咽燥，阳兴即遗，尿赤便秘，舌红苔少，脉来细数。可见于神经衰弱、高血压病、慢性肾盂肾炎、肾结核、肺结核、糖尿病等。

4. 治疗原则：一般来说，肾病以虚证为多，按照"虚者补之"的原则，当以补肾为主。

但需辨别肾阳虚和肾阴虚，分别采用温补肾阳或滋养肾阴的方法，并掌握阴阳互根这一规律，予以兼顾。本虚标实者，宜补泻兼施。

5．治法方药：

（1）温补肾阳法：适用于肾阳不足，命门火衰之证。

〔方药〕 金匮肾气丸、右归丸加减。两方均能温补肾阳，但前者补中寓泻，后方则扶阳配阴。

药用附子、肉桂（桂枝）温补命门真火，熟地、山萸肉、山药滋养肾阴。本阴阳互根之旨，补阳而不伤阴。泽泻、丹皮、茯苓利水泄浊。若命门火衰，阳痿早泄，加仙茅、仙灵脾、海狗肾、韭子、阳起石、雄蚕蛾等温肾壮阳。

（2）补肾固摄法：适用于肾失封藏，肾气不固之证。

〔方药〕 金锁固精丸、缩泉丸加减。前者功能收涩固精，用于遗精、尿浊；后者功能温肾寒、缩小便，用于尿频不禁、遗尿。

药用沙苑蒺藜补益肾精；龙骨、牡蛎潜阳固涩；莲子、莲须清心涩精；芡实、益智仁补脾肾，固精气；乌药调膀胱之气化而固摄小便。

（3）补肾纳气法：适用于肾不纳气的虚喘证。

〔方药〕 人参胡桃汤、参蛤散加减。两方均有补肾纳气平喘功能；后者胜于前者，用于喘急汗多者。

药用人参大补元气，北五味、冬虫夏草、坎脐、山萸肉、胡桃肉纳气归肾，蛤蚧补肺纳肾而益精血，沉香纳气入肾。

如冲气上逆，喘促显著者，可加紫石英、磁石、熟地使气能归元，不致冲逆上奔。证情严重，喘咳痰涌，头汗足冷，面色苍白，烦躁不安，脉浮大无根，或至数不清者，为阳衰欲脱，急用参附汤吞服黑锡丹，回阳救急。

（4）温肾利水法：适用于肾阳虚所致的水肿。

〔方药〕 真武汤、济生肾气丸加减。两方均有温肾利水功能。但前方用于水肿甚，标实明显者；后方则用于本虚为著者。

药用附子、桂枝、细辛温肾通阳，祛寒散邪；白术、茯苓健脾燥湿利水；生姜辛散行水消肿。若尿少肿剧，加泽泻、车前子渗湿利水；水肿消退后，酌减利水药，以温补肾阳治其本。

（5）滋养肾阴法：适用于肾阴亏虚的病证。

〔方药〕 六味地黄丸、左归丸加减。两方均能滋养肾阴。但前方功能壮水制火；后方则为育阴涵阳。

药用熟地、山萸肉补养肾阴；泽泻泄肾火，丹皮清肝热，茯苓渗脾湿。若阴虚较甚，加首乌、女贞子、枸杞子、桑椹滋养肾阴；或配菟丝子、巴戟天、鹿角等助阳生阴。

（6）填补肾精法：适用于肾精亏损之证。

〔方药〕 河车大造丸加减。本方功能补肾填精。

药用熟地、枸杞、紫河车、龟板胶、阿胶、淡菜、猪脊髓等血肉有情之品，峻补下元，使精血得到资助补充。若兼有寒象者，配用斑龙丸温补元阳；兼有热象者，加天冬、生地、黄柏滋养肾阴，清泄相火。

（7）滋肾（阴）降火法：适用于肾阴不足，虚火偏亢之病证。

〔方药〕 知柏地黄丸、大补阴丸加减。两方均有滋阴降火功能。前者功专滋阴降火；后方兼有填补精髓的作用。

药用黄柏、知母苦寒坚阴，清泄相火；熟地、山萸肉、山药填补肾阴；龟板滋阴潜阳，益肾壮骨；猪脊髓益精补髓。若下焦湿热内蕴，标实明显者，加通草、车前、泽泻清利湿热；相火亢盛者，加丹皮、龙胆草。

(8) 阴阳并补法：适用于肾阴肾阳两虚的病证。

[方药] 大补元煎加减。本方功能大补气血，益精填髓。

药用熟地、山药、山萸肉滋养阴血，鹿角片、巴戟天、肉桂温补肾阳，杜仲、桑寄生、狗脊、续断、菟丝子平补肾元。偏于阴虚者，配合左归丸；偏于肾阳虚者，配合右归丸；元气亏虚者，加人参补气。

【临证提要】

1. 治疗肾阴虚者，宜投甘凉益肾之剂，使虚火降而阴自复，忌用辛燥耗津，苦寒伤阴。此即王冰所说"壮水之主，以制阳光"。属肾阳虚者，忌凉润、辛散，宜用甘温助阳之品，使沉寒散而阳纲振，也就是"益火之源，以消阴翳"之意。至于阴阳俱虚，精气两伤，又当统筹兼顾，阴阳并补。

2. 治疗肾精亏损者，应以血肉有情之品为主。属肾阴虚者，宜加阿胶、龟板、鳖甲；肾阳虚者，宜加鹿角胶、紫河车等，但需注意保护脾胃运纳功能。

3. 肾与其他脏腑的关系颇为密切，如肺气虚弱的咳逆上气，久则肾气亦虚，出现肾不纳气，喘促尤甚，当敛肺止咳与温肾纳气并施；脾虚不运之久泻，久则命门火衰，五更肾泄，当温运脾阳和"釜底添薪"齐进。又如肾阴不足，水不涵木，肝阳上亢，治当育阴潜阳；肾阴不足，心火偏旺等致心肾不交，治当清心滋肾，引火归元。

六、胆

胆附于肝，其经脉属胆络肝，两者相为表里。它的主要生理功能是主决断，贮藏和传送胆汁，泄注于胃肠，协助水谷的消化。胆病表现为少寐，易惊胆怯，或胁痛、黄疸等症。

肝胆疾病有密切联系，在辨证立法选方上有许多相同之处，因此胆病可与肝系病证互参。

【辨证论治】

1. 辨证治疗原则：胆病的辨证治疗须分虚实。虚证为胆气虚怯，治以补益；实证以湿热为主，治以清利。虚实相兼者，分别主次，兼顾治疗。

2. 证候分类：

(1) 胆虚证：胆怯易惊，精神恍惚，眩晕呕吐，口苦，胸闷，痰多。舌苔白滑，脉小弦或细滑。可见于神经官能症、更年期综合征等疾患。

(2) 胆实证：胁痛时发，或突发剧痛，胸脘烦闷，呕恶频频，泛吐酸苦黄水，口干苦，伴寒热往来，目黄，身黄，尿黄，黄色鲜明，舌红，苔黄腻，脉濡滑而数。可见于胆囊炎、胆石症、急性黄疸型肝炎及肝胆系统急性感染性疾患等。

3. 治法方药：

(1) 清胆化痰法：适用于胆虚夹有痰热之病证。

［方药］　安神定志丸合温胆汤加减。前方益气安神，镇惊化痰；后方清胆化痰和中。

药用人参益气安神；半夏、陈皮燥湿化痰，理气和胃；茯苓、茯神、菖蒲、远志化痰宁心；龙齿镇惊；竹茹清热化痰，除烦止呕；枳实下气散结。伴见心烦少寐、多梦者，加黄连清心。

（2）清泄胆热法：适用于湿热蕴结，胆失疏泄之证。

［方药］　蒿芩清胆汤加减。本方功能清胆利湿，和胃化痰。

药用青蒿、黄芩、竹茹清透少阳邪热，陈皮、半夏、枳壳和胃降逆化痰，赤苓、碧玉散清热利湿。

若身发黄疸，湿热甚者，加茵陈、蒲公英、黑山栀、黄柏、生大黄等，加强清热利湿以退黄。伴有寒热往来，加柴胡配黄芩和解清热。

【临证提要】

1．胆虚每多兼有心虚，而为心胆虚怯，可见胆怯不寐、心悸不安等症。治疗宜同时补益心气。胆实每与肝同病，而为肝胆湿热。若蕴久不化，胆汁结成砂石，阻滞气机，疏泄失常，往往突发胁痛、黄疸、呕吐，且伴寒热等症。治当用清热化湿、利胆消石、理气行瘀、通腑等法。

2．胆实证在饮食上须禁忌动物脂肪、油煎鸡蛋等，以免助湿生热，影响胆汁的疏泄，加重胁痛与呕吐。

七、胃

胃居中焦，在上腹部。整个胃体所在部位称为胃脘，胃脘又分为上脘、中脘、下脘三个部分。胃和脾同属于土，然胃为阳土，脾为阴土，构成表里关系。胃的主要功能是主受纳，主降，腐熟水谷。其特性为喜润恶燥。若胃不能很好地受纳和腐熟水谷，便发生胃脘胀痛，纳少。胃气失降则恶心、呕吐、呃逆、嗳气等。

【辨证论治】

1．辨证治疗原则：胃病的辨证，首辨胃痛、呕吐、呃逆等主症。分别寒热虚实的不同。由于胃为阳腑，喜润恶燥，以和降为顺，故其治疗原则应以滋润胃阴（与脾相对而合）、和降胃气为主。然因胃与脾在生理、病理上的相互影响，故论治应参合进行。

2．证候分类：

（1）胃热证：胃脘阵痛，痛势急迫，心中烦热，嘈杂易饥，吞酸呕吐，甚或食入即吐，或伴呕血，口渴喜冷饮，或口臭，牙龈肿痛糜烂，便秘，舌苔黄，脉数。可见于急性胃炎、上消化道出血、糖尿病、牙周炎、口腔溃疡等。

（2）胃寒证：胃痛绵绵，泛吐清水，或脘胀疼痛，持续不已，感寒或饮冷后加重，怕冷喜热，得温稍舒。或见呃逆，舌苔薄白而滑，脉来沉弦。可见于慢性胃炎、消化性溃疡、幽门梗阻、胃神经官能症等疾患。

（3）胃实证：脘腹胀痛拒按，呕吐酸腐，嗳气泛酸，或口臭龈肿，大便不爽，纳谷较差，舌苔厚腻，脉濡而滑。可见于消化不良、急性胃炎等疾患。

（4）胃虚证：

①胃气虚寒：胃脘隐痛，饥饿时明显，食后减轻，喜温喜按，多食则不易消化。泛吐清水，大便溏软，舌淡苔白，脉细软无力。可见于消化性溃疡、慢性胃炎、胃下垂等疾患。

②胃阴不足：脘部灼痛，嘈杂似饥，或杳不思谷，稍食即胀，干呕恶心，口干咽燥，大便干结，形体消瘦，舌淡红少苔，脉细数。可见于萎缩性胃炎、热病后期、糖尿病等。

3. 治法方药：

(1) 清胃泻火法：适用于胃火炽盛之证。

[方药]　清胃散加味。本方功能清胃泻火。

药用黄连、黄芩、山栀、大黄清胃泻火；生地、丹皮凉血清热；石膏、知母、芦根清胃生津。

(2) 温胃散寒法：适用于胃寒停饮之证。

[方药]　温胃饮加减。本方功能温中散寒，益气健胃。

药用附子、干姜、吴萸温中散寒和胃；党参、白术补益胃气；丁香、柿蒂祛寒降逆止呕；桂枝、茯苓化饮利水；沉香降气和中。若胃痛绵绵，泛吐清水者，可加半夏降逆和胃；兼有气滞者加高良姜、香附温胃理气。

(3) 消食导滞法：适用于食滞胃脘之证。

[方药]　保和丸加减。本方功能消导积滞，化湿和胃。

药用神曲、山楂、莱菔子消积导滞，宽畅胸腹之气；枳壳、厚朴、陈皮理气宽中；半夏、茯苓化湿健脾和胃。若胃脘胀痛明显者，加木香、槟榔理气止痛；恶心呕吐，舌苔浊腻者，加藿香、佩兰、生苡仁芳香化浊。

(4) 温胃建中法：适用于中虚寒凝之证。

[方药]　黄芪建中汤加味。本方功能温胃益气，缓中补虚。

药用黄芪补中益气，桂枝、白芍、甘草、饴糖温中补虚，生姜、大枣健脾胃而和营卫。

(5) 滋养胃阴法：适用于胃阴不足之证。

[方药]　沙参麦冬汤加减。本方功能养胃生津。

药用北沙参、麦冬、石斛、玉竹、花粉、芦根滋养胃阴，生津止渴；白芍、甘草酸甘敛阴。若呕恶明显者，加代赭石、姜半夏、姜竹茹和胃降逆；大便干结者加玄参、酸枣仁增液润燥；若嘈杂吐酸者，加乌贼骨、瓦楞壳、吴萸、川连制酸和胃；胃酸缺乏者，加乌梅、生山楂、木瓜皮等。

【临证提要】

1. 胃为阳土，为病多偏于热，治当苦寒泄热；但热甚伤津，胃阴耗损者，应予甘寒养阴。如过用苦寒，则阴津愈伤，热邪愈炽。虚实夹杂，胃热盛而津液伤者，又当于苦寒泄热的同时，佐以顾护胃阴之品。

2. 胃喜润而恶燥，故胃病见阴虚特点者，一般宜用甘润养阴为主。若兼有气滞者，当投理气而不伤阴之品，如绿梅花、佛手花、玫瑰花等。如过用香燥，则易耗伤胃阴。

3. 胃与肠相连，故胃病还须与肠病互参，进行辨证治疗。

八、小肠、大肠

小肠上接幽门，与胃相连，下达阑门，接于大肠，其经脉与心经相互络属，故与心为表里。小肠的功能，一为受盛、化物；二为分清泌浊。若小肠功能失调，可引起腹胀、腹痛、呕吐、便溏等症。大肠包括回肠和广肠。回肠上接阑门，下接广肠，广肠下端为魄门（肛门）。其经脉与肺经相互络属，故与肺为表里。大肠的功能是传导糟粕，排出体外。若大肠有病，传导失司，可表现为腹泻或便秘。

由于小肠、大肠和胃一样，同属于饮食消化、吸收、排泄器官的组成部分，故其生理、病理关系密切，且多与脾胃有关。其病证多属脾胃疾病范围，在辨证与治疗方面，应与之互参。

【辨证论治】

1. 辨证治疗原则：小肠、大肠病证的辨证，以虚实为纲。实证多属寒、热、气、瘀；虚证则为虚寒滑脱、津枯肠燥。治疗分别采用温通、清热、理气、通瘀、泻下通腑、固肠等法。如与其他脏腑兼夹为病者，则应结合具体情况，分清标本缓急而处理。

2. 证候分类：

(1) 实证：

①湿热滞留：腹痛，腹泻，大便溏粘，有热臭气味；或便下赤白脓血，里急后重，肛门灼热，或伴发热，舌苔黄腻，脉来滑数。可见于急性细菌性痢疾、阿米巴痢疾、急性肠炎及肠伤寒等疾病。

②腑实热结：大便干结，腹胀腹痛，面赤，口干口臭，小便短赤，舌红苔黄或黄燥，脉滑数。可见于非特异性溃疡性结肠炎、克罗恩病等疾病。

③瘀热阻滞：腹痛拒按，或局限于右下腹，便秘或腹泻，或有发热，苔黄腻，脉滑数。可见于急腹症。

④寒邪内蕴：肠鸣漉漉，脐腹冷痛且胀，得温则舒，大便溏泻，小便清长，舌苔白滑，脉缓或迟。可见于慢性肠炎、肠功能紊乱等疾患。

⑤小肠气痛：小腹疼痛如绞，腹胀肠鸣，得矢气稍舒，或疼痛连及睾丸腰胯等处，坠重不舒，行走不便，或在胯腹部（腹股沟）有软的肿块突起，甚则一侧阴囊肿胀，或睾丸偏坠，形寒怯冷，舌苔白滑，脉沉弦。可见于肠痉挛、睾丸及副睾丸炎症、疝气等疾病。

(2) 虚证：

①虚寒滑脱：久泻久痢，滑脱不禁，延久不已，甚则脱肛，小腹隐痛，肠鸣，喜按喜温，四肢不温，倦怠乏力。可见于慢性痢疾、慢性肠炎、肠结核、肠功能紊乱、非特异性溃疡性结肠炎等疾病。

②津枯肠燥：大便干结如栗，排出困难，面色萎黄无华，头晕目眩，心悸健忘，舌质淡红，脉细。可见于结肠癌、习惯性便秘等疾病。

3. 治法方药：

(1) 清化湿热法：适用于湿热阻滞，肠腑传导失常的病证。

[方药] 葛根黄芩黄连汤加味。本方功能解表清热，清肠化湿。

药用葛根解肌退热，升清降浊；黄连、黄芩、秦皮苦寒清热燥湿，厚肠胃而止泻痢；厚朴理气宽中，化湿除满；白芍、甘草缓急止痛，且能协调诸药。若痢下赤白粘冻，便次频多者，加白头翁、辣蓼、马齿苋清肠化湿，解毒止痢。

(2) 清热润肠法：适用于肠胃积热，腑气不通的病证。

〔方药〕 麻子仁丸加减。本方功能泻热导滞，润肠通便。

药用大黄、枳实、厚朴通腑泻热，火麻仁、杏仁、白蜜润肠通便，芍药养阴和营。若大便干而坚硬者，可加入芒硝以软坚散结，泻热通便。

（3）清热化瘀通腑法：适用于瘀热内结，肠痈初起等病证。

〔方药〕 大黄牡丹皮汤加减。本方功能活血化瘀，清肠散结。

药用大黄泻热通腑，凉血化瘀；桃仁、红花、丹皮、乳香化瘀消肿止痛；败酱草、紫花地丁、蒲公英清热解毒，消痈散结。

（4）温肠散寒法：适用于寒湿内蕴，肠腑不调之病证。

〔方药〕 香砂平胃散加减。本方功能和中化湿，温肠散寒。

药用木香、砂仁、陈皮理气化湿和中，苍术、厚朴燥湿理气，炮姜温脾祛寒，茯苓渗湿健脾，甘草调和脾胃。

（5）行气散结法：适用于肝气横逆，小肠气痛的病证。

〔方药〕 天台乌药散加减。本方功能疏肝行气，散寒止痛。

药用乌药、木香辛香行气；良姜、肉桂、吴萸、茴香温脾暖肝散寒；青皮、枳实、槟榔疏肝理气，破结止痛；金铃子、延胡索理气活血；荔枝核、橘核疏调肝气，缓急止痛。

（6）涩肠固脱法：适用于肠腑虚寒，滑脱难禁的病证。

〔方药〕 真人养脏汤加减。本方功能补虚温中，涩肠固脱。

药用党参、白术、甘草益气健脾，肉桂、肉蔻温脾厚肠，诃子、罂粟壳固涩止泻，当归、白芍和血止痛，木香调畅气机。若中寒甚者，可加干姜、附子。

（7）养血润燥法：适用于血虚津少，肠腑失润的病证。

〔方药〕 润肠丸加减。本方功能养血润燥，理气通便。

药用当归、生地滋阴养血，火麻仁、桃仁润肠通便，枳壳引气下行。若血虚有热，兼见口干心烦，脉细数，加生首乌、玉竹、知母以生津清热。

【临证提要】

1. 小肠病虚证多偏于寒，与脾阳虚而寒从内生有关；实证多偏于热，邪热多由心经转来，故有"心移热于小肠"之说。大肠病，虚证多与脾气虚而运迟，或脾气陷而不举，或为脾肾阳虚而釜底无薪有关；实证多由肺气不肃，肠燥便秘，或为胃火灼津，燥矢不得下行引起。

2. 小肠、大肠尚与肝肾两脏有关。小肠位于脐腹，而小腹、前阴为肝经所布，所以肝寒而致的阴囊或睾丸肿大，以及在腹股沟处出现的"狐疝"等病证，习惯称为"小肠气痛"；大肠又与肾有关，故凡年老肾气虚衰，肠腑燥结而大便多日不解，可根据《素问·金匮真言论》所谓"北方黑色，入通于肾，开窍于二阴"之旨，采用温肾益气，濡润肠腑之药而取效。

3. 小肠、大肠与心、肺在发生疾病的过程中，也能相互影响。如心火亢盛，小肠实热，症见心烦口渴，口舌生疮，小便赤涩，尿道涩痛或尿血者，是心火下移于小肠所致；又如肺阴不足，大肠液亏，症见口唇干燥，咽喉失润，大便日久不解，甚则口臭头痛等，乃肺津亏虚，累及大肠失濡之故。

九、膀胱

膀胱位于小腹，其经脉络肾，与肾相通，互为表里。其主要生理功能为贮藏尿液和排出小便，而这些功能有赖肾的气化作用。故膀胱病变每与肾脏密切相关。《素问·灵兰秘典论》云："膀胱者，州都之官，津液藏焉，气化则能出矣。"若膀胱有病，气化功能失常，可导致尿量、尿次、排尿和尿液的色质发生变化。

【辨证论治】

1. 辨证治疗原则：膀胱病证，有虚有实。实证多由于湿热，治予清利湿热为主；虚证常见寒象，每与肾虚并见，治宜温肾固摄；若肾虚而膀胱有热者，则属虚实夹杂，治当益肾清利，分别主次，虚实同治。

2. 证候分类：

(1) 膀胱实（湿）热：尿频尿急，尿道灼热涩痛，小腹胀满，小溲不利，或点滴不畅，甚则癃闭不通，尿色深黄、混浊或伴脓血、砂石，舌苔黄腻，脉数。可见于尿路感染急性发作期、急性前列腺炎、泌尿系统结石合并感染等。

(2) 膀胱虚寒：小便频数清长，或不禁，尿有余沥，遗尿，尿浊，甚或小便不爽，排出无力，舌润苔白，脉沉细。可见于慢性下泌尿道疾病、膀胱无力症以及神经性尿频等。

3. 治法方药：

(1) 清利湿热法：适用于膀胱湿热，气化不利之证。

[方药] 八正散加减。本方功能清热泻火，利水通淋。

药用木通、车前子、灯心草、栀子降火利水；萹蓄、瞿麦清热利湿通淋；滑石利窍散结；甘草梢清热，缓急止痛。若湿热偏盛，加知母、黄柏滋肾清利；大便干结者，加大黄苦泻通腑；小腹胀满窘迫，小便点滴不畅，甚或癃闭不通者，加乌药、肉桂化气通淋。

(2) 温肾固摄法：适用于肾虚气不固摄之证。

[方药] 桑螵蛸散加减。本方功能调补心肾，固精止遗。

药用桑螵蛸、覆盆子、金樱子、菟丝子、龙骨补肾固涩止遗。若夜尿频数不禁，甚或遗尿者，可加益智仁、乌药化气固肾；兼脾气虚，加黄芪、党参、升麻补中益气。

【临证提要】

1. 膀胱湿热蕴结日久，可损及肾脏，先为伤阴，继则阴伤及气，或为阴阳两虚。肾虚之体，易兼膀胱湿热，两者相互影响。治疗需分缓急主次而治之。

2. 膀胱虚寒证，多与肾阳不足，气化失职有关，治疗则以温肾化气为法。

自 学 指 导

【重点难点】

1. 肺的生理功能是主气，司呼吸，主治节，通调水道，外合皮毛，开窍于鼻。肺系病的病因有外感、内伤之别。外感时邪而发病者，偏于邪实；若为风燥和瘵虫所致的病证，每多虚实夹杂，或偏于虚。内伤多由外感迁延，或肺的本脏功能失调，或它脏及肺，多属虚证或本虚标实。然内伤亦有属实者，如痰湿蕴肺、肝火犯肺等。虚实之间常可转化与兼夹。病机主要是肺气宣降失常。某些病证在其传变过程中，每多涉及脾、肝、肾、心等脏。

2. 临床辨证，首先要分清外感与内伤，辨别虚实的不同。其次要辨别咳嗽、喘、痰、咳血与咯血、失音等主症。治疗原则，实证以疏邪祛痰理气为主；虚证宜以养肺阴、补肺气为主。

3. 要掌握九法的临床应用。九法是：宣肺散寒、疏风清肺、清肺润燥、清肺化痰、燥湿化痰、清肺降火、温肺化饮、养肺滋阴和补肺益气。

4. 心的生理功能是藏神、主血脉、开窍于舌，与小肠互为表里。心包络是心的外围，有保护心脏的功能。外邪犯心，由心包络代心受邪。心系疾病的病理主要表现在血脉运行失常和心不藏神两个方面。

5. 临床辨证有虚实两大类，虚者为气血阴阳亏损，心神失养；实者有火、痰（饮）、瘀等邪扰心神。虚实之间互有转化与兼夹。同时要辨别心悸、怔忡、真心痛、昏迷、虚脱、气喘、水肿、失眠、健忘等主症特点。治疗原则，虚证予以补气、温阳、滋阴、养血等法；实证予以清心泻火、活血通络、豁痰泄浊等法；虚实证夹杂者予以兼顾。同时根据心不藏神的病理特点，配用镇心安神法。

6. 心系病证常用治法有益气养心、温补心阳、养血宁心、滋养心阴、活血通脉、清心泻火、豁痰开窍、通阳泄浊、化饮（利水）宁心、清心开窍、镇心宁神十一法，要注意法与法之间的联系，可以二法或三法同时使用。

7. 脾的主要生理功能是主饮食的消化吸收，化生气血津液，充养机体，故被称为"后天之本"。并有运化水湿、统摄血液的功能，与胃相表里。脾性喜燥恶湿，其病变与湿的关系很密切，无论寒热虚实诸证，都可出现湿的兼证。如寒证的寒湿困脾，热证的湿热内蕴，虚证的脾不运湿，实证的水湿内停等。因此，治疗时应结合病情，参以燥湿、利湿、逐水、化湿之品，湿去则脾运自健。具体治法有温中健脾、补中益气、燥湿运脾、清利湿热等法。

8. 肝的生理功能是主疏泄，藏血，主筋，开窍于目，其经脉属肝而络胆，与胆相为表里，肝助胆汁注入胃肠，帮助消化。肝胆疾病常相兼并发。发病因素多由情志所伤，并与体质、饮食、感受外邪等有关。病理表现有气郁、化火、动风、耗血、伤阴等变化。并易影响到脾、肺、心、肾等脏。

9. 辨治原则以虚实为纲。实证为肝气郁结，肝阳上亢，肝火上炎，肝风内动；虚证为肝之阴血不足。应注意其相互转化与联系。肝实治以疏泄潜降为主；肝虚以滋柔补养为主。

具体治法有七：疏肝理气、清肝泻火、平肝潜阳、清热熄风、滋阴潜阳、养血祛风、养血柔肝。临床使用时根据病情，各法可以互参。

10. 肾的生理功能为藏精气、主水、主骨、生髓、充脑，与膀胱互为表里。肾病的病因，多属内伤。病理性质以虚为主。可分为肾阳虚（肾气虚）和肾阴虚（肾精虚）两类，且可因虚致实，而为本虚标实。如阳虚多兼水泛、瘀阻；阴虚常夹湿热、相火等。病久阴伤及阳，或阳损及阴，而发展为阴阳两虚。

11. 其病理表现有二：一为肾虚，封藏失职，可见遗精、阳痿、尿浊、血尿、腰痛、耳鸣、耳聋、痿证等。一为主水功能失常，可见水肿、癃闭、淋浊、遗尿、小便不禁等。

12. 治疗原则，以补益为主。阳虚宜温补，阴虚当滋补。阴虚而湿热、相火偏亢，则在滋补肾阴的同时清泄湿热、相火；阳虚而水泛或血瘀时，温补肾阳还应配用利水化瘀之法。

13. 治疗大法有八：即温补肾阳、补肾固摄、温肾纳气、温肾利水、滋养肾阴、填补肾精、滋阴降火、阴阳并补。各法虽有其适应范围，但临床上可根据病情的复杂性，二法或三法并用。

14. 胆附于肝，相为表里，其主要功能是主决断，贮藏和传送胆汁，泄于胃肠，协助消化。肝胆疾病每多相兼。辨证治疗当分虚实。胆虚以补益为主；胆实以清泄为法。

15. 胃的主要功能是主受纳，腐熟水谷。胃气以下降为顺，其性喜润恶燥。胃气上逆则病，可见呕吐、呃逆；胃气郁滞则痛胀。辨证可分寒热虚实四类，但每常错杂互见。治疗原则以滋润胃阴、和降胃气为主。具体治法有清胃泻火、温胃散寒、消食导滞、温胃建中和滋养胃阴等，治胃应与治脾合参。

16. 小肠的生理为受盛和分清泌浊，与心互为表里，大肠的生理为传导和变化，与肺相表里。小肠、大肠在水谷运化的功能活动中，和脾胃关系最密切，故脾胃有病，运化功能失常，往往影响到小、大肠的正常功能，出现便秘、腹胀、腹痛、泄泻等。小肠、大肠病证的辨证可分为虚实两个方面，实证为寒、热、气、瘀；虚证为虚寒滑脱、津枯肠燥。临床上应根据其不同的属性分别采用散寒、清热、理气、化瘀、固涩、润燥等法而施治之。

17. 膀胱的主要功能是贮尿和排尿。与肾相通，互为表里，所以膀胱病变与肾密切相关。膀胱实证多属湿热，虚证以虚寒为多。

【复习思考题】

1. 如何理解"肺主气"和"肺主治节"的生理功能及其病理表现？
2. 肺系病证的辨证原则是什么？
3. 辨痰对肺系病证有何临床意义？
4. 肺系病证在外感与内伤的病机上有何联系与区别？
5. 肺系病证的治疗大法有哪些？分别说明其适应证和主方。
6. 肺与他脏同病者，常表现有哪些证候？如何治疗？
7. 如何理解心系病证的病理表现及其演变关系？
8. 试述活血通脉法的临床运用。
9. 心系病证的危重证候有哪些？为什么？
10. 心系病证的治疗大法有哪些？其适应证和主方是什么？
11. 试述脾的生理功能及其病理特点。

12. 试述脾病的常见证候及治法方药。

13. 试述脾病和胃病的病理特点及相互联系。

14. 如何理解脾病的治疗要强调健脾为主的论点？

15. 试述肝的生理功能及其病理表现。

16. 试述肝气、肝火、肝风三者的区别与联系？各有何临床表现？

17. 试述肝系病证在虚实病机上的相互关系。

18. 肝系病证的主症有哪些？辨治原则是什么？

19. 试述肝系病证的治疗大法及其临床运用。

20. 治肝系疾病为什么要注意用药不能辛燥太过？

21. 试述肾的生理功能和病理表现。

22. 试述肾系病证的辨治原则。

23. 为什么说"肾多虚证"？你是如何理解的？

24. 肾系病证的治疗大法有哪些？分别叙述其适应证和主要方剂。

25. 为什么治疗肾阴虚要忌用辛燥、苦寒？肾阳虚要忌凉润、辛散？

26. 如何理解"五脏所伤，穷必及肾"的论点？

27. 试述胆的生理功能及病理表现。

28. 肝胆病证有何区别与联系？

29. 肝胆湿热证的病理变化及主要临床表现有哪些？

30. 试述胃的生理、病理特点。

31. 试述胃病的常见证候和治疗方药。

32. 胃病的治疗原则是什么？为什么不能过用苦寒和香燥药？

33. 小肠和大肠病证的辨证施治原则是什么？

34. 试述小肠、大肠病证的证候分类及治法方药。

35. 试述膀胱的生理功能和病理表现。

36. 膀胱与肾在病证上有何区别和联系？

各论

第一章　肺系病证

肺主气，司呼吸，开窍于鼻，外合皮毛。肺为娇脏，不耐寒热，故风寒燥热等六淫外邪由口鼻、皮毛而入者，每都首先犯肺，同时因肺居胸中，其位最高，覆盖诸脏之上，其气贯百脉而通它脏，故内伤诸因，除肺脏自病外，它脏有病亦可影响到肺。因此其发病原因有外感内伤两个方面。主要的病理变化为肺气宣降失常，实者由于痰邪阻肺，肺失宣肃，升降不利；虚者由于肺脏气阴不足，肺不主气而升降无权。如六淫外侵，肺卫受邪则为感冒，内、外之邪干肺，肺气上逆则病咳嗽，痨虫蚀肺则病痨，痰邪阻肺，肺失宣降则发为哮、为喘，肺热生疮则成痈，久病伤肺，肺气不能敛降则为肺胀。根据以上肺的生理功能和病机特点，我们将感冒、咳嗽、哮病、喘证、肺痨、肺痈、肺胀归属为肺系病证。

此外，肺有通调水道，下输膀胱的功能，与大肠互为表里，可助心主治节，脾为金母，肝肺升降相因，金水相生，故其为病可涉及心、脾、肝、肾、膀胱、大肠等脏腑，与其他多个相关病证有互为密切的关系，如肺气不降，通调水道的功能失常，可致水液潴留而发生水肿、小便不利的病证；若肺气失调，不能治理调节心血的运行，可致心血瘀阻而发为胸闷、胸痛、咯血；肺气郁滞，影响及大肠的传导功能，又可出现便秘等等，根据其病证的整体相关性，分别归入相应的脏腑系统，但临证应予联系处理。

第一节　感　　冒

【目的要求】

1. 了解感冒的概念、病邪性质及其预后。
2. 掌握风寒、风热、暑湿三个常见证型的证治方药。
3. 熟悉治疗虚体感冒的变法。

4学时。

感冒是感受触冒风邪而导致的常见外感疾病,临床表现以鼻塞、流涕、喷嚏、咳嗽、头痛、恶寒、发热、全身不适、脉浮为其特征。本病四季均可发生,尤以春冬二季为多见。病情轻者多为感受当令之气,称为伤风、冒风、冒寒;病情重者多为感受非时之邪,称为重伤风。如在一个时期内广泛流行、证候多相类似者,称为时行感冒。

早在《内经》即已有外感风邪引起感冒的论述,如《素问·骨空论》说:"风者百病之始也……风从外入,令人振寒,汗出头痛,身重恶寒。"这些症状的描述符合感冒的临床特点。《素问·风论》又说:"风之伤人也,或为寒热。"汉代张仲景《伤寒论·辨太阳病脉证并治》篇论述太阳病时,提出以桂枝汤治表虚证,以麻黄汤治表实证,提示感冒风寒有轻重的不同,这为感冒的辨证治疗奠定了基础。感冒的病名则出自北宋《仁斋直指方·诸风》篇。元代朱丹溪《丹溪心法·伤风》指出本病病位在肺,治疗应分立辛温、辛凉两大法则。及至明清,多将感冒与伤风互称;并对虚人感冒也有进一步的认识,提出扶正达邪的治疗原则。至于时行感冒,隋代巢元方《诸病源候论·时气病诸候》早已用"时行病"赅之:"时行病者,春时应暖而反寒,冬时应寒而反温,非其时而有其气。是以一岁之中,病无长少,率相近似者,此则时行之气也。"由于清代温热病学说的发展,使不少医家认识到本病与感受时行之气相关,清代林佩琴《类证治裁·伤风》明确提出了"时行感冒"之名。清代徐灵胎《医学源流论·伤风难治论》说:"凡人感风寒,头痛发热,咳嗽涕出,俗谓之伤风……乃时行之杂感也。"指出感冒有属触冒时气所致者。

凡普通感冒(伤风)、流行性感冒(时行感冒)及其他上呼吸道感染而表现感冒证候者,皆可参照本篇内容进行辨证论治。

【病因病机】

(一)病因

感冒是由于六淫、时行病毒侵入人体而致病。

1. 风为主因:风为六淫之首,流动于四时之中。故外感为病,常以风为先导。

2. 邪有兼夹:因四时六气各有偏盛,故风邪常与当令之气相合伤人,而表现为不同证型。如深秋冬令季节,风与寒合,多为风寒证。春夏温暖之时,风与热合,多见风热证。夏秋之交,暑多夹湿,每又表现为风暑夹湿证候。但一般以风寒、风热证为多见,暑湿证次之。至于梅雨季节之夹湿,秋季兼燥等,亦每可见之。

3. 非时之气致病:四时六气失常,非其时而有其气,伤人致病者,一般较感受当令之气为重。

4. 时行疫毒伤人:若时行疫毒伤人,则病情重而多变,往往相互传染,造成广泛的流行,且不限于季节性。如《诸病源候论·时气病诸候》说:"夫时气病者,此皆因岁时不和,温凉失节,人感乖戾之气而生,病者多相染易。"

(二)病机

1. 卫外功能减弱,外邪乘袭致病:外邪侵袭人体是否发病,关键在于卫气之强弱,同时与感邪的轻重有关。若正能御邪，虽六淫外袭亦不发病。此即《素问·刺法论》所说："正气存内，邪不可干。"《灵枢·百病始生》曰："风雨寒热不得虚，邪不能独伤人。"若正不胜邪，邪犯卫表，即可致病。一般有以下几种情况：

（1）六淫肆虐，人体未能应变：气候突变，冷热失常，六淫病邪猖獗，卫外之气失于调节应变，即可受邪发病。若属时行病毒为患，多造成广泛流行。

（2）生活起居不当，寒温失调：外邪乘袭，如更衣脱帽，贪凉露宿，冒风淋雨，或过度疲劳，以致腠理不密，营卫失和，感受外邪。

（3）体质偏弱，内外因相引发病：体质不强，正气虚弱，卫表不固，稍有不慎，即易感邪。如阳气虚者易受风寒，阴虚者易受燥热。临床上称之为虚体感冒。

（4）肺有宿邪，易受新感：肺经素有痰热，或痰湿内蕴，肺卫调节功能低下，则每易感受外邪，内外相引而发病。临床上可见内热外寒错杂证候；痰湿之体可见湿盛的症状。正如清·李用粹《证治汇补·伤风》篇说："肺家素有痰热，复受风邪束缚，内火不得疏泄，谓之寒暄。此表里两因之实证也。有平昔元气虚弱，表疏腠松，略有不慎，即显风症者。此表里两因之虚证也。"

2. 病邪侵犯肺卫，而以卫表不和为主：外邪侵犯肺卫的途径有二：或从口鼻而入，或从皮毛内侵。风性轻扬，为病多犯上焦。故《素问·太阴阳明》篇说："伤于风者，上先受之。"肺处胸中，位于上焦，主呼吸，气道为出入升降的通路，喉为其系，开窍于鼻，外合皮毛，职司卫外，为人身之藩篱。故外邪从口鼻、皮毛入侵，肺卫首当其冲，感邪之后，随即出现卫表不和及上焦肺系症状。因病邪在外、在表，故尤以卫表不和为主。

由于四时六气不同，以及体质的差异，故临床表现之证候，有风寒、风热、暑湿三证。若感受风寒湿邪，则皮毛闭塞，邪郁于肺，肺气失宣；感受风热暑燥，则皮毛疏泄不畅，邪热犯肺，肺失清肃。如感受时行疫毒则病情多重，甚或有变生它病者。在病程中且可见寒与热的转化或错杂。

一般而言，感冒预后多良好，病程较短而易愈，如因感冒诱发其他宿疾而使病情恶化者，其预后又当别论。对老年、婴幼儿、体弱患者以及时感重症，必须加以重视，防止发生传变，或同时夹杂其他疾病。

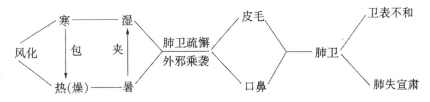

图 1　感冒病因病机示意图

【病证鉴别】

感冒应与风温、鼻渊相鉴别，还应注意普通感冒与时行感冒的区别。

1. 风温：风温初起症状，颇与风热感冒之证相似，但风温病势急骤，寒战发热甚至高热，汗出后热虽暂降，但脉数不静，身热旋即复起，咳嗽胸痛，头痛较剧，甚至出现神志昏迷、惊厥、谵妄等传变入里的证候。而感冒发热多不高或不发热，病势轻，不传变，服解表药后，多能汗出身凉脉静，病程短，预后良好。

2. 鼻渊：鼻渊急性期多有恶寒发热、头痛鼻塞、涕黄等症，与风热感冒相类似。但表解后鼻塞、眉额胀痛、鼻流黄浊脓涕，甚或夹血，气臭等症显著，病久可致嗅觉减退，不闻香臭。感冒表解后，鼻窍通，嗅觉灵，常伴咳嗽、痰多等症。

3. 普通感冒与时行感冒鉴别：普通感冒病情较轻，全身症状不重，少有传变。在气候变化时发病率可以升高，但无明显流行特点。若感冒一周以上不愈，发热不退或反见加重，应考虑感冒继发它病，传变入里。时行感冒病情较重，发病急，全身症状显著，可以发生传变，化热入里，继发或合并它病，具有广泛的传染、流行性。

【辨证论治】

1. 辨证要领：本病邪在肺卫，故属表实证。但须求其病邪的性质，区别风寒、风热及其兼夹。

(1) 辨风寒风热：一般而言，风寒感冒以怕冷重，发热轻，头痛身痛，鼻塞流清涕为特征；风热感冒以发热重，怕冷轻，头痛，口渴，鼻塞流涕黄稠，咽痛或红肿为特征。其中咽部肿痛与否，常为风寒风热辨证主要依据。亦有初起属风寒感冒，数日后出现咽喉疼痛，流涕由清涕转为黄稠，此为寒邪郁而化热，可参照风热论治。

(2) 辨不同兼夹：夹湿者多见于梅雨季节，以身热不扬，头胀如裹，骨节疼重，胸闷，口淡或甜等为特征；夹暑者多见于炎夏，以身热有汗，心烦口渴，小便短赤，舌苔黄腻等为特征；夹燥者多见于秋季，以身热头痛，鼻燥咽干，咳嗽无痰或少痰，口渴，舌红等为特征。

(3) 辨偏实偏虚：一般而言，发热、无汗、恶寒、身痛者属表实；发热、汗出、恶风者属表虚。至于虚体感冒，往往反复发作，缠绵不愈。

2. 治疗要点：感冒的病位在肺系卫表，故治疗应因势利导，从表而解，遵《素问·阴阳应象大论》"其在皮者，汗而发之"之义，采用解表达邪的治疗原则。风寒证治以辛温发汗；风热证治以辛凉清解；暑湿夹杂者，又当清暑祛湿解表。

3. 分证论治：

(1) 风寒束表：

[症状] 恶寒重，发热轻，无汗，头痛，肢节酸痛，鼻塞声重或鼻痒喷嚏，时流清涕，喉痒，咳嗽，痰吐稀薄色白，口不渴或渴喜热饮，舌苔薄白而润，脉浮或浮紧。

[证候分析] 风寒之邪外束肌表，卫阳被郁，腠理内闭，则恶寒、发热、无汗；因感于寒，故恶寒重而发热轻；风寒上犯，清阳不展而头痛；风寒外袭体表，络脉失和则肢节酸痛；风寒上受，肺气不宣，而致鼻塞流涕、咽痒、咳嗽；寒为阴邪故口不渴或渴喜热饮；舌苔薄白而润、脉浮紧，俱为表寒征象。

[治法] 辛温解表。

[方药] 荆防达表汤或荆防败毒散加减。两方均为辛温解表剂。前方疏风散寒，用于风寒感冒轻症；后方辛温发汗，疏风祛湿，用于时行感冒，风寒夹湿证。

药用荆芥 10g、防风 10g、苏叶 10g、豆豉 10g、葱白 3g、生姜 3 片等解表散寒，杏仁 9g、前胡 10g、桔梗 6g、甘草 3g、橘红 6g 宣通肺气。

加减：若表寒重，头痛、身痛、憎寒、发热、无汗者，配麻黄 6g、桂枝 5g 以增强发表散寒之功用；表湿较重，肢体酸痛，头重头胀，身热不扬者，加羌活 10g、独活 10g 祛风除湿，或用羌活胜湿汤加减。湿邪蕴中，脘痞、食少，或有便溏、苔白腻者，加苍术 10g、厚朴 6g、半夏 10g 化湿和中。头痛甚，配白芷 10g、川芎 10g 散寒止痛。身热较著者，柴胡 10g、薄荷 5g（后下）疏表解肌。

（2）风热犯表：

[症状] 身热较著，微恶风，汗泄不畅，头胀痛，面色多红，目胀，咳嗽，痰粘或黄，或咳声嘶哑，咽燥，或咽喉乳蛾红肿疼痛，鼻塞，流黄浊涕，口干微渴欲饮，舌苔薄白微黄，舌边尖红，脉浮数。

[证候分析] 风热犯表，热郁肌腠，卫表失和，故见身热、微恶风、汗出不畅；风热为阳邪，故身热重而恶寒轻。风热上犯则头胀痛、目胀、面色红赤，咽喉红肿疼痛，鼻流浊涕；热灼津伤则咽燥口渴；风热犯肺，灼津成痰，肺失清肃，故咳嗽、痰黄或粘；苔白微黄、脉浮数，为风热侵于肺卫之征。

[治法] 辛凉解表。

[方药] 银翘散、葱豉桔梗汤加减。两方均有辛凉解表，轻宣肺气功能。但前者长于清热解毒，后者重在清宣解表。

药用银花 10g、连翘 10g、黑山栀 10g、豆豉 10g、薄荷 5g、荆芥 10g 辛凉解表，疏风清热；竹叶 10g、芦根 15g 清热生津；牛蒡子 10g、桔梗 6g、甘草 3g 宣利肺气，化痰利咽。

加减：风热上壅，头胀痛较甚，加桑叶 10g、菊花 10g 以清利头目。痰阻于肺，咳嗽痰多，加贝母 10g、前胡 10g、杏仁 9g 化痰止咳；痰热较盛，咯痰黄稠，加黄芩 10g、知母 10g、瓜蒌皮 15g。气分热盛，身热较著，恶风不显，口渴多饮，尿黄，加石膏 15g、鸭跖草 15g 清肺泄热。热毒壅阻咽喉，乳蛾红肿疼痛，加一枝黄花 15g、土牛膝 15g、玄参 10g 清热解毒利咽。时行感冒热毒较盛，壮热恶寒，头痛身痛，咽喉肿痛，咳嗽气粗，配大青叶 15g、蒲公英 15g、草河车 15g 等清热解毒。若肺热素盛，风寒外束，热为寒遏，烦热恶寒，少汗，咳嗽气急，痰稠，声哑，可用石膏 15g 合麻黄 5g 内清肺热，外散表寒。风热化燥伤津，或秋令感受温燥之邪，伴有呛咳痰少，口、咽、唇、鼻干燥，苔薄舌红少津等燥象者，可酌配南沙参 10g、天花粉 15g、梨皮 10g 清肺润燥，不宜再伍辛温之品。

（3）暑湿遏表：

[症状] 身热，微恶风，汗少，肢体酸重或疼痛，头昏重胀痛，咳嗽痰粘，鼻流浊涕，心烦口渴，或口中粘腻，渴不多饮，胸闷脘痞，泛恶，腹胀，大便或溏，小便短赤，舌苔薄黄而腻，脉濡数。

[证候分析] 夏季感冒，感受当令之暑邪，而暑邪又多夹湿，故每多暑湿并重。暑湿伤表，表卫不和，故身热、微恶风、汗少，肢体酸痛；风暑夹湿，上犯清窍，则头昏重胀痛；暑热犯肺，肺气不清，故咳嗽痰粘，鼻流浊涕；暑热内扰，热灼津伤，则心烦、口渴，小便短赤；湿热中阻，气机不展，故胸闷脘痞、泛恶、口中粘腻，渴不多饮；舌苔薄黄腻、脉濡数为暑热夹湿之征。

[治法] 清暑祛湿解表。

[方药] 新加香薷饮加减。本方功能清暑化湿，用于夏月暑湿感冒，身热心烦、有汗不畅、胸闷等症。

药用银花 10g、连翘 10g、鲜荷叶 15g、鲜芦根 15g 清暑解热，香薷 10g 发汗解表，厚朴

6g、扁豆 10g 化湿和中。

加减：若暑热偏盛，可加黄连 3g、山栀 10g、黄芩 10g、青蒿 15g 清暑泄热；湿困卫表，肢体酸重疼痛，加豆卷 10g、藿香 10g、佩兰 10g 等芳化宣表；里湿偏盛，口中粘腻、胸闷脘痞、泛恶、腹胀、便溏，加苍术 10g、白蔻仁 3g、半夏 10g、陈皮 6g 和中化湿；小便短赤加滑石 10g、甘草 3g、赤茯苓 10g 清热利湿。

【附】虚体感冒

体虚之人，卫外不固，感受外邪，常缠绵难愈，或反复不已。其病邪属性仍不外四时六淫。但阳气虚者，感邪多从寒化，且易感受风寒之邪；阴血虚者，感邪多从热化、燥化，且易感受燥热之邪。临床表现肺卫不和与正虚症状并见。治疗不可过于辛散，单纯祛邪，强发其汗，重伤正气，当扶正达邪，在疏散药中酌加补正之品。

1. 气虚感冒：

［症状］ 恶寒较甚，发热，无汗，头痛身楚，咳嗽，痰白，咯痰无力，倦怠懒言，舌淡苔白，脉浮而无力。

［证候分析］ 素体气虚，卫外不固，风寒乘虚而侵，束于肌表，气虚托邪无力，故见恶寒、发热，头痛等表证；卫气失于温煦，则倦怠懒言；肺气宣肃失常，则咳嗽无力；舌淡苔白、脉浮无力，均属气虚之象。

［治法］ 益气解表。

［方药］ 参苏饮加减。本方益气解表，化痰止咳。治气虚外感风寒，内有痰湿，憎寒发热，无汗，头痛，咳嗽，气短，脉弱等症。

药用党参 10g、甘草 3g、茯苓 10g 补气扶正以祛邪，苏叶 10g、葛根 10g、前胡 10g 疏风解表，半夏 10g、陈皮 6g、枳壳 10g、桔梗 6g 宣肺化痰止咳。

加减：若表虚自汗，易伤风邪者，可常服玉屏风散以益气固表，以防感冒。若见恶寒重，发热轻，四肢欠温，语音低微，舌质淡胖，脉沉细无力，为阳虚外感，当助阳解表，用再造散加减。药用党参 10g、黄芪 15g、桂枝 6g、附子 5g、炙甘草 3g 温阳益气，细辛 3g、防风 6g、羌活 10g 解表散寒。

2. 阴虚感冒：

［症状］ 身热，微恶风，少汗，头昏，心烦，口干，干咳少痰，舌红少苔，脉细数。

［证候分析］ 阴津素虚，外受风热，津液不能化汗达邪，故见身热，微恶风，少汗；肺津素虚，在感冒时其阴虚之象更为明显，此乃发热出汗，易伤阴液之故。阴虚有热，则心烦，口干；肺热津伤，故干咳少痰；舌红少苔，脉细数为阴虚之证。

［治法］ 滋阴解表。

［方药］ 加减葳蕤汤化裁。本方滋阴解表，治体虚感冒，头痛身热，微恶风寒，汗少，咳嗽咽干，舌红、脉数等症。

药用玉竹 10g 滋阴，以资汗源；甘草 3g、大枣 5 枚甘润和中；豆豉 10g、薄荷 5g（后下）、葱白 3g、桔梗 6g 疏表散邪；白薇 10g 清热和阴。

加减：阴伤较重，口渴咽干明显，加沙参 10g、麦冬 10g 以养阴生津；血虚，面色无华，唇甲色淡，脉细，加地黄 10g、当归 10g 滋阴养血。

【其他疗法】

（一）单方验方

1. 蒲公英、大青叶各 30g，草河车 15g，薄荷 5g（或荆芥 10g），煎服。治风热感冒热毒较盛者。

2. 一枝黄花、土牛膝根各 30g，薄荷 5g（后下），煎服。治感冒合并喉蛾红肿疼痛者。

3. 柴胡、炒黄芩、青蒿各 15g，大青叶 30g，煎服。治感冒身热持续，或发热起伏不退者。

4. 贯众汤：贯众、紫苏、荆芥各 10g，甘草 3g，水煎顿服，连服 3 天。可预防冬春季节流行性感冒。

5. 藿佩汤：藿香、佩兰各 5g，薄荷 2g，煎汤代茶。可预防夏季暑湿感冒。

（二）中成药

1. 感冒退热冲剂：疏风解表，清热解毒。用于风热感冒。开水冲饮，1 次 1～2 袋，1 日 2～3 次。

2. 银翘解毒片：疏风清热解表。用于风热感冒。1 次吞服 4 片，1 日 2～3 次。

3. 正柴胡饮冲剂：疏风散寒解表。用于外感风寒初起，恶寒、发热、无汗、头痛、鼻塞、喷嚏、清涕、咽痒咳嗽、四肢酸痛等症。开水冲服，1 次 1 袋，1 日 3 次。

4. 藿香正气软胶囊：解表化湿，理气和中。用于外感风寒，内伤湿滞之头痛昏重、脘腹胀满、呕吐泄泻等症。口服，1 次 2～3 粒，1 日 2 次。

5. 板蓝根冲剂：清热解毒。用于风热感冒，发热、咽喉肿烂，及时行感冒。口服，1 次 1 包，1 日 2～3 次。

（三）外治法

刮痧：用边缘平滑的瓷汤匙蘸润滑油（花生油或麻油）刮颈背，颈自风池穴向下，骨从背脊两旁由上而下。刮时要用力均匀，不要太重，防止刮破皮肤，刮到出现紫色出血点为止。感冒周身酸痛者，可以均匀力量反复刮胸背、肘窝、腘窝处至局部出现红色斑点或紫色斑片。

【预防调护】

本病具有一定的传染性，在流行季节须积极防治。生活上应慎起居，适寒温，在冬春之际尤当注意防寒保暖，盛夏亦不可贪凉露宿。注意锻炼，增强体质，以御外邪。常易患感冒者，可坚持每天按摩迎香穴，并服用防治方药。冬春风寒当令季节，可服贯众汤；夏令暑湿当令季节，可服藿佩汤；如时邪毒盛，流行广泛，可用贯众、板蓝根、生甘草煎服。此外，还应劝阻患者到公共场所活动，防止交叉感染，以控制流行。室内可用食醋熏蒸法，每立方米空间用食醋 5～10mL，加水 1～2 倍，加热熏蒸 2 小时，每日或隔日 1 次，作空气消毒，以预防传染。

治疗期间应认真护理，发热者须适当休息。对时感重症及老年、婴幼儿、体虚者，须加强观察，注意病情变化。如高热动风、邪陷心包、合并或继发其他疾病等。

须注意煎药和服药方法，汤剂煮沸后 5～10 分钟即可，过煮可降低药效。趁温热服，服后避风覆被取汗，或进热粥、米汤以助药力。得汗脉静身凉为病邪外达之象，无汗是邪尚未祛。出汗后尤应避风，以防复感。

【临证提要】

1. 治疗禁忌：风寒误用辛凉，汗不易出，病邪难以外达，反致不能速解，甚或发生变证；风热误用辛温，则有助热燥液动血之弊，或引起传变。除虚体感冒兼顾扶正补虚外，一般均忌用补敛之品，以免留邪。辨证若属于表实，应根据其证情，求其病邪的性质，区别风寒、风热和暑湿兼夹之证。治疗以解表发汗为主，风寒宜于辛温，风热当用辛凉，暑湿则当清暑祛湿。一般均忌用补敛之品，以免留邪。

2. 寒热二证不显者，可予辛平轻剂：感冒轻证，或初起偏寒偏热俱不明显，仅稍有恶风、微热、头胀、鼻塞者，可用辛平解表法，用桑叶10g、薄荷5g、防风6g、荆芥10g等微辛轻清透邪。咽痒咳嗽者，酌配前胡10g、牛蒡10g、贝母10g、橘红6g、桔梗6g、甘草3g等清宣肺气。

3. 寒热杂见者当温凉合用：风寒外感，表尚未解，内郁化热；或肺有蕴热，复感风寒之证，可取清温并施，辛温与辛凉合用之法，解表清里，宣肺清热。并须根据寒热的主次及其演变，适当配伍，如麻杏石甘汤、大青龙汤，即属此类方剂。

4. 对有并发症和夹杂症者应适当兼顾：感冒病在卫表，一般无传变。但老人、婴幼儿体弱或感受时邪较重者，可见化热入里犯肺，逆传心包（如并发肺炎，流感的肺炎型、中毒型）的传变过程，当以温病辨治原则处理。

原有宿疾，再加新感，当据其标本主次，适当兼顾。小儿感冒易夹惊夹食。夹惊者酌配钩藤15g、薄荷5g、蝉衣6g、僵蚕10g、石决明30g等熄风止痉；夹食者加神曲10g、山楂10g、莱菔子10g、谷麦芽各15g等消导之品。

5. 体虚感冒当在解表药中酌加扶正之品：虚体感冒正气已虚，虽感外邪，也不宜过于表散。若单纯祛邪，强发其汗，更加伤害正气，甚则汗出致脱。应当扶正祛邪，在疏散药中酌加扶正之品以达邪，根据气虚、阳虚、血虚、阴虚的不同表现，予以相应治疗。

6. 一般而言，感冒属轻浅之疾，只要能及时而恰当地治疗，可以较快痊愈。但对老人、婴幼、体弱患者及时感重症，必须加以重视，防止发生传变，或夹杂其他疾病。此外，病情之长短与感邪的轻重和正气强弱有关。风寒易随汗解；风热得汗，未必即愈，须热清方解。暑湿感冒每多缠绵；而体虚感冒则可迁延或易复感。

【医案精选】

1. 蒲辅周医案：

薛某，男，60岁。1963年3月8日初诊。感冒两周，尚发热，鼻塞流涕，咳嗽，咽痒且痛，大便干燥，小便正常。脉浮微数，舌淡苔白黄腻。属感冒夹湿，治宜疏解。

处方：苏叶4.5g，杏仁6g，桔梗3g，炒枳壳3g，前胡3g，制香附3g，陈皮3g，荆芥3g，炒莱菔子4.5g，甘草1.5g，薄荷（后下）3g，葱白（后下）3寸。

3剂，1剂两煎，共取160mL，分早晚两次温服。

3月16日复诊：体温正常，咳嗽已止，咽已不痒痛，鼻塞减轻，流黄粘鼻涕，大便软，量少，脉浮滑，秽苔未净。病势虽减，外邪未尽，治宜疏解，兼理肠胃。

处方：苏叶6g，杏仁6g，桔梗3g，炒枳壳4.5g，前胡3g，制香附4.5g，陈皮3g，僵蚕4.5g，炒莱菔子4.5g，炒神曲6g，甘草1.5g，豆豉9g，葱白（后下）3寸。

2剂，煎服法同前。

4月2日三诊：药后鼻塞减，不流涕，食纳尚可，腹胀，大便不畅，量少。脉沉滑，秽苔未尽，治宜和脾消滞，清利湿热。

处方：制苍术6g，厚朴4g，陈皮4.5g，炙甘草1.5g，法半夏6g，藿香梗6g，槟榔

4.5g，炒枳实 3g，炒神曲 6g，大黄（分包后下）3g，生姜 3 片。

2 剂，煎服法同前。

继用香砂平胃丸 3 袋，早晚各服 6g，白开水下，调理而愈。

按：本例患者属感冒夹湿之证。初感风寒，病邪未能即去，郁而化热，兼有湿阻中焦，先予疏解表邪为主，方选杏苏散加减。药服三剂，诸证减轻，但外邪未尽，又现肠胃不和之症，故在疏解表邪之中，兼理肠胃。感冒渐愈，但中焦湿热未除，则治宜和脾消滞、清利湿热，改用平胃散加味，继以香砂平胃丸调理善后。

（《蒲辅周医疗经验》）

2. 施今墨医案：

刘某，男，28 岁。一周之前，暴感风寒，左臂骤然作痛，咳嗽剧烈，夜不安枕，经服药及针灸治疗，未见显效，昨晚忽又咳血，大便四日未下，体温 38.8℃。舌苔黄，脉浮紧。

辨证：脉象浮紧，浮则为风，紧则为寒，风寒痹阻经络，左臂骤痛。肺主皮毛，风寒客肺症见咳嗽。大便不通，内热甚炽，遂致咳血。

治法：基本以五解五清法治之。

处方：赤芍药 6g，白芍药 6g，川桂枝（炒）4.5g，炙苏子 10g，炙白前 6g，片姜黄 10g，炙紫菀 10g，炙前胡 6g，白杏仁 10g，炙麻黄 3g，嫩桑枝 30g，苦桔梗 4.5g，大蓟炭 6g，白韦根 15g，酒黄芩 10g，小蓟炭 6g，白茅根 15g，炙甘草 3g，紫雪丹 3g（温开水分 2 次冲服）。

二诊：前方去大小蓟炭、紫雪丹，加旋覆花 6g，新绛 4.5g（前二味药用布包）。

三诊：药服 2 剂，左臂痛已好，体温正常，咳嗽减轻，但周身似有气串走，酸楚不适，夙疾偏头痛又现。

处方：杭白芍 10g，片姜黄 6g，川桂枝（炒）3g，酒地龙 10g，白蒺藜 15g，蔓荆子 6g，炙甘草 3g，旋覆花 6g，红新绛 4.5g（布包）。

按：本例当属风寒感冒。风寒之邪侵袭肌表，卫阳被遏，则发热、脉浮紧；风寒袭肺，肺气壅阻不得宣通，故咳嗽剧烈；内热炽盛，腑气不通，火热上灼于肺，遂致便秘、咳血。治宜表里兼顾，施以五解五清法，方投桂枝汤、三拗汤、紫雪散、旋覆花汤。

（《施今墨临床经验集》）

3. 周仲瑛医案：

郑某，男，29 岁，住院号 11896。病经一天，突然恶寒发热，无汗，头痛，骨节酸痛，咳嗽，咽痒，咯痰色白，口干不欲饮，舌苔白滑，脉浮紧而数。

辨证：风寒夹湿，客于卫表，肺气失宣。

治法：治予辛温解表，仿荆防败毒散之意。

处方：荆芥 4.5g，防风 6g，羌独活各 4.5g，薄荷 3g（后下），光杏仁 9g，前胡 6g，桔梗 4.5g，炒枳壳 4.5g，法半夏 6g，陈皮 6g，生姜 3 片，葱白 3 根。三剂。

药后得汗，寒热得解，头痛身痛好转，脉静，惟咳嗽未平，再予宣肺化痰，原方去荆芥、防风、羌活、独活、薄荷等解表之品，加苏梗 15g，大贝母 15g，甘草 4g，连服 2 天，痊愈出院。

张某，女，16 岁。住院号 10988。病经五六天，始觉恶寒，继则身热不寒，微恶风，汗出不多，午后热甚，头昏痛，咳嗽，痰吐粘白，胸部闷痛，呼吸不畅，咽部微红，口渴欲饮，尿黄，舌苔薄白，边尖红，脉浮数。经西药注射数天，身热不退。

辨证：风热袭表，肺卫失和。

治法：治予辛凉解表，轻宣肺气。仿银翘散合桑菊饮意。

处方：淡豆豉 12g，薄荷 2.5g（后下），冬桑叶 6g，菊花 4.5g，炒牛蒡子 9g，银花 9g，连翘 6g，前胡 6g，桔梗 3g，光杏仁 6g，甘草 2.4g，枇杷叶 9g，芦根 30g（去节）。

药后身热渐退，翌晨正常。至午睡时，风雨交加，室温骤降，因仅盖单被而致复感，醒来即感微恶寒，发热，体温 39.5℃，汗少，头痛，身楚，加服上方一帖，得汗热降。第 3 日续投原方巩固。继因咳嗽不净，右侧胸胁闷痛，口中微干，表症罢解，而肺气未清，转予清肺化痰法，上方去豆豉、薄荷、菊花，加贝母、瓜蒌皮各 9g，炒黄芩 4.5g，继服，药后咳止，痊愈出院。

按：恶寒、发热、无汗、脉浮紧乃风寒感冒之主症，舌苔白滑为夹湿之象，故用荆防败毒散辛温解表、疏风祛湿。身热较重、微恶风、口渴欲饮、舌边尖红、脉浮数乃风热感冒之主症；风热犯肺，肺气不宣，则咳嗽、胸部闷痛、呼吸不畅，治予银翘散合桑菊饮辛凉解表、轻宣肺气。

（《中医内科学》南京中医药大学自编教材）

自 学 指 导

【重点难点】

1. 感冒是以鼻塞、流涕、喷嚏、咳嗽、头痛、恶寒发热、全身不适为主症的外感疾病。

2. 病因六淫、时行病毒，从皮毛、口鼻入侵，邪犯肺卫，卫表不和而致病。辨证属于表实，但须求其病邪的性质，区别风寒、风热和暑湿兼夹之证。治疗以解表发汗为主。风寒宜于辛温，风热须用辛凉，暑湿则应清暑祛湿。体虚感邪，又当扶正达邪。

【复习思考题】

1. 风寒感冒和风热感冒的主要临床表现有何不同？如何分别进行治疗？

2. 试比较感冒风热证与暑湿证在临床表现、处方用药上的异同。

3. 治疗感冒当以解表达邪为原则，但虚体感邪为何要用补法？

4. 治疗感冒应掌握哪些临证要点？

【参考文献摘录】

1.《伤寒论·太阳篇》："太阳中风，阳浮而阴弱。阳浮者，热自发；阴弱者，汗自出。啬啬恶寒，淅淅恶风，翕翕发热，鼻鸣干呕者，桂枝汤主之。"

2.《景岳全书·伤风》："皮毛为肺之合，而上通于鼻，故其在外则为鼻塞身重，甚者并连少阳、阳明之经，而或为头痛，或为憎寒发热；其在内则多为咳嗽，甚则邪实在肺而为痰、为喘。有寒胜而受风者，身必无汗而多咳嗽，以阴邪闭郁皮毛也；有热胜而受风者，身必多汗恶风而咳嗽，以阳邪开泄肌腠也。有气强者，虽见痰嗽，或五六日，或十余日，肺气疏则顽痰利，风邪渐散而愈也；有气弱者，邪不易解，而痰嗽日甚，或延绵数月，风邪犹在，非用辛温必不散也。有以衰老受邪，而不慎起居，则旧邪未去，新邪继之，多致终身受其累，此治之尤不易也。

3.《类证治裁·伤风》：“其症恶风有汗，脉浮，头痛，鼻塞身重，咳嗽痰多，或憎寒发热。惟其人卫气有疏密，感冒有深浅，故见症有轻重……凡体实者，春夏治以辛凉，秋冬治以辛温，解其肌表，风从汗散。体虚者，固其卫气，兼解风邪……如初起风兼寒，宜辛温发表，郁久成热，又宜辛凉疏解，忌初用寒凉，致外邪不得疏散，郁热不得发越，重伤肺气也。

4.《证治汇补·伤风》：“如虚人伤风，屡感屡发，形气病气俱虚者，又当补中，而佐以和解，倘专泥发散，恐脾气益虚，腠理益疏，邪乘虚入，痛反增剧也。

5.《医学心悟·论汗法》：“汗者，散也……风寒初客于人也，头痛发热而恶寒，鼻塞声重而体痛，此皮毛受病，法当汗之……凡一切阳虚者，皆宜补中发汗。一切阴虚者，皆宜养阴发汗。”

6.《临证指南医案·风》：“盖六气之中，惟风能全兼五气。如兼寒则曰风寒，兼暑则曰风暑，兼湿曰风湿，兼燥曰风燥，兼火曰风火。盖因风能鼓荡此五气而伤人，故曰百病之长也。”

第二节　咳　　嗽

【目的要求】

1. 了解咳嗽外感、内伤之分，其病变重点在肺，而关系到他脏。
2. 掌握外感内伤咳嗽的治疗原则。
3. 熟悉常见各类咳嗽的辨证施治。

【自学时数】

6 学时。

咳嗽是指肺气上逆作声，咯吐痰液而言，为肺系疾病的主要证候之一。分别言之，有声无痰为咳，有痰无声为嗽，一般多为痰声并见，难以截然分开，故以咳嗽并称。

早在《内经》，对咳嗽即列有专篇详加论述。《素问·宣明五气论篇》说：“五气所病……肺为咳。”《素问·咳论篇》认为咳嗽系由“皮毛先受邪气，邪气以从其合也”，“五脏六腑，皆令人咳，非独肺也。”指出咳嗽病证的病位在肺，并强调外邪犯肺或脏腑功能失调而病及肺者均可致咳。对于咳之分类，以脏腑命名，分为肺咳和心咳等五脏咳，以及胃咳、胆咳等六腑咳，并描述了各种咳的证候特征。如隋代巢元方《诸病源候论·咳嗽候》有十咳之称，除五脏咳外，尚有风咳、寒咳、胆咳、厥阴咳等。金代张从正《儒门事亲·咳分六气毋拘从寒》指出：“岂知六气皆能嗽，若谓咳止为寒邪，何以岁火太过，炎暑流行，金肺受邪，民病咳嗽”，指出外因六气皆能致咳，从而发展了《内经》外感致咳的观点。明代张介宾将咳嗽分为外感、内伤两类，《景岳全书·咳嗽篇》指出：“以余观之，则咳嗽之要，止惟二证。何为二证？一曰外感，一曰内伤而尽之矣。”至此，咳嗽的辨证分类，渐趋完善，切合临床实用。清代喻嘉言《医门法律》论述了燥的病机及其伤肺为病而致咳嗽的证治，创立温润、凉润治咳之法，提出"凡邪盛咳频，断不可用劫涩药。咳久势衰，其势不锐，方可涩之"等六条治咳之禁，对后世颇多启迪。清代叶天士系统阐述了咳嗽的治疗原则，《临证指南医案·咳嗽》云："若因风者，辛平解之；因于寒者，辛温散之；因于火者，以甘寒为主。至于内因为病，有刚亢之感，木叩而金鸣者，当清金制木，佐以柔肝和络；若土虚而不生金，真气无所凛摄者，有甘凉、甘温二法。又因水虚痰泛，元海竭而诸气上冲者，则有金水双收，阴阳并补之治，或大剂滋填镇摄，保固先天一气元精。"于临床应用，足资为法。

咳嗽既是独立性的疾证，又是肺系多种疾病的一个症状。本篇所论重点是以咳嗽为主要表现的一类疾病，如急慢性支气管炎、支气管扩张、慢性咽喉炎等以咳嗽为主症者，可按本篇内容辨证施治。

其他疾病如肺痈、肺痿、风温、肺痨等兼见咳嗽者，须参阅有关篇章辨证求因，进行处理。若病理属性相同时，亦可联系本篇内容"异病同治"。如风温后期、肺痨，皆可表现为阴虚肺燥咳嗽，可联系本篇肺阴亏耗证处理。部分慢性咳嗽经久反复，可发展致喘，称为咳喘，多表现为寒饮伏肺或肺气虚寒的证候，属痰饮病中的"支饮"，当参阅有关篇章辨证论治。

【病因病机】

（一）病因

咳嗽的病因有外感、内伤两大类。外感咳嗽为六淫外邪侵袭肺系；内伤咳嗽为脏腑功能失调，内邪干肺。不论邪从外入，或自内而发，均可引起肺失宣肃，肺气上逆作咳。

1. 外感六淫，侵袭肺系：外感六淫，从口鼻或皮毛而入，肺气被郁，肺失宣降。多因起居不慎，寒温失宜，或过度疲劳，肺的卫外功能减退或失调，以致在天气冷热失常，气候突变的情况下，六淫外邪或从口鼻或从皮毛而入，内舍于肺导致咳嗽。故《河间六书·咳嗽论》谓："寒、暑、燥、湿、风、火六气，皆令人咳。"即是此意。由于四时主气不同，因而人体所感受的致病外邪亦有区别。风为六淫之首，其他外邪多随风邪侵袭人体，所以外感咳嗽常以风为先导，或夹寒，或夹热，或夹燥，表现为风寒、风热、风燥相合为病。其中尤以风邪夹寒者居多。张景岳说："六气皆令人咳，风寒为主。"

2. 脏腑功能失调，内邪干肺：内伤咳嗽总由脏腑功能失调、内邪干肺所致，可分其他脏腑病变涉及于肺和肺脏自病两端。

（1）饮食不当：由于饮食不调者，或因嗜烟好酒，烟酒辛温燥烈，熏灼肺胃；或因过食肥甘辛辣炙煿，酿湿生痰；或因平素脾运不健，饮食精微不归正化，变生痰浊，肺脉连胃，痰邪上干，乃生咳嗽。

（2）情志所伤：情志不遂，郁怒伤肝，肝失条达，气机不畅，日久气郁化火，因肝脉布胁而上注于肺，故气火循经犯肺，发为咳嗽。

（3）肺脏自病：常因肺系疾病迁延不愈，阴伤气耗，肺的主气功能失常，以致肃降无权，肺气上逆作咳。

（二）病机

1. 病变主脏是肺，与肝、脾、肾有关，病机为邪犯于肺，肺气上逆。

因肺主气，司呼吸，上连气道、喉咙，开窍于鼻，外合皮毛，内为五脏华盖，其气贯百脉而通它脏，不耐寒热，称为"娇脏"，易受内、外之邪侵袭而致宣肃失司。肺脏为了祛除病邪外达，以致肺气上逆，冲激声门而发为咳嗽。

五脏相关，他脏有病及肺亦生咳嗽。如肝经气火上犯，木火刑金；脾湿生痰上干；肾脏亏损，气失摄纳，气逆于上，或肾阴亏虚，虚火灼金等，皆为咳嗽之因。故咳嗽主病在肺，而与肝、脾、肾有关。诚如《内经·咳论》所说："五脏六腑皆令人咳，非独肺也。"

综上所述，咳嗽为六淫外袭或痰火内生，内外之邪犯肺，肺脏祛邪外达的一种病理反应。如《医学三字经·咳嗽篇》所说："肺为脏腑之华盖，呼之则虚，吸之则满，只受得本脏之正气，受不得外来之客气，客气干之则呛而咳矣；亦只受得脏腑之清气，受不得脏腑之病气，病气干之，亦呛而咳矣。"

2. 外感咳嗽属于邪实，并可演变转化。

外邪犯肺，肺卫功能一时失调，导致肺气壅遏不畅，故属邪实。如因于寒者，肺气壅遏，津液凝滞；因于风热者，热蒸液聚；因于风燥者，燥邪灼津，皆能生痰，痰与外邪相合，致壅阻肺气，发生咳嗽。若外感咳嗽邪气未能及时解散，则可发生演变转化。如风寒久郁化热；风热灼津化燥；肺热蒸液成痰而致痰热郁肺等。

3. 内伤咳嗽乃属邪实与正虚并见，病理因素为"痰"与"火"。

内伤咳嗽多由脏腑功能失调，产生内邪，上干于肺所致。常反复发作，迁延日久，脏气多虚，故属邪实与正虚并见之候。虚实之间尚有先后主次的不同。

他脏有病而及肺者，多因虚致实。如肝火犯肺者，每见气火炼液为痰，灼伤肺津。痰湿犯肺者，多因湿困中焦，水谷不能化为精微上输以养肺，反而聚生痰浊，上干于肺，久延则肺脾气虚，甚则病及于肾，以致肺虚不能主气，肾虚不能纳气，由咳致喘。如痰湿蕴肺，遇外感引触，痰从热化，则易耗伤肺阴。

肺脏自病者，多因虚致实。如肺阴不足每致阴虚火炎，灼津为痰；肺气亏虚，气不化津，津聚成痰，甚则痰从寒化为饮。

从上可知，内伤咳嗽总与"痰"、"火"的病理因素有关，而痰有寒热之别，火有虚实之分；痰火可互为因果，痰可郁而化火（热），火能炼液灼津为痰。

4. 外感咳嗽与内伤咳嗽可互为因果。

外感咳嗽如迁延失治，邪伤肺气，更易反复感邪，而致咳嗽屡作，肺脏益伤，逐渐转为内伤咳嗽。内伤咳嗽，肺脏有病，卫外不强，易受外邪引发或加重，在气候转冷时尤为明显。

于此可知，咳嗽虽有外感、内伤之分，但两者又可互相影响，互为因果，表现为外转内或内转外的变化，日久总见肺脏虚弱，阴伤气耗，由实转虚。

影响本病预后及转归的因素较多，如病之新久，体质的强弱，病邪的性质、病位深浅、病情轻重、诊治是否得当等。一般而言，外感咳嗽其病尚浅而易治，但燥与湿二者较为缠绵。因湿邪困脾，久则脾虚而致积湿生痰，转为内伤之痰湿咳嗽。燥伤肺津，久则肺阴亏耗，成为内伤阴虚肺燥之咳嗽，故方书中有"燥咳每成痨"之说。

内伤咳嗽多呈慢性反复发作过程，其病较深，治疗难取速效。痰湿咳嗽之部分老年患者，由于反复病久，肺脾两伤，可出现寒化为饮，病延及肾的转归，表现为"寒饮伏肺"或"肺气虚寒"证候，成为痰饮，咳喘。至于肺阴亏虚咳嗽，虽然初起轻微，但如延误失治，则往往逐渐加重，成为劳损。部分患者病情逐渐加重，甚至累及于心，最终导致肺、脾、肾诸脏皆虚，痰浊、水饮、气滞、瘀血互结而演变成为肺胀。

【病证鉴别】

咳嗽是肺系多种疾病常见的主要症状，常伴有咳痰。深入分析咳嗽及咳痰的症状特点，可以作为辨别其病理性质的重要依据，并有助于联系有关疾病，达到辨证与辨病相结合的目的。

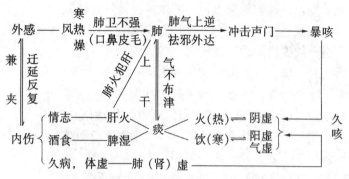

图2　咳嗽病因病机示意图

1. 鉴别咳嗽的特点：包括时间、节律，性质、声音以及加重的有关因素。如咳嗽时作，白天多于夜间，咳而急剧，声重，或咽痒则咳作者，多为外感风寒或风热引起；若咳声嘶哑，病势急而病程短者，为外感风寒、风热或风燥，病势缓而病程长者为阴虚或气虚；咳声粗浊者多为风热或痰热伤津所致；早晨咳嗽阵发加剧，咳嗽连声重浊，痰出咳减者，多为痰湿或痰热咳嗽；午后、黄昏咳嗽加重，或夜间有单声咳嗽，咳声轻微短促者，多属肺燥阴虚；夜卧咳嗽较剧，持续不已，少气或伴气喘者，为久咳致喘的虚寒证，咳而声低气怯者属虚，洪亮有力者属实。饮食肥甘、生冷加重者多属痰湿；情志郁怒加重者因于气火；劳累、受凉后加重者多为痰湿、虚寒。

2. 鉴别咳痰的特点：包括痰的色、质、量、味等。咳而少痰的多属燥热、气火、阴虚；痰多的常属湿痰、痰热、虚寒；痰白而稀薄的属风、属寒；痰黄而稠者属热；痰白质粘者属阴虚、燥热；痰白清稀透明呈泡沫样的属虚、属寒；咳吐血痰，多为肺热或阴虚；如脓血相兼的，为痰热瘀结成痈之候；有热腥味或腥臭气的为痰热；味甜者属痰湿；味咸者属肾虚。

3. 鉴别咳嗽与咳喘：咳嗽仅以咳嗽为主要临床表现，不伴喘证；咳喘则嗽而伴喘，常因咳嗽反复发作，咳而致喘，临床以咳喘并作为特点。

【辨证论治】

（一）辨证要领

1. 辨外感内伤：外感咳嗽，多为新病，起病急，病程短，常伴恶寒、发热、头痛等肺卫表证。内伤咳嗽，多为久病，常反复发作，病程长，可伴它脏见证。

2. 辨证候虚实：外感咳嗽以风寒、风热、风燥为主，一般均属邪实；而内伤咳嗽多为虚实夹杂，本虚标实，其中痰湿、痰热、肝火多为邪实正虚；阴津亏耗咳嗽则属正虚，或虚中夹实。应分清标本主次缓急。

（二）治疗要点

咳嗽的治疗应分清邪正虚实。外感咳嗽，多为实证，应祛邪利肺，按病邪性质分风寒、风热、风燥论治。内伤咳嗽，多属邪实正虚。标实为主者，治以祛邪止咳；本虚为主者，治以扶正补虚。同时，须按本虚标实的主次酌情兼顾。

咳嗽的治疗，除直接治肺外，还应从整体出发注意治脾、治肝、治肾等。外感咳嗽一般均忌敛涩留邪，当因势利导，肺气宣畅则咳嗽自止；内伤咳嗽应防宣散伤正，从调护正气着眼。

咳嗽是人体祛邪外达的一种病理表现，治疗决不能单纯见咳止咳，必须按照不同的病因分别处理。

（三）分证论治

1．外感咳嗽：

（1）风寒袭肺：

[症状] 咳嗽声重，气急，咽痒，咳痰稀薄色白，常伴鼻塞，流清涕，头痛，肢体酸楚，恶寒发热，无汗等表证，舌苔薄白，脉浮或浮紧。

[证候分析] 风寒袭肺，肺气壅塞不得宣通，故咳而声重、气急；风寒上受，肺窍不利，则鼻塞流涕，咽喉作痒；寒邪郁肺，气不布津，凝聚为痰，故咳痰稀薄色白，风寒外束肌腠，故伴有头痛身楚，寒热无汗等表寒证；舌苔薄白，脉浮或浮紧为风寒在表之征。

[治法] 疏风散寒，宣肺止咳。

[方药] 三拗汤、止嗽散加减。两方均能宣肺止咳化痰，但前方以宣肺散寒为主，用于风寒闭肺；后方以疏风润肺为主，用于咳嗽迁延不愈或愈而复发。

药用麻黄6g宣肺散寒，杏仁9g、桔梗6g、前胡10g、甘草3g、橘皮6g、金沸草15g等宣肺利气，化痰止咳。

加减：若胸闷、气急等肺气闭实之象不著，而外有表证者，可去麻黄之辛散，加荆芥10g、苏叶10g、生姜3片以疏风解表；若夹痰湿，咳而痰粘，胸闷，苔腻，加半夏10g、川朴6g、茯苓10g以燥湿化痰；咳嗽迁延不已，加紫菀10g、百部10g温润降逆，避免过于温燥辛散伤肺；表寒未解，里有郁热，热为寒遏，咳嗽音哑，气急似喘，痰粘稠，口渴，心烦，或有身热，加生石膏15g、桑皮10g、黄芩10g以解表清里。

（2）风热犯肺：

[症状] 咳嗽频剧，气粗或咳声嘎哑，喉燥咽痛，咳痰不爽，痰粘稠或稠黄，咳时汗出，常伴鼻流黄涕，口渴，头痛，身楚，恶风，身热等表证，舌苔薄黄，脉浮数或浮滑。

[证候分析] 风热犯肺，肺失清肃而咳嗽气粗，或咳声嘎哑，肺热伤津则见口渴，喉燥咽痛；肺热内郁，蒸液成痰，故痰吐不爽，稠粘色黄，鼻流黄涕；风热犯表，卫表不和而见头痛，身楚，恶风，身热等表热证；苔薄黄，脉浮数，皆是风热在表之征。

[治法] 疏风清热，宣肺止咳。

[方药] 桑菊饮加减。本方功能疏风清热，宣肺止咳，用于咳嗽痰粘，咽干，微有身热者。

药用桑叶10g、菊花10g、薄荷5g、连翘10g疏风清热；前胡10g、牛蒡子10g、杏仁9g、桔梗6g、大贝母10g、枇杷叶10g清肃肺气，化痰止咳。

加减：若肺热内盛，身热较著，恶风不显，口渴喜饮，加黄芩10g、知母10g清肺泄热；热邪上壅，咽痛、声嘎，加射干10g、山豆根10g、挂金灯6g、赤芍10g清热利咽；若风热伤络，见鼻衄或痰中带血丝者，加白茅根15g、生地10g凉血止血；热伤肺津，咽燥口干，舌质红，加南沙参10g、天花粉15g清热生津；夏令夹暑加六一散10g（包）、鲜荷叶15g清解暑热。

（3）风燥伤肺：

[症状] 干咳，连声作呛，喉痒，咽喉干痛，唇鼻干燥，无痰或痰少而粘连成丝，不易咳出，或痰中带有血丝，口干，初起或伴鼻塞、头痛、微寒、身热等表证，舌质红干而少津，苔薄白或薄黄，脉浮数或小数。

[证候分析] 风燥伤肺，肺失清润，故见干咳作呛，喉痒，咽喉干痛；燥热灼津则咽喉

口鼻干燥，痰粘不易咳吐；燥热伤肺，肺络受损，故痰中夹血。本证多发于秋季，乃燥邪与风热并见的温燥，故见鼻塞、头痛、寒热、舌苔薄白或薄黄，舌质干红少津，脉小数等卫表不和，燥热伤津之征。

〔治法〕 疏风清肺，润燥止咳。

〔方药〕 桑杏汤加减。本方清宣凉润，用于风燥伤津，干咳少痰，外有表证者。

药用桑叶 10g、薄荷 5g、豆豉 10g 疏风解表，杏仁 9g、前胡 10g、牛蒡子 10g 肃肺止咳，南沙参 10g、大贝母 10g、天花粉 15g、梨皮 10g、芦根 15g 生津润燥。

加减：若津伤较甚，干咳咳痰不多，舌干红少苔，配麦冬 10g、北沙参 10g 滋养肺阴。热重不恶寒，心烦口渴，酌加石膏 15g、知母 10g、黑山栀 10g 清肺泄热；肺络受损，痰中夹血，配白茅根 20g 清热止血。

另有凉燥证，乃燥证与风寒并见，表现干咳少痰或无痰，咽干鼻燥，兼有恶寒发热，头痛无汗，舌苔薄白而干等症。用药当以温而不燥，润而不凉为原则，方取杏苏散加减。药用苏叶 10g、杏仁 8g、前胡 10g 辛以宣散；紫菀 10g、款冬花 10g、百部 10g、甘草 3g 温润止咳。若恶寒甚，无汗，可配荆芥 10g、防风 6g 以解表发汗。

2. 内伤咳嗽：

(1) 痰湿蕴肺：

〔症状〕 咳嗽反复发作，咳声重浊，痰多，因痰而嗽，痰出咳平，痰粘腻或稠厚成块，色白或带灰色，每于早晨或食后则咳甚痰多，进甘甜油腻食物加重，胸闷，脘痞，呕恶，食少，体倦，大便时溏，舌苔白腻，脉象濡滑。

〔证候分析〕 病情迁延反复，提示内伤咳嗽；脾湿生痰，上渍于肺，壅遏肺气，故咳嗽痰多，咳声重浊，痰多易咳；因痰而咳，故痰出则嗽止咳平；痰湿为粘浊之邪，故痰质粘腻或稠厚成块，色白或带灰色；清晨脾气动而积痰上渍于肺，故痰量多而咳重；脾运不健，故进甘肥油腻物则助湿生痰，而见痰多咳甚；湿痰中阻则胸闷、脘痞、呕恶；脾气虚弱，则见食少，体倦、便溏；舌苔白腻，脉濡滑为痰湿内盛之征。

〔治法〕 燥湿化痰，理气止咳。

〔方药〕 二陈平胃散合三子养亲汤加减。二陈平胃散燥湿化痰，理气和中，用于咳而痰多，痰质稠厚，胸闷脘痞，苔腻者。三子养亲汤降气化痰，用于痰浊壅肺，咳逆痰涌，胸满气急，苔滑腻者。两方同治痰湿，前者重点在胃，痰多脘痞者适用；后者重点在肺，痰涌气急者较宜。

药用法半夏 10g、陈皮 6g、茯苓 10g、苍术 10g、川朴 6g 燥湿化痰，杏仁 9g、佛耳草 15g、紫菀 10g、款冬花 10g 温肺降气。

加减：咳逆气急，痰多胸闷，加白前 10g、苏子 10g、莱菔子 10g 化痰降气；寒痰较重，痰粘白如沫，怯寒背冷，加干姜 3g、细辛 3g、白芥子 6g 温肺化痰；久病脾虚，神疲，加党参 10g、白术 10g、炙甘草 3g。症状平稳后可服六君子丸以资调理，或合杏苏二陈丸标本兼顾。

(2) 痰热郁肺：

〔症状〕 咳嗽气息粗促，或喉中有痰声，痰多质粘厚或稠黄，咳吐不爽，或有热腥味，或吐血痰，胸胁胀满，咳时引痛，面赤，或有身热，口干而粘，欲饮水，舌质红，舌苔薄黄腻，脉滑数。

〔证候分析〕 痰热壅阻肺气，肺失清肃，故咳嗽气急粗促，痰多，喉中有痰声；热蒸津液成痰，故痰稠厚质粘，色黄，咳吐不爽；痰热郁蒸，则痰有腥味；肺气膹郁，热伤肺络，故胸胁胀痛，咳时引痛，或咯吐血痰；肺热内郁，则有身热，口干欲饮；舌苔薄黄腻、质红，脉滑数均属痰热之候。

[治法] 清热肃肺，豁痰止咳。

[方药] 清金化痰汤。本方功在清热化痰，用于咳嗽气急、胸满、痰稠色黄者。

药用黄芩10g、山栀10g、知母10g、桑白皮10g清泄肺热，杏仁9g、贝母10g、瓜蒌10g、海蛤壳15g、竹沥半夏10g、射干10g清肺化痰。

加减：若痰热郁蒸，痰黄如脓或有热腥味，加鱼腥草15g、金荞麦根15g、象贝母10g、冬瓜子10g、苡仁15g等清化痰热泄浊；痰热壅盛，腑气不通，胸满咳逆，痰涌，便秘，配葶苈子10g、大黄10g、风化硝5g泻肺通腑逐痰；痰热伤津，口干，舌红少津，配北沙参10g、天冬10g、花粉10g养阴生津。

(3) 肝火犯肺：

[症状] 上气咳逆阵作，咳时面赤，咽干口苦，常感痰滞咽喉而咳之难出，量少质粘，或如絮条，胸胁胀痛，咳时引痛。症状可随情绪波动而增减。舌红或舌边红，舌苔薄黄少津，脉弦数。

[证候分析] 肝气郁结化火，上逆侮肺，肺失肃降，以致气逆作咳；肝火上炎，故咳时面红，口苦咽干；火木刑金，炼液成痰，则痰粘或成絮条，难以咳吐；肝脉布两胁，上注于肺，肝肺络气不和，故胸胁胀痛，咳而引痛；舌苔薄黄少津，脉弦数，皆为肝火肺热之征。

[治法] 清肺泻肝，顺气降火。

[方药] 黛蛤散合加减泻白散增减。黛蛤散泻肝化痰，加减泻白散清肺泻热，二方相合，使气火下降，肺气得以清肃，咳逆自平。

药用桑白皮10g、地骨皮10g、黄芩10g清肺热，山栀10g、丹皮10g泻肝火，青黛3g、海蛤壳15g化痰热，粳米10g、甘草3g和胃气，使泻肺而不伤脾胃，苏子10g、竹茹10g、枇杷叶10g降逆气。

加减：若肺气郁滞，胸闷气逆，加瓜蒌10g、桔梗6g、枳壳10g、旋覆花6g（包）利气降逆；胸痛，配郁金10g、丝瓜络10g理气和络；痰粘难咳，加海浮石15g、贝母10g、冬瓜子10g清热豁痰；火郁伤津，咽燥口干，咳嗽日久不减，酌加北沙参10g、百合10g、麦冬10g、诃子3g养阴生津敛肺。

(4) 肺阴亏耗：

[症状] 干咳，咳声短促，痰少粘白，或痰中带血丝，或声音逐渐嘶哑，口干咽燥，或午后潮热，颧红，盗汗，日渐消瘦，神疲，舌质红，少苔，脉细数。

[证候分析] 肺阴亏虚，虚热内灼，肺失润降，则干咳，咳声短促；虚火灼津为痰，肺损络伤，故痰少粘白或见夹血；阴虚肺燥，津液不能濡润上承，则咳声逐渐嘶哑，口干咽燥；阴虚火旺，故午后潮热，颧红，盗汗；阴精不能充养而致形瘦神疲；舌质红、脉细数，均为阴虚内热之征。

[治法] 滋阴润肺，化痰止咳。

[方药] 沙参麦冬汤。本方有甘寒养阴、润燥生津之功。可用于阴虚肺燥，干咳少痰。

药用沙参10g、麦冬10g、花粉10g、玉竹10g、百合10g滋养肺阴，桑叶10g清散肺热，扁豆10g、甘草3g甘缓和中，贝母10g、甜杏仁9g润肺化痰，桑白皮10g、地骨皮10g

清肺泻热。

加减：如肺气不敛，咳而气促，加五味子 5g、诃子 3g 以敛肺气；阴虚潮热，酌加功劳叶 10g、银柴胡 10g、青蒿 10g、鳖甲 15g、胡黄连 10g 以清虚热；阴虚盗汗，加乌梅 10g、瘪桃干 15g、浮小麦 15g 收敛止涩；肺热灼津，咯吐黄痰，加海蛤粉、知母 10g、黄芩 10g 清热化痰；热伤血络，痰中带血，加丹皮 10g、山栀 10g、藕节 10g 清热止血。

【其他疗法】

（一）单方、验方

1. 生梨 1 个，洗净连皮切碎，加冰糖炖水服。或用大生梨 1 个，切去盖，挖去心，加入川贝母 3g，仍旧盖上，以竹签插定，放碗内隔水蒸两小时，喝汤吃梨，每日 1 个。功能润肺化痰，治疗肺燥咳嗽，咳痰量少，咯痰不爽者。

2. 雪羹汤：荸荠、海蜇头（洗去盐分）各 60~120g，煮汤，1 日 2~3 次分服。功能清化痰热，治疗痰热咳嗽，痰黄粘稠者。

3. 佛耳草、苏子、莱菔子各 6g，煎服。功能化痰泄浊，治疗痰湿咳嗽，痰涎壅盛者。

4. 桑皮、枇杷叶、胡颓叶各 12g，煎服，功能清降肺气，治疗痰热咳嗽。

5. 矮地茶 30g，每日 1 次，服 20~30 天。功能清肺化痰，用于肺热咳嗽。

（二）中成药

1. 二冬膏：养阴润肺。用于阴虚燥咳痰少，痰中带血，鼻干咽痛。口服，1 次 9~15g，1 日 2 次。

2. 二陈丸：燥湿化痰，理气和胃。用于咳嗽痰多，胸脘胀闷，恶心呕吐。口服，1 次 9~15g，1 日 2 次。

3. 川贝枇杷糖浆：清热宣肺，化痰止咳。用于感冒、咳嗽。口服，1 次 10mL，1 日 3 次。

4. 止嗽定喘口服液：辛凉宣泄，清肺平喘。用于表寒里热，身热口渴，咳嗽痰盛，喘促气逆，胸膈满闷。口服，1 次 10mL，1 日 2~3 次，儿童酌减。

5. 蛇胆川贝散：清肺，止咳，除痰。用于肺热咳嗽，痰多。口服，1 次 0.3~0.6g，1 日 2~3 次。

（三）外治法

1. 石白散（熏洗方）：石菖蒲、麻黄、葱白、生姜、艾叶各适量。上药共研粗末，入锅内炒热后，用纱布包裹之，备用。取药袋乘热在胸背部，由上向下，反复热熨之。凉后再炒再用，每次热熨 10~15 分钟。每日 1 次。功能温通散邪、降逆止咳。主治咳嗽、兼有喘促者。

2. 药蛋熨方：半夏、苍术、麻黄各 25g，鸡蛋（连壳）1 枚。将药放入沙锅内、加清水适量（水超出药面 1cm）入鸡蛋，以文火煎沸 15 分钟，待药性渗入蛋内后取出鸡蛋备用。趁热取鸡蛋滚熨背部的心俞、肺俞、涌泉的双侧穴。蛋凉再入药液中煮之再熨，如此反复滚熨 10~15 分钟。每日熨 1~2 次。功能散邪、降逆、止咳。

3. 熏嗽方：款冬花（适量）。蜜拌、晾干，将药放入有嘴壶中点燃烧之，吹熄盖住壶口，备用。将壶嘴对准患者口咽吸之。若胸中发闷，抬起头，以指掩壶嘴，稍定再吸咽之，每次吸 3~5 分钟，每日 1 次。功能降逆、化痰、止咳。主治慢性咳嗽（久嗽）。

【预防调护】

预防的重点在于提高机体卫外功能，增强皮毛腠理御寒抗病能力，若有感冒及时诊治。若常自汗出者，必要时可予玉屏风散服用。

对于咳嗽的预防，首应注意气候变化，防寒保暖，饮食不宜甘肥、辛辣及过咸，嗜酒及吸烟等不良习惯尤当戒除，避免刺激性气体伤肺。适当参加体育锻炼，以增强体质，提高抗病能力。平素易于感冒者，配合防感冒保健操，面部迎香穴按摩，夜间足三里艾熏。外感咳嗽，如发热等全身症状明显者，应适当休息。内伤咳嗽多呈慢性反复发作，尤其应当注意起居饮食的调护，可据病情选择适当食品，如梨、莱菔、山药、百合、荸荠、枇杷等。注意劳逸结合，缓解期应坚持"缓则治本"的原则，补虚固本以图根治。

【临证提要】

1. 外邪犯肺发生演变转化者应随证变法。风寒客肺化热，而表未解，见外寒内热证者，应解表清里（内有痰热而兼风寒者，也可用此法）。风寒化热者，转用清法。风热化燥者，转用润法。

2. 内伤咳嗽邪盛正虚者须联系处理。气火咳嗽每易灼伤肺津，应适当配合清养之品，以免久延而致阴津亏耗。痰湿咳嗽，常易伤及脾肺之气，应注意配合益气补脾之品，杜绝生痰之源，以免久延致肺气虚寒，寒饮伏肺。

3. 注意外感咳嗽与内伤咳嗽的关系。外感咳嗽反复不愈可成内伤咳嗽，其中夹湿夹燥者较为缠绵，应彻底治疗，以杜其迁延转化。内伤咳嗽每易感受外邪使发作加重，治疗应权衡标本的主次缓急，或先后分治，或标本兼顾。

4. 治疗禁忌：外感忌用敛肺、收涩的镇咳药。误用则致肺气郁遏不得宣畅，不能达邪外出，邪恋不去，反而久咳伤正。必须采用宣肃肺气，疏散外邪治法，因势利导，邪去则正安。内伤忌用宣肺散邪法。误用每致耗损阴液，伤及肺气，正气愈虚。必须注意调护正气，即使虚实夹杂，亦当标本兼顾。

5. 注意审证求因，切勿见咳止咳。

6. 病有治上、治中、治下的区分。治上者，指治肺，主要是温宣、清肃两法，是直接针对咳嗽主要病机施治。治中者，指治脾，即健脾化痰和补脾养肺等法。健脾化痰适用于痰湿偏盛，标实为主，咳嗽痰多者；补脾养肺适用于脾虚肺弱，脾肺两虚，咳嗽神疲食少者。治下指治肾，咳嗽日久，咳而气短，则可考虑用治肾（益肾）的方法。总之，治脾治肾是通过治疗他脏以达到治肺的整体疗法。

【医案精选】

1. 焦树德医案：

赵某，女，42岁。初诊日期1967年1月7日。自昨天发热咳嗽，周身疼痛，体温39.2℃，头痛，无汗，咳吐白痰，右胁痛，舌苔薄白，脉象浮滑数。查血白细胞计数26×10^9/L。X线胸片：右下肺阴影。

辨证：内有伏火，风寒外袭，皮毛束闭，肺气失宣，发为外感咳嗽。西医诊断：大叶性肺炎。

治法：解表宣肺，清肃肺热。

处方：生麻黄10g，杏仁10g，生石膏45g（先煎），生甘草4.5g，薄荷9g（后下），荆芥9g，银花10g，连翘10g，黄芩9g，豆豉6g，鲜芦根25g。水煎服。2剂。

二诊（1月9日）：药后热已退，尚咳，吐锈色痰，尿黄，右胁痛，舌苔薄白，脉略数。病已减轻，再守前方加减。上方减薄荷为6g（后下），去荆芥，加竹叶6g。再2剂。

此后，诸症渐除，又投上方4剂（薄荷减为3g）。16日X线胸透，右肺阴影消失，17日痊愈出院。

按：此为清宣合用之例，方选麻杏石甘汤加味。方中辛温辛凉同用以解表宣肺，因恐重用生石膏而影响麻黄发散之力，故特加薄荷、豆豉，以助发散解表透热外出之力。由于解表宣肺之力全，透邪外出之效捷，故不但热退咳止，而且肺炎亦全消，服药10剂而痊愈。

（《焦树德临床经验辑要》）

2. 何振华医案：

单某，年36岁，业商，住单港。因秋深初凉，西风肃杀，适感风燥而发病。初起头痛身热，恶寒无汗，鼻鸣而塞，状类风寒，惟唇燥嗌干，干咳连声，胸涝气逆，两肋串疼，皮肤干痛。脉右浮涩，左弦紧，舌苔白薄而干、扣之戟手，此《内经》所谓"大凉肃杀，华英改容，胸中不便，嗌寒而咳"是也。

治法：遵经旨以苦温为君，按以辛甘，香苏葱豉汤去香附，如杏仁、百部、紫菀、前胡、桔梗等，温润以开通上焦，上焦得通，则凉燥自解。

处方：光杏仁9g，苏叶梗4.5g，新会皮4.5g，紫菀9g，前胡4.5g，鲜葱白4枚，淡香豉9g，炙百部4.5g，桔梗、炙草各1.8g。

次诊：两剂后，周身津津微汗，寒热已除，肋痛亦减。惟咳嗽不止，痰多气逆，胸前满闷，大便燥结，脉右浮滑，左手弦紧已除，舌苔转为滑白，此肺气之膹郁，虽已开通，而胸腹之伏邪，尚多闭遏也。治以辛温通润，流利气气机一通，大便自解。用五仁橘皮汤加减。

处方：甜杏仁12g（去皮，杵），柏子仁9g（杵），生姜1.2g，拌捣全瓜蒌15g，松子仁9g（去皮，杵），栝楼仁12g（杵），干橘6g（捣），蜜炙橘红3g。

一剂而便通咳减，再剂而痰少气平，后用清金止嗽膏，日服两瓢，调养数日而痊。附清金止嗽膏方　藕汁、梨汁各120g，姜汁、萝卜汁、白蜜各90g，巴豆、杏仁（去皮）、川贝（去心）各60g。瓷瓶内炭火熬膏，不时噙化。

按：此属凉燥犯肺，乃燥证与风寒并见，有恶寒无汗、唇燥嗌干、干咳等症，治宜温而为燥、润而不凉为原则，方用香苏葱豉汤加减。药后寒热已罢，惟咳嗽不止，大便燥结。盖肺与大肠相表里，燥邪伤肺，肺气失宣，则腑气不通，宜用五仁橘皮汤辛温通润，流利气机。后以清金止嗽膏润肺调养。

（《重印全国名医验案类编》）

3. 周仲瑛医案：

耿某，女性，34岁，住院号16863。咳嗽已经4周，近旬复增寒热，汗少，咳剧胸痛，咯痰粘白夹黄。口服清热宣肺剂不效。故予入院治疗。

症状：恶寒甚著，身热起伏不定，汗少，头项痛，身痛，肢末欠温，咳嗽频剧；咽痒，气急，咳引胸痛，胸闷，心下疼痛，按之更甚，咯痰粘白，呈泡沫状，混有黄稠块，口干不欲饮水，大便数日未行，舌苔薄黄而润、质淡，脉细。

诊断：外感咳嗽。

辨证：风寒客于卫表，痰浊郁闭于肺，肺气失于宣畅。

治法：治予辛温解表、宣肺化痰，仿麻黄汤合桂枝厚朴杏子汤加减。

处方：炙麻黄 3g，桂枝 3g，光杏仁 9g，甘草 2.4g，川朴 3g，炒苏子、炒莱菔子各 9g，法半夏 6g，全栝楼 15g，炒枳实 9g，陈皮 4.5g。

药后汗出量多，热退，身痛缓解，咳减而仍阵作，咳引脘痛，咯痰质粘量多，色白夹黄。原方继服 3 天咳止，大便通畅，仅脘部微有压痛，巩固 1 日痊愈出院。

王某，男，成人。久咳十余年，咳嗽持续不愈，秋冬为重，干咳无痰，咽痒作呛，面部潮红，舌苔薄，脉细。

治法：从气火犯肺，肺燥津伤论治。仿泻白散加减。

处方：南沙参、炙桑皮各 12g，地骨皮 9g，甘草 3g，诃子肉 4.5g，炙百部、栝楼皮、枇杷叶各 9g。

药服 5 帖，咳嗽显减，再服 5 帖，咳平。

按：外感咳嗽，症见咳嗽频剧、气急、恶寒、发热、无汗，乃风寒袭肺，肺气壅阻不得宣通，宣降失司所致，故宜投麻黄汤合桂枝厚朴杏子汤解表散寒、宣降肺气。内伤咳嗽，症见久咳不愈、干咳无痰、咽痒作呛、面部潮红，乃气火犯肺，肺失肃降所致，治宜顺气降火、润肺止咳，方用泻白散加减。

（《中医内科学》南京中医药大学主编）

自 学 指 导

【重点难点】

1．咳嗽是肺系主要疾病之一。病因有外感内伤之分。外感咳嗽为六淫犯肺，有风寒、风热、燥热等不同。内伤咳嗽为脏腑功能失调，有肝火、痰湿、痰热、肺虚等的区别。病机为邪气干肺，肺失宣降，肺气上逆，发为咳嗽。病位在肺，但与肝、脾、肾等脏器有关。

2．辨证当分外感内伤。外感新病属于邪实，治应祛邪利肺；内伤久病多属邪实正虚，治应祛邪止咳，扶正补虚，分别主次处理，咳嗽的治疗，除直接治肺外，还应注意治脾、治肝、治肾等整体治疗。

【复习思考题】

1．试分析感冒与外感咳嗽在证候与病机方面的联系与区别。

2．试比较风燥伤肺、肝火犯肺、肺阴亏耗证的临床表现有何不同？

3．外感咳嗽与内伤咳嗽的辨证治疗要点是什么？两者有何关系？

4．解释咳嗽"钟非叩不鸣"的说法，你认为这在临床上有何价值？

5．为什么说"咳嗽不止于肺，亦不离乎肺"？

【常见文献摘录】

1.《治法机要》:"咳谓无痰而有声,肺气伤而不清也;嗽谓无声而有痰,脾湿动而生痰也;咳嗽是有声有痰,因伤肺气,复动脾湿也。"

2.《医学入门·咳嗽》:"新咳有痰者外感,随时解散;无痰者便是火热,只宜清之。久咳有痰者燥脾化痰,无痰者清金降火。盖外感久则郁热,内伤久则火炎,俱宜开郁润燥。……苟不治本而浪用兜铃、粟壳涩剂,反致缠绵。"

3.《景岳全书·咳嗽》:"外感之邪多有余,若实中有虚,则宜兼补以散之。内伤之病多不足,若虚中夹实,亦当兼清以润之。"

4.《医约·咳嗽》:"咳嗽毋论内外寒热,凡形气病气俱实者,宜散宜清,宜降痰,宜顺气。若形气病气俱虚者,宜补宜调,或补中稍佐发散清火。"

5.《医门法律·咳嗽》:"凡邪盛咳嗽,断不可用止涩药。咳久势衰,其势不锐,方可涩之。"

6.《医门汇补·咳嗽》:"肺居至高,主持诸气,体之至清至轻者也。外因六淫,内因七情,肺金受伤,咳嗽之病从兹作矣。"

7.《慎斋遗书·咳嗽》"咳嗽不一,所因不同也。因于风,宜辛凉以散之,前胡、紫苏、防风、葛根之属。因于寒,宜辛温以发之,麻黄、羌活、细辛之属。因于湿,宜燥之,六君子汤,或半夏、桑皮之属,或二陈汤。因于火,宜清润之,麦冬、紫菀、花粉、元参之属。因于虚,宜补之,人参、黄耆之属,或保元、四君、六君。因于气逆,宜清而降之,杏仁、苏子、陈皮、百合之属。因于痰,实则疏之,虚则补之,水泛则温而敛之。盖肺属金,金受火炼,则煎熬津液则而痰,宜清其火,火息则痰消。寒则肺不下降,肺液壅而成痰,宜温其肾。水暖则肺金下降之令行而痰消。此治咳之大略也。若夫神而明之,在乎辨脉证之寒热虚实也。"

第三节 哮 病

【目的要求】

1. 了解哮病以痰为主要病理因素,发作期的病理关键是痰阻气道,肺失宣降。
2. 熟悉病理性质有虚实之不同,而实多虚少,标实本虚。
3. 掌握发时当治标顾本,平时当治本顾标的治疗原则。
4. 熟悉发作时区别寒、热、寒包热、风痰、虚哮,平时着眼肺、脾、肾的具体辨证及治法方药。

【自学时数】

8学时。

哮病是一种发作性的痰鸣喘咳疾患。临床以发作时喉中有哮鸣声,呼吸气促困难,甚则喘息不能平卧为特征。

《内经》虽无哮病之名,但在许多篇章里,都有有关哮病症状,病因病机的记载。如《素问·阴阳别论》说:"阴争于内,阳扰于外,魄汗未藏,四逆而起,起则熏肺,使人喘鸣。"《通评虚实论》亦有"乳子中风热，喘鸣肩息"的记载。"喘鸣"系指呼吸急促而有痰鸣声，虽系泛指由多种疾病所引起的症状，但亦包括哮病在内。

汉代张仲景明确指出了哮病发作时的特征及治疗，如《金匮要略·肺痿肺痈咳嗽上气病脉证并治》篇曰："咳而上气，喉中水鸡声，射干麻黄汤主之。"并从病理上将其归属于痰饮病中的"伏饮"证，在《痰饮咳嗽病》篇中指出："膈上病痰，满喘咳吐，发则寒热，背痛腰疼，目泣自出，其人振振身瞤剧，必有伏饮。"

隋代巢元方称本病为"呷嗽"，并对其病机有精辟的阐发，指出发病与痰有关，如《诸病源候论·咳嗽病诸候·呷嗽候》："呷嗽者……其胸膈痰饮多者，嗽则气动于痰，上搏咽喉之间，痰气相击，随嗽动息，呼呷有声。"

元代朱丹溪首创哮喘病名，在《丹溪心法》一书中始以"哮喘"作为独立的病名成篇，他认为"哮喘必用薄滋味，专主于痰"，提出"未发以扶正气为主，既发以攻邪气为急"的治疗原则，此论一直为后世医家所崇，影响颇大。

明代丹溪弟子戴元礼在《秘传证治要诀·卷六·哮喘》中，明确提出本病有"宿根"之说，"喘气之病，哮吼如水鸡之声，牵引胸背，气不得息，坐卧不安，此谓嗽而气喘，或宿有此根……遇寒暄则发……"虞抟《医学正传》则进一步对哮与喘作了明确的区别，指出"哮以声响言，喘以气息言"。后世医家鉴于"哮必兼喘"，故一般统称"哮喘"，简名"哮证"、"哮病"。对于治疗方面则较元代更为完善，如张介宾《景岳全书》认为哮病之治，应宗丹溪未发扶正，已发攻邪之说，但"扶正气须辨阴阳，阴虚者补其阴，阳虚者补其阳；攻邪气须分微甚，或温其寒，或清其痰火；发久者，气无不虚，故于消散中宜酌加温补，或于温补中宜量加消散。"他还指出："当惓惓以元气为念，必使元气渐充，庶可望其渐愈，若攻之太甚未有不致日甚而危者。"论述非常精辟。

清代医家对哮病的认识较前人又有所进展，李用粹《证治汇补》把哮病病因概括为"内有壅塞之气，外有非时之感，膈有胶固之痰"三句话。叶桂根据其发病情况的不同，分为"痰哮、咸哮、醋哮、过食生冷及幼稚天哮等类别。此外，张璐《张氏医通》、林珮琴《类证治裁》、俞根初《通俗伤寒论》等书中，都结合自己的临床实践，对前人经验进行了总结和整理。这些论点可以作为辨证治疗的参考。

本篇所讨论之哮病为一种发作性疾病，属于痰饮病的"伏饮"证，包括西医学的支气管哮喘、哮喘性支气管炎、嗜酸性细胞增多症（或其他急性肺部过敏性疾患）引起的哮喘。若因肺系或其他多种疾病引起的痰鸣气喘症状，则属于喘证、肺胀等病证范围，但亦可与本篇辨证论治内容联系互参。

【病因病机】

哮病的发生，为痰伏于肺，每因外邪侵袭、饮食不当、情志刺激、体虚劳倦等诱因引动而触发，以致痰壅气道，肺气宣发、肃降功能失常。

（一）病因

1. 外邪侵袭：多在气候突变，由热转凉的秋冬季节，发病率较高。

（1）外感风寒或风热之邪，未能及时表散，邪蕴于肺，壅阻肺气，气不布津，聚液生痰。

（2）吸入烟尘、花粉、动物毛屑、异味气体等，影响肺气的宣降，津液停聚，痰浊内蕴。

2. 饮食不当：过食生冷，寒饮内停，或嗜食酸咸甘肥，积痰蒸热，或进食海羶发物，以致脾不健运，痰浊内生，上干于肺，壅塞气道，而致诱发。《医碥·哮喘》曰："哮者……得之食味酸咸太过，渗透气管，痰入结聚，一遇风寒，气郁痰壅即发。"由于个体素质的不同，对不同食物致病的敏感性亦有差别，故古有"食哮"、"鱼腥哮"、"卤哮"、"糖哮"、"醋哮"等名。此类现象尤多见于幼儿及少年患者。

3. 体虚病后：体虚既可出现于病后，也可为先天不足、素质薄弱。

（1）素质不强：多为先天不足，肾气虚弱。因素质不强，易受邪侵。如幼儿哮病往往由于禀赋不足所致，故有称"幼稚天哮"者。

（2）病后体弱：指幼年患麻疹、顿咳，或反复感冒、咳嗽日久等导致肺虚。肺气不足，阳虚阴盛，气不化津，痰饮内生；或阴虚阳盛，热蒸液聚，痰热胶固。

一般而言，素质不强者多以肾为主，而病后所致者多以肺为主。

上述各种病因，既是导致哮病的原因，也是每次发病的诱因，如气候突变、饮食不当、情志失调、劳累过度等俱可诱发，这些诱因每多错杂相关，其中尤以气候变化为主。

（二）病机

1. 病理因素以痰为主：

丹溪云"哮喘专主于痰"，痰的产生主要由于脏腑功能失调，以致津液凝聚成痰，伏藏于肺，成为发病的潜在"夙根"，因各种诱因而引发。《景岳全书·喘促》曰："喘有夙根，遇寒即发，或遇劳即发者，亦名哮喘。""夙根"指旧有的病根。哮喘的宿根指什么？根据丹溪的论述，上溯到《金匮》"膈上病痰，满喘咳吐……必有伏饮"，下涉后世多家之论，似指"伏痰"阻肺为患。如《症因脉治·哮病》指出："哮病之因，痰饮留伏，结成窠臼，潜伏于内，偶有七情之犯，饮食之伤，或外有时令之风寒束其肌表，则哮喘之症作矣。"但进而言之，毕竟"痰非病本，乃病之标，必有所以致之者"（景岳）。因痰的来源，是在素体偏盛、偏虚，脏腑阴阳失调的基础上，复加气候、饮食、情志、劳累等因素影响津液的运行，以致肺不能布散津液，脾不能输化水精，肾不能蒸化水液，津液凝聚成痰，伏藏于肺，成为发病的潜在病理因素，其中尤与先天肾气亏虚密切相关。因此，哮喘"夙根"论的实质，主要是指脏腑阴阳失调，肺脾肾对津液的运化失常。

2. 发病机制为痰气搏结，壅阻气道，肺失宣降。哮病发作时的基本病理变化为"伏痰"遇感引触，痰随气升，气因痰阻，相互搏结，壅塞气道，肺管狭窄，通畅不利，肺气宣降失常，引动停积之痰，而致痰鸣如吼，气息喘促。《医学实在易·哮证》说："发则肺腧之寒气，与肺膜之浊痰，狼狈相依，窒塞关隘，不容呼吸，而呼吸正气，转触其痰，鼾齁有声。"

3. 病位主在肺系，关系到脾肾：肺主气，主宣发肃降，若外邪侵袭或他脏病气上犯，皆可使肺失宣肃，气机上逆，发为哮鸣气喘，故病变部位主要在于肺系。同时与脾肾密切相关，涉及心肝。如因饮食不当，脾失健运，不能化水谷为精微，上输养肺，反而积湿生痰，上贮于肺，则影响肺气的升降。肺为气之主，肾为气之根，肾与肺同司气体之出纳，哮证反复发作，病变可由肺及肾，肾虚精气亏乏，摄纳失常，则阳虚水泛为痰，或阴虚虚火灼津成痰，上干于肺，加重肺气之升降失常。由于三脏之间的交互影响，可致合并同病，表现肺脾气虚或肺肾两虚之象。在平时亦觉短气，疲乏，并有轻度喘哮，难以全部消失。

肝肺升降相因，如忧思郁怒，肝失疏泄条达，气机郁滞，或肝郁化火，津凝成痰，阻于气道，而致肝升太过，肺降不及，肝气侮肺，肺气上逆，痰气互结，发为哮证。

肺朝百脉，助心治理调节血脉的运行，肺虚治节失职，久则肺心同病，严重者肺不能治理调节心血的运行，肾虚命门之火不能上济于心，则心阳亦同时受累，甚至发生"喘脱危候"。

4. 病理性质有寒热虚实之不同：发作时的病理环节为痰阻气闭，以邪实为主，若病因于寒，素体阳虚，痰从寒化，属寒痰为患，则发为冷哮；病因于热，素体阳盛，痰从热化，属痰热为患，则发为热哮；痰浊伏肺，肺气壅实，风邪触发者则表现为风痰哮；反复发作，正气耗伤或素体肺肾不足者，可表现为虚哮。

寒证与热证可以互相兼夹与转化。如"痰热内郁，风寒外束"引起发作者，可以表现外寒内热的寒包热哮，寒痰冷哮久郁也可化热，尤其在感受外邪引发时，更易如此。小儿青少年阳气偏盛者，多见热哮，但久延而至成年、老年，阳气渐衰，每可转从寒化，表现冷哮。虚实之间也可在一定条件下互相转化，一般而言，新病多实，发时邪实，久病多虚，平时正虚，但实证与虚证可以因果错杂为患。实证包括寒热两证在内，如寒痰日久耗伤肺脾肾的阳气，可以转化为气虚、阳虚证，痰热久郁耗伤肺肾阴液，则可转化为阴虚证。虚证属于阳气虚的，因肺脾肾不能温化津液，而致津液停积为饮，兼有寒痰标实现象，属于阴虚的，因肺肾阴虚火炎，灼津成痰，兼有痰热标实现象。

由于哮病是一种反复发作，缠绵难愈的疾病，喻嘉言尝有"岂但窠囊之中痰不易除，即肺叶之外，膜原之间，顽痰胶结多年，如树之有萝，如屋之有游，如石之有苔，附托相安，仓猝有难于铲伐者"之叹，如能通过治疗控制其发作，并在平时注意生活起居，调护正气，坚持药物治疗，部分病人可望获得根治，即使未能根治，亦可减少或减轻发作。部分青少年患者，随着年龄的增长，正气渐充，肾气日盛，再辅以药物治疗，可以终止发作，而中老年及体弱患者，肾气渐衰，发作频繁，不易根除。或在平时亦有轻度哮鸣气喘，若大发作时持续不已，可出现喘急鼻煽，胸高气促，张口抬肩，汗出肢冷，面色青紫，肢体浮肿，烦躁昏昧等喘脱危候。如长期不愈，反复发作，病由肺脏影响及脾、肾、心，可导致肺气胀满，不能敛降之肺胀重症。哮病日久而见周身悉肿、饮食减少、胸凸背驼，发作时冷汗如油，面色苍白或青紫，四肢厥冷，下利清谷，脉来短数或按之如游丝者，预后不良。

【病证鉴别】

1. 喘证：哮证和喘证都有呼吸急促、困难的表现。哮必兼喘，但喘未必兼哮。哮指声响言，喉中哮鸣有声，是一种反复发作的独立性疾病；喘指气息言，为呼吸气促困难，是多种急慢性疾病的一个症状。如《医学正传·哮喘》指出："哮以声响言，喘以气息言，夫喘促喉间如水鸡声者谓之哮，气促而连续不能以息者谓之喘。"《临证指南·哮》认为喘证之因，若由外邪壅遏而致者，"邪散则喘亦止，后不复发……若因根本有亏，肾虚气逆，浊阴上逆而喘者，此不过一二日之间，势必危笃……若夫哮证……邪伏于里，留于肺俞，故频发频止，淹缠岁月。"分别从症状特点及有无复发说明两者的不同。

2. 支饮：支饮亦可表现痰鸣气喘的症状，大多由于慢性咳嗽经久不愈，逐渐加重而成咳喘，病势时轻时重，发作与间歇的时间不清，以咳嗽和气喘为主，与哮病之间歇发作，突然起病，迅速缓解，喉中哮吼有声，轻度咳嗽有明显的差别。

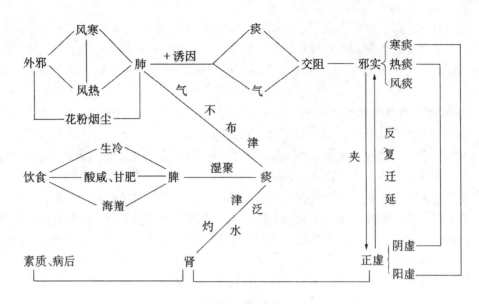

图3 哮病病因病机示意图

【辨证论治】

对于哮病的辨证，历来一般多以发时、平时作为依据，按发作期、缓解期辨证分类，发作期审其寒热分为冷哮、热哮、寒包热哮及风痰哮；缓解期分肺虚、脾虚、肾虚。临床按照发作期与缓解期的分类方法，虽能体现哮病的特点，符合"发时治标，平时治本"的原则，但因病势的轻重、发作的频率、发作时间的长短，随人而异，各有不同，尤其是反复发作证属虚哮者，很难绝对分标本论治，因此辨证应以针对发作期为主，突出矛盾的主要方面，对缓解期的调治可从属于后，以明确其主次地位。

（一）辨证要领

哮病总属邪实正虚之证，发时以邪实为主，一般多见寒、热、寒包热、风痰、虚哮五类，而未发时主要为肺脾肾三脏之亏虚。但久病正虚者，每多虚实错杂，当按病程新久及全身症状以辨别其主次。

冷哮，病因于寒，或素体阳虚，痰从寒化，而致寒饮伏肺，肺失宣畅；热哮，病因于热或素体阳盛，痰从热化，痰热郁肺，肺失清肃；寒包热哮，病因痰热内郁，风寒外束，客寒包火，肺失清宣；风痰哮，病因痰浊伏肺，风邪引触，肺气壅塞，宣降失司；虚哮，病因痰气瘀阻，肺肾两虚，摄纳失常。至于平时，则应明确病位在肺的基础上，了解与脾、肾的相互关系，正虚是阴虚还是阳虚，是否虚中夹实，作为辨证依据。

（二）治疗要点

对于哮病的治疗，肇自丹溪"未发以扶正气为主，既发以攻邪气为急"之说，始终以"发时治标，平时治本"为基本原则。临证所见，发作之时，虽以邪实为多，亦有正虚为主者，如反复频发，久延不愈，正虚邪实，可以表现持续喘哮；或见痰气瘀阻，肺肾两虚，摄纳失常之虚哮，邪实与正虚并见，治当攻补兼施；缓解期常以正虚为主，证多不显，但其"痰饮留伏，结成窠臼，潜伏于内"，由于肺虚气不化津而生痰，脾虚积湿生痰，肾虚水泛成痰，以致正虚邪实，故在扶正培本的同时，也应参以化痰降气之品，清除内伏之顽痰，以冀减少复发。因此对于哮病的治疗发时未必全从标治，当治标顾本，平时亦未必全恃扶正，当治本顾标。如《景岳全书·喘咳门》所说："然发久者，气无不虚，故于消散中宜酌加温补，或于温补中量加消散，此等证候当惓惓以元气为念，必致元气渐充，庶可望其渐愈。"

具体言之，发时邪实为主者，治当攻邪治标，祛痰利气，寒痰宜温化宣肺，热痰当清化肃肺，寒热错杂者，当温清并施，属风痰为患者又当祛风涤痰；虚哮邪实与正虚并见者，治当攻补兼施，若发生喘脱危候，又当急予扶正救脱。平时以正虚为主者应扶正治本，阳气虚者应予温补，阴虚者则予滋养，分别采取补肺、健脾、益肾等法。

（三）分证论治

1. 冷哮：

[症状] 喉中哮鸣如水鸡声，呼吸急促，喘憋气逆，胸膈满闷如塞，咳不甚，痰少咯吐不爽，色白而多泡沫，口不渴或渴喜热饮，形寒怕冷，天冷或受寒易发，面色青晦，舌苔白滑，脉弦紧或浮紧。

[证候分析] 寒痰伏肺，遇感触发，痰气相搏，壅于气道故喉中哮鸣如水鸡声，呼吸急促；肺气郁闭，不得宣畅，则见胸膈满闷如塞，咳反不甚而咯痰量少；病因于寒，内无郁热，痰色白而多泡沫，口不渴或渴喜热饮；外寒每易引动内饮，故天冷或受寒则发；阴盛于内，阳气不能宣达，故面色晦滞带青，形寒怕冷。舌苔白滑，脉弦紧或浮紧，皆为寒盛之象。

[治法] 宣肺散寒，化痰平喘。

[方药] 射干麻黄汤、小青龙汤加减。两方皆能温肺化饮、止哮平喘。而前者长于降逆平哮，用于哮鸣喘咳，表证不著者，后方解表散寒力强，用于表寒里饮、寒象较重者。

药用麻黄 6g、射干 10g 宣肺平喘，化痰利咽；干姜 3g、细辛 3g、半夏 10g 温肺化饮降逆；紫菀 10g、款冬 10g 化痰止咳；五味子 5g 收敛肺气；大枣 5 枚、甘草 3g 和中。

加减：表寒明显，寒热身疼，配桂枝 6g、生姜 3 片辛散风寒；痰涌气逆不得平卧，加葶苈子 10g、苏子 10g 泻肺降逆，并酌加杏仁 9g、苏子 10g、白前 10g、橘皮 6g 等化痰利气；咳逆上气、汗多，加白芍 10g 以敛肺。

2. 热哮：

[症状] 喉中痰鸣如吼，喘而气粗息涌，胸高胁胀，咳呛阵作，咯痰色黄或白，粘浊稠厚，排吐不利，口苦，口渴喜饮，汗出，面赤，或有身热，甚至有好发于夏季者，舌苔黄腻、质红，脉滑数或弦滑。

[证候分析] 痰热郁肺，肺失清肃，肺气上逆，故喉中痰鸣如吼，喘而气粗息涌，胸高胁胀，咳呛阵作；热蒸液聚生痰，痰热胶结，故咯痰色白或黄，粘浊稠厚，排出不利；痰火内蒸则口苦，口渴喜饮，汗出，面赤或有身热，而好发于夏季。舌质红，舌苔黄腻，脉滑数或弦滑，均为痰热内盛之征。

[治法] 清热宣肺，化痰定喘。

[方药] 定喘汤、越婢加半夏汤加减。两方皆能清热宣肺、化痰平喘。而前者长于清化痰热，用于痰热郁肺，表证不著者；后者偏于宣肺泄热，用于肺热内郁，外有表证者。

药用麻黄 6g 宣肺平喘，黄芩 10g、桑白皮 10g 清热肃肺，杏仁 9g、半夏 10g、款冬 10g、苏子 10g 化痰降逆，白果 5 枚敛肺，并防麻黄过于耗散，甘草调和诸药。

加减：若表寒外束，肺热内郁，加石膏 15g 配麻黄解表清里；肺气壅实，痰鸣息涌，不得平卧，加葶苈子 10g、广地龙 10g 泻肺平喘；肺热壅盛，痰吐稠黄，加海蛤壳 15g、射干 10g、知母 10g、鱼腥草 15g 以清热化痰，兼有大便秘结者，可用大黄 10g、芒硝 5g（冲）、全瓜蒌、枳实通腑以利肺；病久热盛伤阴，气急难续，痰少质粘，口咽干燥，舌红少苔，脉细数者，加沙参 10g、知母 10g、天花粉 15g，养阴清热化痰。

3. 寒包热哮：

［症状］ 喉中鸣息有声，胸膈烦闷，呼吸急促，喘咳气逆，咯痰不爽，痰粘色黄，或黄白相间，烦躁，发热，恶寒，无汗，身痛，口干欲饮，大便偏干，舌苔白腻、罩黄，舌尖边红，脉弦紧。

［证候分析］ 痰热内郁，风寒外束，肺失宣降，故喉中鸣息有声，胸膈烦闷，呼吸急促，喘咳气逆；痰热阻肺，故咯痰不爽，痰粘色黄，或黄白相间；客寒包火，故烦躁、发热、恶寒、无汗、身痛；痰热内蒸，故口干欲饮，大便偏干。舌苔白腻、罩黄，舌边尖红，脉弦紧亦为寒热夹杂之象。

［治法］ 散寒解表，清化痰热。

［方药］ 小青龙加石膏汤、厚朴麻黄汤加减。前方用于外感风寒，内有饮邪郁热，而以表寒为主，兼有饮郁化热，喘咳烦躁者；后方用于饮邪迫肺，夹有郁热，咳逆喘满烦躁而表寒不显者。

药用麻黄 6g 散寒解表，宣肺平喘，石膏 15g 清泄肺热，二药相合，辛凉配伍，外散风寒，内清里热；厚朴 6g、杏仁 9g 平喘止咳；生姜 3 片、半夏 10g 化痰降逆；甘草 3g、大枣 5 枚调和诸药。

加减：表寒重者，加桂枝 6g、细辛 3g 解表散寒；喘哮痰鸣气逆，加射干 10g、葶苈子 10g、苏子 10g 祛痰降气平喘；痰吐稠黄胶粘，加黄芩 10g、前胡 10g、瓜蒌皮 10g 等清化痰热。

4. 风痰哮：

［症状］ 喉中痰涎壅盛，声如拽锯，或鸣声如吹哨笛，喘急胸满，但坐不得卧，咯痰粘腻难出，或为白色泡沫痰液，无明显寒热倾向，面色青黯，起病多急，常倏忽来去，发前自觉鼻、咽、眼、耳发痒，喷嚏，鼻塞，流涕，胸部憋塞，随之迅即发作。舌苔厚浊，脉滑实。

［证候分析］ 痰浊伏肺，风邪引触，升降失司，故喉中痰涎壅盛，声如拽锯，喘息胸满，但坐不得卧；痰浊为病，胶粘厚浊，故咳痰粘腻难出。若风邪偏盛，则喉中鸣声如吹哨笛，咳白色泡沫痰液。痰浊蕴肺，气机郁闭，故面色青黯，胸部憋塞；风邪为病，善行数变，常起病较急，倏忽来去；风邪触发，故自觉鼻、咽、眼、耳发痒，喷嚏，鼻塞，流涕。舌苔厚浊，脉滑实为痰浊内盛之象。

［治法］ 祛风涤痰，降气平喘。

［方药］ 三子养亲汤加味。本方涤痰利窍，降气平喘，用于痰壅气实，咳逆息涌，痰稠粘量多，胸闷，苔浊腻者。

药用白芥子 10g 温肺利气涤痰；苏子 10g 降气化痰，止咳平喘；莱菔子 10g 行气祛痰；麻黄 6g 宣肺平喘；杏仁 9g、僵蚕 10g 祛风化痰；厚朴 6g、半夏 10g、陈皮 6g 降气化痰；茯苓 10g 健脾化痰。

加减：痰壅喘急，不能平卧，加用葶苈子、猪牙皂（3g）泻肺涤痰，体质强壮者可暂予控涎丹泻肺祛痰，用法是每次 1.5～3g，每日 2 次，饭后服用）；若感受风邪而发作者，加苏叶 10g、防风 10g、苍耳草 10g、蝉衣 6g、地龙 10g 等祛风化痰。

5. 虚哮：

[症状] 喉中哮鸣如鼾，声低，气短息促，动则喘甚，发作频繁，甚则持续喘哮，口唇爪甲青紫，咯痰无力，痰涎清稀或质粘起沫，面色苍白或颧红唇紫，口不渴或咽干口渴，形寒肢冷或烦热，舌质淡或偏红，或紫黯，脉沉细或细数。

[证候分析] 哮病久发，痰气瘀阻，肺肾两虚，摄纳失常故喉中哮鸣如鼾，声低，气短息促，动则喘甚；正气亏虚，痰浊内生，外邪易干，故发作频繁，甚则持续喘哮；肺虚治节失职，心血瘀阻故口唇爪甲青紫；肺肾气虚，痰涎壅盛，无力达邪，则咯痰无力，痰涎清稀或质粘起沫；气虚及阳则面色苍白，口不渴，形寒肢冷；肺肾阴虚则颧红唇紫，咽干口渴，或烦热。舌质淡红或偏红，或紫黯，脉沉细或细数，为气虚阴伤，血瘀内阻之征。

[治法] 补肺纳肾，降气化痰。

[方药] 平喘固本汤加减。本方补益肺肾，降气平喘，适用于肺肾两虚，痰气交阻，摄纳失常之喘哮。

药用党参 10g、黄芪 15g 补益肺气，胡桃肉 10g、沉香 3g（后下）、坎脐 2 条、冬虫夏草 10g、五味子 5g 补肾纳气，苏子 10g、半夏 10g、款冬 10g、橘皮 6g 降气化痰。

加减：肾阳虚，加附子 10g、鹿角片 10g、补骨脂 10g、钟乳石 15g 以温阳；肺肾阴虚，配沙参 10g、麦冬 10g、生地 10g、当归 10g 以养阴；痰气瘀阻，口唇青紫，加桃仁 10g、苏木 10g 以活血；气逆于上，动则气喘，加紫石英 15g、磁石 30g 镇纳肾气。

【附】喘脱危证

[症状] 喘息鼻煽，张口抬肩，气短息促，烦躁，昏蒙，面青，四肢厥冷，汗出如油，脉细数不清，或浮大无根，舌质青黯，苔腻或滑。

[证候分析] 哮病反复久发，肺肾两亏，痰浊壅盛，则喘息鼻煽，张口抬肩，气短息促；痰浊上蒙清窍故烦躁、神昏；痰浊壅盛，阳气被郁，则面青，四肢厥冷；气阴俱竭，则汗出如油，脉细数不清；心肾阳衰欲脱，则脉浮大无根。舌质青黯，苔腻或滑，为痰瘀交阻之象。

[治法] 补肺纳肾，扶正固脱。

[方药] 回阳急救汤、生脉饮加减。前者长于回阳救逆，后者重在益气养阴。

药用人参 10g、附子 5g、甘草 3g 益气回阳，山萸肉 10g、五味子 5g、麦冬 10g 固阴救脱，龙骨 15g、牡蛎 30g 敛汗固脱，冬虫夏草 10g、蛤蚧 10g 纳气归肾。如喘急面青，烦躁不安，汗出肢冷，舌淡紫，脉细，另吞黑锡丹镇纳虚阳，温肾平喘固脱，每次服用 3～4.5g，温水送下。

加减：阳虚甚，气息微弱，汗出肢冷，舌淡，脉沉细，加肉桂 3g（后下）、干姜 6g 回阳固脱；气息急促，心烦内热，汗出粘手，口干舌红，脉沉细数，加生地 10g、玉竹 10g 养阴救脱，人参改用西洋参 10g。

6. 肺脾气虚：

[症状] 气短声低，喉中时有轻度哮鸣，痰多质稀，色白，自汗，怕风，常易感冒，倦怠无力，食少便溏，舌质淡，苔白，脉濡软。

[证候分析] 肺虚不能主气，气不化津，痰饮蕴肺，肺气上逆，则声低气怯，痰多质稀色白，喉中时有轻度哮鸣；肺虚卫弱，腠理不密，外邪易侵，故自汗、怕风、常易感冒；脾虚中气不足，健运无权，故倦怠无力，食少便溏。舌质淡、苔白，脉濡软，为肺脾气虚之象。

[治法] 健脾益气，补土生金。

〔方药〕 六君子汤。本方补脾化痰，用于脾虚食少，痰多脘痞，倦怠少力，大便不实等症。

药用党参 10g、白术 10g 健脾益气，山药 10g、苡仁 15g、茯苓 12g 甘淡补脾，法半夏 10g、橘皮 6g 燥湿化痰，五味子 5g 敛肺气，甘草补气调中。

加减：表虚自汗，加炙黄芪 15g、浮小麦 15g、大枣 5 枚，固表止汗；怕冷、畏风、易感冒，加桂枝 6g、白芍 10g、附片 6g 温阳解表；痰多者，加前胡 10g、杏仁 9g 化痰止咳。

7. 肺肾两虚：

〔症状〕 短气息促，动则为甚，吸气不利，咯痰质粘起沫，脑转耳鸣，腰酸腿软，心慌，不耐劳累，或五心烦热，颧红，口干，舌质红少苔，脉细数；或畏寒肢冷，面色苍白，舌苔淡白、质胖，脉沉细。

〔证候分析〕 肺肾两虚，摄纳失常，气不归元，则短气息促，动则为甚，吸气不利；精气亏乏，不能充养，则脑转耳鸣，腰酸腿软，心慌，不耐劳累；气不化津，津凝为痰，故咯痰质粘起沫；肾阴亏虚，虚热内生，故五心烦热，颧红，口干，舌质红少苔，脉细数。肾阳亏虚，不能温煦，则畏寒肢冷，面色苍白，舌苔淡白、质胖，脉沉细。

〔治法〕 肺肾双补。

〔方药〕 生脉地黄汤合金水六君煎。两者都可用于久哮肺肾两虚，但前者以益气养阴为主，适用于肺肾气阴两伤，后者以补肾化痰为主，适用于肾虚阴伤痰多。

药用熟地 10g、山萸肉 10g、胡桃肉 10g 补肾纳气，人参 10g、麦冬 10g、五味子 5g 补益肺之气阴，茯苓 10g、甘草 3g 益气健脾，半夏 10g、陈皮 6g 理气化痰。

加减：肺气阴两虚为主者，加黄芪 15g、沙参 10g、百合 10g 益气养阴；肾阳虚为主者，加酒补骨脂 10g、仙灵脾 10g、鹿角片 6g、制附片 6g、肉桂 3g 温肾壮阳；肾阴虚为主者加生地 10g、冬虫夏草 10g 滋肾养阴。另可常服紫河车粉 3g 补益肾精。

临证所见，上述各类证候，就同一患者而言，在其多次发作中，也可先后交叉出现。故既应辨证，又不能守证。

【其他疗法】

（一）单方、验方

1. 广地龙粉：地龙焙干，研粉装胶囊，每次 3g，1 日 3 次，用于热哮。

2. 紫金丹：砒 3g、豆豉 30g，或加枯矾 9g 为丸，如米粒大，每服 5～10 丸（不超过 150mg，即 4～5 厘），临卧冷茶下，忌酒，连服 5～7 天，密切观察有无反应，如需续服，宜停药数日后再用。功能劫痰定喘，适用于冷哮寒实证，喘哮倍剧者。有肝肾疾病、出血、孕妇均禁用。

3. 玉涎丹：蜒蚰 20 条，大贝母 9g，共捣为丸，每服 1.5g，1 日 2 次。功能清热化痰，用于热哮。

4. 姜茶散：姜蚕五条，浸姜汁，晒干，瓦上焙脆，和入细茶适量，共研细末，开水送服。功能祛风化痰，适用于风痰哮。

5. 皂角 15g，煎水，浸白芥子 30g，12 小时后焙干，每服 1～1.5g，1 日 3 次。功能祛痰利肺，适用于痰浊壅盛，喘哮气逆之证。

6. 胎盘 1 具，洗净，沙锅煮 2 小时，空腹顿服，用于虚喘。

（二）中成药

1. 小青龙颗粒：解表化痰，止咳平喘。用于外感风寒，内有痰饮，恶寒发热无汗，喘咳痰稀。口服，成人1次1包，1日3次，冲服，小儿酌减。

2. 寒喘丸：发散风寒，止咳定喘。用于外感风寒，内有痰饮所致之身寒形冷，咳嗽痰盛，痰吐清稀，喉中有水鸡声，咽喉不利，哮喘不止，夜卧不宁，或浮肿，舌淡苔薄白，脉滑。口服，成人1次3～6g，1日2次，小儿酌减。

3. 哮喘片：宣肺定喘、化痰止咳。用于外感风热引起的咳嗽、气喘、多痰。口服，1次3～4片，1日3次。

4. 桂龙咳喘宁胶囊：止咳化痰，降逆平喘。用于风寒或痰湿阻肺引起的咳嗽气喘，痰涎壅盛等症。口服，1次5粒，1日2～3次。

5. 河车大造丸：滋阴清热，补肾益肺。用于肺肾两亏，虚劳喘咳，潮热骨蒸，盗汗遗精，腰膝酸软。口服，水蜜丸，1次服6g，小蜜丸，1次9g，大蜜丸，1次1丸，1日2次，温开水送服。

（三）外治法

1. 三建膏：天雄、川乌、川附子、桂心、官桂、桂枝、细辛、川椒、干姜各等份，辣油熬，加黄丹收膏，摊贴肺俞穴，3日1换。

2. 白芥子涂法：白芥子、延胡索各20g，甘遂、细辛各10g，共研为细末，加麝香0.6g，和匀，在夏季三伏中，分3次用姜汁调敷肺俞、膏肓、百劳等穴，约1～2小时去之，每10日敷1次。

【预防调护】

注意保暖，防止感冒，避免因寒冷空气的刺激而诱发，可试用冷水洗脸，锻炼耐寒能力。根据身体情况，作适当的体育锻炼，如散步，做广播操，打太极拳，游泳等，以逐步增强体质，提高抗病能力，饮食宜清淡，忌肥甘油腻，辛辣甘甜，防止生痰生火，避免海膻发物，烟尘异味，保持心情舒畅，避免不良情绪的影响，劳逸适当，防止过度疲劳，平时可常服玉屏风散，肾气丸等药物，以调护正气，提高抗病能力。

【临证提要】

1. 病理因素以痰为主，痰伏于肺，遇感诱发。新病以邪实为主，治当祛痰利气，攻邪治标，临证须分清寒热，并注意其相兼、转化，寒包热，寒痰化热，热证转从寒化等情况。兼腑实者，又当泻肺通腑，釜底抽薪，以恢复肺之肃降功能。因肝气侮肺，肺气上逆而致者，治当疏利肝气，清肝肃肺。反复发作，病则由实转虚，从肺损及脾肾，且虚实之间常常互为因果，邪实与正虚错杂为患，可以表现持续发作，或见痰气瘀阻，肺肾两虚，摄纳失常之虚哮，治当攻补兼施。若发生喘脱危证，又当以扶正固脱为主，若拘泥于"发时治标"之说，则坐失救治良机。

2. 平时表现正虚为主，当区别肺脾气虚和肺肾两虚，分别予以补益脾肺或肺肾双补，其中尤以补肾为要着，因肾为先天之本，五脏之根，肾精充足则根本得固。但在扶正的同时，还当注意参入降气化痰之品，以祛除内伏之顽痰，方能减少复发。

3. 风邪致病者，为痰伏于肺，外感风邪触发，治当祛风解痉，药用麻黄、苏叶、防风、苍耳草等，特别是虫类祛风药尤擅长于入络搜邪，如僵蚕、蝉衣、地龙、露蜂房等，为临床习用治哮之药，可选择应用。

【医案精选】

1. 周仲瑛医案：

刘某，男，34岁，工人。初诊1990年11月7日。哮喘反复发作4年余，近1月来持续频繁发作，喉中作水鸡声，痰鸣喘咳，气急，咯黄色粘痰，排吐不利，胸部闷痛，咳则尤甚，咽干作痒，口干，烦热，面赤自汗，口唇、指端微绀，舌苔黄腻，质红，脉滑数。

辨证：证属痰热壅肺，肺失清肃。

治法：治宜清热宣肺，化痰平喘。

处方：蜜炙麻黄6g，炒黄芩10g，知母10g，桑白皮10g，光杏仁10g，法半夏10g，海浮石10g，芦根20g，射干6g，广地龙10g，金荞麦根15g，南沙参10g。7剂，水煎服。

二诊（11月14日）：药服3日哮喘即告减轻，痰易咳出，连服1周，喘平，咽痒，面赤自汗，胸部闷痛俱见消失。但有干咳，咯痰质粘，咽部干燥，唇红，痰热郁蒸，耗伤阴津，治宜清化痰热，养阴生津。

处方：蜜炙麻黄5g，炒黄芩10g，知母10g，桑白皮10g，光杏仁10g，海浮石10g，芦根30g，金荞麦根15g，天麦冬各10g，南沙参10g，生甘草3g，地龙10g。7剂，水煎服。药后症状消失，继续调治巩固半月。

按：本例因哮喘迁延，寒邪久郁化热，痰热蕴肺，肺失清肃，痰气搏结，壅阻气道，肺气胀满，故喘而气粗息涌，痰鸣如吼，胸闷疼痛，热蒸液聚生痰，痰热胶结，故咯痰粘稠色黄，烦闷，自汗，面赤，舌红，苔黄腻，脉滑数。方中麻黄、杏仁宣肺平喘，配射干、黄芩、桑白皮清热肃肺，知母清热化痰滋阴，伍海浮石、金荞麦根等加强清化之力，地龙清肺平喘，南沙参清肺火而益肺阴，芦根养阴生津。二诊症平而肺热阴伤未复，故配天冬、麦冬清养之品。

（《周仲瑛临床经验辑要》）

2. 洪广祥医案：

裘某，女，23岁。初诊1991年7月23日。1990年4月因感冒发生哮喘，后经常发作，且渐次加重，每次发作前有鼻痒、喉痒或阵发性呛咳，随即出现哮喘，常服用氨茶碱、激素等药，亦不能完全控制。此次6月5日发病至今未能缓解，夜间尤甚，不能平卧。诊查阵发性呛咳，吐白粘痰，咳甚则哮喘，喉间吼鸣，肢末不温，二便正常。舌质暗红，苔薄黄腻，脉弦滑。两肺听诊有哮鸣音。

辨证：寒饮伏肺，肺失宣降。

治法：温肺散寒，宣降肺气。

处方：生麻黄10g，干姜6g，细辛3g，紫菀10g，款冬花10g，法半夏10g，葶苈子10g，青皮、陈皮各10g，牡荆子15g。7剂。

二诊：服药第1剂，呛咳明显减轻，次日未发哮喘，且已停服西药，夜能平卧。舌质暗红，苔薄黄，脉细滑。效不更方，再进药7剂。

三诊：药后咳嗽控制，服第四剂时又因感早而诱发哮喘，程度较前轻，未服西药，仅服上方药约半小时缓解。舌质偏暗红，苔薄黄，脉弦滑。此寒去欲解也。后以温补肺阳之剂调理，哮喘半年未发。

　　按：本案于夏季发病，咳喘月余，但痰色仍白，足证其为寒饮内伏之寒哮。且因呛咳特甚，因咳至喘，是为肺气不能宣达而上逆，故用麻黄、干姜、细辛温散寒饮，宣达肺气；法半夏温肺除痰降逆；款冬花、紫菀温肺止咳而得肺气；葶苈子、青皮、陈皮、牡荆子利气平喘。虽病发于夏季，且有舌质红暗、苔薄黄微腻等热象，但洪老认为"治肺不远温"，慎用寒凉而贱灵动，故取效甚捷。

　　　　　　　　　　《中国现代名中医医案精华（六）·江西名医医案》

自 学 指 导

【重点难点】

　　1. 哮喘是一种发作性的痰鸣气喘疾患，以喉中哮鸣有声，呼吸急促困难为特征。

　　2. 病理因素以痰为主，痰伏于肺，遇感诱发。发作时痰阻气道，肺失宣降，以邪实为主；如反复发作，气阴耗损，肺脾肾渐虚，则在平时表现正虚的证候；当大发作时，可见正虚邪实的错杂现象。

　　3. 根据已发未发，分虚实施治，已发以邪实为主，应攻邪治标，寒痰温化宣肺；热痰清化肃肺。久病发时见虚实夹杂者，则当兼顾。未发以正虚为主，应扶正治本，审其阴阳而予温补、滋补；分别脏器，采用补肺、健脾、益肾等法。

　　4. 本病应重视预防护理，避免诱发因素，常服脱敏、扶正药物以减少、或终止发作，是防治本病的重要措施。

【复习思考题】

　　1. 试述哮病与喘证的区别与联系。

　　2. 试述哮病的发病机制。

　　3. 如何掌握哮病寒热虚实之间的关系。

　　4. 哮病的治疗原则是什么？为什么？

　　5. 哮病发作期应如何处理？

　　6. 哮病大发作的病机及辨治原则是什么？

【常见文献摘录】

　　1.《症因脉治·哮病》："哮病之症，短气倚息，不能仰卧，伛偻伏坐，每发六七日，轻则三四时，或一月或半月，起居失慎，则旧病复发，此哮病之症也。"

　　2.《医宗必读·喘》："喘者，促促气急，喝喝痰声，张口抬肩，摇身撷肚。短气者，呼吸虽急，而不能接续，似喘而无痰声，亦不抬肩，但肺壅而不能下。哮者与喘相类，但不似喘开口出气之多，而有呀呷之音……三者极当详辨。"

　　3.《医学统旨》："大抵哮喘，未发以扶正为主，已发以攻邪为主。亦有痰气壅盛壮实者，可用吐法，大便秘结，服定喘药不效，而用利导之药而安者。必须使薄滋味，不可纯用凉药，亦不可多服砒毒劫药，倘若受伤，追悔何及。"

4.《赤水玄珠》："有自童幼时，被酸咸之味，或伤脾，或呛肺，以致痰积气道，积久生热，妨碍升降而成哮证，一遇风寒即发。"

5.《张氏医通·哮》："凡哮证见胸凸背驼者，此肺络散，为痼疾，不治。"

6.《王旭高医案·痰喘》："喘哮气急……治之之法，在上治肺胃，在下治脾肾，发时治上，平时治下。"

第四节　喘　　证

【目的要求】

1. 掌握喘证的病理机制，实喘在肺、虚喘在肺肾两脏。
2. 掌握实喘、虚喘的鉴别和各型证治。
3. 熟悉寒热互见、虚实夹杂和喘脱的治疗。

【自学时数】

8 学时。

喘即气喘、喘息。临床表现以呼吸困难，甚至张口抬肩，鼻翼煽动，不能平卧为特征者，谓之喘证。

喘证的症状轻重不一，轻者仅表现为呼吸困难，不能平卧；重者稍动则喘息不已；甚则张口抬肩，鼻翼煽动；严重者，喘促持续不解，烦躁不安，面青唇紫，肢冷，汗出如珠，甚至发为喘脱。

喘证的名称、症状表现和病因病机最早见于《黄帝内经》。如《灵枢·五阅五使篇》说："肺病者，喘息鼻张。"《灵枢·本脏》篇："肺高则上气肩息。"《素问·五邪篇》："邪在肺，则病皮肤痛，寒热，上气喘，汗出，喘动肩背。"提出肺为主病之脏，并系统描述了喘证的症状表现。此外，《素问·藏气法时论》说："肺病者，喘咳逆气，肩背痛，汗出……虚则少气不能报息，肾病者，腹大胫肿，喘咳身重。"《灵枢·经脉篇》云："肺，手太阴之脉……是动则病肺胀满臌膨而喘咳。""肾，足少阴之脉……是动则饥不欲食，咳唾有血，喝喝而喘。"《素问·痹论》云："心痹者，脉不通，烦则心下鼓，暴上气而喘。"《素问·经脉别论》云："有所堕恐，喘出于肝。"提示喘证虽然以肺为主，但可涉及肾、心、肝、脾等脏。

后世在《内经》的基础上续有阐发。汉代张仲景《金匮要略·肺痿肺痈咳嗽上气病脉证治》中所言"上气"即是指气喘、肩息、不能平卧的证候，辨证分虚实两大类，并列方治疗，为治喘提供了良好的经验。

隋代巢元方在《诸病源候论》中认为："肺主于气。"故喘与上气，咳逆上气一类疾患均系肺的病变，但有虚实之异。如《虚劳上气候》论虚喘曰："肺主于气……虚劳之病，或阴阳俱伤，或血气偏损，今是阴不足，阳有余，故上气也。"又《上气鸣息候》论实喘云："肺主于气，邪乘于肺则肺痕……故气上喘逆……"宋代赵佶敕在《圣济总录·肺气喘急门》谓："肺气喘急者，肺肾气虚，因中寒湿，至阴之气所为也。盖肺为五脏之华盖，肾之脉入肺，故下虚上实，则气道奔迫，肺叶高举，上焦不通，故喘急不能安卧。"指出喘证病机在于肺肾气虚，上虚下实。而宋代严用和的《济生方》对喘证病因、病机的论述更为详尽，说："诸气皆属于肺，喘者亦属于肺……将理失宜，六淫所伤，七情所感，或因坠堕惊恐，渡水跌仆，饱食过伤，动作用力，遂使脏气不和，营卫失其常度，不能随阴阳出入以成息，促迫于肺，不得宣通而为喘也……更有产后喘急，为病尤亟，因产所下过多，营血暴竭，卫气无所主，独聚于肺，故令喘急……医疗之法，当推其所感，详其虚实冷热而治之。"

金元时期的医家对喘证的论述各执一词。如刘河间论喘因于火热，故曰："病寒则气衰而息微，病热则气甚而息粗……故寒则息迟气微，热则息数气粗而为喘也。"张子和则认为除了火热致喘之外，阴寒之邪亦是致病的重要因素，故曰："寒乘肺者，或因形寒饮冷，冬月坐卧湿地，或冒行风寒，秋冬水中感之，嗽急而喘。"朱丹溪认识到七情、饱食、体虚等皆可成为内伤致喘之因，在《丹溪心法·喘病》说："七情之所感伤，饱食动作，脏气不和，呼吸之息，不得宣畅而为喘急。亦有脾肾俱虚，体弱之人，皆能发喘。"而在《脉因证治》中，谓喘有虚实之异，"实喘气实肺盛"，并与痰、气、水气有关；"虚喘由肾虚"，亦有肺虚者。

明代张景岳把喘证归纳成虚实两大证。如《景岳全书·喘促》说："实喘者有邪，邪气实也；虚喘者无邪，元气虚也。"指出了喘证的辨证纲领。

清代叶天士《临证指南医案·喘》在前人基础上进一步总结喘证的证治纲领为："在肺为实，在肾为虚。"这些观点对指导临床实践具有重要意义。

喘证既可以作为一个独立的病证，亦可见于多种急慢性疾病过程中。它所涉及的范围很广，不但是肺系疾病的主要证候，且可因其他脏腑病变影响于肺所致。为此必要时当结合辨病，与有关病篇互参，以便全面分析疾病的特点，并掌握其不同的预后转归。

临床上如肺炎、喘息性支气管炎、肺气肿、肺原性心脏病、心源性哮喘、肺结核、肺硅沉着症以及癔病等发生呼吸困难时，均可按照本篇辨证施治。

【病因病机】

(一) 病因

喘证的病因有外感、内伤两大类。外感为六淫外邪侵袭肺系；内伤为痰浊内蕴、情志失调、久病劳欲等，致使肺气上逆，宣降失职，或气无所主，肾失摄纳而成。

1. 外邪侵袭：

(1) 外感风寒：常因重感风寒，邪袭于肺，外闭皮毛，内遏肺气，肺卫为邪所伤，肺气不得宣畅，气机壅阻，上逆作喘。若表邪未解，内已化热，或肺热素盛，寒邪外束，热不得泄，则热为寒郁，肺失宣降，亦气逆作喘。

(2) 风热犯肺：风热外袭，内犯于肺，肺气壅实，清肃失司；或热蒸液聚成痰，痰热壅阻肺气，升降失常，发为喘逆。如《景岳全书·喘促》说："实喘之证，以邪实在肺也，非风寒则火邪耳。"

2. 饮食不当：过食生冷、肥甘，或因嗜酒伤中，脾运失健，水谷不归正化，反而聚湿生痰；痰浊上干，壅阻肺气，升降不利，发为喘促。《仁斋直指方》说："惟夫邪气伏藏，痰涎浮涌，呼不得呼，吸不得吸，于是上气喘促。"即是指痰涎壅盛的喘证而言。如复加外感诱发，可见痰浊与风寒、邪热等内外合邪的错杂证候。若痰湿久郁化热，或肺火素盛，痰受热蒸，则痰火交阻于肺，痰壅火迫，肺气不降，上逆为喘。若湿痰转从寒化，可见寒饮伏肺，常因外邪袭表犯肺，引动伏饮，壅阻气道，发为喘促。

3. 情志所伤：情志不遂，忧思气结，肺气痹阻，气机不利，或郁怒伤肝，肝气上逆于肺，肺气不得肃降，升多降少，气逆而喘。正如《医学入门·喘》所说："惊扰气郁，惕惕闷闷，引息鼻张气喘，呼吸急促而无痰声者。"即属此类。

4. 劳欲久病：慢性咳嗽、肺痨等肺系病证，久病肺虚，气失所主，气阴亏耗，不能下荫于肾，肾元亏虚，肾不纳气而短气喘促，故《证治准绳·喘》说："肺虚则少气而喘。"或劳欲伤肾，精气内夺，肾之真元伤损，根本不固，不能助肺纳气。气失摄纳，上出于肺，出多入少，逆气上奔为喘。正如《医贯·喘》所言："真元损耗，喘出于肺气之上奔……乃气不归元也。"若肾阳衰弱，肾不主水，水邪泛滥，干肺凌心，肺气上逆，心阳不振，亦可致喘，表现虚中夹实之候。此外，如中气虚弱，肺气失于充养，亦可因气虚而喘。

（二）病机

1. 病变脏腑主在肺肾，涉及肝脾：喘证的发病机制主要在肺和肾，涉及肝脾。因肺为气之主，司呼吸，外合皮毛，内为五脏华盖，为气机出入升降之枢纽。肺的宣肃功能正常，则吐浊吸清，呼吸调匀。肾主摄纳，有助于肺气肃降，故有"肺为气之主，肾为气之根"之说。若外邪侵袭，或他脏病气上犯，皆可使肺失宣降，肺气胀满，呼吸不利而致喘，如肺虚，气失所主，亦可少气不足以息，而为喘；肾为气之根，与肺同司气体之出纳，故肾元不固，摄纳失常则气不归元，阴阳不相接续，亦可气逆于肺而为喘。另外，如脾经痰浊上干以及中气虚弱，土不生金，肺气不足；或肝气上逆乘肺，升多降少，均可致肺气上逆而为喘。

2. 病理性质有虚实之分：实喘在肺，为外邪、痰浊、肝郁气逆，邪壅肺气，宣降不利所致；虚喘责之肺、肾两脏，因阳气不足、阴精亏耗，而致肺肾出纳失常，且尤以气虚为主。实喘病久伤正，由肺及肾；或虚喘复感外邪，或夹痰浊，则病情虚实错杂，每多表现为邪气壅阻于上，肾气亏虚于下的上盛下虚证候。

3. 重证每多影响及心：本证的严重阶段，不但肺肾俱虚，在孤阳欲脱之时，每多影响到心。因心脉上通于肺，肺气治理调节心血的运行，宗气贯心肺而行呼吸，肾脉上络于心，心肾相互既济，心阳根于命门之火，心脏阳气的盛衰，与先天肾气及后天呼吸之气皆有密切关系。故肺肾俱虚，亦可导致心气、心阳衰惫，鼓动血脉无力，血行瘀滞，面色、唇舌、指甲青紫，甚至出现喘汗致脱，亡阴、亡阳的危重局面。

喘证的预后与病程的长短，病邪的性质，病位的深浅有关。一般而论，实喘易治，虚喘难疗。实喘由于邪气壅阻，祛邪利肺则愈，故治疗较易；虚喘为气失摄纳，根本不固，补之未必即效，且每因体虚易感外邪，诱致反复发作，往往喘甚而致汗脱，故难治。《临证指南医案·喘》曾言："若由外邪壅遏而致者，邪散则喘亦止，后不复发，此喘证之实者也；若因根本有亏，肾虚气逆，浊阴上冲而喘者，此不过一二日之间，势必危笃，用药亦难奏效，此喘证之属虚者也。"《医宗必读》亦说："治实者攻之即效，无所难也。治虚者补之未必即效，须悠久成功，其间转折进退，良非易也。"故对待虚喘应持之以恒地调治。若实喘邪气闭肺，喘息上气，胸闷如室，呼吸窘迫，身热不得卧，脉急数者；虚喘见足冷头汗，如油如珠，喘息鼻煽，摇身撷肚，张口抬肩，胸前高起，面赤躁扰，直视便溏，脉浮大急促无根者，为下虚上盛，阴阳离决，孤阳浮越，冲气上逆之危脱证候，必须及时救治，慎加处理。

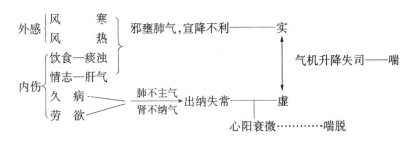

图 4 喘证病因病机示意图

【病证鉴别】

1. 气短：喘证与气短同为呼吸异常，喘证呼吸困难，张口抬肩，摇身撷肚，实证气粗声高，虚证气弱声低；短气亦即少气，主要表现呼吸浅促，或短气不足以息，似喘而无声，亦不抬肩撷肚。如《证治汇补·喘病》说："若夫少气不足以息，呼吸不相接，出多入少，名曰气短。气短者，气微力弱，非若喘证之气粗奔迫也。"可见气短不若喘证呼吸困难之甚。但气短进一步加重，亦可呈虚喘表现。

2. 哮证：喘指气息而言，为呼吸气促困难，甚则张口抬肩，摇身撷肚。哮指声响而言，必见喉中哮鸣有声，有时亦伴有呼吸困难。正如《医学心悟》曰："夫喘促喉间如水鸡声者谓之哮，气促而连续不能以息者谓之喘。"喘未必见哮，而哮必兼喘。

【辨证论治】

（一）辨证要领

喘证的辨证首当分清虚实。可从呼吸、声音、脉象、病势缓急等方面分别识辨。实喘者呼吸深长有余，呼出为快，气粗声高，伴有痰鸣咳嗽，脉数有力，病势多急；虚喘呼吸短促难续，深吸为快，气怯声低，少有痰鸣咳嗽，脉象微弱或浮大中空，病势徐缓，时轻时重，遇劳则甚。《景岳全书·喘促》云："实喘者，气长而有余；虚喘者，气短而不续。实喘者，胸胀气粗，声高息涌，膨膨然若不能容，惟呼出为快也；虚喘者，声低息短，惶惶然若气欲断，提之若不能升，吞之若不能及，劳动则甚，而惟急促似喘，但得引长一息为快也。"

实喘又当辨外感内伤。外感起病急，病程短，多有表证；内伤病程久，反复发作，无表证。虚喘应辨病变脏器。肺虚者劳作后气短不足以息，喘息较轻，常伴有面色㿠白，自汗易感冒；肾虚者静息时亦有气喘，动则更甚，伴有面色苍白、颧红，怕冷，腰酸膝软；心气、心阳衰弱时，喘息持续不已，伴有发绀，心悸，浮肿，脉结代。

（二）治疗要点

喘证的治疗应分清虚实邪正。实喘治肺，以祛邪利气为主。区别寒、热、痰、气的不同，分别采用温化宣肺，清化肃肺，化痰理气的方法。虚喘以培补摄纳为主，或补肺，或健脾，或补肾，阳虚则温补之，阴虚则滋养之。至于虚实夹杂，寒热互见者，又当按具体情况分清主次，权衡标本，辨证选方用药。此外，由于喘证多继发于多种急、慢性疾病中，所以还应注意积极地治疗原发病，不能见喘治喘。

（三）分证论治

1. 实喘：

（1）风寒壅肺：

[症状] 喘息咳逆，呼吸急促，胸部胀闷，痰多稀薄而带泡沫，色白质粘，常有头痛，恶寒，或有发热，口不渴，无汗。苔薄白而滑，脉浮紧。

[证候分析] 风寒上受，内舍于肺，邪实气壅，肺气不宣，故喘咳气急，胸部胀闷；寒邪伤肺，气不布津，凝聚为痰，故痰多质稀色白；风寒束表，皮毛闭塞，故见有恶寒、头痛、发热、无汗等表寒证。舌苔薄白而滑，脉浮紧为风寒在表之征。

[治法] 宣肺散寒。

[方药] 麻黄汤、华盖散加减。麻黄汤主在宣肺平喘散寒解表，用于咳喘，寒热身痛者；华盖散功能宣肺化痰，用于喘咳胸闷，痰气不利者，两方比较，前者解表散寒力强，后方降气化痰功著。

药用麻黄5g、紫苏10g温肺散寒，半夏10g、橘红6g、杏仁9g、苏子10g、紫菀10g、白前10g化痰利气。

加减：若表证明显，寒热无汗，头身疼痛，加桂枝6g配麻黄解表散寒；寒痰较重，痰白清稀量多起沫，加细辛3g、生姜3片温肺化痰；若咳喘重，胸满气逆者，加射干10g、前胡10g、厚朴5g、紫菀10g以增宣肺平喘之力。

（2）表寒肺热：

[症状] 喘逆上气，胸胀或痛，息粗，鼻煽，咳而不爽，吐痰稠粘，伴形寒，身热，烦闷，身痛，有汗或无汗，口渴，苔薄白或罩黄，舌边红，脉浮数或滑。

[证候分析] 因寒邪束表，肺有郁热，或表寒未解，内已化热，热郁于肺，肺气上逆，而见喘逆、息粗、鼻煽、咳嗽、胸部胀痛。邪热灼津成痰，故咳痰稠粘不爽。寒束肌表，热为寒郁则形寒发热、烦闷身痛。苔薄白罩黄，舌边红，脉浮数为表寒肺热夹杂之象。

[治法] 解表清里，化痰平喘。

[方药] 麻杏石甘汤加减。本方有宣肺泄热、降气平喘的功效。适用于外有表证，肺热内郁，咳喘上气，恶寒发热，脉浮大者。

药用麻黄5g宣肺解表，黄芩10g、桑白皮10g、石膏15g清泄里热，苏子10g、杏仁9g、半夏10g降气化痰，甘草3g调和诸药。

加减：表寒重，加桂枝6g解表散寒；痰热重，痰黄粘稠量多，加瓜蒌10g、贝母10g清化痰热；痰鸣息涌加，葶苈子10g、射干10g泻肺消痰。

（3）痰热郁肺：

[症状] 喘咳气涌，胸部胀痛，痰多质粘色黄或夹有血色，伴胸中烦闷，身热，有汗，口渴而喜冷饮，面赤，咽干，小便赤涩，大便或秘，舌质红，舌苔薄黄或腻，脉滑数。

[证候分析] 邪热蕴肺，蒸液成痰，痰热壅滞，肃降无权，而致喘咳气涌，胸部胀痛，痰多而色黄稠粘；热盛则灼伤血络，而见血痰；痰热郁蒸，故伴有烦热、渴饮、咽干、面红、小便赤涩；肺气不降，腑气不通，故大便秘结。舌苔薄黄或腻、质红，脉滑数均属痰热之候。

[治法] 清热化痰，宣肺平喘。

[方药] 桑白皮汤加减。本方有清热肃肺化痰之功。用于喘息，胸膈烦闷、痰吐黄浊。

药用桑白皮10g、黄芩10g清泄肺热，知母10g、贝母10g、射干10g、瓜蒌皮10g、前胡10g清化痰热定喘。

加减：如身热重，可加石膏 15g 辛寒清气；如喘甚痰多，粘稠色黄，可加葶苈子 10g、海蛤壳 15g、鱼腥草 15g、冬瓜仁 10g、苡仁 15g 清热泻肺、化痰泄浊；腑气不通，痰涌便秘，加瓜蒌仁 15g、大黄 10g 或风化硝 3g 通腑清肺泻壅。

（4）痰浊阻肺：

[症状] 喘而胸满闷塞，甚则胸盈仰息，咳嗽痰多粘腻色白，咯吐不利，兼有呕恶，食少，口粘不渴，舌苔白腻，脉象滑或濡。

[证候分析] 中阳不运，积湿生痰，痰浊壅肺，肺气失降，故喘而胸满闷塞而有窒息感；喘甚则胸部膨胀，须抬头引颈呼吸，咯吐多量粘腻白痰；痰湿蕴阻中焦，脾胃不和而见呕恶，食少，口粘，苔厚腻，脉滑等症。

[治法] 祛痰降逆，宣肺平喘。

[方药] 二陈汤合三子养亲汤加减。二陈汤燥湿化痰，理气和中，用于咳而痰多，痰质稠厚，胸闷脘痞，苔腻者。三子养亲汤降气化痰，用于痰浊壅肺，咳逆痰涌，胸满气急，苔滑腻者。两方同治痰湿，前者重点在胃，痰多脘痞者适用；后者重点在肺，痰涌气急者较宜。

药用法半夏 10g、陈皮 6g、茯苓 12g 化痰，苏子 10g、白芥子 10g、莱菔子 10g 化痰下气平喘，杏仁 10g、紫菀 10g、旋覆花 6g（包）肃肺化痰降逆。

加减：痰湿较重，舌苔厚腻，可加苍术 10g、厚朴 6g 燥湿理气，以助化痰定喘；脾虚，纳少、神疲、便溏加党参 10g、白术 10g 健脾益气；痰从寒化，色白清稀、畏寒，加干姜 3g、细辛 3g；痰浊郁而化热，按痰热证治疗。

（5）肺气郁痹：

[症状] 每遇情志刺激而诱发，发时突然呼吸短促，息粗气憋，胸闷胸痛，咽中如窒，但喉中痰鸣不著，或无痰声。平素常多忧思抑郁，失眠、心悸。苔薄，脉弦。

[证候分析] 忧思气结日久，肝气失于条达，或突受刺激，肝气上逆犯肺，肺失宣降，则喘促气憋，咽中如窒。肝肺络气不和，而胸闷胸痛。本证非痰邪阻肺，故痰鸣不著，或无痰声。心神不安则精神抑郁，失眠、心悸。苔薄，脉弦为肝郁之候。

[治法] 开郁降气平喘。

[方药] 五磨饮子加减。本方可行气开郁降逆。适用于肝气郁结之胸闷气憋，呼吸短促。

药用沉香 3g（后下）、木香 6g、川朴花 5g、枳壳 10g 行气解郁，苏子 10g、金沸草 15g、代赭石 15g（先煮）、杏仁 9g 降逆平喘。

加减：肝郁气滞较著，可加用柴胡 5g、郁金 10g、青皮 6g 等疏理肝气之品以增强解郁之力；若有心悸、失眠者加百合 10g、合欢皮 10g、酸枣仁 15g、远志 6g 等宁心；若气滞腹胀，大便秘结可加用大黄 10g 以降气通腑，即六磨汤之意。

在本证治疗中，宜劝慰病人心情开朗，配合治疗。

2. 虚喘：

（1）肺气虚耗：

[症状] 喘促短气，气怯声低，喉有鼾声，咳声低弱，痰吐稀薄，自汗畏风，或见咳呛痰少质粘，烦热而渴，咽喉不利，面颧潮红，舌质淡红或有苔剥，脉软弱或细数。

[证候分析] 本证有气虚，阴虚之别，但以气虚为主。肺为气之主，故喘促短气，气怯

声低，喉有鼾声。肺气不足，则咳声低弱。气虚不能化津，聚而为痰，故咯痰稀白。肺虚卫外不固则自汗畏风。舌质淡红，脉软弱为肺气虚弱之象。若肺阴亦虚，虚火上炎，灼津为痰，肺失清肃，则见呛咳痰少质粘，烦热、咽喉不利、面颧潮红。舌红、苔剥，脉象细数为阴虚火旺之征。

［治法］ 补肺益气养阴。

［方药］ 生脉散、补肺汤加减。生脉散益气养阴，以气阴不足者为宜。补肺汤重在补肺益肾，适用于喘咳乏力，短气不足以息等肺肾气虚之证。

药用党参10g、黄芪15g、冬虫夏草10g、五味子5g、炙甘草3g补益肺气。

加减：若咳逆、咯痰稀薄者，合紫菀10g、款冬花10g、苏子10g、钟乳石15g等温肺止咳定喘；偏阴虚者，加补肺养阴之品，如沙参10g、麦冬10g、玉竹10g、百合10g、诃子3g；咳痰稠粘，合川贝母10g、百部10g、桑白皮10g化痰肃肺；病重时常兼肾虚，喘促不已，动则尤甚，加山萸肉10g、胡桃肉10g、脐带10g等补肾纳气；兼中气虚弱，肺脾同病，清气下陷，食少便溏，腹中气坠者，配合补中益气汤，补脾养肺，益气升陷。

本证多表现肺气虚或气阴两虚，治应益气重于养阴，适当配入敛降之品。虚中夹实者留意祛邪；病久者兼以补肾健脾。

(2) 肾虚不纳：

［症状］ 喘促日久，动则喘甚，呼多吸少，呼则难升，吸则难降，气不得续，形瘦神惫，跗肿，汗出肢冷，面青唇紫，舌淡苔白或黑而润滑，脉微细或沉弱；或见喘咳，面红烦躁，口咽干燥，足冷，汗出如油，舌红少津，脉细数。

［证候分析］ 多因喘促日久，由肺及肾，故病程较长。肺主出气，肾主纳气，气失摄纳，故见呼多吸少。肺肾俱虚则呼吸困难，气少难于接续。出纳失调，则呼之气难于吐尽，吸之气难降。劳则气耗，故喘甚。肾虚精气亏耗，则见形瘦神惫。卫气根于肾，肾阳虚则卫外之阳不固而汗出。阳气不能温养于外则肢冷。阳虚则寒凝，故面青唇紫。阳虚气不化水而见跗肿。舌苔淡白或黑润，脉微细、沉弱，均为肾阳衰弱之证。

若真阴衰竭，阴不敛阳，气失摄纳，则见喘息不平，面红，咽干，烦躁，汗出如油。阳浮于上故足冷。舌红少津，脉细数，皆为阴虚火旺表现。

［治法］ 补肾纳气。

［方药］ 金匮肾气丸、参蛤散加减。前方温补肾阳，用于喘息短气，形寒肢冷，跗肿。后方取人参、蛤蚧补气纳肾，用于咳喘乏力，动则为甚，吸气难降。前者偏于温阳，后者长于益气；前方用于久喘而势缓者，后方适于喘重而势急者。

药用附子5g、肉桂3g（后下）、山萸肉10g、冬虫夏草10g、胡桃肉10g、紫河车10g等温肾纳气，配熟地10g、当归10g滋阴助阳。

加减：若脐下筑筑跳动，气从少腹上冲胸咽，为肾失潜纳，加紫石英15g、磁石15g、沉香3g（后下）等镇纳之；喘剧气怯，不能稍动，加人参10g、五味子5g、蛤蚧10g以益气纳肾；肾阴虚者，不宜辛燥，宜用七味都气丸合生脉散加减以滋阴纳气，药用生地10g、天门冬10g、麦门冬10g、龟板胶10g、当归10g养阴，五味子5g、诃子3g敛肺纳气。

本证一般以阳气虚者为多见，若阴阳两虚者应分清主次处理。若喘息渐平，善后调理可常服紫河车10g、胡桃肉10g以补肾固本纳气。

3. 兼证：

（1）上盛下虚：

[症状]　喘咳痰多，气急，胸闷，腰酸，下肢欠温，苔腻，脉沉细或兼滑。

[证候分析]　痰浊壅盛，邪壅于上，肺失宣降，故见喘咳痰多，气急，胸闷，苔腻、脉兼滑。肾虚于下，气失摄纳，故见喘急，腰酸，下肢欠温，脉沉细。

[治法]　化痰降逆，温肾纳气。

[方药]　苏子降气汤加减。本方重在降气平喘，祛痰止咳，兼以补肾。适用于上盛下虚之咳喘。

药用苏子10g降气祛痰，止咳平喘；半夏10g、厚朴5g、前胡10g祛痰止咳平喘；肉桂3g温肾祛寒，纳气平喘。

加减：上盛为主，加用杏仁10g、白芥子10g、莱菔子10g；下虚为主，加用补骨脂10g、胡桃肉10g、紫石英15g。

（2）阳虚饮逆：

[症状]　喘咳心悸，胸闷，咯痰清稀，肢体浮肿，尿少，或伴有面、唇、爪甲青紫，舌质淡胖，或舌暗紫，脉沉细或脉细涩。

[证候分析]　饮凌心肺，故见喘咳心悸，胸闷，咯痰清稀。水溢肌表，故见肢体浮肿，尿少。阳虚阴盛，故见舌质淡胖，脉沉细。心阳不振，血脉瘀阻，则见面、唇、爪甲青紫，舌质暗紫，脉细涩。

[治法]　温肾益气行水。

[方药]　真武汤加减。本方温补肾阳，益气行水。适用于水饮凌心犯肺，咳喘不已，浮肿，尿少等症。

药用附子5g、生姜3片温肾暖土助阳气；茯苓10g健脾渗湿利水；白术10g健脾燥湿，温散水气。

加减：饮邪偏盛，喘咳，浮肿尿少，可配合使用桂枝10g、黄芪15g、防己10g、葶苈子10g、万年青根以通阳利水；症见面、唇、爪、舌质青紫，脉结代，可加用丹参10g、桃仁10g、红花10g、川芎10g、泽兰10g等活血化瘀。

【附】喘脱

[症状]　喘逆剧甚，张口抬肩，鼻煽气促，端坐不能平卧，稍动则咳喘欲绝，或有痰鸣，心慌动悸，烦躁不安，面青唇紫，汗出如珠，肢冷，脉浮大无根，或见歇止，或模糊不清。

[证候分析]　肺气欲绝，故喘逆剧甚，张口抬肩，鼻煽气促，端坐不能平卧，稍动则咳喘欲绝。或有痰鸣，为兼有痰浊阻肺。心慌动悸，烦躁不安，面青唇紫，汗出如珠，肢冷为心肾阳衰，喘汗欲脱之象。脉浮大无根，或见歇止，或模糊不清，是阳气衰竭之征。

[治法]　扶阳固脱，镇摄肾气。

[方药]　参附汤送服黑锡丹，配合蛤蚧粉。前方扶阳固脱，后方用以镇摄肾气。而蛤蚧可温肾阳，散阴寒，降逆气，定虚喘。

加减：若伴有烦躁内热，口干颧红，汗出粘手，为气阴俱竭，可去附子，加麦冬10g、西洋参10g、五味子5g益气养阴；汗出气逆，加龙骨15g、牡蛎30g、山萸肉10g敛汗固脱。

【其他疗法】

（一）单方验方

1. 猪胆汁，烘干研粉，每服3～6g，1日3次。用于实喘。

2. 莱菔子、皂角、姜汁和蜜丸如梧子大，每服 50 丸，1 日 2～3 次。用于痰喘，实喘。

3. 五味子 250g，加水煎半小时，冷却，用鸡蛋 10 个放入浸泡，10 天后，每晨取一个，糖水或热黄酒冲服。

4. 紫衣胡桃肉 10 个，每晚临睡前缓嚼，用淡盐水送服。

5. 紫河车粉 1.5g，每日 2～3 次，开水送服。

（二）中成药

1. 半夏片：化痰除饮，止咳平喘。用于素有痰饮复受外寒之喘息、咳嗽等症。成人 1 次服 5 片，1 日 3 次，空腹温开水送服。7 岁以上儿童服成人 1/2 量，3～7 岁服 1/3 量。

2. 痰饮丸：温补脾肾，助阳化饮、止咳平喘。适用于脾肾阳虚，痰饮阻肺引起的虚寒性气喘、咳嗽、痰多。成人 1 次服 14 粒，11～16 岁 1 次服 7 粒，5～10 岁 1 次服 5 粒，每日早晚各 1 次。

3. 咳喘顺丸：运脾化痰，肃肺止咳。用于咳吐白痰，喘息不得卧，喉中痰鸣，苔白脉滑者。1 次 5g，1 日 3 次。

4. 固肾定喘丸：温肾纳气，利水定喘。用于虚喘。1 次 5g，1 日 2～3 次。

5. 参茸黑锡丹：益气温阳，固脱止厥。用于喘证的肺肾阳虚，心阳衰微型。1 次 3g，1 日 1～2 次。

（三）外治法

1. 熏洗方：白凤仙花草 1 株，艾叶、杏仁各 30g，白果仁、白烛子各 25g，诃子 20g，玄胡、川椒目各 15g。水煎，熏洗肺俞、云门、中腑穴等部位。适用于气喘、咳嗽、有痰。

2. 烟熏方：南星、款冬花、鹅管石、佛耳草、雄黄等份，诸药共研细末后以艾拌匀，用生姜 1 片留舌上，将艾点燃，吸烟入喉中。主治喘息，气促、咳嗽。

【预防调护】

对于喘证的预防，平时要慎风寒，适寒温，节饮食，少食粘腻和辛热刺激之品，以免助湿生痰动火；已病则应注意早期治疗，力求根治，尤需防寒保暖，防止受邪而诱发，忌烟酒，远房事，调情志，饮食清淡而富有营养。加强体育锻炼，增强体质，提高机体的抗病能力，但活动量应根据个人体质强弱而定，不宜过度疲劳。

【临证提要】

1. 注意寒热的转化互见：喘证的证候之间，存在着一定的联系。临床辨证除分清实喘、虚喘之外，还应注意寒热的转化。如实喘中的风寒壅肺证，若风寒失于表散，入里化热，可出现表寒肺热；痰浊阻肺证，若痰郁化热，或痰阻气壅，血行瘀滞，又可呈现痰热郁肺，或痰瘀阻肺证。

2. 掌握虚实的错杂：本病在反复发作过程中，每见邪气尚实而正气已虚，表现肺实肾虚的"下虚上实"证。治当疏泄其上，补益其下，权衡主次轻重处理。

3. 虚喘尤重治肾，补正当辨阴阳：虚喘有补肺、补肾及健脾、养心的不同治法，每多相关，应联系治疗，但肾为气之根，故必须重视治肾，纳气归元，使根本得固。扶正除辨别脏器所属外，须进一步辨清阴阳。阳虚者温养阳气；阴虚者滋阴填精；阴阳两虚者根据主次酌情兼顾。一般而论，以温阳益气为主。

4. 对于喘脱的危重证候，尤当密切观察，及时采取应急措施。

【医案精选】

1. 张锡纯医案：

邻村刁某某，年 20 余，自孟冬得喘证，迁延百余日，喘益加剧，屡次延医服药，分毫无效。其脉浮而无力，数近六至，知其肺为风袭，故作喘。病久阴虚，肝肾不能纳气，故其喘浸剧也。即其脉而论。此时肺中之风邪犹存在，欲以散风之药祛之，又恐脉数阴虚，益耗其阴分。于是用麻黄三钱，而佐以生山药二两，临睡时煎服，夜间得微汗，喘愈强半。为脉象虚数，不敢连用发表之剂，俾继用生山药末八钱煮粥，少调白糖，当点心用，日两次，若服之觉闷，可用粥送鸡内金末五分。如此服药约半月，喘又稍轻，又用山药粥月余痊愈。

按：麻黄宣肺平喘，山药补益肺肾，二药相配，有标本兼顾之妙。其后续用山药粥，则是从本论治。

《医学衷中参西录》

2. 林佩琴医案：

赵某衰年喘咳痰红，舌焦咽燥，背寒，耳鸣，颊赤，脉左弦疾，右浮洪而尺搏指。按脉症，系冬阳不潜，金为火烁。背觉寒者，非真寒也。以父子悬壶，忽而桂、附，忽而知、柏，忽而葶苈逐水，忽而款冬泻肺，致嗽血益加，身动即喘，坐则张口抬肩，卧则体侧喘剧，因侧卧则肺系缓而痰益壅也。思桂、附既辛热助火，知、柏亦苦寒化燥，非水焉用葶苈，泄热何藉款冬。细察吸气颇促，治宜摄纳，但热蒸腻痰，气冲咽痛，急则治标，理先清降。用川百合、贝母、杏仁、麦冬、沙参、牡蛎、阿胶、加生地、竹茹、丹皮、元参、羚羊角早服，牡蛎、阿胶、加生地、竹茹、丹皮、元参、羚羊角午服，以清上中浮游之火；用熟地、五味、茯神、秋石、龟板、牛膝、青铅晚服，以镇纳下焦之气。脉症渐平。

按：根据本案之脉症，当属肾亏于下，痰热壅上，消灼阴津，肺络受损。开始因未抓住肾虚肺实的特点，或以桂附温阳，或以知柏清火，以致病情加重，后以养阴清肺化痰与摄纳肾气并进，方使病情稳定。

《清代名医医话精华》

自 学 指 导

【重点难点】

1. 喘证以呼吸困难，甚则张口抬肩，鼻翼煽动，不能平卧为其临床特征，严重者可致喘脱。

2. 病因外感六淫，内伤饮食，情志不舒以及久病体虚所致。病位主要在肺和肾，而与肝、脾、心有关。病理性质有虚实之分。实喘在肺，为邪气壅肺，气失宣降；虚喘主要在肾，为精气不足，肺肾出纳失常。

3. 辨证治疗以虚实为纲。实喘有邪，其治在肺，当祛邪利肺，分别邪气的不同，予以温宣、清泄，化痰、降气。虚喘正虚，其治主要在肾，当培补摄纳，须辨所病脏器，予以补肺、纳肾，或兼养心、健脾。喘脱危证应予急救，扶正固脱，镇摄潜纳。

【复习思考题】

1. 试述实喘、虚喘两者的发病机制及其相互关系。
2. 试述实喘与虚喘的辨证要点及治疗原则。
3. 什么是喘证的上盛下虚证？并试述其病机及证治。
4. 虚喘重证为什么会影响及心？可表现哪些症状？如何治疗？
5. 喘证如何掌握应用补肾纳气的治疗方法？
6. 喘证多肺气上逆，然有用补中益气汤治疗者。试述其理由。

【常见文献摘录】

1.《素问·至真要大论》："诸气膹郁，皆属于肺。"
2.《素问·痹论》："肺痹者，烦满喘而呕。"
3.《济生方·喘》："将理失宜，六淫所伤，或堕惊恐，渡水跌仆，饱食过伤，动作用力，遂使脏器不和，荣卫失其常度，不能随阴阳出入以成息，促迫于肺，不得宣通为喘也。"
4.《医贯·喘论》："真元损耗，喘出于肾气之上奔……乃气不归元也。"
5.《医学衷中参西录·医论》："心有病可以累及肺作喘，此说诚信而有征……由是言之，心累肺作喘之证，亦即肾虚不纳之证也。"
6.《丹溪心法·喘》："肺以清阳上升之气，居五脏之上，通荣卫，合阴阳，升降往来，无过不及，六淫七情之所感伤，饱食动作，脏气不和，呼吸之息，不得宣畅而为喘急。亦有脾肾俱虚，体弱之人，皆能发喘。又或调摄失宜，为风寒暑湿邪气相干，则肺气胀满，发而为喘。又因痰气皆能令人发喘。治疗之法，当究其源。如感邪气，则驱散之，气郁则调顺之，脾肾虚者温理之，又当于各类而求。"
7.《仁斋直指附遗方论·喘嗽》："有肺虚夹寒而喘者；有肺实夹热而喘者；有水气乘肺而喘者……如是等类，皆当审证而主治之。"
8.《医宗必读·喘》："治实者攻之即效，无所难也。治虚者补之未必即效，须悠久成功，其间转折进退，良非易也。故辨证不可不急，而辨喘证为尤急也。"

第五节　肺　　痈

【目的要求】

1. 了解本病特征和病因病机。
2. 熟悉各个阶段的辨证要点，掌握治疗本病的主法。
3. 掌握肺痈各个不同阶段的具体治法。
4. 重视排脓解毒，不能早投补敛，以免留邪。

【自学时数】

4学时。

肺痈是肺叶生疮，形成脓疡的一种病证。属于内痈之一。临床以咳嗽、胸痛、发热、咯吐腥臭浊痰，甚则脓血相间为特征。

《内经》无肺痈之病名，汉代张仲景《金匮要略》首先提出，并列有专篇进行论述。在《肺痿肺痈咳嗽上气病脉证治》篇中指出："咳而胸满，振寒，脉数，咽干不渴，时出浊唾腥臭，久久吐脓如米粥者，为肺痈。"并提出"始萌可救，脓成则死"。强调早期治疗的重要性。

汉代以后，对肺痈的认识续有发展。隋代巢元方《诸病源候论·肺痈候》说："肺痈者，由风寒伤于肺，其气结聚所成也。肺主气，候皮毛，劳伤血气，腠理则开，而受风寒；其气虚者，寒乘虚伤肺，寒搏于血，蕴结成痈；热又加之，积热不散，血败为脓。"认为风寒伤肺化热亦可成痈，并强调正虚是发病的重要内因。唐代孙思邈《备急千金要方》创用苇茎汤以清热排脓，活血消痈，成为后世治疗本病之要方。王焘《外台秘要》列肺痈方九首，寓有清热解毒、活血消痈、泻肺排脓、益气托毒、补肺养阴诸法，其中如桔梗散峻逐排脓，近世仍多采用。元代齐德之《外科精义·论诊候肺疽肺痿法》说："大凡肺疮，当咳嗽短气，胸满时唾脓血，久久如粳米粥者难治；若呕脓而不止者，亦不可治也。其呕脓而自止者自愈，其脉短而涩者自痊，浮大者难治，其面色当白而反面赤者，此火之克金，皆不可治。"指出了肺痈的预后。以上论述对临床有一定的指导意义。

迄至明清，对本病的认识更趋深入全面。明代楼英《医学纲目·卷十九》有"肺痈者，由食啖辛热炙煿，或醋饮热酒，燥热伤肺所致"的记载，认为饮食不节为病因之一。李梴《医学入门·卷六》载验痰之法，如"咳吐脓血腥臭，置之水中则沉"为肺痈，对诊断本病颇有帮助。据病机演变分阶段论治见于陈实功《外科正宗·肺痈论》，初起"宜解散风邪"，继则"降火抑阴"，而后"平肺排脓"，终用"补肺健脾"，对后世分期论治影响甚大。在预后顺逆的判断方面，论述亦精，认为凡"呼吸调匀者顺"、"形色鲜明，语声清朗者吉"、"饮食知味者顺"，而"已成咯吐脓痰，气味腥臭，黄痰如胶粘固，唇反终亡。咯吐再兼白血，气急多烦，指甲紫而带弯，终归冥路，手掌反如枯树，面艳颧红，咽痛，音如鸭声，鼻掀终死"。张景岳《景岳全书》倡用如金解毒散"降火解毒"，于热盛成痈时用之甚为合拍。清代医家，亦多有阐发。清代喻嘉言《医门法律·肺痿肺痈门》认为肺痈由"五脏蕴崇之火，与胃中停蓄之热，上乘于肺"，认识到他脏及肺的发病机制，治疗上主张以"清肺热，救肺气"为要著。张璐《张氏医通·肺痈》强调"肺痈危证，乘初起时，极力攻之，庶可救疗"。《柳选四家医案·环溪草堂医案》论治本病："初用疏瘀散邪泻热……继用通络托脓……再用排脓泄热解毒……终用清养补肺。"切合临床实际。

根据肺痈的临床表现，与西医学所称肺脓肿基本相同。他如化脓性肺炎、肺坏疽及支气管扩张、支气管囊肿、肺结核空洞等伴化脓感染而表现肺痈证候者，亦可参考本篇辨证施治。

【病因病机】

肺痈发病的主要原因为感受外邪，内犯于肺，或因痰热素盛，蒸灼肺脏，以致热壅血瘀，蕴酿成痈，血败肉腐化脓。

（一）病因

1. 外感风热：多为风热上受，自口鼻侵犯于肺。或因风寒袭肺，未得及时表散，内蕴不解，郁而化热。《张氏医通·肺痈》曾说："肺痈者由感受风寒，未经发越，停留胸中，蕴发为热。"肺脏受邪热熏灼，肺气失于清肃，血热壅聚所致。

2. 痰热素盛：因饮食不节或原有宿痰，而致痰热蕴结，熏灼于肺，形成痈疡。

（1）饮食不节：平素嗜酒太过或恣食辛辣煎炸炙煿厚味，酿湿蒸痰化热，熏灼于肺。《医学纲目·卷十九》指出："肺痈者，由食啖辛热炙煿，或醞饮热酒，燥热伤肺所致，治之宜早。"

（2）宿痰内蕴：肺脏宿有痰热，或他脏痰浊瘀热蕴结日久，上干于肺，形成肺痈。《张氏医通·肺痈》说："或夹湿热痰涎垢腻，蒸淫肺窍，皆能致此。"《医门法律·肺痿肺痈门》明确指出："肺痈由五脏蕴崇之火，与胃中停蓄之热，上乘乎肺，肺受火热熏灼，即血为之凝，血凝即痰为之裹，遂成小痈。"

3. 内外合邪：如宿有痰热蕴肺，复加外感风热，内外合邪，则更易引发本病。《医宗金鉴·外科心法要诀》即曾指出："此症系肺脏蓄热，复伤风邪，郁久成痈。"尤其是劳累过度，正气虚弱，则卫外不固，外邪容易侵袭，而原有内伏之痰热郁蒸，是致病的重要内因。如《寿世保元·肺痈》说："盖因调理失宜，劳伤血气，风寒得以乘之。寒生热，风亦生热，壅积不散，遂成肺痈。"

（二）病机

1. 病机主要为热伤肺气、蒸液成痰、热壅血瘀、肉腐血败：本病病位在肺。总属邪热郁肺，蒸液成痰，邪阻肺络，血滞为瘀，而致痰热与瘀血郁结，蕴酿成痈，血败肉腐化脓，肺损络伤，脓疡溃破外泄。其病理主要表现为邪盛的实热证候，脓疡溃后方见阴伤气耗之象。成痈化脓的病理基础，主要在于血瘀。血瘀则热聚，血败肉腐酿脓。正如《灵枢·痈疽篇》所说："荣卫稽留于经脉之中，则血泣而不行，不行则卫气从之而不通，壅遏而不得行，故热。大热不止，热胜则肉腐，肉腐则为脓。"《医门法律·肺痿肺痈门》亦谓："肺痈属在有形之血。"《柳选四家医案·环溪草堂医案》明确指出"瘀热"的病理概念："肺痈之病，皆因邪瘀阻于肺络，久蕴生热，蒸化成脓。"

2. 病理演变过程有初期、成痈、溃脓及恢复期等不同阶段：肺痈的病理演变过程，可以随着病情的发展，邪正的消长，表现为初（表证）期、成痈期、溃脓期、恢复期等不同阶段。

初期（表证期）：风热（寒）之邪侵袭卫表，内郁于肺，或内外合邪，肺卫同病，蓄热内蒸，热伤肺气，肺失清肃，出现恶寒、发热、咳嗽等肺卫不和之候。

成痈期：邪热壅肺，蒸液成痰，气分热毒浸淫及血，热伤血脉，血为之凝滞，热壅血瘀，蕴酿成痈，表现高热、振寒、咳嗽、气急、胸痛等痰瘀热毒蕴肺的证候。

溃脓期：痰热与瘀血壅阻肺络，肉腐血败化脓，继则肺损络伤，脓疡内溃外泄，排出大量腥臭脓痰或脓血痰。

恢复期：脓疡溃后，邪毒渐尽，病情趋向好转，但因肺体损伤，故可见邪去正虚，阴伤气耗的病理过程。随着正气的逐渐恢复，病灶趋向愈合。

3. 溃后迁延可见邪恋正虚之候（脓毒不净，阴伤气耗）：溃后如脓毒不净，邪恋正虚，阴伤气耗，每致迁延反复，日久不愈，病势时轻时重，而转为慢性。《张氏医通·肺痈》曾说："肺痈溃后，脓痰渐稀，气息渐减，忽然臭痰复甚，此余邪未尽，内气复发……但虽屡发，而势渐轻，可许收功，若屡发而痰秽转甚，脉形转疾者，终成不起也。"

凡患本病如能早期确诊，及时治疗，在初期即可阻断病情的发展不致成痈；若在成痈期能使痈肿得到部分消散，则病情较轻，疗程较短。老人、儿童体弱和饮酒成癖者患之，因正气虚弱，或肺有郁热，须防其病情迁延不愈或发生变化。

溃脓期是病情顺与逆的转折点：①顺证：溃后声音清朗，脓血稀而渐少，臭味转淡，饮食知味，胸胁稍痛，身体不热，坐卧如常，脉象缓滑。②逆证：溃后音嘎无力，脓血如败卤，溃臭异常，气喘，鼻煽，胸痛，坐卧不安，饮食少进，身热不退，颧红，爪甲青紫带弯，脉短涩或弦急，为肺叶腐败之恶候。③险证：溃后大量咯血，可出现血块阻塞气道或气随血脱，汗出肢冷，脉微细数的危象。如痈脓向胸腔溃破，则形成"脓胸"恶候，预后较差。

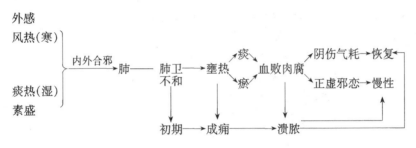

图 5　肺痈病因病机示意图

【病证鉴别】

1.痰热蕴肺证：肺系其他疾患表现痰热蕴肺，热伤血络证候时，亦可见发热、咳嗽、胸痛、咯痰带血等症状，但一般痰热证为气分邪热动血伤络，病情较轻；肺痈则为瘀热蕴结成痈酿脓溃破，病情较重。在病理表现上有血热与血瘀的区别，临床特征亦有不同，前者咳吐黄稠脓痰、量多，夹有血色；肺痈则咯吐大量腥臭脓血浊痰。

若痰热蕴肺迁延失治，邪热进一步瘀阻肺络，也可发展形成肺痈。

2.风温：由于肺痈初期与风温极为类似，故应注意两者之间的区别。风温起病多急，以发热、咳嗽、烦渴或伴气急胸痛为特征，与肺痈初期颇难鉴别，但肺痈之振寒，咯吐浊痰明显，喉中有腥味是其特点，特别是风温经正确及时治疗后，多在气分而解，如经一周身热不退，或退而复升，咯吐浊痰，应进一步考虑肺痈之可能。

3.肺痿：肺痿、肺痈两者同属肺部疾患，症状也有其相似之处，故在《金匮要略》中把这两种病证并列于一篇加以讨论，以资鉴别和了解其相互关系。具体言之，肺痿、肺痈虽然同为肺中有热，但肺痈为风热犯肺，热壅血瘀，肺叶生疮，病程短而发病急，形体多实，消瘦不甚，咳吐脓血腥臭，脉数实；肺痿为肺阴亏损，虚热内灼，或肺气虚冷，以致肺叶痿弱不用，病程长而发病缓，形体多虚，肌肉消瘦，咳唾涎沫，脉数虚。两者一实一虚，显然有别。另一方面，若肺痈久延不愈，误治失治，痰热壅结上焦，熏灼肺阴，也可转成肺痿。如《外科正宗·肺痈论》云："久嗽劳伤，咳吐痰血，寒热往来，形体消削，咯吐瘀脓，声哑咽痛，其候传为肺痿。"明确指出肺痈转为肺痿，标志着病情的由浅入深，由实转虚。

【辨证论治】

（一）辨证要领

1. 辨虚实：肺痈的初起及成痈阶段，症见恶寒高热，咳嗽气急，咯痰粘稠量多，胸痛，舌红，苔黄腻，脉洪滑或滑数，属于热证、实证；溃脓之后，大量腥臭脓痰排出，身热随之渐退，咳嗽亦减轻，但常伴有胸胁隐痛，短气自汗，面色不华，消瘦乏力，脉细或细数无力，属于虚实夹杂之证。掌握肺痈临床证候这个虚实变化的基本规律，对肺痈的辨证及治疗有重要意义。

2. 辨痰法：发热，胸痛，咳嗽气急，咯吐浊痰等症，为一般外感咳嗽所共有，辨其是否属于肺痈，除具备起病急骤，热势亢盛，咯痰量多，气味腥臭等特点外，尚可结合对痰浊的观察。肺痈病人咳吐的脓血浊痰腥臭，吐在水中，沉者是痈脓，浮者是痰。如《医学入门·卷五·肺痈痿》说："肺痈……咳唾脓血腥臭，置之水中则沉。"《医灯续焰·卷十四·肺痈脉证》谓："凡人觉胸中隐隐痛，咳嗽有臭痰，吐在水中，沉者是痈脓，浮者是痰。"

此外，试验口味可见啖生黄豆或生豆汁不觉其腥。《寿世保元·肺痈》曾说："用黄豆一粒，予病人口嚼，不觉豆之气味，是肺痈也。"《张氏医通·肺痈》也说："肺痈初起，疑似未真，生大豆绞浆饮之，不觉腥味，便为真候。"

3. 辨特异性病征：舌下生细粒：《外科全生集·肺痈肺疽》曾载："舌下生一粒如细豆者……且此一粒，患未成脓，定然色淡，患愈亦消，患笃其色紫黑。"

爪甲紫而带弯：溃后迁延之慢性患者，可见指甲紫而带弯，指端形如鼓槌。

（二）治疗要点

本病主要由于热邪犯肺，内蕴不解，热壅血瘀，血败肉腐而成。因此，清热解毒、化瘀排脓为治疗的基本原则。热毒为基本病因，故整个病程都应重视清热解毒。血瘀是成痈的病理基础，化瘀有助于痈疡的消散，于成痈期尤当注意。至脓酿成则为热毒盘踞之根，脓净则毒去，在溃脓期须遵"有脓必排"的原则，着意排脓以去邪毒。《红炉点雪·肺痿肺痈》曾说："法当君以排脓凉血。"

治疗应审病程，分阶段施治。初期风热侵犯肺卫，宜清肺散邪；成痈期热壅血瘀，宜清热解毒，化瘀消痈；溃脓期血败肉腐，宜排脓解毒；恢复期阴伤气耗，宜养阴益气；若邪恋正虚，则应扶正祛邪。

（三）分证论治

1. 初期：

[症状] 恶寒，发热，咳嗽，胸痛，咳则痛甚，呼吸不利，咯白色粘痰，痰量日渐增多，舌苔薄黄，脉浮数而滑。

[证候分析] 风热外袭，卫表不和，则恶寒发热。邪热壅肺，肺气失于宣发肃降，则咳嗽、呼吸不利。肺络阻滞则致胸痛。邪热煎熬津液成痰，故痰粘色白，痰量由少渐多。苔薄黄，脉浮滑数，为风热侵袭而热势较甚之象。

[治法] 疏风散热，宣肺化痰。

[方药] 银翘散加减。本方疏散风热，轻宣肺气。用于肺痈初起，恶寒发热，咳嗽痰粘。

药用银花10g、连翘10g、芦根15g、竹叶10g疏风清热解毒，桔梗6g、贝母10g、牛蒡子 10g、前胡 10g、甘草 3g 利肺化痰。

加减：表证重者，加薄荷 3g（后下）、豆豉 10g 疏表清热；热势较甚者，加鱼腥草 15g、黄芩 10g 清肺泄热；咳甚痰多者，加杏仁 10g、桑皮 10g、冬瓜子 10g、枇杷叶 10g 肃肺化痰；胸痛，加郁金 10g、桃仁 10g 活血通络。

2. 成痈期：

[症状] 身热转甚，时时振寒，继则壮热，汗出烦躁，咳嗽气急，胸满作痛，转侧不利，咳吐浊痰，呈黄绿色，自觉喉间有腥味，口干咽燥，舌苔黄腻，脉滑数。

[证候分析] 邪热由表入里，热毒内盛，故身热转甚，时时振寒，继则壮热，汗出烦躁。热毒蕴肺，肺气上逆，肺络不和，则咳嗽气急，胸满作痛，转侧不利。痰浊瘀热，郁蒸成痈，则见咳吐浊痰并觉喉间有腥味。内热壅盛，故口干咽燥。舌苔黄腻，脉滑数为痰热内盛之征。

[治法] 清肺解毒，化瘀消痈。

[方药] 用千金苇茎汤、如金解毒散加减。前方重在化痰泄热，通瘀散结消痈；后方则以降火解毒，清肺消痈为长。

药用苡仁 15g、冬瓜仁 10g、桃仁 10g、桔梗 6g 化浊行瘀散结，黄芩 10g、银花 10g、鱼腥草 15g、红藤 15g、蒲公英 15g、紫花地丁 15g、甘草 3g、芦根 15g 清肺解毒消痈。

加减：肺热壅盛，壮热，心烦，口渴，汗多，尿赤，脉洪数有力，苔黄腻，配石膏 15g、知母 10g、黄连 3g、山栀 10g 清火泄热；热壅络瘀，胸痛，加乳香 6g、没药 6g、郁金 10g、赤芍 10g 以通瘀和络；痰热郁肺，咳痰黄稠，配桑白皮 10g、瓜蒌 10g、射干 10g、海蛤壳 15g 以清化痰热；痰浊阻肺，咳而喘满，咯痰脓浊量多，不得平卧，配葶苈子 10g、大黄 10g 泻肺通腑泄浊；热毒瘀结，咯脓浊痰，有腥臭味，可合用犀黄丸，每服 1～3g，日 2次，以解毒化瘀。

3. 溃脓期：

[症状] 咳吐大量脓痰，或如米粥，或痰血相兼，腥臭异常。有时咯血，胸中烦满而痛，甚则气喘不能卧，身热面赤，烦渴喜饮，舌苔黄腻，舌质红，脉滑数或数实。

[证候分析] 热壅血瘀，血败肉腐，化为痈肿，痈脓内溃外泄，故咳吐大量脓痰，或如米粥，腥臭异常。如热毒瘀结，肺络损伤，则可咯血。脓毒蕴肺，肺气不利，故胸中烦满而痛，甚则气喘不能平卧。热毒内蒸，故身热面赤。热耗津液，故口渴喜饮。舌苔黄腻，舌质红或绛，脉滑数或数实，为脓毒内盛，热瘀营血的表现。

[治法] 排脓解毒。

[方药] 加味桔梗汤加减。本方清肺化痰，排脓泄壅，用于咳嗽气急，胸部闷痛，痰吐脓浊腥臭者。

药用桔梗 10g、薏苡仁 30g、冬瓜子 15g 排脓散结化浊，鱼腥草 15g、金荞麦根 15g、败酱草 15g 清热解毒排脓，银花 10g、黄芩 10g、芦根 15g 以清肺热。

加减：络伤血溢，咯血，加丹皮 10g、山栀 10g、藕节 10g、白茅根 15g，另服三七1.5g、白及粉 1.5g 以凉血止血；痰热内盛，烦渴，痰黄稠，加石膏 15g、知母 10g、天花粉15g 清热化痰；津伤明显，口干，舌质红，加沙参 10g、麦冬 10g 养阴生津。气虚不能托脓，气短、自汗，脓出不爽，加生黄芪 15g 益气托毒排脓。

若形症俱实，咳吐腥臭痰，胸部满胀，喘不能卧，大便秘结，脉滑数有力，可予桔梗白散峻驱其脓，每服 0.6g。因本方药性猛烈，峻下逐脓的作用甚强，一般不宜轻用，体弱者禁用。如下不止，饮冷开水一杯。

4. 恢复期：

[症状] 身热渐退，咳嗽减轻，咯吐脓痰渐少，臭味亦淡，痰液转为清稀，精神渐振，食纳好转。或有胸胁隐痛，难以平卧，气短，自汗盗汗，低热，午后潮热，心烦，口燥咽干，面色无华，形体消瘦，精神萎靡，舌质红或淡红，苔薄，脉细或细数无力。或见咳嗽咯吐脓血痰日久不净，或痰液一度清稀而复转臭浊，病情时轻时重，迁延不愈。

[证候分析] 脓溃之后，邪毒渐去，病情向愈，故热退咳轻，脓血渐少，臭味亦淡，痰转清稀，神振纳佳。肺络受损，溃处未敛，故胸胁隐痛，难以久卧。肺气耗伤，则气短，自汗。阴虚内热，则见盗汗、低热、潮热、心烦、口干。正虚未复，故面色无华，形瘦神疲。舌质红或淡红，脉细或细数无力，皆为气阴两伤之象。

若邪恋正虚，可转为慢性病变。脓毒不净，痈脓未消，则见咳嗽，咯吐脓血痰日久不净，胸痛不除。若热毒复萌，则痰液一度清稀而复转臭浊，病情时轻时重，迁延不愈。

[治法] 清养补肺。

[方药] 沙参清肺汤、桔梗杏仁煎加减。前者益气养阴，清肺化痰，为肺痈恢复期调治之良方。后者益气养阴，排脓解毒，用于正虚邪恋者较宜。

药用沙参 10g、麦冬 10g、百合 10g、玉竹 10g 滋阴润肺，党参 10g、太子参 15g、黄芪 15g 益气生肌，当归 10g 养血和营，贝母 10g、冬瓜仁 10g 清肺化痰。

加减：阴虚发热，低热不退，加功劳叶 10g、青蒿 15g、白薇 10g、地骨皮 10g 以清虚热；脾虚，食纳不佳，便溏，配白术 10g、山药 10g、茯苓 10g 以培土生金；肺络损伤，咳吐血痰，加白及 10g、白蔹 10g、合欢皮 10g、阿胶 10g 以敛补疮口。若邪恋正虚，咯吐腥臭脓浊痰，当扶正祛邪，治以益气养阴，排脓解毒，加鱼腥草 15g、金荞麦根 15g、败酱草 15g、桔梗 10g 等。

【其他疗法】

(一) 单方、验方

1. 金荞麦根 30～60g，煎服，日 1 剂分 2 次服。

2. 鱼腥草 30g，桔梗 9～15g，煎服，日 1 剂分 2 次服。

3. 鲜薏苡根 90g，捣汁，炖热服，日 1 剂分 2～3 次服。

4. 鲜构树根皮（桑科植物构树）500g，洗净，切碎，加水 2000 毫升，煎至 1500 毫升，1 日分 3 次服。

5. 陈芥菜卤，每服 100 毫升，1 日 2～3 次炖热服；亦可用沸豆浆冲服。

6. 丝瓜藤尖（取夏秋间正在生长的），折去一小段，以小瓶在断处接汁，一夜得汁量日分 2～3 次服。

以上 6 方均有清热解毒、化痰排脓功能，适用于肺痈成痈与溃破两期。

(二) 中成药

1. 贝羚散：清热解毒，祛痰止咳。用于肺痈成痈期及溃破期。1 次 1～2 瓶，1 日 3 次，温开水送服。

2. 清肺抑火丸：清热解毒，泻肺化痰。用于肺痈的成痈期及溃破期。1 次 6g，1 日 2

次，温开水送服。

3. 复方鱼腥草片：清热解毒，化痰排脓。用于肺痈溃破期及成痈期。1 次 4~6 片，1 日 3 次，温开水送服。

4. 复方金荞麦片：清热解毒，化痰排脓。用于肺痈溃破期及成痈期。1 次 4~6 片，1 日 4 次，温开水送服。

5. 达肺丸：清热化痰排脓。用于肺痈溃破期及成痈期。1 次 2g，1 日 3 次，饭后温开水送服。

（三）外治法

先以醋涂病灶相应体表之处，然后将大蒜、芒硝各 125g，捣成糊状均匀涂敷，待病人不能忍受即取下，再用醋调大黄末 125g，均匀涂原部位 6~8 小时，每日 1 次，至脓痰基本排尽为止。

【预防调护】

凡属肺虚或原有其他慢性疾患，肺卫不固，易感外邪者。当注意寒温适度，起居有节，以防受邪致病；并禁烟酒及辛辣食物，以免燥热伤肺。一旦发病，则当及早治疗，力求在未成脓前得到消散，或减轻病情。

对于肺痈患者的护理，应做到安静卧床休息，每天观察记录体温、脉象的变化和咳嗽情况，以及咯痰的色、质、量、味。注意室温的调节，做好防寒保温。在溃脓后可根据肺部病位，予以体位引流；如见大量咯血，应警惕血块阻塞气道，或出现气随血脱的危症，当按"咯血"采取相应的护理措施。

饮食宜清淡，多食蔬菜，忌油腻厚味。高热者可予半流质。多吃水果，如橘子、梨、枇杷、萝卜等，均有润肺生津化痰的作用。每天可用苡米煨粥食之，并取鲜芦根煎汤代茶。禁食一切其他刺激及海腥发物，如辣椒、葱、韭菜、黄鱼、鸭蛋、虾子、螃蟹等。戒除烟酒。

【临证提要】

1. 在痈脓溃破时，蓄结之脓毒尚盛，邪气仍实，决不能忽视脓毒的清除；脓毒去则正自易复，若早予补敛，反致助邪，延长病程，即使见有虚象，亦当分清主次，酌情兼顾。恢复期虽属邪衰正虚，阴气内伤，应以清养补肺为主，扶正以托邪，但仍需防其余毒不净，适当佐以排脓之品。若溃后脓痰一度清稀而复转臭浊，或腥臭脓血迁延日久，反复不尽，时轻时重，此为邪恋正虚，脓毒未净，虚实错杂，提示复燃或转为慢性，更须重视解毒排脓之法。

2. 溃脓期治疗成败的关键，在于脓液能否畅利排出，故应以排脓为要务。治用桔梗为排脓之主药，用量宜大，约 10~15g。鱼腥草、金荞麦根亦为治疗本病要药，一般用 30g。鱼腥草含挥发油，不宜久煎；可用鲜草 60~90g，捣汁冲服。

3. 防止发生大咯血。本病在成痈溃脓时，若病灶部位有较大的肺络损伤，可以发生大量咳血、咯血，应警惕出现血块阻塞气道；或气随血脱的危象，当按照"血证"治疗，采取相应的急救措施。本病不可滥用温补保肺药，尤忌发汗损伤肺气；还应注意保持大便通畅，以助于肺气肃降，使邪热易解。

4. 痈脓流入胸腔者重。痈脓破溃流入胸腔，可形成"脓胸"的恶候，表现为持续高热，咳嗽困难，气促胸痛，面色㿠白，脉细而数，其预后较差。当予大剂清热解毒排脓，正虚者酌配扶正药。必要时可作胸腔穿刺引流。

此外，如迁延转为慢性，病程在 3 个月以上，经内科治疗，肺部脓腔仍然存在，有手术指征者，可转外科处理。

【医案精选】

1. 施今墨医案：

冯某，男，59 岁。病历二月，初患咳嗽，胸际不畅，未以为意。近日咳嗽加剧且有微喘，痰浊而多，味臭，有时带血，胸胁震痛，稍有寒热，眠食不佳，小便深黄，大便干燥。诊查：舌苔黄厚，脉滑数

辨证：外感风寒，未得发越，蕴热成痈。

治法：宜排脓解毒，涤痰清热为主。

处方：鲜芦根 24g，桑白皮 6g，鲜茅根 24g，仙鹤草 18g，旋覆花（代赭石 12g 同布包）6g，地骨皮 6g，生苡仁 18g，陈橘红 5g，炒桃仁 6g，冬瓜子（打）18g，阿桔络 5g，炒杏仁 6g，北沙参 10g，苦桔梗 6g，粉甘草 5g。

二诊：服药五剂，寒热渐退，喘平嗽轻；痰减仍臭，已不带血；眠食略佳，二便正常；尚觉气短胸闷。仍遵原法。

处方：鲜芦根 24g，栝楼 18g，鲜茅根 24g，干薤白 10g，旋覆花（代赭石 12g 同布包）6g，炙白前 5g，半夏曲 10g，炒桃仁 6g，炙百部 5g，炙化红 5g，枇杷叶 6g，炒桃仁 6g，生苡仁 18g，苦桔梗 5g，炒杏仁 6g，冬瓜子（打）18g，粉甘草 5g，北沙参 10g，炙紫菀 5g。

三诊：服药六剂，诸证均减，惟较气短、身倦。脉现虚弱。此乃病邪乍退，正气未复之故。

处方：北沙参 12g，枇杷叶 6g，云茯苓 10g，南沙参 10g，半夏曲 10g，云茯神 10g，苦桔梗 6g，炒白术 10g，三七粉（分 2 次冲服）3g，冬虫草 10g，粉甘草 5g。

按：肺脓肿一症，多涉风寒咳嗽之后郁热而发，治应排脓为主。不论已成未成皆当涤荡痰垢，无使壅塞，则余证易愈。先以千金苇茎汤、桔梗汤和泻白散加减以排解脓毒，涤痰清热，益气止血，逐去有形之秽浊，免使肺组织再行腐败。继用六君子汤加味，养肺补虚，以竟全功。

《中国现代名中医医案精华三》

2. 孙允中医案：

于某，男，36 岁。初诊：1981 年 8 月 12 日。患者面黄肌瘦，右侧胸部满痛拒按，不思饮食，大便秘结。病情加重时则吐腥臭脓痰，继而吐脓，如米粥样。缠绵不愈已数月余。舌质深赤，苔黄白厚，脉滑数。

辨证：此系风热郁滞于肺，久之痈毒溃而正气伤损之肺痈证。

治法：治以解毒清肺，祛痰排脓，去腐去新法。

处方：桔梗 15g，甘草 10g，桑皮 20g，瓜蒌仁 15g，川贝 15g，枳壳 15g，当归 15g，炒杏仁 15g，百合 15g，橘红 15g，藕节 20g，大黄 7.5g。3 剂，水煎服。

二诊：8 月 17 日。服药后，咳嗽脓血稍轻，但腥臭味仍未全除，嘱其续服 6 剂。

三诊：8 月 28 日。脓血全消，精神亦振，饮食渐进，大便不燥，睡眠好，其他均平和。

嘱其按前方去大黄再服药 12 剂。药后肺痈痊愈。

按：桔梗、甘草升提肺气，清利胸膈；甘草、桑皮、杏仁、百合补肺利气而清火；瓜蒌仁、川贝润肺除痰；当归和血；枳壳、橘红利气；藕节清肺止血；大黄润便，使郁热下行。如是，则诸药互相协力而收功。

《中国现代名中医医案精华三》

自 学 指 导

【重点、难点】

1. 肺痈的特征为咳吐多量腥臭脓血浊痰。

2. 病因风热犯肺，或痰热素盛，以致热伤肺气，蒸液成痰，热壅血瘀，血败肉腐，成痈化脓。辨证病位在肺，证属实热。根据病理演变过程，可分为初期（表证期）、成痈期、溃脓期和恢复期。如邪恋正虚，则可转成慢性。

3. 治疗应以清热消痈，解毒排脓为主。针对不同病期，分别采取相应治法。未成脓前应予大剂清热消痈之品，以力求消散。已成脓者，按照"有脓必排"的原则，解毒排脓，尤以排脓为首要措施。脓毒消除后，再予补虚养肺。

【复习思考题】

1. 什么叫肺痈？其临床特征是什么？

2. 治疗肺痈的常规大法有哪些？临证如何掌握应用？并举出代表性方药。

3. 试述肺痈初期、成痈期、溃脓期、恢复期的症状特点及治法方药。

4. 为什么说溃脓期是病情顺逆的转折点？

5. 肺痈与其他肺系病变所致的痰热证在病理方面有何异同？

【常见文献摘录】

1.《医门法律·肺痿肺痈门》："凡治肺痈病，以清肺热，救肺气，俾其肺叶不致焦腐，其金乃生。故清一分肺热，即存一分肺气。而清热必须涤其壅塞；分杀其势于大肠，令秽浊脓血日渐下移为妙。"

2.《杂病源流犀烛·肺病源流》："肺痈，肺热极而成病也。其症痰中腥臭，或带脓也。皆缘土虚金弱，不能生水，阴火烁金之败症，故补脾亦为要着。而其调治之法，如初起，咳嗽气急，胸中隐痛，吐脓痰，急平之；或咳吐脓痰，胸膈胀满，喘气，发热，急清之；或病重不能卧，急安之；或已吐脓血，必以去脓补气为要。无论已成未成，总当清热涤痰，使无留壅，自然易愈。凡患肺痈，手掌皮粗，气急脉数，颧红鼻煽，不能饮食者，皆不治。"

3.《类证治裁·肺痿肺痈》："肺痈毒结有形之血，血结者排其毒。""肺痈由热蒸肺窍，致咳吐臭痰，胸胁刺痛，呼吸不利，治在利气疏痰，降火排脓。"

4.《柳选四家医案·环溪草堂医案上卷·咳喘门》："肺痈之病，皆因邪瘀壅阻于肺络，久蕴生热，蒸化成脓……初用疏瘀散邪泻热，可冀其不成脓也。继用通络托脓，是不得散而托之，使速溃也。再用排脓清热解毒，是既溃而用清泄，使毒热速化而外出也。终用清养补肺，是清化余热，而使其生肌收口也。"

第六节 肺 痨

【目的要求】

1. 了解痨虫感染与正气虚弱导致本病发生的机制。
2. 熟悉本病病位在肺，但可传及其他脏腑，尤以脾肾为主的特点。
3. 掌握本病主要病机为阴虚火旺，以及气阴两虚、阴伤及阳的病理变化。
4. 熟悉本病的治疗原则，补虚与抗痨"杀虫"的意义。
5. 掌握肺痨常见证型的辨证施治，以及虚中夹实的临床处理。

【自学时数】

6学时。

肺痨是具有传染性的慢性虚弱疾患，以咳嗽、咯血、潮热、盗汗及身体逐渐消瘦为主要临床特征。病轻者，不一定诸症悉具，重者则每多兼见。肺，指肺脏；痨，义同劳，意指虚劳或劳损。古代对全身虚弱之消耗性疾患，均称为"劳"。本病的劳损在肺，故名肺痨。

本病的名称，历代所用至多，归纳而言，大致有两大类。一类是以其具有传染性而定名的，如尸注、虫疰、传尸、鬼疰等；一类是以其症状特点而定名的，如骨蒸、劳嗽、劳瘵、瘰疾、伏连等。尸注、传尸："尸"，指尸体；"注"，同疰，传入或久留之意；"传"，传入。尸注、传尸是指肺痨患者死后，其痨虫可传染给他人而发病。虫疰："虫"，即痨虫。虫疰，是指感受痨虫后致病。鬼注：指痨虫传染，无形迹可见。骨蒸：形容发热，如从骨髓蒸发而出。劳嗽：形容消瘦虚弱，久咳不已。痨瘵：瘵，病也。指有传染性的虚弱性疾病。瘰疾：本病重症于后期可以发展为肺痿不用，故称瘰疾。伏连：指痨虫伏于内脏，在五脏间连续传注，最后可形成五脏俱损的痨病。

历代医家对本病的认识，概括起来可分为三个阶段：

在春秋战国到东汉末期，认为本病是属于慢性劳损性疾病的范畴。如《素问·玉机真脏论》说："大骨枯槁，大肉陷下，胸中气满，喘息不便，内痛引肩项，身热，脱肉破䐃……肩髓内消。"对本病的临床特点即有较具体的叙述（"大骨枯槁"形容身体消瘦，瘦骨嶙峋，腰部高骨及腿臂之骨突出。"大肉陷下"，指腿臂之肉，如腨、肘、臀、股、臑等处的肌肉瘦削，消陷。"䐃"指膝后大肉高起之处）。《灵枢·玉版》篇云："咳，脱形，身热，脉小以疾"，生动地描述了肺痨的主症及其慢性消耗表现。《金匮要略·虚劳病脉证并治》篇中指出了本病的合并症："若肠鸣、马刀、挟瘿者，皆为劳得之。"马刀、挟瘿即今之"瘰疬"（马刀：缺盆及腋窝部的瘰疬，连在一起狭长如马刀者；侠瘿：侠义同挟，分布在颈之两旁者）。

魏晋到北宋时期，已认识到本病具有传染的特点。如汉代华佗《中藏经·传尸》云："人之气血衰弱，脏腑虚羸……或因酒食而遇，或问病吊丧而得……中此病死之气，染而为疾。"晋代葛洪《肘后方·治尸注鬼注方》言其"死后复传之旁人，乃至灭门"。指出传染的严重性。宋代许叔微《普济本事方·诸虫尸鬼注》："肺虫居肺叶之内，蚀人肺体，故成瘵疾，咯血声嘶。"说明当时已充分了解到本病是由"肺虫"引起的慢性传染病。

唐宋至晚清时期，明确了本病的病位、病机和治则。早在唐代孙思邈《千金要方》已把"尸注"列入肺脏病篇，明确病位主要在肺。宋代医家对本病的病因病机及治疗原则有进一步的认识，明确病因为"痨虫"、"瘵虫"。朱丹溪《丹溪心法·痨瘵》倡"痨瘵主乎阴虚"之说，并确立了滋阴降火的治疗大法。明代虞抟《医学正传·劳极》提出"杀虫"和"补虚"的两大治疗原则。元代葛可久《十药神书》收载十方，为治疗肺痨我国现存的第一部专著。明代绮石《理虚元鉴·治虚有三本》提出了肺脾肾三脏兼顾进行整体治疗的措施。

本篇主要讨论因感染"瘵虫"导致的肺痨病，与西医学中的肺结核病相类同。但从痨瘵而言，还应包括某些肺外结核在内，其辨证施治，亦可参考本篇内容。

【病因病机】

（一）病因

肺痨的致病因素，不外内外两端。外因系指痨虫传染，内因系指正气虚弱。

1. 感染"痨虫"：直接接触，或感受病者之气，致痨虫侵入人体为害。举凡酒食、问病、看护，或与患者朝夕相处，都是导致感染的条件。晋代葛稚川《肘后备急方》中提到：此病可以"积年累月，渐就顿滞，乃致于死"。《直指方》亦有"瘵虫食人骨髓"之论。《世医得效方》更指出"有骨肉亲属绵绵相传，以至于灭族"者。从互相感染的情况分析，推断本病有致病的特殊因子，在病原学说上，提出了痨虫感染是形成本病的病因。

2. 正气虚弱：

（1）禀赋不足：由于先天素质不强，小儿发育未充，"痨虫"入侵致病。明代王纶《名医指掌》："小儿之劳，得之母胎。"《外台秘要·灸骨蒸法图》指出"婴孺之流，传注更苦"，说明小儿发育未充，妇女胎产体弱者最易感染。

（2）酒色劳倦：酒色过度，耗损精血，正虚受感。正如《名医杂著》所云："男子二十前后，色欲过度，劳损精血，必生阴虚动火之病。"指出青壮之年，摄生不当者，最易感染发病。或劳倦太过，忧思伤脾，脾虚肺弱，痨虫入侵。如清代沈芊绿《杂病源流犀烛·虚损痨瘵》说："思虑过度，郁热熏蒸胸中，因而生热，而成痨瘵。"

（3）病后失调：大病或久病后失于调治（如麻疹、哮喘等病），外感咳嗽，经久不愈，胎产之后失于调养（如产后劳）等，正虚受感。

（4）营养不良：生活贫困，营养不充，体虚不能抗邪，而致感受痨虫。正如明代绮石《理虚元鉴·虚证有六因》说："或贫贱而窘迫难堪，皆能乱人情志，伤人气血。"

痨虫和正气虚弱两种病因，可以互为因果。痨虫是发病的原因，正虚是发病的基础，正虚而感染痨虫，"两虚相得"实为发病的关键。

（二）病机

1. 病位在肺，久则可传及脾肾，影响整体：本病的发病部位主要在肺。因"痨虫"由口鼻而入，侵蚀肺脏，可出现干咳、咽燥、痰中带血，以及喉疮声嘶等肺系症状。由于脏腑之间有互相资生、制约的关系，肺病日久必然会影响到其他脏器和整体，尤以脾肾两脏最为常见，同时也涉及心肝。脾为肺之母，肺病日久，子盗母气，则脾气亦虚，可伴见疲乏、食少、便溏等症。肾为肺之子，肺肾相生，肺痨日久，金不生水，可致肾水不足，虚火灼金，而转为肺肾两虚，则伴见骨蒸潮热、遗精腰酸等症。其甚者则可发生肺、脾、肾三脏同病。若肺虚不能制肝，肾虚不能养肝，肝火偏旺，则见性急善怒，胸肋掣痛；肺肾阴虚，心火上炎，还可伴见虚烦不寐、盗汗等症。若肺虚治节失治，血脉运行不畅，病及于心，可见喘、悸、肿、发绀等症。

2. 病理性质以阴虚火旺为主，并可导致气阴两虚，甚则阴损及阳：肺喜润而恶燥，痨虫犯肺，侵蚀肺叶，肺体受病，阴分先伤，故见阴虚肺燥之候。故《丹溪心法·痨瘵》云："痨瘵主乎阴虚。"由于病情有轻重之分，病变发展阶段不同，病理也随之演变转化。一般而言，初起肺体受损，肺阴耗伤，肺失滋润，故见肺阴亏损之候；继则阴虚生内热，而致阴虚火旺；或因阴伤气耗，阴虚不能化气，导致气阴两虚，甚则阴损及阳，而见阴阳两虚之候。

总体而言，痨虫蚀肺，首耗肺阴，肺痨初期表现为肺阴亏损，阴虚程度较轻，无明显火旺现象，病损主要在肺；肺痨中期阴虚火旺，病程较长，阴虚程度较重，并有火象，病损由肺及肾，病理表现为肺肾阴虚，水亏火旺，燥热内灼，火炎动血；肺痨中后期气阴两虚，病程较久，阴伤气耗，肺脾同病，致使肺失清肃，脾失健运；肺脾同病、气阴耗损，进一步发展下损及肾，阴伤及阳，肺脾肾三脏交亏，阴阳两虚，则病属晚期，病情重笃，预后多凶。

肺痨的预后及转归与正气强弱，病情轻重，治疗迟早密切相关。一般而言，凡正气较强，病情轻浅，为时短暂，早期治疗者，均可获康复，若正气虚弱，治疗不及时，迁延日久，每多演变恶化，全身虚弱症状明显，出现大骨枯槁，大肉尽脱，肌肤甲错，兼有合并症；喉疮声哑，咯血浅红色，似肉似肺；久泻不能自制，腹部冷痛，或有结块；猝然胸痛，喘息胸高，不能平卧；喘息短气，口如鱼口，面浮足肿，面色青晦；内热不退，或时寒时热，汗出如水；脉小数疾者，俱属难治的恶候。

少数患者可呈急性发病，出现咳嗽剧烈，喘促倚息，咳吐大量鲜血，寒热如疟等严重症状，俗称"急痨"、"百日痨"，预后较差。

【病证鉴别】

1. 虚劳：在《内经》、《金匮要略》中，将肺痨（痨瘵）归并于虚劳的范畴，两者虽同属虚证，但各有不同特点。肺痨是一个独立的慢性传染性疾患，有其发生发展及传变

痨虫感染
正气虚弱 ⟩ 肺（阴虚） ⟨ 肾 — 阴虚火旺 ⟩ 阴阳两虚
脾 — 气阴两虚

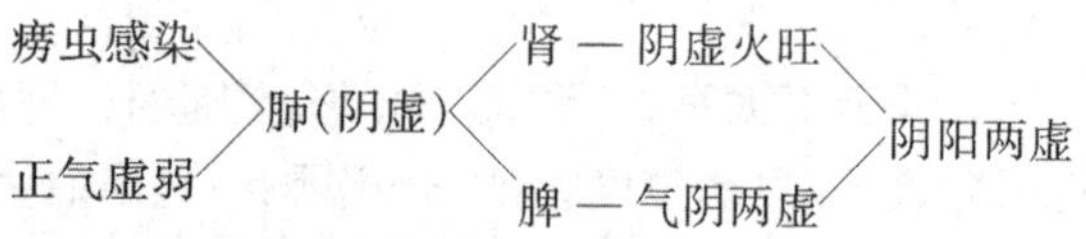

图 6　肺痨病因病机示意图

规律，虚劳病缘内伤亏损，是多种慢性疾病虚损证候的总称；肺痨病位主要在肺，不同于虚劳的五脏并重，以肾为主；肺痨的病理主在阴虚，不同于虚劳的阴阳并重。但合而言之，肺痨后期表现虚劳重证者，也可按照虚者补之、损者益之的原则施治。

2. 肺痿：肺痨与肺痿有一定的联系和区别。两者病位均在肺，但肺痿是肺部多种慢性疾患后期转归而成，如肺痈、肺痨、久嗽等导致肺叶萎弱不用，俱可成痿。肺痨的晚期，出现干咳、咳吐涎沫等症者，即已转属肺痿之候。肺痿以咳吐浊唾涎沫为主症，而肺痨是以咳嗽、咳血、潮热、盗汗为特征。

【辨证论治】

（一）辨证要领

1. 辨病变脏器，分病理性质：病变脏器主要在肺，以肺阴虚为主。久则损及脾肾两脏，

肺损及脾，以气阴两伤为主；肺肾两伤，元阴受损，则现阴虚火旺之象。

2．辨四大主症，抓病理特点：注意四大主症的主次轻重及其病理特点，结合其他兼症，辨其证候所属。病轻者，四症未必悉具；病重者，各种症状或相继发生，或合并出现。

（二）治疗要点

治疗当以补虚培元和治痨杀虫为原则。调补脏器重点在肺，并应注意脏腑整体关系，同时补益脾肾。治疗大法以滋阴降火为主，同时还应抗痨杀虫，以绝其根本，即《医学正传·劳极》所说："一则杀其虫，以绝其根本，一则补其虚，以复其真元。"

（三）分证论治

1．肺阴亏损：

［症状］　干咳、咳声短促，或咯少量粘痰，或痰中带有血丝、色鲜红，胸部隐隐闷痛，午后自觉手足心热，或见少量盗汗，皮肤干灼，口干咽燥，疲倦乏力，纳食不香，苔薄白、边尖红，脉细数。

［证候分析］　阴虚肺燥，肺失滋润，故干咳痰少；咳伤肺络，则痰中带有血丝，胸闷隐痛；阴虚生内热，则见手足心热，皮肤干热；肺阴耗伤，津不上承，故见口干咽燥；肺虚"子盗母气"，脾气受累，故疲乏无力，纳食不香；苔薄质红，脉细数者，俱属阴虚之候。

［治法］　滋阴润肺。

［方药］　月华丸加减。本方功在补虚抗痨，养阴润肺止咳，化痰消瘀止血，是治疗肺痨的基本方，用于阴虚咳嗽、咳血者。

药用北沙参10g、麦冬10g、天冬10g、玉竹10g、百合10g等滋阴补肺，白及10g补肺生肌止血，百部10g润肺止咳、抗痨杀虫。

加减：咳嗽频而痰少质粘者，加川贝母10g、甜杏仁10g以润肺化痰止咳，并可配合琼玉膏以滋阴润肺；痰中带血丝较多者，加蛤粉炒阿胶10g、仙鹤草15g、白茅根15g（花）等以润肺和络止血；低热不退者可配银柴胡10g、青蒿15g、胡黄连10g、地骨皮10g、功劳叶10g、律草15g等以清热除蒸；咳久不已，声音嘶哑者，于前方中加诃子皮3g、木蝴蝶6g、凤凰衣6g等以养肺利咽，开音止咳。

2．阴虚火旺：

［症状］　呛咳气急，痰少质粘，或吐痰黄稠量多，时时咯血、血色鲜红、混有泡沫痰涎，午后潮热，骨蒸，五心烦热，颧红，盗汗量多，口渴心烦，失眠，性情急躁易怒，或胸肋掣痛。男子可见遗精，女子月经不调；形体日益消瘦。舌干而红，苔薄黄而剥，脉细数。

［证候分析］　肺肾阴伤，虚火灼肺，炼津成痰，肺气上逆，肃降无权，故见呛咳气急，痰粘色黄；虚火灼络，迫血妄行，故咯血反复发作；水亏火旺，则潮热骨蒸；营阴为热所迫而津泄于外，则盗汗量多；肝肺脉络不和，乃致胸胁掣痛；心火上炎，故见神烦不寐，躁急易怒；肾水亏而相火偏旺，故梦遗失精；冲任失养，则为月经失调，且以愆期为多；阴精耗伤，不能充养，则形体消瘦；舌绛、苔黄或光剥，脉细而数，皆由阴精内亏而燥热内盛所致。

［治法］　滋阴降火。

［方药］　百合固金汤合秦艽鳖甲散加减。百合固金汤功能滋养肺肾，用于阴虚阳浮，肾虚肺燥，咳痰带血，烦热咽干者。秦艽鳖甲散滋阴清热除蒸，用于阴虚骨蒸，潮热盗汗等症。

药用南沙参 10g、北沙参 10g、大麦冬 10g、玉竹 10g、百合 10g 养阴润肺止咳；百部 10g、白及 10g 补肺止血，抗痨杀虫；生地 10g、五味子 5g、玄参 10g、阿胶 10g、龟板 15g、冬虫夏草 10g 滋养肺肾之阴，培其本元。

加减：火旺较甚，热势明显升高者，当增入胡黄连 10g 等以苦寒坚阴清热；骨蒸劳热再加秦艽 10g、白薇 10g、鳖甲 15g 等；痰热蕴肺，咳嗽痰粘色黄，酌加桑皮 10g、花粉 10g、知母 10g、海蛤粉 6g、马兜铃 10g 等以清热化痰；咯血较著者，加丹皮 10g、黑山栀 10g、紫珠草 15g、醋制大黄 10g 等，或配合十灰丸以凉血止血；血色紫黯成块，伴有胸胁刺痛者，加参三七 10g、血余炭 15g、花蕊石 15g、广郁金 10g 等以化瘀和络止血；盗汗较著，加乌梅 10g、碧桃干 15g、浮小麦 15g、煅龙牡 15g 等养阴止汗；咳呛而声音嘶哑者，合诃子肉 3g、血余炭 10g、白蜜 10g 等润肺肾而通声音。

3. 气阴耗伤：

[症状] 咳嗽无力，气短声低，咳痰清稀色白、量较多、偶或夹血，或咯血，血色淡红，午后潮热，伴有畏风、怕冷，自汗与盗汗可并见，纳少神疲，便溏，面色㿠白颧红，舌质光淡、边有齿印，苔薄，脉细弱而数。

[证候分析] 肺脾两虚. 气阴耗伤，肺不主气而为咳，气不化津而成痰；肺虚络损则痰中带血；气虚不能卫外，阳陷于阴，故见午后潮热. 畏风怕冷；气虚卫外不固，阴虚迫津外泄，则自汗、盗汗并见；脾气虚弱，运化失职，故食少腹胀、便溏神倦；气阴两伤，不能上荣，故面色㿠白或见颧红；舌质光淡. 脉来细弱而数者，亦为气阴两伤之证。

[治法] 益气养阴。

[方药] 保真汤、参苓白术散加减。前方功能补气养阴，兼清虚热。主治肺脾气阴耗伤，形瘦体倦，咳而短气，劳热骨蒸等；后方健脾补气，培土生金，主治食少腹胀，便溏，短气，面浮，咳痰清稀等。

药用党参 10g、黄芪 15g、白术 10g、甘草 3g、山药 10g 补肺益脾，培土生金；北沙参 10g、川百合 10g、大麦冬 10g 滋养肺阴；地黄 10g、阿胶 10g、五味子 5g、冬虫夏草 10g 滋肾水以润肺燥；白及、百合补肺止咳，抗痨杀虫；紫菀 10g、冬花 10g、苏子 10g 温润肺金，止咳化痰。

加减：夹有湿痰者，可加姜半夏 10g、橘红 6g、茯苓 10g 等燥湿化痰；咯血量多者，可加山萸肉 10g、仙鹤草 15g、煅龙牡 15.30g、参三七 10g 等，以配合补气药，共奏补气摄血之功；若见劳热、自汗、恶风者，可宗甘温除热之意，取桂枝 10g、白芍 10g、红枣 5 枚，配合党参 10g、黄芪 15g、炙甘草 3g 等和营气而固卫表；兼有骨蒸盗汗等阴伤症状者，酌加鳖甲 15g、牡蛎 30g、乌梅 10g、地骨皮 10g、银柴胡 10g 等以益阴配阳，清热除蒸；如纳少腹胀、大便溏薄者，加扁豆 10g、薏苡仁 15g、莲肉 10g、橘白 6g 等健脾之品，忌用地黄、麦冬、阿胶等过于滋腻的药物。

4. 阴阳两虚：

[症状] 咳逆喘息少气，咯痰色白有沫，或夹血丝、血色暗淡，潮热，自汗，盗汗，声嘶或失音，面浮肢肿，心慌，唇紫，肢冷，形寒，或见五更泄泻，口舌生糜，大肉尽脱，男子遗精阳痿，女子经闭。苔黄而剥，舌质光淡隐紫，少津，脉微细而数，或虚大无力。

[证候分析] 肺痨病久，阴伤及阳，肺脾肾三脏俱损。肾气伤不能摄纳，故咳逆喘促少气；肺损而金破不鸣，故声嘶或失音；肺络损伤，治节无权，脾气虚衰不能摄血，故咯痰色

白而有泡沫，血色暗淡；虚火上炎则口舌生糜；卫气虚弱则形寒自汗；阴虚内热则潮热盗汗；阴伤及阳，阴阳两虚故热无定时；脾肾两虚，火不暖土，脾运不键，气不化水则面浮肢肿、五更泄泻；肺病及心，心脉不畅而见心慌唇紫。精气虚竭，无以充养形体，而见形体消瘦，大肉尽脱；由于精气俱亏而冲任生化乏源，故在男子则精关不固，阳痿精滑；女子则月经量少，甚则闭经；舌光而淡，质干隐紫，脉来细数或虚大无力者，俱属阴阳两亏之象。总之本证为五脏真元亏败，病属晚期，恙势危重。

　　[治法]　滋阴补阳。

　　[方药]　补天大造丸加减。本方功在温养精气，培补阴阳，用于肺痨五脏俱伤、真气亏损之证。

　　药用人参10g、黄芪15g、白术10g、山药10g补益肺脾之气；麦冬10g、生地10g、五味子5g滋养肺肾之阴；阿胶10g、当归10g、枸杞10g、山萸肉10g、龟板15g培补阴精；鹿角胶10g、紫河车15g助真阳而填精髓。

　　加减：肾虚气逆喘息者，配冬虫夏草10g、诃子6g、钟乳石15g摄纳肾气；心慌者加紫石英15g、丹参10g、远志6g镇心安神；见五更泄泻，配煨肉蔻10g、补骨脂10g补火暖土，并去地黄、阿胶等滋腻碍脾药物。

【附】辨主症治疗

　　肺痨的证治分类已如上述，但临床有时表现为以某一主症为突出，为了便于处理，故列"主症治疗"一节，叙述其辨证、选方、用药。

　　1. 咳嗽：用润肺宁嗽法，方取海藏紫菀散，药用紫菀10g、贝母10g、桔梗6g润肺化痰止咳，知母10g、五味子5g、阿胶10g滋阴补血而退虚热。或用加味百花膏，药用紫菀10g、冬花10g、百部10g止咳化痰，抗痨杀虫；百合10g、乌梅6g润肺而敛阴。属于气虚者，可用补肺汤，药用参芪益气，熟地10g、五味5g补肾而纳气，紫菀10g、桑皮10g化痰止咳。若痰浊偏盛者，可用六君子汤合平胃散治疗。

　　2. 咳血、咯血：一般常用补络止血法。取白及枇杷丸，药用白及10g、阿胶10g补肺止血，生地10g、藕节10g凉血止血，蛤粉6g与枇杷叶10g肃肺化痰而止咳。亦可采用补络补管汤，药用龙骨15g、牡蛎30g、萸肉10g酸涩收敛、补络止血，佐以三七3g化瘀而止血。若咯血较著者，加赭石15g以降气镇逆止血；夹瘀者，加三七10g、郁金10g、花蕊石15g之类；有实火者，配大黄粉6g或赭石粉6g等；属于虚寒出血者，宜加炮姜3g。

　　3. 潮热、骨蒸：一般患者多为阴虚，当用清热除蒸法，如柴胡清骨散，药用秦艽10g、银柴胡10g、青蒿10g、地骨皮10g清热除蒸，鳖甲15g、知母10g滋阴清热，佐以猪脊髓猪胆汁等坚阴填髓。至于气阴两虚而潮热骨蒸者，可用黄芪鳖甲散固护卫阳，清热养阴。

　　4. 盗汗、自汗：用和营敛汗法，一般以阴虚盗汗为多见。方取当归六黄汤，药用黄芪15g固表，当归10g和营，黄芩10g、黄柏10g、地黄10g清热养阴。若气虚自汗，可用牡蛎散、玉屏风散以补气实卫，固表止汗。牡蛎散功在益气固表止汗，自汗、盗汗均可用之；若属于自汗，当重用黄芪30g，并加白术10g；盗汗再加糯稻根15g、瘪桃干15g等；玉屏风散功在固表止汗，主要用于气虚自汗。此外，无论自汗或盗汗均可应用五倍子末敷填神阙。

　　5. 泄泻：一般当用培土生金法，选方如参苓白术散，但辨证属于肾阳不足之五更泄者，当用四神丸，脾肾双亏者两方合用之。

　　6. 遗精、月经不调：当用滋肾保肺法以滋化源，选取用大补元煎为主方，补益元气阴血。见阳痿遗精者，酌加煅龙骨15g、煅牡蛎30g、金樱子10g、芡实10g、莲须10g、鱼鳔胶10g等固肾涩精；女子月经不调或经闭者，合入芍药10g、丹参10g、丹皮10g、益母草10g调其冲任。

【其他疗法】

（一）单方、验方

1. 白及散：白及、百部、牡蛎、炮山甲等份研粉，如病灶有活动，百部量加倍，每次服3～5g，1日2～3次，开水冲服。

2. 羊胆，烘干，研粉，装入胶囊，每次服1粒，1日3次。

3. 仙鹤草、鱼腥草、平地木各30g，功劳叶、山海螺各15g，水煎服，1日2次。

4. 断龟片：摄龟，俗名克蛇龟。外用黄泥涂敷，烧炭存性；去泥，取龟研粉轧片，每片0.5g，每次4片，1日3次。

5. 律草合剂：律草3000g，百部、白及各1000g，夏枯草500g，糖2000g，反复加水蒸馏浓缩至5000g，每天50mL，分3次服。

（二）中成药

1. 川贝雪梨膏：润肺止咳，生津利咽。用于肺痨阴虚肺热，咳嗽，喘促，口燥咽干。口服，1次15g，1日2次。

2. 羊胆丸：止咳化痰，止血。用于肺痨咳嗽，痰中带血。口服，1次3g，1日3次。

3. 麦味地黄丸：滋肾养肺。用于肺痨肺肾阴亏，潮热盗汗，咽干咳血，腰膝酸软。口服，水蜜丸1次6g，小蜜丸1次9g，大蜜丸1次1丸，1日2次。

4. 百部丸：杀虫，润肺，补虚羸。适用于骨蒸劳嗽。口服，1次9g，1日2次。

5. 白及散：补肺止血。用于肺痨咯血。口服，1次15g，1日2次。

（三）外治法

1. 净五灵脂、白芥子各15g，生甘草6g，研末，用大蒜泥15g同捣匀，入醋少许，摊纱布上，敷颈椎至腰椎夹脊旁开1寸半，约1～2小时皮肤有灼热感去之。7天1次。

2. 五倍子、飞辰砂敷脐治疗肺痨盗汗：取五倍子粉2～3g，飞辰砂1～15g，加水成糊状，涂在塑料薄膜上敷于脐窝，用胶布固定，24小时为1次。

3. 雾化吸入：大蒜30～35g捣碎，放入雾化器内，雾化吸入。每周2次，每次30～60分钟，3个月为1疗程。

【预防调护】

在预防与调护方面，历代医家一贯强调对本病应注意防重于治，如元代上清紫庭追仙方，就主张病者死后将尸体火化，防其传染旁人，以至灭门。《古今医统》指出：气虚饥饿忌接近，以免在吊丧问疾时乘虚染触。并对家属、医生提出保健预防措施和药物消毒方法，要求在接触患者时，须要饮食适宜，不可饥饿，体若虚时，可服补药，身佩安息香或用雄黄擦鼻。只要平素保养元气，爱惜精血，痨不可得而传，增强正气是防止传染的重要措施。

既病之后，不但要耐心治疗，即重视摄生，戒酒色，节起居，禁恼怒，息妄想，慎寒温，适当进行体疗锻炼，如太极拳、气功等。加强食养，可吃甲鱼、团鱼、雌鸡、老鸭、牛羊乳、蜂蜜，或常食猪羊肺以脏补脏，以及白木耳、百合、山药、梨、藕、枇杷之类，以补肺润燥生津。忌食一切辛辣刺激动火燥液之物，如辣椒、葱、姜、韭菜、烟酒等。

【临证提要】

1. 重视补脾助肺：因脾为生化之源，功能输水谷之精气以养肺，故当重视补脾助肺，

"培土生金"的治疗措施，以畅化源。肺脾同病，气阴两伤，伴见疲乏、食少、便溏等脾虚症状者，治当益气养阴，补肺健脾，忌用地黄、阿胶、麦冬等滋腻药。进而言之，即使肺阴亏损之证，亦当在甘寒滋阴的同时，兼伍甘淡实脾之药，帮助脾胃对滋阴药的运化吸收，以免纯阴滋腻碍脾，但用药不宜香燥，以免耗气、劫液、动血。方宗参苓白术散意，药如橘白、谷芽、山药、於术、扁豆、莲肉、薏苡仁等。

2. 掌握虚中夹实的特殊性：本病虽属慢性虚弱疾病，但因感染"痨虫"致病，属于"外损"范围，故治疗不可拘泥于补虚，要根据补虚不忘治实的要求，同时"杀虫"抗痨。按照辨证的理论指导，分别处理。

如阴虚导致火旺者，当在滋阴的基础上参以降火；若阴虚火旺，灼津为痰，痰热内郁，咳嗽咯痰稠粘，色黄量多，舌苔黄腻，口苦，脉弦滑者，当重视清化痰热，配合黄芩、知母、花粉、海蛤壳、鱼腥草等。

若气虚夹有痰湿，因肺脾气虚，气不化津，痰浊内生，咳嗽痰多，粘稠色白，纳差，胸闷，舌苔白腻者，当在补益肺脾之气的同时，参以宣化痰湿之品，配合法半夏、橘红、茯苓、杏仁、薏苡仁之类。必要时可暂从标治。

如咳血而内有"蓄瘀"，因痰阻肺络，络损不复，以致咳血反复难止，血出鲜紫相杂，夹有黯块，胸肋刺疼或掣痛，舌质紫，脉涩者，当祛瘀止血，药用参三七、血余炭、花蕊石、广郁金、醋大黄等品。

3. 忌苦寒太过伤阴败胃：因本病虽具火旺之症，但本质在于阴虚，故当以甘寒养阴为主，适当佐以清火，不宜单独使用，即使肺火标象明显者，亦只宜暂予清降，中病即减，不可徒持苦寒逆折，过量或久用，以免苦燥伤阴，寒凉败胃伤脾。

4. 在辨证基础上配合抗痨杀虫药物：根据实验室药理分析和临床验证，很多中草药有不同程度的抗痨杀菌作用，如百部、白及、黄连、大蒜、冬虫夏草、功劳叶、律草等，均可在辨证的基础上结合辨病，适当选用。

【医案精选】

1. 施今墨医案：

宋某某，男，27岁。咳嗽已半年，音哑近4个月。现症：咳嗽不多，音哑喉痛，食欲不振，腹痛便溏，日渐消瘦。舌苔白垢，脉象滑细。

辨证：久嗽不愈，伤及声带遂至发音嘶哑。肺与大肠相表里，肺气不宣则腹痛便溏。脾胃不强则消化无力，食欲减退，营养缺少，身体消瘦。幸无过午潮热夜间盗汗之象，阴分未见大伤，尚冀恢复可期。

治法：拟清肺健脾以治。

处方：炙白前5g，炙紫菀5g，半夏曲10g，炙百部5g，化橘红5g，枇杷叶6g，炒杏仁6g，野於术5g，土杭芍10g，焦苡仁6g，紫川朴5g，云茯苓10g，冬桑叶6g，苦桔梗（生炒各半）6g，凤凰衣6g，诃子肉（生煨各半）10g，粉甘草（生炙各半）3g。

二诊：服药2剂，大便好转，日只1次，食欲渐增，咳嗽甚少，喉痛减轻，音哑如旧，仍遵前法治之。前方去桑叶，加南、北沙参各6g，炒苍术6g。

三诊：前方服4剂，大便已正常，食欲增强，精神甚好，咳嗽不多，音哑虽未见效，但喉间已不发紧。

处方：诃子肉（生煨各半）10g，苦桔梗（生炒各半）6g，粉甘草（生炙各半）3g，炙白前5g，化橘红5g，黛蛤散（马勃5g同布包）6g，炙百部5g，炒紫菀5g，炒苍术6g，云茯苓10g，白杏仁6g，炒白术6g，紫川朴5g，凤凰衣5g，土杭芍10g。

四诊：前方服4剂，现症尚余音哑未见显效外，它症均消失，拟专用诃子亮音丸治之。

处方：诃子肉（生煨各半）30g，苦桔梗（生炒各半）30g，粉甘草（生炙各半）30g，凤凰衣15g。共研细面，冰糖120g熬化兑入药粉作糖球，含化服之。

按：此属肺痨不愈，久病传脾。盖脾为肺之母，肺痨日久，子盗母气，则脾气亦虚，而见食欲不振、大便稀溏、身体消瘦，故应肺脾同治。药用枇杷叶、冬桑叶、杏仁、白前、紫菀、百部等清肺化痰；於术、茯苓、苡仁、川朴、半夏等健脾燥湿化痰。药后脾运得健，肺得所养，则病渐向愈。

（《施今墨临床经验集》）

2．周仲瑛医案：

杨××，女，36岁。肺痨病史已8年，长期服异烟肼治疗，病未见好。症状：咳嗽痰粘，潮热，盗汗，胸痛，口干，月经愆期，舌苔薄白，质红，脉象细数。

辨证：肺阴不足，营血日耗，虚热内生。

治法：治以滋阴清热。

处方：沙参12g，麦冬、百部各9g，银柴胡3g，青蒿、贝母各9g，黄芩、知母各6g，橘皮4.5g，橘络3g，牡蛎18g，甘草3g。

连服6帖，咳嗽、潮热、盗汗诸症明显改善。乃用枇杷膏、养血膏、加味白及丸续服。5个月后复查，病情已愈。

张××，男，30岁。久病咳嗽，去年检查，诊为肺痨，服异烟肼等抗痨药年余未愈。症状：咳嗽作呛，咯痰粘白，时或带血，胸部闷痛，体倦纳少，大便干燥，舌苔薄白，脉细。

辨证：肺阴不足，肺失滋润，肃降无权。

治法：治以养阴润肺，镇咳化痰。

处方：南、北沙参各9g，天、麦冬各9g，冬虫夏草4.5g，甘草3g，炙百部、白前、紫菀、款冬花各9g，橘白、川贝母各6g，瓜蒌皮12g。

服十二剂后咳嗽大减，胸部闷痛消失，遂用枇杷膏、加味白及丸常服，治疗半年后病愈，继续服药巩固3个月。

按：本病由痨虫蚀肺，肺体受损，阴液耗伤所致，阴虚是其病理特点，故肺阴亏损是临床最为常见的证型，以咳嗽、潮热、盗汗、舌红、脉细数为主症。据症细辨，2例患者皆属肺阴不足之证，治以养阴润肺为主法，方选月华丸加减。药用沙参、麦冬、百部、川贝母滋阴润肺止咳；白前、紫菀、款冬花、橘皮等化痰止咳；若虚热内生，潮热、盗明显者，则可用银柴胡、青蒿、知母、牡蛎等清退虚热、潜阳敛汗。

（《中医内科学》南京中医药大学自编教材）

自学指导

【重点难点】

1. 肺痨是具有传染性的疾病，主症为咳嗽、咯血、潮热、盗汗、身形逐渐瘦弱，甚至大肉尽脱。

2. 病因主要为感染痨虫，且与体质虚弱密切有关。病位在肺，可及脾肾等脏。阴虚是其病理特点，主要为阴虚火旺，或气阴两虚。病久阴伤及阳，可见阴阳两虚。其治疗原则为补虚培元和抗痨杀虫。大法以滋阴为主，火旺者兼以清火，气虚者伍以补气，若阴阳两虚者，又当滋阴温阳。

【复习思考题】

1. 肺痨的基本概念是什么？如何理解感染"痨虫"的病因？
2. 试述肺痨在病理上由肺传脾肾的演变过程。
3. 试述肺痨与虚劳、肺痿的病证鉴别。
4. 肺痨的治疗原则是什么？如何理解掌握它？
5. 肺痨的阴虚火旺证和气阴耗伤证在证治上有何异同？

【常见文献摘录】

1.《外台秘要·传尸方》："大都此病相克而生，先内传毒气，周遍五脏，渐就羸瘦，以至于死。死讫复易家亲一人，故曰传尸，亦名转注；以其初传，半卧半起，号曰殗殜；气急喘者，名曰肺痿疾；骨髓疼，身中热，称为骨蒸；内传五脏，名曰伏连。不解疗者，乃至灭门。""骨蒸早起肢凉，日晚便热，烦躁不安，食都无味……因兹渐渐羸瘦。初著盗汗，盗汗后即寒热往来，寒热往来以后即渐加咳，咳后面色白，两颊微赤如胭脂色，团团如钱许大。左卧则右出，唇口非常鲜赤。"

2.《十药神书》："万病莫若痨证，最为难治。虚劳之起，因人之壮年气血充足，精液盈满之际，不能保养性命，惟以酒色是贪。日夜耽嗜无有休息，以致耗散真元，虚败精液，则呕血吐痰，以致骨蒸体热，肾虚精竭，面白额红，口燥咽干，遗精白浊，盗汗，饮食艰难，气力全无，谓之火盛金衰。重则半年而毙，轻则一载而亡。医者不穷其本，或投之大寒之剂，或疗之大热之药。殊不知大寒则愈虚其中，大热则愈竭其内……如呕吐咯嗽血者，先以十灰散劫住，如甚者再以花蕊石散主之。大抵血热则行，血冷则凝，见黑则止，此其理也。"

3.《医宗必读·虚劳》："大抵虚劳之证，疑难不少，如补脾保肺，法当兼行。然脾喜温燥，肺喜清润，保肺则碍脾，补脾则碍肺。唯燥热而盛，能食而不泻者，润肺当急，而补脾之药亦不可缺也。倘虚羸而其食少泻多，虽喘嗽不安，但以补脾为急，而清润之品宜戒矣。脾有生肺之能，肺无扶脾之力，故补脾之药，尤要于保肺也……又如补肾理脾，法当兼行，然方欲以甘寒补肾，其人减食，又恐不利于脾；方欲以辛温快脾，其人阴伤，又恐愈耗其水。两者并衡而重脾者，以脾土上交于心，下交于肾故也。若肾大虚，而势困笃者，又可不拘。要知滋肾之中，佐以砂仁沉香，壮脾之中，参以五味肉桂，随时活法可耳。又如无阳则阴无以生，无阴则阳无以化，宜不可偏也。"

4.《理虚元鉴》："阴虚证统于肺，就阴虚成痨统于肺者言之，约有数种：曰劳嗽、曰吐血、曰骨蒸，极则成尸疰。其证有兼有不兼，有从骨蒸而渐至劳嗽者，有从劳嗽而渐至吐血者，有竟以骨蒸枯竭而死，不待成劳嗽者；有竟以劳嗽起而兼吐血者；有竟以吐血起而兼劳嗽者，有久而成尸疰者；有始终只一证，或瘥或毙者。凡此种种，悉宰于肺治。所以然者，阴虚劳证，虽有五劳七伤之名，而要之以肺为极则。故未见骨蒸劳嗽吐血者，预宜清金保肺；已见骨蒸劳热吐血者，急宜清金保肺；曾经骨蒸劳嗽，吐血而愈者，终身不可忘护肺。此阴虚之治，所当悉统于肺也。""治虚有三本，肺、脾、肾是也。肺为五脏之天，脾为百骸之母，肾为性命之根，治肺、治脾、治肾，治虚之道毕矣。""夫劳极之候，血虚血少，艰于流布，甚至血不脱于外，而但蓄于内，蓄之日久，周身血走之隧道悉痹不流，而营分日虚，于是气之所过，徒蒸瘀血为热，热久则蒸其所瘀之血，化而为虫，遂成尸疰瘵症。"

第七节　肺　　胀

【目的要求】

1. 了解肺胀的临床表现，与有关病证的联系。
2. 熟悉肺胀的病理因素是痰浊、水饮、血瘀，病位主要在肺，涉及肾、心等脏，后期可出现痰迷心包，肝风内动，喘脱等危候。
3. 掌握肺胀的辨治原则以及各个证型的证治。
4. 熟悉肺胀出现危重证候的处理。

【自学时数】

6 学时。

肺胀是多种慢性肺系疾患反复迁延，导致肺气胀满，不能敛降的一种病证。

临床表现以喘咳上气，痰多，胸部膨满，胀闷如塞，烦躁等为特征，病程缠绵，时轻时重，日久则见面色晦暗，唇甲发绀，心慌动悸，脘腹胀满，肢体浮肿，甚或喘脱等危重证候。

肺胀病名首见于《内经》，如《灵枢·胀论》说："肺胀者，虚满而喘咳。"又说："其于胀也，必审其胗，当泻则泻，当补则补。"《灵枢·经脉篇》说："肺手太阴之脉……是动则病肺胀满膨膨而喘咳。"对发病机理、症状特征和针刺治疗等有了初步的认识。

汉代张仲景《金匮要略·肺痿肺痈咳嗽上气病脉证并治》篇进一步指出本病的主症为："咳而上气，此为肺胀，其人喘，目如脱状"、"肺胀咳而上气，烦躁而喘"。此外，《痰饮咳嗽》篇中所述之支饮"咳逆倚息，短气不得卧，其形如肿"，其表现与肺胀亦相类似。隋唐时期，医家对肺胀机理之认识逐步加深，如巢元方《诸病源候论·咳逆短气候》篇明确指出，肺胀为"肺本虚，气为不足，复为邪所乘，壅否不能宣畅，故咳逆短气也"，并有"肺虚为微寒所伤"，"肺虚为邪热所客"等不同。提示临证应区别邪气的寒热属性。唐代王焘《外台秘要·肺胀上气方》则记载"广济疗患肺胀气急，咳嗽喘粗，眠卧不得，极重恐气欲脱，紫菀汤方"。

宋及金元时期，有关肺胀记载颇多，其中，丹溪之说尤有建树。如《丹溪心法·咳嗽》

篇说："肺胀而嗽，或左或右，不得眠，此痰夹瘀血碍气而病，宜养血以流动乎气，降火疏肝以清痰。"提出肺胀病理是痰瘀阻碍肺气所致，可用四物汤加桃仁等药物治疗，为肺胀运用活血化瘀治则开创了先例。

明清以来，有关肺胀论述亦详。明代虞抟《医学正传·咳嗽》说："肺胀者，主收敛……用诃子为君。"强调了肺虚气不敛降的一面。李梴《医学入门·卷五·咳·喘》依肺胀病因不同，列出多种治疗方药，如金沸草散、麻黄杏仁饮、苏沉九宝饮、古百花膏、诃黎勒丸等，丰富了肺胀辨证施治的内容。李中梓《医宗必读·咳嗽》说："肺胀嗽而上气，鼻扇抬肩，脉浮大者，越婢加半夏汤主之，无外邪而内虚之肺胀，宜诃子、海藻、香附、瓜蒌仁、青黛、半夏、杏仁、姜汁为末，蜜调噙之。"指出肺胀辨治，应区别有无外邪。清·李用粹《证治汇补·咳嗽》提出，肺胀有"气散而胀者，宜补肺；气逆而胀者，宜降气，当参虚实而施治"，说明肺胀的辨证施治当分虚实两端。张璐《张氏医通·肺痿》突出了肺胀病理性质的主要方面，他提出"盖肺胀实证居多"。秦景明撰·秦皇士补辑的《症因脉治》记述了肺胀各种脉象形态、主病及其预后的关系，如"喘证论"认为："肺胀之脉，寸口独大，或见浮数，或见浮紧，浮数伤热，浮紧伤寒，寸实肺壅，浮芤气脱，和缓易治，代散则绝。"

由于肺胀是多种慢性疾患迁延转化而成，先后病理演变复杂多端，故当与咳嗽、喘证、痰饮等疾病互参，并注意与心悸、水肿（喘肿）、喘脱等病证的联系。

西医学之慢性支气管炎合并肺气肿、慢性肺源性心脏病，临床表现与本病颇为相似，故可按本篇内容辨证施治。

【病因病机】

（一）病因

本病的发生，多因久病肺虚，痰浊潴留，每因再感外邪，诱使病情反复发作加剧。《症因脉治·喘证论》谓："肺胀之因，内有郁结，先伤肺气，外复感邪，肺气不得发泄，则肺胀作也。"

1. 久病肺虚：如内伤久咳、支饮、喘哮、肺痨等肺系慢性疾患，迁延失治痰浊内蕴，肺气郁阻，日久气阴耗伤，导致肺虚，成为发病的基础。

2. 感受外邪：肺虚卫外不固，外邪六淫每易反复乘袭，诱使病情发作，并呈进行性加重。

（二）病机

1. 病变主要在肺，继则累及脾肾，后期及心肺主气，开窍于鼻，外合皮毛，主表、卫外。故外邪从口鼻皮毛入侵，首先犯肺。邪气壅肺，肺气宣降不利，上逆而为咳，升降失常则为喘，或津液失于输化而成痰，久则肺虚，气阴耗伤，导致肺的主气功能失常，遂使六淫乘袭或他脏之邪干肺，而成肺胀。《诸病源候论·咳逆短气候》："嗽则气还于肺间，则肺胀，肺胀则气逆。"

脾为肺母，肺病日久，子耗母气，则脾运失健，导致肺脾两虚，脾虚不能散精上归于肺，肺病不能输布水精，则聚为痰浊。足少阴肾脉从肾上贯肝膈，入肺中，循喉咙，夹舌本。"肺为气之主，肾为气之根。"肾能助肺纳气，若肺病日久，累及于肾，精气耗损，肺不主气，肾不纳气，可致气喘日益加重，吸入不易，呼吸浅短难续，动则更甚。肺与心脉相通，同居上焦，肺朝百脉，肺气辅助心脏运行血脉。久咳久喘，肺病日深，治节失职，心营不畅，则肺病及心，而致心气、心阳虚衰，心脉瘀阻，喘悸不宁。心阳根于命门之火，如肾阳不振，进一步导致心肾阳衰，可以出现喘脱危候。

此外，病变还可涉及肝。如在感受外邪急性发病阶段，可因痰热内郁，热极生风，或阴液耗损，虚风内动，出现抽搐震颤等症。

2．病理因素主要为痰浊、水饮、瘀血，三者互为影响，兼见同病。

（1）本病的病理因素主要是痰。痰的产生病初由肺气郁滞，脾失健运，津液不化而成。渐因肺虚不能化津，脾虚不能转输，肾虚不能蒸化，痰浊潴留，成为不易蠲除之"夙根"。久延痰从寒化则成饮。若复感风寒，则可形成外寒内饮之证。痰郁化热或感受风热，则可形成痰热证。痰浊壅塞气道，或肺虚吸清呼浊功能减弱，浊邪害清，则痰蒙神窍，可见烦躁、嗜睡、昏迷。若痰热内郁，热动肝风，可见肉瞤、震颤，甚则抽搐。

（2）阳虚阴盛，气不化津，则水饮内生。痰、饮、水、湿，同出一源，俱属津液停积而成，又每可互相转化。如痰从阴化，则为饮为水，水饮留于上焦，迫肺则咳逆上气，凌心则心悸气短；痰湿困于中焦，则纳减、呕恶、脘腹胀闷、便溏；水饮溢于肌肤则为水肿尿少；水饮停于胸胁腹部而为悬饮、臌胀。

（3）久病由气及血，可致血瘀。痰浊蕴肺，病久势深，肺气郁滞，不能治理调节心血的循行，"心主"营运过劳，心阳心气虚衰，无力推动营血，心脉瘀阻，可见心悸，脉结代，唇舌爪甲发绀，颈脉动甚。心主血，肝藏血，心脉不利，肝脏疏调失职，血郁于肝，则瘀结胁下，痞块有形，胀痛拒按。肺脾气虚，气不摄血，或气虚瘀阻，或热甚动血，血不循经，则见咳血、吐血、便血。

（4）痰、瘀、水饮可以相互影响和转化。痰浊久蕴，可以寒化成饮；饮溢肌表则为水；痰浊阻肺，肺气郁滞，治节失司，心脉不利，则血郁为瘀；瘀阻血脉，"血不利则为水"。一般而言，早期以痰浊为主，渐而痰瘀并见，终至痰浊、瘀血、水饮交错为患。惟在不同个体、不同阶段又有主次之分。

3．病理性质多属标实本虚，但有偏实偏虚的不同。

发作期偏于标实，以邪实为主，外邪为风寒、风热，内邪有痰浊、痰热、痰饮、瘀血等。缓解期偏于本虚，以正虚为主。早期多属气虚，部分可呈气阴两虚，由肺而及脾肾；晚期气虚及阳，以肺、肾、心为主，也有阴虚或阴阳两虚者。其中纯属阴虚者较少见。正虚与邪实每多互为因果，如阳气不足，卫外不固，易感外邪，痰饮难以蠲除。而阴虚者，外邪、痰浊易于化热。故虚实之间常互为因果，夹杂出现，邪留伤正，正虚受邪，每致愈发愈频。

肺胀的预后和转归，与体质、年龄、病程及治疗的及时、正确与否均有关系。一般而言，如病程尚短，正虚不甚，经过恰当治疗，注意生活调养，可使病情缓解或中止发展，取得不同程度的康复。但一般地说，因本病多属积渐而成，病程缠绵，经常反复发作，呈进行性加重，多难以根治。尤其是老年、久病体虚患者，感邪发病后，若不及时控

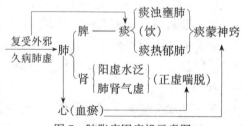

图7　肺胀病因病机示意图

制，极易发生变端。《证治汇补·水肿》谓："若肺胀壅遏，不得卧眠，喘息鼻扇者，难治。"如见气不摄血，咳吐泡沫血痰，或吐血、便血；或痰迷心窍，肝风内动，谵妄昏迷，震颤、抽搐；或见喘脱，神昧，汗出，肢冷，脉微欲绝者，乃阴阳消亡危重之候。

【病证鉴别】

与哮病、喘证相鉴别：肺胀与哮病、喘证均以咳而上气、喘满为主症，有其类似之处。区别言之，哮病是反复发作性的一个独立病种；喘证是多种急、慢性疾病的一个症状，以呼吸急促困难为临床特点；肺胀是多种慢性肺系疾病日久积渐而成，临床表现除咳喘上气外，常伴有胸部膨满，胀闷如塞，甚则见有唇甲发绀，心悸，浮肿，昏迷，喘脱等危重证候。

从肺胀、哮病、喘证三者的关系来看，肺胀可以隶属于喘证的范畴，哮与喘病日久不愈又可发展成为肺胀。此外，肺胀因外感诱发，病情加剧时，还可表现为痰饮病中的"支饮"证。因此临证当掌握其异同，联系互参。

【辨证论治】

（一）辨证要领

本病辨证总属本虚标实，但有偏实偏虚不同。一般感邪发作时偏于邪实，平时缓解期偏于本虚。偏于标实者，须分清风寒、风热、痰浊（水饮）、痰热、血瘀；偏于本虚者当辨别病理性质和脏腑病位，病程早期多气虚、阴虚或气阴两虚；晚期阳气衰微或阴阳两虚。病变脏腑早期多在肺脾，晚期累及肾、心。

（二）治疗要点

治疗应抓住治标与治本两个方面，标实者，根据病邪的性质，分别采用祛邪宣肺（辛温或辛凉）、降气化痰（温化、清化）、温阳利水（通阳、淡渗），甚或凉血化瘀、凉血止血、开窍（凉开、温开）、熄风（清热熄风、养阴熄风）等法。本虚者，当以补养心肺、益肾健脾为主，或气阴兼调，或阴阳两顾。正气欲脱时，则应扶正固脱、救阴回阳为主。

（三）分证论治

1．痰浊壅肺：

[症状] 咳嗽痰多，色白粘腻或呈泡沫，短气喘息，稍劳即著，怕风易汗，脘痞纳少，倦怠乏力。舌质偏淡，苔薄腻或浊腻，脉小滑。

[证候分析] 肺虚脾弱，痰浊内生，上逆于肺，则咳嗽、痰多色白粘腻。痰从寒化成饮，则痰呈泡沫状。肺气虚弱，复加气因痰阻，故短气喘息，稍劳即著。肺虚卫表不固，则怕风、易汗。肺病及脾，脾气虚弱，健运失常，故见脘痞纳少，倦怠乏力。舌质偏淡、苔浊腻，脉小滑乃肺脾气虚，痰浊内蕴之候。

[治法] 化痰降气，健脾益肺。

[方药] 苏子降气汤、三子养亲汤、六君子汤加减。前两方功能降气化痰平喘，但苏子降气汤偏温，以上盛兼有下虚，寒痰喘咳为宜；三子养亲汤偏降，以痰浊壅盛，肺实喘满，痰多粘腻为宜；六君子汤健脾燥湿化痰，偏补，以脾虚兼有痰湿者为宜，可作为症情稳定时的调治方。

药用苏子10g、前胡10g、白芥子10g、莱菔子10g降气化痰，茯苓10g、白术10g、甘草3g健脾益气，陈皮6g、半夏10g、厚朴5g燥湿化痰。

加减：如痰多胸满不能平卧，加葶苈子10g泻肺祛痰；肺脾气虚，易汗，短气乏力，痰量不多，酌加党参10g、黄芪15g、白术10g、甘草3g、茯苓10g健脾益气，补肺固表。

若痰从寒化为饮，外感风寒诱发，喘咳痰多白粘泡沫，见表寒里饮证者，可宗小青龙汤意加麻黄 5g、桂枝 6g、细辛 3g、干姜 3g 散寒化饮。饮郁化热，烦躁而喘，脉浮，用小青龙加石膏汤兼清郁热。

2. 痰热郁肺：

[症状]　咳逆喘息气粗，烦躁，胸满，痰黄或白，粘稠难咯。或身热微恶寒，有汗不多，溲黄，便干，口渴，舌质红，舌苔黄或黄腻，边尖红，脉数或滑数。

[证候分析]　痰浊内蕴化热，痰热蕴肺，故痰黄、粘白难咯。肺热内郁，清肃失司，肺气上逆，则喘咳气逆息粗，烦躁，胸满，便干，溲黄。复感外邪，风热犯肺，故见发热微恶寒，有汗不多等表证。口渴，舌红，苔黄或黄腻，脉数或滑数均为痰热内郁之征。

[治法]　清肺化痰，降逆平喘。

[方药]　越婢加半夏汤、桑白皮汤加减。两方皆能清泄肺热。前方清宣肺气，解表化饮，用于饮热郁肺，外有表邪，喘咳上气，身热，脉浮大；后方清泄肺热，化痰降逆，用于痰热壅肺，喘急胸满，咳吐痰黄，或粘白稠厚者。

药用麻黄 6g、杏仁 10g 宣肺平喘，生石膏 15g、黄芩 10g、桑白皮 10g、葶苈子 10g、鱼腥草 15g、法半夏 10g、贝母 10g、生甘草 3g 清肺化痰。

加减：若痰热内盛，胶粘不易咯吐者，加瓜蒌皮 10g、海蛤粉 6g、风化硝 3g 清热滑痰利肺；痰鸣喘息，不得平卧，加射干、白前泻肺平喘；痰热伤津，口干舌燥，加天花粉 15g、知母 10g、芦根 15g 以生津润燥；阴伤而痰量已少者，酌减苦寒药物，加沙参 10g、麦冬 10g 等养阴。

3. 痰蒙神窍：

[症状]　神志恍惚，谵妄，烦躁不安，撮空理线，表情淡漠，嗜睡，昏迷，或肢体瞤动，抽搐，咳逆喘促，咯痰不爽，苔白腻或淡黄腻，舌质暗红或淡紫，脉细滑数。

[证候分析]　痰迷心窍，蒙蔽神机，故见神志恍惚，谵妄，烦躁，撮空，嗜睡，昏迷。肝风内动，则瞤动抽搐。肺虚痰蕴，故咳逆喘促而咯痰不爽。苔白腻或黄腻，脉细滑数为痰浊内蕴之象；舌暗红或淡紫乃心血瘀阻之征。

[治法]　涤痰、开窍、熄风。

[方药]　涤痰汤加减，另服苏合香丸或至宝丹。涤痰汤可涤痰开窍，熄风止痉，用于痰迷心窍，风痰内盛，神识昏蒙，痰多，肢体瞤动者，为痰蒙神窍的基本方剂。若痰浊内闭证加用苏合香丸温开，若痰热内闭证加用至宝丹凉开。

药用半夏 10g、橘红 6g、茯苓 10g、南星 10g 涤痰熄风，竹茹 10g、枳实 10g 清热利膈，石菖蒲 6g、远志 6g 开窍化痰，僵蚕 10g、钩藤 15g、石决明 30g 平肝熄风。苏合香丸或至宝丹芳香豁痰，清心开窍。

加减：若痰热内盛，身热，烦躁，谵语，神昏，苔黄舌红者，加葶苈子 10g、天竺黄 10g、竹沥 20mL；痰涎壅塞气道，痰鸣喘促不安，另用猴枣散、鲜竹沥水以豁痰利肺；肝风内动，四肢抽搐，加钩藤 15g、全蝎 3g，另服羚羊角粉 3g；血瘀明显，唇甲发绀，加丹参 10g、红花 10g、桃仁 10g 活血通脉；如皮肤粘膜出血、咯血、便血色鲜红者，配清热凉血止血药，如水牛角 15g、生地 10g、丹皮 10g、紫珠草 15g 等。

4. 肺肾气虚：

[症状]　呼吸浅短难续，声低气怯，甚则张口抬肩，倚息不能平卧，咳嗽，痰白如沫，咯吐不利，胸闷，心慌，形寒汗出，舌淡或黯紫，脉沉细数无力，或有结代。

[证候分析] 肺肾两虚，不能主气纳气，故呼吸浅短，声低气怯，张口抬肩，不能平卧。寒饮伏肺，肾虚水泛，则咳痰色白如沫，咯吐不利。肺病及心，心气虚弱，故心慌动悸，形寒，汗出。肺失治节，气不帅血，气滞血瘀，则见舌淡或黯紫，脉沉细数或结代。

[治法] 补肺纳肾，降气平喘。

[方药] 平喘固本汤、补肺汤加减。两方皆可补益肺肾，化痰平喘。但前方益肾纳气作用较强，适用于下虚为主者；后者补肺益气，肺气虚弱者尤宜。

药用党参（人参）10g、黄芪15g、炙甘草3g补肺，冬虫夏草10g、熟地10g、胡桃肉10g、坎脐2条益肾，五味子5g敛肺气，灵磁石30g、沉香3g（后下）纳气归元，紫菀10g、款冬花10g、苏子10g、法半夏10g、橘红6g化痰降气。

加减：若肺虚有寒，怕冷，舌质淡，加肉桂3g、干姜3g、钟乳石15g；兼有阴伤，低热，舌红苔少，加麦门冬10g、玉竹10g、生地黄10g；气虚瘀阻，颈脉动甚，面唇发绀明显，加当归10g、丹参10g、苏木10g活血通脉。如见喘脱危象者，急加参附汤送服蛤蚧或黑锡丹补气纳肾，回阳固脱。病情稳定阶段，可常服皱肺丸。

5. 阳虚水泛：

[症状] 面浮，下肢肿，甚则一身悉肿，腹部胀满有水，心悸，喘咳，咯痰清稀，脘痞，纳差，尿少，面唇青紫，舌胖质黯，苔白滑，脉沉细。

[证候分析] 肺脾肾阳气衰微，气不化水，水邪泛滥，则面浮，肢体尽肿。水饮上凌心肺，故心悸、喘咳、咯痰清稀。脾阳虚衰，健运失职，则脘痞纳少。寒水内盛，故怕冷，尿少。阳虚血瘀，则面唇青紫，舌质黯。脉沉细，舌胖，苔白滑为阳虚水停之征。

[治法] 温肾健脾，化饮利水。

[方药] 真武汤合五苓散加减。前方温阳利水，用于脾肾阳虚之水肿；后方通阳利水，两方配合可加强利尿消肿的作用。

药用附子6g、桂枝10g温肾通阳，黄芪15g、茯苓10g、白术10g益气健脾利水，防己10g、葶苈子10g、川椒目3g、车前子12g（包）、猪苓15g、泽泻15g、生姜3g利水宁心，赤芍10g活血化瘀。

加减：若阳虚甚，畏寒肢冷，加肉桂10g、干姜3g温阳散寒；水肿势剧，加沉香3g、黑白丑5g、万年青根10g根行气逐水；血瘀甚，发绀明显者，加泽兰10g、红花10g、北五加皮10g化瘀行水。

【其他疗法】

（一）单方验方

1. 葶苈子末3~6g，1日3次，饭后服。用于肺胀、心悸、气喘者。

2. 万年青根12~15g，红枣5枚，煎服。用于喘悸水肿。

3. 水蛭粉口服，1次1g，1日3次。用于肺胀喘绀，面色晦暗，胁下积块，舌质紫暗者。

4. 万年青根5~10g，丹参、车前子各10~15g，另吞六神丸，1次5~15粒，1日2~3次。用于治疗肺胀喘悸肿胀者。

5. 黄芪50g，益母草100g，水煎服，1日1剂分2次服。用于肺胀缓解期。

（二）中成药

1. 桂龙咳喘宁：止咳化痰，降逆平喘。用于胸膈胀满，咳嗽喘促，痰白粘稠，咯吐不利。口服。成人1次5粒，小儿1次1粒，2岁2粒，3～7岁2粒，8岁以上按成人剂量服用，1日2～3次。

2. 定喘丸：清热润肺、理气化痰、止咳定喘。用于肺胀日久，动则喘甚，胸闷气短，舌质红少苔者。口服，1次1丸，1日2～3次，温开水送服。

3. 补肺丸：补肺益肾，清火化痰，纳气平喘。用于肺胀肺气不足，气无所主，肾阴亏虚，虚火上炎，阴不敛阳，气不摄纳之虚喘。口服，1次9g，1日3次。

4. 龟鹿补肾片：滋肾益精，纳气平喘。用于肺胀喘促日久，肾不纳气，呼多吸少，神疲形瘦，胸闷短气，动则汗出，肢冷面青，语音低微。口服，1次10g，1日2～3次。

5. 蛤蚧定喘丸：润肺益阴，定喘止咳。用于治疗老年喘嗽肺胀，气短发热，胸满郁闷，动则喘甚。口服，1次1丸，1日2次。

（三）外治法

1. 商陆100g研末，每次取3～5g，加葱白1茎，捣成膏，再加凉开水适量调成糊状备用。先取麝香0.1g，放于神阙穴内（无麝香亦可），再将调好的药糊敷在上面，覆盖纱布，胶布固定。每日换药1次，7天为1疗程。具有定悸消肿的作用，用于肺胀伴有心悸、水肿者。

2. 木鳖子9g、巴豆9粒、桃仁6g、白胡椒9粒。上药焙干碾粉，摊在一块布上，包扎于脚板底（男左女右），2～3天换药1次。对肺胀的临床症状有缓解作用，一般24小时内起效。

【预防调护】

本病是多种慢性肺系疾病后期转归而成，故预防重点是避免外邪再次侵袭机体，应重视原发病的治疗，防止经常感冒、咳嗽迁延发展成为慢性咳喘，是阻止形成本病的关键。既病之后，更应注意保暖，秋冬季节，气候变化之际，尤需避免感受外邪。一经发病，立即治疗，以免加重病情。平时常服扶正固本方药增强正气，提高抗病能力，此外，病室内应经常通风换气，使空气新鲜，同时又要注意保暖，以免遭受风寒诱发或加重病情。饮食宜清淡，多食疏菜、水果之类，禁忌辛辣、生冷、咸、甜之品。有水肿者，应进低盐或无盐饮食；忌饮酒吸烟及避免接触刺激性气体。病情稳定时，可根据情况进行适当的户外活动或室内活动和锻炼，可选择气功、太极拳等，以增强体质，改善肺功能，防止病情发展。

【临证提要】

1. 肺虚复感外邪发病是本病的特点，由于表邪极易传里，所以在发病的早期，就可表现为寒热与喘咳同时存在，治疗当表里同治。

2. 本病总属本虚标实，本虚主要责之肺、脾、肾三脏，早期多为气虚或气阴两虚，进一步发展，可致脾肾阳虚，所以扶正的治疗，当根据肺脾肾三脏亏虚程度的侧重，而采用补肺、健脾、益肾的方法；标实多为感受外邪以及痰、饮、瘀等病理产物的形成，随着病情的进展，瘀血内阻则愈为明显。所以治标的同时，化瘀通脉的方法不可忽视。

3. 对于形丰体胖的患者，无论大便干结或正常，可佐坠痰通腑的方法，如礞石滚痰丸等，以肺与大肠相表里，腑气通畅，则肺易肃降，喘咳易平。但对于形瘦体弱的患者，此法宜慎，稍过则易出现脾胃受损而洞泄不止。

4. 老年、久病体虚的后期患者，每因感邪使病情恶化，但因正气衰竭，无力抗邪，正邪交争之象可不显著，故凡近期内咳喘突然加剧，痰色变黄，舌质变红，虽无发热恶寒表证，亦要考虑有外邪的存在，应注意痰的色、质、量等变化，结合全身情况，综合判断。

【医案精选】

1. 张伯臾医案：

姚某某，女，75 岁。

一诊（1975 年 11 月 15 日）：素有痰饮，近加外感，咳嗽气急口渴，自觉内热；高年心气不足，四末不温，水湿潴留于下，二足浮肿，脉小数促，苔薄白腻。正虚邪实，寒热夹杂，拟标本兼治，益心气而清化痰热。

处方：净麻黄 4.5g，光杏仁 9g，生石膏 24g（先煎），炙甘草 3g，党参 9g，熟附子 9g（先煎），炙苏子 9g，开金锁 30g，鱼腥草 30g，防己 12g，泽漆 18g。

药后诸症恙均减，前方连服 5 剂。

二诊（1975 年 11 月 22 日）：咳嗽减轻，气急渐平，咯痰亦少，胸闷不痛，心悸且慌，四肢渐温，脉细数促不均，舌质暗。太阴痰热日渐清化，心气亏损亦得好转，再拟养心活血，佐以化痰。

处方：熟附片 9g（先煎），党参 12g，炙甘草 6g，当归 15g，木防己 12g，泽漆 15g。

按：本例是外邪引动痰饮宿疾，肺病及心的重症。凡痰饮皆津液所化，而所以在痰饮者，责之于肺、心、脾、肾。患者素有咳痰，乃肺气虚而有痰饮内停，病久则必及心，心气亦损弱。虚人复加外感，则实其实，虚其虚，遂致咳喘脉促，饮溢经络而肿，本虚而标实也；患者又有口渴，自觉内热，四末欠温等症，寒热错杂之象，颇为棘手。据张老先生经验，凡治痰饮久疾，必探其本而标本兼治之，方能获效，若一味治标，必伤其正，非其治也。故本例在用麻杏石甘汤等味清化痰热之时，又用参附等品补益心肺之气，标本兼顾，药效卓著，仅服 7 剂症情大减，继以温阳益气活血之剂而收功。

（《张伯臾医案》）

2. 周仲瑛医案：

患者秦某，男，55 岁。哮喘 5 年，冬夏易发，此次于 10 月复发，迁延 2 个月，上月因外感而加重，乃予入院。症见气急咳喘，不能平卧，胸膈满闷，喉间有水鸡声，痰多色黄，咯吐不易，汗多冷，大便溏薄，舌苔薄黄，脉细滑数。先从痰浊阻肺，肾不纳气论治，予三拗汤、三子养亲汤、二陈汤加南沙参、熟地、沉香、坎脐，同服黑锡丹，经治 9 天，病情尚无好转，喘甚时头汗较多，痰黄如脓，舌质红，舌苔黄，中后光脱，脉细滑数（110 次/分）。

辨证：此属痰热伤阴。

处方：拟麻杏石甘汤加味：用麻黄 3g，杏仁 6g，石膏 30g，甘草 3g，黄芩 10g，桑白皮 10g，川贝 10g，苏子 10g，蛤粉 12g，射干 3g，竹茹 5g。

药后喘急缓而头汗少，越日能停止输氧。上方加鱼腥草、芦根，又经 4 天，脉静（90 次/分），喘递减，仍服上方，1 周后喘平。但咳痰稠黄难咯，口咽干，舌红少津，脉细滑。

阴虚之象已露，转予养阴清化痰热，药用南北沙参、天冬、五味子、白芍、蛤蚧、知母、贝母、白前、杏仁、苏子、生甘草、瓜蒌皮。经治半月，病情得解，继予六味地黄汤加味，巩固后出院。

按：本例始起虽因感寒而作，并见汗多怕冷、便溏、动则喘甚等肾不纳气之症，但痰多色黄、舌苔薄黄、脉数等症，提示病有化热趋势，故投以温化寒痰、补肾纳气等法效均不显，后改予清化痰热，方合效机，终投滋养肾阴而使病情稳定。

（《周仲瑛临床经验辑要》）

自 学 指 导

【重点难点】

1. 肺胀由多种慢性肺系疾患迁延发展而成，临床以喘咳上气，胸部胀满，胀闷如塞，心慌为主症。病久可面唇发绀、身肿，甚或昏迷、抽搐，以致喘脱等危重证候。

2. 病因以久病肺虚为主，由于反复感邪，致使病情进行性加重，病变首先在肺，继则影响脾肾，后期病及于心。病理性质属标实本虚，多由气虚、气阴两虚，发展为阳虚。在病程中且可形成痰、饮、瘀等病理产物。标本虚实常兼夹或互为影响。病久因邪盛正虚，可发生痰迷心窍、气不摄血、正虚喘脱等危象。

3. 发作期偏于邪实，以祛邪治标为主；缓解期偏于正虚，以扶正治本为主。正气欲脱时，则应扶正固脱、救阴回阳。

【复习思考题】

1. 肺胀的主要病理因素有哪些？它们关系如何？

2. 肺胀的治疗原则是什么？如何具体运用？

3. 试述肺胀痰蒙神窍、肺肾气虚、阳虚水泛证的临床表现及常用治法、方剂。

【常见文献摘录】

1.《素问·大奇论篇》："肺之壅，喘而两胠满。"

2.《金匮要略·肺痿肺痈咳嗽上气》："上气喘而躁者，属肺胀，欲作风水，发汗则愈。"

3.《诸病源候论·上气鸣息候》："肺主于气，邪乘于肺则肺胀，胀则肺管不利，不利则气道涩，故上气喘逆鸣息不通。"

4.《丹溪心法·咳嗽》："有嗽而肺胀壅遏不得眠者，难治。"

5.《圣济总录·肺胀门》："肺胀者，手太阴经是动病也，邪客于肺，肺先受之，其证气胀满膨膨而喘咳，缺盆中痛，甚则交两手而瞀，是为肺胀也。内经谓肺胀者，虚而满，喘咳倚息，目如脱，其脉浮是也，紫菀汤方……"

6.《杂病源流犀烛·脏腑门》："肺胀本为肺经气分之病，故宜以收敛为主，宜诃子青黛丸、清化丸。即夹痰、夹血者，亦不离乎气，不得专议血、专议痰也。"《医醇滕义·胀》："寒气逆上，肺气壅塞……当温肺降气，以解寒邪，温肺桂枝汤主之。"

7.《寿世保元·痰喘》："肺胀喘满，膈高气急，两胁煽动，陷下作坑，两鼻窍张，闷乱嗽渴，声嗄不鸣，痰涎壅塞……"

8.《证治汇补·咳嗽》："肺胀者，动则喘满，气急息重，或左或右，不得眠者是也。如痰挟瘀血碍气，宜养血以流动乎气，降火以清利其痰，用四物汤加桃仁、枳壳、陈皮、瓜蒌、竹沥。又风寒郁于肺中，不得发越，喘嗽胀闷者，宜发汗以祛邪，利肺以顺气，用麻黄越婢加半夏汤。有停水不化，肺气不得下降者，其症水入即吐，宜四苓散加葶苈、桔梗、桑皮、石膏。有肾虚水枯，肺金不敢下降而胀者，其症干咳烦冤，宜六味丸加麦冬、五味。"

第二章　心系病证

心为血之本，神之舍，脉之宗。心主血脉，主神明，其华在面，开窍于舌，在志为喜，其液为汗。既推动血液在血脉中运行，流注全身而发挥营养和滋润作用，又主宰人体一切生理和心理活动。心的气血是心进行生理活动和发挥功能的基础：心气主要推动血液运行，心血主要濡养心神；心的阴阳则对心的生理活动起调节作用，心阳促进心的活动，起兴奋、温煦的作用，心阴则保持心的宁静，起内守、制约阳热的作用。

心的病理变化主要表现虚实两方面。虚证为气血阴阳的虚损，心气虚、心阳虚表现为心鼓动心脉不足的征象，心血虚、心阴虚是神不守舍的表现；实证为痰、火、瘀血扰阻，表现为心火亢盛、痰火扰心、心血瘀阻等证候。为此，临床有心悸、胸痹、失眠、厥证、痛证、癫狂、痴呆等病变。

此外，心与小肠相表里，心火亢盛可移热于小肠而表现尿赤、尿痛。肺朝百脉，可助心行血；脾统血，为气血生化之源，气血足则血脉充盈，血行脉内；肝藏血，调节心的行血功能；心与肾为心阳与肾水之间的阴阳水火关系，心火必下通于肾，肾水必上济于心，致心肾相交，水火既济。所以心脏的生理病理与肺、脾、肝、肾等有密切的相关性。

第一节　心　　悸

【目的要求】

1. 了解心悸与惊悸、怔忡的区别及相互联系。
2. 掌握心悸的病理机制及其虚实之间互为转化与夹杂的关系。
3. 掌握本病各证型的辨证施治。
4. 了解重证、危候的症状表现及一般处理。

【自学时数】

5 学时。

心悸是指患者自觉心中跳动，心慌不安的一种病证。

本病因其轻重程度和发病情况不同，有惊悸、心悸、怔忡等多种病名，但均为性质相同的疾病。惊悸多属阵发，发病与情绪有关，较轻；心悸则心无外因所惊亦自然发作，病稍重；怔忡则多为持续性，病情较重。《医学正传·怔忡惊悸健忘证》说："惊悸者，蓦然而跳跃，惊动而有欲厥之状，有时而作者是也。""怔忡者，心中惕惕然，动摇而不得安静，无时而作者是也。"

《内经》虽无心悸病名，但对其病因、病机、临床表现已有所论述。《素问·举痛论》曾指出："惊则无所倚，神无所归，虑无所定，故气乱矣。"《素问·至真要大论》有"心澹澹大动"，《灵枢·本神》有"心怵惕"的记载。

汉代张仲景创惊与悸病名，认为发病与惊扰、水饮、虚劳及汗后受邪等因素有关。如《金匮要略·惊悸吐衄下血胸满瘀血病脉证治》分述了惊与悸的不同病机："寸口脉动而弱，动则为惊，弱则为悸。"后世医家注解为："惊自外至者也，惊则气乱，故脉动而不宁；悸自内惕者也，悸因中虚，故脉弱而无力。"（《医宗金鉴·卷二十》）

宋《济生方》提出怔忡病名，并阐述其病因、病机："夫怔忡者，此心血不足也。""真血虚耗，心常失辅，渐成怔忡。"另外，"冒风寒暑湿，闭塞诸经"，"五饮停蓄，湮塞中脘"，亦能令人怔忡。

后世医家分别对惊悸与怔忡加以论述，对其发病机理、治疗方法多有新见解。元代朱丹溪提出惊悸怔忡"责之虚与痰"，认为血虚与痰火是致病的主要原因。《丹溪心法·惊悸怔忡门》指出："怔忡者血虚，怔忡无时，血少者多，有思虑便动，属虚。时作时止者，痰因火动。"《景岳全书》认为，心悸的发生与肾关系密切："凡治怔忡、惊悸者，虽有心、脾、肝、肾之分，然阳统乎阴，心本乎肾，所以上不宁者，未有不由乎下。"主张用左归、右归饮为培补根本。《医林改错》则认为，瘀血内阻亦能导致心悸，可用血府逐瘀汤治疗。《张氏医通·神志门·悸》说："夫悸之症状不齐，总不外于心伤……若夫虚实之分，气血之辨，痰与饮，寒与热，外感六淫，内伤七情。在临证辨之。"对本病虚实两方面的病变及多种病因有较详细的阐述。

凡心脏搏动增强，频率、节律的异常等均可引起心悸。各种器质性和功能性心脏病，如心肌炎、心律失常（窦性心动过速、期前收缩、心房纤颤、心动过缓、房室传导阻滞等）以及神经衰弱、循环衰竭等疾病，表现以心悸为主症者，均可参照本篇处理。

【病因病机】

（一）病因

1. 体质虚弱：可因素质不强，久病，各种失血，劳欲过度，造成气血阴阳诸种亏虚，使心失所养。

（1）素质不强：因先天禀赋薄弱或后天失于调养等种种因素，造成体质虚弱。

（2）久病：多种长期慢性疾病，导致正虚不复，耗伤心之气阴，而致心悸。

（3）各种失血：包括急性大量出血及长期慢性少量失血。如吐血、便血、咳血及妇女月经过多等，导致心血亏虚。

（4）劳欲过度：劳倦伤脾，生化乏源，则气血渐亏。多欲伤肾，肾精下夺，心肾失交，水不济火，均可致心失所养。

2. 情志刺激：以忧思、惊恐为主。

（1）忧思：由于较长时间忧愁思虑过度，劳伤心脾，阴血暗耗，又影响脾胃生化之源，渐致气血两亏，心失所养；或因忧思过度，心脾气机郁结，气郁生痰，痰郁化火，上扰心神，皆致心悸。

（2）惊恐：因大惊卒恐，如耳闻巨响，目睹异物，或遇险临危，以致心气紊乱，发生心悸。如《内经》说："惊则心无所依，神无所归，虑无所定，故气乱矣。"

3．感受外邪：主要指某些热病或痹证的风寒湿热之邪。

（1）某些热病，邪气内传，扰乱心神，耗伤心之气血阴阳，发生心悸。《伤寒论》有"伤寒脉结代，心动悸"，《温病条辨》有"下焦温病，热深厥甚，脉细促，心中澹澹大动"的记载。

（2）痹证反复发作，邪气由血脉内侵于心，痹阻心脉，引起心悸。故《素问·痹论》说："脉痹不已，复感于邪，内舍于心。"

（二）病机

1．病变主脏在心，但与脾、肾有密切关系：心悸的病位在心，是"心脏之气不得其正"。所谓心脏之气，有心主血脉和主神明两方面的功能，凡有异常，皆可生悸。心与其他脏器有整体关系。《灵枢·口问》篇："心者，五脏六腑之主也……心动则五脏六腑皆摇。"说明心与他脏可以相互影响，交互为患。故心悸常可涉及其他脏器，一般与脾肾的关系较为密切。如脾虚生化乏源，气血不足；或肾精亏耗。致心失所养，则可表现心脾、心肾同病。若心脾气机郁结，生痰动火，肾虚水不济火，心肾失交，则痰火上扰心神而致心悸。

2．病理变化有虚实之分，虚实之间可互相转化兼夹：心悸的病理，不论是心脏本身病变或他脏的影响，总不外虚实两个方面，而以虚为主。虚是指气血阴阳的亏虚，因心失所养而悸；实为痰（饮）、火、瘀，因邪气扰心所致。但本病总属虚多实少。但邪实可致正虚，如火旺则阴伤。故实证日久，耗伤正气，可分别伴见气血阴阳的虚损，出现气阴、气血、阳气、阴阳并虚证候。正虚亦可兼夹邪实。如阴虚则火旺，灼津成痰；阳虚则津停为饮为痰；气血亏虚则血脉不利为瘀，出现痰火上扰、痰瘀互结证候。虚实间互为因果，故临床以虚实夹杂者为多。

3．后期可出现心阳欲脱的危重证候：本病屡发不已，实证转虚，虚证加重。或为气虚阳衰，或由阴伤及阳，乃至病损涉及五脏而出现心阳欲脱的危重证候。心阳衰竭，则血脉不利而成瘀；脾肾阳虚，水失转输、蒸化，而为水肿重证；心阳欲脱，肺肾两虚，不能主气、纳气，而见喘脱危象。

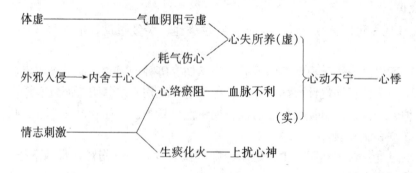

图 8　心悸病因病机示意图

【病证鉴别】

与惊悸、怔忡的鉴别：三者在诱发因素、发作时间、病势及发展趋势方面有所不同，但亦有联系。惊悸发作与外来刺激、情绪波动有关，时作时止，阵发性，病情较轻，日久可成心悸。心悸为劳累后发作，活动后悸动明显，病情较重，日久不愈可成怔忡。怔忡者，无诱因亦自然发作，持续不已，病情重，易致水肿、喘脱等危重证候。

【辨证论治】

（一）辨证要领

1. 辨气血阴阳之亏虚：本病以虚为主，主要表现为气血阴阳的亏虚。除心悸的主症外，气虚者，兼见气短，乏力，自汗，每遇劳累则病情加重，舌淡红苔薄白，脉弱；血虚者，兼见面色㿠白，疲乏倦怠，头晕失眠，舌淡苔白，脉细；阴虚者，兼见口干口渴，五心烦热，大便秘结，舌红少苔，脉细数；阳虚者，兼见畏寒肢冷，胸闷胸痛，舌淡苔薄白，脉迟。临床有的病人亦或表现为气血两虚、气阴两虚、阴阳两虚或气血阴阳俱虚，其临床表现较为复杂，病情亦较为严重。

2. 辨病变之虚实夹杂：本病临床多表现为虚实相兼，所谓虚是指气血阴阳的亏虚，所谓实是指水饮、痰浊、气滞、血瘀和火邪等。虚实夹杂着，一般病情较重，表现复杂，辨证较为困难。故在辨证时，不仅要重视正虚的一面，还要注意邪实的一面，并分清虚实之轻重程度，判断病情之虚实转化，才能确立正确的治疗方法，虚实兼顾，攻补兼施，不致徒执单纯一法。

3. 辨脉象：观察脉象变化是心悸辨证中重要的内容，心悸常见的脉象有，一息六至之数脉，一息七至之疾脉，一息八至之极脉，一息九至之脱脉，一息十至以上之浮合脉。一息四至之缓脉，一息三至之迟脉，一息二至之损脉，一息一至之败脉，两息一至之夺精脉。可见数时一止，止无定数之促脉，缓时一止，止无定数之结脉，脉来更代、几至一止之代脉，或见脉象乍疏乍数，忽强忽弱。临床应结合发病和证候表现，推断脉证从舍。一般认为，阳盛则促，数为阳热，若脉虽数、促而沉细、微细，伴有气短、浮肿、肢冷、舌淡者，为虚寒之象。阴盛则结，迟而无力为虚寒，脉象迟、结、代者，一般多属虚寒，其中结脉常为气血凝滞，代脉则为元气虚衰、脏气衰微。凡久病体虚而脉象弦滑搏指者为逆，病情重笃而脉象散乱模糊者病危之象。

（二）治疗要点

本病临床表现错综复杂，往往虚实相兼、气血阴阳同病，故在治疗上应主要掌握好以下三点：

1. 补虚：由于本病的病位主要在心，证候特点是虚实相兼，以虚为主，故补虚是治疗本病的基本原则。当视其脏腑气血阴阳亏虚情况的不同，或补益气血之不足，或调理阴阳之虚衰，以求阴平阳秘、气血调畅，使脏腑功能恢复正常。

2. 泄实：本病之邪实，主要有水饮、痰火、气滞和血瘀几个方面，故温化水饮、化痰泄火、行气活血为常用的泄实方法。由于邪实往往同正虚同时存在，或几种邪实的因素并存，在具体治疗方法上应虚实兼顾，攻补兼施，给以恰当的治疗。

3. 安神：由于本病的临床主要特征为心中悸动不安，故心神不宁为其共性，临床治疗应在补虚与泄实的基础上，酌情配伍养心安神或镇心安神的方药，以图达到标本兼治，取得更好的治疗效果。

（三）分证论治

1．气血不足：

[症状] 心悸不安，活动后易发，休息后减轻。气短，自汗，神倦，头晕，失眠，健忘，面色㿠白无华，舌质淡红，脉象细弱。

[证候分析] 气血亏虚，不能养心，故心悸不安；劳则气耗，故活动后易发，休息后减轻。宗气虚弱，腠理不固，则气短自汗。气虚血少，不能上荣，心神不宁，则见神疲，头晕，失眠，健忘。面白，舌淡，脉象细弱为气血不足，血脉不充之象。

[治法] 补气益血，养心安神。

[方药] 归脾汤、炙甘草汤加减。归脾汤补益心脾气血，用于气血不足的心慌失眠、神疲等症。炙甘草汤益气养血，通阳复脉，用于气血不足，心阴虚，而心阳阻遏，心脉不畅所致的脉结代、心动悸等症。前者益气、养血，安神力强；后者尤善调阴阳而通血脉。

药用党参12g、黄芪12g、白术10g、炙甘草5g补益心气，当归10g、熟地10g、龙眼肉10g养血补心，炙远志10g、酸枣仁12g、五味子6g安神宁心。

[加减] 心阴不足，心烦，口干，加麦冬10g、玉竹10g滋养心阴；气血亏虚，心脉失畅，脉结代，加桂枝10g，重用炙甘草益气通阳复脉；心胆虚怯，善恐易惊，加朱茯神10g、菖蒲10g、龙齿20g，重用酸枣仁以安神定志，或合定志丸。

2．阴虚火旺：

[症状] 心悸不宁，思虑劳心尤甚。心烦少寐，头晕目眩，耳鸣，面赤升火，舌红、苔少。或薄黄苔，脉细数。

[证候分析] 心阴亏损，不能养心，心火内动，扰及心神，故心悸不宁，心烦少寐。思虑劳心则耗阴动火，故悸尤甚。心肾阴虚、虚火上扰，故头晕目眩，耳鸣，面赤，舌红苔黄，脉细数。

[治法] 滋阴降火，宁心安神。

[方药] 天王补心丹、朱砂安神丸加减。前者滋养心阴，用于心中虚烦悸动，失眠头晕；后者滋阴清火、镇心，用于心中悸烦不安，面赤烘热，口干苦等。两方比较，一者长于滋阴养血，一者重在苦寒泻火。

药用麦冬10g、生地10g、玉竹10g、丹参10g滋阴养血，黄连5g、山栀10g清心降火，酸枣仁12g、柏子仁12g、磁石30g安神镇心。

加减：肾阴亏耗，虚火妄动，遗精，腰酸，酌加黄柏10g、知母10g、龟板20g、山萸肉10g以滋肾泻火；肝阴不足，虚风内动，虚烦，头晕，肉瞤，酌加白芍10g、枸杞10g、制首乌10g、珍珠母25g、牡蛎25g养肝熄风；气阴两虚，气短自汗，合生脉散。

3．痰火扰心：

[症状] 心悸时发时止，受惊易作，胸闷，烦躁，痰多稠粘，头昏，失眠，恶梦纷纭，口干苦，舌苔黄腻，脉弦滑数。

[证候分析] 惊则气乱，痰火易动，故心悸时发时止，受惊易作。痰热壅阻胸膈，则胸闷烦躁。痰火上犯，扰及心神，则头昏，失眠，恶梦。痰多稠粘，口干苦，苔黄腻，脉弦滑数，皆属痰火征象。

[治法] 清化痰热，镇心安神。

[方药] 黄连温胆汤加减。本方清心化痰宁神，用于心悸，胸闷，泛恶，多梦，口苦。

药用黄连 5g、山栀 10g 清心火，竹沥 10g、半夏 10g、陈胆星 10g、远志 10g、竹茹 10g 化痰，茯神 12g、酸枣仁 12g 宁心安神。

加减：痰火壅结，大便秘结，加全瓜蒌 12g、生大黄 6g 涤痰通腑泻火。心神不宁，惊悸不安，加珍珠母 25g、牡蛎 25g、龙齿 25g、龙骨 25g 镇心安神；火郁伤阴，舌质红，少津，加天麦冬 10g、玉竹 10g 养阴生津。

4. 心血瘀阻：

[症状] 心悸，胸闷，阵发性心胸刺痛，或面唇紫暗，舌质带有紫色或有瘀斑，脉涩或结代。

[证候分析] 气滞血瘀，心络失和，心神不安，故心悸。气因血滞，则胸闷。瘀血内停，心络痹阻，故心胸刺痛。面唇紫暗，舌质紫色瘀斑，脉涩或结代，皆为瘀血内阻，血脉运行失畅之征。

[治法] 活血通瘀，行气和络。

[方药] 血府逐瘀汤加减。本方理气活血，和络止痛，用于心胸胁背疼痛。

药用赤芍 10g、桃仁 10g、红花 10g、丹参 10g、川芎 10g、三七 10g 活血化瘀，郁金 10g、玄胡 10g、降香 10g、香附 10g 行气止痛，琥珀 5g 宁心安神。

加减：气滞络痹较著，胸部窒闷，加沉香 5g、檀香 5g、苏噜子 10g 行气通络。夹有痰浊，胸满闷痛，舌苔浊腻，加栝楼 10g、薤白 10g、半夏 10g 豁痰泄浊；兼虚者，酌配补虚之品。

5. 心阳虚弱：

[症状] 心悸不安，动则更甚，或怔忡不已，胸闷，气短，甚则喘促难卧，动则为甚，汗出不止，怯寒肢冷，面色苍白，舌淡苔白，或舌质胖而淡紫，脉沉细无力或迟或数，或微细欲绝。

[证候分析] 久病体虚，损伤心阳，心失温养，故心悸不宁，甚或怔忡不已。劳则气耗，故加重。胸中阳气虚怯不得舒展，故胸闷，气短。若肺虚不能主气，肾虚不能纳气，则喘息难卧，动则为甚。阳虚外寒，则怯寒肢冷。阳虚不能上荣，则面色苍白。心阳虚弱，血脉失于温运，故舌淡白或淡紫，脉沉细无力而迟，或反见数象。若心阳极度衰竭，心阳欲脱则有汗出肢厥、脉微细欲绝等喘脱危候。

[治法] 温阳益气，宁心安神。

[方药] 参附汤、桂枝甘草龙骨牡蛎汤加减。前方益气温阳，用于心慌气怯，汗出肢冷。后者温通心阳，宁悸安神，用于心悸躁烦，汗多足冷，脉虚大者。一在温阳益气，一在通阳定悸，两方多配合使用。

药用附片、党参（或人参）温补心阳，白术 10g、黄芪 12g、炙甘草 6g 补益心气，龙骨 25g、牡蛎 25g 宁心安神。

加减：阳虚饮邪上逆，头晕目眩，恶心呕吐，加茯苓 10g、半夏 10g、陈皮 6g、生姜 3 片蠲饮降逆，或用苓桂术甘汤加减；阳虚水泛，肢体浮肿，尿少，加茯苓 10g、猪苓 10g、泽泻 10g、万年青根 12g、车前子 12g 渗利水湿；肿甚，加防己、蟾皮，并另用黑丑 3g、蟋蟀 2 只、沉香 1g、琥珀 3g，为末吞服；脘痞腹胀，恶心厌食，加砂仁 3g、川椒 3g 温中和胃；水饮犯肺，悸动喘咳，痰多稀白，加白芥子 10g、苏子 10g、葶苈子 10g 泻肺祛饮降逆；瘀血痹阻，唇舌爪甲青紫，右胁痞块胀痛（肝大），心胸刺痛，加桃仁、红花 10g、丹参

10g、泽兰 10g 活血化瘀；肾不纳气，心阳欲脱，喘剧汗多，加服参蛤粉 2g 或黑锡丹以回阳固脱，摄纳肾气；兼有阴伤，见舌偏红，脉细数，加麦冬 10g、玉竹 10g 阴阳兼补。

【其他疗法】

（一）单方、验方

1. 朱砂 3 g，塞入猪心中煮服，治各种心动过速。
2. 朱砂 0.3 g、琥珀 0.6 g，每日 2 次吞服，治各种心动过速。
3. 玉竹 15 g，水煎服。每日 1 剂，30 天为 1 疗程，治心悸具有阴虚证候者。
4. 紫石英 10～15g，水煎服。镇惊定志，适用于心悸不宁。
5. 苦参 20g，水煎服。清热宁心，适用于心悸而脉数或促者。

（二）中成药

宁心宝：每次 2 粒，每日 3 次。用于各种原因所致各类心律失常。包括各类型早搏、房室传导阻滞、窦房结和房室传导功能低下。

【预防调护】

凡本病患者，应积极治疗原发病，注意保持情绪乐观，少进辛辣食物，忌烟、酒、茶。情绪激动，感受外邪，饮食不当，劳累过度等，均易诱发心悸，故须避免。注意劳逸结合。轻证患者宜适当锻炼；怔忡重证，应充分休息；水肿者尚应忌盐；出现喘脱立即抢救。

【临证提要】

1. 分别虚实主次：本病以虚实错杂者为多，但总属虚多实少。临证时应分别其主次用药。惊悸一般多实或实中夹虚；心悸则虚证较多；怔忡则以虚为主。有时标实掩盖本虚，仍当注意治本顾标。

2. 观察脉象变化：心主血脉，故心悸宜重视脉象变化。脉数而弦滑有力为痰火内盛。脉细数无神为阴血不足兼有虚火，或为阳气亏虚。脉促为热盛，兼气滞血瘀。脉缓而虚大无力为元气不足。脉沉迟为阳虚内寒。脉细弱而缓为气血俱虚。结为气血虚甚；代为脏气衰弱，但气滞血瘀痰阻亦常见结代脉。脉象叁伍不调为脏气虚衰。凡久病体虚而脉弦滑搏指者为逆；病情重笃而脉象散乱模糊者危。

3. 注意惊悸、心悸、怔忡的区别：怔忡患者应警惕重危证候的发生，但心悸的轻重与病情并不完全一致。少数病人心悸虽轻，但病情却重，甚至可能出现心阳暴脱者，须十分留神，结合有关检查以掌握预后。

4. 心悸脉数以虚为主：一般而论，数脉为热，但有虚热实热之分。心悸多见数脉，且以虚为主。《内经·脉要精微》言："数则烦心。"因心主血脉，邪热扰心，脉故数。但气血阴阳不足，心动不宁，脉亦数。所以心悸见数脉以虚为主，特别是心阳虚衰者尤多。辨别虚实的关键在于脉之有力无力。张景岳曾云："脉数之病，惟损最多。愈虚则愈数，愈数则愈危。岂数皆热病乎？若以虚数作热，则万无不败者矣。"

【医案精选】

1. 程原仲医案：

兵部中方公，今江夏时患病，遣人之武陵迎预予。来人言公病惊悸心跳，夜眠不安。及至暑诊脉，两关洪滑。予曰：痰证也。公曰惊悸心跳，不得眠者，为心血虚。医亦有云痰者，今加贝母于养血安神汤中，服之罔效。予曰：不得眠为血虚，在常人则然，公痰证过重，用贝母治之，何异杯水救车薪之火！遂用半夏15g，枳实、竹茹各3g，橘红5g，生甘草2g，姜7大片，服之即安。再剂，半夏减作9g，药3投，疾痊愈。公问曰：不眠者，忌用半夏，今反以为君，加至15g，与古人治法得毋背驰乎？曰：此温胆汤耳，古人用以治有痰惊悸也。公体厚，素多痰，且两关脉甚滑，非重剂何以能瘳？故半夏4倍于他药。

按：心悸之证以本虚为主，而又以血不养心者为多，但临证应以辨证为据，不能墨守成规。凡气郁生痰，上扰心神者，痰不化则神不安。温胆汤实为化痰安神之良方。

（《程原仲医案》）

2. 徐大椿医案：

淮安巨商，程某母，患怔忡，日服参术峻补，病益甚，闻声即晕。诊视见二女仆从背后抱持，二女仆遍体敲摩，呼：太太无恐，吾侪俱在也。犹惊惕不已。余以清痰之药去其涎，以安神之药养其血，以重坠补精之药纳其气，稍得寝。半月余惊恐全失，开船放炮亦不动，船挤喧嚷欢然不厌，盖心为火藏，肾为水藏，肾气夹痰以冲心，水能克火，则心振荡不能自主。使各安其位，则不但不相克，而且相济，自然之理也。

按：怔忡闻声即晕伴惊惕不已似应属虚证，但参术峻补病益甚，给清痰、安神养血，并以重坠补精之药，病情得转，实属虚实夹杂。虚者心易惊，惊则心无所依，故养血补精培其本，化痰祛其邪，心神则能得安。

（《洄溪医案》）

3. 刘惠民医案：

李某，男，52岁，1955年12月18日初诊。于1934年某日，突感心慌、胸闷、心跳加速，脉快，经用治疗后好转。此后上症经常发作，时间长短不定，多于紧张、劳累、气候变化等情况下诱发。1949年曾有1次发作持续6天之久，经用奎尼丁后始得控制，但其后仍时有发作，近年来发作逐渐频繁，有时一天即可发作数次，时感心烦，失眠，食欲欠佳。面色赭红乏泽，两目下发青，舌质淡红，舌苔白厚，气息短浅，脉濡细。

辨证：心肾虚弱，痰瘀内阻。

治法：滋肾养心，温阳健脾，益气豁痰，通络开瘀。

处方：炒酸枣仁30g，枸杞子12g，菟丝子9g，橘络9g，白术9g，鸡内金9g，槐米9g，海藻9g，麦冬9g，钩藤9g，豆豉9g，柏子仁9g。水煎两遍，分2次温服。另以猪心一具（烘干），琥珀25g，朱砂18g，三七30g，人参12g，麝香0.9g，蛤蚧18g。共研细粉，每日3次，1次1.5g，以蜜调服。

12月31日又诊：服药10剂，并配服药粉，睡眠略好，心慌发作次数较前减少，发作时间亦较前缩短，仍有时烦躁不适，舌苔厚略黄，脉诊同前。原汤药方加龙齿9g，山栀皮6g，灯心1.5g，煎服法同前。继服药粉。

1956年7月4日随访：又服汤药数10剂，并配药粉，烦躁逐渐减轻，阵发性心悸已数月未发，偶于疲劳、紧张时小发，亦极轻微，不用药物短时可自行缓解。目前仍间断服用汤药，持续服用药粉。嘱原汤药方去山栀、豆豉、灯心，药粉方去麝香，断服。

按：肾阴为诸脏阴之本，肾阴不足，心失所养，则心神难安。心肾亏虚，津液代谢失常，血液运行障碍，则痰瘀内生。滋肾养心，化痰祛瘀，虚实并治，则痰瘀渐消，心肾得复，心神能安。待病情好转，给以粉剂常服，重在培本以固疗效。

（《刘惠民医案选》）

自 学 指 导

【重点难点】

1. 心悸是指病人自觉心跳不安，甚则胸前有抬举感，慌乱不能自持的疾病。

2. 心悸的发生与体质虚弱、精神刺激及外邪入侵有关。病理变化有虚实两个方面。虚者为气血阴阳亏耗；实者有痰、火、瘀的不同。虚实往往错杂，并可互相转化。病位在心而涉及他脏，尤与脾肾较密切。日久正虚，可以发展为阳虚水泛，心阳欲脱的危重证。

3. 辨治应分虚实。虚者益气、养血，滋阴温阳；实者化痰清热，活血祛瘀；虚实夹杂者，分主次缓急兼顾。无论治虚治实，均可酌情配入镇心安神之品。出现水肿、喘脱等重危证候，须及时救治。

【复习思考题】

1. 试述惊悸、心悸、怔忡的区别和联系。
2. 试述心悸的发病机制。
3. 心悸阴虚火旺证与痰火扰心证的辨证施治有何不同？
4. 气血不足与心阳虚弱的心悸，在临床辨证上有何区别？
5. 试述心悸重危证候的病理机制、临床表现和治疗原则。

【常见文献摘录】

1. 《素问·痹论》："心痹者，脉不通，烦则心下鼓、暴上气而喘，嗌干。善噫，厥气上则恐。"

2. 《灵枢·经脉》："手少阴气绝则脉不通，脉不通则血不流，血不流则髦色不泽，故其面黑如漆柴者，血先死。"

3. 《济生方·惊悸怔忡健忘门》："或因事有所大惊，或闻虚响，或见异相，登高涉险，惊忤心神，气与涎郁，遂使惊悸。""夫怔忡者，此心血不足也。盖心主于血，血乃心之主，心乃形之君，血富则心君自安矣。"

4. 《丹溪心法·惊悸怔忡》："怔忡者血虚。怔忡无时，血少者多，有思虑便动，属虚。时作时止者，痰因火动，瘦人多因是血少。肥人属痰，寻常者多是痰。其觉心跳者是血少。四物朱砂安神之类。"

5. 《证治汇补·惊悸怔忡》："心血一虚，神气失守，神去则舍空，舍空则郁而停痰，痰居心位，此惊悸之所以肇端也。""有停饮水气乘心者……故筑筑跳动，使人有怏怏之状，其脉偏弦。""有阳气内虚，心下空豁，状若惊悸，右脉大而无力者是也。"

第二节 胸 痹

【目的要求】

1. 了解胸痹的概念和主症，明确胸痹的病因和病理基础。
2. 掌握本病的辨治要点、各证的证候特点及治法方药。
3. 了解胸痹出现真心痛的危候。

【自学时数】

5学时。

胸痹是指当胸闷痛，甚则胸痛彻背，短气，喘息不得平卧的一种疾病。轻者仅感胸闷如室，呼吸欠畅；重者则胸部满闷而痛；严重者心（胸）痛彻背，背痛彻心（胸）。

《内经》虽无胸痹之名，但对"心痛"、"真心痛"等已有记载。《灵枢·五邪》篇云："邪在心，则病心痛。"《素问·藏气法时论》说："心痛者，胸中痛，胁支满，胁下痛，膺背肩胛间痛，两臂内痛。"《灵枢·厥论》对真心痛的临床表现有较详细的描述："真心痛，手足青至节，心痛甚，旦发夕死，夕发旦死。"《灵枢·五味》篇并指出："心病宜食薤。"胸痹病名首先见于《金匮要略》。该书列《胸痹心痛短气病脉证并治》专篇详加论述，指出："阳微阴弦，即胸痹而痛，所以然者，责其极虚也。今阳虚知在上焦，所以胸痹心痛者，以其阴弦故也。"认为病机在于胸阳不振，阴邪上乘所致。其临床表现有轻重不同。轻者"胸中气塞短气"；稍甚者"喘息咳唾，胸背痛，短气"；重者"心痛彻背，背痛彻心"。并主张分虚实论治，但主要在于攻邪治标。以通阳散寒，理气豁痰为主，列栝楼薤白半夏汤、乌头赤石脂丸、人参汤等九方，深为后世医家所推崇。元代《世医得效方》提出用苏合香丸芳香温通"治暴卒心痛"；明代《证治准绳·诸痛门》用大剂红花、桃仁、降香、失笑散等治疗死血心痛；清代《医林改错》创血府逐瘀汤治疗胸痛，为活血化瘀法治疗本病奠定了基础。

胸痹既是一个独立的疾病，但也可能是痰饮、胃脘痛、心悸、真心痛等疾病过程中所表现的证候。本病主要见于冠状动脉粥样硬化性心脏病，但慢性胃炎、食管炎、慢性气管炎、肺气肿、心肌病以及某些神经官能症具有胸痹表现者，均可参照本篇辨证施治。

【病因病机】

（一）病因

引起胸痹的病因主要为寒邪内侵、饮食不当、情志失调、年老体虚等。

1. 寒邪内侵：阴寒之邪乘虚侵袭，寒凝气滞，痹阻胸阳，而成胸痹。故本病北方多于南方，严冬季节发病率增高。《诸病源候论·胸痹候》曾说："寒气客于五脏六腑，因虚而发，上冲胸间，则为胸痹。"

2. 饮食不当：过食肥甘生冷，或饮酒过度，脾胃受损，运化失健，聚湿生痰，痰浊阻遏胸阳，发为胸痹。

3．情志失调：终日伏案作业，思虑劳心过度，气机失畅，以致胸阳不展；或因思虑过度伤脾，脾失健运，痰浊内生，痹阻胸阳；或郁怒伤肝，肝失疏泄，气滞血瘀，心脉痹阻，不通则痛。

4．年老体虚：年过半百，肾气渐衰，肾阳虚衰则不能鼓舞五脏之阳，以致心气不足，心阳不振，血脉不利，发为胸痹。肾阴亏虚，则不能滋养五脏之阴，肾水不能上济于心，则阴伤气耗，心脉失于充养；或阴虚火旺，灼津为痰，痰瘀痹阻，皆致胸阳失运，心脉阻滞，发生胸痹。故本病多见于中老年人。

此外，若久患心悸、咳喘等病，胸阳不振，痰浊痹阻，气血不利，亦可致本病。

（二）病机

1．胸阳不振是本病的病理基础：胸在上焦，内藏心肺。心主血脉，肺主治节，两者相互协调，气血得以正常运行。如胸阳不振，阴寒痰浊内聚，痹阻脉络，血瘀气滞，则每易遭受各种诱因而致阳虚阴乘，邪痹心胸，胸阳失旷，促使胸痹发作或加重。《医门法律·中寒门》说："胸痹心痛，然总因阳虚，故阴得乘之。"

2．病理因素为阴寒、痰浊、瘀血相互为患：阴寒、痰浊均可阻滞胸阳，致阳气不得舒展，形成胸痹。若气滞络痹，血郁成瘀；或胸痹久发，寒凝痰阻，血瘀络痹，终致阴寒、痰浊、瘀血三者交互为患，夹杂并见。由于阳虚每易滋生痰浊，日久常常痹阻血络，故本病以痰瘀互结者为多。

3．病理性质总属标实本虚：一般多偏于标实，病久及老年体虚者可见虚证。

（1）本虚标实：因脏气功能不强，胸阳不振，阴寒、痰浊、瘀血内聚所致，故为本虚标实证。虚实之间可互为影响，因阴邪易伤阳气，阳虚则阴邪内聚。

（2）多偏于标实：病势明显阶段，因寒、痰、瘀等邪气阻遏胸阳，不通而痛，故偏于标实。即使病久正虚或老年体虚者，在发作阶段，亦属邪实为主或虚实夹杂。

（3）病久或老年体虚者可见虚证：胸痹久发，可由实致虚，于标实缓解阶段表现各种虚象。若初为胸阳、脾气不振，日久及肾；或迳以肾阳亏虚为主。痰瘀久郁化火伤阴，或老年肝肾亏虚，肾水不能上济，则为心肾（肝）阴虚。各种虚证常多错杂，可见气阴两虚、肝肾阴虚、阳气虚弱等证候。

4．胸痹久发，可见真心痛危候：本病反复发作，正气愈衰，邪气益盛，病情演变加重，可致痰瘀阴寒闭塞心脉，阳气虚衰欲脱之真心痛危候。症见心胸剧痛，汗出肢冷，面白唇紫，手足青至节，脉微细结代，甚则气息微弱，汗出如雨，神昧不清。若未及时救治，常可危及生命。

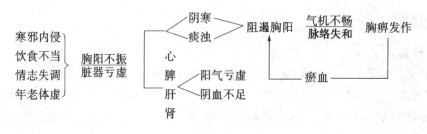

图9　胸痹病因病机示意图

本病预后颇不一致，少数胸痹为某些疾病过程中出现的症状，则随原发病的治愈而好转。若系中年以后发生，反复发作，则病情较为顽固，如治疗得当，可获较长时间的缓解；若失治或调摄失宜，病情进展，出现真心痛危候，则预后较差。

【病证鉴别】

1. 胸痹与胸痛：胸痹以胸部闷塞为主，多属独立的疾病，以胸阳痹阻为主要病机；胸痛以胸部疼痛为主，系多种心、肺疾患乃至胸部筋脉肌骨病变的症状。但两者皆病在胸，胸痹亦可表现胸痛，胸痛亦可兼见胸闷，故部分病人两者并见。

2. 胸痹与真心痛：真心痛为胸痹之危重证，预后较差。凡胸痹反复发作，频率增加，症状加重，应警惕真心痛发生。若出现心胸剧痛不止，持续半小时以上，一般治疗方法无效，应考虑为真心痛。如伴汗出、肢冷、唇甲青紫、脉微欲绝，应迅速抢救。

【辨证论治】

(一) 辨证要领

1. 辨疼痛发生的部位：局限于胸膺部位，多为气滞或血瘀；放射至肩背、咽喉、脘腹，甚至臂、手指者，为虚损已显，邪阻已著；胸痛彻背，背痛彻心者，多为寒凝心肺或阳气暴脱。

2. 辨疼痛的性质：闷痛是胸痹心痛临床最常见的主要表现，闷重而痛轻，兼见胸胁胀满。善太息，舌苔薄白，脉弦者，多为气滞；若兼见多唾痰涎，阴天易作，苔腻，脉弦滑者，属痰浊为患；心胸隐痛而闷，多由劳累而发，伴心慌气短乏力，舌淡苔白，脉沉细或结代，多属心气不足之证。灼痛总由火热所致，烦躁气粗，舌红苔黄，脉数有力者，为热邪犯心；若胸闷而灼痛阵作，痰稠，苔黄腻，脉弦数，为痰火所致；灼痛兼见心悸，眩晕，五心烦热，口干盗汗，舌红少津，脉细而数者，属心阴不足，心火内炽，阴虚内热之证。绞痛是疼痛如绞，遇寒则发，或得冷加剧，伴有畏寒肢冷，舌淡苔白、脉细，为寒凝心脉所致；若绞痛兼见四肢厥冷，脉细欲绝，冷汗如油，则为阳虚暴脱危重之象。刺痛固定不移，痛有定处，夜间多发，舌紫暗或有瘀斑、瘀点，脉涩或结代，由血脉瘀阻所致。隐痛时作时止，缠绵不休，动则多发，口干口渴，气短乏力，舌淡红而少苔，脉细或细数，常为气阴两虚之候。

3. 辨疼痛的轻重顺逆：疼痛持续时间短暂，瞬息即逝者多轻，持续不止者多重，若持续数小时甚至数日不休者常为重症或危候。一般疼痛发作频繁者重，偶尔发作者轻。但亦有发作次数不多而病情较重的情况。必须结合临床表现和全身情况，具体分析判断。若疼痛遇劳则发，休息或服药后能缓解者为顺证，若服药后难以缓解者常为危候。

(二) 治疗要点

基于本证的病机特点是本虚而标实，虚实夹杂，发作期以标实为主，缓解期以本虚为主，故治疗要点不外"补"、"通"二义。然而具体运用时，则又须根据病情的虚实缓急而灵活掌握。

1. 本虚者，当以"补"为主，权衡心脏气血阴阳之不足，有无兼见肺、肝、脾、肾等脏之亏虚，调阴阳补气血，调整脏腑之偏衰，尤以重视补益心气之不足；标实者，当以"通"为主，针对气滞、血瘀、痰浊、寒凝之不同，而分别采用理气、活血、化痰、温通等法，而尤其重视活血通脉之法。

2. 由于本病多虚实夹杂，故在治疗上尤须审度证候之虚实偏重、抑或虚实并重，而予补中寓通、通中寓补、通补兼施等法，此时不可一味浪补，或一味猛攻，总以祛邪而不伤正，扶正而不碍邪为要。如张璐在《张氏医通·诸血门》中所说："但证有虚中夹实，治有补中寓泻，从少从多之治法，贵于临床处裁。"

3. 在胸痹心痛的治疗中，对发作频繁，疼痛剧烈而病情较重者，要警惕其向真心痛转化，此时积极治疗、防厥防脱是为关键，必须辨清症情的顺逆，一旦见有厥脱迹象者，则应立即投以防治厥脱的药物或其他有效方法，以阻止其进一步恶化。

（三）分证论治

1. 标实证：

（1）阴寒：

[症状]　胸闷气短，或胸痛彻背，受寒则甚，心悸，恶寒，肢冷，舌苔白滑，脉沉迟。

[证候分析]　阴寒内聚，气机阻滞，不通则痛，故见胸闷气短，甚则胸痛彻背。受寒则邪气为病气相加，故甚。恶寒，肢冷，舌苔白滑，脉沉迟，为阴寒内盛之象。

[治法]　辛温通阳，开痹散寒。

[方药]　瓜蒌薤白白酒汤，乌头赤石脂丸加减。前方通阳开痹，治阴寒痹阻胸阳，胸闷疼痛；后方逐寒止痛，治阴寒凝滞，胸痛彻背，背痛彻胸，恶寒，肢冷。两者所治，在病情轻重上显有不同。

药用薤白 10g、桂枝 10g、干姜 5g、白酒适量辛温祛寒通阳，配瓜蒌以开痹散结。

加减：痰郁气滞，胸闷痛而咳唾痰涎，酌加生姜 3 片、橘皮 6g、茯苓 10g、杏仁 10g 以行气化痰；阴寒极盛，胸痛彻背，背痛彻胸，恶寒肢冷，喘息不得平卧，脉象沉紧，加附子 10g、蜀椒 3g、细辛 3g、荜茇 10g 以温经逐寒止痛，并可兼服苏合香丸以辛香泄浊宣痹止痛。

（2）痰浊：

[症状]　胸闷如窒而痛，或痛引背部，气短喘促，咳嗽痰多，粘腻色白，舌苔浊腻，脉滑。

[证候分析]　痰浊阻遏胸阳，气机闭塞，故胸闷如窒而痛，甚则痛引背部，气短喘促。咳嗽痰多，粘腻色白，苔腻脉滑，为痰浊内盛之象。

[治法]　通阳泄浊，豁痰开结。

[方药]　瓜蒌薤白半夏汤加味。本方通阳豁痰降逆，主治胸痹不得卧，心痛彻背。

药用薤白 10g、桂枝 10g 通阳泄浊，栝楼 12g、半夏 10g、生姜 3 片、菖蒲 10g 豁痰开窍，川朴 10g、枳实 10g 行气降逆。

加减：痰浊化热，舌苔黄腻、痰黄、脉滑数，去桂枝、川朴、薤白之辛温，加竹茹 10g、胆星 10g、黄连 5g 以清化痰热；气郁较甚，胸闷气塞明显，酌加苏噜子 10g、苏梗 10g、香附 10g、郁金 10g、绿萼梅 5g 以行气解郁；夹有瘀血，胸闷刺痛，舌质色紫或有瘀点，酌配丹参 10g、赤芍 10g、红花 10g、桃仁 10g 以活血化瘀。

（3）血瘀：

[症状]　胸痛如刺，固定不移，或呈绞痛，痛引肩背，多呈发作性，胸闷气短，心悸，舌质紫暗，或有紫点瘀斑，脉涩或结代。

[证候分析]　血瘀气滞，络道不通，故胸部刺痛不移或痛引肩背，气机时闭时通，故疼

痛时发时止，呈阵发性。瘀血阻于心胸，肺气升降不利，则胸闷气短。心络瘀阻，心神不安，故见心下悸。舌紫、脉涩或结代，皆为瘀血阻滞、血络不畅之征。

[治法]　活血化瘀，理气通络。

[方药]　血府逐瘀汤加减。本方活血理气，行瘀通络，治胸胁刺痛。

药用赤芍 10g、川芎 10g、当归 10g、丹参 10g、桃仁 10g、红花 10g 活血通络，郁金 10g、片姜黄 10g 行气活血，香附 10g、枳壳 10g 理气止疼。

加减：气机郁闭，疼痛较甚，酌配沉香 3g、檀香 5g、毕芰 10g 辛香理气止痛，并吞服三七粉加强行瘀通络。

2. 本虚证：

(1) 气阴两虚：

[症状]　胸闷或间有隐痛，气短，心悸，失眠，头昏，神疲乏力，面色少华，舌质偏红或有齿印，或有紫斑，脉细数或细弱。

[证候分析]　气虚而滞，故有胸闷气短，或间有隐痛。气阴不足，心失所养，则心悸失眠。气虚不能充养，故头昏，神疲，面色少华。气阴两虚者，舌质偏红，脉细数；偏于气虚者，舌有齿印，脉细弱；夹瘀者，舌有紫斑。

[治法]　益气养阴。

[方药]　生脉散、人参养荣汤加减。前方益气养阴，生津敛汗，用于心悸、气短、自汗、神疲、舌红、脉虚数者；后者益气养血，安神宁心，用于胸闷气短，心悸，失眠，头昏，神疲，面色少华，舌有紫斑或齿印，脉细弱者。

药用党参 12g（太子参）、黄芪 12g、炙甘草 6g 益气，麦冬 10g、生（熟）地 12g、玉竹 10g、当归 10g、白芍 10g 滋阴养血，酸枣仁 12g、丹参 10g、五味子 6g 养血安神。

加减：血滞为瘀，胸闷痛如刺，加三七 10g、郁金 10g、五灵脂 10g 活血通瘀；脾运失健，纳呆，大便不实或便溏，去熟地、当归之润，加白术 10g、山药 15g、茯苓 10g 健脾；阳气、阴血不足，心脉失畅，脉结代，合炙甘草汤。

(2) 肝（心）肾阴虚：

[症状]　心悸不宁，头晕，耳鸣，口干，烦热，腰酸，间有胸闷或心痛，舌质红或紫暗，脉细弦数。

[证候分析]　肾阴不足，不能上济，心神失养，故心悸不宁。肾阴亏虚，髓海不充，水不涵木，风阳上扰，则见头晕。肾精不足，不能充窍养府，故耳鸣腰酸。口干，烦热，舌红为阴虚内热。胸闷或痛，舌紫为夹瘀之象。脉细弦数，为肝肾不足之征。

[治法]　滋阴益肾。

[方药]　左归饮加减。本方滋养肝肾，用于肝肾不足之头晕，耳鸣，腰酸等。

药用制首乌 12g、生（熟）地 12g、枸杞子 10g、山茱萸 10g、女贞子 10g 滋阴益肾，当归 10g、丹参 10g、白芍 10g 养血和络。

加减：阴虚阳亢，风阳上扰头目，旁走四肢，而致头晕痛，目眩，面部烘热，舌麻，肢麻，酌加天麻 12g、钩藤 15g、菊花 10g、白蒺藜 10g、豨莶草 15g、臭梧桐 15g、石决明 25g、生牡蛎 25g 平肝熄风潜阳；肝火上炎，面红，目赤，鼻衄，脉弦，酌加夏枯草 12g、黄芩 10g、黑山栀 10g、丹皮 10g 清肝泻火；心阴亏耗，心悸，气短，心烦不寐，脉细数，酌加玉竹 10g、麦冬 10g、黄精 10g、五味子 6g、柏子仁 12g、酸枣仁 12g、龙骨 25g、磁石

25g 养心安神。

（3）阳气虚衰：

[症状] 心悸，气短，动则喘促不安，胸闷或痛，时有发作，腰酸，乏力，畏寒，肢冷，面色苍白，唇甲淡白或青紫，舌淡白或紫暗，脉沉细或结代。

[证候分析] 本证心脾肾阳皆虚，真气不足，心阳不振，故见心悸。肾虚，气失摄纳，故气短，喘促，动则为甚。下元虚弱，腰府失养，故腰酸。阳虚生寒，不能温养，故乏力，畏寒肢冷，面色、唇甲、舌质淡白。阳虚失运，气血瘀滞，故胸闷胸痛时作，唇甲青紫，舌质紫暗，脉沉细或结代。

[治法] 温补阳气。

[方药] 人参汤、右归饮加减。人参汤温阳益气，用于胸阳不振，中焦虚寒，胸闷脘痞，神疲乏力，舌淡苔白者；右归饮补肾温阳，用于肾阳不足，心阳亦虚所致胸闷、畏寒、肢冷、面白唇淡、腰膝酸软，舌质胖，脉沉细等。

药用党参 12g（或红参）、炙甘草 10g 益气，附片 10g、熟地 12g、枸杞子 10g、山茱萸 10g、杜仲 12g、仙灵脾 10g 温阳补肾。

加减：心气虚较著，脉迟缓或结代，重用人参、炙甘草益气复脉；阳虚肾失摄纳，夜尿多，遗精，加锁阳 10g、巴戟天 10g、鹿角片 10g、金樱子 10g 温补摄肾；阴盛寒重，畏冷，四末欠温，脉迟，酌加桂枝 10g、细辛 3g 通阳散寒；阳虚水泛，面肿，肢浮，尿少，合真武汤加黄芪 12g、防己 10g、车前子 12g 等温阳利水；心血瘀阻，胸痛较频，唇舌青紫，加川芎 10g、三七 10g。

本虚证常夹标实，应酌情兼顾。

真心痛，心阳欲脱，见心胸剧痛，心悸气喘，唇甲青紫，肢冷汗出，神志淡漠或模糊不清，脉沉微欲绝者，急应回阳救逆，益气复脉，以参附汤、四逆汤合方并重用人参为治。若阴阳两虚者，加麦冬 10g、五味子 6g。危重者常须中西医结合抢救。

【其他疗法】

（一）单方、验方

1. 延胡索、莪术（或郁金）、檀香等份，研末吞服。每次 3～5g，每日 3 次。

2. 三棱、莪术粉等份，和匀吞服。每次 3g，每日 3 次。

3. 三七粉、沉香粉、血竭粉（2：1：1 和匀）吞服。每次 3g，每日 3 次。

（二）中成药

1. 冠心苏合丸每服 1 粒，心绞痛发作时服，或每日 2～3 次。

2. 复方丹参注射液肌内注射。每次 1mL，每日 1～2 次。亦可稀释后作静脉注射。

3. 迪奥心血康每服 1～2 粒，每日 3 次。

4. 速效救心丸每次 4～6 粒，每日 3 次；或发作时 10～15 粒。

5. 麝香保心丸每次 1～2 粒，每日 3 次；或发作时 1～2 粒。

【预防调护】

预防本病当慎饮食，不宜肥甘太过。宜适当参加体育锻炼，勿使过于肥胖。不要过度思虑、疲劳或伏案久坐，以减少本病的发生。

胸痹患者当避免受凉、饮食不节、情志刺激等诱发因素。宜参加轻微的体力活动，以增强体质，但勿使过劳。香烟及烈性白酒应当戒绝，以免滋生痰浊。保持大便通畅。发作频繁时尤须注意休息。饮食宜清淡，可常食蘑菇、木耳、山楂、枸杞子、芹菜、莱菔子等，适当饮茶。

【临证提要】

1. 区别阴寒、痰浊、瘀血的偏盛：当根据本病症状特征及舌苔区别三者的偏盛。阴寒者，受寒易发，胸痛急剧，舌苔白滑；痰浊者，胸中闷塞而痛，舌苔浊腻；瘀血者，胸部刺痛，舌质有紫瘀点。

2. 治本常须兼顾其标：病情缓解阶段，病理因素仍然存在，常引起轻度发作，故治本时多须兼顾其标。其中尤以痰瘀互结情况较多，通阳豁痰、活血化瘀实为治疗本病的主要大法。

3. 真心痛多属西医学之急性心肌梗死或严重心绞痛发作，应积极抢救并密切观察病情变化。

【医案精选】

1. 黄文东医案：

高某，女，43岁，初诊1975年5月3日。近1个月来时常胸闷胸痛心悸，痛时牵及左肩背，两下肢发冷，甚则疼痛。有子宫肌瘤，1次月经量多，大便干结，舌苔薄，脉细弦。

辨证：胸阳不振，脉络痹阻，兼有气血亏耗之象。

治法：治拟宣痹通阳为主。

处方：用瓜蒌薤白白酒汤加减。全瓜蒌15g，薤白头5g，郁金9g，当归9g，桂枝5g，赤芍15g，丹参9g，党参9g，陈皮6g，木香9g。6剂。

二诊5月10日：服药后胸闷胸痛减轻，本次月经量略少，胃纳佳，大便转润，再予前法，原方加续断9g。

三诊5月17日：胸闷不舒，太息，易心悸，下肢冷如浸水中，苔薄腻，脉细。再守原意，增强通阳活血之力。

处方：全瓜蒌15g，薤白头5g，丹参9g，郁金9g，降香6g，党参9g，当归9g，桂枝5g，赤芍15g。6剂。

四诊5月24日：胸闷心悸已减，肢冷亦明显减轻，嗳气较多。再守原意，前方加旋覆梗15g。

按：气血运行赖以胸阳推动，若胸阳不振，易致邪痹心胸，脉络痹阻，给瓜蒌薤白白酒汤宣痹通阳胸闷胸痛减轻。

（《黄文东医案》）

2. 蒲辅周医案：

李某，男，50岁，1959年6月13日初诊。

胸痛半年余，腹胀半月余，咳痰不多，消化力弱，现左胸部闷痛，舌正苔白腻，脉缓候缓，中候弦滑，沉候有力。脉症合参，属痰滞胸膈，肺胃不调，治宜调和肺胃，温化痰湿。

处方：全瓜蒌12g，薤白9g，法半夏9g，厚朴6g，炒枳壳6g，苏梗6g，陈皮6g，生姜

6g，麦芽 6g。3 剂，1 剂 2 煎，共取 160mL，分 2 次温服。

6 月 16 日复诊：服前方症状减轻，原方加茯苓 9g，续服 3 剂，煎服法同前。

按：此例胸痛，因痰滞胸膈，肺胃不调，用瓜蒌薤白半夏加味，痰浊化心阳得复。

（《蒲辅周医疗经验》）

3. 岳美中医案：

胸痹有瘀者，非 3~5 剂药可见功。须较长时期服药方效。余曾治一胸痹血瘀患者，服 103 剂治愈。

处方：党参 12g，瓜蒌 24g，薤白 12g，桂枝 12g，红花 9g，川芎 6g，郁金 9g，延胡索 9g，丹参 12g，鸡血藤 30g。

按：瘀血阻络之胸痹，须行气活血，如《证治准绳》的治心痛之化死血方（归尾、川芎、丹皮、苏木、红花、延胡索、桂心、桃仁、赤芍、降香、通草、麦芽、山甲）、清代王清任的血府逐瘀汤等，血府逐瘀汤中的桔梗与枳壳、牛膝配合极好，符合"血化下行不作劳"之意，若去甘草、生地，加瓜蒌、薤白则更佳。

（《岳美中论医集》）

自 学 指 导

【重点难点】

1. 胸痹是以当胸闷痛，甚则胸痛彻背，短气，喘息不得卧为主症的一种疾患。

2. 本病的发生与受寒、饮食、情志及年老体虚等因素有关。其发病基础为胸阳不振，病理因素是阴寒、痰浊、瘀血痹阻胸阳，总属标实本虚证。

3. 辨证当掌握虚实，分清标本。标实有阴寒、痰浊、血瘀等不同；本虚则为阳气不足，心脾肝肾亏虚。一般先从标治，后顾其本。治标应区别病邪的不同，分别予以祛寒、豁痰、活血；治本应区别脏气之所虚，治以温阳、益气、养阴。

胸痹久发可致真心痛危候，当按脱证处理。

【复习思考题】

1. 胸痹的病理基础和病理因素是什么？两者有何关系？

2. 试述胸痹阴寒、痰浊、血瘀证的辨证要点。

3. 胸痹的治疗原则和治疗大法是什么？为什么？

4. 试述真心痛的病机和临床表现。

【常见文献摘录】

1.《难经·六十难》："其五脏气相干，名厥心痛。其痛甚，但在心，手足青者，即名真心痛。其真心痛者，旦发夕死，夕发旦死。"

2.《金匮要略·胸痹心痛短气病脉证并治》："胸痹不得卧，心痛彻背者，栝楼薤白半夏汤主之。""胸痹之病，喘息咳唾，胸背痛，短气，寸口脉沉而迟，关脉小紧数，栝楼薤白白酒汤主之。""心痛彻背，背痛彻心，乌头赤石脂丸主之。"

3．《圣济总录·胸痹门·胸痛》："胸痛者，胸痹痛之类也……胸膺两乳间刺痛，甚则引背胛。或彻背脊。"

4．《杂病广要·胸痹心痛》："胸痹、心痛，其病如二而一，均是为膈间疼痛之称。胸痹轻者仅胸中气塞，心痛重者为真心痛。如胃脘痛，其痛紧而下，不比胸痛之泛与真心痛之高。"

5．《医林改错·血府逐瘀汤》："胸痛在前面，用木金散可愈，后通背亦痛，用瓜蒌薤白白酒汤可愈……有忽然胸痛，前后皆不应，用此方。"

第三节　失眠（附：多寐、健忘）

【目的要求】

1．掌握本病的病因病机和痰热内扰、阴虚火旺两个常见证型的治疗及精神生活方面的调摄。
2．掌握多寐的主要病理变化以及痰湿困脾、脾气不足两个证型的治法方药。
3．熟悉健忘的治疗大法。

【自学时数】

3学时。

失眠又称不寐，是指长时期的睡眠不足或睡眠不熟。轻者难以入寐，或睡中易醒，时寐时醒，重者彻夜不眠。本病可单独出现，也可与心悸、健忘、眩晕等同时出现。

早在《内经》就有"不得卧"、"不得眠"、"卧不安"、"目不瞑"等记载，并认为其病机在于胃气不和与阳盛不入于阴。《素问·逆调论》云："胃不和则卧不安。"《灵枢·大惑论》篇曰："卫气不得入于阴，常留于阳，留于阳则阳气满，阳气满则阳跷盛。不得入于阴，则阴气虚，故目不瞑矣。"制半夏秫米汤治之。《金匮要略·血痹虚劳病》有"虚劳虚烦不得眠，酸枣仁汤主之"的记载。

汉代张仲景对不寐的论述进一步丰富了《内经》的内容。隋代巢元方《诸病源候论·大病后不得眠候》说："大病之后，脏腑尚虚，营卫不和，故生于冷热。阴气虚，卫气独行于阳，不入于阴，故不得眠。若心烦不得眠者，心热也。若但虚烦，而不得眠者，胆冷也。"指出脏腑功能失调和营卫不和是不寐的主要病机所在，并结合脏腑功能的变化对不寐的证候作了初步分类。王焘《外台秘要·伤寒不得眠方四首》中说："虽复病后仍不得眠者，阴气未复于本故也。"进一步阐明了在热病后，阴血耗损是引起不寐的常见病因。宋代许叔微《普济本事方》论述不寐的病因说："平人肝不受邪，故卧则魂归于肝，神静而得寐。今肝有邪，魂不得归，是以卧则魂扬若离体也。"此说明肝经血虚，魂不守舍，影响心神不安而发生不寐。《古今医统大全·不寐候》则分析不寐的病因病机为"痰火扰乱，心神不宁，思虑过伤，火炽痰郁，而致不能寐者多矣。有因肾水不足，真阴不升而心阳独亢，亦不得眠，有脾倦火郁，夜卧遂不疏散，每至五更随气上升而发燥，便不成寐"，提出痰火、肾虚与不寐的密切关系。

明代张介宾《景岳全书·不寐》指出："不寐证虽病有不一，然惟知邪正二字则尽之矣。盖寐本乎阴，神其主也，神安则寐，神不安则不寐，其所以不安者，一由邪气之扰，一由营气之不足耳；有邪者多实证，无邪者皆虚证。"明确地提出以邪正虚实作为本病辨证的纲要。此外，他还指出不寐与饮浓茶有关。如《景岳全书·不寐》曰："饮浓茶则不寐……而浓茶以阴寒之性，大制元阳，阳为阴抑，则神索不安，是以不寐也。"明代李中梓《医宗必读·不得卧》对不寐的病因概括为："一曰气虚，一曰阴虚，一曰痰滞，一曰水停，一曰胃不和。"

清代冯兆张《冯氏锦囊》对壮年人及老年人睡眠状态不同的认识，提出"壮年人肾阴强盛则睡沉熟而长，老年人阴气衰弱，则睡轻微易知"，说明不寐的病因又与肾阴的盛衰有关。

本篇所论，多属神经症中以失眠为主的病症，也涉及一部分以失眠为主要表现的慢性疾病，如贫血、消化不良等引起的失眠。

【病因病机】

（一）病因

失眠多由五志过极、劳逸失调、素质不强或病后体虚，以及饮食不节引起。

1. 思虑太过，劳逸失调：思虑太过则伤心脾，劳倦太过亦伤脾气；过逸少动则气机失畅，皆致脾运失健，气血生化乏源，不能上奉养心，以致心神失养而失眠。《景岳全书·不寐》云："劳倦思虑太过者，必致血液耗亡，神魂无主，所以不眠。"《类证治裁·不寐》也说："思虑伤脾，脾血亏损，经年不寐。"

2. 素质不强，病后体虚：因先天不足，后天失调，或病后体虚，年老体衰等多种原因，导致心、脾、肾（肝）亏虚，气血衰少不能养心，或阴虚火旺，心神不宁，皆致失眠。

3. 惊恐、郁怒：暴受惊恐，情绪紧张，终日惕惕，渐至心虚胆怯而不寐。如《类证治裁·不寐》说："惊恐伤神，心虚不安。"或因平素心胆虚怯，决断无权，遇事善惊，心神不安，亦致失眠。如《沈氏尊生·不寐》指出："心胆惧怯，触事易惊，梦多不详，虚烦不眠。"若郁怒伤肝，肝郁化火，上扰心神，亦可导致失眠。

4. 饮食不节：嗜食辛辣炙煿，肥腻生冷，宿食停滞，酿生痰热，胃气不和，痰热上扰，致成失眠。此即《素问·逆调论》篇说："胃不和则卧不安。"《张氏医通·不得卧》述其理曰："脉数滑有力不眠者，中有宿食痰火，此为胃不和则卧不安也。"

（二）病机

1. 病理变化属阴阳失交：阳不交阴则不寐，究其原因，一为营血不足，阴虚不受阳纳，责之于阴亏；一为邪气扰乱，阳盛不得入于阴，责之于阳盛。故属阳盛阴衰。正如《类证治裁·不寐》所说："阳气自动而之静则寐，阴气自静而之动则寤。不寐者，病在阳不交阴也。"

2. 病理性质有虚实之分：虚者为心失所养，实者为邪扰心神：寤寐虽为人身阴阳消长变化的表现，但其基本特征乃是心神之动与静的变化。故以心神的病理变化而论，不寐亦有阴血不足，心失所养和邪气扰乱，心神不宁之分。如《景岳全书·不寐》所说："寐本乎阴，神其主也。神安则寐，神不安则不寐，其所以不安者，一由邪气之扰，一由营气之不足耳。"

3. 病在心肾，涉及肝脾：心藏神，若心虚不能藏神，或因邪扰心神则心神不安，而致失眠。心主火，肾主水，人之能寐与心肾之阴阳水火相交互济关系极大，若心肾不交则寐难安，故失眠的发病脏器以心、肾为主。脾虚气血乏源，心失所养；或脾虚生痰化热，上扰心神；以及肝郁化火，心神不安，皆致失眠。故病亦涉及肝、脾（胃）等脏器。

本病预后一般良好，少数顽固病例采取药物治疗、生活调理等综合措施方能治愈。亦有极个别患者，长期严重失眠，以致逐渐精神神态失常者。

【病证鉴别】

与少眠、暂时性失眠的鉴别：失眠证是指长期失眠，并伴有头昏眼花、食纳乏味、精神委顿，或心悸、健忘等一种病证。如睡眠时间较少，但精神不减，无其他不适感觉者，不应视作病态。老年人半夜醒后不能再睡，多属正常现象。因一时情志影响，或生活环境改变，引起暂时性失眠，亦不属病态。

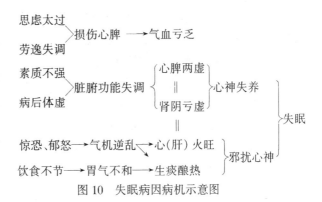

图10 失眠病因病机示意图

【辨证论治】

（一）辨证要领

1．辨脏腑归属：不寐的脏腑归属涉及心、肝、胆、脾、胃、肾，但最终均以心神不宁为主。如不寐而兼不思饮食，或食欲减退，口淡无味，饭后觉胃脘胀闷，腹胀，便溏，面色萎黄，四肢困乏，或嗳腐吞酸等症状者，多属脾胃病变导致心神不宁；兼急躁易怒，口干口苦，面赤苔黄者，则与肝郁化火扰心有关；兼多梦易惊，终日惕惕，心悸胆怯者，则为心胆气虚等。

2．辨正邪虚实：不寐有正邪虚实之不同，与其病情轻重、久暂及禀赋等有关。如虚证多为心脾两虚、心胆气虚、心肾不交、阴虚火旺，以致阴精、气血不能荣养心神；实证则有肝郁化火、痰热内扰、胃气不和，与邪扰心神，神明不安有关。

（二）治疗要点

虚证治应补气养血；阴虚火旺，心神不宁，当滋阴降火，以安心神；实证治宜清热化痰；肝郁化火，当疏肝泄热。如见虚实夹杂，应兼顾调治。根据心神不安的病理特征，均宜酌配安神宁心之品。

1．首重精神调养：消除顾虑及紧张情绪，保持精神舒畅，在治疗中有重要作用，特别是因情志不舒或紧张而造成的不寐，精神治疗更有其特殊的作用，应引起重视。

2．治心兼顾他脏：不寐之本在心，但邪正虚实变化多端，故为达到治心、宁心的目的，辨证求因、审因论治是用药的前提与原则。应着重调治所病脏腑及其气血阴阳，"补其不足，泻其有余，调其虚实"，施以补益心脾、滋阴降火、交通心肾、清肝泄热、益气镇惊、化痰清热、和胃化滞诸法，使气血调和，阴阳平衡，脏腑的功能得以恢复正常。

3．注意安神镇静：不寐的关键在于心神不安，故安神镇静在治疗中是不可缺少的。但必须在平衡脏腑阴阳气血，也就是辨证论治的基础上进行，离此原则，即影响疗效。安神的方法，有养血安神、清心安神、育阴安神、益气安神、镇肝安神，以及安神定志等不同，可以随证选用。

（三）分证论治

1．心脾两虚：

[症状]　梦多易醒，心悸健忘，头晕目眩，肢倦神疲，纳食无味，面色少华，舌质淡、苔薄白，脉象细弱。

[证候分析]　心血、脾气亏虚，不能养心，心神失宁，故梦多易醒，心悸，健忘。气虚血少，不能上荣，故头晕目眩，面色少华。脾气亏虚，健运失司，则倦怠神疲，纳食无味。舌质淡，脉细弱，皆为气血亏虚之象。

[治法]　补益心脾，益气生血。

[方药]　归脾汤加减。本方补益心脾，用于心脾不足，气血两虚，心神失养所致的失眠、多梦。

药用党参12g、黄芪12g、白术10g补益脾气，当归10g、枣仁15g养血宁神，夜交藤15g、合欢花12g、远志12g、茯神12g、五味子10g安神定志。

加减：血虚面色少华，加熟地10g、丹参10g养血安神；心神不宁，夜寐易惊，加龙齿30g、珍珠母30g镇惊安神；心胆虚怯，梦多易惊，胆怯心悸，合安神定志丸宁心安神。

2．阴虚火旺：

[症状]　稍寐即醒，或虚烦不眠，心悸，五心烦热，汗出，口干咽燥，头晕，耳鸣，健忘，腰酸或有梦遗，舌质红，脉细数。

[证候分析]　肾阴亏虚，心火偏亢，心神失宁，故稍寐即醒，或虚烦不眠，五心烦热，心悸不安。虚热内灼，阴液外泄，故汗出，口干咽燥。肾虚则髓海不充，故头晕耳鸣健忘。阴精不足，腰府失养则腰酸。相火妄动则梦遗。舌质红，脉细数，为阴虚内热之象。

[治法]　滋阴降火，养心安神。

[方药]　朱砂安神丸、补心丹加减。前方镇心安神，养阴清热，用于心火上炎，阴血不足所致的失眠，烦躁不安。后方滋阴清热，补心安神；用于阴血虚少，悸烦不寐。

药用生熟地12g、麦冬12g、玄参12g、制首乌12g滋养阴血，黄连5g清心降火，柏子仁15g、茯神10g、五味子10g宁心安神。

加减：相火偏旺，遗精频作，加知母、黄柏清泄相火；阴虚阳亢，心烦不安，头昏，耳鸣，加珍珠母30g、龙齿30g、阿胶10g育阴潜阳；心肾不交，虚阳上越，头面烘热，舌尖红，足冷，加肉桂5g引火归元；肝血不足，阴虚内热，虚烦不眠，头晕、目眩、咽干口燥，脉弦细数，合酸枣仁汤清热除烦。

3．痰热内扰：

[症状]　睡眠不实，心烦不宁，或时醒时寐，或恶梦纷纭，胸脘痞闷，痰多，头晕目眩，口苦，舌苔黄腻，脉滑数。

[证候分析]　痰热内扰，心神失宁，故睡眠不实，心烦不宁，时醒时寐，恶梦纷纭。痰热中阻，胃气失和，则胸脘痞闷，痰多。痰热阻遏，清阳不升，则头晕目眩。口苦，苔黄腻、脉滑数，为痰热之象。

[治法]　化痰清热，和胃安神。

[方药]　温胆汤加减。本方清化痰热，治痰热上扰，虚烦不眠。

药用半夏10g、陈皮6g、枳实10g化痰和胃，竹茹清热化痰，远志10g、茯苓10g、甘草5g化痰安神。

加减：热重，心烦口苦，舌质红，苔黄腻，脉滑数，加黄连 5g、山栀 10g 清热；食滞、脘腹胀闷不适，苔厚腻，加神曲 10g、山楂 10g、莱菔子 10g 消导积滞；痰热伤阴，懊恼不寐，加北秫米 10g、麦冬 10g、酸枣仁 15g 养心安神。

4. 肝郁化火：

[症状] 烦热不寐，性情急躁易怒，面红目赤，口苦口干，小便黄赤，大便秘结，舌红苔黄，脉弦数。

[证候分析] 肝失条达，气郁化火，上扰心神，则烦热不寐。肝火内盛，故性情急躁易怒。肝火充斥上下，则面红目赤，口苦口干，尿黄便结。舌红苔黄，脉弦数均为肝热征象。

[治法] 疏肝泄热，宁心安神。

[方药] 龙胆泻肝汤加减。本方清肝泻火，用于烦热不寐，易怒，胁痛，口苦，尿黄，苔黄腻，脉弦数等。

药用龙胆草 10g、山栀 10g、黄芩 10g 清肝泄热，香附 10g、郁金 10g 解郁疏肝，当归 10g、生地 15g 养血和肝，茯神 15g、牡蛎 30g 镇心安神。

加减：尿黄赤，加木通 10g、车前子 10g 清热利湿；大便秘结，加大黄 6g 通腑泄热；肝气不舒，胸闷胁胀，善太息，加柴胡 10g、合欢花 6g 理气解郁。

【附】多寐

多寐的特征为不分昼夜，时时欲睡，呼之能醒，醒后复睡。《灵枢·寒热病》篇说："阳气盛则瞋目，阴气盛则瞑目。"说明多寐的病理主要在于阴盛阳虚。后世医家又有进一步的阐述。《脾胃论·肺之脾胃虚论》："脾胃之虚怠惰嗜卧。"《丹溪心法·中湿》："脾胃受湿，沉困无力，怠惰好卧。"可见多寐常由脾虚湿胜所致。此外，亦有病后或高龄阳气虚弱，营血不足，困倦无力而多寐者。至于某些热病或慢性疾病后期出现嗜眠甚则昏昧不醒，每为病情严重的征兆，不在列入本篇讨论范围之内。

1. 痰湿困脾：

[症状] 每见于形体肥胖之人，雨湿季节更甚。身重嗜眠，胸闷纳少，痰多泛恶，舌苔白腻，脉多濡缓。

[证候分析] 阴雨季节，湿邪侵入人体，伤及阳气，阳虚阴盛则人多卧而嗜眠。湿因肌表则身重；中阳被阻则胸闷、细少，痰多泛恶；舌苔白腻，脉濡缓，均为痰湿内阻之征。

[治法] 燥湿健脾。

[方药] 方用二陈平胃汤加减。常用药如藿香 10g、佩兰 10g、苍术 10g、厚朴 10g、陈皮 6g、半夏 10g、菖蒲 10g、郁金 10g、茯苓 10g、南星 10g 等。

2. 脾气不足：

[症状] 多见于病后或高龄之人，证见神疲，食少，食后困倦嗜睡，懒言，易汗，舌苔薄白，脉弱。

[证候分析] 中气不足，运化无权，则神被，食少；食后脾胃疲于消化、吸收与输布，则倍觉困倦乏力，嗜睡多卧；脾为气血生化之源而主四肢，故脾气虚弱则懒言，易汗，脉弱。

[治法] 益气健脾。

[方药] 香砂六君子汤加减。常用药如党参 12g、白术 10g、茯苓 10g、陈皮 6g、石菖蒲 10g、远志 10g 等。若兼中阳不足，畏寒肢冷酌加干姜 5g、附子 10g。气虚下陷，气短脱肛，用补中益气汤加减以益气升陷。

【附】健忘

健忘是指记忆力减退，遇事善忘的一种病证。历代医籍中，也有称为"喜忘"、"善忘"者。

本病与心、脾、肾有关，多由心脾不足，心神失养，或心肾亏耗，髓海空虚，精血不能上承养脑所引起。但亦有少数因痰浊阻窍，而致神机不运者。治疗多以养心、健脾、益肾为主。

1. 心脾不足：

[症状] 健忘，精神疲倦，失眠多梦，心悸，纳食无味，舌质淡，苔薄白，脉细弱。

[证候分析] 忧思太过，损伤心脾，气血不足，心神失养，则见健忘，失眠、多梦，心悸；脾气不行运化失健，则纳食无味；舌质淡，苔薄白，脉细弱，均为心脾两亏之象。

[治法] 补养心脾。

[方药] 归脾汤加减，酌配枸杞 12g、首乌 12g。

2. 心肾亏耗：

[症状] 健忘，眩晕，耳鸣，心烦寐差，腰酸膝软，或遗精早泄，舌红少苔，脉细数。

[证候分析] 肾精亏虚，髓海不足，则健忘，眩晕耳鸣，腰膝酸软；心肾不交，水火不济，则心烦寐差；水亏火旺，扰动精室，则遗精早泄；舌红少苔，脉细数，均为阴虚火旺之征。

[治法] 滋养心肾。

[方药] 六味地黄丸合补心丹加减，酌配龙骨 25g、龟板 15g、菖蒲 10g 等。若兼阳虚，舌质淡，脉沉细，当阴阳并补。用六味地黄丸加益智仁 10g、苁蓉 10g、巴戟天 10g、鹿角胶 10g、紫河车 10g 等。

此外，若因血瘀于内而致神机失用者，又当化瘀通窍，用丹参 10g、桃仁 10g、红花 10g、郁金 10g、赤芍 10g、当归 10g、穿山甲 10g 等。

【其他疗法】

（一）单方、验方

1. 朱砂 0.6g、琥珀 1.5g，研粉，睡前吞服。可用于心神不安的失眠。

2. 酸枣仁炒香为末，每服 6g，每日 2 次，以温开水调服；或竹叶煎汤调下更好。

3. 何首乌粉，每服 6g，每日 2 次。

（二）中成药

1. 脑力宝丸：每次 4 丸，每日 3 次。

2. 甜梦液：每次 1～2 支（10～20g），每日 2 次。

3. 安神补脑液：每次 10mL，每日 2 次。

4. 人参五味子糖浆：每次 10mL，每日 2 次。

5. 安眠补脑糖浆：每次 15mL，每日 3 次，或睡前服 30～50 mL。

【预防调护】

须注意精神及生活方面的调摄，适当进行体力劳动和体育锻炼，保持心情舒畅，消除顾虑及紧张情绪。临睡前精神不宜过度兴奋，不喝浓茶，少抽烟，以免影响睡眠。可用温水洗脚，手心按摩涌泉穴，有利于交通心肾。

【临证提要】

1. 临证时应注意区别一时性情志影响或生活环境改变引起的暂时性失眠，若因其他疾病引起的失眠，可予以适当处理，不可舍本求末。

2. 重视精神调养的作用，努力消除病人的顾虑及紧张情绪，心安则自易入眠。若睡时心不安宁，则应设法转移病人的注意力，或采用暗示疗法，以摆脱各种精神困扰。心定则眠亦香。

【医案精选】

1. 施今墨医案：

张某，男，62 岁，10 日前饮食过饱，旋即睡卧，醒来即感胸胁胀痛不适，未做医治。胀满不减，头晕而痛，二便均不通畅，近一周来，晚间辗转反侧，难以入寐，目合即梦，因之精神困倦，体乏无力，毫无食欲，恶心欲吐。舌苔垢腻，脉象沉滞，两关均盛。

辨证：年逾耳顺，生理功能自较壮年为弱。今又暴饮暴食，积滞难消，肠胃壅阻，遂生胀满。经云："胃不和则卧不安。"然已年达六旬，病已 10 日，不宜施以克伐涤荡之剂，拟调气机，利二便，宿滞得下，胃和卧安，当可熟睡。

处方：炒枳壳 4.5g，旋覆花 6g，晚蚕砂 10g，紫油朴 4.5g，佩兰叶 10g，薤白头 10g，莱菔子 6g，车前草 10g，皂角子 6g，旱莲草 10g，半夏曲 10g，全瓜蒌 18g，炙草梢 3g，青皮炭 4.5g，广皮炭 4.5g。

服药 3 剂，大小便较前通畅，胸胁胀满大减，睡眠已如常时，但梦稍多而已，头晕时痛尚未见效，视物模糊，仍遵前法，另加清头目之品。前方加紫石英 10g、石决明 18g、紫贝齿 10g、草决明 10g。

按：本案由于食积不化，肠胃不和，因而胀满不舒，影响睡眠。宗《内经》"胃不和则卧不安"之旨，以调气机和胃肠为法。盖年事已高，不能滥用承气之类涤荡积滞，防其邪去正衰。只用消导缓通之剂，使其二便通利，宿食得下，气机顺调，胃和睡安。若因年老气衰，补其中气，则必气滞更增胀满。本案照顾周到，用药得当，既除其邪，又不伤正。晚蚕砂配皂角子有软便之效，尤对年老体弱而大便不畅者用之最宜。

（《施今墨临床经验集》）

2. 张存权医案：

闻某，女，25 岁。小产后半月，猝受惊吓，又因恼怒，乃致近日来竟夜不眠。面颊浮红，自汗若浴，心烦意乱，惊悸忐忑，不知所从。脉细数，舌红少苔。

辨证：阴不敛阳，心肾乖违。

治法：治以滋水降火，镇怯宁心。

处方：西洋参 5g，酸枣仁 10g，猪心血炒丹参 10g，茯神 10g，水灯心 3 扎，竹叶 6g，龙齿 15g（先煎），炙远志 5g，黄连 1.5g，浮小麦 30g，生石决明 30g（先煎），珍珠粉 0.5g，琥珀屑 1.5g，朱砂 0.5g（后三味拌和，分两次吞服）。2 剂。

二诊：前晚虽能得寐，但寐寝短暂，每易惊醒。昨则已能酣睡，浮火乃见下降，自汗面红均瘥，惟尚心悸忐忑，烦乱欠宁。《内经》曰："惊则气乱，怒则气上。"七情为病，暂效未可全恃。方守原法，尤贵善自怡养。

处方：猪心血炒丹参 10g，朱茯苓 12g，生地 10g，龙齿 15g（先煎），朱麦冬 6g，黄连 1.5g，酸枣仁 10g，柏子仁 8g，夜交藤 15g，料豆衣 10g，制香附 8g，补心丹 10g（吞），浮小麦 15g。

此 5 剂服后，诸恙悉平，眠食如常。

（《上海老中医经验选编》）

按：心阴赖于肾阴滋养，肾阴不足，心阴失养，心火亢盛，扰乱心神，则夜寐难安，本源于心肾不交。滋阴降火为治疗此症之本。虚证易惊，故镇怯宁心有助于安神安志。

3. 张锡纯医案：

天津徐某，年66岁，于季春得不寐证。因于性嗜吟咏，暗耗心血，遂致不寐。自冬令间有不寐之时，未尝介意，至春日阳生病浸加剧，迨至季春恒数夜不寐，服药皆不效。精神大为衰惫，心中时常发热，懒于饮食，勉强加餐，恒觉食停胃脘不下行。大便干燥，恒服药始下。其脉左部浮弦，右脉尤弦而兼硬，一息五至。

辨证：其左脉浮弦者，肝血虚损，兼肝火上升也，阴虚不能潜阳，是以不寐。其右脉弦而兼硬者，胃中酸汁短少更兼胃气上逆也。酸汁少则不能化食，气上逆则不能息息下行传送饮食，是以食后恒停胃脘不下。而其大便之燥结，亦即由胃腑气化不能下达所致。

治法：治此证者，宜清肝火、生肝血、降胃气、滋胃汁，如此以调养肝胃，则夜间自能安睡，食后自不停滞矣。

处方：生怀山药30g，大甘枸杞25g，生赭石18g，玄参15g，北沙参15g，生杭芍15g，酸枣仁12g，生麦芽9g，生鸡内金5g，茵陈5g，甘草6g，共煎1大盅，温服。

将药服2剂，夜间可睡两三点钟，心中已不发热，食量亦少加增，大便仍滞，脉象不若从前之弦硬，遂即原方略为加减俾再服之。

处方：生怀山药30g，大甘枸杞25g，生赭石18g，玄参15g，北沙参15g，酸枣仁12g，龙眼肉9g，生杭芍9g，生鸡内金5g，生远志5g，茵陈3g，甘草5g。共煎汤1大盅，温服。

将药连3剂，夜间安睡如常，食欲已振，大便亦自然通下。惟脉象仍有弦硬之意，遂将方中龙眼肉改为25g，俾多服数剂以善其后。

按：本证源于肝血虚损，兼肝火上升，阴虚不能潜阳，阳不入阴则不寐。以养肝血为本，滋肝阴，潜肝阳，使心神得安，夜能入寐。待肝阳得潜，重以补肝之阴血善其后。

(《医学衷中参西录》)

自 学 指 导

【重点难点】

1. 失眠病由五志过极、劳逸失调、素体不强、病后体虚或饮食不节，导致阳盛阴虚，阴阳失交所致。病在心、肾，而涉及肝、脾等脏。病理性质有虚实之分。虚者为气血两虚、阴虚火旺；实者为痰热内扰，肝郁化火。临床上每见虚实夹杂证候。

2. 辨证施治，主要审其邪正虚实，予以补虚泻实，调其阴阳。虚证分别予以补益心脾或滋阴降火；实证当清化痰热或清肝泻火。虚实夹杂者，应适当兼顾，同时伍以安神宁心之品。

【复习思考题】

1. 试述失眠的病机及辨治原则。

2. 为什么说"胃不和则卧不安"？其有何临床表现？应如何治疗？

3. 试比较心悸、失眠在病机、证治方面之异同。

4. 多寐的病机是什么？健忘的治疗大法是什么？

【常见文献摘录】

1.《素问·逆调论》篇："阳明者，胃脉也。胃者六腑之海，其气亦下行，阳明逆，不得从其道，故不得卧也。《下经》曰：'胃不和则卧不安。'此之谓也。"

2.《景岳全书·不寐》引徐东皋语曰："痰火扰乱，心神不宁，思虑过伤，火炽痰郁而致不眠者多矣。有因肾水不足，真阴不升，而心阳独亢者，亦不得眠……有体气素盛，偶为痰火所致不得眠者，宜先用滚痰丸，次用安神丸清心凉膈之类。有体素弱，或因过劳，或因病后，此为不足，宜用养血安神之类。凡病后及妇人产后不得眠者，此皆血气虚而心脾二脏不足。虽有痰火，亦不宜过于攻，治仍当以补养为君，或佐以清痰降火之药。"

3.《医宗必读·不得卧不得食》："……不寐之故大约有五：一曰气虚，六君子汤加酸枣仁、黄芪；一曰阴虚，血少心烦，酸枣仁一两，生地黄五钱，米二合，煮粥食；一曰痰滞，温胆汤加南星、酸枣仁、雄黄末；一曰水停，轻者用六君子汤，加菖蒲、远志、苍术，重者用控涎丹；一曰胃不和，用橘红、甘草、石斛、茯苓、半夏、神曲、山楂之类。大端虽五，虚实寒热，互有不齐，神而明之，存乎其人耳。"

第四节　痴　呆

【目的要求】

1. 了解痴呆的概念及其病因病机。
2. 熟悉痴呆的辨证要领及治疗要点。
3. 掌握痴呆常见证型的治法方药。

【自学时数】

4 学时。

痴呆是因先天禀赋不足，或老年精气亏虚，或情志失调、外伤、中毒等导致脑的智能活动发生严重障碍，以呆傻愚笨为主要临床表现的一种神志疾病。其轻者可见神志淡漠，寡言少语、迟钝、健忘等症；重则表现为终日不语，或闭门独居，或口中喃喃自语，或言词颠倒，举动不经，或忽笑忽哭，或不欲食，数日不知饥饿等。此类患者多不能独自处理日常生活，甚至不能抵御危险伤害。痴呆有幼年起病者，多成"白痴"之症。

本病早在先秦时期即有记载，《左传》一书中谓之"白痴"。后世医家根据其病症特点又称呆病，所谓"呆"，癫也，痴也、不慧也，不明事理之谓也。可见呆有迟钝、笨拙、愚昧、愣傻等意。汉代华佗始终称之为"痴呆"。其后尚有"呆痴"、"愚痴"等称谓。

中医对神志的认识源远流长。《内经》中就已认为心与神志有关。《灵枢·本神》篇谓："心有所忆谓之意，意之所存谓之志，因志而存变谓之思，因思而远慕谓之虑，因虑而处物谓之智。"《素问·灵兰秘典论》指出："心者，君主之官，神明出焉。"关于脑与精神、意识、思维、智力的关系，《内经》中亦有认识。《素问·脉要精微论》谓："头者，精明之府。头倾视深，精神将夺也。"

唐代孙思邈《千金方》谓："头者，人神所注，气血精明三百六十五络上归头。"后世医家认为，心是精神、意识、思维活动的主宰。明代张景岳《类经·藏象类》指出："心为一身之君主，禀虑录而念造化，具一瑶以应万机，藏腑百骸，惟所是命，聪明智慧，莫不由之。"明代李时珍《本草纲目》明确指出"脑为元神之府"。对痴呆的认识，历代医家大都认为与先天不足、后天精神刺激、老年虚衰及他病转化等因素有关。明代张景岳《景岳全书·杂证谟》对痴呆的病因病机及证候作了较为详细的描述，谓："痴呆证，凡平素无痰而渐致痴呆，言辞颠倒，举动不经，或多汗，或善愁，其证则千奇万怪，无所不至。脉必或弦、或数、或大、或小，变易不常。"对痴呆的脏腑定位，其认为："此其逆气在心，或肝胆二经，气有不清而然。"对于痴呆的治疗，《景岳全书》认为，"但察其形体强壮，饮食不减，别无虚脱等症，则悉宜服蛮煎治之，最稳最妙"。并指出"此证有可愈者，有不可愈者，亦在乎胃气、元气之强弱，待时而发，非可急也。凡此诸征，若以大惊猝恐，一时偶伤心胆而致失神昏乱者，此当以速扶正气为主，宜七福饮或大补元煎主之"。

清代王清任《医林改错》总结了前人对脑的认识，提出了"灵机记性不在心在脑"。这样，中医对精神、意识、思维活动和智力的认识，从由心所主而逐渐发展为由脑所主。但一般认为，"心主神明"与"灵机记性不在心在脑"是并行不悖的。清代陈士铎《辨证录》分析痴呆成因，认为"大约其始也，起于肝气之郁；其终也，由于胃气之衰。肝郁则木克土，而痰不能化；胃衰则土制水，而痰不能消。于是痰积于胸中，盘据于心外，使神明不清，而成呆病矣"。清代王清任《医林改错》谓："小儿无记性者，脑髓未满；高年无记性者，脑髓渐空。"其指出，小儿先天不足或老年虚衰，均可致脑髓空虚，灵机记性功能衰退，而成愚笨呆痴之证。使对痴呆之病因病位的认识又更加深入。《辨证录·呆病门》提出本病主要的治法是："开郁逐痰，健胃通气。"认为"不知呆病之来，其始虽成于郁，然郁之既久，而成呆，其以前之郁气，久则尽忘之矣。故但补胃气以生心气，不必又治肝气以舒郁气也"。立有洗心汤、转呆丹、还神至圣汤等。

根据痴呆的临床表现，西医学中的老年性痴呆、脑血管性痴呆、混合性痴呆、脑叶萎缩症、正压性脑积水、脑淀粉样血管病、代谢性脑病、中毒性脑病等均属于本病范围。

【病因病机】

（一）病因

痴呆有从幼年起病者，多渐成白痴之症。也有因年老精气不足，渐发呆傻之症，亦有因精神因素，外伤及中毒等引起者。

1. 禀赋不足：大凡自幼而发痴呆不慧者，多与先天禀赋不足有关。此即包括胎儿在母体形成前，父母交合之精气的盛衰，胎儿成形之后的营养状况和不良因素影响等。若母体多病而精气不充，或父亲体质素亏而肾气不足，或孕育以后母体营养不良，纵欲贪酒，跌仆撞打，惊怖恐骇，孕体多病杂药乱投等，损伤胎儿，导致畸形发育，胎儿生后智能低下而成愚笨痴呆之症。可见，肾精气血的乏惫是导致本病发生的重要因素之一。

2. 年高体虚：诚如《医林改错》云："年高无记性者，脑髓渐空。"老年人病发痴呆，多由久病血气虚弱，精气不足，脑神失养，或由肝肾不足，脑髓不充，则灵机记忆衰退，不慧失聪，而成愚呆之症。一般说来，此类痴呆，病程缓慢，以虚证为多，或可兼夹痰、瘀为患而成虚实夹杂之证。

3. 情志所伤：即指七情外触，五志内伤。若郁怒愤恚而隐含不泄，或隐曲之事难以启齿，或事不如愿无处申述，或大怖惊恐志意懦怯，或久思积虑疑惑敏感，以致情志损伤，气郁于内，久必酿成神情痴呆之患。正如《辨证录·呆病门》指出："大约其始也，起于肝气之郁。"

4. 久病痰盛：《石室秘录》云："痰气最盛，呆气最深。"此类痴呆病患者，多在原有癫、狂、痫证疾患基础上续发。实因癫、狂、痫证病久，必有积痰内盛，进而痰浊阻塞机窍。如癫病日久，肝气抑郁，克犯脾土，以致痰浊内蓄；或久病饮食不节，脾胃受损，致生痰浊；或狂病迁延，痰留不去；或痫病日久，正气耗损，以致气化无力，积痰内盛，皆可导致痴呆的发生。

5. 外伤中毒：可因产伤，伤及脑髓，或由跌仆撞击外伤头部；或吸食毒物，致使脑海清窍失灵而致本病。

（二）病机

1. 本病病位在脑和心，与肝脾肾有关，基本病机为髓减脑衰。脑为元神明之府，神机之源，一身之主。脑髓空虚则心无所虑，神无所依而使灵机记性减退。心为君主之官而主神明。心气虚衰，心血不足，神明失养则神情涣散，呆滞善忘。七情所伤，肝郁气滞，气机不畅则血涩不行，气滞血瘀痰结，蒙蔽清窍。脾虚生痰，痰浊阻脑脉不通，脑气不得与脏气相接而痴呆。肾主骨生髓而通于脑。肾精亏损，脑髓失充，神机失控，阴阳失司而迷惑愚钝，动作笨拙，反应迟缓。本病基本病机为髓减脑衰。

2. 病理性质有虚有实或虚实夹杂。本病的发生，不外乎虚、痰、瘀，并且三者互为影响。病变有虚有实，或虚实夹杂。虚者多因先天禀赋不足，老年精衰，肝肾亏损；实则多由精神因素导致肝气郁结，痰瘀阻窍等。

本病属于顽难之病，目前缺乏理想疗法。因此，治愈相当困难。诚如明代医家虞搏云："如愚如痴者，吾未如之何也已矣。"张景岳也指出："此症有可愈者，有不可愈者。"张氏所谓"可愈"，多指痴呆初发轻症，而重症痴呆多难治愈。严重者生活不能自理，甚则失去自控能力，或则伤人，或则自伤。亦有久病不知食饮，不知秽洁而易染重病，或耗伤精气渐致衰竭而亡。

先天性痴呆，多疗效欠佳。后天性痴呆，外伤、中毒所致或热病遗留后遗症者，经治疗后症状可有不同程度的改善；由梅毒所致或癫、狂、痫等精神性疾病患转化而来者，结合原发病的治疗，症状亦可有所好转；由情志刺激所致者，经治疗后大都可明显好转或痊愈；老年性痴呆经治疗后，有的病人可缓解病程进展，部分病人的精神症状可好转。

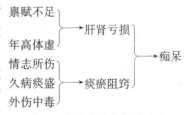

图 11 痴呆病因病机示意图

【病证鉴别】

1. 癫证：癫证是以沉默寡言、情感淡漠、语无伦次、静而多郁为特征的疾病，俗称"文痴"。它可因气、血、痰邪，或三者互结为患，亦可由外伤，醉酒致癫。但临床上因痰气郁结所致者为多，以成年人多发。而痴呆则以智能活动障碍，以神情呆滞、愚笨为主要临床表现的一种神志疾病，老少皆可见之。

2. 狂证：狂证表现为狂乱无知，其性刚暴，喧扰不宁，哭笑不休，妄言声高，逾墙上屋，骂詈不避亲疏，或毁物殴人，气力过人，表现为动而多躁，性质属阳，俗称"武痴"、"发疯"。可见狂证临床表现明显与本病以呆傻愚笨为主者有别。狂证在青壮年男女中多见，而痴呆则以幼儿、少年及老年多发。

3. 健忘：健忘是指脑的记忆力衰退的一类病症。临床上多以记忆力减退，遇事善忘，甚或言谈不知首尾，事过转瞬即忘为其病变特征，多见于中老年为患，而痴呆症老少皆可发病。健忘者尚无呆傻愚笨之智能障碍，而痴呆则以其为主症。痴呆患者虽可善忘，但仅为兼症。而健忘病久可转为痴呆。

【辨证论治】

(一) 辨证要领

1. 辨先后天：先天性痴呆多由胎孕受损及幼年得病，每因禀赋不足，脑髓失于充养，或由于产时受伤，损及脑髓，瘀血阻于脑府而致。而后天性痴呆或因情志不遂，或暴怒暴喜，或因头部外伤、中毒；或后发于其他疾病如癫痫、狂证等，而致气血郁滞、痰湿内停、灵窍被阻等。尚有因年老肾气亏竭、精血不足、髓海空虚、脑神失养所致者。

2. 辨轻重：本病轻者多见神情淡漠，寡言少语，动作愚笨，反应迟钝，记忆力、理解力、判断力差；重症则见终日不语，或口中喃喃而毫无意义，或言辞颠倒、举动不经，或傻哭傻笑，甚至饥饱不知。此类病人往往丧失日常生活自理的能力，不能抵御外来的伤害。

3. 辨虚实：痴呆一证，久病多属痼疾难治；新病每可经治渐愈。本病病因虽各有不同，但终不出虚实两大类。若由先天禀赋不足，精血亏虚所致者，多属虚证，若由情志失调，痰浊阻窍、瘀阻脑府所致者，则属实证。此外，因本证病程较长，证情顽固，因而需注意虚实夹杂的病机属性。

(二) 治疗要点

1. 调补精、气、血，充髓养脑。痴呆凡因禀赋不足，或见肾虚之证，治宜补肾填精，或健脾益气养血充脑，重在培补先后天。

2. 因情志失调，肝郁失疏而致的痴呆症，当舒肝解郁，调畅气机，并及时配合疏导等心理疗法。

3. 本病若由气郁日久，气滞而水湿积聚成痰，或脾虚生痰，或气滞血瘀、痰瘀交阻脑府而发为本证，可根据痰的成因属性，治以开郁祛痰、健脾化痰、清心涤痰，或泻火祛痰。因瘀血为患者，则以活血化瘀通窍治之。痰瘀交阻为患者，又宜祛痰化瘀，开窍醒脑并投。

(三) 分证论治

1. 禀赋不足：

[症状] 痴呆多伴发育畸形，如囟门迟闭，头颅偏小，嘴向外凸，眼裂较窄，舌大，吐词不清等。成年后神情呆滞，反应迟钝，虽能言语，常词不达意。日常生活需人照料，不能抵御危险伤害而成白痴。舌体淡胖、质暗，舌苔薄白或腻，脉细缓或滑，尺部细弱。

[证候分析] 胎元本受之于父母，若父母体弱多病，精气不足；或母体孕期多病，服药过多，或摄养不慎，房事不节，损及胎气，胎儿在母体内发育不良，生后则因先天禀赋薄弱，精气亏虚而体弱多病，小儿生长迟缓，发育不全。亦因肾精不足，髓海不充，脑脏失养，神机失聪、

智能低下,言语、动作、神情、体态异于常人,而表现为神明失用的痴呆征象。

[治法] 益肾健脑。

[方药] 七福饮加减。本方补肝肾,益心脾,健脑益智。用于肝肾亏虚之眩晕耳鸣,健忘痴呆等症。

药用熟地 12g 以滋阴补肾;配当归养血补肝;人参 5g、白术 10g、炙甘草 10g 益气健脾,用以健补后天之本,以助先天之不足;枣仁 12g、远志 12g 养心安神。

加减:若肾虚先天不足明显者,加鹿角胶、龟板胶、阿胶等血肉有情之品;若见舌苔白腻者,加菖蒲 10g、郁金 10g、法夏 10g 等化痰浊,醒神窍,并酌减滋腻补肾之品;若兼见心烦溲赤,舌红少苔,脉细而数,熟地改生地,再加知母 10g、黄柏 10g、丹皮 10g、莲子心 5g 以清虚热。病久可以本方制成蜜丸久服,以图缓治。

2. 精气亏虚:

[症状] 年老表情呆滞,行动迟缓,记忆力明显减退,言语迟钝,说话颠倒,行为幼稚,喜自独居,悲观失望,忽哭忽笑,或头摇肢颤。伴见头晕目花,听力减退,发稀齿少,腰酸膝软,气短无力,舌质暗淡,舌苔薄白,脉弦细无力,两尺脉细弱。

[证候分析] 本证多见于年老体衰,一生多病,未老先衰者,多因久病或房事不节,或劳伤心脾,以致肾之精气衰少,精亏则髓乏。脑腑失髓充养,元神不能正常用事,发为愚笨呆傻诸症。亦因肾精不足,髓海不充而见头晕腰酸,发少齿落,精气不足,则耳聋目花,气短无力。尺脉细弱或沉细无力,为肾气不足之象。

[治法] 补益精气。

[方药] 还少丹加减。本方补肾填精,开窍醒脑。用于老年肾虚精亏,眩晕健忘,腰酸耳鸣等症。

药用熟地 12g、枸杞子 10g、山萸肉 10g、楮实子 10g 滋肾,填精生髓;巴戟天 10g、苁蓉 10g、小茴香 5g 温肾壮阳;杜仲 12g、怀牛膝 10g 壮腰健肾;茯苓 10g、山药 12g、大枣 5 枚健脾益气;五味子 6g、远志 10g、菖蒲 10g 安神开窍醒脑。

加减:若见乏力气短,懒言少动者,加黄芪、党参补气;若纳呆少食,舌苔黄腻,中焦蕴有痰热者,暂宜清化痰热,待痰热祛除,再用补法。

3. 痰湿阻窍:

[症状] 精神抑郁,表情呆钝,静而少言,或默默不语,或喃喃独语,头重如裹,闭户独居,哭笑无常,不欲见人,不思纳谷,脘腹胀满,口多痰涎,面色㿠白或苍白不泽,气短乏力,舌体胖,舌质淡,舌苔白腻,脉沉滑。

[证候分析] 本证可由癫痫日久而成。病因多起于肝气先郁,肝气郁则克犯脾胃,脾胃弱则失健运,痰湿积于胸中,蒙闭清灵之窍,使神明不清,故痴呆诸症丛生。面白气短乏力,可知中气虚惫。纳呆,脘痞腹胀,口多流涎,乃脾虚失运之候。舌胖,脉细滑,亦属气虚痰盛之象。

[治法] 化痰宣窍。

[方药] 指迷汤加减。本方健脾益气,化痰开窍。用于痰阻之抑郁不语,不思纳谷等症。

药用人参 6g、甘草 6g 培补中气;半夏 10g、南星 10g、白术 10g、陈皮 6g 健脾化痰;菖蒲 10g 助半夏 10g、南星 10g、陈皮 6g 宣窍化痰;附子 6g、协人参 6g、甘草 6g 以助阳化气，俾阳气健旺则痰湿可除；并用神曲 10g、豆蔻 10g 理气宽中和胃。

加减：若肝郁明显者，加柴胡 10g、白芍 10g，并可加枣仁 12g、柏子仁 12g、茯神 12g 以增养心安神之力。

4．气血瘀阻：

[症状] 神情淡漠，反应迟钝，寡言少语，健忘善怒，睡中易惊，或妄思不寐，两目凝视，舌质紫暗，或见瘀斑瘀点，舌苔薄白，脉或细涩或迟。

[证候分析] 本证多有产伤及或外伤病史或可先致痫证反复发作，病久而延变痴呆，也有虽不发病，至中年以后渐成呆傻。而脑为元神之府，如血瘀气滞，使气血不能正常充养于脑，或因血瘀阻滞脉络，气血不能上荣于脑，使脑神失养，则可发为痴呆。舌质紫暗，脉迟涩等均为血瘀之征。

[治法] 活血通窍。

[方药] 通窍活血汤加减。本方活血通窍，用于头面上部血瘀之证。

药用桃仁 10g、红花 10g、赤芍 10g、川芎 10g 活血化瘀药为主，配用酒适量、葱白 5g、生姜 3 片通阳宣窍，麝香 0.5g 增强活血通窍之力。尚可加菖蒲 10g、郁金 10g 开窍醒脑。

加减：如病久气血不足，加当归 10g、生地 12g、党参 12g、黄芪 12g 益气养血；如久病瘀血化热，常致肝胃火逆，而见头痛、呕恶等症，应加钩藤 15g、菊花 10g、夏枯草 10g、竹茹 10g 平肝和胃；若见肝郁气滞者，加柴胡 6g、枳实 10g、香附 10g 疏肝行气。

【其他疗法】

(一) 单方、验方

1．还神至圣汤（《辨证录》）：人参、白术、茯神、生枣仁、广木香、天南星、荆芥、甘草、良姜、附子、枳壳、菖蒲。治呆病因木郁土衰，痰积于中不化。

2．苏心汤（《辨证录》）：白芍、当归、人参、茯苓、半夏、炒栀子、柴胡、附子、生枣仁、吴茱萸、黄连。用于呆病气血两虚而兼痰郁。

3．启心救胃汤（《辨证录》）：人参、茯苓、白芥子、菖蒲、神曲、半夏、南星、黄连、甘草、枳壳。治呆病胃伤痰迷心窍。

4．生猪脑粉：每次 6~18g，每日服 2~3 次，3 个月为 1 疗程。适用于大脑发育不全而致痴呆症。

5．华佗治痴呆神方：人参 30g，柴胡 30g，当归 30g，半夏 30g，生枣仁 30g，菖蒲 30g，茯苓 90g，白芍 120g，甘草 15g，天南星 15g，神曲 15g，郁金 15g，附子 3g。水 10 碗，煎取 1 碗，强饮之。少顷困倦欲睡，任其自醒即愈。本方适用于抑郁不舒，有由愤怒而成者，有由羞恚而成者。

(二) 中成药

抗老防衰丹：健脑益气，补肾填精。用于健忘心悸，头晕目眩，腰膝酸软等症。口服，1 次 6g，每日 2 次。

【预防与调护】

本病的重证治疗相当困难，除药治之外，预防和调护显得较为重要。因此，在防护方面，要做到以下几点：

1. 加强优生优育宣传教育，避免近亲结婚，注意孕期卫生和婴幼儿卫生，在妊娠分娩时，防止各种可能造成不利于胎儿的有害因素。避免产伤。

2. 注意调节情志，避免七情内伤。

3. 预防和及时治疗少年期的各种疾病。

4. 防止头部跌仆伤，药物和有害气体中毒等。

5. 对于轻症患者，要耐心和蔼，督促病人尽量料理自己的日常生活，平时要加强智能训练。开展各种文体活动，适应环境。重症患者基本上失去生活自理能力，要给予适当照顾，帮助其搞好个人卫生。个别病人，可突然出现兴奋躁动及冲动行为而产生伤人、毁物、自伤等事故。因此，对这类病人要注意进行防护。

【临证提要】

1. 呆属临床常见病，其病因以情志所伤，年迈体虚为主，病位在脑，与心肝脾肾相关，基本病机为髓空脑衰，神机失用，病理性质以虚为本，以实为标，临床多见虚实夹杂证。

2. 呆的治疗首先分清虚实标本。实证宜泻，治当豁痰开窍、活血化瘀；痰瘀日久，生热化火者，又当清热泻火。虚证宜补，治当以补肾益髓，健脾益气为主。标本相兼，虚实夹杂者，当分清主次，或先祛邪后扶正；或标本同治，虚实兼顾。

3. 对痴呆患者用药治疗的同时，又当重视精神调摄和智能训练。

【医案精选】

1. 王旭高医案：

上年夏季痰火迷心，神呆语乱，治之而愈，至今复发，脉浮小弱，舌心红而苔薄白，语言错乱，哭笑不常。凭脉而论，似属心风。盖由风入心经，蕴热蒸痰所致，用（《本事方》）独活汤法。

处方：独活、防风、黄芩、山栀、元参、石菖蒲、胆星、茯苓、橘红、甘草、竹叶、鲜生地。

按：风入心经，蕴热蒸痰，而作痴呆，治宜祛风，清热化痰。独活、防风等祛风胜湿，黄芩、山栀、元参等清热养阴，石菖蒲、胆星、橘红等化痰祛湿，为对证之治也。

（《清代名医医案精华·王旭高医案》）

2. 陈家扬医案：

赵某，男，50岁。初诊日期1962年5月5日。患者于5个月前恶浊之气中毒昏迷，经抢救苏醒，3日后又意识不清，并有发热、谵妄，在当地医院治疗20余日，体温正常而患者严重痴呆，两下肢截瘫，二便失禁，不辨亲属，3个半月后仍无好转，出院后来诊。患者精神痴呆，仰卧床上，两手无意识动作，两下肢色紫稍屈，两足皮肤呈黑暗色，左下肢较右下肢短8cm，感觉及反射均消失。舌质淡紫，舌苔白厚腻。脉沉涩。

辨证：此乃恶浊之气蒙闭清窍，横窜经络，筋脉失养。

治法：治以芳香化浊，开窍通络。

处方：方用芳香驱秽饮1号合开窍熄风汤：生石决明18g，白蒺藜10g，辛夷花10g，藿香10g，佩兰10g，杭菊花10g，全蝎6g，远志10g，石菖蒲6g。苏合香丸两丸，分服3剂。

服三剂后，已能辨认家人。又继服4剂后，精神语言均正常，惟下肢瘫痪，二便不能控制。此因病久气虚，经络阻滞。改用补阳还五汤。

处方：生黄芪 60g，当归尾 10g，川芎 6g，赤芍 10g，桃仁泥 10g，南红花 6g，酒地龙 10g，川牛膝 10g，鸡血藤 10g。

服上方 12 剂后，两腿已能屈伸，坐起，两足黑暗色死皮开始脱落。服至 20 剂时，两下肢长短已相等，两足浮肿已消，肤色正常，能下床扶杖行走。治疗 3 个月后，已能离杖行走散步。除表现略有自私（如食物不给子女吃、对事物不太关心）外，没有其他症状。1963 年回单位做一般工作。

按：恶浊之气蒙闭清窍，芳香化浊，开窍通络，故痴呆症平。后改补气通络，乃治瘫之法。

陈某，男性，62 岁，退休干部，初诊日期为 1963 年 7 月 17 日。患者两年来每于睡中瘛疭而醒，醒后不能入睡，夜间常起来做些无目的动作，昼日精神委靡，不爱活动，反应迟钝，记忆力减退因不能工作而退休。近来精神逐渐痴呆，举止异常，易激动，常自责，拒绝饮食，言语絮叨，经常自语，但不能主动提问或正确答问。精神痴呆，舌质暗红，满舌破裂无苔。不能正确答问。脉沉细，尺微。

辨证：脑为元府，肾主技巧之能，肾精虚损，脑髓不充，神智技巧失灵。

治法：滋肾益精，补脑充髓。方用补脑合剂。

处方：熟地 15g，肉苁蓉 10g，鹿角胶 10g，枸杞子 15g，巴戟天 15g，炒枣仁 15g，远志 10g，菖蒲 6g，五味子 6g，麦冬 10g，炙甘草 6g，炙首乌 15g。

二诊：1963 年 7 月 26 日。按前方服药 6 剂，夜眠已佳，白天亦以午睡，易激动，情况减少，近几日没有自责，自语减少。食量增加，惟大便两日一行较干燥，舌质红，破碎较前好转，脉沉细。前方去炙草、炒枣仁，肉苁蓉加至 15g，加石斛 12g，炙龟板 10g。

三诊：1963 年 8 月 10 日，患者痴呆现象已减轻，能主动交谈，面有表情，答问正确，饮食、睡眠正常，睡后无瘛疭，大便一日一行不干。

按：肾精虚而致脑髓虚，补肾之血肉有情之品为补脑髓之要法。俾脑髓充，诸疾自失。

（《实用中医精神病学》）

自 学 指 导

【重点难点】

1. 痴呆是因先天禀赋不足，或老年精气亏虚，或情志失调、外伤、中毒等导致脑的智能活动发生严重障碍，以呆傻愚笨为主要临床表现的一种神志疾病。

2. 痴呆病因以情志所伤，年迈体虚为主，病位在脑，与心肝脾肾相关，基本病机为髓空脑衰，神机失用，病理性质以虚为本，以实为标，临床多见虚实夹杂证。

3. 痴呆的治疗首先分清虚实标本。实证宜泻，治当豁痰开窍、活血化瘀；痰瘀日久，生热化火者，又当清热泻火。虚证宜补，治当以补肾益髓，健脾益气为主。标本相兼，虚实夹杂者，当分清主次，或先祛邪后扶正；或标本同治，虚实兼顾。

【复学思考题】

1. 痴呆的病因是什么？其主要病机是什么？
2. 痴呆如何与癫、狂、健忘相鉴别？
3. 痴呆的辨证要领和治疗要点是什么？
4. 痴呆的主要证型有哪些？其临床症状、治法和代表方是什么？

【常见文献摘录】

1. 《景岳全书·杂证谟·癫狂痴呆》："此证有可愈者，有不可愈者，亦在乎胃气、元气之强弱，待时而变，非可急也。凡此诸证，若以大惊猝恐，一时偶伤心胆而致失神昏乱者，此当以速扶正气为主，宜七福饮或大补元煎主之。"

2. 《石室秘录·呆病》："呆病如痴而默默不言，如饱而悠悠如失也，意欲癫而不能，心欲狂而不敢，有时醒数日不醒，有时坐数日不眠，有时将己身衣服密密缝完，有时将他人物件深深藏掩，与人言则无语而神游，背人言则低声而泣诉，与人食则厌薄面不吞，不与食则吞炭而若快。此等证虽有崇凭之，实亦胸腹中无非痰气，故治可无奇法，治痰即治呆也。然而痰势最盛，呆气最深，若以寻常二陈汤治之，安得获效？方用逐呆仙丹、人参、白芥子、菟丝子各一两，白术二两，茯神三两，半夏五钱，附子五分，白薇、丹砂各三钱，研细末，先将各药煎汤，调丹砂末半碗。""此方之妙，妙在大补心脾，以茯神为君，使痰在心者尽祛之而出。其余消痰之药，又得附子引之，无经不入，将遍身上下之痰，尽行祛入膀胱之中而消化矣。白薇、菟丝子，皆是安神妙药。而丹砂镇魂定魄，实多奇功，所以用之而奏效也。"

第五节 厥 证

【目的要求】

1. 了解厥证的概念及其病因病机，以及血厥实证可能发展为中风的机制。
2. 熟悉厥证的辨证要领及治疗要点。
3. 掌握厥证的急救处理。
4. 掌握厥证常见证型的证候特点及其治法方药。

【自学时数】

8学时。

厥证是以突然昏倒，不省人事，四肢厥冷为主要表现的一种病证。轻者昏厥时间较短，自会逐渐苏醒，清醒后无偏瘫、失语、口眼㖞斜等后遗症。严重者，则会一厥不醒而致死亡。故《类经·厥逆》指出："厥者，逆也，气逆则乱，故忽为眩仆脱绝，是名为厥……轻则渐苏，重则即死，最为急候。"

有关厥证的记载，最早始于《内经》，不仅论述甚多，而且涉及范围相当广泛，厥之不同名称大约有30多种。概而论之，可分为三种情况：一种是指突然昏倒，不知人事。如

《素问·厥论篇》指出："厥……或令人暴不知人，或至半日，远至一日乃知人者……"二是指肢体和手足厥冷。如《素问·厥论》篇所述："寒厥之为寒也，必从五指而上于膝……"《灵枢·五乱》篇指出，人体气机"乱于臂胫，则为四厥"，发为四肢厥冷；三是指六经形证。如《素问·厥论》叙述的太阳、阳明、少阳、太阴、少阴、厥阴之厥等。《内经》对于厥证的病机论述比较深刻，认为厥证为气机逆乱，气血运行悖逆所致。如《素问·生气通天论》曰："大怒则形气绝，而血菀于上，使人薄厥。"《灵枢·五乱》云："清气在阴，浊气在阳，营气顺脉，卫气逆行，清浊相干。"以清浊之气逆乱阐述诸多厥证的病理。

张仲景继承阐发了《内经》关于寒厥和热厥的理论和治法，认为寒厥和热厥的病机是阴阳气失去相对平衡，不能相互贯通的结果，主要表现为四肢逆冷。其曰："凡厥者，阴阳气不相顺接，便为厥。厥者，手足逆冷是也。"关于寒厥的论述《伤寒论》与《内经》相同，二者论述热厥的临床表现有所差异。《素问·热论》所论热厥为手足热，而《伤寒论》所论之热厥为手足冷，认为热厥的病机为"热深厥亦深，热微厥亦微"。对于厥证的治法方药，张仲景提出了寒厥用四逆汤、当归四逆汤、通脉四逆加猪胆汁汤等，热厥用白虎汤等，并指出了热厥还可用下法治疗。

《诸病源候论·中恶病诸候》以中恶统括诸多厥证之候，认为某些厥证与精神因素密切相关，如谓"中恶者，是人精神衰弱，为鬼神之气，卒中之也，夫人阴阳顺理，荣卫调平，神守则强，邪不干正。若将摄失宜精神衰弱，便中鬼毒之气"。指出了机体的精神衰弱是发病的基础，外中邪毒之气为诱发因素。这种内外的病因病机学说有较大实践意义。金代张子和《儒门事亲·指风痹痿厥近世差玄说》对厥证则立有专篇论述，不仅记载了手足厥逆之厥，并将昏厥分为尸厥、痰厥、酒厥、气厥、风厥等证。《景岳全书·厥逆》总结明代以前对厥证的认识，结合临床实际，对厥证的理论不断充实、完善和系统化，提出了"厥逆之证，危证也。盖厥者尽也，逆者乱也，即气血败乱之谓也"。《张氏医通·厥》明确指出厥证与中风有别。如"今人多不知厥证，而皆指为中风也。夫中风者，病多经络之受伤；厥逆者，直因精气之内夺。表里虚实，病情当辨，名义不正，无怪其以风治痰也"。清代《医宗金鉴·杂病心法要诀·类中风总括》，分别论述了尸厥、虚中、气中、食中、暑中、中恶等证，明确地把有无口眼㖞斜和偏废作为中风与厥证的鉴别要点。林珮琴则将厥证责之于肝。《证治汇补》言厥为："暴死卒倒，其因甚多，如暴仆、口噤、吐涎、体暖、脉虚者，中风也，分辨真伪施治。如腹痛、额黑、手足收引、脉来沉迟、无气以息者，中寒也，宜理中、四逆汤，更灸关元。有本质阴虚，暑途劳役，暴仆昏绝者，名曰中暑，宜六君子汤加竹沥、姜汁。有行立之间，暴眩仆昏绝，喉无痰声，身无邪热者，此阴虚而阳暴绝也，宜独参汤。有暴怒卒倒，身冷，无涎者，名曰气厥，宜四磨饮。有食后着寒、着气而暴气者，名曰食厥，宜二陈汤探吐之。有大怒载血瘀于心胸而暴死者，名曰血厥，宜逐瘀行血。有感臭秽瘴毒暴死者，名曰中恶，宜醋炭熏鼻，醒后以藿香正气散调之。或探丧、入庙暴绝，面赤不语者，名曰尸厥，亦宜醋炭熏鼻法，更服苏合香丸。"

本篇重点讨论属内伤之厥的气厥、血厥、痰厥等。此外，夏季卒中暑热之邪，突然神昏、肢厥者称暑厥，属于"中暑"范围。因蛔虫扰于肠胃，窜于胆道突然腹痛、痛剧而厥者称蛔厥，详见"虫证"篇。

西医学中的癔病性晕厥、高血压脑病、脑血管性痉挛、低血糖、出血性及心源性休克、呼吸系统慢性疾患等以昏厥、肢冷为主要临床表现者，均可参照本篇内容施治。

【病因病机】

（一）病因

引起厥证的病因主要为情志刺激、饮食不节及体虚久病等。

1. 情志刺激：精神刺激是厥证的主要病因。在通常情况下，情志是人体生理活动的一部分，然而突遇剧烈的情志变动，超过了生理活动所能调节的范围，就会引起脏腑的功能失调而发病。"怒则气上"、"惊则气乱"、"恐则气下"等即可致气逆上冲或清阳不升，而清窍失灵发生昏仆致厥。或恼怒惊骇，忧愁思虑，情志过极，以致气机厥乱，上壅心胸，蒙闭窍隧，而引起昏愦。由于肝阳素旺，又加暴怒，肝阳化火动风，以致血随气逆，气血上壅，清窍不利，昏愦无知。此即《素问·生气通天论》篇所谓："大怒则形气绝，而血菀于上，使人薄厥。"

2. 饮食不节：饮食不节，积滞内停，转输失常，气机受阻，以致窒闷而厥。此类情况常见于儿童，但成人饱食之后，骤逢恼怒，气逆夹食，食填中脘，上下痞隔，阴阳升降受阻，壅塞清窍，亦可导致昏厥。《证治准绳》说："中食之证，忽然厥逆昏迷，口不能言，肢不能举，状似中风，皆因饮食过伤，醉饱之后，或感风寒，或着气恼，以致填塞胸中，胃气有所不行，阴阳痞隔，升降不通，此内伤之至重者。"

嗜食酒酪肥甘，脾胃受伤，运化失常，以致聚湿生痰，痰阻中焦，气机不利，日积月累，痰愈多则气愈阻，气愈滞则痰更甚，如痰浊一时上壅，清阳被阻则发为昏厥。《丹溪心法·厥》指出："痰厥者，乃寒痰迷闷。"

3. 体虚久病：体质虚弱是形成厥证的内在因素。多因亡血失津，如因大汗吐下，气随液耗，或因创伤出血，产后大量失血等，以致气随血脱，阳随阴消，神明无主，均可出现昏厥。元气素虚者，如因过度饥饿，体位骤变，以致中气不足，脑海失养，或过度疲劳，睡眠不足，阴阳气血暗耗，也是其常见病因。

（二）病机

1. 厥证是由于气机逆乱，升降失常，阴阳气不相顺接所致。如《证治汇补·厥》说："人身气血，灌注经脉，刻刻流行，绵绵不绝，凡一昼夜，当五十营于身，或外因六淫，内因七情，气血痰食，皆能阻遏运行之机，致阴阳二气不相接续，而厥作焉。"《景岳全书·厥逆》亦认为："厥逆之证……即气血败乱之谓也。"

2. 病理性质有虚实之分：大凡气盛有余者，气厥上冲，血厥上冲，血随气逆，或夹痰夹食，壅滞于上，以致清窍暂闭，发生厥证；气血不足者，清阳不升，气陷于下，血不上达，以致精明失养，也可发生厥证。内因责之于体质血运不畅，可脾虚有痰，或阳旺阴亏等，又加之诱发原因如情志变动，或暴感暑邪等，引起人体气机突然厥乱。实证气盛有余，气逆血随，或夹痰夹食，或因疫疠秽浊，壅滞于上清窍闭阻，突然昏厥。虚证或因气陷不升，或因血不上达，或因肾精亏耗，皆可造成昏厥。

3. 病位主要在心肝，与脾肾有关：心为精神活动之主，肝主疏泄条达。心病则神明失用，肝病则气郁不达，乃致昏厥窍闭。周学海《读书随笔·平肝者舒肝也非伐肝也》曰："凡脏腑十二经之气化，皆必借肝胆之气化以鼓舞之，始能调畅而不病。凡病之气结血凝痰饮、跗肿臌胀、痉厥……皆肝之不能舒畅所致也。"可见，肝气郁则全身之气皆郁，肝气逆则全身之气皆逆也，气血并走于上则昏不知人，阳郁不达则四肢逆冷。脾为气机升降之枢，肾为元气之根。若脾运不健，痰浊内生，或肺脾气虚，清阳不升，气陷于下，血不上达，以致神明失主，肾中真阴真阳不能上注，导致神明失养，均可发为厥证。

厥证的预后，取决于患者平素正气的强弱及邪气的盛衰，抢救治疗得当与否。发病之后，若呼吸比较平稳，脉象有根，表示正气尚强，预后良好。反之，若气息微弱，或昏愦不语，或手冷过肘，足冷过膝，或脉象沉伏如一线游丝，或散乱无根，或人迎、寸口、跌阳之脉全无，多属危候，预后不良。

厥证之转归主要有三：一是阴阳气血相失，进而阴阳离绝，发展为一厥不复之死证。二是阴阳气血失常，或为气血上逆，或为中气下陷，或为气血痰瘀等邪气内闭，气机而阴阳尚未离绝，此类厥证之生死，取决于正气来复与治疗措施是否及时、得当，治疗得当，则气复返而生，反之，气不返而死。三是表现为各种证候之间的转化，如气厥和血厥之实证，常转化为气滞血瘀之证；血厥虚证，常转化为脱证等。

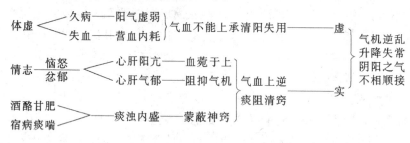

图 12　厥证病因病机示意图

【病证鉴别】

1. 中风：中风病以老年人为多见。素体有肝肾阴虚，肝阳上亢，阳动化风，中入脏腑者，突然昏仆，并伴有口舌㖞斜、偏瘫失语等症，神昏时间较长，苏醒后有瘫痪、失语等后遗症。

2. 痫证：痫证常有先天因素，以青少年为多见。痫之重者亦为突然昏仆，不知人事，发作时间短暂，但发作时常伴有号叫，抽搐，口吐涎沫，咬破舌头，两目上视，小便失禁，且常反复发作，每次症状均类似，苏醒缓解后如常人。

3. 昏迷：昏迷为多种疾病发展到一定阶段所出现的危重证候。一般来说发生较为缓慢，有一个昏迷前的临床过程，先轻后重，由烦躁、嗜睡、谵语渐次发展，一旦昏迷后，持续时间一般较长，恢复较难，苏醒后原发病仍然存在。

【辨证论治】

(一) 辨证要领

1. 细找诱因：厥证的发生，常有明显的诱因。所以辨证过程中对病史的了解极为重要。例如气厥虚证，多属平素体质虚弱，厥前有过度疲劳、睡眠不足、饥饿、受凉等诱因；血虚厥证，则与失血过多有关，常发生于大失血、月经过多或分泌之后；痰厥，好发于恣食肥甘、体丰湿盛之人。

2. 分辨虚实：厥证见症虽多但概括而言，不外虚实二证，这是厥证之关键所在。凡实者突然昏仆，面红气粗，声高息促，口噤握拳，或夹痰涎涌盛，或身热谵妄，舌红苔黄腻，脉洪大有力；凡虚者眩晕昏厥，面色苍白，声低息微，口开手撒，或汗出肢冷，舌胖或淡，脉细弱无力。

3. 辨明气血：厥证以气厥、血厥为多见，其中尤以气厥、血厥之实证在临床上时有发生，应当注意辨别。气厥实者，乃肝气升发太过所致，体质壮实之人，肝气上逆，由惊恐而发，表现为突然昏仆，呼吸气粗，口噤握拳，头晕头痛，舌红苔黄，脉沉而弦；血厥实证，乃肝阳上亢，阳气暴张，血随气升，气血并走于上，表现为突然昏仆，牙关紧闭，四肢厥冷，面赤唇紫，或鼻衄，舌质暗红，脉弦有力。

（二）治疗要点

对于厥证的治疗，首先应分虚实，进行急救。实证常见气壅息粗，四肢僵直，牙关紧闭，脉沉实或沉伏。血厥，吞服羚羊粉（便秘可用大黄粉通腑导滞，引血下行）；气厥，化服苏合香丸；痰厥，用竹沥水（少加姜汁）频服，另服猴枣散。虚证则见气息微弱，张口自汗，肤冷肢凉，脉沉微细。血厥，用独参汤益气摄血；气厥，可服参附汤回阳救逆固脱。此外，并用针刺疗法，促其清醒。清醒之后，则分辨虚实进行调治。

（三）分证论治

1. 气厥：

（1）实证：

[症状]　多因恼怒急迫，突然昏倒，不省人事，口噤拳握，呼吸气粗，或四肢厥冷，苔薄白，脉伏或沉弦。

[证候分析]　由于肝气不舒，气机逆乱，上壅心胸，阻塞清窍，故见突然昏倒，不省人事，口噤握拳。而肝气上逆，气机闭塞，肺气不宣，则呼吸气粗。阳气被郁，不能外达，则四肢厥冷。气闭于内则见脉伏，肝气郁滞未畅，则脉见沉弦。

[治法]　顺气开郁。

[方药]　通关散、五磨饮子加减。"急则治其标"先用搐鼻取嚏，通关开窍，急救催醒。醒后用五磨饮子以降气调肝，行气破滞，用于肝气不舒，气机逆乱，上壅心胸，阻塞清窍所致的厥证。

药用皂角 6g 辛温开窍，细辛 3g 走窜宣散，合用以通诸窍；再用沉香 3g、乌药 5g 降气调肝；槟榔 10g、枳实 10g、木香 10g 行气破滞；白豆蔻 5g、檀香 5g、丁香 5g、藿香 10g 之类以理气宽胸。

加减：若肝阳上亢，证见头晕而痛，面赤升火，可加入钩藤 15g、石决明 25g、磁石 25g 等药以平肝潜阳。若醒后时时啼哭，哭笑无常，睡眠不宁者，可加茯神 12g、远志 12g、酸枣仁 12g 等药以安神宁志。若痰声漉漉，痰多气塞者，可加胆星 10g、贝母 10g、橘红 3g、竹沥 10g 等药以涤痰清热。

精神刺激常可导致本证反复发作。因此，平时可服逍遥丸以理气解郁，调和肝脾，防止复发。

（2）虚证：

[症状]　由于劳累惊悲愤恐眩晕昏仆，面色苍白，呼吸微弱，汗出肢冷，舌质淡，脉沉微。

[证候分析]　元气素虚，又因惊悲恐疲劳过度，惊则气乱，悲则气衰，恐则气下，劳累则气耗，元气素虚，一时气机不相顺接，中气下陷，清阳不升，因而眩晕昏仆，面色苍白，

气息微弱。阳气虚衰，难以温通，则见肢冷；卫外不固，则见汗出。舌质淡，脉沉微，为正气不足之征。

［治法］ 补气回阳。

［方药］ 生脉注射液、参附注射液、参附汤、四味回阳饮。首先应急用生脉散、参附注射液静脉注射或滴注，或用参附汤灌服，补气摄津醒神。四味回阳饮益气回阳固脱，用于元气素虚，一时气机不相顺接，中气下陷，清阳不升所致的厥证。

药用人参 10g 补气固脱，附子 10g、炮姜 6g 回阳救逆，甘草 6g 和中。

加减：若表虚自汗者，可加黄芪 15g、白术 10g 等以益气固表。若汗出不止者，加龙骨 25g、牡蛎 25g 等以固涩止汗。若纳食不香，咳嗽痰多者，可加白术 10g、茯苓 10g、陈皮 6g、半夏 10g 等健脾化痰。平时可常服六君子丸健脾益气和中，以防患于未然。神伤气厥之厥证，加用甘草 6g、浮小麦 12g、大枣 5 枚以养心安神，甘润缓急。若心悸不宁者，可加远志 12g、酸枣仁 12g 等以养心安神。

2. 血厥：

（1）实证：

［症状］ 多因暴怒之时，突然昏倒，不省人事，牙关紧闭，面赤唇紫，舌红，脉多沉弦。

［证候分析］ 由于暴怒，肝气上逆，血随气升，上蔽神明，清窍闭塞，因而突然昏倒，不省人事，牙关紧闭。面赤唇紫，舌红，脉多沉弦，皆为气逆血菀于上之象。

［治法］ 活血顺气。

［方药］ 通瘀煎加减。本证气血并逆于上，清窍壅塞，以开其闭；先针刺十宣、人中放血以通其窍，后用通瘀煎活血顺气，用于肝气上逆，血随气升，清窍闭塞所致的厥证。

药用归尾 10g、红花 10g、山楂 10g 活血散瘀，乌药 6g、青皮 10g、木香 10g、香附 10g 等顺气开郁。

加减：若急躁易怒，少寐多梦者可加钩藤 15g、石决明 25g、龙胆草 10g、丹皮 10g、远志 10g、菖蒲 10g 等以平肝潜阳、清肝宁神。若肝阳未平，眩晕头痛者，可加菊花 10g、珍珠母 25g、枸杞子 10g 等以育阴潜阳。

（2）虚证：

［症状］ 突然昏厥，面色苍白，口唇无华，四肢震颤，目陷口张，自汗肤冷，呼吸微弱，舌质淡，脉芤或细数无力。

［证候分析］ 由于失血过多，血虚不能上承，故突然晕厥，面色苍白，口唇无华。气血不能上达于四末，筋失所养，则四肢震颤。营阴内衰，正气不固，故目陷口张，自汗肤冷，呼吸微弱。舌质淡，脉芤或细数无力，乃血去过多而伤阴之征。

［治法］ 补养气血。

［方药］ 急用独参汤灌服，继用人参养荣汤。独参汤即重用一味人参，大补元气，所谓"有形之血不能速生，无形之气所当急固"。亦可用人参注射液、生脉注射液静脉推注或滴注。同时对于急性失血过多者，应及时止血并采取输血治疗。缓解后继用人参养荣汤补养气血，以治血厥。

药用人参 10g、黄芪 12g 补气固脱，当归 10g、熟地 10g 以养血，白芍 10g、五味子 10g 以敛阴生津。

加减：若出血不止者，可加仙鹤草 15g、藕节 15g、侧柏叶 15g 以止血。若自汗肤冷，呼吸微弱者，可加附子 10g、干姜 5g 等以温阳。若心悸寐少者，可加龙眼肉 12g、远志 12g、酸枣仁 12g 等以养心安神。若口干少津者，可加麦冬 10g、玉竹 10g、北沙参 10g 等以养胃生津。

3. 痰厥：

[症状] 突然昏倒，喉中有声，或呕吐涎沫，呼吸气粗，苔白腻，脉沉滑。

[证候分析] 由于平素多湿多痰，复因恼怒气逆，痰随气升，上闭清窍故突然眩仆。《石室秘录·厥症》："人有忽然厥，口不能言，眼闭手撒，喉中作酣声，痰气甚，有一日即死者，有二三日而死者，此厥多犯神明，然亦因素有痰气而发也。"因痰阻气道，痰气相击，故喉中有声，或呕吐涎沫。痰浊阻滞，气机不利，则呼吸气粗。苔白腻，脉沉滑，为痰浊壅滞之征象。

[治法] 行气豁痰。

[方药] 导痰汤加减。本方理气降逆，燥湿祛痰。用于痰浊壅滞，痰随气升所致的痰厥证。

药用陈皮 6g、枳实 10g 理气降逆，半夏 10g、南星 10g、茯苓 10g 燥湿祛痰。

加减：若痰气壅盛者，可加苏子 10g、白芥子 10g 以化痰降气。若痰湿化热，症见口干便秘，苔黄腻，脉滑数者，可加黄芩 10g、栀子 10g、竹茹 10g、栝楼仁 10g 等以清热降火，或用礞石滚痰丸以豁痰清热降火。

【其他疗法】

（一）单方、验方

1. 生半夏末或皂荚末，取少许吹入鼻中，使之喷嚏不已。功能豁痰开窍，用于气厥、痰厥、中恶之实证者。

2. 以菖蒲末吹鼻中，桂末纳舌下，并以菖蒲根汁灌服之。功能通窍醒神，用于厥证属实证者。

3. 将烧红之煤炭块置于碗中，将食醋浇其上，气味遂大出，使患者嗅之以治厥证，可以醒神开窍。

4. 炒蒲黄 30g，加清酒煎服，治血厥实证。

（二）中成药

1. 安宫牛黄丸：清热解毒，豁痰开窍。用于温热病热邪内陷心包之热厥证，症见高热烦躁，神昏谵语，痉厥抽搐，舌质红绛，脉数。灌服，昏迷者可用鼻饲法，1 次 3g。

2. 逍遥丸：疏肝解郁，健脾养血。用于肝郁血虚而致气厥证的调理、预防。症见两胁作痛，头痛目眩，口燥咽干，神疲食少，或寒热往来，月经不调，乳房作胀等。口服，1 次 6g，每日 2 次。

3. 六君子丸：健脾益气和中。用于气厥虚证之预防。口服，1 次 6g，每日 2 次。

（三）外治法

1. 用吴萸和食盐炒烫，布包熨脐下。

2. 以盐填脐中，盖蒜艾灸；或以胡椒粉纳脐中，以膏药封上，热熨。

【预防调护】

加强锻炼，注意营养，增强体质。注意思想修养，陶冶情志，避免恶性的精神和环境刺激。对已发厥证者，要加强护理，密切观察病情的发展、变化，采取相应措施救治。患者苏醒后，要消除其紧张情绪，针对不同的病因予以不同的饮食调养；所有厥证患者应严禁烟酒及辛辣香燥之品，以免助热生痰，加重病情。

【临证提要】

1. 引起厥证的病因主要为情志刺激、饮食不节及体虚久病等。厥证是由于气机逆乱，升降失常，阴阳气不相顺接所致。病位主要在心肝，与脾肾有关。

2. 厥证的治疗，首先应分虚实，进行急救。实证血厥，吞服羚羊粉；气厥，化服苏合香丸；痰厥，用竹沥水频服，另服猴枣散。虚证急用参附汤灌救，以益气回阳固脱或加生脉散益气救阴。此外，并用针刺疗法，促其清醒。清醒之后，则分辨外感之厥与内伤之厥的不同进行调治。

3. 血厥之实证重者可发展为中风，故临证时应注意其变化，不可大意。

4. 厥证兼夹并见者，当兼顾并治。如气厥与痰厥可互相兼见，气厥易夹痰浊，晕厥时呕吐痰涎，胸闷如窒，舌苔白腻；痰厥多兼气郁，可见胸闷，气憋如窒。因此，治疗气厥兼夹痰浊者，以理气解郁为主，佐以化痰。痰厥兼有气郁者，治宜化痰为主，佐以理气。若痰阻气道有窒息危象时，立即给予吸痰。

5. 注意厥后调理。针对不同病因分别施以康复疗法，对各种厥证患者的康复治疗仍要以辨证治疗为原则。

【医案精选】

1. 冉雪峰医案：

陈姓，江苏人。其爱人病心膈痛，突尔昏迷不知人，不能动。冥然罔觉，延予往诊。其脉参伍不调，时或一止。正思索病来如此之暴，未真正了解，安敢冒昧处方？适见其家属，坦若无事，异之。问病者何日起病？曰：昨日尚未好，今晨心膈痛，随即闷闷。又问：往日痛过否？曰：痛过，此痛已多年，或三五一发，或半年一发，或一月数发不等，轻则心膈痛，重则痛剧而晕督，予曰：往日病发闷闷，如此次毫无知觉否？曰：轻则一时半时，重则二三时方醒。予曰：我知之矣。因思问诊未可忽，望诊尤未可忽。此端正苟非查其环境，问其病历，何由知其底细？究之心痛至于爆厥，总属大病。《素问》云：血之与气，并走于上，则为大厥，厥还者生，厥不还者死。此病往日发后，不久清醒，以昔律今，此次亦必不清醒。但详察经言，亦有不还者，一丝不续则直机绝，不可忽视。因取许叔微白薇一方：白薇12g，当归须9g，人参须9g，甘草3g，加苏合香如大豆3粒，分3次化开灌下，隔半时1次；不醒，再服1剂。翌日复诊，云服药2次，未终剂已醒，现已坐立，言动如常。病既愈，以越鞠、归脾加减，半调半疏。停药逾一月，其病复发，缘病至肝气较旺，最易动怒，心脑易生阻碍。仍用前方，俟厥回后，再以消瘀导滞、柔筋通络、宁脑宁心为治。仍用白薇汤为主，加石决明、龙齿、石菖蒲、天竺黄；又改作丸剂，再加琥珀、熊胆、缬草、朱砂，常服，后数月未发，饮食有加，体渐丰腴，不似前之尪羸矣。

按：先予补虚开窍，继以半调半疏，再以消瘀通络宁心，诸症渐愈。

（《冉雪峰医案》）

2. 张锡纯医案：

赵姓媪，年近五旬，忽然昏倒不语。呼吸之气大有滞碍，几不能息，其脉微弱而迟。询其生平，身体羸弱，甚畏寒凉，恒觉胸中满闷，且时常短气。即其素日资禀及现时病状以互相查病情，其为大气下陷兼寒饮结胸无疑。然此时形势将成痰厥，住在乡村取药无及，遂急用胡椒6g捣碎煎两三沸，澄取清汤灌下。须臾，胸中作响，呼吸顿形顺利，继用干姜25g煎汤一盅，此由已自能饮下。须臾，气息益顺，精神亦略清爽，而仍不能言，且时作呵欠，十余呼吸之顷必发太息，知其寒饮虽开，大气之陷者犹未复也，遂投以拟回阳升陷汤。服数剂，呵欠与大息皆愈，渐能言语。

按：大气下陷，寒饮结胸而厥，先予温中祛饮，继以回阳升陷，故厥证平。

（《医学衷中参西录》）

3. 张有芬医案：

患者杨某，女，56岁，农妇。每晚天黑时起不知人事，至次晨天亮时始渐苏醒，已发9次。缘于1973年5月8日下午，自觉身有冷意，便停止家务劳动，于五时许上床休息，不料在七时左右突然牙关紧闭，手脚强直，眼睛直视上翻，口流稠涎，人事不知。经灌服多种"单方"，还是一夜未醒。到次日天亮时始自复苏醒。醒后冒汗，讲话不清，但知心里难过。去当地医院治疗后，致次日下午七时又如是发作，人事不知，同样至次晨才醒。乃抬至县医院求治后每晚仍然照样发作，一连已发9（夜）次。乃于5月17日邀笔者出诊。患者仰卧于床，面容憔悴，精神疲乏，神识清楚，但语言声低而欠爽朗。自诉：发作时一点也不知道，醒后头昏沉，全身倦怠，心里不舒服，但无寒热及剧痛等症状。小便如常，大便干结，曾隔四五日才解1次。按其脉象细弦，舌苔薄白，舌质微淡，张口验舌时，上下齿有稠涎涌为蛛丝样牵挂。

辨证：是由于痰涎为患，上扰清窍则神识不清；郁遏经隧，则四肢拘急强直；痰浊不降故便难。因痰涎为水湿所变，属阴；夜晚亦属阴，机体到夜晚以阴为主，阴与阴遇，所以至暮则痰涎涌甚而病作，早晨阳气渐复而病苏。左热或冷，系阴阳失调成厥的表现。本病虽与阴盛阳微有关，但痰涎实为致病之主。法宜祛痰。痰去则正复，自无"痰厥"之患。

处方：控涎丹72粒。每日服2次，1次12粒，淡姜汤送下。

上药服1次后，是夜发的症状减轻。次日继服，大便中杂下如痰涎甚多，病情续有进步。第3夜未发作，第4夜虽然发1次，但症状轻微。为了祛痰务尽，再给控涎丹60粒，每日2次，1次10粒。此药还未服完，病即告愈，至今已近两年未复发。

按：痰蒙诸窍，治用控涎丹，痰去正复，自会药到病除。

（《新中医》1975年第5期）

自 学 指 导

【重点难点】

1. 厥证是以突然昏倒,不省人事,四肢厥冷为主要表现的一种病证。轻者昏厥时间较短,自会逐渐苏醒,清醒后无偏瘫、失语、口眼㖞斜等后遗症。严重者,则会一厥不醒而致死亡。

2. 厥证的病因主要为情志刺激、饮食不节及体虚久病等。厥证是由于气机逆乱,升降失常,阴阳气不相顺接所致。病理性质有虚实之分。实证气盛有余,气逆血随,或夹痰夹食,或因疫疠秽浊,壅滞于上清窍闭阻,突然昏厥。虚证或因气陷不升,或因血不上达,或因肾精亏耗,皆可造成昏厥。病位主要在心肝,与脾肾有关。阴阳气血相失,进而阴阳离绝,可发展为一厥不复之死证

3. 对于厥证的治疗,首先应分虚实,进行急救。实证常见气壅息粗,四肢僵直,牙关紧闭,脉沉实或沉伏。血厥,吞服羚羊粉(便秘可用大黄粉通腑导滞,引血下行);气厥,化服苏合香丸;痰厥,用竹沥水(少加姜汁)频服,另服猴枣散。虚证则见气息微弱,张口自汗,肤冷肢凉,脉沉微细。血厥,用独参汤益气摄血;气厥,可服参附汤回阳救逆固脱。此外,并用针刺疗法,促其清醒。清醒之后,则分辨虚实进行调治。

【复习思考题】

1. 厥证的临床特征是什么?厥证与中风、痫证、昏迷等病证如何鉴别?
2. 厥证的主要病机是什么?气厥、血厥、痰厥的病机有何不同?
3. 厥证如何辨别厥证的虚实?
4. 为什么说血厥实证有发展成为中风的可能?

【常见文献摘录】

1.《伤寒论·辨厥阴病脉证并治》:热厥的治法为"伤寒一二日,至四五日厥者,必发热,前热者,后必厥。厥深者热亦深;厥应下之,而反发汗者,必口伤烂赤。""伤寒脉滑而厥者,里有热,白虎汤主之"。寒厥的治法为"诸四逆厥者,不可下之,虚家亦然"。"手足厥寒,脉细欲绝者,当归四逆汤主之"。"伤寒脉促,手足厥逆,可灸之"。痰厥的治法为"病人手足厥冷,脉乍紧者,邪结在胸中,心下满而烦,饥不能食者,病在胸中,当须吐之,宜瓜蒂散"。对水饮诸厥的治法为"伤寒厥而心下悸,宜先治水,当服茯苓甘草汤却其厥"。对于大汗大下所致的厥逆其治法为"大汗出,热不去,内拘急,四肢疼,又下利厥逆而恶寒者,四逆汤主之"。"下利清谷,里寒外热,汗出而厥者,通脉四逆汤主之"。

2.《景岳全书·厥逆》:"气厥之证有二,以气虚气实皆能厥也。气虚卒倒者,必其形气索然,色清白,身微冷,脉微弱,此气脱也。宜参、芪、归、术、地黄、枸杞,大补元煎之属,甚者以回阳饮、独参汤之类主之。气实而厥者,其形气愤然、勃然,脉沉弦而滑。胸膈喘满,此气逆证也。大怒则形气绝而血菀于上,即此类也。治宜排气饮。或四磨饮,或八味顺气散、苏合香丸之类先顺其气,然后随其虚实而调理之。若因怒伤气逆,气旋去而真气受损者,气本不实也;若素多忧郁恐畏而气怯气陷者,其虚尤可知,若以此类而用行气开滞等剂则误矣。"

"血厥之证有二，以血脱、血逆皆能厥也。血脱者如大崩、大吐，或产，血尽则气亦随之而脱，故卒仆暴死。宜先掐人中，或烧酢炭以收其气，急用人参一二两煎汤灌之，但使气不尽脱，必渐苏矣，然后因其寒热徐为调理，此所谓血脱益气也。若不知此而但用血分等药，则几微之气，忽而散气，阴无所主，无生机矣。其或有用寒凉以止血者，必致败绝阳气，适足以速其死耳！血逆者，即经所云'血之于气，并走于上'之谓，又曰'大怒则形气绝而血菀于上'之类也，夫血因气逆，必须先理其气，气行则血无不行也。宜通瘀煎或化肝煎之类主之，俟血行气舒，然后随证调理。"

"痰厥之证，凡一时痰涎壅塞，气闭昏愦，药食俱不能通，必先宜或吐或开，以治其标，此不得不先救其急也。但觉痰气稍开，便当治其病本，如因火生痰者，宜清之、降之；因风寒生痰者，宜散之、温之；因湿生痰者，宜燥之、利之；因脾虚生痰者，自宜补肾，此痰之不必治也，但治其所以生痰自清矣，然犹有不可治痰者，恐愈攻愈而痰必愈甚也。"

3.《当代名老中医临证荟萃·厥证》："昏厥为临床常见急症。对昏厥的诊治中，中医重分辨闭、脱。前者为邪闭于外，正气内遏；后者为元气外泄，正气内溃。魏老指出，热痹昏厥以阳闭证居多，故昏厥证常以开窍为先。但究属权宜之计，所以临床上须依据病情，分别与其他配合运用，澄本清源，以图根治。对于热结阳明，上扰心神之昏厥，治宜通下泄热开窍，方药宗仲景制定的三承气汤及后世增订的增液承气汤、宣白承气汤；温病痰热闭闭心包之证，治宜清热化痰开窍，方药用犀角、连翘、远志、鲜石菖蒲、麦冬、川贝、牛黄、至宝之属；热入血分之昏厥，治宜凉血活血开窍，常凉血解毒、清心开窍、活血化瘀同用，如犀角地黄汤选取赤芍、丹皮等即属此意；邪热炽盛，耗灼阴津，木失所养，动而生风之瘛疭昏愦，抽搐癫痫，治宜平肝凉血泻火；湿邪、痰浊蒙蔽清窍时出现的阴闭证，治宜温经达邪开窍；脱证之亡阴者宜救阴敛阳，如生脉加龙牡之辈。亡阳者宜益气回阳固脱，如参附、四逆等方；邪实内壅，清窍昏蒙，元气耗散，神明失用之内闭外脱证，须开闭固脱并进。"

第六节　癫　狂

【目的要求】

1. 了解癫狂的临床特征以及癫与狂的相互关系。
2. 熟悉癫狂的病因病机。
3. 掌握癫狂的辨证要领及治疗要点。
4. 掌握癫狂常见证型的证候特点及其治法方药。

【自学时数】

5 学时。

癫与狂都是精神失常的疾患。癫证以精神抑郁，沉默痴呆，语无伦次，静而少动为特征，多由痰气郁结，蒙蔽心窍所致。狂证以精神亢奋，狂躁刚暴，喧扰不宁，毁物打骂，动而多怒为特征，多由痰火壅盛，迷塞心窍所致。但两者在临床上不能截然分开，又能相互转化，故常癫狂并称。本病多见于青壮年。

癫狂病名出自《内经》。该书对本病的症状和病因病机均有较详细的描述。如《灵枢·癫狂》篇曰："癫疾始生，先不乐，头重痛，视举，目赤，甚作极，已而烦心。""狂始发，少卧，不饥，自高贤也，自辨智也，自尊贵也，善骂詈，日夜不休。"对其病因病机，《素问·至真要大论》说："诸躁狂越，皆属于火。"《素问·脉要精微论》说："衣被不敛，言语善恶，不避亲疏者，此神明之乱也。"《素问·脉解篇》亦指出："阳尽在上，而阴气从下，下虚上实，故狂巅疾也。"说明火邪扰心和阴阳失调可以发病。《灵枢·癫狂》篇又有："得之忧饥"、"得之大恐"、"得之有所大喜"等记载，明确指出情志因素亦可导致癫狂的发生。至《难经》则详述了癫与狂的不同临床表现，如《难经·五十九难》曰："狂癫之病，何以别之？然，狂疾之始发，少卧而不饥，自高贤也，自辨智也，自倨贵也，妄笑好歌乐，妄行不休是也。癫疾始发，意不乐，僵仆直视，其脉三部阴阳俱盛是也。"并指出："重阳者狂，重阴者癫。"对于本病的治疗，《内经》首先提出"服以生铁落为饮。"《灵枢·癫狂》篇对针灸治疗本病的方法所列甚详，并首创"与背腧以手按之立快"点穴法治狂病。

汉代张仲景对本病的病因做了进一步的探讨。如《金匮要略·五脏风寒积聚病脉证并治》曰："邪哭使魂魄不安者，血气少也，血气少者属于心，心气虚者其人则畏，合目欲眠，梦远行而精神离散，魂魄妄行。阴气衰者为癫，阳气衰者为狂。"

金元时期对癫狂的病因学有了较大的发展，如《素问玄机原病式·五运主病》曰："经注曰多喜为癫，多怒为狂，然喜为心志，故心热甚则多喜而癫；怒为肝志，火实制金不能平木，故肝实则多怒而为狂，况五志所发，皆为热，故狂者五志间发。"《河间六书·狂越》认为是"心火旺，肾水衰，乃失志而狂越"。《丹溪心法·癫狂》篇说："癫属阴，狂属阳……大率多因痰结于心胸间。"提出了癫狂的发病与"痰"有密切关系的理论，并首先提出"痰迷心窍"之说，不仅对当时影响颇大，也为后世许多医家所遵循。至金元时期，不但对本病的病因病机认识更臻完善，而且从实践中也积累了一些治疗本病的经验，如治癫用养心血、镇心神，开痰结，治狂用大吐下之法，《丹溪心法》提出精神疗法。明清时期，多数医家主张治癫宜解郁化痰，宁心安神为主；治狂则先夺其食，或降其火，或下其痰，药用重剂，不可畏首畏尾。

明清两代，不少医家对本病理法的研究颇有心得体会，如楼英《医学纲目》记有："狂之为病少卧，少卧则卫独行，阳不得阴，故阳盛阴虚，令昏其神。得睡则卫得入于阴，而阴得卫填，不虚，阳无卫助，不盛，故阴阳均平而愈矣。"对《内经》狂病由阴阳失调而成的理论有所发挥。对癫狂二证的区别，李梃、张景岳分辨甚详，如《医学入门·癫狂》曰："癫者异常也，平日能言，癫则沉默；平日不言，癫则呻吟，甚则僵卧直视，心常不乐。""狂者凶狂也，轻则自高自是，好歌好舞，甚则弃衣而走，愈垣上屋，又甚则披头大叫，不避水火，且好杀人。"《景岳全书·癫狂痴呆》说："狂病常醒，多怒而暴；癫病常昏，多倦而静。由此观之，则其阴阳寒热，自有冰炭之异。"王清任在总结前人经验的基础上，又提出了血瘀可致癫狂的论点，并认识到本病与脑有着密切的关系，如《医林改错》谓："癫狂一症……乃气血凝滞脑气，与脏腑气不接。"创癫狂梦醒汤治疗癫狂病，为本病的治疗开辟了一条新的途径。

从临床表现来看，本病可见于精神分裂症、躁狂症、抑郁性精神病，以及部分神经官能症，可参照本篇内容辨证治疗。

【病因病机】

（一）病因

· 180 ·

1. 情志所伤：多因恼怒郁愤不解，则肝失疏泄，胆气不平，心胆失调，气机失司，心神惑乱而成；或肝郁不解，水湿失职，痰湿内生，或肝郁化火，则痰火逆乱，心神被扰而成；或情志过激，勃然大怒，引动肝胆木火上升，冲心犯脑，神明失其主宰；或卒受惊恐，触动心火，上扰清窍，神明无由自主，神志逆乱发为本病。

2. 饮食不节：过食肥甘膏粱炙煿之品，酿成痰浊，复因心火暴张，痰随火升，蒙蔽心窍；或贪杯好饮，里湿素盛，郁而化热，充斥胃肠，腑热上中，扰动元神而发病。

3. 禀赋不足：即胎儿在母腹中有所大惊，胎气被扰，升降失调，阴阳失平，致使禀赋不足，脑神虚损，生后一有所触，则气机逆乱而发为本病。禀赋不足往往是家族性的，故癫狂患者的家族往往亦有类似病史。

如上所述，癫狂发生的原因，总与情志所伤、饮食不节和禀赋不足有关，其中尤以情志所伤最为重要。或以思虑不遂，或以悲喜交加，或以恼怒惊恐，皆能损伤心、肝、胆、脾等，导致脏腑功能失调和阴阳失于平秘，进而产生气滞、痰结、火郁、血瘀等，蒙蔽心窍而引发本病。狂证属阳，癫证属阴，病因病机有所不同，如《临证指南医案·龚商年按》："狂由大惊大恐，病在肝胆胃经，三阳并而上升，故火炽则痰涌，心窍为之闭塞。癫由积忧积郁，病在心脾包络，三阴蔽而不宣，故气郁则痰迷，神志为之混淆。"

（二）病机

1. 病理因素以气、痰、火、瘀为主，病变脏器主要在心、肝、脾。气滞者，由于平素易怒而伤肝，肝失疏泄，则气机失调，气郁日久，则进一步形成气滞血瘀，或痰气互结，或气郁化火，阻闭心窍而发为癫狂，正如《证治要诀·癫狂》所说："癫狂由七情所郁，遂生痰涎，迷塞心窍。"痰结者，由于长期的忧思郁怒造成气机不畅，肝郁犯脾，脾失健运，痰涎内生，以致气郁痰结。或因脾气虚弱，升降失常，清浊不分，浊阴蕴结成痰，则为气虚痰结。无论气郁痰结或气虚痰结，总由"痰迷心窍"而发为癫证。若五志化火不得宣泄，炼液成痰，或肝火乘胃，津液被熬，结为痰火，或痰结日久，郁而化火，以致痰火上扰，心窍被蒙，神志遂乱而发为狂证。火郁者，因火邪上扰心窍，以致心神昏乱而发为狂证。正如《素问·至真要大论》指出："诸躁狂越，皆属于火。"《素问·阳明脉解篇》又说："帝曰：病甚则弃衣而走，登高而歌，或至不食数日，逾垣上屋，所上之处，皆非其素所能也，病反能者何也？岐伯曰：四肢者，诸阳之本也，阳盛则四肢实，实则能登高也。"血瘀者，由于血瘀使脑气与脏腑之气不相连接而发狂。如清代王清任《医林改错》说："癫狂一症，哭笑不休，詈骂歌唱，不避亲疏，许多恶态，乃气血凝滞，脑气与脏腑气不接，如同做梦一样。"癫狂日久不愈，痰浊留恋，气病及血，气滞血瘀，凝滞脑气。本病的病理因素主要是气、痰、火、瘀，而以气郁为主，继而化火或生痰，日久致瘀；病变脏器主要在心、肝、脾三脏。

2. 痰气郁结，神志被蒙为癫；痰火上扰，心神不安为狂。癫证病理以痰气为主，病变脏器在心脾。痰气郁结，神志被蒙，因而出现沉默痴呆，语无伦次等抑郁症状。狂证的病理因素以痰火为主，病变脏器主要在于心肝。痰火内扰，心神不安，因而出现神志逆乱，狂躁不宁等兴奋症状。故《临证指南·癫狂》认为：癫系"气郁则痰迷，神志为之混淆"；狂系"火炽则痰涌，心窍为之闭塞"。

癫与狂在症状上不能截然分开，在病理上亦有密切联系。如癫证痰气郁而化火，可转化为狂证。狂证日久，郁火宣泄而痰气留结，又往往转为癫证。此外，气血凝滞者多见狂证，如病久气虚而血瘀者，则可转为癫证。

3. 病理性质初起多属实证，病久虚实夹杂。癫狂由气、痰、火、瘀所致，故一般多属实证。如癫证痰气郁结日久，心脾耗伤，气血不足；或狂证痰火壅盛，日久阴液耗损，火盛阴伤，皆可由实转虚而为虚实夹杂证候。

癫证病程较短者，及时予以正确的治疗可获痊愈，但应注意精神调养，避免情志刺激，防止复发。若延误治疗，迁延日久，或愈后多次复发，则病情往往转重。病程越长，病情越重，则治疗越难，最后终因灵机混乱而成不治。

狂证骤起，急投泻火逐痰之法，病情多可迅速缓解。如治不得法或不及时，致使真阴耗伤，则转为阴虚火旺。若病久迁延不愈，可形成气血阴阳俱衰，灵机混乱，预后多不良。

【病证鉴别】

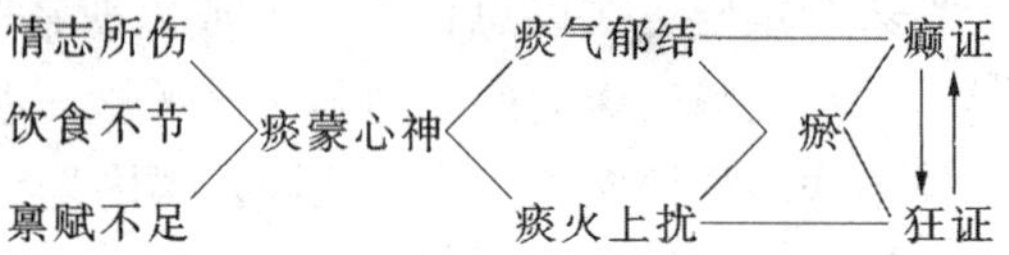

1. 痫证：痫证是以突然仆倒，不省人事，四肢抽搐为特征的发作性疾患，与本病不难区分。但自秦汉至金元时期，往往癫、狂、痫同时并称，常常混而不清，至明代王肯堂才明确提出癫狂与痫症的不同，如《证治准绳·癫狂痫总论》曰："痫病发则昏不知人，眩仆倒地，不省高下，甚而瘛疭抽掣，目上视，或口眼㖞斜，或口作六畜之声。"

情志所伤　痰气郁结　　　　癫证
饮食不节　痰蒙心神　　　瘀
禀赋不足　痰火上扰　　　　狂证

图 13　癫狂病因病机示意图

2. 谵语、郑声：谵语是因阳明实热或温邪入于营血，热邪扰乱神明，而出现神志不清，胡言乱语的重症。郑声是指疾病晚期心气内损，精神散乱而出现神识不清，不能自主，语声低怯，断续重复而语不成句的垂危征象。与癫狂之喃喃自语、出言无序或躁妄骂詈自有不同。

3. 脏躁：脏躁好发于妇人，其症为悲伤欲哭，数欠伸，像如神灵所作，但可自制，一般不会自伤或伤及他人，与癫狂完全表失自知力的神志失常不同。

4. 痴呆：癫证与痴呆症状表现有相似之处，但痴呆以智能低下为突出表现，以神情呆滞、愚笨迟钝为主要证候特征，其部分症状可自制。

【辨证论治】

(一) 辨证要领

1. 癫证应注意区分痰气、气血亏虚的主次以及抑郁、呆滞症状之轻重：癫证初发时精神抑郁，表情淡漠，寡言呆滞，喜怒无常，喃喃自语，语无伦次，舌苔白腻，此为痰结不深，证情尚轻。若病情迁延日久，则见呆若木鸡，目瞪如愚，灵机混乱，舌苔白厚而腻，此为痰结日深，病情轻重。久则正气渐耗，倘使病情演变为气血两虚，而症见神思恍惚、思维贫乏，意志减退者，则病深难复。

2. 狂证应区分痰火、阴虚的主次：狂证初起是以狂暴无知，情感高涨为主要表现，概由痰火实邪扰乱神明而成。病久则火灼阴液渐变为阴虚火旺之证，可见情绪焦躁，多言不眠，形瘦面赤、舌红少苔等虚象。这一时期，分清其主次，对于确定治法和处方用药是很重要的。一般说，亢奋症状突出，舌苔黄腻，脉弦滑数者，是痰火为主，而焦虑、烦躁、不眠、精神疲惫、舌红少苔或无苔、脉细数者，是阴虚为主。

（二）治疗要点

癫证多虚，为重阴之病，主气与痰，治疗以解郁化痰，宁心安神，补养气血为主要大法。狂证多实，为重阳之病，主痰火、瘀血，治疗宜降其火，或下其痰，或化其瘀血，后期应予滋养心肝阴液，兼清虚火。

概言之，癫证与狂证总因七情内伤，使阴阳失调，或气并于阳，或血并于阴而发病，故治疗总则以调整阴阳，以平为期，正如《素问·生气通天论》所说："阴平阳秘，精神乃治。"

（三）分证论治

1．癫证：

（1）痰气郁结：

[症状]　精神抑郁，表情淡漠，神志痴呆，语无伦次，或喃喃独语，喜怒无常，不思饮食，舌苔白腻，脉弦滑。

[证候分析]　由于思虑太过，所愿不遂，肝气被郁，脾失健运而气郁痰结，阻蔽神明，故见神抑郁、表情淡漠、神志痴呆、语无伦次等症；痰扰心神，气郁不舒，故见喜怒无常；痰浊中阻故不思饮食；舌苔白腻、脉弦滑皆为气郁痰结之象。

[治法]　疏肝解郁，化痰开窍。

[方药]　逍遥散合涤痰汤加减。逍遥散疏肝解郁，涤痰汤化痰开窍。用于痰气郁结之癫证。

药用柴胡10g配白芍10g疏肝柔肝，茯苓10g、白术10g健脾化浊，香附10g、郁金10g理气解郁。半夏10g、陈皮10g、竹茹10g、胆南星10g化痰，菖蒲10g合郁金10g开窍，枳实10g配香附10g理气，人参6g健脾以祛痰。

加减：若痰浊甚者可加用控涎丹，临卧姜汤送下，该方虽无芫花逐水，但有甘遂5g、大戟10g之峻攻，白芥子10g能祛皮里膜外之痰，故搜剔痰结伏饮功效甚佳，尤其制成丸剂，小量服用，去痰而不伤正。若痰浊壅盛，胸膈督闷，口多痰涎，脉滑大有力，形体壮实者，可暂用三圣散取吐，劫夺痰涎，盖药性猛悍，自当慎用。倘吐后形神俱乏，宜以饮食调养。如神思迷惘，表情呆钝，言语错乱，目瞪不瞬，舌苔白腻，为痰迷心窍，治宜理气豁痰，宣窍散结，用苏合香丸芳香开窍。如不寐易惊，烦躁不安，舌红苔黄，脉滑数者，为痰郁化热，痰热交蒸，干扰心神所致，宜清热化痰，可加入黄连5g、黄芩10g、栀子10g。若病程日久，舌质紫暗或有瘀点、瘀斑、脉弦涩，为兼瘀血之象，加丹参10g、郁金10g、红花10g、川芎10g等活血化瘀之品；若神昏志乱，动手毁物，为火盛欲狂之征，当从狂证论治。

（2）心脾两虚：

[症状]　神思恍惚，魂梦颠倒，心悸易惊，善悲欲哭，肢体困乏，言语无序，面色苍白，舌淡苔薄白，脉细弱无力。

[证候分析]　癫证日久，心血内亏，心神失养，故见心悸易惊、神思恍惚、言语无序、魂梦颠倒、善悲欲哭等症；脾失健忘，气血生化乏源，血少气衰则肢体困乏、面色苍白；舌淡苔薄白，脉细弱无力皆为心脾两虚之征。

[治法]　健脾养心，益气安神。

[方药]　养心汤加减。本方健脾养心安神，用于气血不足之惊惕不宁等。

药用人参6g、黄芪15g、甘草6g补脾益气；当归10g、川芎10g养心血；茯苓10g、远志 10g、柏子仁 12g、酸枣仁 12g、五味子 6g 宁心神；更有肉桂 5g 引药入心，以奏养心安神之功。亦可与甘麦大枣汤合用，方中甘草 10g 甘以缓急，淮小麦 10g、大枣 10 枚养心润燥，为治疗癫证悲伤欲哭，精神恍惚之常用良方。

加减：若兼见畏寒蜷缩，卧姿如弓，小便清长，下利清谷者，属肾阳不足，应加入温补肾阳之品，如补骨脂 10g、巴戟天 10g、肉苁蓉 10g 等。

2．狂证：

（1）痰火扰心：

［症状］ 起病急，常先有性情急躁，头痛失眠，两目怒视，面红目赤，突然狂暴无知，情感高涨，言语杂乱，逾垣上屋，骂詈叫号，不避亲疏，或毁物伤人，或哭笑无常，登高而歌，弃衣而走，不食不眠，舌质红绛，苔多黄腻，脉弦滑数。

［证候分析］ 五志化火，鼓动阳明痰热，上扰清窍，故见性情急躁、头痛失眠；阳气独盛，扰乱心神，神明昏乱，则症见狂暴无知、言语杂乱、骂詈不避亲疏；四肢为诸阳之本，阳盛则四肢实，实则登高而歌、逾垣上屋；舌红绛苔黄腻、脉弦滑数，皆属痰火壅盛且有伤阴之势。

［治法］ 清泄肝火，涤痰醒神。

［方药］ 生铁落饮加减。本方镇心坠痰，安神安志。用于痰火上扰而致的癫狂证。

药用生铁落 30g 平肝重镇降逆泄火，钩藤 15g 除心热平肝风而泄火，胆星 10g、贝母 10g、橘红 5g 等涤痰化浊，菖蒲 12g、远志 12g、茯神 12g、辰砂 0.5g 宣窍宁心复神，天冬 10g、麦冬 10g、玄参 10g、连翘 10g 养阴清热解毒。

加减：若痰火壅盛而舌苔黄腻垢者，可加礞石 20g、黄芩 10g、大黄 10g 逐痰泻火，再用安宫牛黄丸清心开窍；脉弦实，肝胆火盛者，可用当归龙荟丸泻肝清火。

（2）火盛伤阴：

［症状］ 狂证日久，病势较缓，精神疲惫，时而躁狂，情绪焦虑，多言善惊，烦躁不眠，形瘦面红，五心烦热，舌质红少苔或无苔，脉细数。

［证候分析］ 狂病日久，必致气阴两伤，如气不足则精神疲惫，仅有时狂躁而不能持久。阴伤而虚火旺盛，扰乱心神，故症见情绪焦虑、多言善惊、烦躁不眠、形瘦面红等；舌质红、脉细数，均为火盛伤阴之象。

［治法］ 滋阴降火，安神定志。

［方药］ 二阴煎加减。本方滋阴降火而安神，用于心经有热，惊狂烦热等症。

药用生地 12g、麦冬 12g、玄参 12g 养阴清热，黄连 5g、木通 5g、竹叶 5g、灯心草 10g 泻热清心安神，茯神 10g、酸枣仁 12g、甘草 5g 养心安神定志。亦可合用千金定志丸以资调理。

加减：兼有痰热未清者，可加入瓜蒌 12g、胆南星 10g、天竺黄 10g 等清热化痰。

【其他疗法】

（一）单方、验方

1．黄芫花，取花蕾及叶，晒干研粉，成人每日服 1.5～6.0g，饭前 1 次服下，10～20 天为 1 疗程，主治狂证属痰火扰心者。一般服后有恶心、呕吐、腹泻等反应，故孕妇、体弱、素有胃肠病者忌用。

2. 巴豆霜1～3g，分两次间隔半小时服完，10次为1疗程，一般服用2个疗程，第1疗程隔日1次，第2疗程隔两日1次。用于狂证以痰火扰心为主者。

3. 地龙方：蚯蚓数条研极烂，井水调服。治实热发狂，脉象洪大，妄言语。

4. 倒治法：牛肉2.5kg，水2L，煎汤饮食之，至不可食而止，以鹅翎探喉，必口吐，吐至如块黄色顽痰而后止，若不吐出，再饮之，必以吐尽而止。前病既失，后以陈皮、茯苓、甘草、白术汤徐徐饮之，平复如故。此倒治之法也，治痰结在胃中，不能吐出，狂言如见鬼状，时发时止，气塞胸膈。

5. 滚痰豁窍汤：煅礞石、芫花、甘遂、大戟、胆星、天竺黄、枳实、黄芩、菖蒲、沉香、生大黄、芒硝、磁石、生铁落。水煎服，每日1剂，用于癫证、狂证。

（二）中成药

1. 逍遥丸：疏肝解郁，健脾养血，用于痰气郁结之虚证。口服，1次9g，每日3次。

2. 白金丸：豁痰安神。治痰阻心窍而致的癫痫痴呆，突然昏倒，口吐涎沫等。口服，1次3～9g，每日2～3次。

3. 控涎丹：祛痰逐饮。用于痰饮伏在胸膈上下，痰气郁结之癫证。口服，1次6～9g，每日2～3次。

4. 远志丸：豁痰安神定志。用于因惊语言颠错。口服，1次9g，每日3次。

5. 大黄䗪虫丸：祛瘀生新。用于虚劳消瘦，腹满不能食，干血内停，肌肤甲错等。口服，1次6g，每日3次。

【预防与调护】

癫狂之病多由内伤七情而引起，故注意精神调摄最为关键。在护理方面，应正确对待病人的各种病态表现，不应讥笑和讽刺病人。对其合理的要求要尽量满足。对其不合理的要求要耐心解释。对重症病人的打人、骂人、自伤、毁物等行为，要采取防护措施，注意安全，防止意外。

【临证提要】

1. 癫狂的病因以内伤七情为主，其病位主要在心脾肝胆，而气、火、痰、瘀引起脏腑功能失调，阴阳失于平衡，则是本病的主要病机。

2. 癫证属阴，多见抑郁症状，狂证属阳，多见躁狂症状。临床上癫证一般分为痰气郁结、心脾两虚二证，治疗多以理气化痰，宁心安神为主，久病致虚者兼以补气养血。狂证一般分为痰火扰心、火盛伤阴和气血凝滞三证，治疗方面，痰火壅盛，神明逆乱者，急予泻火涤痰之法；后期火盛伤阴者当以滋阴养血，兼清虚火；至于血瘀气滞者，当以活血化瘀为主。

3. 癫狂患者除药物治疗外，预防和护理也很重要，不可忽视。

【医案精选】

1. 吴芡山医案：

吴芡山治一女子，瘦弱性急，因思过伤，耗化心血，遂得失志癫疾，或哭或笑，或裸体而走，或闭户而多言，父母忧疑，诸疗罔效。吴诊其脉浮而涩，思虑过伤，神不守舍也。用紫河车二具，漂洗如法，煮烂如猪肚，切片任意啖之，2次即愈。后服定志丸一料，日煎补心汤一服，调理百日后，乃毕婚，次年生子，身肥壮。

按：因思过伤，耗血成癫，用紫河车补精血，切中病机，故速愈。

（《名医类案》）

2. 尹性初医案：

江勋臣之妻，素性急躁，与夫吵闹，遂如癫如狂，时哭时笑，喉中沥沥有声。诊脉弦滑有力，舌苔厚腻。此系火升痰升，壅于膈上，蒙蔽清气。心火动则为笑，肺气郁则为哭。治当先吐其痰，用牙皂末五分，细辛末六分，明矾末五分，煎好，用生姜指头大捣碎浸汁。灌入后吐痰碗许，神识即清。继用开郁除痰之品，以清余邪。

处方：醋炒灵脂9g，胆南星6g，青礞石6g，半夏曲9g，酒子芩6g，制香附6g，大黄6g，芒硝9g。水煎服。

进一剂便泻数次，浊去清升，态度如常。

按：气郁化火，痰蒙清气，先用牙皂、细辛、明矾吐其痰，继用开郁除痰之品清余邪，浊去清升，症平如常。

（《全国名医验案类编续编·尹性初医案》）

3. 黄文东医案：

龚某，女，44岁，工人。初诊：去年8月因受惊恐，情绪过度，以致神志失常。时而抑郁寡言，神情淡漠，时而语言喋喋不休，无故打骂子女，有时觉耳内有人言语，心慌胆怯，恐惧多疑，有时悲哭流泪，扬言要寻短见。兼有夜寐不宁，盗汗，两目直视，大便干燥等症。脉象弦细，舌质淡紫，苔腻。

辨证：惊恐之后，心胆俱虚，痰浊留恋，肝气郁滞。

治法：治拟养心安神，镇惊豁痰。

处方：炙甘草9g，淮山药30g，大枣5枚，丹参9g，陈胆星9g，生铁落60g（先煎），菖蒲9g，炙远志5g，郁金9g。7剂。

二诊：5月10日。思维活动无时休止，奇思幻想，不能做主，大便干燥，口臭，面目虚浮，走路有腾云驾雾之感。脉弦细，舌淡紫，苔腻，根起刺。再宗原意。

处方：炙甘草9g，淮小麦30g，大枣5枚，丹参9g，合欢花12g，郁金9g，陈胆星9g，菖蒲9g，生铁落60g（先煎），制川军5g。7剂。

三至十三诊，守原意，上方加减服用。

十四诊：8月28日。强迫思维活动已消失，情绪舒畅，睡眠尚安，胃纳一般，已恢复全日上班。治疗以来，病情日见好转，再宗原意。

前方续服至九月下旬，嘱停止服药。

按：惊恐而致心胆虚，气郁痰留，治以养心安神，镇惊解郁豁痰，药症相符，症自平。

（《黄文东医案》）

自学指导

【重点难点】

1. 癫狂是精神失常的疾患。癫证以精神抑郁，沉默痴呆，语无伦次，静而少动为特征，多由痰气郁结，蒙蔽心窍所致。狂证以精神亢奋，狂躁刚暴，喧扰不宁，毁物打骂，动而多怒为特征，多由痰火壅盛，迷塞心窍所致。但两者在临床上不能截然分开，又能相互转化，故常癫狂并称。

2. 癫狂发生的原因，总与情志所伤、饮食不节和禀赋不足有关，其中尤以情志所伤最为重要。或以思虑不遂，或以悲喜交加，或以恼怒惊恐，皆能损伤心、肝、胆、脾等，导致脏腑功能失调和阴阳失于平秘，进而产生气滞、痰结、火郁、血瘀等，蒙蔽心窍而引发本病。

3. 癫证病理以痰气为主，病变脏器在心脾。痰气郁结，神志被蒙，因而出现沉默痴呆，语无伦次等抑郁症状。狂证的病理因素以痰火为主，病变脏器主要在于心肝。痰火内扰，心神不安，因而出现神志逆乱，狂躁不宁等兴奋症状。癫与狂在症状上不能截然分开，在病理上亦有密切联系。如癫证痰气郁而化火，可转化为狂证。狂证日久，郁火宣泄而痰气留结，又往往转为癫证。

4. 癫证属阴，多见抑郁症状，狂证属阳，多见躁狂症状。临床上癫证一般分为痰气郁结、心脾两虚二证，治疗多以理气化痰，宁心安神为主，久病致虚者兼以补气养血。狂证一般分为痰火扰心、火盛伤阴和气血凝滞三证，治疗方面，痰火壅盛，神明逆乱者，急预泻火涤痰之法；后期火盛伤阴者当以滋阴养血，兼清虚火；至于血瘀气滞者，当以活血化瘀为主。

【复习思考题】

1. 试述癫与狂在病机和临床表现上的区别和联系。
2. 癫狂的辨证要领及治疗要点是什么？
3. 试述癫狂常见证型的证候特点及其治法方药。

【常见文献摘录】

《景岳全书·杂证谟·癫狂痴呆》："凡狂病多因于火……故治此者，当以治火为先，而或痰或气，察其甚而兼治之。若只因火邪而无胀闭热结者，但当清火，宜抽薪饮、黄连解毒汤、三补丸之类主之。若水不制火而兼心肾微虚者，宜朱砂安神丸，或服蛮煎、二阴煎主之。若阳明火盛者，宜白虎汤、玉泉散之类主之。若心脾受热，叫骂失常而微兼闭结者，宜清心汤、凉膈散、三黄丸、当归龙荟丸之类主之。若因火致痰者，宜清膈饮、抱龙丸、生铁落饮主之，甚者宜滚痰丸。若痰饮壅闭，气道不通者，必须选用吐法，并当清其饮食，此治狂之要也。"

《医家四要·癫狂》："癫疾始发，志意不乐，甚则精神痴呆，言语无伦，而睡于平时，乃邪开于阴也。狂疾始发，多怒不卧，甚则凶狂欲杀，目直骂詈，不识亲疏，乃邪并于阳也。故经曰：'重阴者癫，重阳者狂.'盖癫之为病，多因谋为不遂而得，宜以安神定志丸治之。狂之为病，多因痰火结聚而得，宜以生铁落饮主之。"

《张氏医通·神志门》："狂之为病……上焦实者，从高抑之，生铁落饮；阳明实则脉浮，大承气汤去厚朴加当归、铁落饮，以大利为度；在上者，因而越之，来苏膏或戴人三圣散涌吐，其病立安，后用洗心散、凉膈散调之。"

《证治汇补·癫狂》：治狂"法当抑肝镇心，降龙丹主之"。治癫"法当利肺安心，安神滚痰丸主之"。

第七节　痫　病

【目的要求】

1．了解痫病的概念及其病因病机。
2．熟悉痫病的辨证要领及治疗要点。
3．掌握痫病常见证型的治法方药。
4．熟悉痫病的摄生调护。

【自学时数】

4～5学时。

痫病，又名"癫痫"、"羊痫风"，是一种反复发作的神志异常疾病。重者卒然昏倒，不省人事，手足抽搐，口吐涎沫，两目上视，往往昏倒时喊叫一声，移时可自行苏醒，醒后如常人。轻则表现为瞬间的神志模糊，可出现目睛直视，一时性失神，或口角牵动、吮嘴等动作。

癫疾病名始见于《内经》。《素问·奇病论》云："人生而有病癫疾者，病名曰何，安所得之？岐伯曰：病名为胎病，此得之在母腹中时，其母有所大惊，气上而不下，精气并居，故令子发为癫疾也。"这里不仅提出了癫疾的病名，还指出癫疾又称胎病，发病与先天因素有关。《灵枢·癫狂篇》云："癫疾始作，先反僵，因而脊痛。"指出癫疾在抽搐之初，先有肌肉僵直，故发作过后常有脊背疼痛。该篇还有"癫疾始作，而引口啼呼，喘悸者"，说明发作之初患者口中常有阵阵的啼喘声。这些症状的描述，与后世医家的观察基本一致，可谓本病最早的临床资料。

隋代巢元方《诸病源候论·癫狂候》，对本病的临床特点做了较为细致的描述："癫者，卒发仆也，吐涎沫、口㖞、目急、手足缭戾，无所觉知，良久乃苏。"已认识到本病是一种发作性神志失常的疾患。该书《五癫病候》还说："发作时时，反目口噤，手足相引，身体皆然"，"若僵惊，起如狂"，指出发作时反复不断地抽搐，也有表现为神志失常的。

唐代孙思邈《千金要方》首次提出了癫痫的病名。此后，多数医家称本病为癫痫。《千金要方·候痫法》，把癫痫的证候做了比较全面的归纳，计二十条，如"目瞳子卒大，黑如常是痫候"；"鼻口青，时小惊是痫候"；"闭目青，时小惊是痫候"，"卧惕惕而惊，手足振摇是痫候"；"弄舌摇头是痫"等等。可见孙氏对癫痫证候的观察之细。他还强调指出："夫痫，小儿之恶病也，或有不及求医而致者；然气发于内，必先有候，常宜审察其精神而采其候也。"意思是说对于癫痫病的观察，应重视发作之先的精神状态和症状的表现。

宋金元时代，对本病的发病机制阐述较深刻，并有疗效较好的病案的记载。如张子和认为，本病常由肝经热盛引起，《儒门事亲·卷四》说："大凡风痫病发，项强直视，不省人事，此乃肝经有热也。"在治疗方面积累了丰富的经验，如张子和在《儒门事亲·卷四》中指出："夫痫病不至于目瞪如愚者，用三圣散投之。更用大盆一个，于暖室中令汗下吐三法俱行，次服通圣散，百余日则愈矣。"朱丹溪则强调"大率行痰为主，用黄连、南星、瓜蒌、半夏，寻火寻痰，分多分少治之，无不愈者。"

明代医家一改前世医书癫、狂、痫三证含混杂称的状况，将其作了明确的划分。如王肯堂在《证治准绳·癫痫狂总论》中说："癫者，或狂或愚，或歌或笑，或悲或笑，或悲或泣，如醉如痴，言语有头有尾，秽洁不知，积年累月不愈。""狂者，病之发时猖狂刚暴，如伤寒阳明大实发狂，骂詈不避亲疏，甚则登高而歌，弃衣而走，逾垣上屋，非力所能，或与人语所未尝见之事。""痫病发则昏不知人，眩仆倒地，不省高下，甚而瘈疭抽掣，目上视，或口眼㖞斜，或口作六畜之声。"

至清代，对本病的辨证论治渐趋全面。如李用粹以阴阳论治痫证。《证治汇补·痫病》："痫分阴阳：先身热瘈疭，惊啼叫喊而后发，脉浮洪者为阳痫，病属腑，易治；先身冷无惊掣啼叫而病发，脉沉者为阴痫，病在五脏，难治。阳痫痰热客于心胃，闻惊而作，若痰热甚者，虽不闻惊亦作也，宜用寒凉；阴痫亦本乎痰热，因用寒凉太过，损伤脾胃变而成阴，法当燥湿温补祛痰。"龚商年则从虚实论治痫证。他在《临证指南医案·癫病》按语中说："痫之实者，用五痫丸以攻风，控涎丸以劫痰，龙荟丸以泻火；虚者，当补助气血，调摄阴阳，养营汤、河车丸之类主之。"王清任则认为本病的发生与元气虚，"不能上转入脑髓"，和脑髓瘀血有关，并创龙马自来丹、黄芪赤风汤治之。

西医学中的癫痫与本病临床表现一致。

【病因病机】

（一）病因

本证之形成大多由于七情失调，先天因素，脑部外伤，饮食失节或劳累过度等因素造成，脏腑失调，痰浊阻滞，气机逆乱所致，而尤以痰邪作祟最为重要。

1. 七情失调：主要责之惊恐郁怒，五志过极，如《素问·举痛论》篇说："恐则气下。""惊则气乱。"由于突然受大惊大恐愤郁恼思，脏腑气机逆乱，心肝气郁，津聚成痰。一遇诱因，痰随气逆，导致痫证发作。《证治汇补·痫病》云："或因卒然闻惊而得，惊则神出舍空，痰涎乘间而归之。"可见惊对癫痫的发作至关重要。因惊则心神失守，如突然感受大惊大恐，包括其他强烈的精神刺激都可导致发病，此即《诸病源候论》所称惊怖之后，气脉不足，因惊而作痫者。若因五志化火，火邪一方面炼熬津液成痰，另一方而触动内伏痰浊，使痰随火升，阻蔽心包，可使痫发，即"无火不动痰"之谓。

2. 饮食不节：过食肥甘厚味，脾运失健，水谷精微凝聚成痰，蕴伏于内，一遇劳累过度，或生活起居失于调摄，遂致气机逆乱，触动积痰，而发为痫证。

3. 病后续发：某些温热病，致使脏腑受损，积痰内伏，并可导致神机失用，发为癫痫。

或因难产手术，惊恐跌仆，造成头脑损伤，因头为精明之府，血络受损，血流不畅，心窍不通，元神失守而致神志不清；筋脉失养则致生风抽搐。

4. 先天因素：痫证若始于幼年者，与先天禀赋关系密切。《慎斋遗书·羊癫风》云："羊癫风，系先天之元阴不足，以致肝邪克土伤心故也。"这里明确提出发病与先天因素有关，由于肝肾阴血不足，心肝之气易于受损，致使肝气逆乱，神不守舍，则发昏仆、抽搐之证。

（二）病机

1. 本病病理因素以痰为主，常兼气、火、风、瘀等邪，病变脏器主要在心肝。由于上述病因导致心肝脾肾等脏功能失调，影响津液的正常运行，津聚成痰，痰浊内聚，成为本病的重要病理因素，故李梴有"痫只一痰"之说，同时每与气、火、风、瘀相兼为患。

因情志刺激，肝郁气滞，久而化火，痰因火动，火动风升；或脾不布精，痰浊结聚，壅滞气机，痰蕴化热，引动肝风，或因气郁痰火，瘀血内生，以致痰气、痰火、痰瘀、风痰相兼，扰乱神明，走窜经络，而见昏仆，抽搐。其病变脏器虽然涉及心肝脾肾，但重点在心、肝。且因病因不同，而有具体差别，如情志刺激以心肝受病为多，饮食所伤以脾病为先，起于先天者，又多以肾亏为本。

2. 本病的发病机制为痰聚气逆，风痰闭阻。因痰浊的散聚，与气机的顺逆有互相联系和互为因果的关系，若气郁痰聚，或痰聚气郁，气逆不顺，乃致风火内动、夹痰上蒙清窍，内扰神明，横窜经络，痫证则可发作。如风阳亢盛，痰火蒙心，则昏迷持续不醒，抽搐不止，或兼高热等危重征象。若痰降气顺，则发作渐止，神志回苏。由于痰浊尚存在，故每因情志、疲劳、饮食因素而诱发。

至于发作时间的久暂，则与正气盛衰和痰浊内聚的程度有密切关系。因痫证初发，正气尚盛，痰虽结而不深，气机逆乱尚易调顺，所以发作持续的时间一般较短，其间歇期亦较长。若久发不愈，本虚而标实，正气渐伤，痰结较短，气机闭阻，不易调顺，则发作持续的时间必然较长，甚则持续不已而间歇期也逐渐缩短。

痫证的转归与预后取决于患者的体质强弱、正气的盛衰与感邪的轻重。由于本病证有反复发作的特点，病程一般较长，少则一两年，甚则终身不愈。因而，体质较好，正气尚足的患者，如治疗恰当，痫发后再予以调理，可控制发作，但尚难根治；体质较弱，正气不足，痰浊沉固者，往往迁延日久，缠绵难愈，预后较差。若反复频繁发作，少数年幼患者智力发育受到影响，出现智力减退，甚至成为痴呆，或因昏仆跌伤造成长期后遗症，或因发作期痰涎壅盛、痰阻气道，易造成痰阻窒息等危证，必须进行及时抢救。

痫证初发或病程在半年以内者，尤应重视休止期的治疗和精神、饮食的调理。如能防止痫证的频繁发作，一般患者预后较好；如调治不当或经常遇到情志不遂、饮食不节等诱因的触动，可致频繁发作，则病情由轻转重。

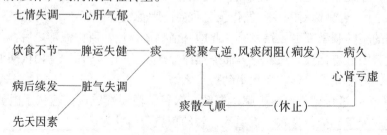

图14 痫证病因病机示意图

【病证鉴别】

1. 痉证、中风：痫证与痉证、中风，在临床上均有卒然昏倒、不省人事、抽搐、角弓反张等症。但痫证发作时昏仆叫号，口吐白沫，且有反复发作的病史。中风昏仆时无号叫声，昏仆之症多伴有口眼㖞斜，语言不利，肢体偏瘫等症；痉证虽亦时发时止，然发作时多呈身体强直、角弓反张，但无口吐涎沫及号叫声。

2. 脏躁病：脏躁病多见于女性，病甚者也会发生抽搐，但与痫证抽搐不同。脏躁之抽搐在时间上无规律性，在地点上多有选择性，常选择安全和有人的地方，不易摔伤。四肢挺直或戏剧性的抽搐。不吐沫，无咬舌及二便失禁，发作时间较长，可暗示而停止，过后病人可回忆其发作过程。痫证的抽搐，1次发作时伴尖叫吐沫，意识丧失，醒后无所记忆，凭暗示不能终止其发作。

【辨证论治】

（一）辨证要领

1. 辨正气之盛衰，痰浊之轻重：本证的轻重常与正气的盛衰，痰浊的轻重有关。一般初起正气未衰，痰浊不重，故发作持续时间短，间歇时间长。如反复发作，正气渐衰，痰浊日重，愈发愈频，使正气更衰。临床上应从吐涎沫的多少，咯痰与否，苔腻及脉弦滑的程度来考虑痰浊的轻重；从患者的神色、体质、病程长短，舌脉表现来判断正气的盛衰。

2. 辨气机逆乱程度：气机逆乱在本证病机方面有重要意义。临床上，应分辨是清气不升，还是浊气不降，或是肝气郁结，以定升清、降浊、理气等法。清气不升多属虚，常有气短、乏力，脉弱无力等表现；浊气不降多属实，常有脘腹胀满，二便不爽，脉滑有力等表现；肝郁不舒者常有情志抑郁，急躁易怒，口苦脉弦等表现。

（二）治疗要点

1. 治分新久：大抵痫证初发或发作期，多为邪实，治以熄风涤痰泻火为主。痫证病久，或缓解期多属正虚，以补益气血，调理阴阳为大法。肝虚者养其血，肾虚者补其精，脾气虚者助其运，心气不足者，安其神，总以补虚为本。

2. 治痫当重行痰，而行痰又当顺气。顽痰胶固，需辛温开导，痰热胶着须清化降火。要言之，本病治疗主要在风、痰、火、虚四字。

（三）分证论治

1. 风痰闭阻：

[症状] 常有头晕头痛，胸闷，欠伸等先兆症状，旋即昏倒仆地，不省人事，面色先潮红、紫红，继则青紫或苍白，口唇青暗，两目上视，牙关紧闭，颈项侧扭，手足抽搐，喉中痰鸣或口吐涎沫，或发出类似猪羊叫声，不久逐渐苏醒，除感疲乏无力外，起居饮食如常，苔白腻，脉弦滑。

[证候分析] 头晕头痛，胸闷欠伸为风痰上逆，气机不畅；内风夹痰横窜，气血逆乱于胸中，心神失守，故昏仆、不省人事；风痰闭塞心胸，阳气受遏，或血行瘀阻，使清气不得入，而浊气不得出，则面色先见潮红，继之面色紫红、青紫或苍白，口唇青暗；风痰窜扰筋脉则发痫时手足冰冷，两目上视，牙关紧闭，颈项侧扭，四肢抽掣；气痰上壅，则喉中痰鸣，口吐涎沫，诚如《张氏医通·痫》所论："惟有肝风故作搐搦，搐搦则通身之脂液逼迫而

上，随逆气而吐出于口也"；苔白腻，脉弦滑，为肝风夹痰浊之象。因风痰聚散无常，故反复发作；病位主要在心肝，不及他脏，故醒后起居如常。

[治法]　涤痰熄风，开窍定痫。

[方药]　涤痰汤合定痫丸加减。前方重在涤痰开窍，后方主以熄风定痫，二方合用，用于肝风痰浊致的痫证。

药用竹沥 10g、竹茹 10g、枳实 10g、贝母 10g、胆星 10g、半夏 10g、陈皮 10g 豁痰开窍；天麻 10g、僵蚕 10g、全蝎 5g 平肝熄风镇痉；琥珀 5g、茯神 12g、朱砂 0.5g 镇心宁神；菖蒲 10g、远志 10g 开窍安神，麦冬 10g 生津养心，除烦宁神；丹参 10g 活血化瘀，除心窍之瘀滞而定志。

加减：若无津伤表现可去麦冬 10g；若痰粘不利，加瓜蒌 10g、海浮石 15g、天竺黄 10g 清化痰热；若痰涎清稀而多，可加干姜 3g、细辛 3g、白附子 10g 温化痰饮；嗳腐腹胀，便秘者，加大黄 6g、枳实 10g、莱服子 10g、炒神曲 10g 通腑导滞。

2. 肝肾阴虚：

[症状]　痫病发作日久，神思恍惚，面色晦暗，头晕目眩，面目干涩，耳轮焦枯不泽，健忘失眠，腰酸腿软，大便干燥，舌质红，脉细数。

[证候分析]　痫病发作日久则气血先虚，肝肾俱亏，肾精不足髓海失养，故神思恍惚，面色晦暗，健忘；肝血不足，睛目失滋，血虚肝旺，故两目干涩，头晕目眩；肾开窍于耳，腰为肾之府，肾精亏损则耳轮焦枯不泽，腰酸腿软；阴液损亏，大肠失润，则便秘；舌质红，脉细数，为精血不足之征。

[治法]　滋补肝肾，潜阳熄风。

[方药]　大补元煎加减。本方大补元气，用于气血大虚，肾虚精亏者。

药用熟地 12g、山药 12g、山萸肉 10g、杜仲 12g 滋养肝肾，枸杞子 10g、当归 10g、鹿角胶 10g、龟板胶 10g、阿胶 10g 补髓养阴，更以鳖甲 20g、牡蛎 20g 滋阴潜阳、熄风止搐。

加减：若心中烦热者，加竹叶 10g、栀子 10g、灯心 5g 以清热除烦；大便干燥者，加火麻仁 10g、肉苁蓉 10g 滋液润肠；纳不香者，加麦芽 15g、佛手 6g 等醒脾健胃。在缓解期投以滋养肝肾之品，既能熄风，又能柔筋，对防止痫证的频发具有一定的作用。

3. 心脾两虚：

[症状]　痫病日久，神疲乏力，面色无华，眩晕时作，身体瘦弱，食欲不佳，大便溏薄，或恶心泛呕，或咯痰量多，舌质淡，脉濡弱。

[证候分析]　脾虚生化乏源，气血不足，故神疲乏力、身体瘦弱、面色不华；清阳之气不升，故眩晕时作；脾失健运，则食欲不佳，大便溏薄；因积痰内伏日久伤脾，脾虚痰浊日增，壅塞中州，升降失调，故痰多呕逆；舌淡、脉濡弱，均为脾胃虚弱之征。

[治法]　养心安神，健脾益气，和胃化痰。

[方药]　归脾汤加减。本方健脾养心，补益气血，用于心脾两虚之心悸、失眠等症。

药用党参 10g、甘草 10g 益气健脾，白术 10g、茯苓 10g 健脾渗湿，半夏 10g、陈皮 10g 和胃降逆化痰，生龙骨 30g、生牡蛎 30g、僵蚕 10g、钩藤 12g 镇肝熄风。

加减：若痰多，可加菖蒲 10g、远志 10g、胆南星 10g 以开窍化痰止痫；若呕恶、腹胀，加枳壳 10g、竹茹 10g 以和降胃气；大便溏，加山药 12g、苡仁 12g、扁豆 12g 以健脾止泻；气短者，加柴胡 10g、升麻 10g 以升清阳之气；眩晕时作，加天麻 10g、蝉衣 6g 熄风止痉。

【其他疗法】

（一）单方、验方

1. 惊痫汤：丹参 30g，赤芍 12g，红花 4.5g，夜交藤 30g，枣仁 15g，地龙 9g，珍珠母 30g。水煎服。化瘀定痫，用于瘀血阻络、心神不宁之惊痫。

2. 气痫汤：丹参 30g，赤芍 12g，红花 4.5g，川楝子 9g，青陈皮（各）9g，白芷 6g，合欢皮 30g。水煎服。理气化瘀定痫，用于气滞血瘀之痫证。

3. 风痫汤：丹参 30g，赤芍 12g，红花 4.5g，葛根 9g，薄荷 3g，大青叶 30g，地龙 9g，珍珠母 30g。水煎服。用于肝阳化风、瘀血阻络之痫证。

4. 痰痫汤：丹参 30g，川芎 9g，红花 4.5g，半夏 9g，胆南星 6g，地龙 9g，僵蚕 9g，夜交藤 30g，珍珠母 30g。水煎服。熄风化痰，行瘀定痫，用于痰瘀交阻、肝风内动之痫证。

5. 代白散：代赭石 1 份，白胡椒 2 份，共研细末，贮瓶备用，每服 0.5～1.0g，每日 3 次，白罗葡汤送下，3～6 个月为 1 疗程，间歇 2 周，可重复疗程，适用于小儿痫证。

6. 脐血粉片：取新鲜脐带血，于 60℃ 烘干研成细粉，制成糖衣片，每片含脐血粉 0.2g，1 次 2 片，每日 2 次，对发作频繁，症状较重者可以加倍，适用于肝肾阴虚型痫证。

（二）中成药

1. 白金丸：豁痰通窍，清心安神。用于痰气壅塞，癫痫发狂等症。饭前服用，1 次 3～6g，每日 2 次。

2. 医痫丸：祛风化痰，定痫止痛。用于诸痫时发，抽搐昏迷。口服，1 次 3g，每日 2 次，用淡盐汤兑竹沥水或温开水送下。小儿酌减。

（三）外治法

1. 胆南星 3g，明雄 3g，醋芫花 50g，白胡椒挥发油 0.05mL 共研细末，1 次 150mg，敷脐。首用 15 天换药，以后 5～10 天换药。用于诸痫时发，抽搐昏迷。治疗期间禁食辛辣、腥味食物及南瓜、绿豆、大油。

2. 吴茱萸适量，研为细末，敷于胳窝内，外用膏药固定，7～10 天换药 1 次。用于痫证时发，抽搐昏迷。

【预防与调护】

预防重点在于保持精神愉快，勿忧郁暴怒。起居有常，劳逸适度，保证充足的睡眠时间。不宜驾车、骑车，不宜高空、水上作业。避免脑外伤。孕妇须加强保健，避免胎气受损。本病的调护非常重要，要注意以下几点：

1. 详察病情变化。痫证发作时，应特别注意神志的改变、抽搐的频度、脉息的快慢与节律、舌之润燥、瞳孔之大小、有无发绀及呕吐、二便是否失禁等情况，并详加记录，为及时正确的治疗提供可靠的临床资料。

2. 防止咬伤唇舌。对昏仆抽搐的病人，凡有义齿者均应取下，并用纱布或压舌板放入病人口中，防止咬伤唇舌；同时加用床挡，以免翻附下床。

3. 常翻身防褥疮。对频繁发作的重病人，应使其侧卧，并经常翻身，防止褥疮。

4. 保持室内清静。对发作期病人，室内应保持清静，避免惊叫及粗暴噪声，强烈光线也不适宜。

5. 进食宜清淡。食物以清淡为主，多吃新鲜青菜、水果、海藻或含有钙质的鱼类。少食动物性脂肪、白糖。忌烟、酒及辛、酸、辣物。

【临证提要】

1. 本证之形成大多由于七情失调，先天因素，脑部外伤，饮食失节或劳累过度等因素造成，脏腑失调，痰浊阻滞，气机逆乱所致。本病病理因素以痰为主，常兼气、火、风、瘀等邪，病变脏器主要在心肝。本病的发病机制为痰聚气逆，风痰闭阻。若气郁痰聚，或痰聚气郁，气逆不顺，乃致风火内动、夹痰上蒙清窍，内扰神明，横窜经络，痫证则可发作。若痰降气顺，则发作渐止，神志回苏。由于痰浊尚存在，故每因情志、疲劳、饮食因素而诱因。

2. 本证的轻重常与正气的盛衰，痰浊的轻重有关。一般初起正气未衰，痰浊不重，故发作持续时间短，间歇时间长。如反复发作，正气渐衰，痰浊日重，愈发愈频，使正气更衰。临床上应从吐涎沫的多少，咳痰与否，苔腻及脉弦滑的程度来考虑痰浊的轻重；从患者的神色、体质、病程长短，舌脉表现来判断正气的盛衰。

3. 大抵痫证初发或发作期，多为邪实，治以熄风涤痰泻火为主。痫证病久，或缓解期多属正虚，以补益气血，调理阴阳为大法。肝虚者养其血，肾虚者补其精，脾气虚者助其运，心气不足者，安其神，总以补虚为本。治痫当重行痰，而行痰又当顺气。顽痰胶固，需辛温开导，痰热胶着须清化降火。要言之，本病治疗主要在风、痰、火、虚四字。

【医案精选】

1. 叶天士医案：

某，平昔操持，身心皆动，悲忧惊恐，情志内伤，渐渐神志恍惚，有似癫痫，其病不在一脏矣。医药中七情致损，二千年来，从未有一方包罗者。然约旨总以阴阳迭偏为定评。凡动皆阳，当宗静以生阴是识，阳乘于络，脏阴不安，敛摄镇固，久进可致，家务见闻必宜屏绝，百日为期。

处方：人参、廉珠、茯神、枣仁、炙草、生龙骨、黄肉、五味、金箔。

按：阳乘于络，脏阴不安，治宜敛摄镇固，病症可平。

（《临证指南医案》）

2. 岳美中医案：

李某，女，10岁，病孩由父抱持而来，合眼哆口伏在肩上，四肢不自主的下肢软瘫，如无知觉之状，其父代诉：病已3日，每到中午午时和夜半子时左右，即出现上述症状，呼之不应，但过一时许，即醒起如常人。岳见病状及聆病情亦感茫然，讶为奇症，乃深加思考，得出子时是一阳生之际，午时是一阴生之际，子午两时正阴阳交替之候，而出现痴迷及四肢不收之病状，则治疗应于此着眼，但苦无方剂，辗转思维，想到小柴原汤是调和阴阳之剂，故投以2帖试治，不意其父隔日来告服药2剂，已霍然如平人，即拟上学读书云。

按：子午阴阳交替之时发病，治以调和阴阳，为对症之治，故速愈。

（《著名中医学家的学术经验》）

3. 印会河医案：

张某，男，46岁，在中印边界自卫战中，被炮弹炸伤头部，即发现癫痫。十余年来，先由半个月发1次，发展到1日发生数次，抽搐㖞风，日甚一日。曾在1次打开水途中昏仆，由于水瓶震裂，开水溅身而发生烫伤。来京先经一般理伤续骨方如复元活血汤等治疗，效果不明显，乃改用抵当汤加味。

处方：水蛭12g，虻虫9g，桃仁9g，大黄9g，䗪虫9g，地龙15g，僵蚕9g，全蝎6g，蜈蚣2条，花蕊石20g。

初用时有二三天发作转甚，续即逐渐轻而稀。得服药30剂后，即已不见复发。继续观察4个月，病情一直稳定，乃同意病人回原籍休养。以上制成蜜丸，继续服药以巩固疗效。并嘱其回乡后如有变化，可再来信考虑改方。今已一去五载，未见来信。

按：瘀结痼疾，虫药逐瘀最妙。

（《中医内科新论》）

自 学 指 导

【重点难点】

1. 痫病是一种反复发作的神志异常疾病。重者卒然昏倒，不省人事，手足抽搐，口吐涎沫，两目上视，往往昏倒时喊叫一声，移时可自行苏醒，醒后如常人。轻则表现为瞬间的神志模糊，可出现目睛直视，一时性失神，或口角牵动、呶嘴等动作。

2. 本证之形成大多由于七情失调，先天因素，脑部外伤，饮食失节或劳累过度等因素造成，脏腑失调，痰浊阻滞，气机逆乱所致。本病病理因素以痰为主，常兼气、火、风、瘀等邪，病变脏器主要在心肝。本病的发病机制为痰聚气逆，风痰闭阻。若气郁痰聚，或痰聚气郁，气逆不顺，乃致风火内动、夹痰上蒙清窍，内扰神明，横窜经络，痫证则可发作。若痰降气顺，则发作渐止，神志回苏。由于痰浊尚存在，故每因情志、疲劳、饮食因素而诱发。

3. 大抵痫证初发或发作期，多为邪实，治以熄风涤痰泻火为主。痫证病久，或缓解期多属正虚，以补益气血，调理阴阳为大法。肝虚者养其血，肾虚者补其精，脾气虚者助其运，心气不足者，安其神，总以补虚为本。治痫当重行痰，而行痰又当顺气。顽痰胶固，需辛温开导，痰热胶着须清化降火。要言之，本病治疗主要在风、痰、火、虚四字。

【复习思考题】

1. 试述痫证的发病机制。
2. 痫证与中风在病理环节上均有风、痰、火等因素，应如何区别？
3. 痫证的辨证要领及治疗要点是什么？
4. 试述痫证常见证型的证候特点及其治法方药。
5. 试述痫证常见证型的证候特点及其治法方药。

【常见文献摘录】

1.《千金方·痫》："夫痫，小儿之恶病也，或有不及求医而致困者也。然气发于内，必先有候，常宜审查其精神而采其候也。手白肉鱼际脉黑者,是痫候。鱼际脉赤者热,脉青大者寒,脉青细为平也。鼻口干燥,大小便不利,是痫候。眼不明,上视喜阳,是痫候。耳后完骨上有青络盛,卧不静,是痫候,青脉刺之令血出也。小儿发逆上,啼笑面暗,色不变,是痫候。鼻口青,时小惊,是痫候。目闭青,时小惊,是痫候。身热,头常汗出,是痫候。身热,吐而喘,是痫候。身热,目时直视,是痫候。卧惕惕而惊,手足振摇,是痫候。卧梦笑,手足动摇,是痫候。意气下而妄怒,是痫候。咽乳不利是痫候。目瞳子卒大黑异于常,是痫候。喜欠,目上视,是痫候。身热,小便难,是痫候。身热,目视不清,是痫候。吐痢不止,厥痛时起,是痫候。弄舌摇头,是痫候。已上诸候二十余,皆痫之初也。"

2.《医学入门·杂病分类·痫》:"痫有阴阳,只是痰,内伤最多,外感极少。盖伤饮食积为痰火,上迷心窍,惊恐忧怒,则火盛神不守舍,舍空痰塞……痫本痰热夹惊,宜寒药清心降火化痰为本。故古法用二陈汤加栝蒌、南星、黄连探吐,吐后,必服朱砂安神丸以降南方之火,当归芦荟丸以平东方之木。但化痰必先顺气,顺气必先调中。顽痰胶固非辛温药为佐,何以开导,是以后古方治惊痫,皆有温剂,如钱仲阳治小儿痫,经吐泻及服凉药过多,身冷闭目不食,后用益黄散,补中能食,次服肾气丸,补北方肾水能语,此须从权以救痫之坏证,亦可以为成法。"

3.《景岳全书·杂证谟·癫狂痴呆》:"不得谓癫痫尽属实邪,而慨禁补剂也……癫痫证无火者多,若无火邪,不得妄用凉药,恐伤脾气以致变生他证。"

4.《杂病源流犀烛·卷九·诸痫源流》:"而从古疗痫,惟子和法最善。其法,汗吐下并施,若虚而不胜吐下者,则以豁痰清火为主,如南星、木香、竹沥、菖蒲、全蝎、人参、黄芩、麦冬。所用方药,无不取效,宜脑龙安神丸、五痫丸、参朱丸,师其意而用之可也。至《嵩崖》则专取二治之,亦属径路可寻。其法,以昼作者为阳,宜升阳汤;夜作者为阴,宜四物汤加柴胡、栝蒌、半夏、南星、黄柏、知母、远志、枣仁、菖蒲是也。此皆前人之可取以为则者也。然而痫病日久,必成窠囊,宜厚朴丸,窠囊日久,中必生虫,宜妙功丸。或与行痰,宜追风祛痰丸;涤然,宜清心温胆汤;除惊宜惊气丸;宁神,宜归神丹。痫病已愈,须防再发,宜断痫丹,或十全大补汤加枣仁、远志、朱砂、麦冬、金箔、银箔,必以年峻补,绕保无虞,然后再加调养,宜六味丸庶乎可耳。"

5.《临证指南医案·癫痫》:"痫之实者,用五痫丸以攻风,控涎丹以劫痰,龙荟丸以泻火;虚者当补助气血,调摄阴阳,养营汤,河车丸之类主之。"

第三章　脾胃病证

脾主运化，主升清，主统血，主肌肉、四肢，开窍于口，其华在唇，在志为思，其液为涎。胃与脾同属中焦，主受纳腐熟水谷，以和降为顺，与脾互为表里，共有"后天之本"之称，五脏六腑，四肢百骸皆赖以所养。脾胃的病理表现主要是受纳、运化、升降、调摄等气机功能的异常。

脾为太阴湿土之脏，喜温燥而恶寒湿，得阳气温煦则运化健旺，胃则有喜润恶燥之特性。胃不仅需要阳气的蒸化，更需要阴液的濡润，胃中阴液充足有助于腐熟水谷和通降胃气，若脾的运化水谷精微功能减退，则机体吸收消化功能失常，以致出现便溏、腹胀、倦怠、消瘦等病变，运化水湿功能失调，产生湿、痰、饮等病理产物，发生泄泻等病症，若胃受纳腐熟水谷及通降功能失常，不仅影响食欲，还可因中气不能运行，而发生口臭、胃痛、痞满及大便秘结，若胃气失降而上逆，可致嗳气、恶心、呕吐、呃逆等症。

依据脾胃的生理功能和病机变化特点，我们将胃痛（吐酸、嘈杂）、痞满、腹痛、呕吐、呃逆、噎膈、泄泻、便秘等归属为脾胃病症。上述病症虽归属于脾胃，但与其他脏腑亦密切相关。临证中应注意脏腑之间的关联，随证处理。

第一节　胃痛（附：吐酸、嘈杂）

【目的要求】

1. 了解胃痛的主要病因是饮食不调和情志失调，病理为胃气郁滞，关系到肝脾。
2. 掌握胃痛虚实、寒热、气血的辨证要领和"以通为用"的治疗原则。
3. 掌握肝气犯胃、肝胃郁热、脾胃虚寒、胃阴亏虚四型的症状特点、治法、方药。
4. 了解"吐酸"、"嘈杂"的病机特点及辨治大法。

【自学时数】

8学时。

胃痛是指上腹部近心窝处发生疼痛的病证，亦称"胃脘痛"。由于本病疼痛发生于心窝部，故古人又称为"心痛"。

《灵枢·邪气脏腑病形》篇云："胃病者，腹膜胀，胃脘当心而痛。"在《内经》中对于"心痛"一证是分别论述的。如《素问·至真要大论》说："寒厥入胃，则内生心痛。"《灵枢·

厥病》说："腹胀胸满，心尤痛甚，胃心痛也。"又说："真心痛，手足青至节，心痛甚，旦发夕死，夕发旦死。"这对胃痛与真心痛已作了鉴别。张仲景《金匮要略》又将"胸痹心痛"作专门论述，包括了胃痛和真心痛。《千金方》中列有"九种心痛"，亦多指胃痛而言。后世医家根据各自的经验，对胃痛与心痛两病逐渐有了明确区别。明代以后的医籍，已把胃痛与真心痛的不同证治作了分篇叙述。如虞抟《医学正传》立"胃脘痛"专篇，指出"古方九种心痛……详其所由，皆在胃脘，而实不在于心也"。

本篇论述的胃痛是指胃腑所致的疼痛，可见于胃及十二指肠壶腹部溃疡、急慢性胃炎、胃下垂及胃神经官能症等疾患。

【病因病机】

（一）病因

胃痛发病因素较为复杂，主要有寒邪客胃、饮食不节、情志失调、脾胃虚弱四个方面。

1. 寒邪客胃：外感寒邪，内犯于胃，寒主收引，易使气机郁滞，致胃气不和而暴作胃痛。若平素中阳素虚者，则更易因受寒而发病。

2. 饮食不节：这是胃痛最常见的病因。胃为水谷之海，主要功能是受纳和腐熟水谷。如过食生冷，寒留中焦，郁而化热；或偏食辛辣酒浆，热结胃腑；或嗜食肥腻炙煿，积滞难消，宿食不化，酿生湿热；或过饥过饱，特别是空腹过劳或饱餐后用力过度而损伤胃气等，均可导致气机阻滞，发生胃痛。

3. 情志失调：由于肝木性喜条达，有疏胃土而助消化之功用；脾主运化而与胃相为表里，故当情志不调时，肝脾气机郁结，可导致胃气阻滞，发生胃痛。常见的郁怒伤肝所致胃痛，称为"肝胃气痛"。

4. 脾胃虚弱：脾胃为仓廪之官，主受纳和运化水谷，若脾阳不足，中焦虚寒，脉络失于温养；或者胃阴不足，脉络失于濡养，均可导致胃痛。此外，亦有过服寒凉药物而导致脾胃虚寒而疼痛者，正如《证治汇补·心痛选方》所言："服寒药过多，致脾胃虚弱，胃脘作痛。"

上述几种发病因素，可单独作用，也可兼而发病。

（二）病机

胃气以和降为顺。如胃气郁滞，和降失司，不通则痛。故胃痛病位主要在胃，但与肝脾密切相关。如脾气失运，升运无权，则胃气不能和降。肝失条达，肝气横逆犯胃，则胃气壅滞而通降不利。其病理变化归纳起来，有如下三个方面：

1. 气滞为主：虽然胃痛病机复杂，但以气滞为主，由气滞而化火、伤阴，或寒化、伤阳；甚则因气滞而导致血瘀，表现出各类不同的证候。

2. 病理性质有寒热虚实不同：胃痛可分为虚实两类。气滞、郁热、寒凝多偏于邪实；阴伤、虚寒偏于正虚。从其临床表现又可分为寒证与热证，如胃热与阴伤属热证，寒凝与阳虚属寒证。然而，虚实与寒热相互间又常可转化。如郁热可转为阴伤，虚寒可兼外寒；更有寒热互结之证，临床尤当详辨。

3. 痛久入络，络伤出血：胃痛日久，由气及血，可在气机阻遏的基础上伴发瘀血留滞。古人有"久痛入络"之说。如血络损伤，血出经隧，则可发生出血。伴血瘀者多偏于实，或为虚实夹杂；见出血者，因络伤血出，营血亡失，故多偏于虚。若胃痛日久，痰瘀互结，壅塞胃脘，也可能转成噎膈之证。

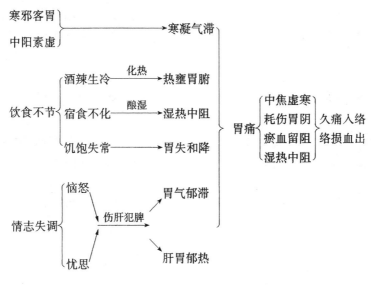

图15 胃痛病因病机示意图

【病证鉴别】

与真心痛、腹痛、胁痛相鉴别：真心痛为胸痹之重症，是因胸痹进一步发展，瘀血闭阻心脉所致。其疼痛偏于上脘或胸中，痛引左膺左臂，呈闪灼状或胸闷如窒。其疼痛部位、性质、程度及预后均与胃痛有明显的区别；胃痛与腹痛既有区别又有联系。上腹部胃脘附近心窝处疼痛为胃痛，胃脘以下耻骨毛际以上疼痛为腹痛。且胃痛的胀闷纳差、吐苦泛酸、呕逆嗳气及与进食有密切关系等特点，均可与腹痛相区别；胁痛以一侧或两侧胁部胀痛为主症，胃痛之攻痛连胁仍应以胃脘部疼痛为主症，故两者不难鉴别。

【辨证论治】

（一）辨证要领

胃痛首先应区分为寒热、虚实、气滞、血瘀的不同。一般来说，凡病程较长，痛呈冷痛，饮食喜温，泛吐清水者，多属寒证；凡病程较短，痛呈灼痛，饮食喜凉，泛吐酸水者，多属热证。凡病程长，痛处喜按，饥时痛著，纳后痛减者，多属虚证；凡病程短，痛处拒按，饥时痛轻，纳后痛增者，多属实证。凡病程较短，痛呈阵发窜动、胀痛者，多属气滞；病程较长，疼痛持续，固定不移、刺痛者，多属血瘀。但临床必须结合症状全面进行分析，综合诊断。

（二）治疗要点

胃痛的治疗以理气和胃为大法，旨在疏通气机，通而痛止，即所谓的"通则不痛"。然在使用理气和胃之法时，还必须根据不同证候，采取相应治法。如实证者，应区别寒凝、气滞、胃热、血瘀，分别给予散寒止痛、疏肝解郁、清泄肝胃、通络化瘀治法；虚证者当辨虚寒与阴虚，分别治予温胃健中或滋阴养胃。

要从广义的角度去理解和运用"通"法，决不能局限于狭义的"通"之一法。如属于胃寒者，散寒即所以通；属于食停者，消食即所以通；属于肝气犯胃者，理气即所以通；属于肝胃郁热者，泄热即所以通；属于湿热中阻者，清化湿热即所以通；属于瘀阻胃络者，化瘀即所以通；属于阴虚者，益胃养阴即所以通；属于脾胃虚寒者，温胃健中即所以通。只有结合具体病机，采取相应治法，使之丝丝入扣，才符合"通法"之本意。

（三）分证论治

1. 寒邪客胃：

[症状] 胃痛突然发作，脘部痛而拘急，痛处喜暖畏寒，温熨可使痛减，口不渴，喜热饮，舌苔薄白，脉弦紧。

[证候分析] 寒主收引，故胃脘痛而拘急。寒在胃中，故上腹部喜暖畏寒，温熨痛减。口不渴，喜热饮，苔薄白，脉紧属寒象。弦脉主痛，故胃痛发作时脉见弦紧。

[治法] 散寒温胃，理气止痛。

[方药] 轻者，服生姜汤，结合局部热熨，即可缓解。痛势较重者，用良附丸。

药用高良姜 5g、炮姜 3g、胡椒 3g、吴茱萸 3g、小茴香 5g 温胃散寒，香附 10g 理气止痛。

加减：若寒邪较著，加荜茇 3g、荜澄茄 3g 等，以助散寒理气止痛；若寒邪不散，疼痛不解者，加肉桂 3g、木香 10g、厚朴 5g、当归 10g，即吴茱萸散，加强温中祛寒之力。

若起病仓促，汤剂不及者，可用良附丸煎汤送下丁桂散，取效亦捷。若兼见胸闷、嗳气，外见恶寒发热者，属表里皆寒，当参用香苏饮温胃理气，散寒解表。若因过食生冷而夹有宿食停滞者，可加服保和丸以消食导滞。

2. 肝气犯胃：

[症状] 胃脘胀痛，或攻撑窜动，或牵引背胁，情志怫郁时则痛势加重。或嗳气频繁，大便不爽，或结或溏，饮食减少，舌苔薄白，脉弦。

[证候分析] 肝气郁结横逆犯胃而胃痛作。气病善于游走，背胁属肝胆经脉所过之处，故痛感窜动或牵引背胁。肝郁犯胃，中焦气机不利，故胃脘胀痛。胃失和降，上逆而嗳气频繁。肝郁脾气不利，运化失职，肠腑传导失常，故大便不爽，或结或溏。病在气分而瘀热不甚，故舌苔薄白；脉弦属肝而主痛候。

[治法] 疏肝理气，和胃止痛。

[方药] 柴胡疏肝散加减。

药用柴胡 5g、川芎 10g、陈皮 6g 散郁和中，白芍 10g、甘草 3g 缓急止痛，枳壳 10g、佛手 6g、绿萼梅 5g 理气解郁而不伤阴。

加减：若疼痛较著者，可加用金铃子散 9g、青木香 8g、徐长卿 10g 等，以增加理气止痛之效；若嗳气频繁者，可加代赭石 15g 和胃降逆；泛吐酸水者，加左金丸，或加炙乌贼骨 15g、川贝母 10g、煅瓦楞子 15g 等和胃制酸。

3. 肝胃郁热：

[症状] 脘痛阵作，痛势急迫，其痛如灼，泛酸嘈杂，心烦易怒，口干口苦，舌红苔薄黄，脉弦数。

[证候分析] 肝失条达，郁从火化，热灼胃腑，故呈阵痛，时轻时重，痛时急迫难忍。肝火犯胃，故常伴泛吐酸水，胃中嘈杂似饥非饥。肝火上扰而心神不宁，故心烦易怒。肝胆互为表里，肝热则胆火上乘，而见口干口苦。舌红、苔黄，脉弦数为热郁致痛之象。

[治法] 清肝泄热，和胃止痛。

［方药］ 化肝煎合左金丸加减。前方有凉血清热，疏肝和胃之功。后方辛开苦降，为清肝之正剂，并有制酸之效。二方合用共图清肝泄热，和胃止痛之功。

药用丹皮 10g、黄芩 10g、栀子 10g 凉血清热；青皮 10g、陈皮 6g、枳实 10g、郁金 10g、厚朴 5g 疏肝理气；白芍 10g 和营缓急止痛；大贝母 10g 清热散结，制酸止痛；泽泻 10g 导热下行；黄连 4g 清泄胃热；反佐吴茱萸 3g，开肝郁，降逆气。

加减：若胃气上逆，嗳气频作者，加旋覆花 10g、沉香 3g、代赭石 15g 以理气降逆；兼夹食滞，脘痛胀满，嗳腐吞酸者，加麦芽 10g、神曲 12g、山楂 15g，以消食导滞；大便秘结者，宜加大黄 5g、芒硝 10g 以通下泄热；郁热迫血妄行，吐血、便血者，宜加大黄炭 5g、地榆炭 10g、侧柏炭 10g、白及粉 5g 以凉血止血。若为湿热积滞于胃，见脉滑数而苔黄腻者，上方去吴茱萸之辛燥助热，加黄芩 10g、蒲公英 15g 清热泻火。

4．湿热中阻：

［症状］ 胃脘疼痛而有热感，脘痞嘈杂，口干而苦，口渴不欲饮水，小便黄，大便不爽，舌红，苔黄腻，脉滑数。

［证候分析］ 食滞胃脘，郁久化热，或素有湿停，复感热邪，或肝脾不和，水湿内停，郁久化热，均可引起本证。湿热蕴结于胃，气机阻滞，故见胃脘疼痛而有热感；湿热熏蒸，热郁于内，则见胃中嘈杂，口干而苦；热中夹湿，故口干而不欲饮水；湿热内盛，下趋膀胱，则小便黄；湿热气滞，故大便不爽；舌红，苔黄腻，脉滑数；均为湿热中阻之征。

［治法］ 清热化湿，理气和中。

［方药］ 清中汤加减。

药用黄连 3g、栀子 10g、黄芩 12g 苦寒清热，半夏 12g、茯苓 10g、白豆蔻 3g 健脾祛湿和胃，陈皮 6g、甘草 3g 理气和中，藿香 10g、厚朴 5g 增强化湿理气和中之力。

加减：伴胃气上逆、恶心呕吐者，加竹茹 10g、代赭石 15g 清热和胃降逆；气机阻滞而便秘者，加枳实 12g，行气导滞；兼有食积停滞者，酌加山楂 10g、神曲 10g、莱菔子 10g、连翘 10g，以清热化湿，消滞和中。

5．瘀阻胃络：

［症状］ 胃痛延久屡发，痛呈持续而有定处，痛处拒按，痛如针刺或刀割，饥时痛减，食后转重，甚或出现黑便或呕血。舌质有紫气或瘀斑，脉细涩。

［证候分析］ 因胃痛日久，络滞瘀停。瘀为有形之邪，著有定处，按之瘀滞更甚，故痛有定处而拒按。瘀留脉络，小络急引，故其痛如针刺或刀割。纳后食瘀相搏，故疼痛加剧。若胃络受损，血不循经，则可出现黑便或呕血。舌紫脉涩者，为瘀滞之证。

［治法］ 化瘀通络，理气和胃。

［方药］ 失笑散合丹参饮化裁。前方活血行瘀，散结止痛，治血瘀内阻之胃痛。后方调气化瘀，治胃痛因气滞血瘀所致者。

药用蒲黄 10g、五灵脂 10g 化瘀定痛；丹参 12g 活血通络，并增加失笑散的止痛作用；檀香 3g（或沉香 3g）、砂仁 3g 理气和胃而止痛。

加减：若见呕血及黑便等出血现象者，宜去檀香、砂仁，加大黄炭 10g、茜根炭 12g、三七 6g、降香 10g 等化瘀止血。

6．脾胃虚寒：

［症状］ 胃脘隐痛，绵绵不已，得食则痛减或暂时缓解，多食则脘腹痞胀，泛吐清水，

饮食喜热，胃部有冷感，四肢不温，倦怠无力，大便溏薄，舌质淡红，舌苔薄白，脉软弱无力。

[证候分析]　胃寒不运，故胃痛绵绵不休。虚而得食少安，故痛可减。胃寒留饮难化，故泛吐清水，喜热饮等。由于脾气虚弱，运化无力，故多食而脘腹痞胀，大便溏薄。脾阳不足，不能温养肢躯，故见倦怠无力、四肢不温。舌质淡红、苔薄白、脉软弱无力，皆为脾胃虚寒之象。

[治法]　温运脾阳，健胃和中。

[方药]　黄芪建中汤或理中汤加减。前方补虚缓中，后方理中散寒。

药用黄芪12g补益脾气；桂枝9g、生姜5g温胃散寒；饴糖10g、白芍10g、大枣10g、甘草3g缓急止痛；炮姜5g、高良姜5g、香附10g温中止痛，理气和胃。

加减：若泛吐酸水者，去饴糖，加吴茱萸3g、瓦楞子壳15g以制酸止痛；若泛吐清水较多，或胃中漉漉有声，可配合苓桂术甘汤以温化饮邪；若疼痛较著，加延胡索10g理气止痛。

痛已控制，而胃脘部仍有不适感者，可用香砂六君子汤以善其后。若脾气虚寒，不能摄血，出现黑粪或呕血者，应参照"血证"有关章节进行辨证施治。

7. 胃阴亏虚：

[症状]　胃脘隐隐灼痛，有时嘈杂似饥，或虽饥而不能多食，口干咽燥，大便干结难出，舌红少津，或光剥无苔，脉弦细无力。

[证候分析]　阴虚气滞，胃络失养，虚热内扰，故胃脘隐隐灼痛，或嘈杂似饥。胃虚难以受谷，故虽饥而不能多食。阴虚内热，则口燥咽干，便结，脉虚无力，舌红少津或光剥无苔等。

[治法]　滋阴养胃，佐以调气。

[方药]　一贯煎合芍药甘草汤化裁。

药用生地10g、北沙参10g、麦冬10g、石斛10g滋养胃阴，白芍10g、甘草3g缓急止痛，当归12g、红枣10g养血和营，川楝子10g、绿梅花5g调气止痛。

若胃中嘈杂，或有吞酸者，可加左金丸6g以制酸和胃；胃酸明显减少者，当酌加乌梅5g、诃子肉10g等，以增强酸甘化阴之力；若便秘，可酌加麻仁10g、瓜蒌仁10g以润肠通便。

【附】吐酸

吐酸，又称"泛酸"或"吞酸"，是指胃酸过多，随胃气上逆而出现的病症。考证名之异，实指轻重之别。如吐酸为酸水上逆，从口吐出；吞酸指自觉酸水上泛至咽，旋即吞咽而下；泛酸统指胃酸上泛之证。故轻者为吞酸，重者为吐酸。吐酸常与胃痛合并发生，但也可单独出现。其发病因素与胃痛基本相同，病理以肝气郁结、胃气不和为主。临床主要证型有肝郁化热证、肝郁脾湿证和食滞胃腑证三类。

1. 肝郁化热证：吐酸而兼有心烦、咽干、口苦、苔黄脉弦数者。治拟泄肝和胃法，以左金丸为主方。用吴茱萸3g配川连5g，苦降而辛开。热重者，加白芍10g、黄芩10g；津伤者，加竹茹10g、芦根15g。

2. 肝郁脾湿证：吐酸而兼有脘腹胀闷、舌苔白腻不化者。治拟化湿泄浊法，以平胃散为主方。用苍术10g、厚朴5g燥湿运脾；陈皮6g、甘草3g理气和胃。或加入藿香10g、佩兰10g、砂仁3g、白豆蔻10g等，以芳香化浊。

上述诸法均可以配合制酸和胃法，以乌贝散为主方。其中乌贼骨、川贝能制酸收敛。或加白芍10g、甘草3g缓急止痛；或加瓦楞壳15g，为末吞服，籍以增强制酸之力。

3. 食滞胃腑证：吐酸而兼有胸脘胀闷、嗳气臭腐、苔白、脉弦滑者。治拟消导食滞法，以保和丸为主方。用山楂15g、神曲10g、莱菔子10g、谷牙10g等消导食滞；连翘12g清热，以助食积之消除。若积滞较著者，可改服木香槟榔丸。

【附】嘈杂

嘈杂，是指胃脘部感到"似饥非饥，似痛非痛"，难以名状的病症。《景岳全书·嘈杂》云："嘈杂一证，其为病也，腹中空空，若无一物，似饥非饥，似辣非辣，似痛非痛，胸中懊憹，莫可名状。得食暂止，或食则复嘈，或兼恶心，而渐见胃脘作痛。"嘈杂和吐酸一样，可在胃痛病中伴见，亦可单独出现，也可和吐酸混合出现。其病机多与胃气阻滞有关，临床治疗可分为胃热证和胃虚证两类。

1. 胃热证：多偏邪实。症见嘈杂、口渴、口臭、心烦不寐、舌红苔薄而腻、脉数等。治宜清泄肝胃湿热，可用温胆汤加黄连3g、山栀10g。口干便结者，加大黄10g通腑泄热。

2. 胃虚证：多偏阴虚。症见嘈杂时隐时现，口淡无味，纳多则脘胀殊甚，舌红苔少，脉细数无力。治宜养胃生津，可用养胃汤加山药12g、太子参10g、扁豆10g健脾益气；或加绿萼梅5g、白残花5g疏理胃气。

此外，尚有部分病人猝然发生嘈杂欲呕，心慌胸闷，面色㿠白者，可能属于胃络破损的出血，应及时处理。若在出血之后，仍感嘈杂隐隐，头眩面黄，动则心慌气怯，苔白舌淡，脉细者，此为心脾两亏，可用归脾汤加减施治。

【其他疗法】

（一）单方、验方

1. 青木香、玄胡索粉各5g，温开水调服，每日2～3次，用于胃痛偏于气滞者。

2. 沉香、肉桂粉各1g，温开水调服，每日2～3次，用于胃痛寒凝气滞者。

3. 乌芍散（乌贼骨、白芍、甘草，按3:1:1的剂量比例配制），每日2～3次，每次3g，用温开水调服。用于胃痛之吐酸者。

4. 乌芍散3g，白及粉3g，三七1.5g，和匀调服，每日2～3次，用于胃痛而有吐血、便血者。

（二）中成药

1. 香砂养胃丸：理气和中，健脾益胃。用于脾胃虚弱所致之胃痛。每次6g，每日2次，口服。

2. 附子理中丸：温阳祛寒，止痛止泻。用于脾胃虚寒所致的脘痛、腹痛、腹泻。每次6g，每日2次，口服。

3. 元胡止痛片：理气止痛，活血祛瘀。用于气滞血瘀所致之胃痛。每次4～6片，每日2次，口服。

4. 枳实导滞丸：消导积滞，清利湿热。用于饮食停滞，郁而化热所致之胃痛。每次6g，每日2次，口服。

（三）针灸

1. 针刺内关、中脘、足三里。适用于各类胃痛。

2. 艾灸中脘、足三里、神阙。用于虚寒性胃痛。

（四）外治法

暖脐膏一张，丁桂散1g，加入膏药中，加温拌匀，贴中脘穴。用于胃寒痛证。

【预防调护】

本病的饮食调摄很重要。如在就餐时应注意细嚼慢咽；饭菜宜软烂易消化；饮食宜温暖，不能贪食生冷；切忌过饥过饱；进餐时勿忧勿怒。

【临证提要】

1. 肝气犯胃证的治疗应掌握"疏肝不忘安胃，理气慎防伤阴"的原则，做到使木气条达，胃不受侮，毋伤肝阴，毋耗胃液。若过用辛香燥烈，耗阴劫液，轻则延缓愈期，重则可致动血，故不可不慎。患者在接受药物治疗的同时，还必须怡情适怀，方能达到预期效果。

2. 肝胃郁热，胃阴耗伤，用药须掌握"忌刚用柔"的原则，辛热香燥的药物应予避免，否则极易引起出血。

3. 中年以上患者，胃痛经久不愈，痛无定时，消瘦无力，贫血，当防恶性病变，应注意。

【医案精选】

1. 张伯臾医案：

王某，男，42岁。半年来，中脘隐痛，食后作胀，泛恶吞酸，1小时后始适。便秘腹泻交替互见。口干脉细苔白。

辨证：肝气横逆，侮脾犯胃，久郁化热，胃热脾弱。

治法：拟以清肝胃之热而和中助运。

处方：炒川连2.4g，炒吴茱萸1.5g，炒白术6g，炒枳壳9g，苏梗9g，橘红4.5g，鸡内金9g，丹参12g，檀香3g，砂仁2.4g（研，后下）。7剂。

二诊：泛恶吞酸已止，中脘隐痛，纳胀，口干而不欲饮，脉细苔薄白滑。肝胃之热已平，而脾虚运化失职，拟调治脾胃。

处方：孩儿参9g，白蒺藜9g，丹参12g，当归9g，茯苓9g，制香附9g，炒白芍9g，佛手片6g，鸡内金9g，谷麦芽各12g。7剂。

三诊：中脘隐痛已瘥，食后作胀减轻，纳食增加，大便或软或硬，苔薄白润。胃病已入稳定阶段，前法已合病机，击鼓再进。上方孩儿参改党参9g，加砂仁2.4g（研，后下）。7剂。

四诊：中脘胀痛向愈，纳馨，腑行正常，脉细舌净。脾胃运化已得好转。再拟调补脾胃以善后。

处方：党参9g，炒白术9g，炒枳实9g，茯苓9g，丹参12g，当归12g，砂仁2.4g（研，后下），制香附9g，佛手6g，鸡内金9g。10剂。

按：诸呕吐酸，皆属于热。见泛恶吞酸，便知为肝胃郁热，施以左金丸为主方，故七剂而泛恶吞酸即除。配以苏梗、枳壳、橘红、檀香、砂仁、佛手、香附以理气和胃，乃宗治胃痛之大法，通则不痛也。时有便秘腹泻，故当胃热、气滞标证缓解后，予党参、白术、茯苓等健脾益气以治本，以防复发。

（《张伯臾医案》）

2. 周仲瑛医案：

患者彭某，男，29 岁。有胃痛史，近来当脘疼痛持续 3 周不愈，阵剧阵缓，痛势隐约如刺，甚则剧痛如锥，痛涉胸胁，脘宇胀结不舒，食少，喜食酸甜，每餐均须佐食腐乳一块，或饮酸醋，肠鸣，大便不实，色暗，时夹不消化食物，舌苔薄白，脉细弦。迭投疏肝和胃、苦辛通降、理气化痰之剂，痛不能平。

辨证：是属肝气犯胃，久痛入络，胃弱肝少滋荣，肝虚厥气横逆。

治法：宗"治肝安胃"之意，拟投酸甘合化，理气和营，缓急止痛。

处方：乌梅肉 6g，生楂肉 10g，炒白芍 12g，炙甘草 5g，大枣 3 枚，川楝子 10g，青皮 5g。

服药 6 剂，脘痛得止，食纳亦振，大便转黄，惟头昏、神疲、脉细。久延中虚，从原法参入补气建中，加炒党参、炒白术各 10g，培中以缓肝，再服 6 剂，病情稳定，疼痛不再反复。

按：本案虽属肝气犯胃，但乃肝虚而致厥气横逆，故非肝旺犯胃，尊常法既难取效。《金匮要略》诚曰："夫肝之痛……补用酸，"故是案用乌梅、山楂肉、白芍酸味补肝，与甘草酸甘养阴，敛肝气横逆之势，补肝体而制肝用，药虽平常，立意非凡，因此效若桴鼓，值得细细体会。

（《周仲瑛临床经验辑要》）

自 学 指 导

【重点难点】

胃痛或称胃脘痛，古又称"心痛"，但应和"真心痛"作区别。病因以饮食不节和情志失调为多见。病理变化为气机阻滞中脘，胃失和降之权。病理性质有虚有实，属实者有寒凝、气滞、热郁、血瘀等证；属虚者有阳虚、阴虚等证。本病以胃气郁滞为主要病机，故治疗大法以理气和胃为主。胃痛临床证候较多，但属于实证者以病邪阻滞为主，可发为急慢性胃痛；属于虚证者以脾胃虚为主，多发为慢性胃痛。若痛久不愈，无论属虚属实，均可能因"痛久入络"而形成血瘀证。若胃络破损者，则可致出血。

胃痛属寒邪客胃者，当散寒止痛；肝气犯胃证应疏肝解郁；肝胃郁热证应清泄肝胃；瘀阻胃络证宜通络化瘀；如属虚寒证，当温胃建中；阴虚证宜滋阴养胃，不得滥投辛辣伤阴之品。

【复习思考题】

1. 胃痛和真心痛在病因病理和临床表现等方面有何区别？
2. 引起胃痛的原因主要有哪些？
3. 治疗哪些胃痛要掌握"疏肝不忘和胃，理气还防伤阴"的原则？为什么？
4. 如何对脾胃虚寒型胃痛进行辨证治疗？
5. 如何理解胃痛治疗"通则不痛"的原则？

【常见文献摘录】

1. 《临证指南医案·胃脘痛》："盖胃者，彙也，乃冲繁要道，为患最易。虚邪贼邪之乘机窃发，其间消长不一，习俗辛香温燥之治，断不容一例而漫施……所云初痛在经，久痛入络，以经主气，络主血……凡气既久阻，血亦应病，循行之脉络自痹，而辛香理气，辛柔和血之法，实为对待必然之理。又如，饱食痛甚，得食痛缓之类，于此有宜补不宜补之分焉。若素虚之体，时就烦劳，水谷之精微，不足以借其消磨，而营气日虚，脉络枯涩，求助于食者，甘温填补等法，所要频进也。若有形之滞，填塞其中，容纳早已无权，得助而为实实，攻之逐之等剂，又不可缓也。寒温两法，从乎喜暖、喜凉；滋燥之殊，询其便涩便滑。至于停饮必吞酸，食滞当嗳腐，厥气乃散温无形，瘀伤则定而有象。蚘虫动扰，当频痛而吐沫；痰温壅塞，必善吐而脉滑。营气两虚者，不离乎心辣动悸；肝阳冲克者，定然烦渴而呕逆。阴邪之势，其来必速；郁火之患，由渐而剧也。"

2. 《类证治裁·胃脘痛》："胃脘当心下，主吸收饮食。若烦劳冷热，致气血痰食停瘀作痛，或肝气犯胃，及肾寒厥逆，皆能致之，症与心痛相似。但胃脘痛必见胃经本病，如胀满、呕逆、不食、便难、面浮、肢倦，与心痛专在包络者有别。"

3. 《医家心法·吞酸》："凡是吞酸，尽属肝木曲直作酸也。河间主热，东垣主寒，毕竟东垣言其因，河间言其化也。盖寒则阳气不舒，气不舒则郁为热，热则酸矣。然亦有不因寒而酸者，尽是水气郁甚，熏蒸温土而成也。又有饮食太过，胃脘填塞，脾气不运而酸者，是怫郁之极，温热蒸变，如酒缸太热则酸也，然总是木气所致。"

4. 《杂病广要·胸痹心痛》："胃脘痛，因火者，忌补敛、燥热，宜降、苦寒、甘寒、咸寒、辛寒。因寒者，忌破气、滞腻、苦寒，宜辛温发散。因瘀血者，忌补气、酸敛，宜辛温、苦温以行血。因血虚者，按之则痛止，忌补气、燥热、辛温。因恼怒者，虚弱人忌破气，壮实人忌补气。总忌酸敛，宜降气、辛温。因痰饮者，忌宜俱见痰饮下（《本草经疏》）。"

5. 《医门要诀·心腹痛》："心不可痛，皆胃脘痛耳。气痛脉涩，宜四七汤。血痛痛如刀割，或大便黑，宜失笑散。痰痛，脉滑，咳嗽，或痛连胁下，用二陈，加瓜蒌、白芥子等，甚则用礞石滚痰丸。火痛，脉数实，口渴面赤，身热便秘，其痛或作或止，宜金铃子、元胡索、半夏、茯苓、淡黄芩、姜汁炒山栀、吴萸汁炒川连等味。冷痛，脉迟细，手冷，其痛绵绵不休，宜附子理中汤加当归、肉桂、吴萸。虚痛，即悸痛、心下悸，脉虚细涩，喜按，得食少安，二便清利，宜归脾汤加石菖蒲，或当归肉桂建中汤，或黄芪建中汤加吴萸、川椒。注痛，感阴气及异气而痛，其脉乍大乍小，两手若出两人，宜平胃散，加藿香、石菖蒲、麝香少许，或送下苏合丸，以辟邪魅阴气。虫痛，脉平，其痛忽来忽去，闻肥甘之味更痛，按摩少止，唇红，舌上有白花点者，宜附子理中汤加川连、乌梅、川椒、黄柏、肉桂、当归，或乌梅丸。食痛，脉滑实，嗳腐吞酸，恶食腹胀，其痛或有一条杠起，宜平胃散加谷芽、麦芽、山楂、半夏、莱菔子。如初起乍在膈间，即以指探吐之；如腹胀满拒按，大便不通，宜承气汤加消导药下之。"

6. 《中医内科证治备要·溃疡痛篇》："剑突下疼痛者，为痰实；脐、胃脘部均痛，为脾肾虚寒；胁下或偏于一侧痛者，为肝木克土或肝虚；阴痛者，为虚、痰、饮；剧痛者为实、寒、瘀血；夜间作痛，为瘀血、阴虚；胀痛者，为气滞；悸痛者，为虚寒、寒饮；吃冷食后痛者，为虚寒；吃辛辣之饮食后痛者，为阴虚、胃热；饮食后痛者为寒饮；劳累后痛作者，为虚；食前痛者，为虚；食后痛者，为实；秋冬痛作者为虚寒；生气后痛作者，肝郁；疼痛由有规律变为无规律者，为虚中夹实，寒热互见等。"

第二节　胃　痞

【目的要求】

1. 熟悉胃痞的定义。
2. 熟悉胃痞的病因病机，辨证要领及治疗要点。
3. 掌握邪热炽盛证、痰湿内阻证、肝郁气滞证、寒热错杂证的证治。

【自学时数】

4学时。

胃痞，又称痞满，是指心下痞塞、胸膈满闷、触之无形、按之不痛的证候。"痞"意有二：一指病理上的胃气不通，一指满闷阻塞的症状。

胃痞的病名，首见于《内经》，称为满、否塞、否膈，否与痞两者相通。《内经》已认识到本病病因与饮食不节有关，《素问·异法方宜论篇》云："脏寒生满病。"《素问·阴阳应象大论篇》云："寒气生浊……浊气在上，则生膜胀。"汉代张仲景则认为本病之成因，乃伤寒病太阳阶段，医早下之，正虚邪陷，升降失调所致。首创辛开苦降之法运用于胃痞的治疗，以辛开苦降法两调寒热，分理阴阳，调畅气机，开痞泄结，所论述之诸泻心汤证，条理清晰，立法精当。如《伤寒论》第149条说："……若心下满而硬痛者，此为结胸也，大陷胸汤主之。但满而不痛者，此为痞，柴胡不中与也，半夏泻心汤主之。"元代朱丹溪《丹溪心法·痞》把胃痞与胀满相鉴别，"胀满内胀而外亦有形，痞则内觉痞闷，而外无胀急之形"。明代张介宾《景岳全书·痞满》，将本证分为虚痞和实痞两类，"痞者，痞塞不开之谓；满者，胀满不行之谓。盖满则近胀，而痞则不必胀也。所以胃痞一证，大有疑辨，则在虚实二字，凡有滞而痞者，实痞也；无胀无痛而满者，虚满也"。认为在治疗上"实痞实满者，可散可消；虚痞虚满者，非大加温补不可，此而错用，多致误之"。强调胃痞需首辨虚实，以免犯虚虚实实之戒。

根据痞满的临床表现，西医学中的急性及慢性胃炎、消化性溃疡、胃下垂、十二指肠炎、胃肠神经官能症等病证，可参考本篇内容进行辨证治疗。

【病因病机】

（一）病因

胃痞一病多由脾胃素虚，内外之邪合而乘之，使脾之清阳不升，胃之浊阴不降所致。

1. 误下伤中：伤寒邪在肌表，医者反攻其里，损伤中气，表邪乘虚内陷，邪热内结于心下，或寒热交阻于中宫，致气机壅塞，升降失常，而成胃痞。也有伤寒之邪，虽未经误下，而由表入里，结于胸膈及心下，发为胃痞。如《伤寒论》云："太阳病，医发汗，遂发热恶寒，因复下之，心下痞。"

2. 饮食阻滞：由于饮食不节，贪食过饱，或恣食生冷，损伤中阳，影响脾之健运，胃之和降，导致食滞气阻，而成胃痞。如《类证治裁·痞满》云："饮食寒凉，伤胃致痞者，温中化滞。"

3. 脾胃虚弱：素体不健，脾胃虚弱，饮食不节，劳倦内伤，或久病缠绵，或过用寒凉克伐之剂，致中气更亏，脾失健运，不能运化水湿，湿聚生痰，胃纳呆钝，气滞不行，则窒塞痞满，如《类证治裁·痞满》云："脾虚失运，食少虚痞者，温补脾元，胃虚气滞而痞者，行气散满。"

4. 七情失和：思则气结，怒则气上，悲则气郁，惊恐则气乱，均可导致气机逆乱，升降失调，引发胃痞，并以肝郁气滞较为多见，如《类证治裁·痞满》云："暴怒伤肝，气逆而痞。"

(二) 病机

1. 病机主要为胃气壅滞：本病病位在脾胃，与肝、胆关系密切。发病机制多因外邪入里、饮食不当、劳倦过度、情志内伤，而致寒、热、食、湿、痰、瘀内蕴，脾之升运不健，胃之纳降失常，胃气壅滞，窒塞不通而为痞。病机病证虽有虚实之分，气滞、热郁、湿热、寒凝、中虚多端，或夹痰、夹食，但其基本病机总属胃气壅滞为病。

2. 病理性质有虚有实，或虚实夹杂：胃痞分虚实两类。初多为实痞，久则耗气伤阴，形成虚痞。虚痞之证，多有邪实存在，又易形成虚实兼见、寒热错杂证。虚痞一般病程较长，反复发作，时轻时重，或宽或急。多为脾气虚、胃阴虚。实痞发病则较为迅速，症状略重，多因伤寒表邪未解，邪气内陷，或因食积无度，积谷难消，或因情志不遂，气机郁滞，升降失调而成。

3. 病变日久，易生变证：胃痞诸证，可因病久而出现虚实转化，由误治而引起的变证亦不少见。如胃痞日久不愈，或时发时止，胸脘痞满而饮食少进，脾胃受损，或过用克伐药物耗伤脾气，则可由实证而转为脾胃虚弱之胃痞。而脾胃虚弱之胃痞，又可因复感新邪、七情，饮食所犯，或过食滋腻温补之品，积滞中宫，也能由正虚转成邪实，或虚实夹杂。此外，伤寒表未解而误下成痞，或既已成痞，医者不辨虚实，一见胃痞即作有邪，妄行消导泻利克伐之剂，耗损脾气，不但能使虚者更虚，胃痞反复不愈，甚至还可进一步发展为气虚中满，治疗上也就愈加棘手。

【病证鉴别】

1. 胀满：胀满是指腹内胀急，外见腹部膨隆，腹满拒按，按之则痛；胃痞是指心下及胸膈处自觉满闷不舒，而外无胀大之形，触之濡软，按之不痛。正如《丹溪心法·痞》云："胀满内胀而外也有形，痞则内觉痞闷而外无胀急之形也。"

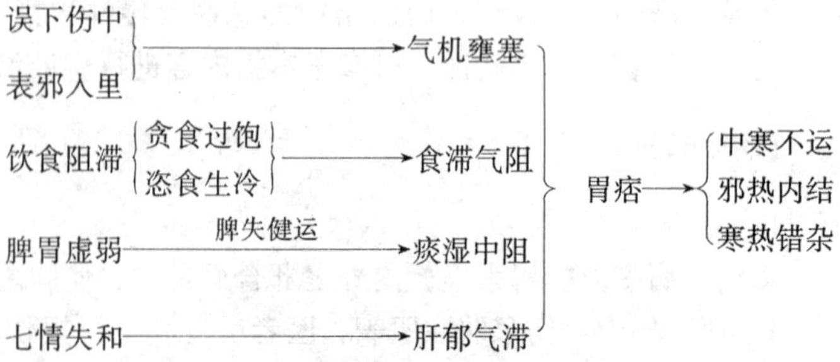

2. 胸痹：胸痹是指胸中痞塞不通，因而引起胸膺部内外疼痛的一类病证。临床以胸闷、胸痛、短气三大症状为主症。如《金匮要略·胸痹心痛短气证治第九》说："胸痹不得卧，心痛彻背。""胸痹气急胸满，胸背

图 16 胃痞病因病机示意图

痛，短气。"胃痞则是指心下痞塞满闷，虽可有阻塞不舒，但无胸痛等表现，两者不难区分。

3. 胃痛：胃痛与胃痞皆有胃脘部不适症状，胃痛患者可以伴有胃脘胀闷症状，但以疼痛为主，而胃痞患者没有胃脘疼痛之症，以心下痞塞、胸膈满闷、触之无形、不痛为特征。

【辨证论治】

（一）辨证要领

1. 辨虚实：胃痞有虚实之异，有邪者为实，无邪者为虚，实者邪气实，虚者正气虚。故首当辨别邪之有无。胃痞以不能食，或食少不化，大便利者为虚，能食而大便闭者为实；胃痞时减而喜按者为虚，胃痞无减时，或兼有疼痛拒按者为实。脉弦急而滑，骤然心下痞闷，为实；脉沉弦，或涩，或虚大无力，属虚；胸膈痞闷而寸口脉沉滑，或迟滑者，为有停滞，属实。

2. 辨寒热：舌苔黄腻或黄燥，舌质红，脉滑数，恶心，口苦，口渴喜饮而胃痞者为热；舌苔白腻或薄白，舌质淡，脉沉迟或沉涩，口不渴或渴不思饮而胃痞者为寒。

（二）治疗要点

由于本病主要表现为心下痞满不舒，故治疗总以理气通降为原则，虚者重在补胃气，或兼滋胃阴，补之使通；实痞则应辨证采用温中、清热、祛湿、化痰、消食等法，泻之使通。但本病临床上以虚实互见为多，故消补兼施之法最为常用。临证当根据虚实、寒热的主次及其变化，随机调配药味和用量，以提高疗效。

（三）分证论治

1. 邪热内结：

[症状]　心下痞满，胸膈满闷，按之濡软不痛，烦躁口渴，或见大便秘结。舌质红，苔黄或腻，脉滑数。

[证候分析]　邪热壅滞，胃脘气机不畅，则心下痞满，胸膈满闷，因病为邪热内盛，尚未同糟粕搏结，故按之濡软不痛；邪热内盛，热扰心神则烦躁，耗伤阴津则口渴，或大便秘结；舌质红，苔黄或腻，脉滑数，均为内有邪热之象。

[治法]　清热消痞，破结除满。

[方药]　泻心汤加减。

药用大黄 6g 泻火解毒，以泻代清；黄连 5g 清泻心火，兼泻中焦之火；黄芩 12g 清泻肺热，清上焦之火。

加减：胸闷心烦者，加瓜蒌 10g、栀子 10g 以宽中行气，清热除烦；口渴欲饮者，加天花粉 10g、连翘 10g 以清热生津；腹胀便秘者，加芒硝 10g、枳实 10g 以通便导滞，行气消胀；恶心呕吐者，加竹茹 10g、旋覆花 10g 以降逆止呕。

2. 饮食积滞：

[症状]　胃脘满闷，痞塞不畅，嗳腐吞酸，不思饮食，恶心呕吐。舌质淡红，苔厚腻，脉弦滑。

[证候分析]　饮食损伤脾胃，胃气壅塞，脾气不能健运，以致腐熟水谷与运化精微之职失常，使食滞聚而不散，故见不思饮食、胃脘满闷、痞塞不畅；胃失和降，胃之浊气上逆，所以恶心呕吐、嗳腐吞酸；苔厚腻，脉弦滑，均为内有食滞之象。

[治法]　消食导滞，和胃降逆。

[方药]　保和丸合枳术丸加减。前者消食导滞，用于饮食不节，食积内停之证；后者健脾消痞，用于脾虚食滞之证。两方合用具有健脾消食、和胃导滞之效。

　　药用山楂 15g 消肉食；神曲 10g 消酒食；莱菔子 10g 消面食；半夏 12g、枳实 10g、陈皮 6g 行气化滞，消痞除满；白术 10g、茯苓 10g 健脾利湿助运。

　　加减：食积较重，胃痞胀甚者，加厚朴 5g、麦芽 15g 以行气消积；食积化热，烦躁口渴者，加连翘 12g、黄连 5g 以清热除烦；大便秘结者，加大黄 6g、槟榔 10g 以导滞通便；湿浊内盛，舌苔厚腻者，加苍术 10g、苏梗 10g 健脾燥湿。

　　3. 痰湿内阻：

　　[症状]　胃脘痞塞，满闷不舒，脘闷不饥，恶心欲吐，痰多或咳出不爽，头昏目眩，身重倦怠。舌质淡红，苔厚腻，脉滑。

　　[证候分析]　脾失健运，胃失和降，痰湿内生，聚而为患，故见胃脘痞塞、满闷不舒；痰湿阻于中焦，清浊升降失常，清阳不升，浊气上逆，蒙蔽清空，故见脘闷不饥、恶心欲吐、头昏目眩；又因湿性重着，所以身重倦怠；苔厚腻，脉滑均是痰湿内阻之象。

　　[治法]　燥湿化痰，理气宽中。

　　[方药]　平胃散合二陈汤加减。前者燥湿运脾，行气和胃，用于湿滞脾胃之证；后者燥湿化痰，理气和中，用于湿困脾阳之证，两方合用具有燥湿化痰，理气宽中之效。

　　药用苍术 10g 燥湿健脾，厚朴 5g 除满宽胸，陈皮 6g 理气化痰，半夏 12g 燥湿化痰，生姜 5g 降逆化痰，茯苓 10g 益脾，甘草和中。

　　加减：气逆不降，噫气不除者，加旋覆花 10g、代赭石 15g 以化痰降逆；胸膈满闷较甚者，加薤白 10g、枳壳 10g、瓜蒌 10g 以理气宽中；咳痰黄稠，心烦口干者，加黄芩 10g、黄连 4g 以清化痰热；兼有表证者，加苏叶 10g、香附 10g 以理气解表。

　　4. 肝郁气滞：

　　[症状]　胸膈痞满，脘胁作胀，心烦易怒，嗳气纳呆，或时作太息。舌质淡红，苔薄白，脉弦。

　　[证候分析]　七情郁结，气机阻窒不畅，肝郁而不伸，故见胸膈痞满、脘胁作胀、时作太息；肝气被郁而不得条达，扰及于心，故心烦易怒；肝气被郁，胃失和降，则嗳气纳呆；脉弦为肝郁之征。

　　[治法]　疏肝解郁，理气除痞。

　　[方药]　越鞠丸加减。

　　药用香附 10g 行气解郁以治气郁；川芎 10g 活血祛瘀以治血郁；栀子 10g 清热泻火，以治火郁；苍术 10g 燥湿运脾，以治湿郁；神曲 10g 消食导滞，以治食郁。气机得舒，则肝郁自除，胃痞自消。

　　加减：气郁化火，口苦心烦者，加龙胆草 5g、川楝子 10g 以清肝泄火；湿浊内阻，舌苔厚腻者，加茯苓 10g、薏苡仁 15g 以淡渗利湿；痰多胸闷，或咳痰不爽者，加半夏 12g、陈皮 6g 以理气化痰。

　　5. 脾胃虚弱：

　　[症状]　心下痞满，胸膈不舒，饥不欲食，喜热喜按，倦怠乏力，大便溏稀。舌质淡红，苔薄白，脉沉细或虚大无力。

　　[证候分析]　素体脾胃虚弱，或病后中气不足，或误进攻下克伐之剂，损伤中气，以致

脾胃阳微，中寒不运，胸失清旷，故心下痞满、胸膈不舒；脾胃虚弱，运化失司，所以饥不欲食；中气久虚，精微不化，故体倦懒言、少气乏力；四肢不暖，喜热喜按，大便稀溏，舌淡脉沉细或虚大无力，皆属脾胃虚寒之象。

[治法] 益气升阳，调补脾胃。

[方药] 补中益气汤加减。

药用黄芪 10g、党参 10g、白术 10g、炙甘草 3g 鼓舞脾胃清阳之气，陈皮 6g 理气化滞，升麻 10g、柴胡 5g 协同参芪升举清阳。

加减：脾阳虚弱，畏寒怕冷者，加附子 10g、吴茱萸 3g 以温经散寒；命门火衰，腰膝酸冷，大便稀溏者，加肉桂 3g、附子 10g 以温补肾阳，脾肾同治；湿浊内盛，舌苔厚腻，脘闷纳呆者，加茯苓 10g、薏苡仁 15g 以淡渗利湿；腹满纳差者，加砂仁 3g、神曲 10g 芳香醒脾，化浊消食。

6. 寒热错杂：

[症状] 心下痞满，有灼热感，呕恶欲吐，口渴心烦，脘腹隐痛，肠鸣下利。舌质淡红，苔白或黄腻，脉沉弦。

[证候分析] 胃热脾寒，寒热错杂，壅于中焦。胃气宜降，热则胃气不降，脾气宜升，寒则清阳不升，故肠胃失和，而心下痞满；热壅于胃则有灼热感，扰及于心则心烦；热邪上扰则口渴、呕恶欲吐；脾虚不足，温运功能低下，则脘腹隐痛，谷气下流则肠鸣下利；舌质淡红，苔白或黄腻，脉沉弦均为寒热错杂之象。

[治法] 苦辛通降，和中消痞。

[方药] 半夏泻心汤加减。本方辛开苦降，散结消痞。用于寒热错杂之胃痞。

药用半夏 12g 苦辛温燥，既去脾经之寒，又降胃逆；干姜 5g 辛热，温助脾阳，以去肠中之寒；黄芩 10g、黄连 5g 苦寒，清降胃腑之热；党参 10g、大枣 10g、炙甘草 3g 性甘温，补虚益气，健脾。

加减：脘痞腹胀较甚者，加枳壳 10g、厚朴 5g 以行气除满；脘闷纳差者，加神曲 10g、焦山楂 10g 以消食导滞；恶心呕吐者，加竹茹 10g、旋覆花 10g 以降逆止呕；脾阳虚甚，中焦虚寒，畏寒腹痛者，加吴茱萸 3g、附子 10g 以温经散寒；下利湿重，舌苔厚腻者，加茯苓 10g、车前子 10g 以利湿止泻。

【其他疗法】

(一) 单方、验方

1. 白萝卜适量，煮汤服，顺气化痰，消除胃痞。适用于痰湿内阻证。

2. 槟榔火烧存性，为末，每次服 5g，温开水送下，每日 1～2 次。适用于胃痞有积滞者。

3. 鸡内金 50g，胡椒 10g，共为细末，每次服 6g，温开水送下，适用于胃痞伴纳呆等。

4. 砂仁 3g，木香 3g，红糖 6g，水煎服，适用于脾胃虚弱，气滞胃痞。

5. 丁香 3g，草果 3g，高良姜 3g，红糖少许，水煎服，适用于胃痞喜热喜按者。

(二) 中成药

1. 越鞠丸：行气解郁。用于肝郁气滞之胃痞。每次 1 丸，每日 3 次，口服。

2. 枳实导滞丸：消导化积，清热祛湿。用于饮食积滞之胃痞。每次 1 丸，每日 3 次，口服。

3. 参苓白术丸：益气健脾，渗湿止泻。用于脾胃虚弱之胃痞。每次 3g，每日 3 次，口服。

（三）外治法

取麸皮 30g、生姜渣 15g，拌匀炒热后用布包裹，揉熨患处。适用于脾胃虚弱，中焦虚寒胃痞。

【预防调护】

胃痞患者饮食应定时定量、少食多餐、营养丰富、易吸收消化，防过饥过饱、暴饮暴食、过食生冷，禁酗酒、吸烟，忌辛辣调味品及饮料，如辣椒、咖喱、芥末、胡椒、浓茶、咖啡，烹饪方式宜炒、烩、煮、蒸、炖，忌煎、炸；要保持乐观情绪，心境安定，不受外界因素影响，注意精神修养，避免强烈的精神刺激，以免引起气机逆乱，导致郁滞胀满；注意顺应四时适寒暑，应慎起居，适寒温，防六淫。对气候突变，要及时防备，尤其需注意腹部保暖。要参加适当的身体锻炼，在正确指导下进行导引、推拿、吐纳、太极拳、五禽戏等，以增强或恢复脾胃功能。

【临证提要】

1. 要明确引起胃痞的原因，是误下伤中、饮食阻滞，还是七情失和、脾胃虚弱？要问明胃痞的发病，是反复发作，还是时轻时重？要根据胃痞的寒热症状确定病情的寒热属性，综合分析、审定证候所属脏腑的寒热虚实标本主次，以便确定论治。

2. 治疗上，虚痞宜补之，施以温补脾胃之法；实痞宜泻之，分别施以泄热、消食、化痰、理气等法。由于本病常为虚实夹杂之候，所以治疗时常补消并用。

3. 胃痞以胃气壅滞为主，所以理气通降为治疗原则，但应中病即止，不可过用香燥，以免耗津伤液。对于虚证，尤当慎用。

【医案精选】

1. 任继学医案：

焦某，男，67 岁。于 1982 年 10 月 25 日初诊。患者于 1 年前因恼怒而引起两胁胀闷疼痛，伴有腹满，胃脘不适等。经服疏肝利气之剂治疗不愈，日益加重，故来我处就诊。症见胃脘痞满，嗳气不畅，饭前较轻，食后加重，逸则为轻，劳则加重，遇寒遇热均加重，二便如常。舌质淡红，苔腻，脉沉弦而濡。

辨证：此乃肝郁克脾，中焦气虚，运化失常所致之痞满证。前医屡用疏肝之剂，致耗气燥血而伤正气。脾胃失调，中焦升降呆滞，故痞满之证乃成。

治法：以附子泻心汤辛开苦降，以除痞满为宜。

处方：附子 15g，姜黄连 5g，酒黄芩 15g，酒大黄 3g，炙升麻 3g，半夏 4g。

共进 8 剂，其病获愈。

按：脾胃乃气机升降之枢纽，中焦升降呆滞为本病病理关键。药用附子辛开，黄连、黄芩、大黄苦下，升麻升阳气，半夏降胃气。因此升降并用，寒温合用，气滞得除，药简效宏。

（《中国现代名医医案精华（三）》）

2．周仲瑛医案：

于某，女，54岁。胃痞恙延10载有余，面色萎黄，形体瘦弱，胃脘痞满，食后为甚，有下坠感，触诊如囊裹水，有震水音，按压不适，无包块，纳少，大便干结，1～2日1行，舌苔薄白，舌质淡，脉细。

辨证：此乃脾胃虚弱，寒饮内停，胃气郁滞，和降失司。

治法：治以温运中焦，理气化饮。仿理中汤、苓桂术甘汤与良附丸等合方。

处方：党参、焦白术、炒枳壳、茯苓各10g，炙甘草、淡干姜、花椒壳、砂仁（后下）各3g，制香附10g，高良姜、川桂枝各6g。

嘱少食多餐，饭后平卧片刻，勿劳累。药进7剂，痞症改善，震水音减少，大便通畅，然食后坠感未变，触诊胃脘轻度不适，脉舌如前。方药中的，再予7剂。

复诊诉痞满、震水音进一步减轻，食后下坠感亦有转机，胃部触诊无不适。温中化饮应手，原剂伍生黄芪12g补中益气，调治巩固。

按：水为阴邪，故触诊见如囊裹水、有震水音，便可断痞满关键在于脾胃虚弱、寒饮内停，故在苓桂术甘汤基础上，合理中汤、良附丸，以增温运中焦之力，标本同治，十载顽痰遂得渐愈。

（《周仲瑛临床经验辑要》）

自 学 指 导

【重点难点】

胃痞是指心下痞塞、胸膈满闷、触之无形、不痛的证候。"痞"意有二：一指病理上的胃气不通，一指满闷阻塞的症状。胃痞的发病，多因误下伤中、饮食阻滞、脾胃虚弱、七情失和，致胃气壅滞而成。初多为实痞，久则耗气伤阴，形成虚痞，临床每以虚实夹杂、寒热错杂者为多见。

治疗总以理气通降为原则，虚者重在补胃气，或兼滋胃阴，补之使通；实痞则应辨证采用温中、清热、祛湿、化痰、消食等法，泻之使通。但本病临床上以虚实互见为多，故消补兼施之法最为常用。邪热内结者，宜清热消痞，破结除满。用泻心汤；饮食积滞者，宜消食导滞，和胃降逆。用保和丸合枳术丸加减；痰湿内阻者，宜燥湿化痰，理气宽中。用平胃散合二陈汤加减；肝郁气滞者，宜疏肝解郁，理气除痞。用越鞠丸加减；脾胃虚弱者，宜益气升阳，调补脾胃。用补中益气汤加减；寒热错杂者，宜苦辛通降，和中消痞。用半夏泻心汤加减。

【复习思考题】

1．胃痞的发病机制是什么？

2．胃痞与胃痛、胀满临床表现有何异同？

3．胃痞的治疗要点是什么？

4. 试述胃痞寒热错杂证的证候、病机、治法、方药。

【常见文献摘录】

1. 《素问·太阴阳明论篇》云："饮食不节，起居不时者，阴受之……阴受之则入五脏……入五脏则膜满闭塞……"

2. 《素问·五常政大论篇》云："土曰备化……备化之纪，气协天休……其病否……卑监之纪，是谓减化……其病留满否塞，从木化也。"

3. 《诸病源候论·诸痞候》："诸否者，营卫不和，阴阳隔绝，脏腑否塞而不宣通，故谓之否。但方有八否，五否或六否，以其名状非一，故云诸否。其病之候，但腹内气结胀满，闭塞不通。"

4. 《兰室秘藏·中满腹胀论》云："脾湿有余，腹满食不化……亦有膏粱之人，湿热郁于内而成胀满者……或多食寒，乃脾胃久虚之人，胃中寒则生胀满，或脏寒生满病。"

5. 《医学入门》："痞与否卦义同，精神气血出入流行之纹理闭密，而为心下痞塞，按之不痛，非若胀满外有胀急之形，大要，大便而利者为虚，大便难而闭者为实。"

6. 《万病回春》："夫痞满者，非痞块之痞也，乃胸腹饱闷而不舒畅也，有气虚中满，有血虚中满，有食积中满，有脾泄中满，有痰膈中满，皆是七情内伤，六淫外侵，或醉饱饥饿失节，房劳过度，不能运化，故阳自升而阴自降而成天地不交之痞……"

7. 《临证指南医案·痞满》："六淫外侵，用仲景泻心汤，脾胃内伤，用仲景苓姜桂甘汤，即遵古贤治痞之以苦为泄，辛甘为散二法。其于邪伤津液者，用辛苦开泄，而必资酸味以助之，于上焦不舒者，既有枳、桔、杏、萎升降，而有用栀、豉清热化腐，疏畅清阳之气，是又从古人有形至无形治内，化出妙机。若所用保和化食，白金驱痰，附姜暖中，参苓养胃，生脉敛液，总在临证视其阴阳虚实，灵机应变耳。"

第三节　呕　　吐

【目的要求】

1. 了解呕吐的概念。

2. 熟悉呕吐的病因病机，胃与肝脾的关系。

3. 掌握呕吐以虚实为纲的辨治原则，以及各证型具体的辨证施治法则、标本兼杂关系。

4. 了解因食滞、毒物所伤欲吐不得时，可用"因势利导"探吐祛邪。

【自学时数】

4 学时。

呕吐是指胃气上逆，迫使胃内容物从口而出的病证。分而言之，呕与吐有一定的区别。古人对呕的认识，一以"有声无物谓之呕"，亦称"干呕"，一以"声物兼出"为呕；对吐的认识，则为"有物无声谓之吐"。临床呕吐常多兼见，难以截然分开，故统称为"呕吐"。

呕吐虽然是一个病证，但有时又是人体祛除胃中有害物质的保护性反应。如胃中有积痰停饮、宿食，以及误吞毒物等，即应因势利导，探吐呕出，使邪去正安。

呕吐在《内经》中已有较详细的论述，在病因上认为寒邪、火热、食滞等均可致呕吐。如《素问·举痛论》说："寒气客于肠胃，厥逆上出，故痛而呕也。"《素问·至真要大论》云："诸呕吐酸……皆属于热。""诸逆冲上，皆属于火。"《素问·脉解篇》云："所谓食则呕者，物盛满而溢，故呕也。"张仲景在《金匮要略》一书中设有"呕吐哕"专篇，根据不同病因、症状而立法遣方，至今仍被临床广泛应用。他还认识到呕吐又是人体排出胃中有害物质的保护性反应，提出不可止呕的治疗禁忌。如："夫呕家有痈脓，不可治呕，脓尽自愈。"唐代《千金方·呕吐哕逆》中举出生姜为治吐之圣药，凡呕者可以多食生姜。元代《丹溪心法·呕吐》中载有痰热致吐及久病胃虚不能纳谷而呕吐者。明代张景岳将呕吐分为虚实两大类，云："呕吐一证，最当详辨虚实。实者有邪，去其邪则愈；虚者无邪，则全由胃气之虚也，补其虚则呕吐可止。"清代程钟龄《医学心悟·呕吐》篇提出用姜水炒黄连辛开苦降以止呕，常为临床热郁致吐所习用。综上所述，历代医家对呕吐的认识，各有发挥，诊治内容十分丰富。

呕吐可以单独出现，亦可伴见于多种急、慢性疾病中。西医学中的急、慢性胃炎，食源性呕吐，神经性呕吐，耳源性呕吐，以及其他疾病合并呕吐症状者，均可参照本篇内容辨证处理。

【病因病机】

（一）病因

呕吐的病因多由饮食所伤、外感时邪、情志失调、素体脾胃虚弱而引起胃气上逆所致。其中饮食又为诸因之首。

1. 饮食不节：由于饮食无制，饱餐过量，暴饮暴食，偏嗜酒辣，过食生冷油腻，或进食馊腐不洁，或误食异物、毒物等，均可导致食滞不化，胃失通降，上逆为呕吐。

2. 外感时邪：风、寒、暑、湿、秽浊之邪侵袭，均可引起本病发生。但由于季节不同，感受的病邪亦不同。如冬春易感风寒，夏秋易感暑湿秽浊；但一般以受寒居多。

3. 情志失调：情志抑郁，忧思恼怒，肝失条达，横逆犯胃，或气郁化火，气机上逆而致呕吐。如《景岳全书·呕吐》云："气逆作呕者，多因郁怒致动肝气，胃受肝邪，所以作呕。"

4. 病后、体虚：病后胃虚或脾胃素虚，中阳不振，纳运失常，胃气不降则吐；或胃阴不足，胃失润降，不能承受水谷，亦可发生呕吐。如《证治汇补·呕吐》所云"阴虚成呕"即属此类。

上述诸因素，既可单独致病，亦常错杂为患。

（二）病机

1. 病机主要为胃失和降，胃气上逆。病位在胃，但与肝脾密切相关：呕吐的病因是多方面的，外邪所犯，饮食、情志所伤，脾胃虚弱等均可引起本病，但总的发病机制为胃失和降，胃气上逆。胃居中焦，主受纳和腐熟水谷，其气下行，以和降为顺。邪气犯胃或胃虚失和，气逆于上则出现呕吐。

呕吐的病变脏腑在胃，与肝脾二脏关系密切。胃为仓廪之官，受纳水谷，以和降为顺，若为外邪、饮食所伤，胃失和降则上逆为吐，故其病位在胃。脾主运化，以升为健，与胃互为表里，若脾阳素虚或饮食伤胃则脾不能运，饮食难化；或水谷不归正化，聚湿为痰饮，停蓄于胃，胃失和降而为吐。肝主疏泄，有调节脾胃升降的功能，若情志不畅，肝气郁结或气郁化火，横逆犯胃，胃气上逆亦可致吐。因此，呕吐与肝脾亦有密切的联系。

2. 病理性质有虚实之分：呕吐的病理表现不外乎虚实两大类。有邪者属实，无邪者属虚，虚实可互为转化与兼夹。因外邪、饮食、痰饮、肝气等伤胃，胃之和降失司而致呕吐者属实；脾胃虚寒或胃阴不足而无力司其润降之职致呕吐者，多虚。实与虚可以相互转化。如实证呕吐剧烈，津气耗伤，或呕吐不止，饮食水谷不能化生精微，每易转为虚证。虚证呕吐复因饮食、外感时邪犯胃，可呈急性发作，表现为标实之证。

3. 呕吐日久，病情可由实转虚，或虚实夹杂：一般来说，初病多实。若呕吐日久，损伤脾胃，中气不足，脾胃虚弱，可由实转虚。也可因脾胃素虚，复因饮食所伤，或成痰生饮，因虚致实，出现虚实夹杂的复杂病机。

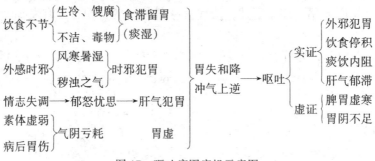

图 17　呕吐病因病机示意图

【病证鉴别】

1. 反胃：反胃是以食后饮食滞留胃中，脘腹胀满，朝食暮吐，暮食朝吐，宿食不化，吐后转舒为特征。大多起病缓慢，病情反复，脾胃受损，精微不运，可伴有形体消瘦、面色少华、神倦乏力等症。病机大多是由于脾胃虚寒，胃中无火，难于腐熟，食入不化而致。呕吐有虚实之不同，实证呕吐，多起病急，食入即吐，或不食亦吐；虚证呕吐，多时吐时止，无一定规律，或干呕恶心，但多吐出当日之食物。呕吐的病机则有邪气犯胃及胃虚失和之不同，两者可以区别。

2. 噎膈：噎膈的主要症状是进食时哽噎不顺，或食不得入，或食入即吐，其吐多出现于进食之时。其病变部位主要在食管，多由于内伤而致，病情较重，病程较长，治疗困难，多预后不良。而呕吐之吐，进食顺畅，吐无定时，其病变部位主要在胃，病情较轻，病程较短，多能治愈，预后尚好。

3. 霍乱：霍乱的临床特征为起病急骤，来势凶险，顷刻之间，吐泻交作，腹痛，泻下如米泔，病人迅即消瘦，肢冷脉沉微；而呕吐起病较慢，多不伴有腹泻，两者不难鉴别。

【辨证论治】

（一）辨证要领

本病的辨证应辨别虚实。如病程短，来势急，吐物较多，或伴有恶寒发热等表证者，多偏于邪实。反之，若病程较长，来势徐缓，吐物之量较少，或伴有倦怠乏力等症者，多属于虚证。呕吐属虚者有脾胃气虚和胃阴不足之不同。纳多即吐，伴有倦怠乏力者，属于脾胃气虚；干呕嘈杂，或伴有低热者，为胃阴不足。

若发病急，伴有表证者，属于外邪犯胃；脘痞厌食，吞酸嗳腐，为宿食留胃；呕吐痰涎，胃脘部漉漉有声，属痰饮内停；呕吐泛酸而伴有胁痛，抑郁善怒，则多属肝气郁结。

（二）治疗要点

呕吐的治疗原则，为降逆和胃，但尚需结合标本进行辨治。标实者，重在祛邪，如外邪犯胃，当以疏散时邪，芳香化浊为法；宿食停滞，当用消导食积法；痰饮蓄聚，重在温化痰饮；肝气郁结，则用疏肝解郁法。正虚者，重在调理脾胃，如脾胃气虚者，当温胃健脾；胃阴不足者，用滋养胃阴法。如属虚实夹杂者，应适当兼顾治之。

（三）分证论治

1．外邪犯胃：

［症状］ 发病急骤，忽然呕吐，胸脘满闷，频频泛恶，或心中懊憹，伴有恶寒发热，头身骨节酸痛，舌苔白腻，脉濡。

［证候分析］ 外感风寒，或暑湿秽浊之邪内扰胃腑，浊气上逆，则为恶心、呕吐。邪犯肌表，故见发热恶寒，头身疼痛。湿浊中阻，气机不利，而为胸脘痞闷，或心中懊憹。舌苔白腻，脉濡者，均为风寒夹湿征象。

［治法］ 疏邪解表，化浊和胃。

［方药］ 藿香正气散加减。本方解表和中，理气化浊。用于外感风寒，内伤湿滞，胸膈满闷，恶心呕吐等症。

药用藿香10g、苏梗10g化湿和胃止呕；鲜生姜5g温胃止吐；厚朴5g、白蔻仁5g、半夏12g、陈皮6g、茯苓10g理气化湿，降逆和胃。

加减：病轻者，可用成药藿香正气丸，吞服或水煎服；若夹有宿滞，胸脘闷胀较著者，加神曲10g、鸡内金10g以消导积滞；表邪甚，恶寒、无力者，加荆芥10g、防风10g、白芷10g以加强解表散邪之力；若值夏令，感受暑湿，而有身热、心烦者，去苏叶10g、生姜5g，加黄连3g、香薷10g、荷叶10g清暑化湿；若秽浊犯胃，胸脘痞闷，舌苔白腻者，可加服玉枢丹辟秽泄浊止呕。

2．食滞内停：

［症状］ 脘腹胀满，嗳气厌食，呕吐酸腐，或吐出带有未消化的食物残渣，大便秘结或溏泻，舌苔厚腻，脉滑实有力。

［证候分析］ 饮食停滞，胃气窒塞，浊气上逆，故见脘腹胀满，嗳气厌食，呕吐酸腐，夹有未消化的食物残渣。脾胃运化失健，大肠传导失司，则大便或结或溏。舌苔厚腻，脉滑实为食滞阻胃之象。

［治法］ 消食化滞，和胃降逆。

［方药］ 保和丸加减。

药用山楂10g、神曲10g、莱菔子10g、枳实10g消食和胃；陈皮6g、半夏10g理气降逆；茯苓10g、生姜5g利湿和胃。

加减：若病势较轻者，亦可用成药保和丸，吞服或水煎服；若食滞阻胃，温温欲吐，心下懊憹殊甚者，当先用盐汤探吐，吐出食物残渣后再用上方煎服；若食滞在肠，腹胀拒按或便秘者，可加小承气汤导滞通腑，使积滞下行，则呕吐自止；胃中积热上冲，食已即吐，口臭而渴，苔黄脉数者，加黄芩10g、黄连4g清胃泄热，或改用大黄甘草汤合橘皮竹茹汤以清胃降逆。

在消导积滞时，应根据病人伤于何种食滞，而选用相应的药物。如伤于猪肉、羊肉积者，重用山楂；伤于米、麦者，加谷芽 10g、麦芽 10g；若因面积所伤，可重用莱菔子 10g；酒积者，加白蔻仁 5g、葛花 6g、枳椇子 10g；鱼蟹积者，加苏叶 10g、生姜 5g；豆制品积者，加服生萝卜汁。

3. 痰饮内阻：

[症状] 呕吐清水痰涎，胸脘痞闷，胃中漉漉有声，纳谷不佳，头眩，心悸，怕冷，或其人昔肥今瘦，舌苔白滑而腻，脉沉弦滑。

[证候分析] 中阳不运，水饮停聚，胃气不降，饮邪上逆，故胸脘痞闷而纳少，呕吐清水痰涎。饮邪内结而清阳之气不展，故头目眩晕。水气凌心，则心悸。脾阳虚弱，运化迟滞，故纳差。饮停阳失温运，则畏寒怕冷。水饮留胃，故漉漉有声。气血生化乏源，肌肉失于濡养，故其人昔肥今瘦。苔腻脉滑者，亦为痰饮内停之征。

[治法] 温中化饮，和胃降逆。

[方药] 苓桂术甘汤、小半夏加茯苓汤加减。两方均有化饮利水作用，治水饮停留在胃，胃中漉漉有声，呕吐痰涎等症。但前方偏于温阳化饮，后方则以和胃降逆为主。

药用半夏 12g、陈皮 6g、生姜 5g 和胃降逆；桂枝 10g、白术 10g、茯苓 10g、甘草 3g 温阳化饮，健脾利水。

加减：若湿阻中焦，气机不利，脘痞胀满，苔厚，去白术，加苍术 10g、厚朴 5g 化湿理气。

出现胸膈烦闷，口苦，心烦不寐，恶心呕吐者，可改用黄连温胆汤加减，以化痰泄热，和胃止呕。

4. 肝气郁结：

[症状] 呕吐吞酸，或干呕泛恶，脘胁胀痛，烦闷不舒，嗳气频频，每遇情绪抑郁而发作或加重，舌边红，苔薄腻或微黄，脉弦。

[证候分析] 肝气不舒，横逆犯胃，胃失和降，故见呕吐吞酸，干呕泛恶，嗳气频频等症。两胁为肝经之分野，肝气郁滞，络脉不和，故胸胁满痛，烦闷不舒。情志不遂则抑郁更甚，故呕恶更重。苔薄、脉弦为肝郁之证，舌红、苔微黄则属气郁化火之象。

[治法] 理气和胃，降逆止呕。

[方药] 四七汤合左金丸加减。前方行气开郁，化痰降逆，用于七情郁结，气滞于胃，泛恶呕吐；后方辛开苦降，泄肝和胃，用于肝郁化火，上逆犯胃所致的呕吐。

药用厚朴 5g、苏梗 10g、香附 10g、佛手 5g 理气解郁宽中；旋覆花 15g、沉香 3g 顺气降逆；半夏 10g、生姜 5g、茯苓 10g 化湿和胃；吴茱萸 3g、黄连 5g 辛开苦降，制酸止呕。

加减：若肝郁化热，心烦口渴者，酌加竹茹 10g、黄芩 10g、芦根 15g 泄热生津止渴；口苦嘈杂，大便干结，腑气不通者，酌加大黄 6g、枳实 10g 通腑止吐；郁气伤阴，口燥咽干，胃中灼热，舌红少苔者，去厚朴、香附、苏叶等香燥药，加北沙参 10g、麦冬 10g、石斛 10g、竹茹 10g、枇杷叶 10g 等养阴和胃，润降止吐。

5. 脾胃气虚：

[症状] 饮食稍多即欲呕吐，时发时止，食入难化，胸脘痞闷，不思饮食，面色㿠白，倦怠乏力，四肢不温，口干不欲饮，大便溏薄，舌质淡，脉濡弱。

[证候分析] 脾胃虚弱，中阳不振，纳运无权，不能承受水谷，故饮食稍多即吐，且时作时止，食入难化，脘痞纳少，中阳虚馁，不能温煦，故面色㿠白无华，四肢不温，甚或形寒怕冷。脾虚气血之化源不足，故肢倦无力。中焦虚衰，气不布津，故口干而不欲饮。脾虚失运，则大便溏薄。舌淡红、脉濡弱均为脾阳不足之象。

[治法] 温中健脾，和胃降逆。

[方药] 香砂六君子汤、理中汤加减。两方均有补脾益气功能。但前方兼理气醒胃，用于脾胃虚而有气滞之见呕吐、脘闷、嗳气、纳差者；后方兼有温补脾阳作用，用于脾胃虚寒、脾失健运、胃气不降之呕吐。

药用党参10g、白术10g、甘草3g益气健脾；干姜5g、吴茱萸3g温中和胃；半夏12g、陈皮6g、木香10g、砂仁3g和胃理气，降逆止吐。

加减：胃虚气逆，呕恶频繁，嗳气频作，中脘痞硬者，酌加代赭石、旋覆花、枳壳10g等以镇逆和胃；阳虚水饮内停，呕吐清水较多，脘冷胀，四肢清冷者，宜加附子10g、肉桂5g、川椒5g等，以温中化饮，降逆止呕。

6. 胃阴不足：

[症状] 时时干呕，恶心，或呕吐反复发作，泛吐粘液，或夹少量食物，脘中有嘈杂感，似饥而不能食，或稍食即胀，口干咽燥，舌红少津，苔少，脉多细数。

[证候分析] 热耗胃阴，胃失濡养、润降，故呕吐反复发作，或时时干呕。虚热内扰，故嘈杂似饥。胃津亏耗不能上承，故口干咽燥。舌红津少，脉细数为阴虚有热之征。

[治法] 养阴和胃，润降止呕。

[方药] 麦门冬汤加减。本方具有益胃生津，降逆下气功能，用于胃阴不足、气火上逆之呕吐。

药用太子参10g、北沙参10g、麦冬10g、石斛10g、乌梅5g、谷芽10g、甘草3g益气而养胃阴，半夏12g和胃止呕。

加减：若呕吐甚，加竹茹10g、橘皮6g、枇杷叶10g和降胃气；津伤较甚，大便燥结，舌红无苔者，酌加生地黄12g、玄参10g、天花粉10g、芦根15g等生津养胃，润燥通腑。

【其他疗法】

（一）单方、验方

1. 生姜汁3~5滴滴舌；或用鲜生姜一片咀嚼，姜汁咽下，姜渣含在口中。用于寒邪犯胃，痰饮内阻，脾胃虚寒之呕吐。

2. 灶心土60g，加水250mL，煎15分钟，取上清液，加入生姜汁1mL，1次服完。用于脾胃虚寒的呕吐。

3. 鲜芦根100g，切碎，水煎服，适用于胃热呕吐。

4. 母丁香3个，陈橘皮1块，陈皮去白焙，和丁香水煎，热服，每日2次，治胃寒呕吐。

5. 乌梅肉120g，蜂蜜120g，熬膏，日服3次，每次服20mL，用于胃阴不足之呕吐。

6. 饭锅巴一块（如掌大），焙焦研细末，用生姜汁送下，治疗饮食停滞呕吐。

（二）中成药

1. 保和丸：消食和胃，清热利湿。用于食积停滞，呕恶腹泻，脘腹胀满等。每次6g，每日3次，口服。

2. 藿香正气软胶囊：解表祛暑，化湿和中。用治外感风寒，内伤湿滞所致泄泻，呕吐，腹痛脘满等。每粒 0.45g，每次 2～4 粒，每日 2 次，口服。

3. 玉枢丹：解毒避秽止呕。用于感受暑湿时邪，秽浊之气，忽然呕吐之证。每次 0.6～1.5g，每日 2 次，口服，吐止停服。

4. 丁桂散：散寒止痛。用于胃肠受寒，腹痛泄泻，恶心呕吐等。每次 0.6～1.5g，每日 3 次，口服。

5. 左金丸：清肝泻火，和胃止痛。用治肝火犯胃，脘胁疼痛，口苦嘈杂，泛恶呕吐等症。每次一丸，每日 3 次，口服。

6. 香砂养胃丸：理气和胃。用于肝胃不和，食少纳呆，呕吐清水等。每次 6～9g，每日 2 次，口服。

（三）外治法

1. 生姜、半夏各等份，共炒热，布包，熨胃脘、脐中及脐下等处。适用于胃寒呕吐。

2. 酒炒白芍 9g，胡椒 15g，葱白 60g。将白芍、胡椒共研为末，葱白与上药共捣成膏，贴于上脘，每日 1 次，治寒湿呕吐。

3. 吴茱萸 9g，研细末，姜汁调糊，敷中脘，治寒性呕吐。

【预防调护】

本病的发生与饮食因素关系密切，故平时应注意饮食有节，定时定量，勿酗酒、暴饮暴食，勿多进生冷油腻及辛辣伤胃食物。同时注意气候寒温变化，防止外邪入侵。此外，宜注意协调情志。

既病之后，饮食宜清淡，注意保暖。急性呕吐时应少食；伤食者可予探吐，并暂时禁食；胃气来复可予半流素食。无论何种呕吐，均需避免粗糙及煎炸硬固类食物。呕吐时，可扶助病人，轻拍背部，吐后用温水漱口，清洁口腔。室内气秽者可开边窗，避免病人直接吹风感寒。药汁宜浓煎，宜少量多次频服，但须保持药汁温热，不可冷服。

【临证提要】

1. 呕吐的主要病变在胃，胃气上逆是呕吐发病的关键，治疗呕吐，当以和胃降逆为原则。故在审因论治中，不论何种治法，皆应配合和胃降逆药物，以顺应"胃气以下行为顺"的正常生理功能，呕吐始能得止。历代医家认为降逆止呕药中，以法半夏、代赭石效力最著。而于苦降辛开一法中，生姜味辛，黄连味苦，为该治法中具有代表性的药物，值得参用。一般暴病呕吐多属邪实，治宜祛邪为主。久病呕吐多属正虚，治宜扶正为主。

2. 呕吐者胃气已伤，遣方选药时应注意以气味淡薄、平和、芳香醒脾者为宜，避免腥臊恶臭之品。对于闻及药气即吐者，应嘱其逐气咽服适量，停片刻再服，使药性发挥作用，则吐亦可缓减。

3. 注意病因，不可见吐治吐。呕吐既是病态，又是祛除胃中病邪的一种反应。如遇伤食，停饮积痰，或吞毒时，应因势利导，给予探吐，以祛除病邪。故对因这些原因所致的欲吐不能或吐而未净者，不能止其吐。

【医案精选】

1. 马培之医案：

塘头周某。痰气蕴于胃腑，胸闷嗳腐吞酸，呕吐食物，有热辣之气，腑气不畅，势成关格。拟养阴和胃，理气化痰。

处方：法半夏、泽泻、枳壳、石斛、橘红、甘草、竹茹、芦根、麦冬、茯苓。

二诊：昨进养阴清胃，以降痰热，嗳逆呕吐已见减轻。胸闷未舒，口干作渴，食难下膈，胃阴大伤。从原方进治。原方加北沙参、枇杷叶、粳米。

三诊：肝胃之热较清，惟气机未舒，呕吐上嗳未除，阴伤而胃逆未降。宗原方进治。

处方：北沙参、竹茹、枳壳、茯苓、枇杷叶、金橘叶、郁金、泽泻、青盐、半夏、粳米、麦冬、广皮、石斛、佩兰叶。

后服方，原方去泽泻、竹茹、枳壳，加淮山药、黑料豆、毛燕。

按：病患呕吐，伴有热辣之气、腑气不畅，故除和胃降逆，予半夏、橘红、竹茹、枳壳治标外。当予芦根、北沙参、麦冬、石斛之品，养阴和胃以治本。胃阴充沛，食物方得润降入小肠，不再上逆作吐。

（《马培之医案》）

2. 张聿青医案：

金右。情怀郁结，肝木失疏，以致肝阳冲侮胃土，中脘有形，不时呕吐，眩晕不寐。脉细弦，苔白质红。全是风木干土之象，拟两和肝胃法。

处方：金铃子一钱五分（切）、制半夏一钱五分、炒枳壳一钱、川雅连五分、白芍一钱五分（土炒）、制香附二钱（研）、延胡一钱五分（酒炒）、代赭石四钱、白蒺藜（去刺炒）三钱、淡吴茱萸二分（与川雅连同炒）、旋覆花二钱（绢包）。

转方去川雅连、吴茱萸，加茯苓、竹茹。

再诊：气分攻撑稍平，中脘聚形亦化，呕吐亦减，寐亦渐安，略能安谷。但胸中有时微痛，所进水谷，顷刻作酸，眩晕带下。脉两关俱弦。肝胃欲和未和。再从厥阴阳明主治。

处方：制半夏一钱五分，广皮一钱，青皮四分，醋炒白芍一钱五分，土炒茯苓三钱，制香附二钱，研川楝子一钱五分。

白食朝吐为特征的病证。因脾胃虚寒，无力消化转运，病久及肾，火衰不能腐熟水谷所致。治予温中健脾，降气和胃。如属肾阳虚者，宜配益肾补火类药。

处方：蒺藜去刺炒三钱，干姜二分，川雅连五分，代赭石四分，炒竹茹一钱。

三诊：呕吐已定，攻撑亦平，渐能安谷，肝胃渐和之象也。但少腹仍觉有形攻撑，心悸眩晕，小溲之后，辄觉酸胀。肾气已虚，不能涵养肝木。再从肝肾主治。

处方：制半夏一钱五分，青陈皮各一钱，白归身一钱五分，酒炒白蒺藜三钱，煅决明四钱，金铃子一钱五分，杭白芍一钱五分，酒炒阿胶珠一钱五分，朱茯神三钱，煅牡蛎四钱，炒枣。

四诊：呕吐已定，而少腹攻撑，似觉有形，每至溲便，自觉酸坠，眩晕汗出。肝体渐虚。再平肝熄肝。

处方：金铃子一钱五分，香附二钱，醋炒，朱茯神三钱，生牡蛎五钱，白芍二钱，甘杞子三钱，当归炭二钱，炒刺仁二钱，阿胶珠二钱，淮小麦五钱。

（《张聿青医案》）

按：病因情怀郁结诱发，故治疗始终不忘治肝。以疏肝（川楝子、延胡、香附、青皮、陈皮）、泄肝（黄连、吴茱萸）、平肝熄肝（代赭石、生牡蛎、蒺藜、决明子）、柔肝（白芍）、养肝（当归、阿胶）合法，辨证准确，用药得法，故诸症渐除。

自 学 指 导

【重点难点】

呕吐是指胃内容物从口中吐出。呕吐的辨证应分两大类。病急者多属实，以饮食不节与外感时邪为多；病情缠绵日久者多属虚，以脾胃虚寒和胃阴不足为多见。因肝郁或痰饮引起的呕吐，既可突然发生，亦可反复发作。

治疗原则以降逆和胃为主。实证为邪犯于胃，浊气上逆所致，治以祛邪化浊。夹时邪者，当散外邪；夹宿食者，宜消导食滞。停饮于胃者，化饮止呕。肝气横逆者，疏肝和胃。虚证为胃虚上逆，治以益胃降逆。脾胃虚弱者，温中散寒；胃阴不足者，润养胃阴。因肝郁、痰饮致吐者，还应与郁证、胃痛等篇互参。

此外，尚需注意下述两法的运用：

1. 探吐祛邪：因病邪留蓄于胃，如痰饮、宿食、毒物等，出现心下痞塞，温温欲吐者，可用盐汤探吐。这是因势利导的方法，在临证时决不能一味见吐止吐。正如《素问阴阳应象大论》所说："其高者，因而越之。"

2. 病原治疗：由于呕吐可涉及西医之多种疾病，故临床上在辨证施治的同时，应结合辨病治疗。

本病的预后一般较好，实证易治，虚证或虚实夹杂者疗程较长，且易反复发作。若呕吐而饮食难进，形体消瘦，面色灰滞，肢冷，呈现脾胃衰败之象者，预后不良。

【复习思考题】

1. 试述呕吐与反胃的异同。
2. 试述呕吐的病因与病机。
3. 呕吐的辨证要领和治疗要点是什么？
4. 为什么说治疗呕吐不能见吐止吐？应采取何种措施？
5. 呕吐的常见证型有哪些？并试述其主症、治法、主方。
6. 对呕吐病人应如何护理？

【常见文献摘录】

1.《外台秘要·呕逆吐》："许仁则疗呕吐病有两种，一者积热在胃，呕逆不下食，一者积冷在胃，亦呕逆不下食。二事正反，须细察之。必其食饮寝处，将息伤热，又素无冷病，年壮力强，肤肉充满，此则是积热在胃，致此呕逆。如将息食饮寝处不热，又素有冷病，年衰力弱，肤肉瘦悴，此即积冷在胃，生此呕逆。若积冷呕逆经久，急需救之。不尔，甚成反胃病。"

2.《济生方·呕吐》："或其饮食失节，温凉不调，或喜餐腥脍乳酪，或贪食生冷肥腻，露卧湿处，当风取凉，动扰于胃。胃既病矣，则脾气停滞，清浊不分，中焦为之痞塞，遂成呕吐之患焉……又如忧思伤感，宿寒在胃，中脘伏痰，胃受邪热，瘀血停蓄，亦能令人呕吐。"

3.《景岳全书·呕吐》："呕吐一证，最当详辨虚实。实者有邪，去其邪则愈；虚者无邪，则全由胃气之虚也。所谓邪者，或暴伤寒冷，或暴伤饮食，或因胃火上冲，或因肝气内逆，或以痰饮水气聚于胸中，或以表邪传里，聚于少阳阳明之间，皆有呕证，此皆呕之实邪也。所谓虚者，或其本无内伤，又无外感，而常为呕吐者，此既无邪，必胃虚也。或遇微寒，或遇微劳，或遇饮食少有不调，或肝微逆，即为呕吐者，总胃虚也。"

4.《医述·呕吐》："吐有三因：气、积、寒也。上焦吐者从于气，气者，天之阳也。脉浮而洪，头晕不已，气上冲胸，食已即吐，渴欲饮水，当降气和中。中焦吐者从于积，有阴有阳，气食相假，脉浮而弦，胸中痞闷，或先痛后吐，或先吐后痛，当祛积和气。下焦吐者从于寒，地道也，脉沉而迟，四肢清冷，朝食暮吐，小便清利，大便不通，当通其闭塞，温其寒气（张洁古）。""吐清水，其因有五：身受寒气，口食生冷而作者，胃寒也；食少而吐清水者，气虚也；食后而吐清水者，宿食也；胸膈间漉漉有声者，痰饮也；心腹间时时作痛者，虫也。宜辨而治之（徐春圃）。"

5.《临证指南医案·呕吐》华岫云按："先生之治法，以泄肝安胃为细领，用药以苦辛为主，以酸佐之。如肝犯胃而胃阳不衰有火者，泄肝则用芩、连、楝之苦寒；如胃阳衰者，稍减苦寒，用苦辛酸热，此其大旨也。若肝阴胃汁皆虚，肝风扰胃呕吐者，则以柔剂滋液养胃，熄风镇逆。若胃阳虚，浊阴上逆者，用辛热通之，微佐苦降。若但中阳虚，而肝木不甚亢者，专理胃阳，或稍佐椒梅。若因呕伤，寒郁化热，劫灼胃津，冲气上逆者，用温通柔润之补下焦主治。若热邪内结，则用泻心法，若肝火冲逆伤肺，则用养金制木，滋水制火。"

第四节　噎膈（附：反胃）

【目的要求】

1．了解噎膈的发病因素和主要病机及明确标本虚实的关系。
2．掌握初起从标、后期从本的辨治原则。
3．熟悉噎膈常见证型的辨证施治。
4．了解本病与呕吐、反胃、梅核气等病证的病证鉴别。

【自学时数】

4～6学时。

噎膈是指吞咽硬噎，饮食难下，或纳而复出的病证。噎与膈同属胃系病变。噎为吞咽时咽管硬噎不顺；膈为饮食不下，或虽能下咽，顷刻即吐。噎未必兼膈，膈则必兼噎，故膈证初起往往有噎的过程。如清代张石顽《千金方衍义》云："噎之与膈，本同一气，膈证之始，靡不由噎而成。"临床亦多以噎膈并称。

本病的名称，"膈"始见于《内经》。如《素问·阴阳别论》云："三阳结，谓之膈。"《素问·通评虚实论》云："隔塞闭绝，上下不通，则暴忧之病也。"前者指发病脏腑与大、小肠，膀胱有关；后者指精神因素对本病之影响。"噎"证之名，则起源于《诸病源候论》，以气、忧、劳、食、思为五噎；忧、恚、气、寒、热为五膈。唐宋以后始将"噎膈"并称。

在病因上，除了精神因素外，《济生方·噎膈》还提到"寒温失宜，饮食乖度"。《景岳全书·噎膈》谓："噎膈一证……或酒色过度损伤而成。"又云："惟男子年高者有之，少无噎膈。"可见对于病因的认识已有了进一步的深化，指出了饮食、酒色、年龄与本病亦有关。至于其病机，朱丹溪在《脉因证治·噎膈》中指出："血液俱耗，胃脘亦槁。"并主张采用"润养津血，降火散结"的治疗法则。张介宾在《景岳全书·噎膈》中提出了"惟中衰耗伤者多有之"的理论，重视从脾胃进行治疗。清代李用梓《论治汇补·噎膈》则认为，噎有气滞、血瘀、火炎、痰凝、食积五种，均由七情之变所致。叶天士在《临证指南医案》中又明确指出为"脘管窄猲"。这些理论认识对指导临床实践至今仍具有重要的实用价值。

根据噎膈的临床表现，西医学的食管癌、胃癌、食管炎、食管憩室，以及食管与胃的神经官能症等疾患，均可参照本篇辨证施治。

【病因病机】

（一）病因

本病的发生，以饮食因素较为多见，但与情志以及久病年老亦有密切关系。

1. 饮食不节：《济生方》认为本病的发生和"饮食乖度"有关。所谓乖度，是指违背了正常的饮食规律，如嗜酒过多，恣食辛辣燥热之品，或饮食过热、过硬、过快，以及进食霉变的玉米、花生米，或变质的雪菜、酸菜，或偏食腌制、熏烤之品等，经年累月，伤胃积热，炼津为痰，痰瘀阻于食管胃口，逐渐形成本病。

2. 情志失调：为长期的恼怒与忧思。恼怒伤肝，肝气乘脾；或忧思过度，伤及脾气，气机失畅则为津液不能输布，聚而成痰。痰气互结，阻于食管胃脘，渐成本病。若病久及血，则见痰瘀凝阻。由于本病与长期忧郁有关，故民间又称为"膈气"。

3. 久病年老：胃痛、呕吐等疾日久，饮食减少，气血化源不足，胃脘枯槁；或年高体衰，精血亏损，气阴渐伤，津气失布，痰气瘀阻，乃发生本病。

（二）病机

1. 病位在食管和胃，病变脏器涉及肝、脾、肾：俞震在《古今医案按》中引叶天士语云："本病由食管窄隘使然。"朱丹溪的《局方发挥》认为主要是"胃脘干槁"。由此可见，本病的发病部位当在食管与胃，但其发生的脏腑病机可涉及肝、脾、肾等脏。病之初期，以肝脾气滞为主，病至后期，以脾肾之阴津、阳气虚馁为多。

2. 病机主要为气、痰、瘀交结，阻隔于食管、胃口：情志所伤，肝失疏泄，脾失健运，气机不畅而致气滞，气滞则津液失布，凝聚为痰，或酒热灼津炼液为痰，气郁痰阻，则血滞为瘀。因痰、气、瘀三者交互搏结阻隔于食管、胃口，导致食管狭窄，重者上下膈塞不通。

3. 病理性质初起多属邪实，久则由实转虚，每见虚实夹杂。晚期阴伤及阳，可见气虚阳微的衰败危象：一般初起多为痰气交阻或痰瘀互结，正虚尚不著，其病理性质以邪实为主；若病延日久，气郁化火，痰瘀蕴热，蓄结不解，煎熬阴津，同时又食不能下，气血生化乏源，以致阴津日益枯槁，胃腑失其濡养，痰气瘀交结倍甚，多形成虚实夹杂之候。

病情继续发展，阴津日耗，阴血枯槁，阴伤及阳，中气衰败，则胃虚不能受纳，脾虚失其健运，后天之气败绝，乃表现为气虚阳微，正气不支的危重衰竭征象。

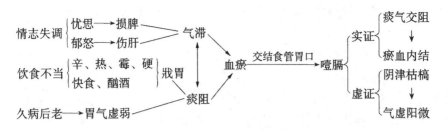

图 18　噎膈病因病机示意图

【病证鉴别】

1. 呕吐：两证均有呕吐症状。呕吐证无吞咽困难和梗阻症状；噎膈则为饮食难下，食管、胃口有噎塞梗阻，且呈进行性加重。

2. 梅核气：两病均有咽部梗塞的症状，但噎膈常为有形之物瘀阻于食管，吞咽困难，与日俱增；而梅核气则属痰气交阻于咽喉，有咽中"如有炙脔"感，而无吞咽困难、饮食不下等症状。

3. 反胃：两者悉具食入吐出的症状。但噎膈多属阴虚有热，特点为吞咽困难，阻塞难下，或旋食旋吐，或徐徐吐出；反胃则属阳虚有寒，特点为饮食能进，经久复出，朝食暮吐或暮食朝吐。

【辨证论治】

（一）辨证要领

本病初起以标实为主，当辨其气、痰、瘀三者的主次，一般先见痰气交阻，若病情发展则为瘀血内结；病久往往由实转虚，多表现为阴血枯槁，终至气虚阳微。临床以邪实正虚并见者为多。

若病程短，咽中不适，略有噎塞，重者吞咽欠利，饮食不减，症状发生与加重和情志因素有密切关系多责之于气。若吞咽不利或困难，呕吐痰涎，胸闷，苔腻，脉滑，多责之于痰。若病程久，胸骨后疼痛固定，饮食难下，呕吐紫红色血，舌紫，脉细或涩，则多责之于瘀。

（二）治疗要点

本病的治疗，旨在扶正与祛邪，当按邪正虚实主次，权衡标本缓急而施治。以开郁理气，滋阴润燥为治疗原则。且宜根据具体病情，病期的不同，有所侧重地运用理气、化痰、祛瘀之法。如初期标实为主，重在理气、化痰、行瘀，伴有火盛者，结合清热解毒，少佐扶正、滋阴润燥之品；后期以本虚为主，重在扶正，应根据阴血枯槁和阳气衰微的不同，分别治予滋阴润燥或温补中阳，并可酌情配用理气、化痰、散瘀之品。

（三）分证论治

1. 痰气交阻：

［症状］　吞咽时自觉食管梗塞不舒，胸膈痞闷隐痛，噫气则舒，或泛吐痰涎食物，口干咽燥，大便艰涩，形体逐渐消瘦，舌红、苔薄，脉弦滑。如情志舒畅则诸证可暂减轻。

［证候分析］　痰气交阻于胃口，食管不利，故吞咽有梗塞感。肝脾气滞，闭阻胸膈，而见脘膈痞满，嗳气则舒。当情绪舒畅之时，气机转见通利，故症状暂可减轻，若情绪抑郁则噎塞更著。胃气上逆，乃发为呕吐痰涎食物。郁热伤津，胃液渐耗，故口燥咽干，舌红苔

少。津伤肠燥，则伴见大便艰涩难行。脉弦而滑者，弦为肝郁，滑属痰象，均系痰气交阻使然。

[治法] 理气开郁，化痰润燥。

[方药] 启膈散加减。

药用郁金10g、砂仁壳10g、枳壳10g、佛手6g理气开郁，北沙参10g、贝母10g、瓜蒌12g、茯苓10g润燥化痰，丹参12g、石打穿10g活血散结，荷蒂10g、竹茹10g、杵头糠15g化浊和胃以降逆。

加减：若胃气上逆，嗳气呕恶明显者，加柿蒂10g、刀豆壳5g降逆和胃，甚者酌加代赭石15g、旋覆花10g、沉香5g等；痰浊内盛，泛吐痰涎，加半夏12g、陈皮6g、枇杷叶10g，或含化玉枢丹1.5g；大便不通，加生大黄8g、莱菔子10g，便通即止，庶免伤阴；气郁化火，咽燥口干，胸骨后有热感，加蒲公英15g、黄连3g、山栀10g、山豆根10g清热利咽。

2. 瘀血内结：

[症状] 饮食难下，或虽下旋即吐出，呕吐物如赤豆汁，胸膈疼痛，固定不移，肌肤枯燥，面色晦滞，形体更为瘦削，舌红少津，或带青紫、脉象细涩。

[证候分析] 蓄瘀内留，阻滞食管、胃口，管道狭窄，甚或闭塞不通，因而痛有定处，食入即吐，甚至水饮难下。食管、胃络损伤，血渗络外，则吐出物如赤豆汁。长期胃不受纳，气血化源告竭，故形体日益消瘦，肌肤粗糙枯槁。面色晦滞，舌红少苔，或带青紫，脉细涩不利，皆为血亏瘀结之征。

[治法] 活血消瘀，化痰软坚。

[方药] 通幽汤加减。

药用生地12g、当归10g滋阴养血润燥，桃仁10g、红花10g、丹参12g、三七6g活血化瘀，五灵脂10g、乳香10g、没药10g、蜣螂虫3g活血破瘀止痛，海藻10g、昆布10g、贝母10g、瓜蒌10g软坚化痰。

加减：若瘀阻显著者，可酌加三棱10g、莪术10g、穿山甲6g、煅瓦楞15g，或加入急性子3g同煎服，以行瘀散结消癥；痰涎壅盛，加莱菔子10g、海蛤粉10g、半夏12g、姜汁10g等化痰降逆；呕吐物如赤豆汁者，加服云南白药1.5g化瘀止血。

3. 阴津枯槁：

[症状] 食物格拒不下，或入而复出，吞咽时梗塞而痛，甚则水饮涓滴难下，胸膈疼痛，形体瘦削，皮肤干燥，心烦口干，胃脘部有灼热感，大便极少，状如羊屎，小便黄少，舌质光红，干裂少津，脉细数无力。

[证候分析] 胃津耗伤，食管失于濡润，故吞咽时梗塞而痛，尤以进固体食物为甚。病久阴津亏耗，营血更伤，虚火上炎则口干咽燥，肠道失于润泽，则大便干结，坚如羊屎。五心烦热，形瘦骨立，为胃中化源告竭，病及肝肾，精血匮乏使然。至于舌质红干，或带裂纹，脉细而数，均属阴津亏耗，而有郁热之候。

[治法] 滋阴养血，润燥生津。

[方药] 沙参麦冬汤合五汁安中饮加减。两方均具生津润燥作用。但前方以滋养胃阴为主，用于热伤胃津，口咽干燥者；后方以清热润燥为主，用于燥热内盛，口干烦渴，吐白沫痰涎者。

药用北沙参 12g、麦冬 10g、玉竹 10g、石斛 10g 养胃生津，熟地 10g、当归 10g、首乌 10g 滋养阴血，乌梅 5g、芦根 15g、白蜜 10g 生津润肠，竹茹 12g、生姜汁 10g 化痰止吐，半枝莲 15g 清热解毒散结，大贝母 10g 化痰软坚。

加减：若胃热盛，脘中灼热者，加黄连 3g、山栀 10g 清胃泄热；肠燥腑结，大便如羊屎，加火麻仁 15g、瓜蒌仁 15g 润滑通腑；津伤显著，可用梨汁 30mL、藕汁 30mL、荸荠汁 30mL 养胃生津，韭菜汁 30mL 和胃消瘀、降逆止噎，牛乳 50mL 养胃润燥，并可作食疗；如呕恶不止，水浆难进者，可加服开道散以软坚消瘕，通道祛腐，用量为每次 1g，日服 2～3 次。

4. 气虚阳微：

［症状］ 水饮不下，泛吐粘液白沫，形瘦神败，面色㿠白，精神极度惫乏，形寒气短，脘腹作胀，间有腹泻，面浮足肿，舌淡苔薄，脉细弱无力。

［证候分析］ 阴损及阳，脾肾阳虚，中阳衰微，化源已绝，水津输布无权，浊气上逆，故虽饮食不下，犹不断泛吐涎沫，精神极度疲惫。脾气衰败，土不制水，泛于肌肤，故见面浮足肿，甚至大腹水胀。面色㿠白，形寒气短，舌淡苔薄，脉细欲绝者，均属气虚阳微，病情垂危之证。

［治法］ 补中益气，温运脾阳。

［方药］ 补气运脾汤加减。本方功能补气健脾运中，用于噎膈脾胃衰败，纳运无权者。

药用人参 5g、黄芪 15g、白术 10g 益气补脾，半夏 12g、陈皮 6g、茯苓 10g、干姜 10g 和胃降逆止吐，大枣 10g、甘草 3g 和胃调中。

加减：若胃虚气逆，呕吐不止，加代赭石 15g、旋覆花 10g 重镇降逆，以增强止吐之力；泛吐白沫清涎，加吴茱萸 3g 温胃止吐；阳虚明显者，可加附子 10g、肉桂 3g、鹿角胶 10g、苁蓉 6g 以温补肾阳；精血亏虚者，加熟地 10g、山萸肉 10g、枸杞 10g、当归 10g 补养精血。若病情已至脾肾俱败的阶段，一般宜先进温脾益气之剂，以拯后天生化之源，待能稍进饮食和药物时，再投补脾温肾法调治。

【附】反胃

反胃一证，和呕吐相类，其主症是饮食之后，食物停留胃中，不能及时下行，终致朝食暮吐，暮食朝吐。吐出皆属未消化食物，故与一般呕吐不同。本病在《金匮要略》中称为"胃反"，宋《圣惠方》始称为"反胃"，元《丹溪心法》又称"翻胃"。幽门梗阻及某些胃部肿瘤、胃神经官能症等均可表现此类证候。

［病因病机］ 本病的形成，多因饮食饥饱失节，恣食生冷，或思虑、劳倦太过，以致损伤脾胃，中阳不足，虚寒内生。脾胃虚寒，无力消化谷物，留阻于胃，则终至上逆而出。若反复反胃，可致津气并亏。延久不已，脾虚及肾，命火衰微，犹如釜底无薪，不能熟谷，可致倾胃而吐，病情更为严重。

［症状］ 食后脘腹胀满，朝食暮吐，暮食朝吐，吐出皆为未消化宿食，以吐尽为快。伴见神倦乏力，四肢不温，面色少华，舌淡苔薄白，脉细缓无力。

［证候分析］ 中虚有寒，无力磨化，饮食入胃，停留胃中，故食后脘宇胀满不适；胃中无火，不能腐熟水谷，乃致朝食暮吐，暮食朝吐，吐出宿食，方觉舒适。由于久吐伤中，食纳较少，且因脾虚不能生化精微，濡养肢体，故神倦乏力，懈怠安卧。面色少华，舌淡苔薄，脉细缓无力者，均属脾胃虚寒之征。

［治法］ 温中运脾，降气和胃。

［方药］ 丁香透膈散加减。本方温中运脾，降逆和胃，治脾胃中寒，胃气上逆，脘胀嗳气，呕吐食物等症。

药用人参 5g、白术 10g 益气健脾；丁香 3g、木香 10g、沉香 3g 顺气降逆；半夏 12g、吴茱萸 3g 化浊和胃；砂仁 3g、蔻仁 3g、麦芽 15g、神曲 10g 醒脾健运。

胃虚气逆，呕吐甚者，加旋覆花 10g、代赭石 15g 镇逆止呕；若肾阳虚弱者，可加附子 10g、肉桂 3g 以益火之源；吐甚而气阴耗伤者，去丁香、砂仁、蔻仁，酌加白蜜 15mL、北沙参 10g、麦冬 10g 养胃润燥。

【其他疗法】

（一）单方、验方

1. 硇砂 30g，研细末瓶装备用。每次 1~1.5g，每日 2 次。用于食管癌（此方有毒，能腐蚀恶肉，破瘀血，不宜过量）。

2. 斑蝥一只（去头、翅、足、绒毛），鸡蛋 1 个。蛋壳上钻一小孔，将斑蝥放入蛋中，在锅内蒸半小时。蛋熟后，取出斑蝥研末，分 3 次吞服（每日），鸡蛋亦可分成小块同食。每周吃 2 次。用于食管癌。

3. 守宫若干条，煅存性研末，每次 2~3g，每日 3 次，开水调服。用于食管癌、胃癌。

4. 八仙膏用藕汁、姜汁、梨汁、萝卜汁、甘蔗汁、白果汁、竹沥、蜂蜜等份和匀蒸熟，适量食之，治噎食。

5. 龙葵 30g，蛇莓 15g，蜀羊泉 30g，石打穿 15g，半枝莲 15g，威灵仙 15g，盲肠草 15g，枸杞叶 15g。水煎服，每日 1 剂，治吞咽困难或呕吐者。

（二）中成药

1. 华蟾素注射液：清热解毒，利水消肿，化结溃坚。用于噎膈属热毒内结者。每次 20~40mL，加入 5% 或 10% 葡萄糖液 500mL 中静脉滴注。每日 1 次，连用 1 个月为 1 疗程，休息 4 周后再用第 2 疗程。

2. 冬凌草片：清热解毒，利咽。用于噎膈属热毒内结者。每次 6 片，每日 3 次，口服。吞咽困难者可研成粉末冲服。

3. 六神丸：清热解毒，消肿止痛。用于噎膈属热毒内结者。每次 10 粒，每日 4 次，嚼化，或用温开水送服，7 天为 1 疗程。

4. 开郁顺气丸：理气化痰，散结止痛。用于噎膈属气滞痰凝者。每次 1 丸，每日 3 次，口服。

5. 平消片：活血化瘀，软坚散结。用于噎膈证属痰瘀互结者。每次 4~8 片，每日 3 次，口服。

（三）外治法

［割治法］ 足心割开一小口，取出少量脂肪，并给予割开处强刺激，对吞咽困难有一定作用。

【预防调护】

本病重在预防。由于发病因素与饮食密切有关，故在平时勿食霉变之物。饮食的温度要适中，避免过烫。少吃炸烤硬固食物，细嚼慢咽，以免戕伤食管、胃口。同时还须保持心情舒畅，精神乐观。

既病以后，应积极治疗，正确对待疾病，切勿恐惧紧张。禁酒戒烟，加强饮食调养，增强体质，提高抗病能力。体力尚可者，应适当活动，并配合体育疗法或气功治疗。

【临证提要】

1. 在辨证时宜掌握轻重虚实，标本缓急。在治疗方面，必须通权达变，灵活遣方用药，方能收效。应根据其病情的不同阶段，针对不同的病机而有所区别，初起以标实为主者宜祛邪，应以清膈降逆，涤痰散结为主。晚期以正虚为主者，应以补益为主，攻补兼施，补气养血，补脾益肾以扶正，理气化痰，破结行瘀治其标。

2. 本病治疗应掌握理气不能伤阴，化瘀须防出血，养阴避免腻胃，解毒慎防伤正的原则。尤应随时注意顾护胃气，选药当以清润和降为宜。若胃气振，则化源足，诸脏皆得其养；若胃气绝，则药石无功。

3. 对本病还应及时抓好早期诊断，早期治疗；能手术者，则应争取早期手术治疗。

【医案精选】

1. 施今墨医案：

常某，男，38 岁。近来每日只能进流食，喉间堵闷，胃部胀满，泛酸嗳气，口中痰涎多，背痛，精神倦怠，医院拟手术治疗，患者不愿手术，故延中医治疗。舌苔厚腻，脉细软。

辨证：痰气交结，气血运行受阻，久则气血痰结，阻滞食管胸膈，遂成噎膈之证。

治法：拟化痰解郁，调理气血为治。

处方：桃杏仁各 6g，大力子 6g，法半夏 6g，淮牛膝 10g，紫厚朴 5g，苦桔梗 5g，薤白头 10g，莱菔子 6g，代赭石（旋覆花 6g 同布包）12g，全瓜蒌 20g，莱菔英 6g，茜草根 10g，米丹参 15g，广皮炭 6g。

二诊：服上方药 8 剂，噎减轻，泛酸、嗳气及背痛均稍好，已能食馒头及挂面等物，但食后不易消化。

处方：薤白头 10g，全瓜蒌 25g，桃杏仁各 6g，紫油朴 5g，法半夏 6g，代赭石（旋覆花 6g 同布包）12g，茜草根 10g，丹参（米炒）15g，淮牛膝 6g，大力子 6g，山慈姑 10g，绿萼梅 6g。

三诊：月余后患者由山西家乡带信来云：第二次方药又服 10 剂，现在每顿饭可吃 1 个馒头 1 碗面条，咽下慢，饮食在入胃时感到滞涩，不易消化，有时吐白沫，背仍常痛，精神觉比前强些。复信嘱其将二诊方加 3 倍量，研极细末分成 200 小包，每日早、午、晚各服 1 包，白开水冲服。

按：壮年噎膈，病在早期，标实为主，故治以理气、化痰、行瘀攻邪，以尽平解除痰、气、瘀这三大病理因素。以防当攻不攻，反为其害。施案用药果断，当攻则攻，故能旗开得胜，过关斩将，阻隔之症渐减也。

（《中国现代名中医医案精华·施今墨医案》）

2. 宋鹭冰医案：

唐某，男，36 岁。初诊 1981 年 2 月 15 日。进食时食管烧灼梗阻，胸后壁梗涩疼痛，食后十余分钟必呕吐，病已经年。屡治少效。患者消瘦，疲惫，疑虑重重，每餐缓进全流质食物，食后即吐出食物并夹多量稀涎。胸骨中后及近胃脘处灼热疼痛，掣引肩背。心悸气短，腹胀嗳气，口苦咽干，不寐，大便干结难出，小便黄少。舌红，苔黄中腻，脉弦微数。

辨证：此乃胃中燥热久郁，津亏液耗，痰气瘀结而胃失和降之权，导致食管梗阻，证属噎膈。现已津亏液涸，胃气虚损；邪热壅塞，腑气难通。

治法：宜标本兼顾，补虚泻实，滋润与通降配用，急护丧绝之胃气。大半夏汤合栀子豉汤、大黄甘草汤加味。

处方：白晒参 6g，法夏 10g，焦栀 12g，香豉 10g，炒枳实 10g，竹茹 10g，陈皮 10g，天冬 18g，花粉 18g，生大黄 4.5g，甘草 4.5g，白蜜 30g。

二诊：2月23日。服上方药 4 剂后，食管胃脘灼热梗涩减轻，疼痛掣引消失，腑气渐通。食流质食物后仍反胃呕吐，但次数减少，时间延后（半小时后呕出）。嗳气，咽干，余证有减。再进前法，上方去大黄、陈皮、竹茹，加代赭石、苏子、柏子仁、枸杞。

三诊：连服上方药 8 剂后，灼热疼痛及窒塞嗳气等症基本消失，可进软食，食后 1 小时许吐食物残渣及酸水，量已减少。气短心悸缓解，精神转佳。仍咽干，舌红少津，然苔腻已退，脉趋缓和。用《金匮》麦门冬汤加味，养阴润燥，和胃降逆。

处方：沙参 30g，麦冬 30g，法夏 12g，黄连 4.5g，淮药 18g，代赭石 18g，大枣 6g，谷、麦芽各 12g，粳米 30g，甘草 6g。

四诊：3月27日。上方药共服 15 剂。灼痛梗阻已除，口中和，咽不干，纳食知味，能缓进一般食物，不再呕吐。共调治 1 月半，患者体重增，精神爽，持方回去继续调治。1981年12月来信告知：身体已完全康复。

按：晚期噎膈，虚实夹杂，攻补两难。脾胃乃气血生死之源，有胃气者则生，无胃气者则死。故以增补胃气为首务。因虚致实，但若腑实不去，则更伤正气。故一诊除予益气、养阴、理气、和胃外，果断予大黄甘草汤泻下腑实。但不能贪图泻通，以防徒伤正气，故在腑气渐通后，即去大黄，而予柏子仁润肠通便。待苔腻已退，说明腑实尽除，故专事养阴润燥，和胃降逆，以复胃气而收功。

（《中国现代名中医医案精华·宋鹭冰医案》）

自学指导

【重点难点】

本病以吞咽困难，饮食难下，甚则食而复出为主症。发生的原因以饮食因素为主，但精神因素亦不可忽视。病位在食管、胃口，且与肝、脾、肾有关。其病机为标实本虚。初期以邪实为主，气滞、痰阻、血瘀交结为患，治予理气化痰，消瘀软坚。病情发展，则由实转虚，多见虚实夹杂。后期以本虚为主，表现为津液干涸或气虚阳衰，治予滋阴润燥，或补气温运。在临床上，虚实多兼夹互见，治疗方药应根据主次适当调配。

本证初起，查治及时，预后良好；若已有明显的噎膈证候表现、确定为癌肿者，预后差。尤其后期阴津亏耗，气虚阳微，出现水饮不下，入而复出，大便秘如羊屎，口吐白色蟹沫痰，肢体浮肿等症者，均属危候，多不治。《临证指南医案·徐大椿评》云："果系噎膈，百无一生，不必言治。"为此古人把"膈"亦列为四大绝症之一。目前由于医疗事业的发展，对于已经明确诊断的食管癌、胃癌等器质性病变，通过中西医结合治疗，存活率有了一定的提高。即使对某些失去手术治疗机会的晚期患者，经采用中医中药及气功疗法等，也可起到改善症状、延长生存期，或缓解放射性治疗、化疗的毒副作用。

【复习思考题】

1．试述噎膈的发病因素及其病机。
2．为什么说噎膈的病机主要为本虚标实？
3．试述噎与膈有哪些区别与联系？
4．简述噎膈辨证施治原则。在临证用药时应注意些什么？
5．试述噎膈的病理演变过程。

【常见文献摘录】

1．《素问阴阳别论》："三阳结，谓之膈。"（张子和解释为："三阳者，谓大肠、小肠、膀胱也，结为热结也。小肠热结则血脉燥，大肠热结则便秘，膀胱热结则津液涸。三阳既结，便秘不通，火反上行，所以噎食不下。"）

2．《局方发挥》："积而久也，血液俱耗，胃脘干槁。其槁在上，近咽之下，水饮可行，食物难入，间或可入亦不多，名之曰噎；其槁在下，于胃为近，食虽可入，难尽入胃，良少复出，名之曰膈，亦曰反胃。大便秘少，若羊矢然。名虽不同，病出一本。"

3．《景岳全书·噎膈》："噎膈一证，必以忧愁思虑，积劳积郁，或酒色过度，损伤而成。盖忧思过度则气结，气结则施化不行；酒色过度则伤阴，阴伤则精血枯涸。气不行，则噎膈病于上；精血枯涸，则燥结病于下。且凡人之脏气，胃司受纳，脾主运化，而肾为水火之宅，化生之本，今既食饮停膈不行，或大便燥结不通，岂非运化失职，血脉不通之病乎？而运行血脉之权，其在上者，非脾何也？其在下者，非肾而何？矧少年少生此证，而惟中衰耗伤者多有之，此其为虚为实，概可知矣。"

4．《证治汇补·噎膈》："年满六旬者难治，粪如羊屎者不治，大吐白沫者不治，胸腹嘈痛如刀割者死。不绝酒色及忧患者危。"

5．《金匮翼·噎膈反胃统论》："噎膈之病，有虚有实。实者，或痰或血，附着胃脘，与气相搏，翳膜外裹，或复吐出，膈气暂宽，旋复如初。虚者，津枯不泽，气少不充，胃脘干瘪，食涩不下。虚者润养，实者疏瀹，不可不辨也。"

6．《临证指南医案·噎膈反胃》邹滋九按："噎膈一证，多因喜怒悲忧恐五志过极，或纵情嗜欲，或恣意酒食，以致阳气内结，阴血内枯而成。治宜调养心脾，以舒结气，填精益血，以滋枯燥。"

第五节　呃　　逆

【目的要求】

1．了解呃逆的主要病机及其与干呕、嗳气的区别。
2．掌握本病辨证须分虚实寒热，主要病机为胃气上逆，治疗应以理气和胃，降逆平呃为原则。
3．掌握胃寒、胃热、气滞、阳虚、阴虚各种证型的治法方药。

4. 熟悉止呃的简易处理法。

【自学时数】

3 学时。

呃逆是气逆上冲，喉间呃忒有声，声短而频，难以自制的病症。本病俗称"打呃"。

《内经》称呃逆为"哕"，认为是中上二焦的病变。如《素问·宣明五气篇》说："胃为气逆为哕。"《灵枢·口问》篇说："谷入于胃，胃气上注于肺……今有故寒气与新谷气俱还入胃，新故相混，真邪相干，气并相逆于胃，而胃腑不受，复出于胃，故呃逆也。"阐发了产生呃逆的病理机制。同时还记载了取嚏及转移病人注意力以止呃的方法。如《灵枢·杂病》篇说："哕，以草刺鼻，嚏而已；无息，而疾迎之，立已；大惊之，亦可已。"这种简易的治疗呃逆的方法，至今仍为临床所应用。《金匮要略·呕吐哕下利病》篇把哕分为三种。属寒者，"干呕哕，若手足厥者，橘皮汤主之"；属虚热者，如"哕逆者，橘皮竹茹汤主之"；属实热者，"哕而满腹，视其前后，知何部不利，利之愈"。这种分类和治法，为后世辨证施治奠定了基础。唐宋以后，对哕的概念含糊不清。如孙思邈以呃逆为哕；海藏、河间以干呕为哕；《太平圣惠方》以呃逆为哕噫（噫，或作饐）。直至明代张景岳才明确加以论析。如《景岳全书·呃逆》篇说："哕者，呃逆也，非咳逆也。"后人多以此为准，袭用于今。

呃逆常见于胃肠神经官能症；但亦可出现某些急、慢性疾病的过程中，此时可为病势趋向严重的征象。各种病因引起的呃逆，均可参照本篇内容辨证治疗。

【病因病机】

（一）病因

呃逆常由饮食不节，情志抑郁以及体虚病后等原因，使胃失和降，气机上逆所致。

1. 饮食不节：如过食生冷或滥服寒凉药物，寒气积于中焦，损伤胃气；或因过食辛辣煎炸，燥热内盛，阳明腑气不通，以致胃气不能下降，导致呃逆。如《类证活人书·呃逆》说："皆其胃中有火，所以上冲为呃。"

2. 情志抑郁：肝郁气滞或气郁化火，肝火犯胃；或气郁生痰，痰阻中焦，郁而化火，胃气不降，气机上逆为病。

3. 体虚病后：劳累太过，损伤中气；或年老体虚、久病、久利，脾胃阳衰，清气不升，浊气不降；或久病及肾，肾虚冲气上逆；或热病伤津，及汗吐太过，耗损胃液，虚火上炎，均可发生呃逆。如《证治汇补·呃逆》说："伤寒及滞下后，老人、虚人、妇人产后，多有呃症者，皆病深之候也。"

（二）病机

1. 病位在胃，但与脾、肺、肝、肾密切有关。病机主要为胃气上逆：脾主运化，与胃相表里。若饮食劳倦，年老久病，脾阳虚衰，清浊升降失常，浊气上逆为呃；手太阴肺经之脉还循胃口，上膈属肺，肺气以肃降为顺，胃气亦以降为和，肺胃之气同主于降，故两脏病变均可相互影响。若上焦肺气郁痹，势必影响胃气和降，而引起呃逆；肝主疏泄，协助脾胃气机之升降。肝气主升，胃气主降。如情志失调，肝气郁结，升发太过，横逆犯胃，胃气上逆，而能致呃；久病及肾或下焦肝肾亏虚，引动冲气上逆，夹胃气动膈，则亦可发生呃逆。

呃逆的病机主要是胃气上逆。因胃主受纳，主降，以通降下行为顺，若因饮食不节、情志因素以及体虚病后而导致寒气、燥热、气滞、痰阻及正气虚衰，均可引起胃失和降，胃气上逆动膈，而成呃逆。

2. 病理性质有虚实之分，病情轻重悬殊：实证多由寒气、燥热、气滞等邪气扰乱，胃失和降所致；虚证每由脾肾阳虚，胃阴耗损等正虚气逆所致；但亦有虚实夹杂并见者。

呃逆之证，轻重差别极大。如属单纯性呃逆，偶然发作，大都轻浅，预后良好；若出现在急、慢性疾病过程中，病情多较重；如见于重病后期，正气甚虚，呃忒不止，饮食不进，脉沉细伏者，多属危候，极易生变。

3. 呃逆的病机转化决定于病邪性质与正气强弱：寒邪为病者，主要是寒邪与阳气抗争，阳气不衰则寒邪易于疏散，反之寒伤阳气而出现虚寒之证。热邪为病者，易于损耗津液而转化为阴虚证。气郁、食积、痰饮、瘀血为病者，皆能伤及脾胃兼夹脾胃亏虚。脾胃虚寒与胃阴不足证，使正气亏损较重，反过来又更易感邪，而成虚实夹杂之证。

【病证鉴别】

与干呕、噫气相鉴别：呃逆与干呕、噫气三者，同属胃气上逆所致，但临床特征各异，不难区分。如《景岳全书·呃逆》说："哕者，呃逆也……干呕者，无物之吐即呕也……噫者，饱食之息即嗳气也……"干呕为有声无物；噫气为胃中有气从食管上冲，有声而出，亦称嗳气。此二证或作或止，止后则安然无恙，预后一般良好。呃逆则喉间呃忒有声，声短而频，连续或间断发作，令人不能自制。本证若出现于重病阶段，多属难治。

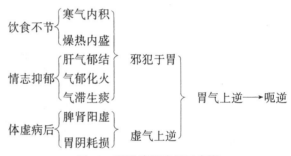

图 19 呃逆病因病机示意图

【辨证论治】

(一) 辨证要领

呃逆的辨证，必须掌握虚实，分辨寒热。如病属初起，呃声响亮有力，连续发作，多属实证；呃逆时断时续，气怯声低乏力，多属虚证。如得寒则甚，得热则减，脘冷苔白者，多属寒证；如口臭，烦渴，便秘，舌红苔黄者，多属热证。

(二) 治疗要点

治疗大法以理气和胃，降逆止呃为主。实证则祛其邪，因于寒者温之，因于热者清之；虚证则补其正，当用温补或滋养法。

(三) 分证论治

1. 胃中寒冷：

[症状] 呃声沉缓有力，得热则减，得寒愈甚，膈间及胃脘不舒，食欲减少，口和而不渴，舌苔白润，脉象迟缓。

[证候分析] 寒邪阻遏，胃气失和，故膈间胃脘不舒。胃气上逆，故呃声沉缓有力。得热则寒气易于消散，故呃逆减轻。遇寒则气机壅阻更甚，故呃逆加重。食少，口不渴，舌苔

白润，脉象迟缓，均属胃中有寒之象。

[治法]　温中祛寒止呃。

[方药]　丁香柿蒂汤加减。

药用丁香3g、柿蒂10g、高良姜10g、干姜10g、荜芨3g温中祛寒降逆，香附10g、陈皮10g理气和胃。

加减：若里寒较甚，加肉桂3g、吴茱萸3g以温阳散寒降逆；夹有痰滞，胸闷脘胀嗳腐，或泛吐痰涎，可酌加厚朴5g、枳实10g、半夏12g、茯苓10g、神曲10g等行气化痰消滞。

2. 胃火上逆：

[症状]　呃声洪亮，连续有力，口臭烦渴，喜冷饮，小便短赤，大便秘结，舌苔黄，脉象滑数。

[证候分析]　恣食辛辣炙煿，或嗜酒无度，或过用温补之剂，热蕴胃肠，胃火上冲，故呃声洪亮。胃热伤津，则口臭烦渴而喜冷饮。津伤肠燥，则大便秘结，小便黄赤。苔黄，脉滑数，皆为胃热内盛之征。

[治法]　清胃泄热止呃。

[方药]　竹叶石膏汤加减。

药用竹叶10g、石膏20g、半夏10g、竹茹10g清胃降逆，麦冬10g、北沙参10g、芦根15g生津和胃。

加减：若大便秘结，可配小承气汤，加大黄6g、枳实10g通腑泄热，腑气通则胃气可降；湿热中阻，脘痞懊侬，舌苔黄腻者，上方去石膏、麦冬、沙参，加黄连3g、黄芩10g、吴茱萸3g以苦辛通降。

3. 肝气犯胃：

[症状]　呃逆连声，常因情志不畅而诱发或加重，伴有胸闷，嗳气，纳减，脘胁胀满，肠鸣矢气，舌苔薄白，脉弦。

[证候分析]　情志抑郁，肝气横逆，胃气上冲，故呃逆连声，其发作或加重与情志因素有关。气逆于上则胸闷。木郁克土，脾运失健而纳减。脘乃胃之所属，胁为肝之分野，肝胃气滞则脘胁胀闷。肝脾不和，气机不利则肠鸣矢气。舌苔薄白，脉弦，皆为气滞之证。

[治法]　顺气降逆止呃。

[方药]　五磨饮子加减。

药用木香10g、枳壳10g、乌药10g、沉香3g、槟榔10g、丁香3g、佛手6g顺气降逆，代赭石15g降逆止呕。

加减：气郁化火，心烦，便结，口苦，舌质红，脉弦数者，可加山栀10g、黄连3g泄肝和胃；气逆痰阻，头昏恶心，苔腻脉弦滑者，可加半夏12g、陈皮6g、茯苓10g等化痰降逆。

4. 脾肾阳虚：

[症状]　呃声低弱，气不接续，面色苍白，手足不温，食少脘胀，困倦无力，舌淡苔白，脉沉细弱。

[证候分析]　脾主升清，胃司降浊。脾胃虚弱，升降不利，虚气上逆，则呃声低弱，气不得续。脾运失健，则食少脘胀，困倦乏力。化源不足，肌肤失荣则面色苍白无华。阳气失布，故手足不温。若肾阳亏虚，则腰膝无力。肾虚气不摄纳，则呃声连续而病转严重。舌

淡、苔白、脉沉细弱均为阳气虚弱之征。

[治法] 温补脾肾，和胃降逆。

[方药] 附子理中汤合旋覆代赭汤加减。前方温补脾肾，适用于脾肾阳虚，腹胀便溏，手足不温之证；后方镇逆降气，适用于胃虚气逆，恶心呕吐，脘痞呃逆等证。

药用附子10g、干姜5g、人参5g、白术10g、甘草3g以温阳益气健脾，半夏12g、丁香5g、旋覆花10g、代赭石15g顺气降逆。

加减：如久病、重病，呃声断续低微，面色灰暗，汗出肢冷者，为肾气不能摄纳，酌加肉桂3g、紫石英15g、补骨脂10g、山萸肉10g、刀豆子10g等补肾纳气。

5. 胃阴亏虚：

[症状] 呃声短促而不连续，口干舌燥，烦躁不安，舌质干红，或有裂纹，脉细数。

[证候分析] 热病耗津，或汗、呕太过，阴液亏损，胃失濡润，气失和降，故呃声短促。虚气间逆，故不见连续发作。津伤液耗，虚热内扰，则口干舌燥，烦躁不安。舌质干红或有裂纹，脉象细数，亦属津伤之征。

[治法] 养胃生津，和胃止呃。

[方药] 益胃汤、橘皮竹茹汤加减。前方养胃生津，治胃阴不足，口干咽燥，舌干红少苔；后方益气清热，和胃降逆，治胃虚有热，气逆不降而致呃逆。临床多将两方合用。

药用北沙参10g、麦冬10g、石斛10g、玉竹10g、生地12g滋养胃阴，生津止渴；橘皮6g、竹茹10g、柿蒂10g、刀豆子10g、枇杷叶10g、生姜5g，和胃降逆止呃。

加减：若胃气亦虚，神倦气怯，不思饮食者，可加党参10g、山药10g益气养胃；胸闷食少，可加玫瑰花5g、谷芽10g、麦芽10g理气助运。

【其他疗法】

(一) 单方、验方

1. 荜澄茄、高良姜等份，研末，每服3g（水煎剂量加倍）。适用于胃寒呃逆。

2. 竹茹15g，陈皮10g，柿蒂10g，石膏20g，水煎服。适用于胃火上逆之热呃。

3. 韭菜子（生或炒均可）研末，每服9g，开水送下。适用于久呃不止者。

(二) 中成药

1. 木香顺气丸：行气导滞，化湿健脾。用于肝气犯胃所致之呃逆。每次1丸，每日3次，口服。

2. 良附丸：温中理气，散寒止痛。用于胃中寒冷所致之呃逆。每次1丸，每日2次，口服。

3. 理中丸：温中散寒，益气健脾。用于脾胃虚寒所致之呃逆。每次1丸，每日3次，口服。

4. 牛黄清胃丸：清胃泻火，解毒消疮。用于胃火上逆所致之呃逆。每次1丸，每日2次，口服。

(三) 外治法

1. 姜汁、蜂蜜和匀，擦背。用治久病呃逆。

2. 丁香、沉香、吴茱萸各15g，姜汁、蜂蜜各15mL。将前3味药混合研为细末，加入姜汁、蜂蜜调匀如膏状后装瓶备用。用时取药膏适量，敷于神阙穴，外加纱布覆盖，胶布固定，每天换药1次。用治寒呃。

3. 芒硝、朱砂适量，共研细末，取药末适量，清水调成糊状，敷于神阙穴，盖以纱布，胶布固定，每日 1 次。用治热呃。

4. 乳香、硫黄、艾叶各 15g，共研细末，用好酒 100mL，煎沸，乘热气嗅之。外用捣生姜擦胸前。用治虚寒呃逆。

5. 偶然发生呃逆，可采取搐鼻取嚏，或作深吸气，或用猝然使患者注意力转移等法，一般可以控制。

（四）针灸

一般取膈俞、合谷、内关、天突等穴，或耳针膈区，针刺频捻，或埋皮内针。

【预防调护】

饮食定时定量，不过食寒凉生冷及辛辣烟酒刺激物品。平时心情舒畅，特别是在进食时，不要生气，以免肝气犯胃。呃逆发作时，如属寒邪，可饮热开水以止呃。如见于重病后期，呃而汗出肢冷，多属危候，需密切观察病情变化。

【临证提要】

1. 呃逆总由胃气上逆动膈而成，有虚、实之分，治疗在辨证论治的基础上，须加用一些和胃降逆平呃的药物，如偏寒者，加丁香、柿蒂；偏热者，加橘皮、竹茹；气逆较甚者，加旋覆花、代赭石等以疏通膈间之气，提高临床疗效。

2. 呃逆一证，轻重不一，轻者多为偶然发作，通过热饮、取嚏、深吸气等法，可以治愈，预后良好。但如属重病患者出现呃忒不止，多提示疾病危重。应注意其汗出情况，若汗多而冷，脉沉细伏，将有脱变之虑。

【医案精选】

1. 李振华医案：

董某，女，69 岁。1985 年 9 月 9 日初诊。患者年初即患呃逆，喉间呃呃连声，昼夜不止，两胁胀满，脘腹不舒，纳食欠佳。前医曾用"丁香柿蒂散"加减治之，服药多贴亦未能除。仍时止时发，闷绝而夜坐不得卧，使之寝食俱废。舌淡，苔薄白，脉沉弦。

辨证：肝郁气滞，胃失和降，气逆上冲。应疏肝解郁，降逆和胃。

处方：旋覆花 12g，赭石 15g，厚朴花 10g，法半夏 10g，沉香曲 10g，茯苓 12g，陈皮 12g，川楝子 12g，刺蒺藜 10g，嫩小草 10g，大刀豆 30g，四花皮 10g，炒谷、麦芽各 10g。

二诊：服药 7 剂，呃逆大减，能安然入寐，饮食亦与日俱增，脉象和缓，胸胁脘腹仍时有作胀。再依原法出入，上方去茯苓、陈皮、嫩小草、炒谷麦芽，加郁金、炒枳壳、生姜、大枣。

三诊：服药 3 剂，诸恙悉平。嘱原方药再进 3 剂，以善其后。

按：张景岳曾说，致呃之由，总由气逆，因此降气和胃为治呃之要。然治病必求于本，患者有两胁胀满之明证，故属肝郁犯胃，胃气乃上逆可辨。欲降胃气，必解肝郁，故予旋覆代赭之品以降胃气，以川楝子、刺蒺藜、郁金疏泄肝郁。标本得同治，呃逆自渐减。治病求本，诚非虚言，于此案可窥一斑。

（《中国现代名中医医案精选（一）》）

2. 吴佩衡医案：

黄某，女，25 岁，患呃逆证已 1 年余，曾经多方治疗，效果不显。每于精神紧张之时，呃逆更甚。自觉胃中饱闷，时有逆气上冲，气冲有声，声短而频，不能自制。近来逐渐加剧，以致情绪不安，心情烦闷，睡眠差，影响听课学习。1964 年夏，就诊于余，呃逆频作，面色少华。舌淡质嫩，苔腻微黄，脉象沉缓而弦。

辨证：《景岳全书》曰："致呃之由，总由气逆。"此系阳虚胃寒，中焦气机升降失调，寒气上逆，胃气不降所致。

治法：治宜温中降逆，调和气机，方用旋覆代赭汤加味。

处方：旋覆花 9g，代赭石 12g，法夏 9g，明党参 15g，砂仁 9g，厚朴 9g，生姜 3 片，大枣 5 枚，甘草 6g。

服二剂后，呃逆减少，间隔时间有所延长，脘闷气逆亦感减轻。患者自知服药有效，情绪亦好转，睡眠、饮食均有改善。脉沉缓，关部尚弦。腻苔已退，苔薄白而润。继以温中益气，和胃降逆治之。用前方，明党参增至 30g，加入公丁香 3g，柿蒂 6g，连服 4 剂，呃逆不再发作。

按：旋覆代赭汤方出仲景，用于"伤寒发汗，若吐若下，解后，心下痞硬，噫气不除者"，具有降逆化痰，益气和胃之作用，是历来治疗呃逆、呕吐、噫气之效验方。本案再配砂仁、厚朴，以增理气和胃之力。药仅 6 剂，一年顽疾就愈。经方之神验，实值深悟。

（《吴佩衡案》）

自 学 指 导

【重点难点】

呃逆的病机主要由于胃气上逆所致。病位在胃，并与肺、肝、肾有关。病理性质有虚实不同。实者为寒邪、胃热、气滞；虚者为脾肾阳虚和胃阴亏虚。虚实之间每可夹杂并见。

辨证必须掌握虚实寒热，分别使用温清补泻法则。治疗大法以祛除病因，理气和胃，降逆平呃为主。

【复习思考题】

1. 呃逆的病机如何？

2. 呃逆有哪些常见病证？如何辨证治疗？

3. 呃逆和干呕、嗳气有何异同？

4. 呃逆的治疗大法是什么？常用降气止呃药物有哪些？

【常见文献摘录】

1.《景岳全书·呃逆》："然致呃之由，总由气逆。气逆于下，则直冲于上，无气则无呃，无阳亦无呃，此病呃之源，所以必由气也……然病在气分，本非一端，而呃之大要，亦惟三者而已。则一曰寒呃，二曰热呃，三曰虚脱之呃。寒呃可温可散，寒去而气自舒之也。热呃可降可清，火静而气自平也。惟虚脱之呃，则诚危殆之证，其或免者，亦万幸矣。"

2. 《证治汇补·呃逆》："火呃，呃声大响，乍发乍止，燥渴便难，脉数有力；寒呃，朝宽暮急，连续不已，手足清冷，脉迟无力；痰呃，呼吸不利，呃有痰声，脉滑有力；虚呃，气不接续，呃气转大，脉虚无力；瘀呃，心胸刺痛，水下即呃，脉芤沉涩。"

3. 《医部全录·呃门》陈梦雷注："阳明所受谷气，欲从肺而达表，肺气逆还于胃，气并相逆，复出于胃，故为哕。以草刺鼻，取嚏以通肺，肺气疏通，则谷气得以转输而呃逆止矣。鼻气不通而无息，则疾迎引之，连取其嚏也，大惊则肝心之气分散，胃之逆气，亦可从之而外达也。"

第六节　腹　　痛

【目的要求】

1. 了解腹痛的一般概念和范围。
2. 掌握腹痛的辨证治疗原则。
3. 熟悉腹痛各个证型的证治。

【自学时数】

4 学时。

腹痛是指胃脘以下，耻骨毛际以上部位发生的疼痛。

《内经》中即有腹痛病名的记载，并对腹痛的病因病机、症状表现有所论述。《素问·举痛论》认为腹痛的发生是由于"寒邪客于肠胃之间，膜原之下，血不得散，小络急引，故痛"。《内经》还阐述了热气壅滞，气血闭阻，也可引起疼痛。《金匮要略》对腹痛的辨证治疗有了进一步认识，并根据不同病因，拟定了附子粳米汤、厚朴三物汤等方剂进行治疗。《诸病源候论·腹痛病诸候》对腹痛病机论述较为详尽，认为腹痛是由于"正气与邪气交争相击故痛"。《景岳全书·心腹痛》记载了寒滞、血积、食滞、下虚、火邪、热郁、虫痛、痰饮等各种腹痛的临床表现，并列举了治法、方药。《医宗必读·心腹诸痛》认为腹痛辨证"苟能辨其气、血、虚、实、内伤、外感而为之调剂，无不切中病情"。《临证指南医案·腹痛》篇指出了腹痛有关的脏腑，云："大都在脏者，以肝脾肾为主；在腑者，以肠胃为先。"通过历代医家不断实践和探索，对腹痛病的认识和辨证施治逐步得到了充实。

腹痛在临床上极为常见，可出现于多种疾病中。本篇主要讨论内科常见的腹痛，而外科、妇科疾病所致者，当另详专科内容。至于泄泻、痢疾、霍乱、虫病、积聚、淋证等疾病所引起的腹痛，可参考有关篇章。本篇所言之腹痛，常见于胃肠功能紊乱、肠炎、肠结核、肠粘连、肠系膜和腹膜病变，及某些全身性疾患。凡其中以腹痛为主要临床表现者，均可参照本篇内容辨证施治。

【病因病机】

（一）病因

腹痛的发生，常与外感时邪，饮食不节，情志失调及素体阳虚等因素有关。

1. 外感时邪：寒为阴邪，易伤阳气，其性凝滞收引。寒邪侵袭，脾胃运化失健，气血流行滞涩，则可引起疼痛。如《素问·举痛论》说："痛者，寒气多也，有寒故痛也。"若寒邪不解，郁而化热，或暑邪湿热中阻，邪气壅滞于内，脾胃运化失调，肠道传导失司，腑气不通，亦可引起腹痛。如《素问·举痛论》说："热气留于小肠，肠中痛，瘅热焦渴则坚干，不得出，故痛而闭不通矣。"

2. 饮食不节：暴饮暴食，伤及脾胃，食滞内停；或恣食甘肥辛辣之品，或食入馊腐不洁之物，致湿热秽浊滞留肠胃；或过食生冷，遏阻脾阳，也能影响脾胃之健运，使气机失于调畅，腑气通降不利，而发生腹痛。

3. 情志失调：情志怫郁，忧思恼怒，肝失条达，气血郁滞；或肝气横逆，乘犯脾胃，肝脾失和，气机不畅而为腹痛。

4. 阳气素虚：素体阳虚，脾阳不振，运化无权；或真火不足，寒从内生，气血不能温养脏腑，而致虚寒腹痛。

（二）病机

1. 腹痛的病机主要为气机郁滞，络脉痹阻，不通则痛：腹痛的病因虽多，但其病机主要为气机郁滞，络脉痹阻。如寒邪、湿热、饮食、积滞、气郁、血瘀等邪气壅积，腑气通降不利，络脉痹阻不通可致腹痛；脾肾阳虚，脏气虚寒，失于温养，络脉滞涩不通，亦可导致腹痛。

2. 腹痛病理性质有虚实寒热气血之分，且可互相转化：腹痛病变虽有寒热气血之分，但归纳其病理性质不外虚实两类。实证为邪气郁滞，不通则痛，以寒邪内阻、湿热积滞、气滞血瘀等为多见。虚者主要责之于中虚脏寒，脉络失于温养。腹内有肝、胆、脾、肾、大小肠、膀胱等脏腑，并为足三阴、足少阳、手阳明、冲、任、带等经脉循行之处，所以病位有在脏腑在经络的不同。在脏腑者以邪气壅滞肠腑，腑气不通为多见；中脏虚寒，阳失煦养亦属一个方面和重要的发病基础。在经络者，主要为气滞血瘀所致。

腹痛之虚、实、寒、热、气、血之间，往往互相转化，或互相交错，兼夹为病。寒痛日久，郁而化热，可致郁热内结；气滞作痛，迁延不愈，可成气滞血瘀或瘀血内阻；虚痛感邪，正虚为本，邪实为标，本虚标实，虚实夹杂；跌仆手术，腹络受损，瘀血留着，多兼气滞；若因感邪而痛，复加饮食所伤，往往邪食相兼。此外，气滞血瘀或食积痰滞，郁阻络脉，渐致有形，固定不移，可形成癥积之病；或湿热食滞，壅阻肠腑，气血凝滞，瘀热内结，肉腐成脓，可酿成内痈（如肠痈），故腹痛的病机复杂多变。

【病证鉴别】

1. 与其他疾病中出现的腹痛作鉴别：痢疾腹痛，当有里急后重，下利赤白粘液。霍乱腹痛，有吐泻交作。积聚腹痛，腹中可扪及包块。肠痈腹痛，每集中于右少腹部，拒按，转侧不利，右

外感时邪——寒凝热结 ┐
饮食不洁——食滞中阻 ├ 腑气不降 ┐ 气机不利 ┐
情志失调——肝郁气滞 ┘   ├   ├ 腹痛
阳气素虚——肝气虚寒失于温养   不通则痛 ┘

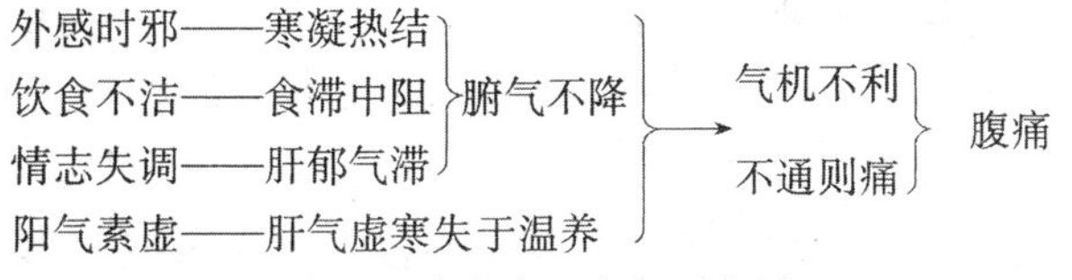

图20 腹痛病因病机示意图

足喜屈而畏伸。疝气腹痛，为少腹痛引睾丸。蛔虫腹痛，常伴有嘈杂吐涎，发作有时，或鼻痒、龂齿。妇科腹痛，多兼见经、带、胎、产异常。因上述各种腹痛，与本篇讨论的内科单纯性腹痛有明显区别，故一般不难分辨。

2. 与胃痛相鉴别：胃处于上腹，胃痛与腹痛有密切的联系。就疼痛部位来说，凡上腹

部胃脘近心窝处疼痛者为胃痛；胃脘以下，耻骨毛际以上部位疼痛者为腹痛。就兼证而言，胃痛多出现脘腹胀闷，得食痛减，或食后痛增，或呕逆，或泛酸嗳气等，而腹痛则上述症状较为少见。

【辨证论治】

（一）辨证要领

腹痛的辨证，应区别其脏腑经络所属，在气在血，属寒属热，属虚属实的不同。

就疼痛部位而言，大腹当脐者属脾、大小肠；脐下至毛际为小腹，属肾、膀胱、胞宫；小腹两旁为少腹，属肝脉所主。

就疼痛性质特点论，凡痛势急剧，痛时拒按者，多属实证；若痛势隐隐，痛时喜按者，多为虚证；凡疼痛急剧，腹胀便秘，得热痛势不减者，多为热证；如疼痛遇冷加剧，得热敷或进食后减轻者，多为寒证；凡腹部胀闷，走窜不定者，多由气滞所致；腹部刺痛，固定不移者，属血瘀为病。

（二）治疗要点

腹痛的治疗，多以"通"为原则。所谓通，并非单指通下而言。如《医学真传》说："夫通则不痛，理也，但通之之法，各有不同。调气以和血，调血以和气，通也；下逆者使之上行，中结者使之旁达，亦通也；虚者助之使通，寒者温之使通，无非通之之法也。若必以下泻为通，则妄矣。"临证以虚实为纲进行辨治。属实证者，重在祛邪疏导；属虚寒者，治宜温补阳气；久痛入络者，可参照叶天士之说，采取辛润活血通络之法。

（三）分证论治

1. 寒邪内阻：

［症状］ 腹痛急暴，得温痛减，遇寒更甚，怕冷，蜷卧，口和不渴，小便清利，大便或秘结，或溏薄，舌淡苔白，脉沉紧。

［证候分析］ 寒为阴邪，性主收引。寒邪内侵，气机被遏，故腹痛急暴，怕冷蜷卧；得温则气机稍舒而痛减，遇寒则气凝愈显而痛甚。若寒凝气滞，腑气闭阻，则大便秘结；若寒伤中阳，运化失健，则大便溏薄。口和不渴，小便清利，舌苔淡白，脉沉紧，均为里寒之象。

［治法］ 温中散寒，行气止痛。

［方药］ 正气天香散加减。

药用干姜 10g、紫苏 10g、高良姜 5g 温中散寒，乌药 10g、香附 10g、陈皮 6g、木香 10g、延胡索 10g 理气止痛。

加减：如寒重，痛势剧烈，手足逆冷，脉沉细者，可加入附子 10g、肉桂 3g 辛热通阳，散寒止痛；若少腹拘急冷痛，属肝经寒凝气滞者，可加吴茱萸 3g、小茴香 3g、沉香 5g 以暖肝散寒；腹中冷痛，兼见便秘，加附子 10g、大黄 6g 以温通腑气；若夏月感受寒湿，伴见恶心呕吐、胸闷、纳呆、身重、倦怠、舌苔白腻者，可酌加藿香 10g、苍术 10g、厚朴 6g、白蔻仁 3g、半夏 12g，以温中散寒，化湿运脾。

2. 湿热积滞：

［症状］ 突然腹痛，持续加重，或阵发性加剧，胀满拒按，口中干苦，大便多秘，或泻而不爽，小便黄赤，或见身热，胸脘痞闷，呕恶，嗳腐吞酸，舌苔黄腻，脉象濡数。

［证候分析］ 湿热积滞内结，气机壅滞不通，故腹痛拒按，胀满不适。邪气壅结，腑气

· 240 ·

不畅，故大便秘结；湿热积滞内阻，脾运失常，故见大便溏而不爽。如有宿食停滞，胃气失于和降，则兼见胸脘痞闷，恶心呕吐，嗳腐吞酸。身热、小便黄赤、舌苔黄腻，脉象濡数，均为湿热内蕴之证。

〔治法〕 清化湿热，通腑导滞。

〔方药〕 大承气汤加减。

药用大黄6g苦寒泄热，攻下燥屎；芒硝15g咸寒润燥，软坚破结；厚朴10g、枳实10g、木香10g、槟榔10g行气导滞。

加减：若燥结不甚而湿热显著者，可去芒硝；如热偏重，酌加黄芩10g、黄连3g、山栀10g、蒲公英15g以清热；湿偏重，选加苍术10g、薏苡仁15g、木香10g、砂仁3g以化湿，如腹痛引及两胁者，可加柴胡5g、郁金10g、川楝子10g理气止痛；若暴食停滞者，酌加山楂10g、神曲10g、莱菔子10g、谷麦芽各10g、鸡内金10g化食消积。

3. 气滞血瘀：

〔症状〕 以气滞为主者，见脘腹胀闷疼痛，攻窜不定，或引及两胁、少腹，遇恼怒、忧郁易于发作，得嗳气、矢气则减，苔薄，脉弦；以血瘀为主者，见腹痛如刺，痛处固定，经久不愈，舌质紫暗，脉细涩。

〔证候分析〕 气机郁滞不通，故脘腹胀痛。气属无形，走窜游移，故疼痛攻窜不定。因于肝气郁滞者，疼痛每引及胁肋少腹。恼怒忧郁则肝郁转甚，故疼痛易于发作或加重。嗳气、矢气后则气机较畅，故腹部胀痛略减。脉弦，病在肝，主痛；如迁延不已，久痛入络，则由气及血，血属有形，瘀血停著，故其痛如刺且固定不移。舌紫、脉涩，亦均为瘀血之象。

〔治法〕 调气活血。以气滞为主者，疏肝理气，参以和血；以血瘀为主者，活血化瘀，兼以理气。

〔方药〕 气滞者，用柴胡疏肝散加减。血瘀者，用少腹逐瘀汤加减。柴胡疏肝散和少腹逐瘀汤两方相比较，前者偏重疏肝理气，适用于各种肝郁气滞之证；后者偏重活血化瘀，适用于以血瘀为主者。如气滞血瘀并见，可将两方参合施治。

气滞为主者，药用柴胡5g、香附10g、青皮10g、陈皮6g、枳壳10g疏肝解郁以止痛；芍药10g、甘草3g和里缓急以止痛；川芎10g行气和血以止痛。血瘀为主者，药用当归10g、川芎10g、赤芍10g养血活血，生蒲黄15g、五灵脂10g、没药10g、延胡索10g、小茴香5g、香附10g行气活血止痛。

加减：气滞为主者，如窜痛明显，可加木香10g、乌药10g、沉香5g、郁金10g行气止痛；痛引少腹睾丸，加橘核10g、荔枝核10g、小茴香5g疏肝行气；腹痛，肠鸣，便溏，加白术10g、防风10g健脾抑肝。血瘀为主者，如兼寒凝腹痛拘急，遇冷加剧，得温则减者，加肉桂3g、干姜6g以温经止痛；如瘀积有形，触及包块，可酌加桃仁10g、红花10g、三棱10g、莪术10g等化瘀消积之品。如属腹部手术或跌仆创伤后腹痛者，当参照外科、伤科有关治疗方法处理。

4. 中虚脏寒：

〔症状〕 腹痛绵绵，时作时止，喜热恶冷，喜按，饥饿劳累后更甚，得食稍减，大便溏薄，兼见神倦、气短、怯寒、舌淡苔白，脉沉细。

〔证候分析〕 中虚脏寒，失于温养，故痛势绵绵，时作时止，喜热喜按。饥饿劳累后正气更虚，阳气不振，故腹痛加甚。食后正气稍复，故腹痛有所减轻。神倦、气短、怯寒、便溏，为脾阳虚所致；舌苔淡白，脉象沉细乃中焦虚寒之象。

［治法］　温中补虚，缓急止痛。

［方药］　附子理中汤合小建中汤加减。小建中汤重在温中补虚，缓急止痛，适用于中焦虚寒者；附子理中汤则温阳祛寒之力较强，适用脾肾阳虚而阴寒较重者。

药用附子10g、干姜6g、桂枝10g温阳祛寒止痛，芍药10g、甘草3g和里缓急，党参10g、白术10g益气补中。

加减：若腹中攻痛不止，可加吴茱萸3g、乌药10g、川椒3g温里止痛；如胃气虚寒，脐中冷痛，连及少腹，宜加胡芦巴5g、荜澄茄5g温肾散寒止痛；如血气虚弱，腹中拘急冷痛，困倦，短气，纳少，自汗者，当酌加当归10g、黄芪10g调补气血。

【其他疗法】

（一）单方、验方

1. 肉桂、沉香粉各1g，和匀，温开水调服。治寒邪腹痛。

2. 玄胡索粉、木香粉各1.5g，温开水调服，4小时1次。治寒阻气滞腹痛。

3. 白芍1.5g，甘草1g，研粉，温开水调服。治肠痉挛所致腹痛。

（二）中成药

1. 木香顺气丸：行气导滞，止痛燥湿。用于气滞或食积腹痛，腹痛胀满，得嗳气则舒，纳差便秘。口服，每次6～9g，每日2～3次。

2. 枳实导滞丸：消积导滞，清利湿热。用于饮食停滞所致腹痛。口服，每次6～9g，每日2～3次。

3. 十香丸：散寒理气止痛。用于寒邪内阻腹痛，症见腹痛急起，得温痛减，遇寒尤甚，口淡不渴，小便清长。口服，每次9g，每日2次。

4. 附子理中丸：温中散寒，补益脾胃。用于腹痛属脾胃虚寒证，症见腹痛绵绵、喜温喜按、时作时止者。口服，每次9g，每日2～3次。

5. 茴香橘核丸：温经散寒，理气止痛。用于寒滞肝脉，少腹拘急冷痛者。口服，每次9g，每日2次。

（三）外治法

1. 皮硝30～90g，打碎，布包，敷于痛处或脐部。可用于因食滞、湿热蕴结而引起的实证腹痛。

2. 花椒30g，葱白一撮，盐30g，麸皮250g，共炒热，布包，趁热敷熨痛处。适用于寒性腹痛。

【预防调护】

1. 为防止发生腹痛，平时应注意避免受寒；并节制饮食，保持情志舒畅。

2. 患者宜进易于消化的食物。脾阳虚弱者，食物宜温热；痛势较重者，可暂缓进食；虚寒腹痛可用热水袋或药袋热敷患处。

3. 注意病情变化。如腹痛加剧，按之痛甚，或兼发热，要警惕外科或妇科急腹症。如汗出肢冷，面色苍白，脉沉细欲绝，当注意痛厥致脱的变化。

【临证提要】

1. 腹痛的范围较广，在诊治时必须根据患者的性别、年龄、婚育等情况，详细询问起病原因，了解腹痛部位、性质、程度、与饮食的关系，以及其他伴发症状，进行必要的检查，以辨明腹痛所在脏腑，分清寒热虚实，作出明确诊断。

2. 掌握各证型的发病特点加以辨证。寒邪内阻证，常发于受寒或进食生冷之后，遇寒痛甚，得温痛减。湿热积滞证，腹痛拒按，便秘或便溏滞不爽。气滞血瘀证，以气滞为主者，腹部胀痛，攻窜不定；血瘀为主者，腹部刺痛，痛处固定不移。中虚脏寒证，腹痛喜按，得食痛减，怯寒便溏，舌淡脉细等。

3. 腹痛的治疗虽总以"通"立法，但"通"字的含义甚广，决非单指通下一法，宜分别虚实，予以补泻，使气血调和，经脉通畅。如寒者热之、热者寒之、虚者补之、实者泻之、气滞者行之、血瘀者化之，皆谓之"通"。不可拘泥，执一而论。

【医案精选】

1. 虞抟医案：

一壮年男子，寒月入水网鱼，饥甚，遇凉粥食之，腹大痛，二昼夜不止。一医先与大黄丸，不通；又与大承气汤，下粪水而痛愈甚。召余治，诊其六脉皆沉伏而实，面色黑青。予曰：此大寒证，及下焦有燥屎作痛。先与丁附治中汤一贴，又与灸气海穴二十一壮，痛减半。继以江子加陈皮、木香作丸，如绿豆大，生姜汁送下五粒，下五七次，平安。

按：江子，本名巴豆，辛热有毒。《医学启源》云其："导气消积，去脏腑倍寒，消化寒凉及生冷硬物所伤，去胃中寒湿。"虞氏抓住寒积之病证特点，故施以有毒之江子，寒积遂去，正气亦未伤，有故无殒也。

（《医学正传》）

2. 言庚孚医案：

朱某某，男，60岁，职工。初诊日期1962年2月1日。年高体衰，脾运乏力，终因饱餐，脘腹胀痛，时至中午，满腹剧痛，辗转不安，手足发麻，呕吐残渣，虽吐数次，诸症未解，虽有便意，终未能排，望其面容苍白，表情痛苦，额汗淋漓，触其腹部，疼痛拒按，舌红少津，苔薄而黄，口渴欲饮，脉来弦数，阳明腑实已成，法当"急下存阴"，以冀腑运痛止。

处方：生大黄10g，元明粉5g，川厚朴5g，江枳实10g，莱菔子15g，草果仁3g。

二诊：药尽1剂，排便排气，疼痛大减，呕吐停止。2剂尽后，更衣数次，解出尽是恶臭之便，疼痛全消，自觉腹中空虚，欲食，神疲乏力，脉缓，舌干苔少，腑气已通，胃气已降，虽急流挽舟已成，年高之人，不可攻伐太过，应转调补之剂。

处方：西党参12g，炒白术10g，云茯苓10g，生甘草5g，炙黄芪12g，当归身10g，广陈皮6g，软柴胡5g，六神曲10g。

三诊：上方5剂药后，诸症尽除，恢复正常。

按：张仲景论阳明腑实证，用大承气汤，"急下存阴"，需体壮证实，本例年迈，气血已衰，脾胃多虚，本为黄龙汤证，言老医师以大承气汤加莱菔子，加强其荡涤之力，而以草果反佐之，邪实一去，速以调理，尽收全功。

（《言庚孚医疗经验集》）

自 学 指 导

【重点难点】

腹痛的病因为外感时邪，饮食不节，情志失调以及素体阳虚。腹痛与六腑尤其是大小肠关系最为密切，病机主要为气机郁滞，络脉痹阻，不通则痛。病理性质有虚实两类，虚实之间可相互兼夹、转化。

腹痛的辨证，应区别其脏腑经络所属，在气在血，属寒属热，属虚属实等。腹痛的治疗，多以"通"为原则。根据"通则不痛"的原理，实证腹痛，重在祛邪疏导，虚寒腹痛，宜温补阳气。属寒邪内阻者，治以温中散寒，可用正气天香散加减。湿热积滞者，治以清化湿热，通腑导滞，用大承气汤加减。气滞血瘀者，治予调气活血，以柴胡疏肝散、少腹逐瘀汤加减。中虚脏寒者，治予温中补虚，和里缓急，可选附子理中汤、小建中汤加减。

【复习思考题】

1. 试述腹痛的病因病机。
2. 结合临床谈谈对"通则不痛"治则的体会。
3. 腹痛寒邪内阻和中虚脏寒证如何辨证施治？

【常见文献摘录】

1.《素问·举痛论》："寒气客于脉外，则脉寒，脉寒则缩踡，缩踡则脉绌急，绌急则外引小络故卒然而痛，得炅则痛立止。"

2.《金匮要略·腹满寒疝宿食病》："病者腹满，按之不痛为虚，痛者为实，可下之。舌黄未下者，下之黄自去。""按之心下满痛者，此为实也，当下之，宜大柴胡汤。"

3.《症因脉治·腹痛论》："痛在胃之下，脐之四旁，毛际之上，名曰腹痛；若痛在胁肋，曰胁痛；痛在脐上，则曰胃痛，而非腹痛。"

4.《景岳全书·心腹痛》："痛有虚实，凡三焦痛证，惟食滞、寒滞、气滞者最多，其有因虫因火因痰因血者，皆能作痛。大多暴痛者，多有前三证，渐病者，多由后四证……可按者为虚，拒按者为实。久痛者多虚，暴痛者多实。得食稍可者为虚，胀满畏食者为实。痛徐而缓，莫得其处者多虚，痛剧而坚，一定不移者为实。"

第七节 泄 泻

【目的要求】

1. 了解泄泻的基本概念，及其与霍乱、痢疾等疾病的区别。

2. 熟悉泄泻的病机要点是脾虚湿盛。暴泻以湿盛为主，久泻以脾虚为主。

3. 了解急、慢性泄泻各证的治疗及其调护要求。

【自学时数】

6 学时。

泄泻是指大便次数增多，粪便稀薄（或溏软而不成条，或稀薄如水）的病证。以大便溏薄，时作时止，病势缓者为泄；大便清稀如水，直下者为泻。两者虽有轻重，但无明确区别，故统称泄泻。

《内经》中关于本证有"濡泄"、"洞泄"、"飧泄"、"注泄"、"溏糜"、"鹜溏"等记载；其后《难经》列有"五泄"；《伤寒杂病论》、《千金要方》及《外台秘要》等均将本病与痢疾等并称为"下利"；至隋代《诸病源候论》始明确将"泄泻"与"痢疾"分述之；宋代以后本病始统称为"泄泻"。《内经》对泄泻的病因病理已有较详细的描述，为后世医家对本病的认识和治疗奠定了基础。如《素问·阴阳应象大论》指出："清气在下，则生飧泄。""湿胜则濡泄。"《素问·举痛论》云："寒气客于小肠，小肠不得成聚，故后泄腹痛矣。""百病生于气也……怒则气逆，甚则呕血及飧泄，故气上矣。"又《素问·风论》曰："食寒则泄。"《素问·至真要大论》说："诸呕吐酸，暴注下迫，皆属于热。"可见其对本病的发生，已认识到主要是由于正气内虚，感受外邪，伤于饮食或情志而致病。《景岳全书·泄泻》则强调脾胃功能失调在泄泻发生过程中的重要作用，指出："泄泻之本，无不由于脾胃。"并指出治疗应以利水为主。"凡泄泻之病，多由水谷不分，故以利水为上策。""治泻不利小水，非其治也。"《医宗必读》总结了前人的治泄泻经验，提出了著名的治泻九法：淡渗、升提、清凉、疏利、甘缓、酸收、燥脾、温肾、固涩，其在治泻上有较大的发展。

本篇主要叙述以便次增多、粪质稀薄为主症的病证。可见于急性肠炎、慢性肠炎、胃肠功能紊乱、肠结核等肠道疾患，若其以腹泻为主者均可参照本篇辨证施治。此外其他疾病伴见泄泻者，除治疗原发病外，在辨治上亦可与本篇联系互参。

【病因病机】

（一）病因

1. 感受外邪：一般说来，外感六淫之邪，均可发生泄泻，但以湿邪为主，故陈修园《医学三字经》有"湿气盛，成五泄"之说。外来之湿邪最易困遏脾阳，影响脾的运化，水谷相杂而下，引起泄泻，其中又有湿热和寒湿之不同。如夏秋季节暑湿或湿热之邪侵袭，脾胃受病，邪热下迫大肠而致泻，属于湿热一类；梅雨季节雨湿过多，或居处潮湿，或坐卧湿地，或汗出入水，寒湿入侵，脾阳被遏致泻者，则属寒湿一类。他如外伤风邪夹湿，亦可乱于肠胃，发生泄泻，故《素问·生气通天论》云："春伤于风，邪气留连，乃生洞泄。"

2. 饮食所伤：脾为仓廪之官，胃为水谷之府，饮食自倍，肠胃乃伤，故饮食不当是形成泄泻最常见的病因。如饮食不节，暴饮暴食，宿滞内停；恣食生冷瓜果或海鲜之物，寒湿内侵；过食酒酪肥厚、辛辣炙煿之品，蕴湿酿热，均可致脾胃运化失健，水反为湿，谷反为滞而成泻。亦有因饮食不洁，食物为秽浊所污，或误食馊腐饭菜等，损伤脾胃，致清浊不分而泻。

临床上，饮食不当与外感湿邪常相互影响，共同为患，恰如《景岳全书·泄泻》所云："饮食不节，起居不时，以致脾胃受伤，则水反为湿，谷反为滞，精华之气不能输化，乃致合污下降而泻痢作也。"

3. 情志失调：郁怒伤肝，肝失疏泄，木横乘土，脾胃受制，运化失常，或忧思气结，脾运塞滞，均致水谷不归正化，下趋肠道而为泻。明代张介宾《景岳全书·泄泻篇》云："凡遇怒气而作泻者，必先怒时夹食，致伤脾胃……盖以肝木克土，脾气受伤使然。"若脾胃素虚，运化不力，复因情志刺激或精神紧张，土虚木贼，肝脾失调，更易发生泄泻。

4. 体虚久病：素体脾胃虚弱，或久病伤脾，脾虚运化无权，不能散精，水湿内生，因而致泻；亦有脾病日久伤及下焦肾阳，或因年老肾阳衰微，釜底无薪，下焦无火以温运中焦，因而脾肾虚寒，发生泄泻者。

一般而论，饮食所伤或感受外邪，常为急性泄泻或慢性泄泻急性发作的原因；情志不调和脏气虚弱，常发为慢性泄泻，但也可多种因素夹杂为患。例如：饮食不当夹外感，体虚而兼情志内伤，或饮食过饱而又郁怒不解等，从而形成各种不同证候。

（二）病机

1. 病机关键在于脾病湿盛：泄泻的主病之脏在脾，并涉及胃、大小肠、肝、肾，其病理因素主要是湿，故《医宗必读》有"无湿不成泄"之说，清代沈金鳌在《杂病源流犀烛·泄泻源流》中也指出："是泄虽有风寒热虚之不同，要未有不原于湿者。"脾恶燥喜湿，湿邪最易困遏脾阳，致脾失健运，发为泄泻。从泄泻的发生来看，外因与湿邪的关系最大，湿邪入侵，损伤脾胃，致脾运失司，而发生泄泻；内因与脾虚关系最为密切，脾虚失运，水谷不化精微，湿浊内生，混杂而下，发生泄泻；至于情志失调和肾阳不足引起的泄泻，也是在脾虚的基础上产生的，由此可知，泄泻的病机关键是湿盛与脾病。因湿盛而致脾病者，多为急性泄泻（暴泻）；因脾虚而后湿邪壅滞者，多为慢性泄泻（久泻）。湿盛与脾病，往往还互为因果，湿盛可以困遏脾运，脾虚又可生湿。

2. 病理性质有虚实之分，可相互兼夹转化：一般认为，急性暴泻属实，多由外邪阻滞胃肠，困遏脾气，或为宿食壅滞中焦，脾不能运化水谷，清浊不分而致；慢性久泻属虚或虚实夹杂，多由脾虚生湿，健运无权，或他脏之病及脾，如木横乘土，或火不暖土，水谷不能腐熟而致。虚实之间又可以相互兼夹转化，如暴泻迁延日久，每可由实转虚而成久泻；久泻复受湿、食所伤，亦可急性发作，表现为虚中夹实的病候。本病的转归因暴泻、久泻不同而异。暴泄大多能够很快治愈。但个别患者，由于暴泻无度，伤阴耗气，很快造成亡阴、亡阳之变，危及生命。正如《景岳全书·泄泻》篇云："大泻如倾，元气渐脱"，"五夺之中，惟泻最急"。少数患者，因失治、误治、迁延日久，由实转虚，转为久泄。久泄若经正确治疗，加之生活、饮食调摄，一般亦能治愈。少数久泄患者，由于长期反复泄泻，由一般的脾胃亏虚，进而导致脾气衰败、中气下陷，出现纳食呆顿、形瘦神萎、面浮肢肿、小腹坠胀、肛门脱垂等症；甚或脾虚及肾，形成脾肾俱虚，出现亡阴、亡阳之变。此时病情趋向危笃。正如元代朱丹溪《脉因证治·泄》中指出的："厥逆幽闷，困泻不止，四肢冷，困软不能转侧，下泄不知，脉亡阳，喘者死。"

【病证鉴别】

1. 痢疾：泄泻与痢疾两者都有大便质稀、次数增多的表现。但痢疾以腹痛，里急后重，泻下赤白粘冻为主症。泄泻则是排便次数增多，粪便稀薄，甚则如水样者。泄泻亦有腹痛，但其痛多伴肠鸣，且泻后痛减；痢疾之腹痛，与里急后重同时出现，其痛便后不减，或虽减而旋即如故。如能结合检查粪便，则更有助于区别。

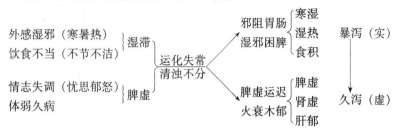

图 21　泄泻病因病机示意图

2. 霍乱：霍乱起病急骤，以卒然发生上吐下泻，腹痛或不痛为特征。其病虽有泄泻，但同时伴有呕吐，来势急暴，变化迅速，挥霍缭乱，甚者可出现伤津脱液，阴竭阳亡。而泄泻是以排便次数增多，大便稀薄为主症。

【辨证论治】

（一）辨证要领

泄泻是临床上最常见的病证，主症是大便次数增多，粪便稀薄。临证当首辨虚、实、寒、热。一般说来，大便清稀，或完谷不化者，多属寒证；大便色黄褐而臭，泻下急迫，肛门灼热者，多属热证；泻下腹痛，痛势急迫拒按，泻后痛减者，多属实证；病程较长，腹痛不著，喜温喜按者，多属虚证，临床还应结合病史和兼症，予以分析。

其次应辨清证候特点。泄泻的证型繁多，然在临床上又各有其特点。如外感泄泻多夹表证，当进一步辨别其属于寒湿与湿热。寒湿者苔白腻而脉濡缓，泻多鹜溏；湿热者苔黄腻而脉濡数，泻多如酱黄色。食滞肠胃之泄泻，以腹痛肠鸣、粪便臭如败卵为特点。久泻肝郁乘脾者，多以痛泻为特征，每因情志郁怒而增剧，平素可见胸胁胀闷，嗳气，纳少。脾胃虚弱之泄泻，大便时溏时泻，夹见水谷不化，稍进油腻之物，则大便次数增多，面黄肢倦。肾阳虚衰之泄泻，多表现为五更泄，即每于黎明之前，腹痛肠鸣，泻后则安，伴形寒肢冷，腰背酸楚。

（二）治疗要点

由于泄泻的基本病机为脾病湿盛，故其治疗要点为运脾化湿。暴泻以湿盛为主，治应着重化湿，参以淡渗，结合运脾；久泻以脾虚为主，当以健运脾气为先，佐以化湿利湿，若夹有肝郁或肾虚而致者，又当配合抑肝扶脾，或补火暖土等法。

（三）分证论治

1. 寒湿泄泻：

[症状] 泻下清稀，甚则如水样，腹痛肠鸣，脘闷纳少，口淡不渴，或兼恶寒发热，头痛，肢体酸楚。苔白或白腻，脉浮缓。

[证候分析] 外感寒湿之邪，侵袭胃肠，或内伤生冷瓜果，损及脾运，水谷不化，清浊不分，肠腑传导失司，故泻下如水，或为鹜溏；寒湿阻滞，肠腑气机不利，故腹中冷痛，肠鸣漉漉；湿困脾胃，故脘痞纳少，口淡不渴。若兼风寒袭表，则见寒热、头痛、身楚等卫表不和诸症。苔白或白腻，脉浮缓，为寒湿内盛之象。

［治法］ 芳化湿浊，疏散风寒。

［方药］ 藿香正气散加减。本方解表化湿，理气和中。用于外感风寒，内伤湿滞所致寒热，头痛，泄泻肠鸣，腹痛脘痞，呕吐恶心，舌苔白腻等症。

药用藿香10g、苏叶10g、白芷10g，外散风寒，内化湿浊；苍术10g、茯苓10g等燥湿健脾；厚朴10g、陈皮5g、木香5g，化湿理气止痛，也可加服纯阳正气丸。

加减：若表证显著，周身困重而骨节酸楚者，可加荆芥10g、防风10g，或改用荆防败毒散煎服；若为里湿偏重，胸闷腹胀，小便短少，肢体倦怠，舌苔厚腻者，重在化湿利湿，可改用胃苓汤以燥湿健脾，淡渗分利。

2. 湿热泄泻：

［症状］ 泻下急迫，或泻而不爽，粪色黄褐而臭，腹痛拒按，肛门灼热，或烦热口渴，小便黄赤短少，舌红，苔黄腻，脉象濡数或滑数。

［证候分析］ 感受湿热，或为夏令暑湿时邪伤及肠胃，运化失常，发生泄泻。热邪类火，火性急迫，邪热下迫大肠，肠腑传导失常，故见泻下急迫，此即《内经》所谓"暴注下迫，皆属于热"是也。湿热壅结大肠，腑气通降不利，则泻下不爽，腹痛拒按。湿热下注，故粪黄褐如酱色而热臭，肛门灼热，湿热内蒸而水津渐耗，故见小便黄赤短少，烦热口渴，苔黄腻，脉滑数或濡数，均为湿热之征。

［治法］ 清热化湿。

［方药］ 葛根黄芩黄连汤合六一散加减。葛根黄芩黄连汤清里解表，用于湿热由表入里，内陷阳明，见泻下黄臭，身热、口干、苔黄、脉数等症；六一散淡渗清利，利小便而实大便，用于口渴、尿少等症。

药用黄芩10g、黄连3g、马齿苋15g苦寒以清热燥湿，宽肠止泻；六一散15g、茯苓10g利湿清热而止泻；葛根10g解肌升清止泻；木香5g理气止痛。

加减：若病情轻浅者，可用六一散煎汤送下红灵丹；若湿重于热，胸腹胀满，渴不欲饮者，可合平胃散以燥湿和中；若热邪偏盛，身热，口渴引饮，泻下不畅者，加石膏20g、知母10g、马齿苋15g、白头翁15g、黄柏10g等以清热解毒；腹痛甚者，可加白芍12g、炙甘草5g、香附10g理气缓急止痛；夹食滞者，加山楂12g、神曲12g、麦芽15g消食导滞；若时届盛夏，暑热夹湿，症见便泻如水，身热面垢，自汗烦渴而尿短赤者，可加用黄连香薷饮以清暑化湿。

3. 食滞肠胃：

［症状］ 腹痛肠鸣，泻下粪便臭如败卵，泻后痛减，或泻而不畅，大便常杂不消化食物，脘腹痞闷，嗳腐恶食，甚则恶心呕吐。舌苔厚腻或垢浊，脉滑大。

［证候分析］ 饮食不节，宿食内停，阻滞肠胃，传化失常，湿滞混杂而下，发为泄泻；食滞胃肠，气机不利，故脘腹痞满，腹痛肠鸣，泻而不畅；浊气上泛，故嗳腐恶食，甚则恶心呕吐；浊气下趋肠道，故泻下臭粪，有如腐败禽蛋；泻后则腐浊之邪得以外出，故腹痛减轻。湿浊上熏，故舌苔厚腻或垢浊。脉滑大是为宿食内停之象。

［治法］ 消食导滞。

［方药］ 保和丸加减。本方消食导滞，用于饮食过度，宿食内停，脘痞腹痛，嗳腐呕吐，泻下臭如败卵等症。

药用神曲12g、谷、麦芽各15g、山楂12g、莱菔子15g消导食滞，陈皮5g、茯苓12g

和胃理气化湿。

加减：若伴呕吐酸腐，加半夏 6g、生姜 3 片和胃降逆止呕；泻下不畅者，可加木香 5g、厚朴 10g、大腹皮 15g 行气导滞。

4. 肝气乘脾：

[症状] 泄泻发作常和情绪波动有关。每于抑郁、恼怒或精神紧张之时，即发生肠鸣攻痛，腹痛即泻，泻后痛缓，矢气频作等。平时可见胸胁胀闷，嗳气食少，舌淡红，脉弦。

[证候分析] 忧思恼怒或情绪紧张，致肝气不舒，失于条达，横逆克脾，则中气郁滞而腹痛；脾运无权，水谷下趋则腹泻。肝失疏泄故见胸胁满胀，嗳气纳少。舌淡红为脾虚不能上荣；脉弦为木郁不达，均属肝旺脾虚之象。

[治法] 抑肝扶脾，调中止泻。

[方药] 痛泻要方加减。本方疏肝补脾，主治肝郁脾虚之痛泻。

药用白芍 20g 柔肝而止痛，防风 10g 泄肝而祛风，白术 10g 健脾，陈皮 5g、枳壳 5g、乌药 10g、玫瑰花 5g 理气。症情控制后，可续服逍遥丸，每次 5g，每日 2 次以善其后。

加减：若兼有湿热，大便夹有粘冻，加黄连 3g、黄芩 10g 清肠化湿；反复发作不已者，可适当加入酸涩收敛之品，如乌梅 10g、木瓜 5g、诃子 5g 等；若脾气虚弱较著，可加服参苓白术丸。

5. 脾胃虚弱：

[症状] 大便时溏时泻，夹有未消化食物，反复发作，日久不愈，稍有饮食不慎，或多进油腻食物，大便次数即明显增多，食少脘闷，腹胀不舒，面色萎黄，肢倦乏力，舌淡苔薄，脉缓而弱。

[证候分析] 脾胃虚弱，运化无权，水谷不归正化，下趋肠腑，故大便溏泻，夹有不消化食物；病本于虚，故反复发作，日久不愈；饮食稍有不慎，则脾胃之气更伤，运化愈益无权，故大便次数增多；脾阳不振，运化失常，胃不受纳，故饮食减少，脘腹胀闷不舒；久泻不已，脾胃虚弱，气血生化乏源，不能上荣于面，故面色萎黄；气血不足以充养四肢，则肢倦乏力。舌淡苔薄，脉缓无力，亦为脾胃虚弱之症。

[治法] 健脾益气，运中止泻。

[方药] 参苓白术散加减。本方健脾益气，和胃渗湿，用于脾胃气虚夹湿之泄泻，而伴见食少，神疲，肢倦，面黄少华，苔薄腻，脉弱等症者。

药用党参 10g、白术 10g、山药 15g 健脾益气，扁豆 10g、苡仁 15g、茯苓 12g 健脾渗湿，木香 5g、砂仁 3g、陈皮 5g 调中理气醒脾。病情控制后，可续进成药参苓白术丸，以巩固疗效。

加减：若脾阳虚衰，阴寒内盛，伴见腹中冷痛，手足不温者，治当温脾散寒，可用附子理中丸为主方，加吴茱萸 1g、肉桂 3g 以散寒止泻；若久泻不止，脾气虚陷，伴见滑脱不禁或脱肛者，可用补中益气汤，益气升清，健脾止泻；若脾气虚弱，夹有湿滞，泻久而便溏粘，苔腻难化者，可加苍术、厚朴、木香运脾化湿行滞，或改用升阳益胃汤以升清阳，化湿浊；若大便泻下呈黄褐色，为内夹湿热，可于原方中加入黄连、厚朴等清热除湿之品。

6. 肾阳虚衰：

[症状] 病程日久，泄泻多在黎明五更前后。先是脐下冷痛，继则肠鸣而泻，完谷不化，泻后则安。腹部喜暖，时或作胀，食欲不振，伴有腰膝酸软，形寒肢冷，舌淡苔薄，脉

沉细。

[证候分析] 肾阳虚衰，釜底无薪，不能温煦脾土，腐熟水谷，则导致脾运失司，水谷下趋肠道而泻；黎明五更前后，正是阴寒较甚、阳气未复之时，故见脐下少腹冷痛，肠鸣即泻，此又称为"五更泻"；泻后腑气通利，故腹痛得止；脾寒不能运化谷食，故泻下完谷；肾阳虚衰，失于温煦，故形寒肢冷；腰者肾之府，肾阳衰惫，故腰膝酸软无力。舌苔淡白、脉沉细者，亦为脾肾阳虚之象。

[治法] 温肾健脾，固涩止泻。

[方药] 四神丸、附子理中汤加减。四神丸温肾止泻，主治五更泄泻；附子理中汤温中补火，用于脾肾虚寒，便泻清稀，食谷不化，腹部冷痛，畏寒肢冷，舌淡苔薄，脉沉细等症。前者重在温肾，后者重在暖脾。

药用补骨脂 10g 温补肾阳；肉豆蔻 10g、吴茱萸 1g、制附子 3g、炮姜 5g 温中散寒，党参 10g、白术 10g 健脾益气，五味子 3g 涩肠止泻。

加减：若以脾肾两虚为主者，可用胃关煎健脾益胃，升清止泻；待症情得到控制后，可改服成药，早进附子理中丸温散脾寒，晚进四神丸温肾涩肠，以巩固疗效；年老体衰，久泻不止，中气下陷者，当配合补气升阳之法，如补中益气汤加枳壳之属；若泻下滑脱不禁，或虚坐努责者，可改用真人养脏汤为主，温中补虚，涩肠固脱；若虽为五更泄泻，脾肾虚寒不著，反见心烦嘈杂，大便夹有粘冻，表现寒热错杂证候，可改服乌梅丸方，辛散脏寒，苦降泄热，酸敛涩肠；若证虽虚寒，但夹有积滞未尽，可加大黄通腑导滞；若脾肾阳虚夹有痰瘀，表现久泻不已，腹中冷痛，按之有块，可用阳和汤温化之。

上述久泻三证，以脾胃虚弱最为常见，而肾阳虚衰和肝气乘脾两证，亦多与脾虚有关。更有肝、脾、肾三脏合病者，以参苓白术散、四神丸、痛泻要方三方合用，可取得疗效。

【其他疗法】

（一）单方、验方

1. 车前子、马齿苋、蒲公英适量等份，水煎服。主治泄泻腹痛、恶寒发热者。

2. 鲜马齿苋 100g，鲜石榴皮 30g，红糖 15g，水煎温服。每日 1 剂，连服 2～3 天。主治脾虚而湿热留滞的泄泻。

3. 生山楂、焦山楂适量等份，水煎服。主治伤食泄泻。

4. 肉豆蔻 150g，乳香 50g，为末，陈米粉煮糊为丸。每服 6g，米汤送下，治老人虚泄。

5. 破故纸 10g，焙干为末，猪腰子 1 个，去白筋油膜，破开，将故纸末装入裹紧，蒸熟食用。治脾肾久泄。

6. 芡实、山药等份适量，与猪肚或狗肚蒸服。治疗久泄。

（二）中成药

1. 藿香正气软胶囊：解表化湿，理气和中。主治寒湿泄泻见发热恶寒、肠鸣泄泻者。口服，每次 2～4 粒，每日 2～3 次。

2. 附子理中丸：温阳祛寒，益气健脾。治疗脾肾阳虚所致的泄泻，泄下清稀，腹痛，四肢厥冷。口服，每次 9g，每日 2 次。

3. 葛根芩连微丸：清热燥湿，解肌止泻。治疗湿热泄泻，泻下秽臭，肛门灼热。口服，每次 3g，每日 3 次。

4．香连丸：清热祛湿。主治肠道湿热而致的腹痛泄泻。口服，每次 6g，每日 3 次。

5．四神丸：温肾健脾，固涩止泻。治疗肾虚五更泄。口服，每次 9g，每日 2 次。淡盐水送服。

6．参苓白术丸：健脾益气渗湿。治疗脾虚泄泻，食少便溏，面色萎黄。口服，每次 9g，每日 2 次。

（三）外治法

1．脐疗：

（1）胡椒粉填满脐眼，用纱布盖贴，胶布固定（或外用小纸膏药盖固之），隔日更换 1 次。多用于脾寒之泄泻。

（2）五倍子 5g，研末，用水调成糊状，摊在纱布上盖于脐部。如泻已控制，即揭去。用于久泻。

（3）肉桂、鸡内金各 3g，硫黄、枯矾、五倍子各 6g，白胡椒 2g，共研末，鲜葱头 3 根捣烂，与药末拌匀，以醋调为糊状，敷脐部。治久泄。

（4）白芷、干姜各 3g，共研细末，以蜜为膏。先用酒洗脐后贴之，适用于脾肾阳虚之久泄。

2．灌肠：

（1）黄连 6g，黄芩 15g，黄柏 15g，加水浓煎 150mL 左右；加入云南白药 1 支，锡类散 2 支。药液温度控制在 35～40℃，于晚上临睡时作保留灌肠。灌注速度宜慢，在 15～20 分钟内灌完。隔日 1 次，10 次为 1 疗程。主治久泻，湿热未尽，粪便夹有粘冻或血迹者。

（2）党参、白术、苡仁、芡实、乌梅各 15g，苍术 10g，陈皮、木香各 6g，诃子肉 12g。以上为每日量，浓煎 150mL，并调入白及粉 10g。如上法行保留灌肠，隔日 1 次，10 次为 1 疗程。适用于脾虚久泻，大便溏薄，或夹有粘冻者。

【预防调护】

临床常见一些泄泻病人，由于病中或病后饮食不知节制，常使泄泻缠绵不愈，转为久泻；或令久泻反复发作，经年累月不愈。因此，饮食之调摄颇为重要。一般说来。饮食宜新鲜、清淡、易于消化而富有营养。并应做到饮食有节，起居有常，禁酗酒，戒辛辣，忌恼怒，就餐不仓促，饭后莫受凉。再结合正确的辨治措施，就能使病情尽快向愈。

【临证提要】

1．掌握泄泻的发生中湿盛与脾病这一病理关键。暴泻在于湿盛，湿困而脾病；久泻在于脾虚，脾虚而致湿停。暴泻以湿盛为主；久泻以脾虚为主，还当考虑到肝、肾两脏的影响。

2．临证应注意泄泻属虚实夹杂者，应补脾与祛邪并进；寒热错杂者，当温清并用。急性暴泄不可妄予补涩。慢性久泻不宜妄投分利。清热不可过于苦寒，过则伤脾；补虚不可纯用甘温，因甘能助湿。此外，在服药治疗期间，还当注意饮食有节，禁忌生冷油腻之品，以利提高疗效。

3．在辨证施治的同时，不能忽视必要的理化检查，以便及时明确诊断，采取相应的措施。例如暴泻湿热证可做大便镜检或细菌培养，排除细菌性痢疾或阿米巴性痢疾；久泻不已，必要时应做结肠钡透或肠镜检查，以排除肠结核或肠道癌肿等疾患。

【医案精选】

1. 顾金寿医案：

休邑一女人，年40余，患泄泻，谓是脾虚，用参术补剂，泻益甚，渐至完谷不化。谓是虚而且寒，用参术桂附温补之药，飧泄更甚，服药月余，终不见效。壬戌秋月，余在休邑，邀为视之，两脉弦浮而有力，余曰，此风干肠胃，非虚寒也。风性最速，食物方入胃，即传而出，故完谷不化。用温补则风势益劲，传递更速矣。余用桂枝、防风、苍术、薏苡、泽泻、陈皮、柴胡、升麻、白芍，服4剂痊愈。

按：此例说明辨证准确是取得疗效的前提。患者虽久泻，未必就是脾虚，临证应脉症互参，方能正确施治，药到病除。

（《吴门医验录》）

2. 秦伯未医案：

男，42岁。1958年曾患泄泻半年，每天4~7次，多粘液便。去年又便溏，一天六七次，经治好转。目前每至天明必泻，食后亦泻，泻前肠鸣腹胀，绕脐作痛，矢气甚多，泻下溏粪，无里急后重。伴见纳食呆顿，口唇干燥，手足心热，小便有气味。脉象濡滑，右手独大；舌苔浮黄厚腻。曾服四神丸、参苓白术散和单方海参等，似有小效，并不明显。经考虑后，认为脾虚中气不振，湿浊极重，张景岳所谓"水反为湿，谷反为滞"。不宜单纯补脾，亦不宜温肾固肠。处方用藿香、苍白术、厚朴、砂仁、木香、乌药、枳壳、神曲、煨姜调气逐湿，稍佐葛根、黄连升清和胃。3剂后，大便次数不减，但俱能成形，为近年来所少有。因脉舌无变化，仍守原意。三诊时每天仅在早晚前后便薄两次，食欲稍增，肝脾部位偶有胀痛，舌苔化而未净，接予升阳益胃汤调理。方内黄芪本为主药，因毕竟湿重，且多胀气，暂时不用。

处方：党参、苍白术、葛根、厚朴、柴胡、黄连、半夏、木香、青陈皮、泽泻。

按：本案提示，临证不应刻板地依照证候治疗，尤其病程较长，病情复杂的患者，更不宜单纯依据一个一般证候进行治疗，应在掌握一般治疗规律的基础上，根据具体病情，灵活运用。

（《谦斋医学讲稿》）

3. 周仲瑛医案：

刘某，男，成人。腹泻年余，因食冷粥引起，大便日五六次，质溏夹有粘冻，腹痛腹胀，肠鸣窜气，舌苔薄白腻，脉细。经中药补气健脾、温肾助火等法治疗无效，乃从脾胃虚寒，肝气乘中施治，用苦辛酸甘法，仿乌梅丸加减。

处方：党参、诃子各9g，乌梅、桔梗各6g，制附片、炒黄芩各3.3g，炮姜、川椒壳、砂仁各3g，肉桂0.9g。

服药5剂，泻止，大便转实，每日1次，仅觉有时肠鸣，舌苔净，原法巩固而愈。

按：此例为寒热错杂，虚实相兼之泄泻，治当兼顾，故仿乌梅丸，辛散脏寒，苦降泄热，酸敛涩肠，用之每获良效。

（《周仲瑛临床经验辑要》）

自 学 指 导

【重点难点】

泄泻论治一般以暴泻、久泻为纲，暴泻重在辨湿邪的属寒属热，久泻重在审明肝、脾、肾三脏的不同病位所属及其主次关系。

泄泻的治疗大法为运脾化湿，视其不同证候选方用药。暴泻以化湿为主，结合运脾，再分别情况予以清化湿热、温化寒湿或消导积滞；久泻以健脾为主，结合渗湿利湿；或配合扶土抑木、温肾固涩等法。

明代李士材《医宗必读·泄泻门》载有治泻九法，近人秦伯未在《谦斋医学讲稿》中曾进一步加以发挥，这对于治疗各类泻证，确能起到执简驭繁的作用。今据其原意，概括为"治泻八法"（见表1），以资临证参考。

表1 治泻八法简表

治法＼项目	作　用	选　方	主　要　药　物
清热法	清化肠道之湿热	葛根芩连汤	黄连，黄芩，马齿苋，白头翁
化湿法	芳化湿浊健脾助运	藿香正气散	藿香，苏叶，苍术，厚朴
消导法	清除胃肠积滞	保和丸	山楂，神曲，莱菔子，鸡内金
渗利法	利小便以实大便	五苓散	车前，滑石，茯苓，泽泻
健脾法	促进水谷之输化	参苓白术散	白术，山药，薏苡仁，扁豆
升提法	鼓舞胃气升清止泻	补中益气汤	黄芪，葛根，升麻，柴胡
收敛法	酸涩收敛涩肠止泻	真人养脏汤	诃子，石榴皮，粟壳，赤石脂
温肾法	温肾运脾釜底添薪	四神丸	破故纸，肉豆蔻，益智仁，吴茱萸

【复习思考题】

1. 什么叫泄泻？其致病因素主要有哪些？为什么说湿盛与脾病是泄泻发病的病理关键？暴泻与久泻的病因病机各有何不同？

2. 怎样掌握泄泻的辨证施治要点？怎样掌握"治泻八法"的临床运用？

3. 试述脾虚久泻的辨证施治大法及其选方用药。其饮食的调摄要求如何？

【常见文献摘录】

1.《素问·阴阳应象大论》："清气在下，则生飧泄。"

2.《灵枢·师传》篇："脐以上皮热肠中热，则出黄如糜。"

3.《难经·五十七难》："泄凡有几？皆有名否？然！泄凡有五，其名不同：有胃泄，有脾泄，有大肠泄，有小肠泄，大瘕泄。胃泄者，饮食不化，色黄；脾泄者，腹胀满泄注，食即呕吐逆；大肠泄者，食已窘迫，大便色白，肠鸣切痛；小肠泄者，溲而便脓血，少腹痛；大瘕泄者，里急后重，数至圊而不能便，茎中痛。此五泄之要也。"

4．《素问·至真要大论次注》："暴注下迫，食不及化，是无水也；溏泄日久，止发无恒，是无火也。"

5．《证治要诀·泄泻》："伤湿小便秘，大便溏者，五苓散吞戊己丸。戊己属土，土能克水，因而得名。五苓散乃湿家之要药。经云：'治湿不利小便，非其治也。'"

6．《临证指南医案·泄泻》："泄泻，注下症也。经云：湿多成五泄，曰飧，曰溏，曰鹜，曰濡，曰滑。飧泄，完谷不化，湿兼风也；溏泄之肠垢污积，湿兼热也；鹜溏之澄清溺白，湿兼寒也；濡泄之身重软弱，湿自胜也；滑泄日久，下不能禁锢，湿盛气脱也。"

7．《医学三字经》："湿气盛，五泄（濡、飧、溏、鹜、滑）成。胃苓散，厥功宏。湿而冷，萸附行。湿而热，芩连呈。湿夹积，楂曲迎。虚夹积，参附苓。脾肾泻，近天明，四神服，勿纷更。"

8．《医学衷中参西录·三卷》："……人至夜半之时，肾系命门之处，有气息萌动，即人生之阳气也，至黎明寅时，为三阳之候，人身之阳气，亦应候上升，自下焦将达中焦。其人或元阳之根砥素虚，当脐之处，或兼有凝寒遮蔽，且互相薄激，至少腹作痛，久之阳气不胜凝寒，上升之机转为下降，大便亦即溏下，此黎明作泻之所由来也。"

第八节　痢　　疾

【目的要求】

1．了解痢疾的主要症状及其具有传染性的特点。
2．掌握其病理变化为湿热阻于肠道，气血壅滞，脂膜血络受损所致。
3．掌握其辨证当以久暴分虚实，及湿热痢、疫毒痢、休息痢等常见证型的治疗；湿热痢见表证时运用"逆流挽舟法"的临床指征和疫毒痢在正虚邪陷时所见险证的应急处理。

【自学时数】

8学时。

痢疾是以大便次数增多，腹痛，里急后重，痢下赤白粘冻为主症的疾病，是夏秋季常见的肠道传染病。

《黄帝内经》称本病为"肠澼"及"赤沃"，且认识到饮食不节和感受外邪为本病的主要病因。如《素问·太阴阳明论篇》说："饮食不节，起居不时……下为飧泄，久为肠澼。"《素问·至真要大论》说："少阴之胜……满痛，溏泄，传为赤沃。"至《难经》有大肠泄，小肠泄，大瘕泄等描述。《伤寒论》与《金匮要略》将痢疾、泄泻统称为"下利"，制有白头翁汤及桃花汤等方，至今仍被临床广泛习用。直至东晋葛洪在其《肘后备急方》中，称本病为"痢"，以与一般之泄泻相区别。隋代巢元方撰《诸病源候论》，根据病因病机及临床表现，列出了21种痢疾，如赤白痢、脓血痢、冷热痢、杂痢、休息痢、蛊注痢等。唐代逊思邈在《备急千金要方》中将本病称之为"滞下"，立有"热痢"、"冷痢"、"疳湿痢"、"小儿痢"四论，制方 102 首。明确提出"痢疾"名称的，是宋代严用和的《济生方》："今之所谓痢疾者，古所谓滞下是也。"《丹溪心法·痢疾篇》说："时疫之痢，一方之内，上下传染相似。"已认识到痢疾与感受时疫之邪有关，具有一定的传染性。金代刘河间撰《河间六书》，提出了"脏腑泻痢，其证多种，大抵从风湿热论"；在治疗上立下了"后重则宜下，腹痛则宜和"以及"行血则便脓自愈，调气则后重自除"的法则。明代张景岳在其《景岳全书》中指出"凡里急后重者，病在广肠最下之处，而其病本则不在广肠而在脾肾"，为治疗痢疾提供了新的理论依据。清代喻昌在《医门法律》中又对痢疾的治疗作了详细论述，创立了"逆流挽舟"法。至清代吴道源始著痢疾专著《痢证汇参》。

本篇主要讨论痢疾的辨证施治，其可见于细菌性痢疾和阿米巴痢疾。至于某些肠道疾病，如慢性非特异性溃疡性结肠炎而致的腹痛，泻下赤白粘冻，也可参照本篇处理。此外，如属急性血吸虫病感染，可以伴发类似"暴痢"的证候；结肠恶性肿瘤在发展过程中也可发生类似慢性痢疾的症状，均应及时查明，以便采取相应措施进行治疗。

【病因病机】

（一）病因

痢疾的病因，为外感时邪和饮食所伤，而外邪与饮食又往往相互影响，多属饮食伤中，复加感受时邪而发病。其病位在肠腑，可影响到脾、肾、心、肝等脏。

1. 外感时邪：本病多由感受时令之邪而发病，常见于夏秋季节。邪毒的性质有三：一为湿热疫毒之邪，内侵胃肠，发病骤急，形成疫毒痢；二为时行之邪，酿生湿热，湿热郁蒸，肠胃气机阻滞，发生湿热痢疾；三为因热贪凉，感受寒湿，伤及肠胃，气血壅滞，发为寒湿痢。临床以外感湿热之邪致病为最常见，正如《景岳全书·痢疾》所说："痢疾之病，多发生于夏秋之交……炎暑火行，酷热之毒蓄积为痢。"

2. 内伤饮食：主要为饮食不节和不洁。如饮食不当，过食甘肥油腻或误食馊腐秽浊不洁之食物，酿生湿热，积于肠胃；或贪食生冷瓜果，聚为寒湿，留滞肠道。前者可致湿热痢疾，后者可成寒湿痢疾。

痢疾发病应注意两个特点：其一，多为内外合邪而发。明代李中梓在《病机沙篆》中说过："湿热郁蒸由乎天，生冷停滞由乎人。"说明时行疫毒的感受，多与饮食不节密切相关。其二，无论湿热痢、寒湿痢或疫毒痢，除时邪湿毒之强弱外，还决定于个体的素质差异。

（二）病机

1. 发病机制为邪食交阻于大肠，传导失司，气血壅滞，脂络受损，痢下赤白：湿热或寒湿与食滞交阻大肠，传导失司，气血壅滞，脂络受损，而致痢下赤白。积滞于肠，腑气通降不利则腹痛阵作，里急后重；脂膜受损则下痢白冻；血络受损则下痢赤冻；伤于气分则为白痢；伤于血分则为赤痢；气血俱伤，则为赤白痢。

2. 病理表现有暴痢和久痢之分：暴痢多属邪实，但有寒、热之分，而以湿热者为多。其中又有轻重之不同，轻者为湿热，应注意湿偏重或热偏重；严重者则为疫毒。在邪阻肠腑的同时，如湿热疫毒深重，亦可内陷而逆传心肝，扰乱神明或引动内风，成为疫毒痢；或疫毒上冲于胃，使胃气逆而不降，成为下痢不食的噤口痢。属于寒湿者，或为外感寒湿，伤于肠胃，或为贪食生冷太过，寒湿伤中，发为寒湿痢。

久痢之证，多为正虚邪恋。如痢久迁延，湿热耗伤阴血，可成阴虚痢；寒湿痢反复发作，伤及脾阳，可成为虚寒痢；如暴痢兜涩太早，复加饮食不节，脾气虚弱而积滞未清，则可成为时发时止的休息痢。

本病预后，前人有"三忌"、"五难治"的说法。"三忌"即高热、不食、下多恶臭。"五难治"即：①腹痛如绞，痢下无度。②下痢纯血，身热脉大。③便下五色，或为屋漏。④下如脂膏。⑤呕吐呃逆。认为如有上述情况发生者为难治。但随着医学的进步，如今即使出现了上述险证，只要能及时抢救，绝大部分病人还是可以转危为安的。

【病证鉴别】

与泄泻的鉴别：痢疾与泄泻有许多共同点。如均发于夏秋季，病位均在胃肠，都由感受外邪和内伤饮食而致病，大便均稀而便次频。然两者主症各异。如《局方发挥·痢疾》云："泻利之病，水谷或化或不化，并无

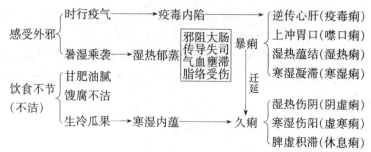

图22　痢疾病因病机示意图

努责，惟觉困倦。若滞下则不然，或脓或血，或脓血相杂，或肠垢，或无糟粕，或糟粕相混，虽有痛、不痛、大痛之异，然皆里急后重，逼迫恼人。"其病机亦有不同，如《景岳全书·泄泻》云："泻浅而痢深，泻轻而痢重。泻由水谷不分，出于中焦。痢从脂血伤败，病在下焦。"

【辨证论治】

(一) 辨证要领

1. 辨暴痢和久痢：暴痢和久痢可根据其发病情况、病程长短及主症不同来鉴别。见表2。

表2　　　　　　　　　　　　　　暴痢和久痢鉴别表

病名	发病	病程	腹痛里急后重	泻下赤白粘冻	性质
暴痢	急	短	显著	多鲜紫	多偏于实
久痢	缓	长	不著	多粘冻	多偏于虚

2. 辨证候特点：各类痢疾，虽可归纳于暴痢和久痢之中，但均有其特点。在暴痢范畴，湿热痢最为多见，寒湿痢亦可见到。可从痢下赤白的不同予以审辨：赤白夹杂多见于湿热痢疾；痢下白多赤少者，湿热偏于气分；赤多白少者湿热偏于血分；若纯白无赤，或泻下如鱼脑者，可能是寒湿痢。若属暴痢来势凶猛者，当辨其是疫毒痢还是噤口痢。如痢下无度，高热、神昏或抽风者，当属疫毒痢；若痢下频繁，恶心泛吐甚则水浆难入者，当是噤口痢。在久痢范围，当辨别其属阴虚痢或虚寒痢。如痢久正虚，低热不退，头昏心烦者，当属阴虚痢；若痢久滑脱难禁，形寒而四肢不温者，当属虚寒痢。再如久痢反复发作，发作期与休止期相间者，此为休息痢。

（二）治疗要点

痢疾的治疗，无论暴痢还是久痢，均应重视调气行血。赤多重用血药，白多重用气药，即刘河间所谓："调气则后重自除，行血则便脓自愈。"临证运用则应遵循以下法则：暴痢以清肠化湿、调气和血为常法，有滞者通导积滞；疫毒炽盛者加用大剂清热解毒药。久痢则标本同治，调补脾胃，兼以清肠。

（三）分证论治

1. 湿热痢：

[症状] 腹痛或胀，里急后重，痢下赤白脓血，稠粘气臭，日十数次至数十次不等，肛门灼热，小便短赤，口干苦而粘。或见恶寒发热，头痛身困，舌苔黄腻，脉滑数。

[证候分析] 由于湿热之邪留滞肠腑，传化失司，气血壅滞，脂络伤损，故见腹痛，里急后重，痢下赤白脓血。起病之时，邪势正盛，故便次频繁，便下臭秽粘稠。肠腑湿热上蒸，故口干苦而粘。湿热下注则小便短赤，肛门灼热。苔黄腻，脉滑数，亦为湿热内蕴之征。若外夹表邪，呈表里同病者，则除腹痛痢下脓血之外，又兼恶寒发热、头身疼痛之候。

[治法] 清肠化湿，调气和血。

[方药] 洁古芍药汤加减。本方清热止痢，行血调气。治湿热痢腹痛，里急后重。

药用黄芩10g、黄连3g、大黄10g（后下）清肠解毒化湿，通导壅滞；芍药15g、甘草5g、当归10g和营理血，缓急止痛；木香5g、枳壳5g、槟榔10g疏利肠道气机而除后重；少佐肉桂3g通阳和血，或加银花15g甘寒清热解毒。若证情较轻者，可用成药香连丸。

加减：若湿浊偏重者，症见痢下白多赤少，胸脘痞闷，发热不著，可用芍药汤合不换金正气散，加强温化湿浊之力。热毒偏重，痢下赤多白少，发热口渴，苔黄较著者，改用芍药汤合白头翁汤进治，以加强清热解毒之功。若积滞较著，见泻下臭秽稠粘，腹痛腹胀拒按，可选芍药汤合木香槟榔丸化裁，加强通腑导滞。

若初起夹有表证，发热恶寒，头身重痛者，可用解表法，《温病条辨·中焦篇》云："暑湿风寒杂感，寒热迭作，表邪正盛，里证复急，腹不和而滞下者，活人败毒散主之。"方用人参为君，益气扶正；羌活、独活、柴胡、前胡合川芎，从半表半里之际领邪外出；枳壳宣中焦之气；茯苓渗下焦之湿；桔梗开上焦之闭；甘草调和诸药，共成扶正祛邪之功，使表邪得以通畅，气滞随之亦除，不治痢而痢自止，乃陷者举之之意，即喻嘉言所谓"逆流挽舟"之法。若表证已减，痢犹未止，可用香连丸以调气清肠。若为高热寒战，神识昏蒙，属于疫毒痢火毒内攻者，当急予清热解毒，而禁用本法。

经治疗后症状消失，尚需继续服药数日，祛邪务尽，以免反复。

2. 疫毒痢：

[症状] 发病急骤，痢下脓血鲜紫相杂，腐臭难闻，腹痛里急后重等均较湿热痢严重，肛门灼热重坠，壮热口渴，头痛烦躁，舌质红绛，苔黄腻或黄燥，脉滑数。甚者，可在痢下赤白之前，便出现神昏痉厥等险症。

[证候分析] 疫毒伤人，既深且速，故其发病急骤；热毒熏灼肠道，气血壅滞与脂络伤损较上证深重，故痢下脓血鲜紫相杂，腹痛里急后重均为剧烈；邪毒鸱张，火热内盛，伤津耗液，故壮热口渴；毒邪上攻，故头痛如裂；若毒邪内陷心肝，心神受扰则烦躁神昏；热极生风则见痉厥。舌绛、苔黄腻，或焦黄起刺，脉滑数者，皆疫毒内盛所致。本证在严重者，疫毒之邪迅速内陷心肝，可先见神昏痉厥，后见痢下脓血，在临床辨证时尤当注意。

［治法］　清热凉血，解毒清肠。

［方药］　白头翁汤加味。本方清热解毒，凉血止痢，治湿热疫毒深重，痢下脓血。

药用白头翁15g、秦皮10g为君，清热解毒，凉血止痢；配合黄连3g、黄柏10g清肠化湿，苦参10g、银花15g清热解毒，化湿凉血而厚肠胃；再加地榆10g、赤芍15g、丹皮15g既能清热毒，又可凉血化瘀；配枳实10g以行气通腑导滞。

加减：如出现神昏谵语，甚则痉厥，脉弦细，舌红绛者，为热毒内陷心肝，证势险重，可于上方伍入羚羊钩藤汤以清热熄风，或加用紫雪丹以清热解毒，凉营开窍镇痉；若腹痛，大便不爽者，可加生大黄10g后下以荡涤热邪。

本证病势急，病情重，老人小儿罹此，尤为险恶，应采用综合措施抢救，治不及时，多有发生内闭外脱，甚至导致死亡者。

3. 噤口痢：

［症状］　急性暴痢者，症见下痢频繁，赤多白少，气味臭秽，里急后重，腹胀痛难忍而拒按，不思饮食，或食入即吐，恶心呕吐，甚则水浆不入，胸脘痞闷，舌质红，苔黄腻，脉濡数。慢性久痢者，可见痢下无度，呃逆频频，呕吐不止或水浆难入，精神疲乏，舌红，脉细弱无力。

［证候分析］　本证由于肠腑湿热疫毒壅滞，故下痢频繁。湿热熏蒸于胃，以致胃气上逆，恶心呕吐，甚者水浆不入。中焦气机阻滞，故见胸膈痞闷。舌红苔黄腻，脉濡数，皆为湿热壅盛之象。若痢久津气亏耗，脾胃升降无权，清气下陷则痢下无度，虚气上逆则呃逆频频，呕吐不止或水浆难入，脾胃之气伤败，气血生化无源，故见形体消瘦，精神疲乏。舌红，脉细弱无力亦为津气亏耗之征。

［治法］　实证清热解毒，和胃降逆；虚证和中补虚，健脾和胃。

［方药］　实证用开噤散加减；虚证用六君子汤或益胃汤加减。

开噤散清热化湿，降逆和中，治痢疾呕恶不食，或食入即吐，属邪实者。六君子汤及益胃汤均能健脾益胃，降逆和中，但前方以健运脾气为主，用于胃气衰败，无力和降者，后方偏于养阴和胃，用于胃阴亏耗，不能润降者。

实证药用黄连3g、石菖蒲5g，寒热并用，辛苦相济，共凑辛开苦降，化湿醒脾和胃之功；陈皮5g、石莲子3g、茯苓10g益气健脾，化湿和胃；陈仓米30g、荷叶蒂10g升清降浊，养胃开噤；人参5g益气养胃；半夏6g、竹茹10g和胃降逆。陈仓米用量宜大，意在养胃，石莲子、人参用量极小，意取扶正。

脾胃气虚证药用六君子汤益气健脾，姜汁5滴降逆和中，合石菖蒲5g芳香化湿，醒脾开胃。属胃阴亏耗者，可用益胃汤加西洋参10g、石莲子3g大补元气，加竹茹10g降逆和胃。

本证用药无论虚实，均宜浓煎，少量频服。若呃逆著而汤水难以沾唇者，亦可用本方浓煎作保留灌肠，待呃逆缓解再行口服。

加减：若湿热重者，加黄芩10g、黄柏10g、茵陈10g清热化湿；若热毒症状严重者，加银花15g、蒲公英15g、板蓝根15g、白头翁15g、秦皮10g、马齿苋15g等清热解毒；若腹胀腹痛拒按者，加木香5g、青皮5g、枳实5g、槟榔10g、大黄10g（后下）等调气导滞通腑。若下痢无度，饮食不进，肢冷脉微欲绝者，属阴竭阳亡，当急用人参30g、附子10g益气回阳救逆；若呕吐不止，汤剂不进者，可先用玉枢丹置舌下含化，再进汤剂治疗。

临床上，噤口之症，可出现在各种类型的痢疾之中，若作为兼症出现在其他类型的痢疾当中，可在辨证治疗其他痢疾的同时兼治噤口之症，若作为主症出现时，无论实证还是虚证，应着重治疗噤口之症，当噤口已解，再按相应的痢疾类型辨证治疗。

疫毒痢与噤口痢，都是暴痢中的严重证型。疫毒痢的特点在于热毒逆传心肝，故出现神昏痉厥等证，除清热解毒外，应配合开窍醒神，熄风止搐之品。噤口痢的特点在于热毒重伤胃气，而出现呕恶不食，治疗除清肠化湿外，需配合调中开噤，补养胃气。两者病情都较严重，故必要时应中西医结合抢救。

4. 寒湿痢：

[症状] 痢下白多赤少，或纯为白冻，或如鱼脑，里急后重，腹部胀痛，胸脘痞闷，饮食乏味，头身困重，口粘不渴，舌质淡，苔白腻，脉象濡缓。

[证候分析] 寒湿阻滞肠道，气机失利，故见下痢腹痛，腹胀，里急后重。寒湿伤于气分，故痢下白多赤少，或为纯白冻，或如鱼脑。寒湿阻于中焦，脾胃运化失职，故见胸脘痞闷，饮食乏味。寒湿困遏，故见头身困重，口粘不渴。舌淡苔白腻，脉象濡缓，皆为寒湿内盛之征。

[治法] 温中燥湿，散寒导滞。

[方药] 胃苓汤加减。本方温中化湿，治寒湿伤脾，呕吐泻痢。

药用苍术10g、厚朴10g、陈皮5g以行气燥湿运脾；桂枝5g、茯苓12g温中通阳，化气利湿；半夏10g降逆和胃；木香5g、枳实10g、当归10g、芍药15g调气行血；槟榔10g、麦芽15g消食导滞。因痢疾不宜过利小便，故泽泻、猪苓不宜选用。

加减：若湿邪偏重，内遏脾胃，外困肌表者，可加藿香10g、佩兰10g、砂仁3g（后下）、荷叶10g化湿醒脾，升清降浊；若寒重于湿，脾阳被伤者，可加附子3g、炮姜3g、肉桂3g、香附5g散寒调气。

5. 阴虚痢：

[症状] 痢久迁延不愈，痢下赤白，或脓血稠粘如冻，量少难出，脐腹灼痛，里急后重，或虚坐努责，心烦少寐，口干咽燥，午后低热，体倦乏力，舌质光红或红绛而干，少苔，脉细数。

[证候分析] 本证多由湿热痢日久缠绵，湿热未尽而阴液伤耗，故湿热与阴伤并见。湿热阻滞肠腑，气机不畅则脐腹灼痛，里急后重，痢下赤白粘冻。阴津明显伤耗，故见痢下量少难出，甚至虚坐努责。阴虚火旺，虚火上扰则心烦寐少，低热缠绵。津液亏耗，无以上承则口咽干燥。津气耗伤则肢倦无力。舌光红或红绛而干，苔少，脉细数者，亦为阴虚内热之征。

[治法] 养阴和营，清肠化湿。

[方药] 驻车丸加味。本方寒温并调，化湿坚阴，养阴清肠。治湿热痢久伤阴，标本同病，下痢鲜血量少，或虚坐努责，口干心烦者。

药用黄连3g苦寒以清肠化湿而止痢；阿胶10g、当归10g养血和营；少佐炮姜3g，既能止血，又可反佐以制黄连苦寒太过；白芍15g、甘草5g酸甘化阴，和营止痛；生地榆15g凉血止血而除痢。

加减：若虚热灼津较著，而见口舌干涸，溺少而赤者，可加沙参15g、石斛15g、麦冬10g、乌梅10g等，或配沙参麦冬汤以加强养阴生津。潮热心烦者，加地骨皮15g、白薇

10g、银柴胡 10g、莲子心 5g 清热除烦。若津气两伤而虚坐努责者，加诃子肉 5g、石榴皮 10g 以收涩固脱。若痢下多血，应加强凉血止血，上方加黑山栀 10g、生地炭 15g、丹皮炭 15g、旱莲草 15g 等。若湿热尚盛，口苦而粘，肛门灼热者，可加入黄柏 10g、秦皮 10g 等以清化湿热。

6. 虚寒痢：

[症状] 痢久反复不已，常因饮食不当，或受寒凉时则发作加重。泻下稀薄，夹有粘冻，或夹暗紫血色，脐腹隐隐冷痛，痢下不爽，或虚坐努责，或滑泄难禁，小腹重坠，甚或脱肛，食少神疲，或四肢不温，形寒畏冷，面黄少华，舌质淡、苔薄白，脉细弱无力。

[证候分析] 寒湿痢久伤损脾肾之阳，邪滞肠腑，故泻下稀薄，夹有粘冻。脾寒运差，故饮食不当则痢下加重。外寒可引动内寒，故感受寒凉后，内外合邪，病情亦易加重。脾虚统血无权，故痢下呈暗紫色。阳虚阴寒凝滞，肠腑气机不调，故脐腹隐隐作痛，痢下不爽。脾肾阳虚，气陷不举，故滑泄难禁，或见脱肛，或见虚坐努责。脾虚生化乏源，故神疲食少。阳气不能达于四末，故肢冷、畏寒。脾虚失运，气血生化乏源则其面黄无华。舌淡脉弱亦为脾阳不足之象。

[治法] 温补脾肾，收涩固脱。

[方药] 真人养脏汤加减。本方功能温中补虚，涩肠固脱，治痢久脾胃虚寒，滑脱不禁。

药用党参 10g、白术 10g、炙甘草 5g 健脾益气；肉桂 3g、肉豆蔻 10g 温肾暖土，散寒止痢；当归 10g、白芍 15g 养血和营；木香 5g 行气导滞；诃子肉 5g、罂粟壳 5g 收涩固脱。

加减：若虚寒较著者，可配合附子理中汤温中散寒；若积滞未尽，腹胀，排便不畅者，应少佐消导积滞之品，如枳壳 5g、山楂 12g、神曲 12g 等，或加入莱菔子 15g；倘久痢而脾虚气陷，脱肛少气者，可改用补中益气汤，益气补中，升清举陷；由于中气下陷而虚坐努责者，可用三奇散益气升举；肾阳不足，腰脊酸软冷痛者，加菟丝子 15g、金毛狗脊 10g、杜仲 10g 温补肾阳。

7. 休息痢：

[症状] 下痢时发时止，日久难愈，常因饮食不当、受凉、劳累而诱发。在发作期，腹痛里急后重，大便夹有粘液，或呈酱赤色，舌淡苔腻，脉濡缓或虚数，表现为湿热痢或寒湿痢的证候，但一般不如暴痢之严重，且极少见到恶寒发热等表证。在休止期，常见饮食减少，倦怠怯冷，嗜卧，或食后作胀，或腹部隐痛，或遇怒则易泻，或腰脊冷痛，苔薄白，脉细弦或无力等。

[证候分析] 暴痢误治，兜涩过早，或下痢日久，正虚邪恋，故缠绵难以根治。病久脾肾两虚，复因饮食不当、受凉、劳累则正气愈虚，邪气愈盛，故病易复发。发作期以邪实为主，邪阻肠腑，气血壅滞而脂络损伤，故里急后重，大便稠粘，或如酱色。因其正气已虚，故证情不如暴痢之剧，并同时伴见舌质淡、苔腻，脉濡缓，或虚数等正虚邪恋之象。在休止期，以脾胃气虚为主，故饮食减少，食后作胀，或腹部隐痛，或倦怠乏力，形寒嗜卧等。若肝气乘脾，可见腹痛即泻，遇怒加甚，脉细弦。如肾火衰微，则腰脊酸冷，苔薄白，脉细无力。

[治法] 发作期以调气化滞为主；休止期以调理脾胃为主。

[方药] 连理汤、香砂六君子汤加减。连理汤重在温中清肠，调气化滞，多用于发作

期；香砂六君子汤重在温运脾胃，多用于休止期。

发作期药用党参10g、白术10g、干姜3g、甘草5g温中运脾，黄连3g清除肠腑湿热余邪，必要时再加槟榔15g、木香5g、枳实10g以理气导滞。休止期药用党参10g、茯苓15g、白术10g、甘草5g补脾气，半夏6g、陈皮5g和胃气，木香5g、砂仁3g温中理气。

加减：偏于湿热者，可酌加白头翁15g、黄柏10g、地榆10g等以清热燥湿，但苦寒之药，用量不宜过多，时间不能过长，以免苦燥伤阴，寒凉伤阳；偏于寒湿者，可酌加苍术10g、厚朴10g、草果仁10g、炮姜5g等以温化寒湿；若积滞较著者，亦可暂用《千金》温脾汤温中散寒，通腑导滞；若久痢不已，寒热错杂者，可将乌梅丸改为汤剂服用，温散脏寒，化湿止痢；偏于脾虚而便溏者，加山药15g、苡仁15g、扁豆10g健脾助运；中虚下陷者，宜改用补中益气汤加枳壳5g、桔梗5g治之；偏于肾阳虚者，加肉蔻10g、破故纸10g、吴茱萸1g温肾助阳；夹有肝郁乘脾者，加白芍15g、当归10g、防风10g，或配合痛泻要方抑肝扶脾；若时作时止，痢发不已，色如果酱者，可在服上方的同时，选用鸦胆子仁，成人每服15粒，胶囊分装，饭后服用，连服7～10天。

【其他疗法】

（一）单方、验方

1. 地锦、辣蓼、马齿苋、铁苋菜、穿心莲、凤尾草、凤眼草、白头翁、地榆等，任选1～2种，每日30～60g（鲜者加倍），水煎服，适用于湿热痢。

2. 白头翁、石榴皮，剂量、服法同上，可用于阿米巴痢疾。

3. 独头蒜、黄连各等分，共为细末，每服6g，每日3次，适用于湿热痢。

4. 老母鸡1只，胡椒20粒，山楂30g，干姜10g，红糖10g，同煮食之。治虚寒痢。

（二）中成药

1. 葛根芩连微丸：清热，解肌，止泻，止痢。主治泄泻痢疾，身热烦渴，下痢臭秽。口服，1次3g，每日3次。

2. 乌梅丸：温脏补虚，化湿止痢。用于治疗久痢。口服，1次9g，每日2次。

3. 枳实导滞丸：消积导滞，清热利湿。用于脘腹胀痛，不思饮食，大便秘结，痢疾里急后重者。口服，1次6～9g，每日2次。

4. 木香槟榔丸：行气导滞，泄热通便。主治湿热内停，赤白痢疾，里急后重，胃肠积滞，脘腹胀痛，大便不通。口服，1次3～6g，每日2～3次。

5. 香连丸（片）：清热燥湿，行气止痛。主治湿热痢疾，里急后重，泄泻腹痛。口服，丸剂1次3～6g，每日2～3次；片剂1次5片，每日3次。

6. 附子理中丸：温中益气。用于治疗虚寒痢。口服，水蜜丸1次6g，大蜜丸1次1丸，每日2～3次。

（三）外治法

1. 白头翁15g，黄柏、黄连各10g，煎水200mL，侯温。保留灌肠。1天1次，连用7天。用于急性痢疾。

2. 10%大蒜浸出液100～200mL，保留灌肠。每日1次，连续7天，用于急、慢性痢疾。

【预防调护】

痢疾预防，关键在于注意饮食卫生，避免暴饮暴食、过食生冷瓜果及进食馊腐不洁之品。患病之时，急性期应食用素半流或全流。急性期过后，也应以素食为主，直至痊愈。对慢性发作患者，应经常注意饮食清淡，少进肥腻或生冷类食物。

【临证提要】

1. 湿热痢初起有明显表证者，当先解表，或解表清里并施，可用荆防败毒散加减。

2. 急性暴痢治以清肠化湿清导积滞为主，结合调气和血，切忌应用止涩之品，以免留邪。慢性久痢，即使是湿热证，苦寒之品也不宜过多，以免苦燥伤阴，寒凉伤阳，影响脾气。

3. 对湿热疫毒深重以及小儿、年老体弱患者，要注意因正不胜邪而出现邪入营血，内陷心肝，甚至内闭外脱之变化。

【医案精选】

1. 丁甘仁医案：

寒热呕恶，饮食不进，腹痛痢下，日夜五六十次，赤白相杂，里急后重，舌苔腻布，脉象浮紧而数。感受时气之邪，袭于表分，湿热夹滞，互阻肠胃，噤口痢之重症。先宜解表导滞。

处方：荆芥穗、青防风、淡豆豉、薄荷叶、藿苏梗、仙半夏、枳实炭、苦桔梗、炒赤芍、六神曲、焦楂炭、生姜、陈红茶，另玉枢丹。

二诊：得汗，寒热较轻，而痢下如故，腹痛加剧，胸闷泛恶，饮食不进，苔腻不化，脉象紧数。表邪虽则渐解，而湿热夹邪滞，胶阻曲肠，浊气上干，阳明通降失司，恙势尚在重途。书云："无积不成痢。"再宜疏导邪滞，辛开苦降。

处方：炒豆豉、薄荷叶、吴萸、川雅连、枳实炭、仙半夏、炒赤芍、酒炒黄芩、肉桂心、生姜、青陈皮、六神曲、焦楂炭、大砂仁、木香槟榔丸。

按：该例是噤口痢之重证，由湿热秽浊夹积滞壅阻于肠腑，熏蒸于胃，胃气上逆所致。但因痢疾初发，伴有寒热表证，故治予逆流挽舟法，解表散邪，清肠导滞，以荆芥、防风、豆豉、薄荷解表散邪，藿苏梗、半夏化湿和中，枳实、神曲、山楂行气导滞，玉枢丹辟秽降浊，和胃止呕，二诊表邪渐解，里滞仍较重，故再予豆豉、薄荷发散余邪，左金辛开苦降，和胃止呕，木香槟榔丸行气导滞，通因通用。

（《丁甘仁医案》）

2. 黄文东医案：

张某，女，26岁，初诊日期：1973年5月12日。据述病史，过去患习惯性便秘多年，大便经常三五天一次。从今年三月以来，发现大便有脓血粘液甚多，迄今未见减轻，但无里急后重感。目前症状：大便每日1～2次，脓血粘液甚多，便行不畅。便前以腹胀为主，偶有腹鸣作痛，自觉神疲乏力，食少形瘦，动则心悸、轰热、汗出、口干，舌质红，苔黄腻，脉濡细数。由于湿热蕴结肠中，脾胃运化失常，气滞则腹胀痛，伤营则便脓血，津少上承则舌红口干，湿热熏蒸则食少而苔黄腻。脉濡细为气阴已伤，数为里热，病情虚实夹杂，治法先以祛邪为主。拟用清化湿热，调气和营之法。

处方：赤白芍各10g，甘草5g，白头翁12g，黄芩10g，秦皮10g，广木香5g，陈皮5g，金银花10g，焦山楂10g，槐花10g，地榆12g，暑湿正气丸3g（吞服）。7剂。

5月20日复诊：服药后每日大便一次，脓血粘液略减，余症如前。前方加孩儿参10g。7剂。

5月27日三诊：大便脓血粘液减少，腹胀或痛减轻，便仍不畅，神疲形瘦，动则汗出，饮食甚少。舌质淡红，苔薄黄腻，脉濡细。脾胃不健，气血已亏，肠中湿热未清，气机失于宣畅。再拟健运脾胃，调补气血，清化湿热之法。

处方：党参10g，炒白术10g，炙甘草5g，当归10g，赤白芍各10g，白头翁10g，槐花10g，炒地榆10g，广木香5g，陈皮5g，焦山楂10g。

上药服用月余，病情稳定。

按：在本例的治疗过程中，应抓住肠中湿热蕴结这个主要矛盾，采用白头翁汤、芍药甘草汤为主要方剂，配合木香、陈皮以理气和中，槐花、地榆以凉血止血。在脓血减少，出现气血亏耗，脾胃虚弱的时候，随即加入党参、白术、当归健脾养血以固其本，增强扶正抗邪的作用。

（《黄文东医案》）

自 学 指 导

【重点难点】

痢疾古称"肠澼"，后又称"下利"。主症是腹痛，里急后重，泻下赤白粘冻。发病因素是邪食阻滞肠道，但按其病理性质有寒热之分，按病程则有暴痢和久痢之别。一般说来，暴痢多实，久痢多虚。暴痢中主要有湿热痢和寒湿痢。其中感受湿热疫毒深重，每易致正虚邪陷，发生疫毒痢和噤口痢，此情况尤以老人及小儿为多见。久痢中主要有阴虚痢和虚寒痢之不同。更有积滞未去而正气伤耗之休息痢，临床当详辨。

叶香岩云："治疗大法，无过通塞二义。"此处"通"指通腑导滞，"塞"指固涩止痢。一般说来，暴痢治疗，应通调并举。此处通即导滞，调为调气和血。如治疫毒痢，重在清热解毒，神昏者兼清心开窍，惊厥者加凉肝熄风。噤口痢重在调中开噤。久痢治法，伤阴血者宜养阴清肠。脾肾虚寒而关门不固者宜温补脾肾，并可酌情使用固涩之品。

湿热痢疾湿重于热和热重于湿的病机及其辨证，疫毒痢和噤口痢的辨证施治和抢救，休息痢中冷痢的辨治等，是本篇的重点，必须熟练地掌握。湿热痢疾夹表而用"逆流挽舟"法，是本节的难点，须注意理解掌握。

【复习思考题】

1. 痢疾的发病为什么在夏秋季节最多见？为什么说痢疾的病机是邪阻肠腑、气血壅滞、脂络伤损？

2．湿热痢和休息痢的辨证施治大法是什么？怎样选方用药？

3．试述疫毒痢的病理特点、临床表现及治疗措施。

4．治疗痢疾能否用温补固涩法？请详述之。

【常见文献摘录】

1.《素问·通评虚实论篇第二十八》："帝曰：肠澼便血何如？歧伯曰：身热则死，寒则生。帝曰：肠澼下白沫何如？歧伯曰：脉沉则生，脉浮则死。帝曰：肠澼下脓血何如？歧伯曰：脉弦绝则死，滑大则生。"

2.《丹溪心法·痢九》："噤口痢者，胃口热故也。大虚大热，用香连丸莲肉各一半，共为末，米汤调下。又方，人参二分，姜汁黄连一分为末浓煎，终日细细呷之，如吐则再服，但呷下咽便开。人不知此，多用温热甘味药，此以火济火，以滞益滞。"

3.《类证治裁·痢证》："痢证多发于秋，即《内经》之肠澼也。症由胃府湿蒸热壅致气血凝结，夹糟粕积滞，进入大小腑，倾刮脂液，化脓血下注，或痢白、痢红、痢紫、痢五色。腹痛呕吐，口干溺清，里急后重，气陷肛坠，因其闭滞不利，故亦名滞下也。"

4.《类证治裁·痢证》："痢治四忌，一忌温补早：痢起于湿热蕴积，胶滞肠胃，宜清热邪导滞气，行瘀血，其病即去。若用参术等温补药，则热愈盛，气愈滞，血亦凝，邪何由去？一忌大下：痢因邪热胶滞，用疏通则愈。若用大承气汤下之，胶滞未去，徒伤胃气，损元气耳。正气伤损，邪气不可除，壮者犹可，弱者危矣。一忌发汗：痢发寒热，头目痛眩，由内毒熏蒸，自内达外，非表邪也。若发汗，则风剂燥热，愈助热邪，正虚于外，邪炽于内，鲜不毙矣。一忌分利：痢因热邪胶滞，津液枯涩，若用五苓等分利其水，则津液愈枯，涩滞愈甚，缠绵不止。第清热导滞，则痢自愈，而小便自清，安用分利为？"

5.《医宗金鉴·杂病心法要诀》："后迫下坠肛门，粪出坠止，为粪前坠，乃滞也，故曰实坠；粪出更坠，为粪后坠，非滞也，故曰虚坠。"

6.《石室秘录·痢疾》："痢疾之证，多起于暑天之郁热，而又感以水湿雨露之气以成之。红白相间，如血如脓，甚则如屋漏水，如鱼冻水，里急后重，奔迫疼痛，欲下而不能，下而不快，日夜数十行，或日夜数百行，气息奄奄，坐而待毙。若骤止其邪，则死生顷刻；不止其邪，则危绝如丝。欲补其气，则邪气转加，欲清其火，则下行更甚。此时惟有因势利导之法可行。或疑人已气虚血败，更加利导必死，不知邪气一刻不去，则正气一刻不安。古人云痢疾无止法，信不诬也。方用白芍、当归各二两，莱菔子一两、枳壳、槟榔、甘草、车前子各三钱，水煎服。一剂即止，二剂全安，可用饮食矣。"

7.《杂病广要·滞下》："凡痢疾初起，形气尚强，胀实坚痛者，可速去其积，积去则痢自止，此通因通用，痛随痢减之法也。若烦热好冷，脉实腹满，或下纯红鲜血者，此为湿热内盛而宜清利者。若痢症经久，未有不伤其正者，但有伤阴伤阳之两途。伤阴者，精血脂膏悉从痢去，多有烦躁热渴之候，此宜亟行清润以养其阴；伤阳者，脾肾元阳悉从痢散，多有滑脱厥逆之候。此宜亟行温补以回其阳。总之，暴病则多实，久病则多虚，滑脱则多寒，涩滞则多热。参之脉证，合之新久，百无一失矣。"

8.《张氏医通·卷七》："休息痢，此证多因兜涩太早，积热未尽，加以调摄失宜，不能节食戒欲，所以时作时止，补中益气汤加肉果、木香，吞驻车丸。亦有阴虚多火，不能胜任升、柴、木香、白术者，只用驻车丸加人参、肉桂、乌梅之类。有积可加枳实、炮姜、楂肉。有服补中益气汤数服，不应，反下鲜紫血块者，此久风成飧泄。风气通于肝，肝伤不能藏血也。三奇汤倍防风、加羌葛升柴，其一切利水破气药，皆为切禁。"

9.《证治汇补·痢疾》："死证：下痢纯血者死；如尘腐色者死；如屋漏水者死；如鱼脑如猪肝者半生半死；气短呃逆者死；唇若涂朱者死；大孔如竹筒者死；身热脉弦者半生半死……直肠自下者死；久痢忽大下结粪者死。小儿出痘，即发痢者死；妇人新产，即发痢者亦死。"

264

第九节 霍 乱

【目的要求】

1. 了解霍乱的概念。
2. 熟悉霍乱的病因病机。
3. 掌握霍乱的应急处理及其湿热证与寒湿证的辨证施治。

【自学时数】

4 学时。

霍乱是指起病急骤，卒然发生上吐下泻，腹痛或不痛的疾病。霍，快速；乱，混乱。因其来势急暴，顷刻之间，挥霍缭乱，故名"霍乱"。

本病最早见于《内经》，如《素问·六元正纪大论》说："土郁之发……呕吐霍乱。"《灵枢·五乱》说："乱于肠胃，则为霍乱。"《伤寒论·辨霍乱病》指出："呕吐而利，此名霍乱。"隋代巢元方在《诸病源候论·霍乱病诸候》中说："温凉不调，阴阳清浊之气有相干之时，其乱在肠胃之间者，因遇饮食而变。"唐代孙思邈的《备急千金要方》也提到："原夫霍乱之为病也，皆由饮食，非关鬼神。"这些均概括地对霍乱的病因、病机和症状作了叙述。后世还根据不同的病理属性及临床特征，有多种命名。如吐泻交作者称"湿霍乱"；欲吐不得吐，欲泻不得泻，腹痛剧烈者，叫"干霍乱"；属寒湿者叫"寒霍乱"；属湿热者叫"热霍乱"；因霍乱吐泻而手指罗纹凹陷者，叫"瘪螺痧"；欲吐泻不得，腹部剧痛如绞者，叫"绞肠痧"；因亡津而转筋者称"吊脚痧"等。

后世有将本病分为"真霍乱"和"类霍乱"两类者。前者病势剧烈，后者则稍缓。真霍乱乃指由霍乱弧菌引起的法定烈性传染病"霍乱"；类霍乱一般为"急性肠胃炎"，因发病及预后转归均较真霍乱为轻，故也常被称为"吐泻"。本篇所论，以常见之"类霍乱"为主，但"真霍乱"亦可参照辨治。

【病因病机】

（一）病因

本病多发生于夏秋季节，多由贪凉、饮冷、冒受暑邪，或饮食馊腐不洁之物引起，故其病因主要与饮食不当和外感时邪有关。

1. 饮食不当：主要为饮食不洁，进食馊腐不洁之物，或误饮污水；或由暴饮暴食，贪凉饮冷，恣食生冷瓜果，损伤肠胃，清浊混淆，而成霍乱。

2. 外感时邪：夏秋之季，暑湿蒸腾，秽浊夹杂。若起居失当，调摄失宜，或贪凉露卧，寒湿入侵，或感受暑湿秽浊之气，侵犯中焦，气机不利，升降失司，清浊相干，扰乱肠胃，亦成霍乱。

上述两者往往相互为因。如《证因脉治·霍乱》说："饮食过饱，损伤中气，不能运化，膏粱厚味，肠胃凝泣，清气不升，浊气不降，又值风暑湿暍之邪外袭，则挥霍缭乱。"

（二）病机

1. 主要病机为邪食中阻，升降失调，清浊相干，乱于肠胃：霍乱的病理变化主要为邪、食中阻，损伤肠胃健运功能，以致湿浊内蕴，升降失调，清浊相干，乱于肠胃。脾不能升清，湿浊下趋肠道则腹泻；胃不能降浊，浊邪上逆则呕吐；气机阻塞不通则腹痛。顷刻之间挥霍缭乱，而成霍乱。

2. 按病机性质可分为三类：若中阳素亏，脾失健运，或重感寒湿，或因热贪凉，或过食生冷瓜果，则病从寒化而成为寒霍乱；若素体阳盛，湿热内蕴，或感受湿热，或冒暑跋涉，复感时邪，或过食辛辣肥腻，酿生湿热，则病从热化而为热霍乱；若饮食先伤肠胃，重感秽浊之气，邪阻于中焦，升降之气壅塞，上下不通，则发为干霍乱，病情更重。

由于急性吐泻，剧烈腹痛，致津气大伤，如不及时救治，可转化为亡阴与亡阳险证。一般地说，湿热霍乱，吐泻不已，往往先出现阴津耗竭的亡阴证；寒湿霍乱，吐泻腹痛，往往先见阳气衰微的亡阳证；干霍乱虽不吐泻，腹中剧烈绞痛，而极易出现内闭外脱。然无阴则阳无以生，故亡阴者，继而可见阴竭阳亡之危象。

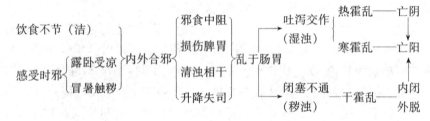

图23　霍乱病因病机示意图

【病证鉴别】

1. 与呕吐、泄泻的鉴别：以呕恶泛吐为主的病证，谓之呕吐；以排便稀溏，次频为主的病证，谓之泄泻，如呕吐与泄泻同时发作，以致挥霍缭乱者，谓之霍乱。

2. 真霍乱与类霍乱的鉴别：真霍乱发生于夏秋季节，先泻后吐，吐与泻多呈喷射性，未发病前一般不腹痛，吐泻物多为米泔水样，排出物培养可找到霍乱弧菌或副霍乱弧菌，极易发生亡阴亡阳等险证，如抢救不及时，可导致死亡。类霍乱虽多见于夏秋，但其他季节亦可发生，其证多先吐后泻，吐出为食物残渣，粪便清稀，或水样，培养可发现致病菌。若吐泻过度者，亦可发生亡阴脱液，但较轻，死亡率低。

【辨证论治】

（一）辨证要领

1. 辨寒湿与湿热：见表3。

2. 辨干霍乱：如于夏秋霍乱流行季节，忽然见满腹剧烈绞痛，欲吐泻而不得，迅速出现肢冷脉伏，内闭外脱的危笃证候者，为干霍乱。在临床上有个别患者，由于一时性的脾胃失和，偶见欲吐不吐，欲泻不泻，但无腹痛如绞者，不属干霍乱。

表3　　　　　　　　　　　　　　霍乱寒湿与湿热鉴别表

	排出物		腹痛	小便	苔脉	其他症
	吐	泻				
寒湿霍乱	清水，或如米泔	清稀便，或如米泔	冷痛或不痛	稍黄或清	苔白腻，脉缓细	口不渴，或肢蜷畏寒
湿热霍乱	酸腐热臭	黄水，或有泡沫	绞痛势剧	黄赤	苔黄腻，脉数	口渴，发热烦躁

（二）治疗要点

根据湿浊内蕴肠胃，清浊相干的基本病理，治用芳香泄浊，化湿和中为主要方法。热证用清热化湿法，寒证宜温中化湿法，干霍乱宜辟秽解浊，利气宣壅，必要时配合探吐、取嚏、刮痧、针刺、温灸等法。

（三）应急处理

1. 针灸：穴取中脘、内关、足三里。均用针法，重刺激，留针15～30分钟。若呕吐甚者，加合谷；腹泻甚者加天枢；腹痛甚者，加公孙。若为寒霍乱之吐泻，肢冷脉伏者，可用神阙隔盐灸，10～30壮不等；或用艾条灸关元、气海。发生转筋者，针曲池、承山；病情较重者，可在曲泽、委中放血（或用三棱针急刺疾出）。

2. 取嚏与刮痧：取嚏可用行军散，或通关散搐鼻；若病起仓促而无药者，亦可用大蒜捣汁滴鼻。刮痧法：可用边缘光滑的钱币或磁匙，蘸植物油少许，在背部的脊膂两侧相当于足太阳经的内行线处，及胸部相当于足阳明经处，胸骨、肘窝、膝窝等处，自上而下，先轻后稍重刮之，以皮肤出现红紫色为度。

3. 中成药：恶心呕吐，药食难进者，可用玉枢丹1g，加姜汁5～7滴，开水调服。亦可用玉枢丹0.5g置于舌下含化。腹泻较剧证属寒者，可用纯阳正气丸3g顿服；偏于热者，可用红灵丹，每服0.5～1.0g，日服1～2次。

以上急救三法可有机配合使用，由于作用均较猛烈，孕妇当慎用。与此同时，应抓紧进行分证辨治。

（四）分证论治

1. 寒霍乱：

［症状］　可分轻、重、危三候。轻证，初起泻下稀粪，继则下利清稀或如米泔水，不甚臭秽，腹痛或不痛，伴见胸膈痞闷，四肢不温，舌苔白腻，脉象濡弱；重证，吐泻不止，吐泻物如米泔汁，面色苍白，眼眶凹陷，指螺干瘪，手足厥冷，头面汗出，筋脉挛急，频见转筋，舌质淡、苔白薄，脉沉微。危证，吐泻过剧，四肢厥冷，神志似清似昧，汗出肤冷，呼吸微弱，语声低怯难续，舌淡白，苔少，脉微，或至数不清。

［证候分析］　本证总由寒湿内蕴，脾阳困遏，升降失司所致。初起因寒湿秽浊之邪壅于中焦，脾阳受遏，以致清浊相干而上吐下泻。由于寒邪偏胜，水湿窜走于肠间，故下利清稀，或如米泔，且无热臭味。气机阻滞则腹痛，阳气阻遏不能达于四肢，故手足不温。苔白腻者为寒，脉濡弱者为湿；若病情发展，重伤中阳，无力运转，清浊混淆则吐泻不止，吐泻物悉如米泔水。津气耗伤，无以充实和濡润肢体，故皮肤皱缩，眼眶凹陷，指螺干瘪。阴寒内盛，阳气无以外达，故四肢厥逆。阴盛格阳，则头面汗出，呕恶不已。阴寒凝滞，气血不能温煦经脉，故筋脉挛急，甚则转筋入腹。舌淡，苔薄，脉沉微，均为阳虚寒盛之象；若发

展至亡阳危证，因阳气衰微，不能温运四肢，则手冷至肘，足冷至膝。阳衰不能固卫，津气大泄，故汗出如珠，皮肤发冷。阳亡而气亦随之欲脱，故呼吸微弱，语声低怯难续，脉微弱，似有似无，或至数不清。神志似清似昧，亦为心阳欲脱之征。

〔治法〕 散寒燥湿，芳香化浊，重证温阳益气，危证回阳救逆。

〔方药〕 藿香正气散或六和汤为主方。

前方解表和中，散寒化湿，治夏月感受风寒湿浊，伤于肠胃，腹痛吐泻；后方和中化湿，升清降浊，治湿伤脾胃，霍乱吐泻。

药用藿香10g，既能发散寒邪，又可芳化湿浊，止呕止泻；苏叶10g、白芷10g、桔梗5g，散寒利膈；半夏6g燥湿和胃降逆而止吐；茯苓12g、厚朴10g化湿利湿而止泻，共奏燥湿化浊之功。也可配合纯阳正气丸，以加强温中散寒之力。

加减：里寒盛，当温阳益气，可选用附子理中汤为主方。方用附子3g辛燥，温阳散寒；炮姜5g驱散里寒；党参10g、白术10g益气健脾；甘草5g助附子以温阳，助白术以益气。可配藿香10g、苏叶10g、半夏6g、茯苓12g以化湿利湿。若见转筋者，可加吴茱萸1g、木瓜5g。若病情严重，出现声音嘶哑，大汗淋漓，四肢厥冷等亡阳虚脱证候，当采用通脉四逆加猪胆汁汤为主方，以辛苦相济，调和阴阳。方中重用干姜5g，温中阳而通脉，佐附子3g、红参15g回阳益气。辅以甘草助姜、附回阳通脉。汗出较多者，再加龙骨、牡蛎以收敛浮越之阳气。

2. 热霍乱：

〔症状〕 亦分为轻、重、危三候。轻证，吐泻交作，腹痛如绞，吐出物酸腐热臭，混有食物或粘液，泻出物多为黄色水液，有较重的热臭气，心烦口渴、小便黄赤灼热，或有发热，舌苔黄腻，脉数等；重证，吐泻骤作，呕吐呈喷射样，泄泻如注，泻下如米泔，臭秽难闻，伴见发热、口渴，胸闷心烦，腹中绞痛，甚则转筋拘挛，舌红苔黄，脉象濡数。危证，吐泻频繁，神疲乏力，语声嘶嗄，目眶凹陷，螺纹皱瘪，面色㿠白，神情呆滞，或烦或躁，口渴引饮，呼吸急促，尿少或闭，舌质干红，脉细数。

〔证候分析〕 感受暑热，壅滞中焦，升降逆乱，故忽然吐泻；暑热壅遏，气机阻滞，故见腹痛如绞；属湿热为患，故其吐出物酸腐而热臭，泻出黄稠，或有粘液热臭；里热内蒸，故见心烦口渴，小便黄赤，或见发热；舌苔黄腻而脉数者，亦为里热内蒸所致。若为热霍乱重证，病势凶猛，升降逆乱更著，故其吐如喷，其泻如注，热臭难闻，并伴见高热、口渴、心烦，甚则扬手掷足，恍惚躁扰；中焦气机阻遏，故腹痛颇著；吐泻后津液大伤，筋脉失于濡养，故见转筋拘挛。舌红苔少，脉濡数，为湿热伤阴之象。若病情发展，津液大量亡失，便见眼眶内陷，皮皱螺瘪；津气耗伤则语声低微，或声嘶难出；神气浮越，则神志呆滞，或烦躁；阴竭则饮水思救，故见口渴引饮；津液亡失，故尿少或闭，阴竭气衰，无以鼓动血脉，故见脉细数无力。舌质干红者，亦为阴津亡失之征。

〔治法〕 清热化湿，除秽辟浊。重证佐以生津和络；危证当救阴益气为主。

〔方药〕 葛根黄芩黄连汤合燃照汤化裁。前方解表清里，治身热下利；后方清热化湿，辟秽泄浊，治夏月暑湿中阻，上吐下泻，胸闷烦热等症。

药用葛根10g、山栀10g、豆豉10g清热除烦，黄连3g、黄芩10g燥湿泄热，佩兰10g、藿香10g、厚朴6g、蔻仁5g芳香化浊，滑石15g利湿而止泻。若病势轻浅者，可用鸡苏散煎汤，送下红灵丹，每日2次。

加减：若病势重，吐泻过度而津气明显耗伤者，可改用蚕矢汤加减进治。药用黄连 3g、黄芩 10g 清热燥湿；苡仁 15g、通草 3g、豆卷 10g 化湿利湿；山栀 10g 泻火除烦；半夏 10g 和胃止呕；晚蚕砂 10g、木瓜 10g、吴茱萸 1.5g 化湿利湿而舒筋。阴液耗伤较著者，可选用竹叶石膏汤，泄热养阴，保胃生津。若出现亡阴危候者，当选生脉散为主方。药用西洋参 15g 或红参 10g 益气生津，麦冬 15g 护心养胃生津，五味子 5g 收敛精气，益心肾之阴。加白芍 15g、石斛 10g、牡蛎 15g、乌梅 10g 酸甘化阴，补津、增液、固脱。若由亡阴进而亡阳虚脱者，可按寒霍乱中亡阳证救治。

3. 干霍乱：

[症状] 夏秋之际，猝然腹中绞痛，欲吐不吐，欲泻不泻，烦躁闷乱，甚则面色青惨，四肢厥冷，头汗淋漓，脉象沉伏等。

[证候分析] 本病常发于夏秋霍乱流行季节。因秽浊疫疠之气，壅阻中焦，窒塞气机，升降格拒，上下不通，故腹中剧烈绞痛，更吐泻而不能；浊邪壅闭，格热于内，故见烦躁闷乱难堪；阳气不能宣通，经络气血凝泣，甚则内闭外脱，故见面色青惨，头汗淋漓，四肢厥冷，脉象沉伏。

[治法] 宣壅辟秽，利气化浊。

[方药] 玉枢丹为主方。辟秽泄浊，宜用温开水调服。

加减：若邪壅过盛而欲吐不能者，可用烧盐方以探吐，或用行军散以搐鼻取嚏；或配合针刺十宣、委中出血，以及刮痧等以开窍通脉。若四肢厥冷明显者，可用吴茱萸、食盐各约 30g，炒热布包熨脐下，以温通阳气。如汤药可进而欲泄不能者，可用木香槟榔丸煎服。若得吐泻而病势轻减者，可用藿香正气散以善其后。

【其他疗法】

(一) 单方、验方

1. 生大蒜 1~2 枚，明矾 3~6g。将大蒜捣烂，明矾研细，开水冲入溶化澄清，取清汁服，随吐随服，服至不吐为度。

2. 藿香 12g，苏叶 9g，煎服。或用鲜藿香一把捣汁，开水冲服。一般适宜于暑湿秽浊所致之吐泻。

(二) 中成药

1. 藿香正气水：解表化湿，理气和中。用于外感风寒，内伤湿滞，头痛昏重，脘腹胀痛，霍乱吐泻。口服，1 次 10mL，每日 2 次。

2. 纯阳正气丸：辟秽温中，化湿宣浊。治疗暑月感寒，霍乱吐泻，腹痛，四肢厥冷。口服，每天 6g，分 2 次开水吞服；小儿减半。

3. 八宝红灵丹：辟秽泄浊，开窍醒神。用于治疗霍乱痧胀，吐泻腹痛，肢冷脉伏，神志昏迷以及温病时疫，目赤、喉痹、肿毒等。内服每用 0.15~0.3g，凉开水送下，小儿减半。

4. 行军散：通关开窍，解毒辟秽。用于霍乱痧胀，山岚瘴疠及暑湿秽恶诸邪，直中包络，头目昏晕，不省人事，肚腹绞痛，吐泻频作，四肢厥冷，牙关紧闭等危急之证。每服 0.9~1.5g，凉开水调服，小儿减半。

5. 玉枢丹：解毒辟秽，化痰开窍。治疗感受秽恶痰浊之邪，脘腹胀闷疼痛，霍乱吐泻，或干霍乱，欲吐不得吐，欲泻不得泻，腹中绞痛，烦躁闷乱者。口服，1次0.6～1.5g，每日2次。孕妇慎服。

6. 辟瘟丹：芳香化湿，辟秽开窍。用于治疗寒湿内盛，霍乱吐泻，腹痛拘急。口服，1次2～4片（若是块剂者，可用1/2～1块），每日2次。

【预防调护】

对本病应切实做好预防工作，饮食必须清洁卫生，避免因热贪凉，过食生冷。发现病人应检查所饮用水源及剩余食物，并进行消毒隔离，同时向防疫部门及时申报。霍乱病人之护理应注重保持病室安静、清洁。急性期应禁食，或给予清淡流质饮食；恢复期也不可过早进食不易消化食物，要从全流、半流，逐渐过渡到普通饮食，必待舌苔化净，大便转干始可进甜腻食物。

【临证提要】

1. 本病来势迅猛，属于急诊范围。临床必须先作应急处理。可采用取嚏、针灸、刮痧、成药等多种综合疗法，然后辨证选方。寒霍乱法取温化，热霍乱治当清化。若出现亡阴亡阳等证候者，当取用救阴增液或固脱回阳之法。对于干霍乱，则当采用药物取嚏或予刮痧，或服药以温通之，进行综合救治。

2. 本病多发于夏秋季节。临床上在辨证施治的同时，必须早期明确诊断。区别是真霍乱还是类霍乱，并应及时填送疫情报告卡，在日常诊疗工作中，必须大力宣传预防本病的知识。

【医案精选】

1. 丁甘仁医案：

夏月阳外阴内，偏嗜生冷，腠理开发，外邪易袭，骤触疫疠不正之气，由口鼻而直入中道，以致寒暑湿滞，互阻中焦，清浊混淆，乱于肠胃，胃降失和，脾乏升运，而大吐大泻，挥霍缭乱。阴气锢闭于内，中阳不伸，不能鼓动于脉道，故脉伏，不能通达于四肢，故肢冷。两足转筋，一因寒则收引，一因土虚木贼也。汗多烦躁，欲坐井中之状，口渴不欲饮，是阴盛于下格阳于上，此阴躁也。形肉陡然削瘦，脾土大伤，谷气不入，生化欲绝，阴邪无退散之期，阳气有脱离之险。脉症参合，危在旦夕矣。拟白通四逆加人尿猪胆汁意，急回欲散之阳，驱内胜之阴，背城借一，以冀获救。

处方：生熟附子、淡干姜、炙草、姜半夏、吴萸、赤苓、川连、陈皮、陈木瓜、童便、猪胆汁。

按：夏月感寒，夹有湿滞，顷刻之间，挥霍缭乱，吐泻交作，故治应回阳救逆，散寒燥湿，以四逆汤为主方，少佐童便、猪胆汁，意在反佐，辛苦相济，回阳益阴。

（《清代名医医案精华》）

2. 郑宗洛案：

某妇，三十余岁。怀妊三月，秋初忽得霍乱症，上吐下泻，汗出肢冷，舌苔黄浊，脉微欲绝，指纹塌陷，手足拘挛，烦躁不安。余诊断为寒霍乱，拟茯苓四逆汤加味治之。

处方：川熟附一两，北姜一两，炙草三钱，茯苓六钱，半夏二钱，党参三钱，伏龙肝一两五钱。

复诊：据述服药后烦躁不安，吐蛔虫四十余条。此病已深入厥阴，危在旦夕，急用川熟附二两，北干姜一两二钱，炙甘草三钱，茯苓六钱，吴萸（黄连水炒）一钱二分，木瓜（盐水炒）三钱，乌梅九枚，潞党参五钱，川椒一钱五分，嘱其速煎一二碗，速追急服，或可有救。

其夫认为方中药性辛烈，恐于胎儿有碍，余曰："吐泻汗泄肢厥，脉沉微欲绝，乃阳气将亡，胎儿在腹，全赖母体气血以扶养，母体阳气若能挽回，胎儿自可获安。"

两日后，我出诊邻村，途遇其夫，方知患者服药后即霍然而愈。

按：此例为寒霍乱重证。虽有烦躁，不得误认为热证，实乃剧烈吐泻后，阴盛格阳，治应回阳救逆固脱。二诊吴萸以黄连水炒，亦取左金之意，辛开苦降，调和阴阳。

（《福建中医医案医话》）

自 学 指 导

【重点难点】

中医的霍乱病，一部分是指夏秋季节由于霍乱弧菌感染而致的烈性肠道传染病，另一部分是指散发于四季的，由饮食不洁而致的急性肠胃炎、细菌性食物中毒等西医疾病。为了便于区分，前者又称为"真霍乱"，后者称为"类霍乱"。

本病病因，为外感暑湿秽浊，饮食伤中，内外合邪。以致清浊相干，乱于肠胃，从而发生吐泻腹痛。按临床表现可分为寒霍乱、热霍乱、干霍乱三类。寒、热霍乱，主症皆为吐泻交作（故又统称为"湿霍乱"），唯寒证腹痛不甚，吐泻不急，吐泻物臭秽不著，四肢清冷；热证腹痛较著，吐泻急迫，排出物热臭较著。若病势进一步加重，都可发生亡阴或亡阳的险证。干霍乱欲吐泻而不能，腹痛剧烈，烦躁闷乱，可迅速发生内闭外脱，虽属罕见，但死亡率极高，应予警惕。

【复习思考题】

1. 如何鉴别真霍乱和类霍乱？为什么说霍乱的病因是由饮食不当与外感时邪引起的？

2. 试述霍乱的应急处理方法。

3. 霍乱亡阴、亡阳变证的病机是什么？如何救治？

【常见文献摘录】

1. 《灵枢·五乱》："清气在阴，浊气在阳，营气顺脉，卫气逆行，清浊相干，乱于……肠胃，则为霍乱。"

2. 《伤寒论·霍乱》："病名霍乱者何？答曰：呕吐而利，名曰霍乱。"

3. 《肘后备急方·卷二》："凡所以等霍乱者，多起饮食，或食生冷、杂物，以肥腻酒胗，而当风履湿，薄衣露坐，或夜卧失覆之所致。"

4.《诸病源候论·霍乱病诸候》:"霍乱者,由人温凉不调,阴阳清浊之气,有相干乱之时。其乱在于肠胃之间者,因遇饮食而变,发则心腹绞痛。其有先心痛者,则先吐;先腹痛者则先利。心腹并痛者,则吐利俱发。夹风而实者,身先热,头痛体疼而复吐利;虚者,但吐利,心腹刺痛而已。亦有饮酒肉、腥脍、生冷过度,因居处不节,或露卧湿地,或当风取凉,有风冷之气,归于三焦,传于脾胃。脾胃得冷则不磨,不磨则水谷不化,亦令清浊二气相干。脾胃虚弱,便为吐利,水谷不消,则心腹胀满,皆成霍乱。"

5.《丹溪心法·霍乱十二》:"人于夏月多食瓜果,多饮冷采风,以致食留不化,因食成痞,隔绝上下,遂成霍乱。以六和汤,倍藿香煎服。"

6.《奇效良方·霍乱门》:"霍乱吐泻,令病人仰卧,揉艾铺脐上,如碟子大,一指厚,熨斗盛火熨之。"

7.《景岳全书·杂证谟·霍乱》:"霍乱……此寒邪伤脏之病也。有外感风寒,寒气入脏而病者;有不慎口腹,内伤饮食而病者;有伤饥失饱,饥时胃气已伤,过饱食不能化而病者;有水土气令,寒湿伤脾而病者;有旱潦暴雨,清浊相混,误中痧气阴毒而病者。总之,皆寒湿伤脾之证。"

第十节　便　　秘

【目的要求】

1．了解便秘的概念。
2．熟悉便秘有寒、热、虚、实的不同性质,总的病机为肠腑传导失常。
3．掌握便秘的治疗原则,及虚实各类便秘的证治。

【自学时数】

3学时。

便秘是指大便不通,粪质干燥坚硬,或经常解而不畅的一种病症。

本病主要表现大便闭结或解而不畅,一般粪质干燥艰行,但亦有大便虽软而排解困难者。

《内经》有"大便难"、"后不利"的描述,《伤寒论》有"不更衣"、"大便鞕"、"阳结"、"阴结"、"脾约"之称,均指本病而言。宋代朱肱《类证活人书》提出了"大便秘"的病名。至清代沈金鳌《杂病源流犀烛》始明确提出了"便秘"的名称。《济生方》将本证分为五类,称"五秘",并以虚实为纲:"夫五秘者,风秘、气秘、湿秘、寒秘、热秘","凡脏腑之秘,不可一例治疗,有虚秘,有实秘。"《东垣十书·结燥论》说:"若饥饱失常,劳役过度,损伤胃气,及食辛热味厚之物,而助火邪,伏于血中,耗散真阴,津液亏少,故大便结燥……又有老年气虚,津液不足而结燥者。"对病因病机已有较全面的认识,还指出了"阳结者散之,阴结者温之"的治疗原则。张景岳认为,本病立名太繁反不得其要,应以阳结、阴结概之。如《景岳全书·秘结》云:"气实者,阳有余,阳结也;气虚者,阳不足,阴结也。"但此种分类较少被后世采用。晚清多以虚实为纲,而分为热秘、气秘、虚秘(气虚、血虚)、冷秘等。

本篇主要叙述便秘的辨证施治。可见于功能性便秘(又称单纯性便秘)。若因其他疾病兼见便秘者,在治疗原有疾病的同时,亦可参照本篇处理。

【病因病机】

（一）病因

饮食入胃，由胃腐熟水谷，脾吸收精微后，糟粕便由大肠传送排出。所以《素问·灵兰秘典论》说："大肠者，传道之官，变化出焉。"如脾胃与肠腑功能正常，则大便通畅；若因饮食不当，思虑过度及体虚，病后等因素，以致燥热内结，或气滞不行，或气虚传送无力，或血虚、肠道失濡，或阳虚阴寒凝结等，皆可导致大肠传道功能失常，引起便秘。

1. 饮食不当：多因嗜食辛热厚味，或饮酒过度，以致胃肠积热，灼伤津液，大便燥结，难以排出。若暴饮暴食，积于胃肠，蕴而化热，则津伤肠燥，腑气失于通降，亦可发生便秘。

2. 情志失调：忧愁思虑过度，情志内伤，或久坐少动，每致气机阻滞，升降失调，肠腑气滞，传导失职，致糟粕内停，不得下行而大便秘结。

3. 素体阳盛：体质壮实，阳明热盛，肠腑燥结，便干艰行。

4. 病后体虚：因劳倦内伤或年老、病后、妇女产后，气血阴阳耗伤，造成体质虚弱。气虚则大肠传送无力；阴血虚则肠道失于滋润，大便燥结；若真元亏损，则寒从内生，浊阴凝聚，温煦无权，亦致大肠传导失司；而热病之后，津液被灼，肠腑燥热，粪便干结，亦可引起便秘。

（二）病机

1. 病机总属肠腑传导失常，但有虚实之分：大肠为传导之官，主大便之形成与排出，故便秘的发生，总由大肠传导失常所致。但由于致病之因不同，引起大肠传导失常的病机不尽相同，病变亦有虚实之分。实者为热结、气滞、寒凝，因邪滞肠道，壅塞不通，传导失常，多由肠胃积热、气机郁滞、阴寒凝滞所致。素体阳盛，饮食燥热，感受热邪，导致肠胃积热，耗伤津液，肠道干涩，粪质燥结，难于排解，因热而秘，故称为热秘。情志失调，久坐少动，肝脾气机郁滞，导致大肠气机失畅，通降失常，传导失职，糟粕内停，发生便秘，此因气机郁滞而致，故称为气秘，如《证治要诀·大便秘》所说："气秘由于气不升降，谷气不行。"若因食饮寒凉，外感寒邪，导致阴寒内盛，凝滞肠胃，传导失常而便秘者，称为冷秘，如《证治要诀·大便秘》所说："冷秘由冷气横于肠胃，凝阴固结，津液不通，胃道秘塞。"虚者一因阳气不足，肠腑失于温煦，传导无力所致；一因阴血亏虚，肠腑枯燥，津液衰少，不能润滑，肠涩便干。

2. 病在大肠，与脾胃肝肾有关：脾胃为气血生化之源，脾虚血少，失于濡润或中气不足，排送无力，故致传导失司；胃热内盛，大肠燥屎内结，亦可致大便艰行。肝主疏泄，若肝气郁结，气机阻滞，通降失常，粪便内停，不得下行，则导致便秘。肾主二便，若肾阳虚惫，阴寒内凝则传送不利，排便不畅；阴精不足，则大便干燥，失于润滑，排出困难。

便秘若及时治疗，配合生活调摄，往往取效较快。因体质偏异，年老体弱而经常便秘者，难以在短期内根治，须坚持长期调理。长期便秘，肠道气机阻滞，浊气上攻，影响脾胃运化，可出现腹胀、腹痛、脘闷嗳气、食欲不振，引起头痛、头晕，或烦躁、失眠。大便干燥，排解困难，久之可引起痔疮、肛裂、便血。由于便秘而用力排便，可诱发疝气、中风等病。年老体弱而大便闭塞不通，升降阻滞，若不能及时缓解，亦可危及生命。

【病证鉴别】

1. 积聚：积聚与便秘均可出现腹内包块。积聚之包块可出现在腹部各处，形状不定。积证包块固定不移，不因排便而消失或减小；聚证必有腹中包块，多在脐周两旁，无固定形状，时聚时消；便秘之包块出现在小腹左侧，多呈条索状，排便后可消失或减小。

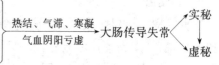

图 24　便秘病因病机示意图

2. 噎膈：噎膈瘀血内结，阴血亏损，出现大便干结，甚至如羊矢状，难以排解，是由于食道狭窄，血瘀阴虚所致，具有食不能下或食入即吐、形体消瘦等症状特征，病变早期具有饮食吞咽硬噎不顺感，因不能正常进食，津亏阴虚，肠道干涩而便秘，且呈进行性加重，便秘为噎膈的症状之一。便秘大便干结或不干结，仅以排便周期延长，或周期并未延长，但排便困难为特征，因腑气不通，浊气不降，亦可见脘闷嗳气，食欲减退等症，但随着便秘的缓解而消失，不具有噎膈的其他症状表现。

【辨证论治】

（一）辨证要领

1. 辨虚实：因于肠胃积热、气机郁滞、阴寒积滞、食积肠道、瘀血停积所致者属实；因于气血阴阳亏虚者属虚。临床还应结合大便的性状、兼症、舌苔等方面进行辨析。大便干结，或大便并不干结但欲便不得，艰于排出，伴身热，面赤，口臭，腹痛拒按，胀满或冷痛，嗳气，苔黄或白，脉数有力或脉弦、紧、涩者属实。大便干结或粪质不干，但努挣乏力，伴气短，汗出，神疲倦怠，面色无华，潮热颧红，腰酸，四肢不温，舌淡或舌红少津，脉细弱、细数或沉迟无力属虚。

2. 辨证候特征：本病临床虽表现为排便困难，但各有特征。热秘以大便干结，腹满胀痛，面赤身热，口臭唇疮，苔黄燥，脉滑实为特征；气秘以欲便不得，腹胀或痛，嗳气频作，胸胁胀满，苔薄腻，脉弦为特征；气虚便秘以大便并不干硬，临厕无力努挣，神疲气怯，舌嫩苔薄，脉虚为特征；血虚便秘便干如栗，面色无华，心悸头眩，舌淡，脉细涩为特征；阳虚便秘又称冷秘，以大便艰涩，腹中冷痛，面色㿠白，尿清肢冷，苔白滑，脉沉迟为特征。

（二）治疗要点

便秘的治疗应以通下为主，但决不可单纯用泻下药，须辨清虚实，结合病机加以配伍。实秘治以清热润肠，顺气行滞；虚秘治以益气养血，温通开秘。虚实相兼者，宜兼而治之，辨清主次，灵活运用。

（三）分证论治

1. 实秘：

（1）热秘：

［症状］　大便干结，腹部胀满，腹痛拒按，面赤身热，口渴欲饮，口臭唇疮，小便短赤，舌苔黄燥，脉滑实。

［证候分析］　肠胃积热，津液耗伤，肠道干涩，燥屎内停，腑气不通，故大便干结，腹部胀满，腹痛拒按。阳明热盛，蓄热上蒸，则见面赤身热、口渴喜饮，口臭唇疮。热结津

伤，则小便短赤。舌苔黄燥，脉滑实为热盛津伤之象。

[治法] 清热润肠。

[方药] 脾约麻仁丸加减。本方清热润肠通便，主治肠胃燥热，大便干结之便秘。

药用枳实10g、大黄10g散积破结，泄热通便；杏仁10g、火麻仁10g、郁李仁10g、瓜蒌仁10g润肠通便，杏仁兼能降肺气以通腑气；玄参15g清热生津，润滑大肠。

加减：燥结较盛，大便多日不通，加玄明粉10g软坚散结，清热通便；若兼肝经郁火，见目赤，易怒，舌红，脉弦者，加龙胆草3g、黄芩10g、山栀10g清热泻火，或配服更衣丸凉肝通便；素有痔疮，属肠胃燥热，大便秘结，引起便血量多者，加槐花10g、地榆10g凉血止血；热盛津伤较著，口干喜冷饮，舌干红者，可合用增液承气汤，清热生津，增水行舟；燥热不甚，无明显其他症状者，可服成药脾约麻仁丸或青麟丸。

（2）气秘：

[症状] 大便秘结，欲便不得，甚则腹部胀痛，胁肋窜痛，胸脘痞满，噫气频作，纳食减少，常由情志因素引起，舌淡，苔薄腻，脉弦。

[证候分析] 情志失和，肝脾气机郁滞，肠腑传导失常，腑气不通，故大便秘结，欲便不得，但大便不若热秘之干结。肠腑气滞则见腹部胀痛。肝气不舒，脾气郁结，胃气不和，故胁肋窜痛，胸脘痞闷，噫气频作，且与情志有关。脾胃气滞，受纳健运失司，则纳食减少。脉弦亦为肝郁之象。

[治法] 顺气导滞。

[方药] 六磨汤加减。本方疏肝理脾，行气通便。用于肝脾气滞，腹胀便秘者。

药用沉香5g、木香5g、乌药10g、厚朴10g解郁顺气，大黄10g攻积通便，槟榔10g消积导滞，川楝子10g、香附6g理气止痛。

加减：若药后大便已通，去大黄、槟榔之通下，转以调气顺气为主。若肝郁不舒，气郁化火，口苦咽干，苔黄，脉弦数，酌配山栀10g、丹皮15g、黄芩10g、龙胆草3g清肝泻火，或改用更衣丸；若兼肺气郁闭不降，胸闷气喘，咳嗽，加杏仁10g、厚朴10g、紫菀15g降气平喘。

2．虚秘：

（1）气虚：

[症状] 排便困难，虽有便意，但临厕无力努挣，挣则汗出气短，大便多不干硬。便后疲乏，腹无胀痛，面色㿠白，神疲气怯，舌嫩苔薄，脉虚。

[证候分析] 气虚则大肠传送无力，故虽有便意，却无力努挣，排便困难。肠无燥热积滞，故大便并不干硬，或见初硬后溏，亦无腹痛腹胀。挣则汗出气短，便后疲乏，面色㿠白，神疲气怯，舌质淡，脉虚皆属体虚气弱，表卫失固之象。

[治法] 益气润肠。

[方药] 黄芪汤加减。本方益气理气，润肠通便，用于排便无力，气短自汗者。

药用黄芪10g、党参10g补益肺脾之气，当归10g、白蜜2匙、火麻仁10g养血润肠通便，陈皮5g理气运脾。

加减：气虚下陷，肛门坠胀，屡欲登厕而虚坐努责不得，加升麻10g、枳壳5g、桔梗5g或合用补中益气汤以升清举陷，降浊通便；脾虚便溏，可加白术10g健脾益气。兼血虚者，加制首乌15g、鸡血藤15g养血润肠。

(2) 血虚：

[症状]　大便干结如栗，排解困难，面色萎黄无华，头晕目眩，心悸失眠，唇舌色淡，脉细涩。

[证候分析]　血虚津少，肠腑失却濡润，不能滑利，故大便干结难行，甚则干结如栗。血虚不能上荣，故面黄无华，头晕目眩，唇舌色淡。血不养心，心神不安则心悸失眠。血少脉道失充故脉细涩。

[治法]　养血润燥。

[方药]　《尊生》润肠丸加减。本方养血润肠，理气通便，用于便干难解，舌淡脉细等症。

药用当归10g、生地10g养血补阴；黑芝麻10g、肉苁蓉10g、制首乌15g益精血，润肠燥；火麻仁10g、桃仁10g、白蜜2匙润肠通便；枳壳5g导气下行。

加减：若阴虚内热，心烦，口干，手足心热，脉细数，加玄参10g、麦冬10g、玉竹10g、知母5g滋阴润燥，清热生津；如津液已复，便仍干燥，可服五仁丸润肠通便。心悸失眠，血不养心者，加柏子仁10g、酸枣仁10g养心安神；如兼气虚，气短，神疲乏力，可加黄芪10g、党参10g益气。

(3) 阳虚：

[症状]　大便艰涩，排出困难，腹中或有冷痛，面色㿠白，四肢不温，喜热恶冷，小便清长，舌质淡，苔白润，脉沉迟。

[证候分析]　本证多见于老年、病久之人。因肾阳衰惫，脾阳亏虚，不能温煦肠腑，阴寒凝聚，大肠传送无力，故大便艰涩，排解困难。阴寒内盛，寒凝气滞，故腹中冷痛。阳虚失于温养，故面色㿠白，四肢不温，喜热恶冷。肾虚失摄，故小便多而清长。舌淡、苔白润，脉沉迟，皆阳虚内寒之象。

[治法]　温阳通便。

[方药]　温脾汤、半硫丸加减。温脾汤温中散寒，导滞通便，用于冷积便秘，喜温喜按，腹痛得温则快者。半硫丸温肾、祛寒、散结，用于老年虚冷便秘，怯寒、腰酸、四末不温者。前方重在治脾，功在温阳通便；后方重在治肾，意在补火泄浊。必要时可汤丸兼用。

药用附子3g温阳散寒，大黄10g荡涤积滞，二者相合为温通之主药；党参10g、干姜2g、甘草5g温中益气；当归10g，苁蓉10g养精血，润肠燥；乌药10g理气。并可另服半硫丸。病情较缓者，可单服半硫丸。

加减：寒凝气滞，腹痛较甚，加肉桂3g、木香5g温中行气止痛；胃气不和，呕吐，可加半夏10g、砂仁3g和胃降逆。

【其他疗法】

(一) 单方、验方

1. 草决明60g，水煎，分两次服。适用于慢性热结便秘。

2. 番泻叶，每次用3～6g，开水泡服。主治一般实证便秘。

3. 生何首乌30～60g，水煎服，适用于血虚便秘。

4. 黄芪18g，黑芝麻60g，蜂蜜60g。黑芝麻捣烂磨成糊状，煮熟后调蜂蜜，用黄芪煎汤冲服，分2次服完，适用于气虚便秘。

5. 桑椹子30g，生首乌15g，胡麻仁10g，水煎服，治疗老年人血虚肠燥便秘。

（二）中成药

1. 麻仁丸：润肠通便。用于胃肠燥热，脾约便秘，虚人及老人肠燥便秘。口服，大蜜丸每次 1 丸（9g），小蜜丸每次 9g，水蜜丸每次 6g，每日 2 次。

2. 麻仁润肠丸：润肠通便。用于肠胃积热，津液不足，肠燥失润，大便秘结。口服，每次 1～2 丸（每丸 6g），每日 2 次。

3. 木香槟榔丸：导滞通便。用于饮食积滞，脘腹胀满之大便秘结。口服，每次 6g，每日 2～3 次。

4. 补中益气丸：补益中气。用于气虚排便困难，粪质并不干硬，疲乏气短。口服，蜜丸每次 1 丸（9g），水蜜丸每次 6g，每日 2 次。

5. 半硫丸：温阳润肠。用于阳虚便秘，大便艰涩，并不干燥，喜热畏寒。口服，水蜜丸每服 1.5～3g，每日 2 次。

（三）外治法

1. 外导法：

（1）蜜煎导方：蜂蜜适量。将蜂蜜置锅内，微火煎，使之凝如饴状，搅之勿令焦著，欲可丸，并手捻作挺，令头锐，大如指，长 2 寸许，当热时急作，冷则硬。将蜜制栓剂，于晚临睡前纳入肛内，每日 1 次。润肠通便，主治津亏便秘。

（2）猪胆汁方：大猪胆 1 枚，醋少许。猪胆泻汁，将醋和入。临睡前灌入谷道内，如一食顷，当大便出宿食恶物。清热滋阴，主治燥热阴虚便秘。

（3）提盆散方：草乌适量，葱白 1 根。草乌为极细末。葱白蘸草乌细末，纳肛门。散寒消结，主治寒结便秘。

2. 外敷法：

（1）芒硝 9g，皂角 1.5g。各研细末，混合，调匀。用纱布包裹敷神阙穴，外用胶布固定，并不时给药粉上滴水少许，使之湿润。清热通便，主治热结便秘。

（2）大田螺 3 个，冰片少许。取田螺肉，捣烂，加入冰片。上药用纱布包裹，压成饼状，敷气海穴，胶布固定。清热通便，主治热结便秘。

（3）大黄 5～10g。研为细末，醋调成糊状。上药填于肚脐凹陷处，外用敷料、胶布固定，每日 1 换，连用 3～5 天。清热通便，主治热结便秘。

3. 火熨法：大黄 30g，巴豆 15g，葱白 10 枚，麝香 1g，酒曲适量。大黄、巴豆研细末，葱白捣烂，以酒曲和成饼，加麝香。将药饼贴脐上，布护火熨，觉肠中响甚去之。泻下通便，主治热结便秘。

4. 熨脐法：葱白适量。用醋炒葱白至极热。用布包熨肚脐部，凉后再炒再熨，每天熨之。温散寒结，温运通便，主治阴寒积滞及阳虚便秘。

【预防调护】

注意饮食、生活调摄，对本病的防护十分重要。当忌过食辛辣炙煿，宜多食蔬菜瓜果，常服蜂蜜、牛乳。养成每日定时大便的习惯。习惯性便秘患者，尚需保持心情舒畅，克服对排便困难的忧虑，增加体力活动，切勿养成服药通便的依赖思想。体弱患者应加强锻炼。

【临证提要】

1. 便秘的治疗虽以通为主，但决不能滥用下法。尤其是慢性习惯性便秘，一般为虚多实少，若滥用攻下，损其津液，以致暂通复秘，燥结愈甚；或通之不应，徒伤正气。

2. 古人治疗本病用蜜煎导法，塞肛外导，对于各种便秘，均可配合使用。目前多用开塞露之类，其作用与蜜煎导法相似。

【医案精选】

1. 虞抟医案：

本邑赵德秀才之母，年五十余，身材瘦小，得大便燥结不通，饮食少进，小腹作痛，召予诊治，六脉皆沉伏而结涩。予作血虚治，用四物汤加桃仁、麻仁、煨大黄等药，数服不通，反加满闷。与东垣枳实导滞丸及备急大黄丸等药，下咽片时即吐出，盖胃气虚而不能久留性速之药耳。遂以备急大黄丸外以黄蜡包之，又以细针穿一窍，含服三丸。盖以蜡匿者，制其不犯胃气，故得出幽门达大小肠取效也。明日，下燥屎一升许。继以四物汤加减作汤，使吞润肠丸。如此调理月余，得大便如常，饮食进而平安。

按：此为津血亏虚，肠腑燥结，积滞难通，应予养血润肠，导滞通便，但患者胃虚不能受纳，得药即吐，故将剂型稍作改变，既保护了胃气，又能发挥其通便作用。

（《医学正传》）

2. 蒲辅周医案：

刘××，男，72岁，1963年11月29日初诊。五年以来，大便干结，多为球状，常服养阴润肠药，现大便仍干结，小腹不适，睡眠不实，易惊醒。脉右沉细涩，左沉弦细微数；舌正无苔。由肠液不足，转输力弱，非火结之症，治宜滋肝脾，益肾气，润肠。

处方：肉苁蓉四钱，女贞子三钱，旱莲草二钱，柏子仁三钱，火麻仁四钱，决明子（炒香）二钱，黑芝麻三钱。由慢火煎1小时，取200mL，入白蜜一匙，和匀，分2次温服，连服5剂。

12月6日复诊：药后大便已不干，但次数较多，自觉通畅舒适，无其他不适感，食纳佳。脉右转沉滑，左沉细，舌如前。原方续服，两日一剂，服五剂。同时，原方加茯苓三钱，法半夏二钱，广皮一钱半。以十倍量浓煎三次，再浓缩，酌量加蜜，收为清膏，每早晚各服三钱，开水冲服。

12月27日三诊：自觉服膏子药不如汤药力大，大便同前。脉正常，舌淡无苔。续服膏子药，可加大剂量。在原基础上，再加一匙药膏和一匙蜜，续服。

1964年2月15日四诊：病情续减。脉舌无大变化。前方去决明子，煎服法同前，连服五剂，逐渐恢复。

按：本例患者年事已高，便秘多年，常服养阴润肠药而鲜效，小腹不适，睡眠不实，乃肝肾不足，脾虚气弱，肠燥津枯，传化无力所致，方中用肉苁蓉、二至丸补益肝肾，柏子仁养心安神，火麻仁、决明子、黑芝麻、白蜜润肠通便，润阴通腑。

（《蒲辅周医疗经验》）

自 学 指 导

【重点难点】

1. 便秘多由饮食不当，思虑少动，素体阳盛及病后体虚等因素而造成热结、气滞、寒凝、气血阴阳亏虚，以致大肠传导功能失常所致。

2. 辨证分为虚实两类。热秘和气秘属实；虚秘中包括气虚、血虚和冷秘。但"冷秘"，多属阳虚而浊阴内聚，本虚标实之证。治疗以通下为原则，还应根据虚实寒热，分别随证变通处理。

【复习思考题】

1. 何谓阳结、阴结？
2. 治疗便秘应如何正确掌握使用通下法？
3. 便秘病人应如何进行饮食、生活的调摄？

【常见文献摘录】

1.《金匮要略·五脏风寒积聚篇》："趺阳脉浮而涩，浮则胃气强，涩则小便数，浮涩相搏，大便则坚，其脾为约，麻子仁丸主之。"

2.《景岳全书·秘结》："秘结一证，在古方书有虚秘、风秘、气秘、热秘、寒秘、湿秘等说，而东垣又有热燥、风燥、阳结、阴结之说。此其立名太烦，又无确据，不得其要，而徒滋疑惑，不无为临证之害也。不知此证之当辨者为二，则曰阴结、阳结而尽之矣。"

3.《谢映庐医案·便闭门》："治疗大便不通，仅用大黄、巴霜之药，奚难之有？但攻法颇多，古人有通气之法，有逐血之法，有疏风润燥之法，有流行肺气之法；气虚多汗，则有补中益气之法；阴气凝结，则有开冰解冻之法；且有导法、熨法，无往而非通也。岂仅大黄、巴霜已哉！"

第十一节　虫证（附：蛔厥）

【目的要求】

1. 了解虫证的病因多为饮食不洁，并与脾胃不和有关；钩虫则为外感粪毒所致。
2. 掌握蛔虫、绦虫、钩虫、蛲虫、姜片虫的临床特征及治疗方药。
3. 熟悉蛔厥的发病特点与治疗措施。

【自学时数】

5 学时。

虫证是泛指寄生于肠道的各种蠕虫所引起的病证。临床以腹痛不适，嘈杂异嗜，面黄肌瘦，倦怠乏力等为常见症状。

本病是一种多发病、常见病，特别在卫生条件较差的农村及牧区，其发病率更高。诸虫寄生于人体，往往影响身体的健康和儿童生长发育，因此，对本病必须予以重视。

早在《内经》中就有关于虫证的记载，对蛔虫寄生在肠道所引起的特有症状作了生动的描述。如《素问·咳论》说："胃咳之状，咳而呕，呕甚则长虫出。"《灵枢·厥病》指出："肠虫有虫瘕及蛟蛕……心肠痛，憹作痛，肿聚，往来上下行，痛有休止，腹热喜渴，涎出者，是蛟蛕也。"张仲景在《伤寒杂病论》中叙述了蛔虫病的证治，并对蛔厥的证候作了详细的介绍，创乌梅丸以治之，至今仍为临床相沿习用。《金匮要略·禽兽鱼虫禁忌并治》指出："食生肉，变成白虫。"认识到因食物不洁，未加煮熟，易生虫病。《诸病源候论》有"九虫""三蛊"（已隐藏在体内不易被发现的虫），对诸虫的形态、发生原因、临床表现等论述颇详。如《诸病源候论·九虫病·寸白虫候》说："寸白者……饮白酒，以桑枝贯牛肉炙食，并生栗而成。……食生鱼后，即饮乳酪亦会生之。"《备急千金要方·九虫》说："蛲虫居回肠之间。"并提出用槟榔治疗寸白虫。《外台秘要》用苦楝汤驱蛔虫。后世《圣济总录》、《景岳全书》、《张氏医通》、《石室秘录》等医著对虫证的认识续有发展，治疗方法也日益丰富。

肠道寄生虫病很多，本篇主要介绍蛔、绦、蛲、钩、姜片虫五种常见的肠道寄生虫病，并附述胆道蛔虫病。由蛔虫引起的肠梗阻，因属外科急腹症范围，本篇从略。

【病因病机】

（一）病因

1. 饮食不洁：食用未洗净或未煮熟的食品，如污染有蛔虫、绦虫、蛲虫等虫卵的蔬菜、瓜果，或被姜片虫卵污染的菱、荸荠、茭实，或食用含有绦虫"囊尾蚴"而未煮熟的猪、牛肉；亦可通过手指、衣被、食具等间接摄食，致使虫卵或蚴虫由口腔进入肠道，寄生繁殖而发病。《奇效良方·诸虫门》认为："食瓜果与畜兽内脏遗留诸虫子而生。"

2. 外感粪毒："粪毒"是指粪中沾有钩虫的传染性蚴虫，赤脚下田劳动者每易被感染。钩蚴由皮毛而入，内舍于肺，发生"哮咳"。再由肺传之胃肠，孳生发育为成虫，是属钩虫病。故赵竹泉《医门补要》说："粪毒犯肺，必发喘咳。"

（二）病机

1. 诸蛊孳生，湿热壅滞肠道：虫卵寄居于肠道后，饮食不节，脾胃健运失常，湿热食滞交阻肠道，又为诸蛊的孳生、发育、繁殖创造了良好的条件。

2. 虫积于肠，易扰乱脾胃，耗伤气血：虫居肠道，气机不利，则为腹部绞痛。扰乱脾胃，运化失常，胃中不和，则嘈杂似饥，食物"异嗜"。虫病日久，脾胃虚弱，湿从内生，可致腹胀纳少，进而气血生化乏源，而见心悸气短，倦怠，面色萎黄，浮肿。精气不能充养形体，甚则儿童可见发育不良，瘦弱矮小。女性还可致经闭。

3. 诸虫特性不同，病理变化有别：

（1）蛔虫：寄居于小肠，"较之它虫，害人为多"。具有性喜窜动钻孔，又好集结成团，喜温喜暖，畏寒怕热等习性。如动于肠道，引起脐周部位的疼痛；若集结成团，阻塞肠道，则引起大便闭阻，腹部剧痛；上窜入胃，引起胃脘部疼痛或吐蛔；上窜胆道，肝胆气机不利，发生腹痛、肢冷之厥证，或胆汁外溢，肌肤黄染而成黄疸；下行钻入阑门，引起右下腹的疼痛，甚至气滞血瘀，化毒成痈。

（2）钩虫：钩虫居肠，吮血尤甚，而且经常更换咬附点，以致肠壁形成多处创伤，故气血耗伤较著。脾虚血亏，肢体肌肤失养，出现倦怠乏力，肌肤萎黄失荣；气血亏虚，需补充水谷以自养，故善食易饥；脾虚失运，水湿停聚，则出现面浮足肿，逐渐形成黄胖病。

（3）蛲虫：蛲虫的虫体匿伏于直肠下端，常在夜间游出肛门外产卵，故多见肛门瘙痒。

（4）绦虫：该幼虫进入体内，吸附在肠壁，其颈节逐渐分裂，形成体节，发育为成虫。节片可达数百乃至上千。其妊娠节片脱落从肛门排出时，能刺激肛门作痒。部分猪肉绦虫可入肌肉、眼、脑等形成猪囊虫病。

虫病的预后一般来说，经过治疗，诸虫驱除，可逐渐恢复健康。如误治失治，虫积日久，耗伤气血，损及脏腑，可出现腹胀腹痛，纳少，倦怠，心悸，寐差，面黄，浮肿，发育不良等表现。如蛔虫窜动，亦可发生蛔厥、黄疸、肠结等严重并发症。

【病证鉴别】

1. 虫证腹痛与内科腹痛的鉴别：虫证常见腹痛，尤以蛔虫为著。腹痛是指胃脘以下，耻骨毛际以上部位发生疼痛为主症的病证。引起腹痛的原因是多方面的，如寒邪内阻、湿热壅滞、饮食积滞、中虚脏寒、气滞血瘀等，分别具有相关证候特点。

饮食不节——酿湿生热——→湿热壅滞
饮食不洁——虫卵随食入口——→诸虫孳生肠道——→损及脏腑
外感粪毒——湿毒入侵皮毛——→耗伤气血

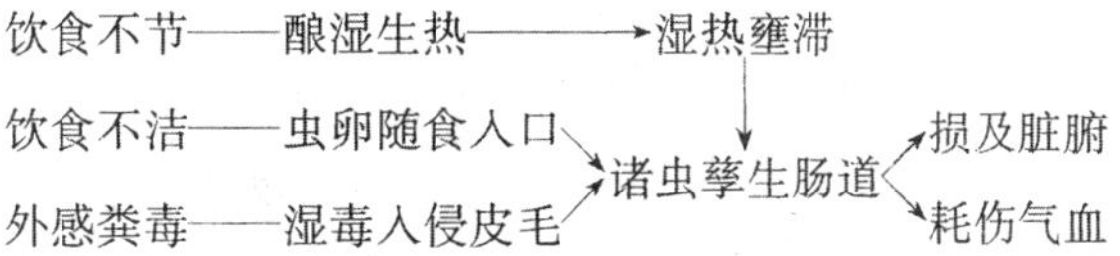

图25　虫证病因病机示意图

虫证腹痛，因虫体扰动而致，疼痛有轻重缓急之异，时发时止，痛止如常人，伴异嗜，嘈杂，流涎，鼻痒，龇齿，可出现面部白斑、白睛蓝斑等虫证特征，或有吐蛔便蛔史。

2. 感染不同寄生虫的症状和体征的鉴别：诸虫寄生于人体肠道，临床症状有其共同之处，如面黄肌瘦，精神萎弱，时有腹痛或异嗜癖，小儿发育迟缓等表现。但不同的寄生虫病还有各自的症状和体征。

（1）蛔虫病：常见脐腹周围阵发性疼痛，但按之腹软，且无明显压痛。有时可在腹部触及条索状物，时聚时散，痛止如常人。面部可见大小不等的白色虫斑；巩膜可有蓝点；下唇内侧有散在白色小颗粒。大便或有蛔虫排出。

（2）绦虫病：在流行区有吃过未煮熟的猪肉、牛肉史。有腹胀、腹泻、消瘦、贫血等症状，大便中有节段或成串扁平白色的虫体排出。猪肉绦虫可形成肌肉囊虫病，或脑、眼、皮下囊虫病。在肌肉和皮下可摸到囊性结节，与皮肤无粘连，常分批出现，上肢较多。在眼部可发生视力障碍；在脑部可发生头痛、癫痫或半身肌肉抽搐等症状。

（3）蛲虫病：多有肛门瘙痒，夜间在肛门口可见白线样小虫蠕动，小儿为多，成人间亦有之。

（4）钩虫病：多在流行地区有赤脚下地，以及手足皮肤发痒史。感染钩蚴虫后7~10天可见咳嗽、声哑、哮喘等症状。再经过半个月至1个月左右，可有恶心、呕吐、腹痛等症，少数患者有"异嗜"现象。后期贫血显著，可见面色萎黄、心悸、气短、乏力、浮肿等症状。

（5）姜片虫病：每有生食菱角、荸荠等水生植物史。一般无明显症状，后期始有轻度的腹痛、腹泻史。

上述诸虫，除了病史和症状有不同特征可资鉴别外，还可结合大便检查以明确诊断。

【辨证论治】

(一) 辨证要领

1. 辨虫犯部位：由于肠虫入侵人体途径、寄居肠道部位不同，虫体扰动、窜入部位不同，因此，引起的症状各异，须认清肠虫所在部位，才能有针对性地进行治疗。如蛔虫主要在肠道，但可窜入阑门，上行入胃，钻入胆腑。伏虫入侵，初在肌表，继而犯肺，寄居肠道。寸白虫虫体长，可扰动全腹。蛲虫寄居肠道下部，移行至肛门周围活动。肠虫种类不同，所在部位不同，各有其症状特点，应区别情况施法。

2. 辨病情缓急：肠虫病多数病情较缓，但虫之活动，尤其是蛔虫常具有突发性，以致突然脘腹剧痛，痛时冷汗出，患者辗转呻吟。如蛔虫钻入胆腑所致蛔厥，右上腹疼痛难忍，甚至呕吐胆汁，四肢厥冷，或发黄疸；虫入阑门，右下腹疼痛拒按，蹻足，发为肠痈；蛔虫阻塞肠道，出现"虫瘕"，上下不通，皆属危重病候，应及时采取措施以缓急。若腹中隐痛时发，饮食如常，一般病情较缓。

3. 辨病情轻重：虫在肠道，伤及脾胃，耗伤精微气血，程度有轻重。若食后腹胀，善饥易食，倦怠乏力，病情尚轻；若肌肤萎黄，气短，心悸，显著浮肿，或消瘦羸瘠，甚至形寒肢冷，阳痿，经闭，则病情为重。

(二) 治疗要点

虫证的治疗，一般先予驱虫，虫去后再予调理脾胃。《医统·虫积》云："有虫积者，皆须服追虫杀虫剂，下去虫积，方可服补药，不尔，必不为功效。"如病久体虚者，宜攻补兼施。驱虫结合健脾和胃、补益气血之法。若体质亏虚较甚者，则先予调补，后再驱虫。

(三) 分证论治

1. 蛔虫病：

[症状] 绕脐腹痛，时作时止，发则突然剧痛，移时痛止，胃脘嘈杂，或有贪食，或有异嗜（如食生米、泥土等）面黄肌瘦，有时鼻孔作痒，睡中龄齿。小儿可有发育迟缓现象。

[证候分析] 蛔虫内居肠道，虫体窜动，气机紊乱，则腹痛发作；虫伏气顺则痛止。虫居体内吮吸水谷精微，耗伤人体气血，故嘈杂贪食或异嗜，面黄肌瘦，疲乏无力。手阳明大肠经入下齿环唇口，夹鼻孔；足阳明胃经起于鼻，入上齿中。虫居胃肠，壅阻气机，湿热内生，循经上扰，故睡中龄齿，鼻孔作痒。虫积停久，精血亏耗，故小儿发育迟缓。

[治法] 驱虫安蛔，健脾和胃。

[方药]

(1) 驱虫：化虫丸加减。本方以驱虫为主，适用于蛔虫病腹痛不著者。药用苦楝根皮15g、使君子10g、槟榔10g、芜荑10g、鹤虱10g等驱虫止痛。

(2) 止痛安蛔：乌梅丸加减。本方温脏安蛔，适用于蛔厥腹痛较著，烦闷、吐蛔者。

药用乌梅10g味酸以安蛔；附子3g、干姜2g、桂枝3g辛温散寒止痛以伏蛔；细辛3g、川椒2g辛以驱蛔治脏寒；黄连3g、川楝子10g、大黄10g、黑丑6g味苦泄热通便以下蛔。

加减：若腹痛较著，呕吐便秘，有形成蛔虫性肠梗阻可能者，除服上药外，可用"通便条"塞肛。使用次数视病情而定，一般1次即可。如已形成肠梗阻者，诊治方法详见外科有关章节。

（3）健脾和胃：香砂六君子汤加减。本方健脾益胃，理气和中，适用于驱虫后脾胃运化功能不健，纳差神倦者。药用党参 10g、白术 10g、茯苓 12g、甘草 5g 补气健脾；木香 5g、砂仁 3g 理气调中；陈皮 5g、半夏 6g 化湿和胃；鸡内金 10g、谷芽 15g、麦芽 15g 消食健胃。

2. 绦虫病（古称"寸白虫病"）：

[症状]　腹部隐痛或胀满不适，偶见肛门作痒，腹泻，粪便中可发现节段或成串的扁平白色虫体，甚则患者内裤、衣被上亦可发现。病久面色萎黄，形体消瘦，头晕无力，失眠，舌质淡，脉细。

[证候分析]　虫居肠中，阻滞气机，故腹痛腹胀不适。扰乱脾胃，运化失健，可引起腹泻。虫体吸吮水谷精微日久，耗伤人体气血，故出现面色萎黄，消瘦，头晕乏力，舌淡脉细等症状。

[治法]　先予杀虫，后调脾胃，或专治囊虫病。

[方药]

（1）杀虫：槟榔汤合用南瓜子。用法：头天晚上服缓泻剂，可用番泻叶 3～6g，温开水泡服，使大便通畅 1～2 次。次晨空腹口服南瓜子粉 50～90g（如为带壳南瓜子则用 80～125g）。2 小时后服槟榔煎剂（用槟榔片 90g 加水 500mL，煎取 150mL）。服上药 2 小时后，用玄明粉 9～18g，溶化于温开水中顿服，约 2～3 小时后，即有虫体排出。

（2）调理脾胃：香砂六君子汤加减。驱虫后，胸闷脘痞，纳谷不香者，可用本方以善后调理。

（3）专治囊虫：蛇蜕，研成细末，每服 3～6g，每日 2 次，开水送下。配合大戟汤（槟榔、大戟、木瓜、钩藤）。头晕加菊花 12g；有肝脏病变者加雷丸 18g。可连服 1 月左右。

囊虫丸：雷丸 90g，干漆、山甲各 30g，按比例配料制成丸剂，如梧桐子大。每日 2～3 次，每次 30～40 粒（约 4.5g），用适量黄酒送服，4～6 个月为 1 疗程。先驱除绦虫，后服本方。

3. 蛲虫病：

[症状]　肛门瘙痒，夜间尤甚，睡眠不安。肛门周围可见蠕动的白色小虫。病久可见头昏纳少、倦怠无力等症。

[证候分析]　蛲虫居积肠中，夜晚于肛门产卵，故蠕动作痒，影响睡眠，并可见白色虫体。虫积日久，脾胃失健，气血不足，故头昏纳少、倦怠无力等症相继出现。

[治法]　驱虫杀虫。

[方药]

（1）外治法：百部 30g、乌梅 15g，煎成 200mL，睡前作保留灌肠，10 天为 1 疗程。

韭菜适量，每晚临睡前煮水熏洗肛门，亦可捣汁滴入肛门内，每次 3～5 滴。

（2）内服药：追虫丸加减。药如使君子 10g、槟榔 10g、鹤虱 10g、苦楝根皮 10g 等。

治疗本病一般以外治为主，必要时加用内服药。如一家人同患此病者，必须同时治疗。此外，尚需注意个人卫生，勤洗肛门，勤换衣裤、被褥，保持指甲清洁，以防重复感染。

4. 钩虫病：

[症状]　本病的发生过程比较复杂，前后临床表现也有不同。感受粪毒初期，患者手指、足趾夹缝间会出现颗粒痒疹，抓破后脂水浸淫，有时全身起风疹块。7～10 天后，出现

咳嗽、喉痒、声哑，重者呈剧烈干咳或哮咳。约在哮咳的 15～30 天之后，逐渐出现面色萎黄无华，或颜面、肢体浮肿，倦怠乏力，唇舌淡白，指甲扁平，或嗜食异物。也有症状较轻，仅见头昏无力者。

[证候分析] 初期钩蚴虫由皮肤侵入，粪毒湿邪浸淫，皮肤受损，故出现颗疹、瘙痒、渗水等表现。如血热生风，则皮肤出现风疹块。若蚴虫由皮毛通过血脉，内舍于肺，致使肺气失于宣肃，则上逆而为喉痒、哮咳。蚴虫由肺而达胃肠，发育成熟，吮血耗气，兼以脾胃不健，生化之源不足，气血耗损益甚，表现为肤色萎黄、浮肿乏力的黄胖病。

[治法]粪毒，杀虫止痒为主；哮咳，宣肺化痰，止咳杀虫；黄胖，化湿杀虫，健脾补血。

[方药]

粪毒：用止痒洗剂（黄柏、苍术、荆芥、蛇床子、防风、明矾煎水）乘热熏洗，或用皂矾研末，泡冷开水洗局部。

哮咳：用止嗽散加减。本方疏表宣肺、止咳化痰，治咳嗽咽痒微有恶风发热者。药用前胡 10g、荆芥 10g 疏风宣肺；紫菀 15g、杏仁 10g、百部 10g、半夏 6g，苏子 10g 等化痰理气止咳。哮咳甚者，可与咳嗽、哮喘篇内容互参。

黄胖：雷榧丸。每服 3g，每日 3 次，7～10 日为 1 疗程。

雷丸粉 30～60g，分为 3 包，每隔 6 小时服用 1 包，凉开水调服。（雷丸的有效成分为一种蛋白酶，加热后酶易被破坏而失效，故一般用雷丸研粉，凉开水调服效果较好）。

导黄补血丸，每服 6g，每日 2～3 次，米汤送服。

以上三方作用各有侧重：雷丸粉专主杀虫；雷榧丸则功在杀虫，兼可健脾化湿，适用于一般的钩虫病；导黄补血丸长于健脾化湿补血，为驱虫前后补养脾胃之方，宜用于钩虫病较重，脾胃虚弱，气血亏虚的病人。

本病有三个不同的阶段，治疗方法有所不同。感受粪毒初期和发为哮咳仅是一个较短的发病过程，如不合并其他病，治疗较易。黄胖是钩虫病的主要表现，故治疗当以此为重点。

5. 姜片虫病：

[症状] 一般可无临床症状，有的患者可见轻度腹痛、腹泻或恶心呕吐；若病久则见精神倦怠，或腹胀浮肿。

[证候分析] 虫积于肠，纳运失司，气机阻滞则腹痛。干扰脾胃，胃气上逆则为呕恶。运化失职而为腹泻。病久脾胃虚弱，气血亏损，水湿不化，则神倦腹胀，肢体浮肿。

[治法] 驱虫为主，佐以健脾和胃。

[方药]

①驱虫。槟榔 30g，杵碎后加清水先浸 1 夜，再浓煎 1 小时，空腹顿服，连服 2～3 日。

②健脾。香砂六君子汤加减。药如党参 10g、白术 10g、茯苓 12g、木香 5g、砂仁 3g、山楂 12g、鸡内金 6g 等。若见腹胀水肿，加用车前草 10g、五加皮 10g、陈葫芦 30g 以渗湿利水。

本病的治疗一般以驱虫为主，然后调养脾胃。如脾胃症状明显，当先健脾和胃，待症状改善后，再予驱虫。

【附】蛔厥

蛔厥是由于蛔虫上窜胆道而引起的病证，是蛔虫病的严重并发症，可见于胆道蛔虫病。

[症状]　右上腹突然发生钻顶样绞痛，阵发性加剧，恶心呕吐。痛剧则汗出，手足厥冷，缓解时则如常人，或伴有发热烦躁、目睛黄染、皮肤色黄、小便黄赤等症。

[证候分析]　蛔虫内居，复因饮食不节，感受寒邪，引起蛔虫扰动不安，上窜胆道。肝胆失疏，气机不利，不通则痛，且痛势剧烈。蛔虫性喜窜动，故有钻顶感。气机逆乱，不相顺接，以致四肢厥冷。上逆入胃，胃气失和，故恶心呕吐，甚则吐蛔。初期多表现为寒证，如郁而化热，则见发热烦躁。肝胆失疏，胆汁泛溢，则目睛皮肤发黄，小溲黄赤。

[治法]　温脏安蛔，通腑止痛。

[方药]　乌梅丸加减。

药用乌梅10g、黄连3g、川椒2g，酸苦辛以安蛔止痛；附子3g、干姜2g温脏散寒；大黄10g、槟榔10g、苦楝根皮10g、黑丑6g通腑驱虫。热证见有发热、烦躁、黄疸者，去干姜、细辛，加茵陈10g、连翘15g、黄芩10g、蒲公英15g清热化湿；若胁痛较著，加延胡索10g、川楝子10g、郁金10g理气止痛；呕吐甚者，加半夏10g、陈皮5g和胃止呕。

腹痛未能控制，发热不退，黄疸加深，应及时考虑外科治疗。

【其他疗法】

（一）单方、验方

1. 鲜苦楝根皮（取内层白皮）30～60g（干品减半；儿童酌减），水煎服。可酌加红糖以矫苦味。连服3天，用于蛔虫病。

2. 贯众15g，水煎服，主治蛔虫腹痛。

3. 鲜山楂1000g（干品用500g；小儿减半），洗净去核，午后至当晚分食完。翌晨取槟榔30g，用水煎至1小茶杯，1次服完，卧床休息。欲大便时尽量忍耐一段时间，以后即可排出完整的绦虫。

4. 仙鹤草根（每年深秋季节采集）用水洗净，趁湿搓去皮，晒干，研末制成丸或片。成人每次50g，小儿每公斤体重用1g，空腹顿服，不用泻药。主治绦虫病。

5. 贯众30g，苦楝根皮、荆芥、紫苏各15g，煎汤服，年龄小者酌减，每日1剂，连服3天，主治钩虫病。

6. 榧子肉、苍术各3g，煅红皂矾18g，槟榔9g，共研为末，水泛为丸，如梧桐子大。每服9g，每日2次，温开水送服，以愈为度。主治钩虫病。

7. 百部根240g，石榴皮90g，槟榔180g，清水浓煎3次。去渣再熬；用红糖一斤收膏，每日3次，每服30g，开水冲服。主治姜片虫病。

8. 醋60g加温水60g，顿服；或醋中加花椒少许，加热煮开后，除掉花椒顿服。主治胆道蛔虫病。

（二）中成药

1. 乌梅丸：温脏补虚，安蛔止痛。用于蛔虫腹痛，时作时止，吐蛔、便蛔及蛔厥。空腹口服，蜜丸1次1丸（9g），每日1～3次。3岁以下小儿酌减。

2. 化虫丸：驱虫杀虫，导滞通便。用于肠内诸虫，如蛔虫、蛲虫、寸白虫等的治疗。口服，成人1次服6～9g，每日1～2次，早晨空腹或临睡前服。7岁以上儿童服成人1/2量；3～7岁服1/3量。

3. 绦矾丸：健脾消积杀虫。用于伏虫病脾虚湿滞，纳减腹痛，萎黄浮肿，肢倦异嗜。口服，每次3～6g，每日1～2次。7岁以上小孩服成人1/2量，3～7岁服成人1/3量。

4. 补血退黄丸：补血退黄，健脾消肿。用于伏虫所致黄胖，虚肿发黄，心悸气短，腹胀便溏。口服，1次1丸（9g），每日2次，7岁以上儿童减半，3~7岁服1/3。

5. 驱蛔丸：驱虫杀虫。用于蛔虫、寸白虫所致腹痛，面黄肌瘦，异嗜易饥。口服，小儿1次30~50粒，早晨空腹时白糖水送服，每日1次。

6. 使君子丸：消积驱虫。用于蛔虫、蛲虫病，腹痛时作，面黄肌瘦。口服，1次1丸（9g），每日1次，早晨空腹糖水送服。

7. 芦荟丸：消积杀虫，泻热通便。用于蛔虫、蛲虫病，面黄肌瘦，嗜食腹满，寒热往来。口服，1次3~6g，每日1~2次。

8. 六神丸：解毒止痛。用于蛲虫病肛周瘙痒的治疗。用5~15粒，于晚间入睡时塞入肛门内，再用10粒化水搽于肛周，连用7日。

（三）外治法

1. 槟榔、使君子等份研末，菜油调涂肛门。主治蛲虫病。

2. 大黄、芒硝各45g，冰片15g研末醋调，外敷右上腹处。主治胆道蛔虫病。

3. 乌梅、槟榔、使君子、榧子各18g，雷丸、黄连、生大黄各6g。水煎取汁。保留灌肠。主治蛔虫阻塞肠道，腹痛阵发，大便秘结。

4. 细辛、皂角、蜂蜜各120g。细辛、皂角研细末，取蜂蜜熬至滴水成珠度，加入药末搅匀，趁热制成长约5cm，直径1cm的栓剂。用1~2条，纳入肛内。主治蛔虫病虫结肠道。

5. 止痒洗剂：黄柏、苍术、荆芥、蛇床子、防风、明矾等份，煎水。乘热熏洗患处，冷后再加热，反复熏洗。主治伏虫病虫犯肌肤所致皮肤瘙痒、疮疹。

【预防调护】

注意饮食卫生，蔬菜洗净，食品煮熟，生菱、荸荠一定要沸水烫洗后吃，猪、牛肉等食物要煮透。养成饭前、便后洗手的习惯，勤剪指甲，防止虫病感染。下田劳动时穿长统胶鞋，以防钩虫粪毒入侵。蛲虫患者，内衣、被褥勤洗勤换。如全家同患蛲虫病，必须同时治疗，避免互相感染。

【临证提要】

1. 掌握五种肠道寄生虫病的临床特征。蛔虫病多为腹部阵痛；蛲虫病以肛门瘙痒为主；钩虫病从"粪毒"到"哮咳"，最后形成"黄胖"，是其特点；至于绦虫和姜片虫病，一般仅见轻度的腹痛和偶见腹泻。绦虫病有时可从粪便中找到排出之虫体，还可形成囊虫病。当然五种虫的明确诊断均有赖于大便镜检。

2. 明确虫证的共同治疗大法。虫证的共同治法有二，一为驱虫或杀虫；一为健运脾胃，补益气血。由于虫病多有特点，症情轻重不同，具体治法又有所区别。一般说来，蛲虫病较轻，亦较单纯，大部分单予杀虫即可。蛔虫、绦虫、姜片虫每易损伤脾胃，故驱虫之后，应继用健运脾胃的药物。钩虫病不仅能使脾虚生湿，而且气血耗伤更著，故在驱虫前后，应予补益气血或燥湿健脾。

3. 应正确选用驱虫药物。各种肠道寄生虫对驱虫药的敏感程度不同，故在选择驱虫药时应考虑最佳驱虫剂。从临床治疗效果而言，驱蛔虫药常选用苦楝根皮、使君子、芜荑、槟榔、贯众、鹤虱。驱绦虫药常选用槟榔、南瓜子。驱钩虫药常选用雷丸、榧子肉、贯众。驱姜片虫药常选用槟榔、榧子、石榴皮、百部根。蛲虫以外治为主，常用百部或雄黄粉、槟榔、使君子等。

【医案精选】

1. 张伯臾医案：

魏××，女，55 岁，住院号 76/2144。发热恶寒朝轻暮重，体温 39℃，头痛，有汗不解，中脘偏右时时发作剧痛，烦闷，呕吐痰涎，便溏，脉弦小数，苔薄黄，大便找到蛔虫卵。少阳证悉具，蛔虫内扰，拟小柴胡汤合化虫丸，复方图治。

处方：柴胡 9g，炒黄芩 9g，制半夏 9g，使君子 12g，芜荑 9g，当归 12g，雷丸 12g，陈鹤虱 9g，苦楝根皮 30g，炒川椒 4.5g，槟榔 15g，乌梅 9g。3 剂。

二诊：进和解驱虫之剂，体温退清，泻下蛔虫六条，中脘及右胁痛得止，纳食稍增，头晕胸闷，脉小滑，苔白。肝胆气郁未舒，脾胃运化未复，再拟调理脾胃，理气化湿。

处方：鲜藿香 9g，苏梗 9g，川朴 4.5g，茯苓 9g，白蒺藜 9g，砂仁 2.4g（后下），青皮 6g，佛手 6g，炒谷麦芽各 12g。7 剂。

按：本例诊断明确，一般情况下，治疗应先予驱虫安蛔，虫去后再予调理脾胃，一诊急则治其标，服药后泻下蛔虫，诸症减轻，再拟调理脾胃治其本，充分体现了虫证的治疗原则。

（《张伯臾医案》）

2. 张泽生医案：

黄×，女，23 岁。1978 年 2 月初诊：经常头昏心慌，心中不适，形体消瘦，食欲不振，腰酸，经期紊乱。脉弦细，舌质暗红起小紫点。证由血虚虫积为患，拟养血抑木，和胃驱虫。

处方：炒当归 9g，炒白术 9g，炙甘草 3g，胡黄连 5g，淡吴萸 1.5g，广木香 5g，乌梅炭 5g，大白芍 9g，花槟榔 9g，榧子肉 9g。

2 月 17 日二诊：上药服十剂，便下寸白虫甚多，头昏心慌较减，饮食仍不香，有时心嘈，经行不正常，腰酸，脉弦细，舌上紫红点已减少。心脾不和，虫积尚未尽驱。

处方：炒当归 9g，炒白术 9g，大川芎 5g，紫丹参 15g，大白芍 9g，淡吴萸 1.5g，胡黄连 5g，乌梅炭 5g，炙甘草 3g，花槟榔 9g，白雷丸 3g（研末冲服），榧子肉 9g。

3 月 7 日三诊：半月来每次大便均有线虫（指蛲虫）、寸白虫夹杂而下，头昏心慌、心中懊侬等症俱已减轻，食欲仍不振，左少腹有一条筋梗作痛，经行量少。脉沉细，舌上紫红点已甚少。虫积将尽，心脾尚亏，当再补养心脾，疏泄气机。

处方：潞党参 15g，炒当归 9g，紫丹参 15g，大川芎 5g，大白芍 9g，川楝子 9g，台乌药 5g，制香附 9g，乌梅炭 5g，胡黄连 5g，炙甘草 3g。

按：从本例说明中医舌诊的重要性，患者曾在几所医院做过详细检查，包括大便常规、浓集法查虫卵，均未发现有肠寄生虫卵。张老根据自己几十年积累的实践经验，认为舌前满布紫红色小点，是有虫积的表现。第 1 次处方中即运用驱虫药，由于药症相合，服药后即便下大量寸白虫。二诊时据患者主诉，每次大便中夹有成团寸白虫排出后，头昏，心慌，心中懊侬诸症亦相继缓解，说明病情进一步好转。三诊时张老察其舌苔，紫红色小点已大减，认为虫积将尽，转当补养心脾，以善其后。

（《张泽生医案医话集医案》）

自 学 指 导

【重点难点】

蛔、绦、蛲、钩、姜片虫五种肠道寄生虫病的致病因素是由于感染虫卵。其发病多与饮食不洁、不熟和接触粪毒有关，与湿热壅滞肠道，脾胃不和亦有密切联系。日久则损及脏腑，耗伤气血。

虫证的治疗一般先予驱虫，后调脾胃。如病久体虚，可攻补兼施，或先予调补，后再驱虫。

【复习思考题】

1. 虫证是如何发生的？
2. 试述虫证的治疗原则及蛔虫证、绦虫证的治疗方药。
3. 如何鉴别蛔虫、蛲虫、钩虫、绦虫、姜片虫五种肠道寄生虫的临床特征？
4. 蛔厥是如何形成的？有何临床表现？如何治疗？

【常见文献摘录】

1.《诸病源候论·九虫病》：“蛔虫者，是九虫内之一虫也。长一尺，亦有长五、六寸，或因脏腑虚弱而动，或因食甘肥而动。其发动，则腹中痛，发作肿聚，去来上下，痛有休息，亦攻心痛，口喜吐涎及吐清水，贯伤心者则死。”

2.《圣济总录·九虫门》：“论曰寸白虫，乃九虫之一种，状似涓边葫芦子。因脏气虚，风寒湿冷伏于肠胃，又好食生脍干肉等，所以变化滋多，难以调治。”

3.《景岳全书·诸虫》：“虫之为病，人多有之，由于化生，诚为莫测。在古方虽曰由湿由热，由口腹不节，由食饮停积而生，是因皆有之矣。然以常见验之，则凡脏强气盛者，未闻其有虫，正以随食随化，虫自难存；而虫能为患者，终是脏气之弱，行化之迟，所以停聚而渐至生虫耳。”

4.《张氏医通·虫》：“人患虫积，多因饥饱失宜，中脘气虚，湿热失运，故无诸虫。小儿最多，大人间有。其候心嘈腹痛，呕吐涎沫，面色萎黄，眼眶鼻下有黑，嗜食米纸茶叶泥炭之类，沉沉默默欲眠，微有寒热，治宜随证用方。”

5.《石室秘录·饥治法·论虫痛》：“虫痛之证，得食则痛减，无食则痛增。以酸梅汤一盏试之，饮下而痛即止者，乃虫痛；饮下而痛增或少减者，非虫痛也”

6.《临证指南医案·虫·陆履安按》：“虫病虽多，其源皆由饮食停滞，湿热郁蒸，变化而成者也。见面色萎黄，饮食不为肌肤，脘腹起伏作痛，聚散不定，痛止即能饮食者，皆为虫积，或从呕，或从大便而出。治当观其微甚。若虫势骤急者，当用攻逐之剂，如黑丑、槟榔、大黄、胡粉、三棱、莪术之类；虫去则调其肠胃。缓者用酸苦泄热燥湿，兼以相制相畏之品，如川连、胡连、芦荟、苦楝、乌梅、川椒、雷丸、芜荑、使君、榧肉之类。脾弱者，兼运其脾，胃滞者，兼消其滞。”

第四章　肝（胆）系病证

肝主疏泄，主藏血，主筋，开窍于目，其华在爪，在志为怒，在液为泪。胆附于肝，内藏"精汁"，其经脉属肝络胆，肝胆相为表里。肝胆的病理表现主要是气机的运行、血液的储藏调节和胆汁疏泄功能的异常。

肝体阴而用阳，肝胆病症大致可分为肝体和肝用两方面。若气血壅结，肝体失和，腹内结块，形成积聚；如湿邪壅滞，肝胆失泄，胆汁泛滥，则发生黄疸；肝脾肾失调，气血水互结，酿生鼓胀。

肝为刚脏，喜条达而恶抑郁。疏泄失调，气机郁结，则为肝气；郁而化火，则为肝火；气盛阳亢，则为肝阳；阳亢化风或热极生风，则为肝风。肝气、肝火、肝阳、肝风四者同源而异流，在病变过程中，每多兼夹或相互转化。肝体属阴，阴血不足，肝失濡润，可致气郁络滞；阴血亏虚，阴阳失调，可引起阳亢风动。肝气失疏，络脉失和，则为胁痛；风阳上扰，或阴血不承，则致头痛、眩晕；风阳暴升，夹痰夹瘀，气血逆乱，上冲于脑，则为中风；肝郁气滞，痰瘀互结，颈前喉节两旁结块肿大，则为瘿病。

依据肝的生理功能和病机变化特点，我们将胁痛、黄疸、积聚、鼓胀、头痛、眩晕、中风、瘿病、疟疾归属为肝胆病症。上述病症虽归属肝胆，但与其他脏腑亦密切相关。临证应注意脏腑之间的关联，随证处理。

此外，肝胆为人体重要脏腑，气血、经络、情志方面的病症多与之有关。如郁证、厥证多有肝气失调，痉证、震颤常因风阳扰动等等，但从编排、讲授角度着眼，分别将其归属气血津液病症和肢体经络病症。至于肝气逆肺之喘证、肝火内扰之不寐，肝脾失调之泄泻、肝气郁滞之癃闭等病症，依据其病症整体相关性，分别属于各个脏腑系统。

第一节　胁　　痛

【目的要求】

1. 了解胁痛与肝胆的关系。
2. 熟悉胁痛的病机以气滞络痹、肝胆湿热为主，日久可变为肝阴不足，且夹气滞血瘀。
3. 掌握胁痛的辨证要点，从病程、症状区别虚实，分清气滞、血瘀、湿热、阴虚的不同选方用药。

【自学时数】

4学时。

胁痛是以胁肋部一侧或两侧疼痛为主要表现的病症。既可单独为病，又是多种疾病伴见的症状。

在《内经》中已记载胁痛发病部位与肝胆有关。如《灵枢·五邪篇》云："邪在肝则两胁中痛。"《素问·脏气法时论》云："肝病者，两胁痛引少腹，令人善怒。"提示了胁痛的病位主要在肝。发病因素涉及多端，如《丹溪心法·胁痛》云："胁痛，肝火盛，木气实，有死血，有痰流注……"《寿世保元·胁痛》云："夫胁痛者……亦当视内外所感之邪而治之。若因努气伤触，悲哀气急，饮食过度，冷热失调，跌仆伤形，或痰积流注于胁，与血相搏，皆能为痛，此内因也；风寒所袭而为胁痛者，此外因也。"由此可见，七情、饮食、跌仆或风寒外乘胁肋均可发病；肝火盛、肝气实、血瘀、痰浊等均为导致胁痛的病理因素。《景岳全书·胁痛》将病因分为外感与内伤两大类，并提出以内伤者为多见。如"胁痛有内伤外感之辨……有寒热表证者方是外感，如无表证悉属内伤。但内伤胁痛者十居八九，外感胁痛则间有之耳"。辨证上，《景岳全书》认为胁痛有气血之辨："盖血积有形而不移，或坚硬而拒按，气痛流行而无迹，或条聚而条散。若食积痰饮，皆属有形之证，第详察所因，自可辨识"。《类证治裁·胁痛》云："胁痛多实……初痛在经，久必入络，经主气，络主血。"治疗主要从治肝着手，根据临床实际情况，采用不同的治法。其云："有营络虚寒，得食痛缓者，辛温通络，甘缓补虚……有肝阴虚者，热痛嗌干，宜凉润滋液……有液虚风动者，胁气动跃，宜滋液熄风……有郁热胀痛者，宜苦辛泄降……"为临床提供了丰富的资料。叶天士《临证指南医案》对胁痛属久病入络者，善用辛香通络，甘缓补虚，辛泄祛瘀等法，立方遣药颇为实用，对后世医家影响较大。

本篇主要讨论以胁痛为主的病症。可见于肋间神经痛、胸膜炎、胆道感染、胆石症和肝脏病等，凡表现以胁痛为主者，均可按本篇辨证论治。黄疸型肝炎、肝硬化、脾功能亢进、肝硬化腹水等病虽有时亦伴见胁痛，但病情复杂深重，尚应参阅黄疸、积聚、鼓胀等篇进行辨治。有些病证如悬饮（渗出性胸膜炎）、风温（肺炎）、肺痈（肺化脓症）等，虽然也有胁痛见症，但不属主症，则应参阅有关篇章辨治。

【病因病机】

（一）病因

胁痛的病因较多，较常见者有情志失调，饮食不节，外感温热和体虚久病。

1. 情志失调：忧郁恼怒，肝气郁结，络脉痹阻，则发生胁痛。《金匮翼·胁痛统论》云："肝郁胁痛者，悲哀恼怒，郁伤肝气。"

2. 饮食不节：长期嗜食肥甘炙煿，积湿生热，湿热内蕴，肝脾气机阻滞，导致胁痛。其中素有湿热蕴于肝胆，复加骤食荤腥，内外合邪，胁痛最易剧发。如《寿世保元》云："夫胁痛者……饮食过度，冷热失调，皆能为病。"

3. 外感湿热：湿热之邪外袭，郁结少阳，枢机不利，导致肝胆经气失于疏泄，发生胁痛。《灵枢·经脉》云："胆，足少阳也，是动则病口苦，善太息，心胁痛，不能转侧。"若湿热留而不去，胆液外溢于肌肤则发为黄疸，或引起肝胆系统结石等疾患。

4. 体虚久病：凡久病体虚，或劳欲过度，精血亏损，均能使肝肾阴虚，肝络失养，络脉不和，胁痛发作。正如《景岳全书·胁痛》所云："……凡房劳过度，肾虚羸瘦之人，多有胸胁间隐隐作痛，此肝肾精虚不能化气，气虚不能生血而然。"

（二）病机

1. 病位以肝胆为主，但可涉及脾、胃、肺等脏：《景岳全书·胁痛》云："胁痛之病，本属肝胆二经，以二经之脉，皆循胁故也。"说明了胁痛和肝胆的密切关系。但肝胆与脾胃同居中焦，肝胆气逆每易犯胃侮脾，造成肝木乘脾或胆胃不和。若病情进一步发展，亦可导致脾胃不运，蕴生湿热，滞于肝胆，经脉阻滞，而致胁痛加甚，或胆汁泛溢而为黄疸。若肝郁日久，亦可上逆犯肺，表现为肝肺气机升降失常，发生胸闷咳逆，胁痛加重。

2. 病理因素为气滞、湿热、血瘀，而以气滞为主：属于气滞者，多因情志抑郁，肝气阻滞，疏泄失常或气郁化火，肝火郁结，气机不畅而为胁痛；属于湿热者，多由饮食所伤或外感湿热，脾胃运化失司，湿食停滞，交阻中州，导致肝胆疏泄失常，络脉阻滞而痛。若胁痛延久不已，痛久入络或湿热阻滞，络脉不畅，均可引起血郁成瘀，甚则瘀血内停胁下而为癥瘕；或因湿热郁蒸，胆汁外溢肌肤发为黄疸；或为热蒸液聚，胆汁凝结，发为胆道结石等病。如湿热、郁火伤阴，或素体虚弱，阴血亏虚，肝络失养，可进一步导致阴虚络痹。

3. 病理性质有虚实两类，然以实证居多：凡情志所伤或饮食不节，病理因素以气滞、血瘀、湿热三者为主者，多属于实；若因体虚，或大病、久病之后，营血不足，肝络失养所致的胁痛，多属于虚。临床上实证占大多数，或见虚实夹杂，纯虚者较少见。虚实之间常可相互转化。如气滞日久，可以化火伤阴，则由实转虚；阴虚而肝络失养，每多兼夹湿热，是为虚中夹实。

胁痛若治疗得当，病邪祛除，络脉通畅，胁痛多能消失。如病久不愈，气滞血瘀，结于胁下，可发展成癥瘕。若湿热不祛，困遏中焦，壅塞肝胆，疏泄失司，胆汁泛溢，则可出现黄疸。

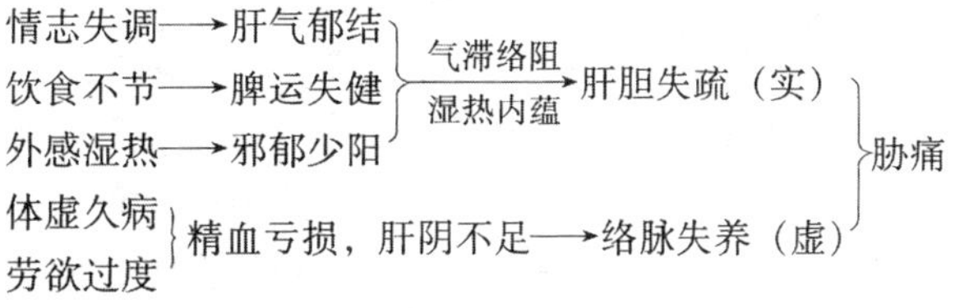

情志失调 → 肝气郁结 ┐
饮食不节 → 脾运失健 ├ 气滞络阻
湿热内蕴 → 肝胆失疏（实）┐
外感湿热 → 邪郁少阳 ┘   ├ 胁痛
体虚久病 ┐ 精血亏损，肝阴不足 → 络脉失养（虚）┘
劳欲过度 ┘

图 26　胁痛病因病机示意图

【病证鉴别】

1. 悬饮：悬饮亦有胁痛，但其主症为饮留胁下，胸胁胀痛，持续不已，伴见咳嗽、咳痰或寒热，呼吸时疼痛加重，常喜向病侧卧位。患侧肋间饱满，叩诊呈浊音。

2. 风温、肺痈：肺系温病中的风温、肺痈也常伴见胁痛，但病程短，发病急，咳嗽剧烈，高热明显。若所咳之痰带血，或呈铁锈色者，多属风温痰热蕴肺；若咳出大量脓血痰，腥臭难闻者，应考虑为肺痈成脓之候。

【辨证论治】

（一）辨证要领

1. 辨在气血：一般来说，气滞以胀痛为主，疼痛游走不定，痛无定处，时轻时重，症状的轻重每与情绪变化有关；血瘀以刺痛为主，痛处固定不移，疼痛持续不已，局部拒按，入夜尤甚。亦有胁痛属气血同病，气滞血瘀者。

2. 辨虚实：与病程有关，一般来说病程短、来势急，因肝郁气滞、血瘀痹阻或外感湿热之邪所致的胁痛属实，症见疼痛剧烈而拒按，脉实有力。病程长、来势缓，因肝血不足、络脉失养所致的胁痛属虚，病见疼痛隐隐，久久不解而喜按，脉虚无力。

（二）治疗要点

胁痛的治疗，凡因气机郁结为主者，治当疏肝理气为主；属于气滞络痹者，治当理气通络，辅以活血化瘀为法；肝胆郁热者，法当清肝利胆，辅以调气和络；肝阴不足者，法当滋阴养血，辅以柔肝和络。

（三）分证论治

1. 肝气郁结：

[症状] 胁肋胀痛，或左或右，或两胁均痛，部位走窜不定，甚则引及胸背肩臂，发病轻重每与情志因素有关，或伴有胸闷不适，嗳气频作，妇女可兼乳房胀痛，舌苔薄白，脉象弦或弦细。

[证候分析] 胁乃肝之分野，足厥阴肝经走胸中；足少阳胆经至肩上交手少阳，而手少阳绕肩胛，交肩上。情志不畅，肝气郁结，厥阴肝络失和，故胁肋胀痛而部位走窜不定，甚则引及胸背。肝气自郁于本经，则女子可兼乳房胀痛。舌苔薄白为无火象。脉弦或弦细皆肝郁之候。

[治法] 疏肝理气和络。

[方药] 柴胡疏肝散加减。本方功用为疏肝行气，活血止痛。用于肝气郁结所致的胁胀痛。

药用柴胡 5g 枢转气机，疏解郁结；香附 10g、陈皮 6g 理气和中；白芍 10g 益阴和营；枳壳 10g 升清降浊；甘草 5g 缓急止痛。

加减：若胁痛重者，酌加青皮 10g、川楝子 10g、玄胡索 10g、郁金 10g 以增强理气止痛的作用。若气郁化火，证明见胁肋掣痛，心急烦躁，口干口苦，溺赤便秘，舌红苔黄，脉象弦数，可去川芎，加丹皮 10g、山栀 10g、黄连 3g、川楝子 10g、元胡 10g 等以清肝泄热、活血止痛。若气郁化火伤阴，症见胁肋隐痛，遇劳加重，心烦头晕，睡眠欠佳，舌红苔薄，少津，脉弦细，可去川芎，加当归 10g、何首乌 10g、杞子 10g、丹皮 10g、山栀 10g、菊花 10g 等以滋阴清热。若肝气横逆，脾运失常，症见胁痛肠鸣腹泻者，可加白术 10g、茯苓 10g、泽泻 10g、薏苡仁 10g 等健脾止泻。若兼胃失和降，恶心呕吐者，可加半夏 10g、藿香 10g、砂仁 5g、生姜 3 片和胃止呕。

2. 瘀血阻络：

[症状] 胁肋刺痛，痛有定处，入夜更甚，胁肋下或见癥块，舌质紫暗，脉象沉涩。

[证候分析] 肝郁日久，气滞血瘀，或跌扑损伤，致瘀血停着，痹阻胁络，故胁痛如刺，痛处不移，入夜痛甚。瘀结停滞，积久不散，则渐成癥块。舌质紫暗，脉象沉涩，均属瘀血内停之征。

[治法] 祛瘀通络。

[方药] 旋覆花汤加减。本方有活血通络，理气止痛作用。用于瘀血阻络所致胸胁疼痛症。

药用新绛（或用茜草代替）活血通经；旋覆花 10g 理气止痛。方中可酌加郁金 10g、桃仁 10g、元胡 10g、归尾 10g 等以增强理气活血之力。

加减：若瘀血较重者，可用复元活血汤加减以活血祛瘀，通经活络。方中大黄 6g、山甲 5g、桃仁 10g、红花 10g 破瘀散结；当归养血行瘀；柴胡疏肝行气，引药入经。若胁肋下有癥块，而正气未衰者，可加三棱 10g、莪术 10g、地鳖虫 10g 等以增强破瘀消坚之力，亦可服鳖甲煎丸。

3. 肝胆湿热：

[症状]　胁痛较著，灼热胀痛拒按，急躁易怒，胸闷口苦，泛恶欲呕，厌食油腻，或兼身热恶寒，身目黄疸，小便黄赤，苔黄腻，脉弦数。

[证候分析]　湿热蕴结，肝胆疏泄不利，胁络失和，则胁痛不已。热壅气滞，故灼热胀痛，急躁易怒。湿热阻中，胃失和降，故见泛恶欲呕。苔黄腻，厌食油腻，皆为湿热偏重之故。少阳枢机不利，故兼身热恶寒。肝胆失于疏泄，胆汁外溢而见面目黄染，身黄溲黄。脉弦数为肝胆实热之象。

[治法]　清肝利胆，调气和络。

[方药]　茵陈蒿汤合大柴胡汤。两方共具清利肝胆湿热之功。前方清泄湿热，后方和解少阳，荡涤阳明结热。两方常配合使用。

药用茵陈 10g，山栀 10g，黄芩 10g 清利肝胆，柴胡 5g、白芍 10g、枳壳 10g、木香 10g 疏肝理气。

加减：湿重于热，脘闷腹胀，苔白腻者，可予茵陈胃苓汤苦温燥湿，淡渗利湿；热重于湿者，可在重用茵陈的同时加连翘 10g、蒲公英 10g 清热利胆；如神烦，胁痛如灼者，可加生地 10g、丹皮 10g、龙胆草 10g 清肝凉血。胁痛剧烈，伴呕吐蛔虫者，先以乌梅丸煎汤安蛔；继用使君子 10g、大黄 5g 以驱蛔。倘湿热煎熬，结成砂石，前方酌加金钱草 10g、海金沙 10g、鸡内金 10g、鱼脑石 10g 等以利胆化石；便秘腹胀者，另增芒硝 6～10g 冲服。另外，可同时配合利胆化石的药物，制成丸剂长期服用；并结合耳针、耳压等疗法。

4. 肝阴不足：

[症状]　胁肋隐痛，悠悠不休，遇劳尤甚，头晕目眩，心中烦热，精神倦怠，舌红少苔，脉细弦或细数。

[证候分析]　阴血不足，肝络失于润养，故胁肋疼痛，其势悠悠。劳则营阴受耗，故胁痛加著。阴血不能上承，则头晕目眩。阴血亏虚，虚热内生，则心中烦热，精神倦怠。本证所见苔脉均属阴血虚少之象。

[治法]　滋阴养血，柔肝和络。

[方药]　一贯煎加减。本方柔肝养血和络。用于阴血不足，肝络失养之胁痛。

药用当归 10g、生地 10g、枸杞 10g、川楝子 10g 理气和络止痛。

加减：若阴虚而夹气滞者，可选绿萼梅 5g、佛手片 10g、白蒺藜 10g 等理气而不伤阴；如阴亏虚火上炎，表现烦热口苦者，可增石斛 10g、黄芩 10g、山栀 10g 养阴清火；若心烦失眠，加入酸枣仁 10g、合欢花 10g 等养心安神；若伴气虚，胁痛坠胀，食后脘痞，神倦，大便溏薄者宜加党参 10g、白术 10g、茯苓 10g、山药 10g 等益气健脾。

【其他疗法】

(一) 单方、验方

1. 金钱草汤：金钱草 120～240g，煎水代茶饮，治疗湿热或砂石所致胁痛。

2. 威灵仙汤：威灵仙 30g，水煎，每日 1 剂，连服 10 天为 1 疗程，用于急性胁痛。

3. 核桃冰糖糊：核桃 5～6 个，香油和冰糖适量，用香油将核桃仁炸酥，研末与冰糖，调成糊状，每日 1 剂，随时服食。用于慢性胁肋隐痛。

4. 邓铁涛方：太子参 15g，茯苓 15g，白术 12g，川萆薢 10g，黄皮树叶 15g，甘草 5g。健脾补气，扶土抑木。用于慢性胁痛日久，气血不足证。

5. 关幼波方：党参 12g，白术 10g，炒苍术 10g，藿香 10g，茵陈 15g，当归 12g，白芍 12g，香附 10g，佛手 10g，山楂 15g，泽兰 15g，生牡蛎 15g，王不留行 12g。健脾疏肝，理气，活血，用于慢性胁痛，气血瘀滞证。

（二）中成药

1. 龙胆泻肝丸：清肝胆、利湿热，用于肝胆湿热，头晕目赤，耳鸣耳聋，耳肿疼痛，胁痛口苦，尿赤涩痛，湿热带下。口服，每次 3～6g，1 日 2 次。

2. 加味逍遥丸：疏肝清热，健脾养血。用于肝郁血虚，肝脾不和，两胁胀痛，头晕目眩，倦怠食少，月经不调，脐腹胀痛。口服，每次 6g，1 日 2 次。

3. 利胆排石丸：清热利湿，利胆排石。用于胆道结石，胆道感染，胆囊炎。口服，排石每次 6～10 片，1 日 2 次，炎症每次 4～6 片，1 日 2 次。

4. 柴胡舒肝丸：舒肝理气，消胀止痛。用于肝气不舒，胸胁痞闷，食滞不消，呕吐酸水。口服，每次 1 丸，1 日 2 次。

5. 木香分气丸：宽胸消胀止呕。用于肝郁气滞，脾胃不和，胸膈痞闷，两胁胀满，胃脘疼痛，倒饱嘈杂，呕吐恶心，嗳气吞酸。口服，每次 6g，1 日 2 次。

（三）外治法

1. 疏肝利胆散敷脐：取炮山甲 80g，莪术、皂角刺各 60g，川楝子、川芎、木香、冰片各 30g。将上药共为细末，每次取 0.8g 填脐，覆盖 1.5cm×1.5cm 药棉团，然后外贴 5cm×5cm 胶布，3 天换药 1 次，10 次为 1 疗程。功能疏肝理气，活血止痛。

2. 胆痛散外敷：取大黄 5g，木香 3g，乳香、白芥子各 2g，冰片 0.5g。将上药共研细末，取 5～10g，用沸醋拌成糊状，涂于 15cm×10cm 的敷料上，趁热（以不烫伤皮肤为度）贴敷胆囊压痛点，胶布固定。功能行气止痛。

3. 解痉止痛膏：取白芷 10g，花椒 15g，苦楝子 50g，葱白、韭菜兜各 20g，白醋 50mL。先将白芷、花椒研细末，再将韭菜兜、葱白、苦楝子捣烂如泥，后用白醋把上述药物拌和均匀调成糊膏状，备用。贴敷于中脘穴周围处，外用透明薄膜覆盖，然后胶布加固或用腹带固定更好，24 小时换贴 1 次，可连贴 2～4 次。用于胁痛如绞。

【预防调护】

平时应保持情绪乐观、愉快，并注意饮食调理，忌食辛辣刺激性食物。在劳动中不要用力过猛，避免碰撞伤及胁肋。如果胁痛经久不已，则应及时进行有关检查。

在护理方面，应协助病人安排好舒适的体位；伴有咳者，适当配合镇咳剂；如发热较剧，右胁疼痛拒按，应注意有无黄疸的出现。

【临证提要】

1. 胁痛多见于西医的肝胆系统疾病。如属胆道疾患者，宜重用通腑泄浊之法，腑气以通为顺，大黄、芒硝等通腑药物有利胆消炎，排泄毒素，促进消化功能等作用，有利于胆囊炎、胆结石病情的缓解。

2. 对肝脏病而见胁痛者，应进行临床检测，明确病因加以针对性治疗，不可仅仅见痛止痛，贻误病情。

3. 胁痛以内伤为主，但外感胁痛仍间或有之。如风邪外袭，胆络失和，胁肋疼痛，兼有恶寒发热或寒热往来者，可用小柴胡汤加减和解少阳，疏风祛邪。

【医案精选】

1. 刘渡舟医案：

王某，男，48岁，工人。食谷不振，肝区疼痛1年余，屡用中西药物治疗，效果不显，就诊时自觉胁痛隐隐，脘腹胀闷，神疲乏力，胃纳不佳，眠寐尚可，大小便自调。舌色暗，舌苔根部黄腻，切脉弦细。

辨证：辨为肝郁化热，日久入络。

治法：治宜轻宣郁热，佐以通络之法。

处方：柴胡10g，枳壳10g，白芍10g，甘草6g，栀子10g，菊花10g，桑叶10g，僵蚕9g，佛手6g，薏苡仁15g，焦三仙30g，丝瓜络12g。

连服15剂，纳谷渐香，续服15剂而胁痛愈。守方加山药、黄精以养脾阴，巩固疗效，半年后复查，病已痊愈。

按：肝气郁结，易夹热为病，高鼓峰指出："气不舒则郁而为热。"气郁发热，既不同于肝火燔灼，也不同于热入血室，亦不同于阴虚热热盛，乃气机郁遏，穴气不达使然。治疗应"木郁达之"，"火郁发之"，以开郁为主，宜轻宣透解之品，勿蹈厚味凝重之辙。本案病程虽达1年之久，但郁热不除的矛盾仍然比较突出，故直守轻泄肝滞，略佐僵蚕、丝瓜络，使透中有通，故取效著。

（《中医古今医案精粹选评》）

2. 叶天士医案：

汪某。痛在胁肋，游走不一，渐至痰多，手足少力，初病两年，寐食如常，今年入夏病甚。此非脏腑之病，良由经脉继及络脉。大凡经主气，络主血，久病血瘀，瘀后便下。诸家不分经络，但忽寒忽热，宜乎无效，试服新绛一方小效，乃络病耳！议能少阳、阳明之络，通则不痛矣。

处方：归须、炒桃仁、泽兰叶、柏子仁、香附汁、丹皮、穿山甲、乳香、没药。水泛丸。

按：新绛乃茜草汁所染，故有和瘀通络之力。试服而有效，从而定其为络病，络病难治，故用丸药缓图。

（《临证指南医案》）

自学指导

【重点难点】

1. 胁痛一证，病因虽有情志不畅、饮食不调或体虚久病的不同，但临床表现则以肝气郁结证候较多见。其次为肝胆郁热或湿热蕴结；属肝阴不足、肝络失养所致的胁痛，临床较为少见。

2. 治疗当按"通则不痛"的原则，属实者多采用理气活血，清热利湿等法，但应注意使用理气药不可过用香燥之品，以免伤阴；清利时不可过用苦寒，以免伤阳。而虚证胁痛则当补中寓通，以滋阴养肝为主，少佐调气而不伤阴之药味。若胁痛日久，伴胁下有癥块者，宜配合活血化瘀消癥之品。

【复习思考题】

1. 为什么说胁痛的部位与肝胆关系密切？
2. 实证胁痛的病理因素有气滞、湿热、瘀血等，但为什么说皆以气滞为主？
3. 实证与虚证的胁痛，其病理表现各有何不同？
4. 胁痛常见的证候有哪些？总的治疗原则是什么？
5. 肝胆湿热胁痛的临床表现有哪些特点？如何诊治？

【常见文献摘录】

1.《素问·热论》篇："三日少阳受之，少阳主胆，其脉循胁络于耳，故胸胁痛而耳聋。"

2.《诸病源候论·胸胁支满候》："肺之积气，在于右胁。肝之积气，在于左胁。二脏虚实不和，气蓄于内，故胸胁支满。"

3.《外台秘要·第七卷》："邪气乘于胸胁，故伤其经脉。邪气之与正气交击，故胸胁相引而急痛也。"

4.《石室秘录》："胁痛之症，乃肝痛也。肝宜顺而不宜逆，逆则痛，痛而不止则死矣。故治胁痛，必须平肝，平肝必须补肾，肾水足而后肝气有养，不必治胁痛，胁痛自平也。"

5.《临证指南医案·胁痛·邹时乘按》："胁痛一证，多属少阳厥阴。伤寒胁痛，皆在少阳胆经，以胁居少阳之部；杂证胁痛，皆属厥阴肝经，以肝脉布于胁肋。故仲景旋覆花汤，河间金铃散，及先生（按：指叶天士）辛温通络，甘缓理虚，温柔通补，辛泄宣瘀等法，皆治肝着胁痛之剂……然其证有虚有实，有寒有热，不可概论。"

6.《证治汇补·胁痛》："胁痛宜分左右，辨虚实。右胁痛者，肝受邪也；左胁痛者，肝邪入肺也；左右胁痛者，气滞也；左右胁注痛有声者，痰饮也；左胁下有块作痛夜甚者，死血也；左胁下有块作痛饱闷者，食积也；咳嗽引痛，喘急发热者，痰结也；时作时止，暴发痛甚者，火郁也；满闷惧按，烦躁多怒者，肝实也；目耳荒瞆，爪枯善恐者，肝虚也；隐隐微痛，连及腰胯，空软喜按者，肾虚也；胁痛，咳嗽腥臭，面赤唾痰者，肺气伤也；胁内支满，目眩，前后下血者，肝血伤也；两胁拘急，腰腿疼痛不能转侧者，湿热郁也；胸右近胁一点刺痛，内热咳嗽者，肺痈也。"

第二节　黄疸（附：萎黄）

【目的要求】

1. 了解黄疸的一般概念及分类方法。
2. 掌握黄疸的病理变化以及"化湿邪，利小便"的治疗大法。
3. 熟悉阳黄、阴黄、急黄的辨证治疗和三者之间的相互联系与转化。

【自学时数】

6 学时。

黄疸是以目黄、身黄、小便黄为主要症状的一种病症，其中目睛黄染尤为本病重要特征。

《内经》即有关于黄疸病名和主要症状的记载，如《素问·平人气象论》说："溺黄赤，安卧者，黄疸……目黄者曰黄疸。"《灵枢·论病诊尺》说："身痛面色微黄，齿垢黄，爪甲上黄，黄疸也。"但尚未对黄疸进行分类论述。黄疸的分类始自汉代张仲景《金匮要略》。该书把黄疸分为黄疸、谷疸、酒疸、女劳疸、黑疸五种。《诸病源候论》根据本病发病情况和所出现的不同症状，区分为二十八候。《圣济总录》又分为九疸、三十六黄。两书都记述了黄疸的危重证候"急黄"，并提到了"阴黄"一证。宋代韩祗和《伤寒微旨论》除论述了黄疸的"阳证"外，加设《阴黄证篇》，谓"伤寒病发黄者，古今皆为阳证治之……无治阴黄法。"并详述了阴黄的辨证施治。元代罗天益在《卫生宝鉴》中又进一步把阳黄与阴黄的辨证施治加以系统化，对临床有较大指导意义，至今仍被采用。《景岳全书·黄疸》篇提出了"胆黄"的病名，认为"胆伤则胆气败，而胆液泄，故为此证，"初步认识到黄疸的发生与胆液外泄有关。清代沈金鳌《沈氏尊生·黄疸》篇有"天行疫疠，以致发黄者，俗称之瘟黄，杀人最急"的记载，对黄疸可有传染性及严重的预后转归有所认识。

本篇讨论内容以阳黄、急黄、阴黄为主，可涉及西医学中肝细胞性黄疸、阻塞性黄疸和溶血性黄疸。如临床常见的急慢性肝炎、肝硬化、胆囊炎、胆结石及某些消化系统肿瘤等，凡出现黄疸者，均可参照本篇辨证施治。

【病因病机】

（一）病因

黄疸的病因有外感和内伤两个方面，外感多属湿热疫毒所致，内伤常与饮食、劳倦、病后有关。

1. 外感湿热疫毒：夏秋季节，暑湿当令，或因湿热偏盛，由表入里，内蕴中焦，湿郁热蒸，不得泄越而致发病。若湿热夹时邪疫毒伤人，则病势尤为暴急，具有传染性，表现热毒炽盛、内及营血的危重现象，称为急黄。如《诸病源候论·急黄候》指出："脾胃有热，谷气郁蒸，因为热毒所加，故猝然发黄，心满气喘，命在顷刻，故云急黄也。"

2. 饮食、劳倦、病后：

（1）过食酒热甘肥或病后湿热内蕴：长期嗜酒，或过食肥甘厚腻，或于胁痛、胃脘痛等病后，脾胃损伤，运化失职，湿浊内生，郁而化热，湿热熏蒸，胆汁泛溢而发为黄疸。如《金匮要略·黄疸病》说："谷气不消，胃中苦浊，浊气下流，小便不通……身体尽黄，名曰黄疸。"《圣济总录·黄疸门》说："大率多因酒食过度，水谷相并，积于脾胃，复为风湿所搏，热气郁蒸，所以发为黄疸。"

（2）饥饱劳倦或病后伤脾：长期饥饱失常，或恣食生冷，或劳倦太过，或病后脾阳受损，都可导致脾虚寒湿内生，困遏中焦，胆液不循常道，外溢肌肤而为黄疸。如《类证治裁·黄疸》篇说："阴黄系脾脏寒湿不运，与胆液浸淫，外渍肌肤，则发而为黄。"

（3）瘀阻湿郁：积聚日久不消，瘀血阻滞，肝脾失调，湿邪壅遏，胆汁为湿所阻，也可产生黄疸。如《张氏医通·杂门》指出："有瘀血发黄，大便必黑，腹胁有块或胀，脉沉或弦。"

（二）病机

1. 黄疸的病理因素以湿为主，黄疸形成的关键是湿邪为患。如《金匮要略·黄疸病》篇指出："黄家所得，从湿得之。"湿邪既可从外感受，亦可自内而生。如外感湿热疫毒，为湿从外受；饮食劳倦或病后瘀阻湿滞，属湿自内生。

2. 黄疸的病位主要在脾、胃、肝、胆：由于外感或内伤各种因素，使脾胃运化失健，湿邪壅阻中焦，肝胆疏泄不利，致胆汁输泄失常，胆液不循常道，外溢肌肤，下注膀胱而发为目黄、肤黄、小便黄之病症。

3. 黄疸的病理表现有湿热和寒湿两端。由于致病因素不同，个体素质的差异，黄疸的病理表现有湿热和寒湿两个方面。因于湿热所伤或过食甘肥酒热，或素体胃热偏盛，则湿从热化，湿热交蒸，发为阳黄。由于湿和热的偏盛不同，阳黄病机又有热重于湿和湿重于热的区别。如湿热疫毒偏重，充斥三焦，深入营血，内陷心肝，可见猝然发黄，神昏谵妄，痉厥出血等危重症，称为急黄。若病因寒湿伤人，或素体脾胃虚寒，病后脾阳受伤，则湿从寒化。寒湿郁滞，中阳不振，脾气壅遏不运，胆液为湿邪所阻，表现为阴黄证。

4. 阳黄、急黄、阴黄在一定条件下可以相互转化：如阳黄治疗不当，病情发展，病状急剧加重，热势鸱张，侵犯营血，内蒙心窍，引动肝风，则可转为急黄。如阳黄误治失治，迁延日久，脾阳损伤，湿从寒化，则可转为阴黄。如阴黄复感外邪，湿郁化热，又可呈阳黄表现，使病情转为复杂。

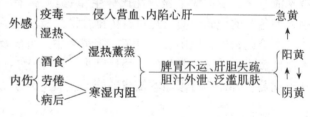

图27 黄疸病因病机示意图

5. 预后转归：一般说来，急黄热势炽盛，常可危及生命；阳黄病程较短，消退较易；但阳黄湿盛于热者，消退较缓，应防其迁延转为阴黄；阴黄病程缠绵，日久不退，预后较差。总之黄以速退为顺，如《金匮要略》指出："黄疸之病，当以十八日为期，治之十日以上瘥，反剧者为难治。"若久病不愈，气血瘀滞，伤及肝脾，则有酿成癥积、鼓胀之可能。

【病证鉴别】

与虚黄的鉴别：黄疸发病与感受外邪，饮食劳倦，或病后有关，其病机为湿滞脾胃，肝胆失疏，胆汁外溢；其主症为身黄、目黄、小便黄。虚黄之病因与饥饱劳倦、食滞、虫积或病后失血有关，其病机为脾胃虚弱，气血不足，肌肤失养；其主症为肌肤萎黄不泽，目睛及尿不黄，常伴头昏倦怠，心悸少寐，纳少便溏等。

【辨证论治】

(一) 辨证要领

黄疸的辨证，应以阴阳为纲，阳黄以湿热为主，阴黄以寒湿为主。临证应根据黄疸的色泽，结合病史、症状，区别阳黄与阴黄。

阳黄属于热证、实证，黄色鲜明如橘，发病较急，病程尚短，常伴有身热、口干苦，舌苔黄腻，脉濡数。如病情急骤，色黄如金，兼见神昏、发斑、出血等危象，称为急黄。

阴黄属于寒证、虚证，黄色晦暗如烟熏，病程长，病势缓慢，舌质淡，脉沉迟等。

(二) 治疗要点

黄疸的治疗大法，主要为化湿邪，利小便。化湿可以退黄，如属湿热，当清热化湿，必要时还应通利腑气，以使湿热下泄；如属寒湿，应予温中化浊。利小便，主要是通过淡渗利湿，达到退黄的目的。正如《金匮要略》所说："诸病黄家，但利其小便。"至于急黄热毒炽盛，邪入心营者，又当以清热解毒，凉营开窍为法。

(三) 分证治疗

1. 阳黄：

(1) 热重于湿：

[症状] 身目俱黄，黄色鲜明，发热口渴，或见心中懊恼，腹部满胀，口干而苦，恶心欲吐，小便短少、黄赤，大便秘结，舌苔黄腻，脉象弦数。

[证候分析] 湿热熏蒸，胆汁泛溢肌肤，下注膀胱，故目黄、肤黄、小便发黄。热为阳邪，故黄色鲜明。热盛津伤，故发热，口干渴而苦。湿热内蒸，故心中懊恼不安。湿热中阻，脾胃失和，腑气不畅，故腹部胀满，恶心欲吐，大便秘结。舌苔黄腻，脉象弦数，是湿热困遏脾胃、壅滞肝胆所致。

[治法] 清热利湿，佐以通下。

[方药] 茵陈蒿汤加减。本方有清热通腑，利湿退黄的作用，是治疗湿热黄疸的主方。

药用茵陈蒿 15g 为清热退黄之要药；栀子 10g、大黄 5g、黄柏 5g、连翘 10g、垂盆草 30g、蒲公英 12g，属泻下清热之品；茯苓 10g、滑石 10g、车前草 10g 可利湿清热，使邪从小便而去。

加减：如胁痛较甚，可加柴胡 5g、郁金 10g、川楝子 10g 等疏肝理气；如热毒内盛，心烦懊，可加黄连 3g、龙胆草 10g，以增强清热解毒作用；如恶心呕吐，可加橘皮 6g、竹茹 10g、半夏 10g 等化湿清热和胃；如因湿热内结，砂石阻滞，胆道不利，而见身目发黄，右胁疼痛，牵引肩背，或有恶寒发热，大便色灰，宜改用大柴胡汤加减治疗。药用柴胡 5g、黄芩 10g、半夏 10g 疏解少阳，和胃止呕；枳实 10g、白芍 10g、郁金 10g 疏肝利胆；茵陈 15g、金钱草 15g 利湿退黄。如因蛔虫窜入胆道，突然出现黄疸，胁痛时发时止，疼痛有钻顶感，宜用乌梅丸加减。常用乌梅 10g 为主药，味酸以安蛔；黄连 3g、黄柏 5g 味苦性寒，制蛔清热；细辛 3g、蜀椒 10g、桂枝 10g 味辛性温，温脏驱蛔而止痛。本方酸、苦、辛具备，寒热并用，有温脏安蛔止痛的作用。临证尚可加入茵陈 15g、郁金 10g、木香 10g、枳壳 10g 等理气止痛，利湿退黄。

以上三方比较，茵陈蒿汤偏重于清泄湿热，是阳黄热重于湿证的主方；大柴胡汤偏重于利胆通腑，以砂石阻滞胆道者为宜；乌梅丸偏重于安蛔止痛，主要用于蛔虫阻滞胆道而致的黄疸。

(2) 湿重于热：

［症状］ 身目俱黄，色不及前者鲜明，头重身困，胸脘痞满，食欲减退，恶心呕吐，腹胀或大便溏垢，舌苔厚腻微黄，脉象濡数或濡缓。

［证候分析］ 湿遏热伏，胆汁不循常道，溢于肌肤，故身目发黄。湿重于热，湿为阴邪，故其色不及前者鲜明。湿邪内阻，清阳不得发越，故头重身困。胸脘痞满，食欲减退，恶心呕吐，腹胀便溏，乃湿困中焦。胃气不和，脾失健运所致。舌苔厚腻微黄，脉象濡数或濡缓，为湿重之症。

［治法］ 利湿化浊，佐以清热。

［方药］ 茵陈五苓散合甘露消毒丹加减。两方比较，茵陈五苓散作用在于利湿退黄，使湿从小便中去；甘露消毒丹作用在于利湿化浊，清热解毒，是湿热并治的方剂。药用藿香 10g、白蔻仁 10g、陈皮 6g 芳香化浊，行气悦脾；茵陈蒿 10g、车前子 10g、茯苓 10g、薏苡仁 10g、黄芩 10g、连翘 10g 利湿清热退黄。

加减：如湿阻气机，胸腹痞胀，呕恶纳差等症较著，可加入苍术 10g、厚朴 10g、半夏 10g，以健脾燥湿，行气和胃。本证湿重于热，湿为阴邪，粘腻难解，治法当以利湿化浊运脾为主，佐以清热，不可过用苦寒，以免脾阳受损。如治疗失当，迁延日久，则易转为阴黄。如邪郁肌表，寒热头痛，则宜先用麻黄 10g、连翘 10g、赤小豆 10g、生梓白皮 10g 清热利湿解毒；大枣和中，共奏疏解表邪、清利湿热之功。

2. 急黄：

［症状］ 发病急骤，黄疸迅速加深，其色如金，皮肤瘙痒，高热口渴，胁痛腹满，神昏谵语，烦躁抽搐，或见衄血、便血，或肌肤瘀斑，舌质红绛，苔黄而燥，脉弦滑或数。

［证候分析］ 湿热疫毒炽盛，故发病急骤，高热口渴。热毒内迫，胆汁外溢肌肤，则黄疸迅速加深，色黄如金，皮肤瘙痒。热壅气滞，肝脾失调，故胁痛腹满。热毒内陷心肝，则神昏谵语，烦躁抽搐。血热妄行，则衄血、便血、肌肤出现瘀斑。舌质红绛，苔黄而燥，脉弦滑或数，均为热毒炽盛，灼伤津液，深入营血之象。

［治法］ 清热解毒，凉血开窍。

［方药］ 千金犀角散加味。本方功能清热退黄，凉营解毒。用于湿热疫毒所致的急黄。

药用犀角（或水牛角）30g、黄连 3g、栀子 10g、大黄 6g、板蓝根 15g、生地 10g、玄参 10g、丹皮 10g 清热凉血解毒；茵陈 10g、土茯苓 10g 利湿清热退黄。

加减：神昏，加服安宫牛黄丸以凉开透窍；如动风抽搐者，加用钩藤 10g、石决明 20g，另服羚羊角粉或紫雪丹，以熄风止痉；如衄血、便血、肌肤瘀斑重者，可加黑地榆 10g、侧柏叶 10g、紫草 10g、茜根炭 10g 等凉血止血；如腹大有水，小便短少不利，可加马鞭草 10g、木通 3g、白茅根 10g、车前草 10g，并另吞琥珀 3g、蟋蟀 3g、沉香粉 3g，以通利小便。

本证起病急骤，黄疸呈进行性加深，可迅速昏迷，病情极为凶险，故应中西医结合全力进行抢救。

3. 阴黄：

(1) 寒湿阻遏：

[症状]　身目俱黄，黄色晦暗，或如烟熏，脘腹痞胀，纳谷减少，大便不实，神疲畏寒，口淡不渴，舌淡、苔腻，脉濡缓或沉迟。

[证候分析]　由于脾胃虚弱，中阳不振，寒湿滞留中焦，肝胆失于疏泄，胆汁外溢肌肤，故身目俱黄。因寒湿俱为阴邪，故黄色晦暗，或如烟熏。脾虚湿困，运化失常，故见脘腹痞闷，纳少，大便不实。阳气亏虚，气血不足，故畏寒，神疲。舌质淡、苔腻，脉濡缓或沉迟，系阳气亏虚，湿浊不化之象。

[治法]　温中化湿，健脾和胃。

[方药]　茵陈术附汤加减。本方温化寒湿，用于寒湿阻滞之阴黄。

药用附子10g、白术10g、干姜5g，温中健脾化湿；茵陈10g、茯苓10g、泽泻10g、猪苓10g，利湿退黄。

加减：若脘腹胀满，胸闷呕恶显著，可去白术，加苍术10g、厚朴10g、半夏10g、陈皮6g，以健脾燥湿，行气和胃；若胁腹疼痛作胀，肝脾同病者，当酌加柴胡5g、香附10g以疏肝理气；若湿浊不清，气滞血结，胁下癥瘕疼痛，腹部胀满，肤色苍黄或黧黑，可加服硝石矾石散，以化浊祛瘀软坚。

(2) 脾虚血亏：

[症状]　面目及肌肤淡黄，甚则晦暗不泽，肢软乏力，心悸气短，大便溏薄，舌质淡、苔薄，脉濡细。

[证候分析]　黄疸日久，脾失健运，正气渐伤，气血不充，湿留不去，以致皮肤淡黄不退，晦暗无华。脾阳虚弱，中气不足，故肢软乏力而气短。运化失常，故大便溏薄。血少不能养心，故心悸。舌淡、脉濡细为气血俱虚之征。

[治法]　健脾温中，补养气血。

[方药]　黄芪建中汤加减。本方可温中补虚，调养气血。用于脾虚血亏所致乏力、心悸、面色萎黄诸症。

药用黄芪10g、桂枝10g、生姜3片、白术10g益气温中；当归10g、白芍10g、甘草5g、大枣3枚补养气血；茵陈10g、茯苓10g利湿退黄。

加减：如气虚乏力明显者，应重用黄芪，并加党参10g以增强补气作用；阳虚生寒，怕冷、舌淡者，宜加附子10g温阳祛寒；血虚明显，心悸、脉细者，加熟地10g、首乌10g、酸枣仁20g等补血养心。

【附】黄疸消退后的调治

黄疸的消退，有时并不代表病已痊愈。如湿邪不清，肝脾气血未复，可导致病情迁延不愈，或黄疸反复发生，甚至转成"癥积"、"鼓胀"。因此，黄疸消退后，仍须根据病情继续调治。

1. 湿热留恋，余邪未清：

[症状]　脘痞腹胀，胁肋隐痛。饮食减少，口中干苦，小便黄赤，苔腻，脉濡数。

[证候分析]　黄疸虽退，但邪气未清，肝脾失调。脾运失健，则脘痞腹胀，饮食减少；肝络失和则胁

肋隐痛；湿热尚恋则口中干苦，小便黄赤；苔腻、脉濡数，乃湿热不化之象。

〔治法〕 清热利湿，和中运脾。

〔方药〕 茵陈四苓散加减。

药用茵陈15g、黄芩10g、黄柏5g清热化湿；茯苓10g、泽泻10g、车前草10g淡渗分利；苍术10g、苏梗10g、陈皮6g化湿行气宽中。

2. 肝脾不调：

〔症状〕 脘腹痞闷，肢倦乏力。胁肋隐痛不适，饮食欠香，大便不调，舌苔薄白，脉来细弦。

〔证候分析〕 黄疸消退之后，气血损伤未复。脾虚气弱，运化失健，故脘腹痞闷，饮食欠香，大便不调；血虚肝络失养，故见胁肋隐病不适；脉弦细为血虚肝郁之征。

〔治法〕 调和肝脾，理气助运。

〔方药〕 柴胡疏肝饮或归芍六君子汤加减。前方偏重于疏肝理气，用于肝脾气滞者；后方偏重于调养肝脾，用于肝血不足，脾气亏虚者。

药用当归10g、白芍10g、柴胡5g、枳壳10g、香附10g、郁金10g养血疏肝；党参10g、白术10g、茯苓10g、山药10g益气健脾，陈皮6g、山楂10g、麦芽15g理气助运等。

3. 气滞血瘀：

〔症状〕 胁下积块，隐痛不适。胸胁胀闷，面颈部见有赤丝红纹，舌有紫斑或紫点，脉涩。

〔证候分析〕 黄疸病久，邪气壅塞，气血滞涩，经治黄疸虽退，气血瘀滞难复，以致胁下积块留着，隐痛不适；肝气失疏，故胸胁胀闷；血络瘀滞，故面颈胸部赤丝红纹；舌紫斑紫点、脉涩亦为瘀血之征。

〔治法〕 疏肝理气，活血化瘀。

〔方药〕 逍遥散合鳖甲煎丸。

药用柴胡5g、枳壳10g、香附10g疏肝理气，当归10g、赤芍10g、丹参10g、桃仁10g、莪术10g活血化瘀。并服鳖甲煎丸以软坚消积。

【附】萎黄

萎黄一证，与黄疸有所不同，其主要症状为：两目不黄，周身肌肤呈淡黄色，干萎无光泽，小便通畅而色不黄，倦怠乏力，眩晕耳鸣，心悸少寐，大便溏薄，舌淡苔薄，脉象濡细。

本病是由于虫积食滞导致脾土虚弱，水谷不能化精微而生气血，气血衰少，既不能滋润皮肤肌肉，又不能营养脏腑，以致肌肤萎黄无光泽。此外，失血过多，或大病之后，血亏气耗，以致肌肤失养而发本病，临床亦属常见。

在治疗上主要是调理脾胃，益气补血，可选用黄芪建中汤或人参养营汤之类。由钩虫病引起者，还应给予驱虫治疗。

【其他疗法】

（一）单方、验方

1. 茵陈30~60g煎服，适用于各种原因引起的黄疸。

2. 金钱草30~60g煎服，适用于胆囊炎、胆石症引起的黄疸。

3. 鸡骨草、田基黄、糯稻根、六月雪、败酱草、虎杖、平地木、垂盆草等，均有利湿退黄作用，可选用其中1~3种，每药各30g煎服，亦可在辨证施治基础上选加上述药物。

4. 青黛1.5g，明矾3g，共研细末，装入胶囊，作1日量，分3次服。具有清热消炎、排石退黄的作用，可用于黄疸经久不退的患者。

5. 虎杖、茵陈、红枣各30g。煎成150mL，加糖适量，每日分2次服，连续服至黄疸消退。适用于湿热引起的黄疸。

（二）中成药

1. 茵陈五苓丸：每次 6g，每日 3 次。清热利湿退黄。用于阳黄湿重于热，症见全身皮肤目睛发黄，黄色鲜明，小便黄赤，腹胀纳差，身倦乏力，两肋隐痛或大便不实者。

2. 新癀片：每次 2～4 片，每日 3 次。清热解毒，利湿退黄。用于急黄疫毒较盛，发热明显者。

3. 清开灵：胶囊每次 3 粒，每日 3 次；注射液 40～60g 加入 5% 葡萄氯化钠注射液或 5% 葡萄糖溶液 500mL 中静脉滴注。清热泻火，利湿退黄。用于阳黄湿热并重者。

4. 片仔黄：每次 0.6g，每日 3 次。清热解毒，用于身目俱黄，黄色鲜明，口苦咽干，纳呆呕恶，溲黄者。

5. 茵栀黄注射液：10～20mL 加入 10% 葡萄糖溶液 250mL 中静脉滴注，每日 1 次。清热解毒，利湿退黄。用于湿热黄疸之证。

（三）外治法

1. 通关法：瓜蒂、丁香、赤小豆各 7 枚为末，吹少许入鼻，少时黄水流出，隔日 1 次，用于阴黄。

2. 外擦法：茵陈蒿 1 把，生姜 1 块捣烂，擦于胸前四肢，以治黄疸。

【预防调护】

黄疸的形成常与急慢性病毒性肝炎、肝硬化、胆囊炎、胆结石及某些消化道肿瘤有关，本病的预防要针对不同疾病，讲究饮食卫生，避免传染，注意起居有节，增强抗病能力。

在饮食方面要避免不洁食物，注意饮食节制，勿过嗜辛热甘肥食物，原有肝胆疾病患者应戒酒类饮料。对有传染性的病人，从发病之日起至少隔离 30～45 日，并注意餐具消毒，防止传染他人。

注射用具及手术器械宜严格消毒，避免血制品的污染，防止血液途径传染。

加强体质锻炼，增强抗病能力。注意起居有常，不妄作劳，顺应四时变化，以免正气损伤，体质虚弱，邪气乘袭。

对具有传染性的黄疸病流行期间，可进行预防服药，用茵陈蒿 30g，生甘草 6g；或决明子 15g，贯众 15g，生甘草 10g；或茵陈蒿 30g，凤尾草 15g。任择 1 方，水煎，连服 3～7 日。

关于本病的调护：在发病初期，应卧床休息，急黄患者须绝对卧床，恢复期和转为慢性久病患者，可适当参加体育活动，如散步、太极拳、静养功之类。保持心情愉快舒畅，肝气调达，有助于病情康复。进食富于营养而易消化的饮食，以补脾益肝；禁食辛热、油腻、酒辣之品，防止助湿生热，碍脾运化。密切观察脉证变化，若出现黄疸加深，或出现斑疹吐衄，神昏痉厥，应考虑热毒耗阴动血，邪犯心肝，属病情恶化之兆；如出现脉象微弱欲绝或散乱无根，神志恍惚，烦躁不安，为正气欲脱之征象，均需及时救治。

【临证提要】

临证时要注意如下几点：

1. 黄疸可出现多种临床情况，临证时，首先应根据黄疸的色泽、病史、症状，辨别其属阴属阳。其次宜注意明确西医诊断，区分肝细胞性、阻塞性或溶血性黄疸等不同性质，以便采取必要的相应治疗措施。

2. 黄疸在治疗过程中，必须注意病程的阶段性，区别病邪之偏表与偏里、湿重与热重，并及时掌握阴黄与阳黄之间的转化，以进行相应的处理。切不可不顾病情变化，固守成法，贻误病情。

3. 关于大黄的应用：治疗阳黄证或急黄证时，常选茵陈蒿汤、栀子大黄汤及大黄硝石汤等方剂，此类方中均有大黄，吴又可谓"退黄以大黄为专功"。实践证明，茵陈与大黄协助同使用，则退黄效果更好。如大便干结者，加玄明粉、枳实；若大便溏，可用制大黄，一般连续服用后，大便非但不稀，反而会正常。根据临床初步体会，大黄除有清热解毒、通下退黄作用外，且有止血、消瘀化癥之功，故不仅在治疗急性黄疸型肝炎时可用大黄，即使治疗慢性肝炎及肝硬化的黄疸证，亦可选大黄相伍为用。

【医案精选】

1. 张聿青医案：

某。湿热蕴遏为黄疸。

处方：制半夏 4.5g，炒青蒿 9g，川朴 3g，上湘军 9g，赤茯苓、白茯苓各 6g，黑山栀 9g，广皮 3g，猪苓 6g，焦麦芽 9g，泽泻 4.5g。

二诊：疸黄大退。再淡以渗湿，苦以泄热。

处方：黑山栀、赤茯苓、猪苓、川朴、大腹皮、泽泻、枳壳、制半夏、麦芽、广皮、上湘军、茵陈。

三诊：营卫不通，忽生寒热。欲和阴阳，当调营卫，欲调营卫，当祛其所以阻我营卫者。

处方：制半夏、范志曲、赤猪苓、郁金、焦麦芽、上广皮、绵茵陈、建泽泻、官桂。

四诊：疸黄大退，湿热未清。

处方：川朴、郁金、赤猪苓、半夏曲、橘红、泽泻、茵陈、官桂、整砂仁、大腹皮、焦麦芽。

按：此证为阳黄湿重于热，故以化湿利湿合以清热之法，果能奏效。

（《张聿青医案》）

2. 董廷瑶医案：

杨某，女，19 岁。患者于 1960 年 10 月 26 日发生面目轻度黄染，胸脘痞闷，纳呆呕吐，精神疲乏，于 28 日下午 4 时病情增剧，神志昏迷，语无伦次，于 6 时急诊入院。体检：体温 38.8℃，呼吸 24 次/min，脉搏 96 次/min。痛苦面容，神志昏迷，狂躁不安，体检不合作，皮肤明显黄疸，巩膜黄染（＋），两侧瞳孔较大，对光反应及角膜反射均消失，有肝臭味，腹部稍隆起，叩诊呈鼓音，无移动性浊音，脾未触及。化验检查：胆红质 4mg，黄疸指数 45U，谷草转氨酶大于 200U，谷丙转氨酶大于 400U，尿三胆试验均阳性。诊断为传染性肝炎、急性重型肝炎、肝性昏迷，入院初由西医治疗，效果不显，乃于 10 月 30 日邀请中医会诊。

辨证：湿热炽盛发为黄疸，化火传里，热结阳明，胃脉通心，灵窍被堵，神志昏迷，肤目均黄，狂躁肢搐，腹满，便秘 5 日，脉象数实，舌苔黄腻，舌质深红，小溲赤，汗出不彻。证属急黄。

治法：拟大承气汤急下存阴，紫雪丹辟瘟解毒。

处方：川朴 6g，生枳实 9g，锦纹大黄 12g，元明粉 9g（冲），加紫雪丹 3g，药汁化服

（鼻饲）。

二诊：10月31日。昨进承气紫雪，腑气仍未下行，发热持续，舌苔已化，质红绛，汗出颇多，神志仍然昏迷，小溲反少，热毒逗留阳明经腑，势已化燥，改进白虎合紫雪。

处方：生石膏 60g，知母 6g，生甘草 4.5g，陈粳米 18g，鲜竹 50 片，天花粉 9g，鲜生地 30g，紫雪丹同上。

三诊：11月1日。药后下宿矢半盂，其色深，热势即松，神志顿清，目睛明了，饥而索食，舌苔滋润，脉象尚数，肤目仍黄，小溲赤，毒火尚重，余邪未清，再进白虎汤加味。

处方：生石膏 30g，知母 6g，生甘草 3g，陈粳米 18g，鲜生地 15g，黄芩 9g，滑石 15g（包）。

四诊：11月2日。神志全清，胃和思食，身黄渐淡，脉象转静，小溲通畅色淡黄，病已出险途。治拟清其余邪，调其胃气。

处方：茵陈蒿 9g，连翘 9g，佩兰叶 9g，生甘草 2.4g，淡黄芩 6g，滑石 12g，橘白 3g，生谷芽 9g。服 2 剂。

嗣后续进上法加减及西医药治疗。12 月 2 日肝功能复查：黄疸指数 10U，胆红质 0.5mg，谷草转氨酶 28.5U，谷丙转氨酶 41U，尿三胆试验阴性，巩膜黄疸（一）。一般正常，至 12 月 4 日痊愈出院。

按：本证属急黄。热毒传里，形成阳明腑实，导致昏乱，幸小便尚利，其阴未竭，故用大承气配紫雪，使取重力专，但竟不下。汗多溲少，神昏舌绛，势叶化燥，此非承气无功，乃吴鞠通所谓"无水舟停"也。故改用白虎、紫雪辛透邪，生地、花粉生津增液，药后宿粪畅通，实火下降，源流一清，神志顿苏，后再以清热利湿之法而收功。

（《上海中医药杂志》）

自 学 指 导

【重点难点】

1. 黄疸是以身黄、目黄、小便黄为主症的一种病证，其中目睛黄染为本病的主要特征。

2. 黄疸的病因有外感和内伤两方面，外感多属湿热疫毒所致，内伤常与饮食、劳倦、病后有关。

3. 黄疸的病理因素以湿为主；病位主要在于脾胃、肝胆；湿邪壅阻肌肤而形成黄疸。由于致病因素和个体差异，黄疸的病理表现有湿热和寒湿两方面。湿从热化发为阳黄，湿从寒化发为阴黄。湿热疫毒深重，充斥三焦，深入营血，内陷心肝，可形成急黄。

4. 黄疸的辨证应以阴阳为纲。治疗大法主要化湿邪利小便。阳黄热重于湿，可用茵陈蒿汤清热利湿，佐以泄下；湿重于热，可用茵陈五苓散合甘露消毒丹利湿化浊，佐以泄热；急黄选用千金犀角散以清热解毒、凉血开窍。阴黄可用茵陈术附汤以温中化湿，健脾和胃。如属脾虚血亏证，可用黄芪健中汤补脾温中，补养气血。

【复习思考题】

1. 如何理解湿邪在黄疸发病过程中的意义？
2. 黄疸的辨证原则和治疗大法是什么？
3. 试述阳黄、急黄、阴黄的主症、治法及代表方剂。

【常见文献摘录】

1.《素问·六元正纪大论》："溽暑湿热相搏……民病黄瘅。"

2.《伤寒论·阳明病篇》："阳明病，发热汗出者，此为热越，不能发黄也。但头汗出，身无汗，剂颈而还，小便不利，渴引水浆者，此为瘀热在里，身必发黄，茵陈蒿汤主之。""伤寒发汗已，身目为黄，所以然者，以寒湿在里不解故也，以为不可下也，于寒湿中求之。""伤寒七八日，身黄如橘子色，小便不利，腹微满者，茵陈蒿汤主之。"

3.《金匮要略·黄疸病》："黄家所得，从湿得之。一身尽发热而黄，肝热，热在里，当下之。"

4.《诸病源候论·急黄候》："脾胃有热，谷气郁蒸，因为热毒所加，故猝然发黄，心满气喘，命在顷刻，故云急黄也。"

5.《景岳全书·黄疸》："阳黄证多以脾湿不流，郁热所致，必须清火邪，利小水。火清则溺身清，溺清则黄自退。""阴黄证，多由内伤不足；不可以黄为意，专用清利。但宜调补心脾肾之虚以培血气，血气复则黄必尽退。""古有五疸之辨，曰黄汗，曰黄疸，曰谷疸，曰酒疸，曰女劳疸。总之，汗出染衣如柏汁者，曰黄汗；身面眼目黄如金色，小便黄而无汗者，曰黄疸；因饮食伤脾而得者，曰谷疸；因酒后伤湿而得者，曰酒疸；因色欲伤阴而得者，曰女劳疸。虽其名目如此，总不出阴阳二症，大多阳病多实，阴证多虚，虚实弗失，得其要矣。"

6.《临证指南医案·疸·蒋式玉按》："黄疸，身黄目黄溺黄之谓也。病以湿得之，有阴有阳，在脏在腑。阳黄之作，湿从火化，瘀热在里，胆热液泄，与胃之浊气共并，上不得越，下不得泄，熏蒸遏郁，侵于肺则身目俱黄，热流膀胱，溺色为之变赤，黄如橘子色，阳主明，治在胃。阴黄之作，湿从寒水。脾阳不能化热，胆液为湿所阻，渍于脾，浸注肌肉，溢于皮肤，色如薰黄，阴主晦，治在脾。"

第三节 积 聚

【目的要求】

1. 了解癥瘕积聚的概念及其区别和联系。
2. 熟悉积聚的病机为肝脾受损，气滞血瘀。
3. 掌握癥瘕初期应予消散，中期消补兼施，后期养正除积的治疗原则，以及积聚常见证型的治法方药。

【自学时数】

4 学时。

积聚是腹内结块，或痛或胀的病证。分别言之，积属有形，结块固定不移，痛有定处，病在血分，是为脏病；聚属无形，包块聚散无常，痛无定处，病在气分，是为腑病。因积与聚关系密切，故两者往往一并论述。

《内经》首先提出积聚的病名，并对其形成和治疗原则进行了探讨。如《灵枢·五变》篇说："人之善病肠中积聚者……如此则肠胃恶，恶则邪气留止，积聚乃伤；脾胃之间，寒温不次，邪气稍至，蓄积留止，大聚乃起。"《难经·五十五难》明确了积与聚在病理及临床表现上的区别，指出"积者五脏所生，聚者六腑所成。"《金匮·五脏风寒积聚病》篇进一步说明："积者，脏病也，终不移；聚者，腑病也，发作有时。"仲景所制鳖甲煎丸、大黄䗪虫丸至今仍为治疗积聚的临床常用方剂。《景岳全书·积聚》篇认为积聚治疗不过四法："曰攻，曰消，曰散，曰补，四者而已"，并创制了化铁丹、理阴煎等新方。《医宗必读·积聚》篇则提出了积聚分初、中、末三个阶段的治疗原则，受到后世医家的重视，此外，《千金方》、《外台秘要》、《医学入门》等医籍，在治疗上不但采用内服药物，而且还注意运用膏药外贴、药物外熨、针灸等综合疗法，使积聚的辨证施治内容益加丰富。

历代医籍中，积聚亦称为"癥瘕"，如《金匮要略·疟病》篇将疟后形成的积块（疟母）称为"癥瘕"；《诸病源候·癥瘕病诸候》指出："其病不动者，名为癥；若病虽有结瘕而可推移者，名为瘕，瘕者假也。"《杂病广要·积聚》篇明确说明"癥即积，瘕即聚。"此外，《诸病源候论》记载的"癖块"、《外台秘要》记载的"痃癖"、《丹溪心法》记载的"痞块"等，按其性质和临床表现，亦均可归入积聚的范围。

现代医学中，凡多种原因引起的肝脾肿大，腹腔及盆腔肿瘤等，多属"积"之范畴；胃肠功能紊乱、痉挛，幽门梗阻等，则与"聚"关系较为密切。

【病因病机】

（一）病因

1. 情志失调：《金匮翼·积聚统论》篇说："凡忧思郁怒，久不能解者，多成此疾"。说明情志抑郁，肝气不舒，脏腑失和，脉络受阻，血行不畅，气滞血瘀，日积月累，则可形成积聚。

2. 饮食所伤：酒食不节，饥饱失宜，或恣食肥厚生冷，脾胃受损，运化失健，水谷精微不布，食滞湿浊凝聚成痰，或食滞与痰气交阻，气机壅结，甚夹虫积，则多成聚证。如痰浊气血搏结，气滞血阻，脉络瘀塞，日久则可形成积证。《景岳全书·痢疾论积垢》说："饮食之滞，留蓄于中，或结聚成块，或胀满硬痛，不化不行，有所阻隔者，乃为之积。"

3. 感受寒湿：寒湿侵袭，脾阳不运，湿痰内聚，阻滞气机，气血瘀滞，积聚乃成。如《灵枢·百病始生》篇说："积之始生，得寒乃生。"

4. 病后所致：黄疸病后，或黄疸经久不退，湿邪留恋，气血阻滞；或久疟不愈，湿痰凝滞，脉络痹阻；或感染血吸虫，肝脾不和，气血凝滞；或久泻、久痢之后，脾气虚弱，营血运行涩滞，亦均可导致积聚的形成。

（二）病机

1. 病机关键是气滞血瘀：本病病因有寒邪、湿热、痰浊、食滞、虫积等，其间又往往交错夹杂，相互并见，而终致气滞血瘀。故本病主要病机是气机阻滞，瘀血内结。然而聚证以气滞为主，积证则以血瘀为主，又有一定区别。

2. 病位在肝脾：肝主疏泄，司藏血；脾主运化，司统血。如因情志、饮食、寒湿、病后等原因引起肝气不畅，脾运失职，肝脾失调，气血涩滞，壅塞不通，便可形成积聚。

3. 病理性质初起多实，日久则虚实错杂：本病初起，气滞血瘀，邪气壅实，正气未虚，病理性质多属实；积聚日久，病势较深，正气耗伤，可转为虚实夹杂之证。病至后期，气血衰少，体质羸弱，则往往转以正虚为主。以上所谓虚实，仅是相对而言，因积聚的形成，总与正气不强有关。故《素问·经脉别论》说："勇者气行则已，怯者著而为病也。"

4. 预后转归：聚证病程较短，一般预后良好。少数聚证日久不愈，可以由气入血转化成积证。癥瘕日久，瘀阻气滞，脾运失健，生化乏源，可导致气虚、血虚，甚或气阴并亏；若正气愈

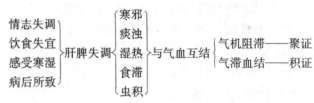

图28　积聚病因病机示意图

亏，气虚血涩，则癥瘕愈加不易消散，甚则逐渐增大。如病势进一步发展，还可出现一些严重变证。如积久肝脾两伤，藏血与统血失职，或瘀热灼伤血络，从而导致出血；若湿热瘀结，肝脾失调，胆汁泛溢，可出现黄疸；若水湿泛滥，亦可出现腹满肢肿等症。故积聚的病理演变，与血证、黄疸、鼓胀等病证有较密切的联系。

【病证鉴别】

与痞满的鉴别：痞满是脘腹部痞塞胀满，是一种自觉症状，而无块状物可扪及。积聚则是腹内结块，或痛或胀，不仅有自觉症状，而且有结块可扪及。

【辨证论治】

（一）辨证要领

积聚的辨证，临床上必须根据病史长短，邪正盛衰，以及伴随症状，辨其虚实之主次。聚证多实证。积证初起，正气未虚，以邪实为主；中期，积块较硬，正气渐伤，邪实正虚；后期日久，瘀结不去，则正虚为主。

（二）治疗要点

积证治疗宜分初、中、末三个阶段：积证初期属邪实，应予消散；中期邪实正虚，予消补兼施；后期以正虚为主，应予养正除积。《医宗必读·积聚》曾指出："初者，病邪初起，正气尚强，邪气尚浅，则任受攻；中者，受病渐久，邪气较深，正气较弱，任受且攻且补；末者，病魔经久，邪气侵凌，正气消残，则任受补。"聚证多实，治疗以行气散结为主。

此外积聚日久，气血易损，治疗上始终要注意顾护正气，攻伐药物不可过用。正如《素问·六元正纪大论》所说："大积大聚，其可犯也，衰其大半而止。"

（三）分证论治

1. 聚证：

（1）肝气郁滞：

[症状]　腹中结块柔软，时聚时散，攻窜胀痛，脘胁胀闷不适，苔薄，脉弦等。

[证候分析]　肝失疏泄，气机一时壅塞不通，故腹中气聚成块，攻窜胀痛。如气滞得舒，则聚块消散，胀痛缓解。肝气不疏，胃气失和，故脘胁胀闷不疏。苔薄脉弦为肝气郁滞之象。

［治法］ 疏肝解郁，行气散结。

［方药］ 逍遥散、木香顺气散加减。前方疏肝解郁，健脾养血，适用于肝气郁结，脾弱血虚者；后方疏肝行气，温中化湿，适用于寒湿中阻，气机壅滞者。

药用柴胡 5g、当归 10g、白芍 10g、甘草 3g、生姜 3 片、薄荷 4g 疏肝解郁；香附 10g、青皮 10g、枳壳 10g、郁金 10g、台乌药 10g 行气散结。

加减：如胀痛甚者，加川楝子 10g、延胡索 10g、木香 10g 理气止痛；如兼瘀象者，加玄胡 10g、莪术 10g 活血化瘀；如寒湿中阻，腹胀、舌苔白腻者，可加苍术 10g、厚朴 5g、陈皮 6g、砂仁 5g、桂心 3g 等温中化湿。

(2) 食滞痰阻：

［症状］ 腹胀或痛，腹部时有条索状物聚起，按之胀痛更甚，便秘，纳呆，舌苔腻，脉弦滑等。

［证候分析］ 食滞痰浊交阻，气聚不散，故腹部胀满或痛，时见条索状物。气机阻滞，运化不健，传导失司，故见纳呆、便秘、苔腻、脉弦滑均为痰食阻滞之象。

［治法］ 理气化痰，导滞通便。

［方药］ 以六磨汤为主方。本方行气化痰，导滞通便，适用于痰食交阻，脘腹胀痛，饱闷气逆，大便秘结之证。

药用大黄 10g、槟榔 10g、枳实 10g 导滞通便；沉香 3g、木香 10g、乌药 10g 行气化痰，使痰食结滞下行，气机畅通，则痕聚自消。

加减：若痰湿较重，兼有食滞，腑气虽通，苔腻不化者，可用平胃散加山楂 10g、六曲 10g 等以健脾消导、燥湿化痰。六磨汤以行气导滞为主，平胃散以健脾燥湿为主，运用时宜加区别。

聚证虽以实证居多，但反复发作，脾气易损，此时需用香砂六君子汤加减，以培脾运中。

2. 积证：

(1) 气滞血阻：

［症状］ 腹部积块质软不坚，固定不移，胀痛不适，舌苔薄，脉弦等。

［证候分析］ 气滞血阻，脉络不和，积而成块，故胀痛并见，固定不移。病属初起，积犹未久，故质软不坚。肝气郁滞，故脉弦。

［治法］ 理气消积，活血散瘀。

［方药］ 金铃子散合失笑散加减。前方偏于行气活血止痛，后方重在活血化瘀，适用于气滞血阻之癥瘕。

药用柴胡 5g、青皮 10g、川楝子 10g 行气止痛；丹参 10g、延胡索 10g、蒲黄 10g、五灵脂 10g 活血散瘀，诸药合用，有流通气血、止痛消积的功用。

加减：如胀痛明显，可加枳壳 10g、香附 10g、台乌药 10g 行气止痛；若积块渐硬，时有刺痛，宜加莪术 10g、三棱 10g、白芍 10g 活血定痛。

(2) 瘀血内结：

［症状］ 腹部积块明显，质地较硬，固定不移，隐痛或刺痛，形体消瘦，纳谷减少，面色晦暗黧黑，面颈胸臂或有血痣赤缕，女子可见月事不下，舌质紫或有瘀斑瘀点，脉细涩等。

［证候分析］ 积块增大，固定硬痛，是气血凝滞日久，瘀血内结较甚之象。面色晦暗，血痣赤缕，月事不下，为气血失调，脉络阻塞所致。形瘦、纳减，属病久正气渐损，脾运不健。舌质紫，脉细涩，均示病在血分，瘀血内结。

［治法］ 祛瘀软坚，兼调脾胃。

［方药］ 膈下逐瘀汤加减，酌情配用鳖甲煎丸或六君子汤。膈下逐瘀汤重在活血行气，消积止痛，为本证的主方；鳖甲煎丸化瘀软坚，兼顾正气，如积块大而坚硬，可配合服用；六君子汤旨在调补脾胃，可与以上两方间服，达到攻补兼施的目的。

药用当归 10g、川芎 10g、桃仁 10g、红花 10g、三棱 10g、莪术 10g、赤芍 10g、五灵脂 10g、石见穿 10g、延胡索 10g 活血化瘀消积；香附 10g、乌药 10g、枳壳 10g 行气止痛。

加减：如痰瘀互结，舌苔白腻者，可于膈下逐瘀汤中加白芥子 10g、半夏 10g、苍术 10g 等化痰散结。

（3）正虚瘀结：

［症状］ 久病体弱，积块坚硬，隐痛或剧痛，饮食减少，肌肉瘦削，面色萎黄或黧黑，甚则面肢浮肿，舌质淡紫，或光剥无苔，脉细数或弦细。

［证候分析］ 积块日久，血络瘀阻，故日益坚硬，且见隐痛或剧痛。中虚失运，气血衰少，故胃纳减少，肌肉瘦削；脾虚不能化湿，故面浮肢肿。血瘀日久，新血不生，营气大虚，故面色萎黄，甚则黧黑。舌淡紫，苔光剥，脉细数或弦细，均为气血不足，津液耗伤，血瘀气滞之象。

［治法］ 补益气血，活血化瘀。

［方药］ 八珍汤合化积丸加减。八珍汤补气益血；化积丸活血化瘀、软坚消积。适用于癥瘕后期，气血大亏之证。

药用党参 10g、白术 10g、茯苓 10g、甘草 5g 补气；当归 10g、白芍 10g、地黄 10g、川芎 10g 益血；三棱 10g、莪术 10g、瓦楞子 10g、五灵脂 10g 活血化瘀消癥；香附 10g、槟榔 10g 行气以活血。

加减：若阴伤较甚，头晕目眩，舌光无苔，脉象细数者，可加生地 10g、北沙参 10g、枸杞 10g、石斛 10g 等养阴生津；见牙龈出血、鼻衄，酌加山栀 10g、丹皮 10g、白茅根 10g、茜草 10g、三七 10g 等凉血化瘀止血；若阳气虚弱，畏寒肢肿，舌淡白，脉沉细者，加黄芪 10g、附子 10g、肉桂 3g、泽泻 10g 等以温阳益气，利水消肿。

【其他疗法】

（一）单方、验方

1. 甲鱼 1 只，黄泥封固，焙黄去泥，研细末。每服 6g，每日 3 次，红糖调服。治疗脾脏肿大。

2. 醋炒三棱、莪术、黑白丑、槟榔、茵陈各 15g，研细末，醋糊为丸，每服 5g，每日 2 次。治腹中痞块。

3. 藤梨根、生苡仁、连苗荸荠各 30g，每日 1 剂，水煎服。治腹中积块。

4. 三白草 60g，大蓟、地骨皮各 30g，每日 1 剂，水煎服。治肝脏肿大。

5. 藤梨根、水杨梅根、虎杖根各 30g，每日 1 剂，水煎服。治肝脾肿大。

（二）中成药

1. 鳖甲煎丸：小粒蜜丸剂，每服 6~9g；大粒蜜丸剂，每丸 3g，每服 2~3 丸。每日 2 次，空腹温开水送服。孕妇忌服。软坚散结，活血化瘀。用于气结血瘀之积聚。

2. 莪术油注射液：破血行气，破癥消积。用于气血瘀结之积聚。局部注射，每次 5~10mL，每日 1 次；静脉滴注，一次 20mL，用 5% 葡萄糖注射液 500mL 稀释摇匀后滴注。药液滴入速度不可过快，部分患者有头晕、恶心、疼痛等反应，但无须处理，可自行消失。

3. 柴胡疏肝丸：每次 6~9g，1 日 3 次，空腹温开水送服。疏肝理气，活血柔肝。用于肝郁气滞血瘀所致积聚。

4. 复方天仙胶囊：每粒 0.25g，每次 2~4 粒，1 日 3 次，1 个月为 1 疗程。益气养血，清热解毒，散结止痛。用于热毒血瘀所致的癥瘕。

5. 大黄䗪虫丸：蜜丸，每丸重 3g，每次 1~2 丸；小蜜丸，每次 3~6g；1 日 1~2 次。温黄酒或温开水送服。活血破瘀，消坚散结。用于瘀血内停之积聚。

（三）外治法

1. 甲鱼膏：主要由甲鱼、三棱、莪术、鲜苋菜、乳香、没药等药制成之膏药剂，小张重 6g，大张重 12g。有消积化聚、活血行瘀之功效，用于气滞血瘀、经脉阻滞所致积聚。加温软化后贴于脐腹部。

2. 水红花膏：用水红花或子，每一碗以水 3 碗，用桑柴文武火熬成膏，用纸摊贴。

3. 贴痞琥珀膏：大黄、朴硝各 30g 为末，以大蒜同捣膏贴之。

4. 阿魏膏外贴患部。

【预防调护】

张景岳说："壮人无积，虚人则有之。"因此，饮食有节，起居有时，注意冷暖，调畅情志，保持正气充沛，气血流畅，是预防积聚的重要措施。积聚患者，更要避免饮食过量，忌食生冷油腻，以免寒湿积滞，损伤脾胃。如见阴伤出血者，要忌食辛辣酒热，防止进一步伤阴动血。

【临证提要】

临证时要注意以下几点：

1. 积聚在临床上，除按气血辨证外，尚需根据部位、脏腑所属综合考虑；用现代医学诊断手段明确积聚的性质，对治疗和估计预后均有一定的帮助。

2. 部分聚证反复发作，气病及血，血瘀内结，可发展为癥瘕。癥瘕后期常可伴见黄疸，或并发鼓胀，或见吐、衄、便血等症，临证当注意其病机演变。

【医案精选】

1. 吴鞠通医案：

吴某，31 岁。脐右结癥，径广五寸，睾丸如鹅卵大，以受重凉，又加暴怒而得。痛不可忍，不能坐，并不能卧。服辛香流气饮，3 日服 5 帖，重加附子、肉桂至 15~21g 之多，丝毫无效。因服天台乌药散，初服 6g，满腹热如火烧，明知药至脐右患处，如搏物者然，痛加十倍，少时腹中起蓓蕾无数，凡一蓓蕾下浊气一次，如是者二三十次，腹中痛楚松快，少时痛又大作，服药如前，腹中热痛起蓓蕾下浊气亦如前，但少轻耳。自已初服药起，至亥正共服 5 次，每次轻一等；次早腹微痛，再服乌药散，则腹中不知热矣。以后每日服二三次，7 日后肿痛全消，后以习射助阳而体壮。

按：此为感寒复加肝气郁结，气津血瘀。

（《吴鞠通医案》）

2. 王旭高医案：

少腹两旁结块，渐大渐长，静则夹脐而居，动则上攻至脘，旁及两胁，八九年来如是。据云当年停经半载，皆疑为孕，及产多是污秽臭水，嗣后遂结此块。想系水寒气血瘀聚而成。当溯其源而缓图之。

处方：甘遂（面包煨）9g，香附（盐水炒）30g，三棱（醋炒）30g，莪术（醋炒）30g，桃仁（炒）15g，肉桂（另研）3g，五灵脂（醋炒）15g，地鳖虫（酒浸）21 个，川楝子（巴豆肉 7 粒同炒去豆）15g 共研末，炼蜜为丸，每服 10 丸，1 日 3 服。

按：久病缓攻，方法颇稳。

（《柳选四家医案·评选静香楼医案》）

自 学 指 导

【重点难点】

积与聚为腹内结块。区别言之，聚是包块之聚散无常，痛无定处者，病在气分，属腑病；积是结块固定不移，痛有定处者，病在血分，属脏病。

积聚的病因多与情志、饮食、寒邪及黄疸、虫毒、疟疾等病后有关；病机关键是气滞血瘀，病变脏器以肝脾为主。

辨证应区别邪正虚实主次。聚证多实；积证初期以实为主，中期邪实正虚，后期正虚为主。聚证治疗以理气散结为主；积证治疗初期宜消散，中期消补兼施，后期应养正除积。

聚证肝气郁滞，可用逍遥散、木香顺气丸加减；食滞痰阻者以六磨汤为主方；脾气损伤者，可用香砂六君子汤加减。积证气滞血阻，以金铃子散合失笑散加减；瘀血内结，以膈下逐瘀汤为主，酌情配合鳖甲煎丸或六君子汤；正虚瘀结，以八珍汤合化积丸治疗。

【复习思考题】

1. 癥积与瘕聚有何区别与联系？
2. 试述积与聚的病因和主要病机。
3. 积聚的辨证治疗原则是什么？
4. 试述积聚的常见证型及其治法方药。

【常见文献摘录】

1.《五变》："人之善病肠中积聚者，何以候之？答曰：皮肤薄而不泽，肉不坚而淖泽，如此则肠胃恶，恶则邪气留止，积聚乃伤脾胃之间，寒温不次，邪气稍至，蓄积留止，大聚乃起。"

2.《难经·五十五难》："病有积、有聚，何以别之？然：积者，阴气也；聚者，阳气也。故阴沉而伏，阳浮而动。气之所积名曰积，气之所聚名曰聚。故积者，五脏所生；聚者，六腑所成也。积者，阴气也，其始发有常处，其痛不离其部，上下有所终始，左右有所穷处；聚者，阳气也，其始发无根本，上下无所留止，其痛无常处，谓之聚。故以是别知积聚也。"

3.《景岳全书·积聚》："积聚之病，凡饮食、血气、风寒之属，皆能致之，但曰积曰聚，当详辨也。盖积者，积垒之谓，由渐而成者也；聚者，聚散之谓，作止不常者也。由此言之，是坚硬不移者，本有形也，故有形者曰积；或聚或散者，皆积之类，其病多在血分，血有形而静也。诸无形者，或胀或不胀，或痛或不痛，凡随触随发，时来时往者，皆聚之类，其病多在气分，气无形而动也。"

4.《张氏医通·积聚》："李士材曰，按积之成也，正气不足，而后邪气踞之。然攻之太急，正气转伤，初、中、末三法，不可不讲也。初者病邪初起，正气尚强，邪气尚浅，则任受攻；中者受病渐久，邪气较深，正气较弱，任受且攻且补；末者病根经久，邪气侵凌，正气消残，则任受补。盖积之为义，日积月累，匪朝伊夕，所以去之亦当有渐，太急则伤正气，正伤则不能运化，而邪反固矣。余尝用阴阳攻积丸通治阴阳二积，药品虽峻，用之有度，补中数日，然后攻伐，不问其积去多少，又与补中；待其神壮而复攻之，屡攻屡补，以平为期。经曰，大积大聚，毒可犯也，衰其大半而止，过则死。故去积及半，纯与甘温调养，使脾土健运，则破残之余积，不攻自走，必欲攻之无余，其不遗人夭殃者鲜矣。经曰，壮则气行则已，怯者则著而成病。洁古云，壮人无积，惟虚人则有之。皆由脾胃怯弱，气血两衰，四气有感皆能成积。若遽以磨坚消积之药治之，疾似去而人已衰，药过则依然，气愈消，痞愈大，竟何益哉。善治者，当先补虚，使血气壮，积自消也。不问何脏，先调其中，使能饮食，是其本也。虽然，此为轻浅者言耳，若夫大积大聚，不搜而逐之，日进补养，无益也，审知何经受病，何物成积，见之既确，发直人之兵以讨之，何患其不愈。"

第四节　鼓　　胀

【目的要求】

1. 了解鼓胀的一般概念和特征。
2. 掌握鼓胀的病机主要为肝、脾、肾功能失调，本虚标实，气、血、水互结所致。
3. 熟悉鼓胀的辨证治疗原则，各类证型的证治内容，以及对晚期危重症的处理。并了解其预后转归。

【自学时数】

6学时。

鼓胀是指腹部胀大，绷急如鼓，皮色苍黄，脉络显露的病证。"鼓"指腹大皮急，其状如鼓；"胀"指腹部胀满不适。鼓胀两字，简要地概括了该病的主要临床表现。

鼓胀病名，最早见于《内经》，《灵枢·水胀》载有"鼓胀何如？歧伯曰：腹胀身皆大，大与肤胀等也，色苍黄，腹筋起，此其候也。"较详细地描述了鼓胀的特征。《素问·腹中论》载有"有病心腹满，旦食则不能暮食，此为何病？歧伯对曰：名为鼓胀……治之以鸡矢醴，一剂知，二剂已……其时有复发者何也？此饮食不节，故时有病也。"《灵枢·胀论》所谓心胀、肝胀、脾胀、肺胀、胆胀、胃胀、大肠胀、小肠胀、膀胱胀、三焦胀与鼓胀一病相关。提出鼓胀的病因病机、临床表现以及治疗方法，为后世医家对鼓胀病证的研究奠定了理论基础。汉代张仲景《金匮要略·水气病脉证并治》谓"肝水"其腹大，不能自转侧，胁下腹痛，时时津液微生，小便通；"脾水"其腹大，四肢苦重，津液不生，但苦少气，小便难；"肾水"其腹大，脐肿腰痛，不得溺，阴下湿如牛鼻上汗。其足逆冷，面反瘦。上述水病均以腹大为主要表现，与鼓胀相类似，在病变脏腑上认为和肝、脾、肾三脏密切相关。

历代医家对本病续有阐发，文献记载颇详，其名称亦殊不一。如隋代《诸病源候论·卷二十一》将"水毒气结于内，令腹渐大"者，称为"水蛊"。明代戴元礼则将鼓胀称为"蛊胀"、"膨脝"；又因鼓胀腹大如蜘蛛之腹，肢细如蜘蛛之足，而称"蜘蛛蛊"。如《证治要诀·蛊胀》说："盖蛊与鼓同……俗称之为单腹胀"。如《景岳全书·气分诸胀论治》篇说鼓胀"亦名蛊胀，且肢体无恙，胀惟在腹，故又名为单腹胀。"此外，还有按其病因和临床特征的不同，分别称为"气鼓"、"血鼓"、"水鼓"、"虫鼓"者。以上所述名称虽有不同，其实都属《内经》所说鼓胀范围。

本病之成因《诸病源候论》认为与感受"水毒"有关，由"经络痞涩，水气停于腹内"所致。《丹溪心法》、《景岳全书》都认为情志抑郁，饮食不节或饮酒过度等是形成鼓胀的原因。《医门法律》则指出癥瘕积块日久可转为鼓胀。随着历代医家对鼓胀认识的加深，治疗方法也不断得到充实和发展。

根据本病的临床表现，类似西医学所指的肝硬化腹水，包括病毒性肝炎，血吸虫病，胆汁性、营养不良性等多种原因导致的肝硬化腹水形成期。至于其他疾病出现腹水，如结核性腹膜炎腹水，丝虫病乳糜腹水，腹腔内晚期恶性肿瘤，心肾疾病（慢性缩窄性心包炎、肾病综合征）等，表现鼓胀特征者，亦当按本篇内容辨证施治，同时结合辨病处理。

【病因病机】

（一）病因

鼓胀病因比较复杂，概言之，有酒食不节、情志刺激、虫毒感染、病后续发四个方面。

1. 酒食不节：如嗜酒过度，或恣食甘肥厚腻，酿湿生热，蕴聚中焦，清浊相混，水谷精微失于输布，水湿内聚，遂成鼓胀。

2. 情志刺激：忧思郁怒，伤及肝脾。肝失疏泄，气机滞涩，日久由气及血，络脉瘀阻。肝气横逆，克伐脾胃，脾运失健，则水湿内聚，气、血、水壅结而成鼓胀。

3. 虫毒感染：虫（血吸虫）毒感染，阻塞经隧，脉道不通，肝脾两伤，形成癥瘕；气滞血瘀，清浊相混，水液积聚，乃成鼓胀。

4. 病后续发：凡因他病损伤肝脾，导致肝失疏泄，脾失健运者，均有续发鼓胀的可能。如黄疸日久，湿邪（湿热或寒湿）蕴阻，肝脾受损，气滞血瘀；或癥瘕不愈，气滞血结，脉络壅塞，正气耗伤，痰瘀留着，水湿不化；或久泻久痢，气阴耗伤，肝脾受损，生化乏源，气血滞涩，水湿停留等等。

（二）病机

1. 病位主要在于肝脾，久则及肾：肝主疏泄、司藏血，肝病则疏泄不行，气滞血瘀，癥积内生，横逆乘脾；脾主运化，脾病则运化失健，水湿内聚，进而土壅木郁，以致肝脾俱病。病延日久，累及于肾，肾关开合不利，水湿不化，则胀满愈甚。

2. 病理变化为气、血、水互结：由于肝、脾、肾三脏功能失调，气滞、血瘀、水湿内停而致鼓胀。故喻嘉言曾概括地说："胀亦不外水裹、气结、血瘀。"气、血、水三者既各有侧重，又常相互为因，错杂为病。

3. 病理性质总属本虚标实，初期以实为多，后期以虚为主：本虚指肝、脾、肾三脏的损伤；邪实指气、血、水的壅结，邪愈实则正虚，正虚则气、血、水愈益壅结，故总属本标实之证。一般初起多为肝脾功能失调，此时正气损伤不著，病势较轻，以标实为多。后期肝脾损伤日渐明显，继而肾气亦虚。如肾阳衰微，则蒸化无力，开合不利；肾阴不足，阳无以化，则水津失布，故以本虚为主。然本虚标实往往错杂互见。

本病预后一般较差，治疗颇为棘手。若病在早期，正虚不著，经适当调治，尚可收效。如延至晚期，邪实正虚，则预后较差。若复感外邪，病情可致恶化。如阴虚郁热，感邪易从热化，蒸液生痰，内蒙心窍，引动肝风，则见神昏谵语、痉厥等严重征象。阴虚血热，络脉瘀损，可致鼻衄、齿衄，甚或大量呕血、便血。如脾肾阳虚，湿浊内蒙，亦可导致神志昏迷，甚或正气衰败，气阴涸竭，而由闭转脱，病情尤为险恶。

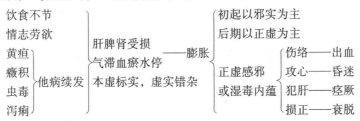

图29　鼓胀病因病机示意图

【病证鉴别】

与水肿的鉴别：鼓胀主要为肝脾肾受损、气血水互结于腹中。以腹胀大为主，四肢肿不甚明显。晚期方伴肢体浮肿，每兼见面色青晦，面颈部有血痣赤缕，胁下癥积坚硬，腹皮青筋显露等。水肿主要为肺、脾、肾功能失调，水湿泛溢肌肤。其浮肿多从眼睑开始，继则延及头面及肢体。或下肢先肿，后及全身，每见面色㿠白，腰酸，倦怠等。亦可伴见腹水。

【辨证论治】

（一）辨证要领

鼓胀的辨证当先分清虚实、标本之主次。标实者，应辨气滞、血瘀、水湿的偏盛；本虚者应辨阳虚与阴虚的不同。

（二）治疗要点

标实者，分别采用行气、活血、利水或攻逐等法；本虚者，用温补脾肾或滋养肝肾法；本虚标实，错杂并见者，当攻补兼施。

（三）分证论治

1. 气滞湿阻：

[症状]　腹胀按之不坚，胁下胀满或疼痛，饮食减少，食后胀甚，得嗳气、矢气稍减，小便短少，舌苔薄白腻，脉弦。

〔证候分析〕 肝郁气滞，脾运失健，湿阻中焦，浊气充塞，故腹胀，饮食减少，食后腹胀。肝失条达，络气不和，故胁下胀满或痛。嗳气、矢气后气机暂得舒畅，故胀势略减。气壅湿阻，水道不利，故小便短少。苔薄白腻、脉弦，为肝郁湿阻之象。

〔治法〕 疏肝理气，运脾利湿。

〔方药〕 柴胡疏肝饮合胃苓汤加减。前方以疏肝理气为主，适用于胸胁闷胀疼痛较著者；后方以运脾利湿消胀为主，适用于腹胀，尿少，苔腻较著者。

药用柴胡 5g、香附 10g、郁金 10g、青皮 10g 疏肝理气；川芎 10g、白芍 10g 养血和血；苍术 10g、厚朴 5g、陈皮 6g 运脾化湿消胀；茯苓 10g、猪苓 10g 利水渗湿。

加减：如胸脘痞闷，腹胀，噫气为快，偏于气滞者，可酌加佛手 10g、沉香 3g、木香 10g 调畅气机；如湿阻中焦，尿少、腹胀、苔腻者，加砂仁 5g、大腹皮 10g、泽泻 10g、车前子 10g 以加强健脾利湿作用；若脾阳不振，神倦，便溏，舌质淡者，宜酌加党参 10g、附片 10g、干姜 5g、川椒 5g 以温阳益气，健脾化湿；如兼胁下刺痛，舌紫，脉涩，气滞血瘀者，可加延胡索 10g、莪术 10g、丹参 10g 等活血化瘀药物。

2. 寒湿困脾：

〔症状〕 腹大胀满，按之如囊裹水，甚则颜面微浮，下肢浮肿，脘腹痞胀，得热则舒，精神困倦，畏寒懒动，小便少，大便溏，舌苔白腻，脉缓。

〔证候分析〕 由于脾阳不振，寒湿困遏，水湿内停，故腹大胀满，按之如囊裹水。水湿泛溢肌肤，故尿少，面浮肢肿。寒湿相搏，中阳失运，故脘腹痞胀，得热稍舒，大便稀溏。脾为湿困，阳气失展，故精神困倦，怯寒懒动。舌苔白腻、脉细缓无不是寒湿内盛，脾阳不振之象。

〔治法〕 温中健脾，行气利水。

〔方药〕 实脾饮加减。本方有振脾阳，温运水湿的作用，适用于脾阳不振，寒湿内盛之肿胀。

药用白术 10g、苍术 10g、附子 10g、干姜 5g 振奋阳，温化水湿；厚朴 5g、木香 10g、草果 10g、陈皮 6g 行气健脾除湿；连皮茯苓 10g、泽泻 10g 利水渗湿。

加减：如水湿过甚，小便短少，可加肉桂 3g、猪苓 10g、车前子 10g 温阳化气，利水消肿；如兼胸闷咳喘，可加桑白皮 10g、葶苈子 10g、苏子 10g、半夏 10g 等泻肺行水、止咳平喘；如胁腹痛胀，可加郁金 10g、香附 10g、青皮 10g、砂仁 5g 等理气和络；如气虚息短，酌加黄芪 10g、党参 10g 益气补虚。

3. 湿热蕴结：

〔症状〕 腹大坚满，脘腹胀急，烦热口苦，渴不欲饮，或有面目皮肤发黄，小便赤涩，大便秘结或溏垢，舌边尖红、苔黄腻或兼灰黑，脉象弦数。

〔证候分析〕 湿热互结，浊水停聚，故腹大坚满，脘腹胀急。湿热内盛，则烦热口苦，渴不欲饮。湿热熏蒸，胆汁泛溢，则面目皮肤发黄。湿热阻于肠胃，故大便秘结或溏垢。湿热壅滞，气机不利，而见小便短少赤涩。舌红、苔黄腻灰黑，脉弦数，均为湿热蕴结之象。

〔治法〕 清热利湿，攻下逐水。

〔方药〕 中满分消丸合茵陈蒿汤加减。中满分消丸有清热化湿，行气利水作用，适用于湿热黄疸。

药用茵陈 15g、金钱草 15g、山栀 10g、黄柏 5g 清化湿热；苍术 10g、厚朴 5g、砂仁 5g

行气健脾化湿；猪苓 10g、泽泻 10g、车前子 10g、滑石 20g 利水消胀。

加减：如热势较重，常加连翘 10g、龙胆草 10g、半边莲 10g 清热解毒；小便赤涩不利者，加陈葫芦 10g、蟋蟀粉 3g（另吞服）行水利窍。如腹部胀急殊甚，便结，可用舟车丸行气逐水，但其作用峻烈，得下即止，不可过用。若病势突变，突然大量吐血、下血、热迫血溢，病情危急者，可用犀角地黄汤加参三七 10g、仙鹤草 10g、地榆 10g 等清热凉血止血。如气随血脱，汗出肢冷，脉微欲绝者，急予独参汤扶元救脱。如痰热偏重，蒙蔽心包，神识昏迷，烦躁不安，甚则怒目狂叫，四肢抽搐颤动，口喷臭气，便秘尿少，苔黄，脉数，用安宫牛黄丸或至宝丹清热凉开透窍。如痰浊偏重，静卧嗜睡，语无伦次，逐渐昏迷加深，舌苔厚腻，脉濡细，可用苏合香丸芳香温通开窍。煎剂中酌选石菖蒲 10g、郁金 10g、远志 5g、茯神 10g、天竺黄 10g、陈胆星 10g、竹沥 10g、半夏 10g 等豁痰开闭。热甚，加黄芩 10g、黄连 3g、龙胆草 10g、山栀 10g 以清热；动风抽搐，加石决明 20g、钩藤 10g 以熄风；腑实便闭，加大黄 10g、芒硝 3g 以通腑泻热；津伤，舌质干红，加麦冬 10g、石斛 10g、生地 10g 养阴。病情继续恶化，昏迷加深、汗出肤冷、气促、撮空、两手抖动，脉细弱者，为气阴耗竭，正气衰败之变，急予生脉散、参附龙牡汤以敛阴回阳固脱。

4. 肝脾血瘀：

[症状] 脘腹坚满，青筋显露，胁下癥积痛如针刺，面色晦暗黧黑，或见赤丝血缕，面颈胸臂出现血痣，口干不欲饮水，或见大便色黑，舌质紫黯，或有紫斑，脉细涩或芤。

[证候分析] 水湿内停，血脉滞涩，隧道不通，故腹大坚满，脉络怒张，胁下癥结痛如针刺。病久及肾，肾气虚败，则面色晦暗黧黑。络脉瘀滞，故面颈胸臂等处出现血痣赤丝，手掌红赤、唇色紫褐。水津停聚，失于敷布，故口干不欲饮水。大便色黑，系络脉受损，血溢于外。舌质紫黯，或有紫斑，脉细涩，乃瘀血停滞之征。脉芤为失血之象。

[治法] 活血化瘀，行气利水。

[方药] 调营饮加减。本方活血化瘀、行气利水，适用于瘀血阻滞，水湿内停之肿胀。

药用当归 10g、赤芍 10g、桃仁 10g、三棱 10g、莪术 10g、鳖甲 10g 化瘀散结；大腹皮行气消胀；马鞭草 10g、益母草 10g、泽兰 10g、泽泻 10g、赤茯苓 10g 化瘀利水。

加减：若胁下癥积肿大明显，可选加穿山甲 10g、地鳖虫 10g、水蛭 10g、虻虫 10g、牡蛎 20g 等，或配合鳖甲煎丸内服，以化瘀消癥。如病久体虚，气血不足，或攻逐之后，正气受损，宜用八珍汤或人参养营丸等补养气血。如大便色黑，可加参三七 10g、茜草 10g、侧柏叶 10g 等祛瘀止血。如病势恶化，大量吐血、下血或出现神志昏迷等危象，当辨阴阳之衰脱而急救之。

5. 脾肾阳虚：

[症状] 腹大胀满，形似蛙腹，朝宽暮急，面色苍黄或㿠白，脘闷纳呆，神倦怯寒，小便短少不利，舌体胖、质紫、苔淡白，脉沉细无力。

[证候分析] 脾肾虚寒，阳气不运，水湿内聚，故腹大胀满，形如蛙腹，入暮尤甚。脾阳不能运化水谷，故脘闷纳呆。阳气不能温养敷布，故神倦，怯寒，肢冷。水湿下注，则肢肿。阳虚气化不行，故小便短少不利。脾肾阳虚，则面色苍黄或㿠白。舌体胖、质紫、苔白，脉沉细无力，均为脾肾阳虚，血行涩滞之象。

[治法] 温补脾肾，化气利水。

[方药] 附子理苓汤或济生肾气丸加减。前方由附子理中汤合五苓散组成，有温阳健

脾、化气利水作用，适用于脾阳虚弱，水湿内停者；济生肾气丸即金匮肾气丸加牛膝 10g、车前子 10g，有温补肾气、利水消肿作用，适用于肾阳虚衰，水气不化者。

药用附子 10g、干姜 5g、人参 10g、白术 10g、鹿角片 10g、胡芦巴 10g 温补脾肾；茯苓 10g、泽泻 10g、陈葫芦 10g、车前子 10g 利水消胀。

加减：如偏于脾阳虚弱，神疲乏力，少气懒言，纳少，便溏者，可加黄芪 10g、山药 10g、薏苡仁 10g、扁豆 10g 益气健脾；偏于肾阳虚衰，面色苍白，怯寒肢冷，腰膝酸冷疼痛者，酌加肉桂 3g、仙茅 10g、仙灵脾 10g 等以温补肾阳。

6. 肝肾阴虚：

[症状] 腹大胀满，或见青筋暴露，面色晦滞、唇紫，口干而燥，心烦失眠，时或鼻衄，牙龈出血，小便短少，舌质红绛少津、苔少或光剥，脉弦细数。

[证候分析] 肝肾阴虚、气机郁滞，津液不能输布，水湿停聚于内，故腹大胀满，小便短少。血行涩滞，瘀阻脉络，故青筋暴露，面色晦滞，唇色发紫。阴虚内热，则口干而燥，心烦，失眠。热伤阳络则鼻衄，牙龈出血。舌质红绛少津、苔少或光剥，脉弦细数，皆为肝肾阴液耗伤之象。

[治法] 滋肾柔肝，养阴利水。

[方药] 参麦地黄汤、猪苓汤加减。参麦地黄汤即六味地黄丸加人参 10g、麦冬 10g，有滋肾养阴利水作用；猪苓汤功能养阴利水。两方比较，前者偏重滋养肾阴，后者偏重利水渗湿。

药用沙参 10g、麦冬 10g、生地 10g、山萸肉 10g、枸杞子 10g、楮实子 10g 滋养肾阴；猪苓 10g、茯苓 10g、泽泻 10g、玉米须 10g 淡渗利湿。

加减：如津伤口干，可酌加石斛 10g、玄参 10g、芦根 10g 等养阴生津；如青筋显露，唇舌紫暗，小便短少，可加丹参 10g、益母草 10g、泽兰 10g、马鞭草 10g 等化瘀利水；如腹胀甚，加枳壳 10g、大腹皮 10g 以行气消胀；兼有潮热，烦躁，酌加地骨皮、仙鹤草之类以凉血止血；如阴虚阳浮，症见耳鸣、面赤、颧红，宜加龟板 10g、鳖甲 10g、牡蛎 20g 等滋阴潜阳；湿热留恋不清、溲赤涩少，酌加知母 10g、黄柏 5g、六一散 10g、金钱草 10g 等清热利湿。

【附】逐水法的运用

鼓胀患者可遵照《内经》"中满者，泻之于内"及"下之则胀已"的原则，酌情使用逐水之法。

1. 适应证：攻逐法一般适用于实胀。凡病程较短，正气尚未过度消耗，而腹胀殊甚，腹水不退，尿少便秘，脉实有力者，可暂用攻逐法，以缓其苦急。

2. 常用逐水方药：

①牵牛子粉：每次吞服 1.5～3g，每日 1～2 次。

②禹功散：牵牛子 120g，小茴香 30g，共研细末，每次吞服 1.5～3g，每日 1～2 次。

③甘遂末：每次量为 0.5～1g，装入胶囊，每日吞服 1～2 次。

④甘遂粉 0.9g，黑丑、白丑粉各 1.5g，大黄粉 1.5g，沉香粉 0.9g，琥珀粉 0.6g，装入胶囊，分 2 次吞服，用红枣汤送下。

⑤舟车丸、控涎丹、十枣汤等选用 1 种，舟车丸每服 3～6g，1 日 1 次，清晨空腹温开水送下。控涎丹 3～5g，清晨空腹顿服。十枣汤可改为药末：芫花、甘遂、大戟等份，装胶囊，每服 1.5～3g，用大枣煎汤调服，日 1 次，清晨空腹服。

以上攻逐药物，一般以 2～3 日为 1 疗程，必要时停 3～5 日后再用。

3. 注意事项：

（1）中病即止在使用过程中，药物剂量不可过大，攻逐时间不可过久，必须注意中病即止，以免损伤脾胃，引起昏迷、出血之变，朱丹溪曾告诫说："此病之起，或三五年，或十余年，根深矣，势笃矣，欲求速效，自求祸耳。"

（2）严密观察：服药时必须严密观察病情，注意药后反应，加强调护。一旦发现有严重呕吐、腹痛、腹泻者，即应停药。

（3）禁忌证：鼓胀日久，正虚体弱；或发热，黄疸日渐加深；或有消化道溃疡，曾并发消化道出血，或见出血倾向者，均不宜使用。

【其他疗法】

（一）单方、验方

1. 鲤鱼赤小豆汤：鲤鱼 500g（去鳞及内脏），赤小豆 30g，煎汤服。用于鼓胀的虚证。

2. 马鞭草、半边莲、石打穿、陈葫芦瓢，任选一二味，每味用量 30g，煎汤内服。

3. 泻水丸：生甘遂、巴豆（去油）、大戟、芫花各 15g，沉香 3g，红枣 9g。红枣煮透去皮、去核后捣成泥，前药分别研成细末，和匀，以枣泥和成硬膏为丸如豌豆大，滑石粉封皮。每日清晨温开水送服 10～20 丸，视体质强弱，每隔 2～3 日 1 次，功能逐水消肿，用于水鼓，服药后呕吐甚者，减量或停用。

4. 香附子 500g，童便浸 3 日，焙干研末，丸梧桐子大，每次 6～9 丸用旋覆花汤送服，每日 2 次。功能理气消胀，主治气鼓。

5. 熟附子、肉桂、黑丑、白丑、白芥子、甘遂、大戟各 5g，白术、茯苓、阿胶、大黄各 20g，党参 30g，大枣 50g，阿胶烊化，大枣为泥，余药研末，和为药丸，1 次 6g，1 日 1～2 次，功效温阳逐水，主治水鼓。

（二）中成药

1. 济生肾气丸：温补脾肾，化气行水。用于脾肾阳虚证，腹大胀满，早轻暮重，食少便溏，下肢浮肿。口服，每次 1 丸，1 日 3 次。

2. 鳖甲煎丸：活血化瘀，行气利水。用于肝脾血瘀证，腹大坚满，脉络怒张，胁肋刺痛，面黑。

3. 化瘀回生丸：口服，每次 1 丸，1 日 3 次。行气活血。用于气滞血瘀证，腹胀满，胁下胀痛、刺痛，脉络怒张。

4. 大黄䗪虫丸：口服，每次 6g，1 日 3 次。化瘀生新。用于肝脾血虚证。

5. 中满分消丸：清热利湿，攻下逐水。用于湿热蕴结证，腹大胀满，烦热口苦，大便秘结或溏垢。口服，每次 6g，1 日 3 次。

（三）外治法

1. 遂蒜脐疗方：由甘遂末 6g、肉桂粉 9g、车前草 30g、大蒜头 2 枚、葱白 1 撮组成。将上药捣烂，加水调成糊状，备用。将药膏敷脐部后加以热敷，每日 1 换，5 日为 1 疗程，配合内服利水消鼓药物。本方功能以通络逐水消胀，主治水鼓。

2. 麝椒脐疗方：麝香 0.1g，白胡椒粉 0.1g。将上药拌匀，水调至糊状，敷脐上，用纱布覆盖，胶布固定，2 日更换 1 次。其功用温中散寒，理气消胀，主治鼓胀寒湿困脾证。

3. 艾叶桃仁苍耳糊：取艾叶 2500g、鲜桃仁 2500g、鲜苍耳子 2500g 备用。将药用文火水煎 2 小时，去渣，浓缩如糊状，分摊在 10cm×10cm 白布上。外用，敷于左腹，胶布固定，2 日更换 1 次。功用温经通络，活血利水。主治鼓胀肝脾血瘀证。

【预防调护】

1. 宜进清淡、富有营养而且易于消化之食物。因生冷辛辣油腻易损伤脾胃，蕴生湿热；粗硬食物易损络动血，故应禁止食用。

2. 食盐有凝涩水湿之弊，一般鼓胀患者宜进低盐饮食；肿胀显著，小便量少时，应忌盐。

3. 怡性适怀，安心休养，避免过劳。

4. 加强护理，注意冷暖，防止正虚邪袭。如感受外邪，应及时治疗。

前人沈金鳌曾说："先令却盐味，厚衣衾，断妄想，禁愤怒。"强调了生活调摄对疗效及预后有着十分密切的关系。

【临证提要】

本证属风、痨、鼓、膈四大难治病证之一，临证时应注意以下几点。

1. 不可攻伐太过：本证多属标实本虚，治疗不宜攻伐太过，必须遵守《内经》"衰其大半而止"的原则。形证俱实，正气尚未过度消耗者，可暂用逐水法。舟车丸为逐水代表方剂，但服药后常有不同程度的反应，如呕恶、腹痛、腹泻、头昏、乏力等。严重者当即停药。攻逐药用米汤或枣汤送服，可以减缓反应，并能顾护胃气。

2. 掌握祛邪与扶正的关系：本病患者腹胀腹大、气血水壅塞，治疗每用祛邪消胀诸法。若邪实而正虚，在使用行气、活血、利水、攻逐等法祛邪之时，常配合扶正药物。临证中，可根据病情采用先攻后补，或先补后攻，或攻补兼施等方法，扶助正气，调理脾胃，减少副作用，增强疗效。肝肾阴虚证病情较重，多为鼓胀病的晚期，滋阴则易助湿，温阳利水又易伤阴，治疗颇为棘手。掌握好养阴与利水的关系，为治疗之关键。

3. 腹水消退后调治：腹水消退后，还必须抓紧时机，培补正气，进行善后调理，以巩固疗效。

【医案精选】

1. 王旭高医案：

秦某，腹胀足肿，纳食则胀益甚，湿热夹气，填塞太阴，鼓胀重症。

处方：川朴、赤苓、大腹皮、青皮、泽泻、枳壳、黑丑、山楂炭、甘遂（面包煨）、通草、生姜。

复诊：腹胀稍宽，足仍浮肿。运脾化湿，翼其渐平。

处方：川朴、赤苓、大腹皮、川椒目、苍术、泽泻、陈皮、焦六曲、枳壳、黑丑、通草、生姜。

三诊：腹满月余，得食则胀甚。两进攻消运脾之法，胃脘之胀已松，大腹之满未化，再议疏通消导。

处方：旋覆花、五加皮、赤苓、泽泻、槟榔、黑丑、鸡内金、木香、通草、砂仁。

按：鼓胀偏于标实，行气利水而配用攻逐之法。仍须遵"哀其大而止"之意，不可过剂，并配健脾之品，以消除水湿之源。

2．邹良材医案：

刘某，腹渐大，腹水至腰直脐平，纳呆溲少，便频量少，脉细弦，苔花剥，舌有紫斑。诊为肝肾阴虚，水湿泛滥。

处方：泽兰、泽泻、路路痛、马鞭草、海金砂各12g，黑料豆、楮实子、大腹皮、半枝莲各15g，生鸡内金9g，生木香、煨黑丑各6g。

15剂后，随着小便畅行而诸症缓解。继从原方去木香、黑丑、大腹皮，配入麦冬、沙参、石斛以养阴柔肝。后以兰豆枫楮汤合山药、黄精、太子参、二至丸等气阴双调而收全功。

按：鼓胀素有"阴虚易治，阳虚难疗"之说，肝肾阴虚，养阴则碍水，利水则伤阴。治之棘手。兰豆枫楮汤平补肝肾而活血利水，是为治阴虚鼓胀之名方。

（《邹良材肝病治疗经验》）

自 学 指 导

【重点难点】

1．鼓胀以腹大胀满，绷急如鼓，皮色苍黄，脉络显露为其临床特征。

2．病因为酒食不节，情志失调，虫毒感染和黄疸、癥积等病后续发。病理变化属肝、脾、肾三脏受损，气、血、水互结为患，而本虚标实、虚实错杂是本病的主要病理特点。

3．辨证治疗原则重在分辨虚实标本主次。标实者当辨气、血、水的偏盛，分别予以行气、活血、利水或攻逐等法；本虚者当辨阳虚与阴虚之不同，用温补脾肾或滋养肝肾等法；本虚标实错杂并见者，宜攻补兼施。

4．本病有6个常见证型：气滞湿阻证，予疏肝理气，运脾利湿，方用柴胡疏肝汤合胃苓汤加减；寒湿困脾证，予湿中健脾，行气利水，方用实脾饮加减；湿热蕴结证，予清热利湿，攻下逐水，方用中满分消丸合茵陈蒿汤加减；肝脾血瘀证，予活血化瘀，行气利水，方用调营饮加减；脾肾阳虚证，予温补脾肾，化气利水，方用附子理苓汤或济生肾气丸加减；肝肾阴虚证，予滋肾柔肝，养阴利水，方用参麦地黄汤、猪苓汤加减。

5．凡腹水难退，腹胀尿少，形证俱实，可酌情选用攻逐药物，但必须中病即止。

6．鼓胀晚期，出现出血、昏迷、抽搐、虚脱等危重症者，预后较差，宜积极救治。

【复习思考题】

1．黄疸、癥积、鼓胀有何区别与联系？

2．试述鼓胀寒湿困脾证、湿热蕴结证、肝肾阴虚证的主症、治法和常用方剂。

3．怎样正确而安全地使用逐水剂？

【常见文献摘录】

1．《素问·阴阳应象大论篇》："浊气在上，则生䐜胀。"

2.《素问·腹中论篇》:"黄帝问曰:有病心腹满,旦食则不能暮食,此为何病? 歧伯对曰:名为鼓胀,……治之以鸡矢醴,一剂知,二剂已。帝曰:其时有复发者,何也? 歧伯曰:此饮食不节,故时有病也;虽然其病且已,时故当病,气聚于腹也。"

3.《金匮要略·水气病》篇:"石水期脉自沉,外证腹满不喘。""肝水者,其腹大,不能自转内,胁下腹痛,时时津液微生,小便续通。脾水者,其腹大,四肢苦重,津液不生,但苦少气,小便难。肾水者,其腹大,脐肿腰痛,不得溺,阴下湿如牛鼻上汗,其足逆冷,面反瘦。"

4.《诸病源候论·鼓胀论》:"此由水毒气结聚于内,令腹渐大,动摇有声,常欲饮水,皮肤鳘黑,如似肿状,名水蛊也。"

5.《格致余论·鼓胀论》:"今也七情内伤,六淫外侵,饮食不节,房劳致虚,脾土之阴受伤,转输之官失职,胃虽说受谷不能运化,故阳自升阴自降,而成天地不交之否。于斯时也,清浊相混,隧道壅塞,气化浊血瘀郁而为热。热留而久,气化成湿,湿热相生,遂成胀满。经曰,鼓胀是也。"又说,"此病之起,或三五年,或十余年,根深矣。势笃矣,欲求速效。自求祸耳。"又说,"医不察病起虚,急于作效,炫能希赏。病者苦于胀急,喜行利药,以求一时之快。不知宽得一日半日,其肿愈甚。病邪甚矣,真气伤矣……制肝补脾,殊为切当。"

6.《景岳全书·肿胀》:"少年纵酒无节,多成水鼓。盖酒为水谷之液,血亦水谷之液,酒入中焦,必求同类,故直走血分……故饮酒者身面皆赤,此入血之征,亦散血之征,扰乱一番,而血气能无耗损者,未之有也。第年当少壮,则旋耗旋生,固无所觉,及乎血气渐衰,则所生不偿所耗,而且积伤并至,病斯见矣……其有积渐日久,而成水鼓者,则尤多也。"又说,"此惟不善调摄,而凡七情、劳倦、饮食、房闱,一有过伤,皆能戕贼脏气,以致脾土受亏,转输失职,正气不行,清浊相混,乃成此证。"

7.《医门法律·胀病论》:"凡有癥瘕、积块、痞块,即是胀病之根,日积月累,腹大如箕,腹大如瓮,是名单腹胀。"

8.《证治要诀·蛊胀》:"蛊与鼓同,以言其急实如鼓,非蛊毒之蛊也。俗谓之膨脝,又谓之蜘蛛病。"

9.《寓意草·面议何茂倩令嫒病单腹胀脾虚将绝之候》:"……从来肿病,启蒙身头面俱肿,尚易治,若只单单腹胀,则为难治……而清者不升,浊者不降,互相结聚,牢不可破,实因脾气之衰微所致,而泻脾之药尚敢漫用乎……后人不察,概从攻泻者何耶……其始非不遽消,其后攻之不消矣,其后再攻之如铁石矣。不知者见之,方谓何物邪气,若此之盛,自明者观之,不过为猛药所攻,即以此身之元气,转与此身为难者,实有如驱良民为寇之比……明乎此,则有培养一法,补益元气是也;则有招纳一法,升举阳气是也;则有解散一法,开鬼门,洁净府是也。三法虽不言泻,而泻在其中矣。"

第五节　头　　痛

【目的要求】

1. 了解外感头痛、内伤头痛的发病因素及机制。
2. 掌握头痛的辨证要领。
3. 熟悉常见各类头痛的证治。并能根据头痛部位配伍引经药。

【自学时数】

6 学时。

头痛是一种常见的自觉症状，既可单独出现，亦可并见于多种急慢性疾病中。凡临床表现以头痛为主症者，俱可作为一个独立的病证进行辨治。

头痛一病，历代医书曾根据其发病情况、疼痛部位的差异，用许多不同的名称分别记述。如《素问·风论》有"脑风"、"首风"之名，系指头痛病因由风寒侵犯所致。《素问·五脏生成篇》还提出："是以头痛巅疾。下虚上实"之说。《证治准绳》有"头风"之称。《东垣十书》将头痛分为内伤头痛和外感头痛两大类，根据病因症状不同而有"伤寒头痛"、"湿热头痛"、"偏头痛"、"真头痛"、"气虚头痛"、"血虚头痛"、"厥逆头痛"等。《丹溪心法》还有"痰厥头痛"、"气滞头痛"等记载。《证治准绳》说："医书多分头痛、头风为两门。然一病也，但有新久去留之分耳。浅而近者名头痛，其痛猝然而至，易于解散速安也。深而远者为头风，其病作止不常，愈后遇触复发也。皆当验其邪所以来而治之。"后世则多沿袭东垣外感与内伤分类法作为辨证要领。

头痛一症范围甚广，涉及内、外、神经、精神、五官等各科疾病。本篇重点讨论内科疾病以头痛为主症的疾患。如高血压病、动脉硬化、贫血、鼻窦炎、三叉神经痛、枕神经痛、神经官能症、血管神经性头痛以及脑震荡后遗症等，凡表现以头痛为主症者，均可参考本篇辨证施治。至于在急性热病过程中引起的头痛，如化脓性脑膜炎、流行性脑膜炎、乙型脑炎等急性传染性疾病，则属温热病范畴，当作别论。

【病因病机】

（一）病因

头为"诸阳之会"，"清阳之府"，又为髓海所在。凡五脏精华之血，六腑清阳之气，皆上注于头，故脏腑经络发生病变，均可直接或间接地影响头部而发生头痛。引起头痛的病因较多，概言之，可分为外感和内伤两大类。

1. 外感头痛：多因起居不慎，坐卧当风，感受风、寒、湿、热等外邪，侵袭经络，上犯巅顶而为头痛。六淫之中以风为主，多夹他邪致病。"伤于风者，上先受之。"头部居人体最高位，所以外感头痛以风邪所致者为常见。临床以风邪夹寒、热、湿所致者为多。故《医碥·头痛》云："六淫外邪，惟风寒湿三者最能郁遏阳气。火暑燥三者皆属热……热甚亦气壅脉满，而为痛矣。"

2. 内伤头痛：多与情志、体质、饮食和生活起居等有关。

（1）情志失调：郁怒忧思，伤及肝木；肝气郁结，气郁化火，肝阳独亢，上扰头目而引起头痛。

（2）久病体虚：患有慢性消耗性疾病，日久体质虚弱，或失血之后，气血耗伤，不能上荣于脑髓脉络，或素质阴虚，肝失涵养，肝气有余，稍遇情志抑郁，阳亢于上、扰及头目发为头痛。

（3）饮食不节：嗜食肥甘，或辛辣炙煿；或饥饱失常，伤及脾胃，运化不健，痰湿内生，上蒙清阳，发生头痛。

（4）摄生不当：生活起居失常，如烦劳太过，或房室不节，损伤精气，髓海不足，脑失所养而致头痛。

此外，外伤跌仆，脑髓受到严重震荡，亦每易导致头痛。

（二）病机

1. 外感头痛因邪气乘客，经脉阻滞：外感六淫，风寒、风热、风湿等邪客于三阳经脉，循经上犯。因于风寒者，阻遏经脉，清窍失宣；因于风热者，邪壅络脉，清空失旷；因于风湿者，上蒙清阳，经脉阻滞。均可致经脉气血不畅，发为头痛。

2. 内伤头痛，肝病为多，涉及脾肾：内伤诸因，每多病及肝、脾、肾。肝为风木之脏，以血为本，以气为用，气郁化火，肝阳上亢则可致头痛；久延耗伤阴血，则见阴虚阳亢，肝风上扰之候。脾主运化，若脾运不健，聚湿为痰，上蒙清阳；或中气不足，气不生血，清阳之气不能上升，血虚不能上荣，亦可引起头痛。肾藏精气，若精气耗伤，不能上承，髓海空虚；或水不涵木，亦可发生头痛。

3. 头痛日久，可致瘀阻于络，络脉不通：头痛久发，邪留不去，久痛入络，络脉不通，瘀血停滞，则头痛反复不已。此外，跌仆损伤，脑髓受震，气血运行失畅，也可瘀阻于络，引起头痛。

4. 外感头痛以实为主，内伤头痛以虚实相兼为多：外感头痛，系外邪上干所致，病程较短，头痛暴起，故以实证为主。内伤头痛，起因较多，由肝、脾、肾三脏功能失调所致，病程较长，且常反复发作，既有痰、火、瘀等实邪的存在，又有阴血亏虚，或阳虚气弱等正虚表现，故以虚实相兼为多。虚实之间且可转化兼夹，如肝阳头痛，化火伤阴，可出现肝肾阴虚或阴虚兼有阳亢。

头痛的预后，因病而异。一般预后良好，外感头痛若反复受邪发作，外邪深入风府，可成为头风，其痛时作时止，遇风或烦劳恼怒则易发作。肝阳头痛，伴有眩晕、肢麻、风阳痰火上扰，须防发展成中风。若头痛呈进行性加剧，呕吐，视力减退，或突然痛甚而手足清冷至节者，病势危重，预后不良。

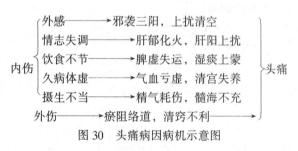

图30　头痛病因病机示意图

【病证鉴别】

与眩晕相鉴别：头痛与眩晕病位皆在头部，两证虽多相兼，难以截然区别，但头痛的病因有外感与内伤的不同，眩晕则以内伤为主。从虚实概念而言，外感头痛属实，内伤头痛与眩晕的病机虽然均以虚实夹杂为多，相对而言，则头痛又以偏实为主。

【辨证论治】

（一）辨证要领

1. 辨外感、内伤：外感头痛起病急，病程短，或伴表症；内伤头痛，病程较长，头痛反复发作，时轻时重。

2. 辨虚实：一般而言，外感头痛属实，内伤头痛多虚实夹杂，当审其主次。新病具有重痛、胀痛、掣痛、跳痛、灼痛、刺痛，痛势剧烈者属实；久病，具有昏痛、隐痛、空痛，疲劳易发者，多属虚证。

3. 辨经络脏腑：头痛部位每与经络脏腑有关，故从头痛部位可以辨别病在何经何脏。

如痛在后脑，下连于项，多为太阳经头痛；痛在前额及眉棱，多为阳明经头痛；痛在头之两侧，并连及耳部，多为少阳经头痛；痛在巅顶或连及于目，则为厥阴经头痛。

（二）治疗要点

外感头痛，治宜疏散祛邪为主；内伤头痛，治当滋阴养血为要。正如《证治汇补》说："外感发者，散风而邪自去，内伤发者，养正而风自除。"散风与养血是治疗头痛的两个重要原则。至于痰、瘀实证，则宜化痰通瘀；肝肾阴虚导致阳亢者，当滋阴潜阳；若肝阳夹痰，血虚肝旺等夹杂证候，宜根据病情参合治之。此外，根据头痛部位可酌配引经药物。

（三）分证论治

1. 风寒头痛：

[症状] 头痛或有拘急收紧感，痛连项背，恶风畏寒，遇风受寒尤剧，常喜棉巾裹头。口不渴。或兼鼻塞流清涕等证。苔薄白，脉浮或浮紧。

[证候分析] 头为诸阳之会，风寒邪侵，循经上犯巅顶，阻遏清阳之气，其病乃作。因风性善动，其气刚劲，寒性收引，故痛有拘急收紧之感。太阳主一身之表，其经脉上引巅顶，循颈下及项背，故其病往往连及项背。风寒束表，卫阳被遏，不得宣达，则恶风畏寒，若肺窍不利，还可见鼻塞流清涕。寒属阴邪，得温易散，其痛可减，故常喜棉巾裹头以缓其痛。无热则口不渴。苔薄白，脉浮或浮紧为风寒在表之征。

[治法] 疏风散寒。

[方药] 川芎茶调散加减。本方功能祛风散寒，主治外感风寒上犯清空而致的头痛。

药用川芎 10g、羌活 10g、荆芥 10g、防风 10g、白芷 10g、蔓荆子 10g 散风祛邪。

加减：若寒邪著，头痛剧烈，遇寒即发，舌苔白，应加重温经散寒之品，如川乌 10g、细辛 3g、藁本 10g 等；头重痛如裹，肢体困重，湿困清阳，可加独活 10g、苍耳子 10g、苍术 10g 以祛风除湿。

2. 风热头痛：

[症状] 头痛如灼，甚则如裂，发热恶风，面红目赤，口渴欲饮，鼻流浊涕，便秘溲黄，舌红苔黄、脉浮数。

[证候分析] 风热俱为阳邪，其性属火，火性炎上，风热上扰，壅塞经脉，清空失旷，故头痛如灼如裂，面红目赤。风热伤表，故兼有发热恶风。热盛伤津则口渴欲饮。风热上于肺窍，则鼻流浊涕。便秘溲黄，舌红苔黄，脉浮数均为风热邪盛之征。

[治法] 疏风清热。

[方药] 芎芷石膏汤加减。本方功能散风邪，清里热。主治风热上犯所致之头痛。

药用桑叶 10g、菊花 10g、白蒺藜 10g、川芎 10g、白芷 10g、蔓荆子 10g 以散风；石膏 20g、山栀 10g、黄芩 10g 以清热。

加减：热甚便秘者，可加制大黄或加黄连上清丸，通腑泄热，苦寒降火；若热甚伤津，舌红少津，可加石斛 10g、芦根 10g、天花粉 10g 等生津止渴；如伴鼻流浊涕如脓，鼻根及鼻旁亦痛者，可加苍耳子 10g、辛荑 4g，以散风除湿清热，通利肺窍；或加桑白皮 10g、鱼腥草 20g 泻肺清热；或加服藿胆丸以清泄胆热。

3. 肝阳头痛：

[症状] 头痛而眩，甚或两侧跳痛，常波及巅顶。心烦易怒，睡眠不宁，面部升火，目赤，口干苦，苔薄干或黄、舌质红，脉弦有力。

［证候分析］ "诸风掉眩，皆属于肝。"情志恼怒，肝失条达，怒则气上，引动肝阳循经上扰清窍巅顶，故头痛而眩。肝火扰乱心神，则心烦易怒，睡眠不宁。肝开窍于目，肝火上炎，故见面红目赤，口干苦。苔黄舌质红，脉弦劲有力，均为肝火偏旺之征。

［治法］ 平肝潜阳。

［方药］ 天麻钩藤饮加减。本方功能平肝熄风潜阳，主治肝阳上亢，风火上旋所致的头痛、眩晕、震颤等病症。

药用天麻10g、钩藤10g、石决明20g、磁石20g平肝熄风；黄芩10g、菊花10g、桑叶10g清肝泄火。

加减：若肝火旺盛，头痛剧甚，面红目赤，口苦，胁痛，便秘溲赤，苔黄，脉弦数，酌加龙胆草10g、山栀10g、夏枯草10g泻肝清火，或加服龙胆泻肝丸；素体肝肾阴虚或因肝旺阳亢而耗伤肝肾之阴，两目干涩，腰膝疲软无力，舌红少津，脉细弦等症，可酌加生地10g、何首乌10g、枸杞子10g、女贞子10g、旱莲草10g、石斛10g、杜仲10g、牛膝10g、桑寄生10g等滋养肝肾之药。

4. 血虚头痛：

［症状］ 头痛目花，时时昏晕，痛势隐隐，午后或遇劳则甚，神疲乏力，心悸怔忡。食欲不振。面色少华或萎黄，舌淡苔薄白，脉细弱无力。

［证候分析］ 脑为髓海，髓为精之所生，精血同源，久病体衰或失血过多，血虚气弱。不能上荣于脑，故头痛隐隐，目花，眩晕。劳则气耗，故劳累后头痛更甚。中气不足，谷气失于敷布，则神疲乏力，食欲不振。阴血亏虚，不能养心宁神，则心悸、怔忡。血虚失荣，故面色少华，甚则萎黄。舌淡苔薄白、脉细弱均是气血亏虚之征。

［治法］ 滋阴养血。

［方药］ 加味四物汤加减。本方功能养血祛风，清肝明目。用于治疗营血内亏，肝风上扰的头痛、头晕等病证。

药用当归10g、白芍10g、熟地10g、何首乌10g、枸杞子10g滋阴养血；川芎10g、菊花10g、蔓荆子10g清肝祛风；甘草5g调和诸药。

加减：如血不养心，心悸不寐者，配炒枣仁20g、柏子仁10g、桂圆肉3g、远志5g等养心安神；若体倦无力，少气懒言，气虚明显者，可加党参10g、黄芪10g、白术10g等益气生血。

5. 痰浊头痛：

［症状］ 头痛而重，如物裹首，时有目眩，胸脘痞闷，恶心泛泛，甚则呕吐痰涎，纳呆，舌苔白腻，脉滑或弦滑。

［证候分析］ 痰浊上蒙清窍，经络阻塞，清阳之气不得舒展，故头痛昏蒙，时有目眩。痰阻胸膈，肺、脾气机不利，则胸脘痞闷。痰浊上逆，胃失和降，故泛泛恶心，甚则呕吐痰涎。纳呆为脾失健运之象，舌苔白腻，脉滑为痰浊内停之征。

［治法］ 化湿祛痰。

［方药］ 半夏白术天麻汤加减。本方功能健脾祛湿，化痰熄风，主治风痰所致的头痛、眩晕等病证。

药用半夏10g、陈皮6g、茯苓10g、白术10g健脾祛湿化痰；天麻10g、白蒺藜10g平肝熄风；蔓荆子10g散头面之风邪。

加减：若脾胃虚寒，干呕吐涎沫，头痛者，可加吴茱萸 2.5g、生姜 3 片，温肝和胃而降逆；如痰湿蕴久化热，痰热上熏，口苦，舌苔黄浊，大便不畅者，宜去白术，加黄芩 10g、竹茹 10g、枳实 10g、胆星 10g 等清热化痰。

6. 瘀血头痛：

［症状］ 头痛屡发，经久不愈，痛有定处，固定不移，痛如锥刺。舌质紫或有瘀斑，脉细或细涩。

［证候分析］ 久痛入络，气血运行不畅，血瘀气滞；或头部撞伤，脑髓震荡，瘀血内停，阻塞脉络，故见头痛经久不愈，痛有定处，疼痛如刺。舌质紫、脉细涩，为瘀血内阻之征。

［治法］ 活血化瘀通络。

［方药］ 通窍活血汤加减。本方重在活血通窍。适用于瘀血内停、经脉不通的瘀血头痛。

药用赤芍 10g、川芎 10g、桃仁 10g、红花 10g、丹参 10g 活血化瘀；白芷 10g、葱 1 根、姜 3 片辛香温通，走窜通瘀。

加减：若久病气血不足，宜加当归 10g、地黄 10g、黄芪 10g、党参 10g 补益气血；疼痛甚者，可酌加全蝎 10g、蜈蚣 3 条、地龙 10g、五灵脂 10g、乳香 10g、没药 10g 等行瘀通络、搜风定痛之品；若兼因受寒而诱发或加重，并有畏寒，舌苔薄白，舌质淡者，可酌加细辛 3g、桂枝 10g 等温经通络散寒。

【其他疗法】

（一）单方、验方

1. 川芎、蔓荆子各 10g，水煎服。用于外感风邪头痛。

2. 甘菊花 6g，开水泡茶，用于肝阳（火）头痛。

3. 当归 10g、川芎 6g，水煎服。用于血虚头痛。

4. 全蝎、地龙、甘草各等份，研粉，每服 3g，每日 2 次，用绿茶冲服。用于顽固性头痛偏于肝风入络者。

5. 制川乌、草乌各 3g，白芷、僵蚕各 18g，生甘草 10g，研细，分成 6 包，每日 1 包，分 3 次，用绿茶送服。用于顽固性头疼偏于风寒者。

（二）中成药

1. 芎菊上清丸：清热解表，散风止痛。主治外感风邪引起的恶风、头痛、身热、鼻流浊涕。口服，每次 6g，每日 2 次。

2. 银翘解毒丸：辛凉解表，清热解毒。主治风热感冒、发热头痛、咳嗽、咽干咽痛。口服，每次 1 丸，每日 2~3 次。

3. 全天麻胶囊：平肝熄风，镇痛止痉。主治头痛眩晕。口服，每次 4~6 片，每日 3 次。

4. 镇脑宁：熄风通络。用于内伤头痛，伴恶心、呕吐、视物不清、肢体麻木、头昏耳鸣。口服，每次 4~5 片，每日 3 次。

5. 正天丸：疏风活血，平肝通络止痛。用于多种头痛。口服，每次 1.25g，每日 3 次。

（三）外治法

1. 生附子切成薄片，和盐同炒，热熨痛处。治肾阳虚头痛。

2. 用小块瓷片贴于曲池、足里等穴，治肝阳头痛。

【预防调护】

日常生活起居要有规律，劳逸适当，性情开朗，避免恼怒、紧张；注意气候冷热变化，以防感受六淫诸邪。既病之后，外感头痛避免吹风，注意保暖；内伤头痛肝阳偏亢者，更需保持情绪稳定，饮食宜清淡。忌酒辣动火之品。痰浊头痛，忌肥甘厚味。气血亏虚和肾虚头痛，宜适当休息，不宜过劳，并进食血肉有情之品以加强营养。

【临证提要】

1. 凡头痛久发不愈，痛势较剧，应适当配用通络之品：因风邪为病者，尤当搜风通络，用药如地龙、全蝎、蜈蚣、僵蚕等。寒邪重者，尚可考虑用生川草乌，但需慎用，先从少量开始，一般用量从 1.5g 递增到 3g 左右，煎药时间不少于 1 小时。夹有风痰者，可选用白附子、南星等祛风痰药。

2. 结合头痛部位选用引经药物：如两颞部痛，用川芎、柴胡；前额头痛，用白芷；眉棱骨痛，用蔓荆子；巅顶痛，用吴萸；因外感而巅顶痛，用藁本；满头痛，用羌活、防风；头痛连及项背，用葛根。但不可拘泥。

3. 偏头痛多因肝经风阳痰火上扰或痰瘀交阻所致：头痛偏于一侧，或左或右，或连及眼齿，呈间歇性发作，发时痛势剧烈，痛解则如常人，多始于年青时，又称偏头风，以实证为主。头痛呈阵发性，历时短暂，局部感觉异常，面部肌肉动作时，如咀嚼、哭、笑等均可引起发作者，可以清肝泻火、熄风潜阳、化痰、通瘀等法治之。

4. 因气虚清阳不升者可用补气升阳法：凡头痛绵绵，遇劳则甚，体倦无力，畏寒，脉细者，药用黄芪、党参、白术、川芎、升麻、柴胡等。但临床单纯气虚者较少见，辨证时应排除实证后方可用之。

此外，如妇女头痛，发于经期前后，伴有经水不调、痛经等症时，还当结合调理冲任之法治疗。

总之，治疗头痛，必须审证求因，结合整体情况辨证施治，不能采用"头痛医头"的办法。

【医案精选】

1. 孙一奎医案：

蔡东川令眷，患头痛，痛如物破，发根稍动则痛延满头，晕倒不省人事，逾半时乃苏，遍身亦作疼，胸膈饱闷，饮汤水停膈间不下，先每日吐清水数次、蛔虫 3 条。原为怒起，今或恶风或恶热，口或渴或不渴，大便秘，脉则六部皆滑大有力。予曰：此痰厥头痛症也，先以藿香正气散止其吐；继以牛黄丸、黑虎丹清其人事，头仍疼甚；又以天麻、藁本各 9g，半夏 6g，陈皮、白芷、薄荷、麻黄、生姜、葱白煎服，得少汗而头痛少止，至晚再服之，五更痛止大半而人事未清。予谓此中焦痰盛，非下不可，乃用半夏 15g，巴霜 0.3g，面糊为丸，每服 30 丸生姜汤送下，下午大便行 3 次，皆稠粘痰积也。由此饮食少进，余症差可，惟遍身仍略疼，改用二陈汤加前胡、石膏、藁本、薄荷、枳壳、黄芩、石菖蒲，调理而安。

（《赤水玄珠》）

按：寒痰凝滞，经络不通之证。

2. 程门雪医案：

潘某，女，成年。初诊：1949 年 3 月 19 日。头痛偏右，甚于子夜，痛甚则呕吐，心悸不安，胃纳不香。苔腻，脉弦。先拟玉真丸合茱萸汤加味。

处方：淡吴萸 2.4g，潞党参 4.5g，云茯苓 9g，陈广皮 4.5g，制半夏 4.5g，姜川连 0.9g(炒)，白蒺藜 9g，煅石决 12g(先煎)，薄荷炭 2.4g，荷叶边一圈，肾厥玉真丸 9g(包煎)。

二诊：头痛已减，呕吐亦瘥，夜不安寐，腹中不舒。再认原方加减之。

处方：炒白蒺藜 9g，煅石决 12g(先煎)，薄荷炭 2.4g，霜桑叶 9g，辰茯神 9g，炙远志 3g，制半夏 4.5g，青陈皮各 4.5g，左金丸 1.5g(吞)，青砂壳 2.4g，荷叶边一圈，肾厥玉真丸 9g(包煎)。

(《程门雪医案》)

自 学 指 导

【重点难点】

1. 头痛是一个症状，发病原因很多，涉及的病证甚广。

2. 临床辨证应首先分清外感、内伤，辨清虚实。外感头痛多属实证，以风邪为主；内伤头痛有虚有实，或虚实夹杂。常见证候为风寒、风热、肝阳、血虚、痰浊、瘀血等六种。由于病理上的联系，有时往往同时具有两类或三类证候，例如血虚伴有肝阳或肝阳夹有痰浊，甚或又夹杂外感风热证等。

3. 治疗必须分清标本主次，随证施治。同时应结合头痛部位和脏腑经络的关系，适当选用引经药。

【复习思考题】

1. 外感头痛与内伤头痛的病机、症状特点有何不同？

2. 试述内伤头痛的病机演变。

3. 试述头痛的辨证要点。

4. 分别说明肝阳、血虚、痰浊、血瘀头痛的症状特点及其治法、主方。

5. 根据头痛部位不同，如何选用引经药？每条经络请举药两味。

6. 为什么头痛日久要选用搜风通络药？常用有哪些药物？

【常见文献摘录】

1. 《素问·五脏生成篇》："是以头痛巅疾，下虚上实，过在足少阴，巨阳，甚则入肾。"

2. 《素问·风论》篇："风气循风府而上，则为脑风。"

3. 《伤寒论·厥阴病》："干呕、吐涎沫、头痛者，吴茱萸汤主之。"

4. 《济生方》："夫头者上配于天，诸阳脉之所聚。凡头痛者，血气俱虚，风寒暑湿之邪，伤于阳经，伏留不去者，名曰厥头痛。盖厥者逆也，逆壅而冲于头也。痛引脑髓。甚而手足冷者，名曰真头痛，非药之能愈。又有风热痰厥，气虚肾厥，新沐之后，露卧当风，皆令人头痛，治法当推其所由而调之，无不切中者矣。"

5.《丹溪心法·头痛》："头痛多主于痰，痛甚者火多，有可吐者，可下者。"

6.《景岳全书·头痛》："凡诊头痛者，当先审久暂，次辨表里。盖暂痛者，必因邪气，久病者，必兼元气。以暂病言之，则有表邪者，此风寒外袭于经也，治宜疏散，最忌清降。有里邪者，此三阳之火炽于内也，治宜清降，最忌升散。此治邪之法也。其有久病者，则或发或愈，或以表虚者，微感则发，或以阳胜者，微热则发……所以暂病者当重邪气；久病者，当重元气，此因其大纲也。然亦有暂病而虚者，久病而实者，又当因脉因证而详辨之，不可执也。"

第六节　眩　　晕

【目的要求】

1. 了解眩晕的概念、特征及与西医学某些疾病的对照联系。
2. 掌握眩晕的病理有风、痰、火、虚之别，且可兼夹为患。
3. 熟悉眩晕病的辨证治疗原则及临床常见证型和治法方药。

【自学时数】

6 学时。

眩晕是指以头晕眼花为主症的一种病证。轻者闭目休息片刻即可缓解；重者如坐舟车之中，旋转不定，或伴恶心呕吐，汗出，甚则昏晕欲倒。

对于本病发生的原因、症状及其治疗，历代医籍论述颇多。早在《素问·至真要大论》即有"诸风掉眩，皆属于肝"；《灵枢·口问》篇有"上气不足……目为之眩"；以及《灵枢·海论》有"髓海不足，则脑转耳鸣，胫酸眩冒"等记载，提示病因为风，病变脏器在肝、肾。汉代张仲景在《金匮要略·痰饮咳嗽病脉证》篇中指出了痰饮致眩的病理因素。如"心下有支饮，其人苦冒眩"、"心下有痰饮，胸胁支满目眩……"等。宋、元以后，对眩晕症状描述较为明确。如《丹溪心法》说："眩者，言其黑运转旋，其状目闭眼暗，身转耳聋，如立舟船之上，起则欲倒。"《证治汇补》说："盖眩者，言视物皆黑；晕者，言视物皆转，两者兼有曰眩晕。"对于本病发生的原因及其治疗，金、元以后医家也各有见解。如金代刘河间从风火立论；元代朱震亨偏主于痰，有"无痰则不作眩"的论点，提出"治痰为先"的方法。明代张景岳主虚，强调"无虚则不作眩"、"虚者十居其八，而兼火兼痰者，不过十中一二耳。"在治疗上认为"当以治虚为主"。这些都是他们临床实践经验的总结，从多方面充实发展了对本病的认识。

本病与西医学中的眩晕含义基本相同。凡以眩晕为主症的疾病，如内耳迷路病（眩晕综合征、迷路炎等）、脑动脉硬化，以及高血压、低血压、神经官能症和其他某些脑部疾患有突出的眩晕症状者，均可参考本篇辨证施治。

【病因病机】

本病多因情志失调，饮食偏嗜，久病伴虚，劳欲过度而致肝、脾、肾功能失调，风阳、痰火上扰清空或阴精气血不足，脑失所养而发生。

（一）病因

1. 情志失调：长期忧郁恼怒，肝失条达，气郁化火，阳亢风动；或素体肝阳偏亢，上扰清空；或心肝气郁，化火炼液为痰，肝阳夹痰上扰，皆可发为眩晕。若平素肝肾阴虚，一旦遇有情志刺激，则更易导致肝阳上亢而发病。

2. 饮食偏嗜：恣食肥甘，伤及脾胃，健运失司，水谷不化精微，聚湿生痰；或素体肥胖，湿痰偏盛，痰浊中阻，上蒙清窍，从而发为眩晕。

3. 久病体虚：久病不愈或失血之后，气血耗伤，或劳倦伤脾，脾胃虚弱，健运失司、气血生化不足，以致气血不能上荣，发为眩晕。《证治汇补·上窍门·眩晕》认为："血为气配，气之所丽，以血为荣。凡吐衄崩漏，产后亡阴，肝家不能收摄荣气，使诸血失道妄行，此眩晕生于血虚也。"说明气血俱虚，可以发生眩晕。

4. 虚体劳欲：先天不足，肾阴不充。或老年体衰，或劳欲过度，均可导致肾精亏损，不能生髓，髓海不足，于是上下俱虚，发生眩晕。

（二）病机

1. 病变主要在肝，涉及肾和心脾：《素问·至真要大论》谓："诸风掉眩，皆属于肝。"肝属风木之脏，内寄相火，体阴而用阳，其性刚劲，主动主升，故情志过激，必致阳升风动。肝开窍于目，五脏六腑之精皆上注于目，目得其养而能视。若久病，劳欲体虚，精气阴血不足，不能上注养目，或风火相煽，上扰头目，均可致目花发黑，视物旋转，故眩晕病变之主脏在肝。

脾主健运，化生水谷精微。若饮食劳倦伤脾，不能化水谷为精微，气血衰少，不能养心，或脾湿生痰，痰浊蔽阻清阳而为眩晕。

肾藏精、生髓、上通于脑。故《素问·逆调论》谓："肾不生，则髓不能满。"瞳子属肾，若先天不足或摄生不当，肾精亏耗，不能充髓，或肾阴不足，虚火上炎，则目眩脑转。

2. 病理因素以风、火、痰为主，三者互有联系："风"、"火"源起于肝，可因阳亢化火生风，或肝肾阴虚火旺，致内风暗动；脾为生痰之源，可因肥甘太过，聚湿生痰，或脾虚水谷不归正化所致。此外，如因心肝气火内郁，津液亦可凝聚为痰，或因肝肾阴虚，虚火灼津而成痰。

风、火、痰三者在病理变化上有一定联系，如"火动风生"、"风火相煽"、"痰郁化火"等，故临床常错杂兼见。

3. 病理性质有虚有实，虚实之间互有转化与夹杂：因肝阳上扰，痰浊中阻所致者属实；由气血不足，阴精亏耗，髓海失养者为虚。病久由实转虚或因虚致实，每可交错而出现本虚标实或虚中夹实证。如肝阳亢盛每易伤及肝肾之阴，表现为阴虚阳亢；痰浊化火伤阴，则见阴虚夹有痰火之候。反之，肝肾阴虚可致虚风内动，或虚火上炎。

4. 病机主要表现为阴虚阳亢，两者互为因果。一般年轻人初病以阳亢居多，继则由阳亢渐致阴虚，或素体阴虚而致阳亢，故以阴虚与阳亢兼见者居多。此种证候亦称为上实（风阳亢盛于上）下虚（肝肾不足于下），或标实本虚。在病变过程中，风阳每每兼有痰火上逆，若久发不已，火盛伤阴，阴虚及阳，可致阴阳两虚。中年以上，肝阳亢逆，化风上潜者，往往可有中风晕厥之变。

本病一般预后良好，但由于多属慢性疾患，不易根治，每遇情志、疲劳等因素而诱发。

若中年以上，时发眩晕，且有口唇、指端发麻者，为肝阳化风，当虑其猝然晕倒而发为中风，临证时尤须注意。

【病证鉴别】

与头痛相鉴别：眩晕有时伴有头痛，其主次轻重，临床当加以区别。一般而言，眩晕以头昏眼花为主，而头痛则以头部疼痛为主要疾患。在病因上，眩晕以内伤为主，头痛则涉及外感与内伤两个方面。在病机性质上，眩晕与头痛均有虚有实，而头痛偏于实证为多。

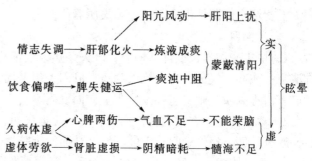

图31 眩晕病因病机示意图

【辨证论治】

（一）辨证要领

1. 辨证候虚实：见病程短，或呈发作性，易因情志郁怒诱发，眩晕重而视物旋转，伴有呕恶痰涎，外观形体壮实者，常由肝阳兼夹痰浊所致，属于实证；如病程长，反复或持续不解，每遇烦劳发作或加重，头目昏晕，但无旋转感，并有全身虚弱见症者，常因血虚或肾精不足所致，多属虚证。

2. 辨标本主次：首辨阴虚与阳亢的标本虚实，再辨风、火、痰虚的主次与兼夹。风、火、痰为病之标，气血、阴精亏虚为病之本。

3. 辨清肝、肾、心、脾脏腑病机的重点所在。

（二）治疗要点

实证治予平肝熄风，清火化痰；虚证宜补益气血，滋养肝肾；虚实夹杂者当区别标本主次，兼顾治疗。

（三）分证论治

1. 肝阳上扰：

［症状］ 眩晕，甚则头目昏胀且痛，每因烦劳或恼怒而诱发或加重，面易潮红，性情急躁易怒，少寐多梦，口苦，舌质红、舌苔黄，脉弦。

［证候分析］ 烦劳动阳，恼怒伤肝，肝阳暴张，升动于上，扰于头目，故发眩晕。情志失调，肝阳亢逆，易于化火，火盛于上则面部潮红，急躁易怒。肝藏魂，心藏神，肝阳化火，扰乱心神，神魂不安，故少寐多梦。口苦，舌质红、苔黄，脉弦，皆是肝阳上亢之征。

［治法］ 平肝潜阳、滋养肝肾。

［方药］ 天麻钩藤饮加减。本方主要功能为益肾潜阳，平肝熄风，养心安神，用于肝阳上亢而见眩晕，头痛，善怒，面部烘热、潮红等症。

药用钩藤10g、天麻10g、白蒺藜10g、石决明20g、珍珠母20g平肝熄风潜阳；桑叶10g、菊花10g清肝明目；牛膝10g通经利腰膝，引火下行。

加减：若偏于火盛，兼见目赤，鼻衄，苔黄糙，脉弦数，可加龙胆草10g、山栀10g、黄芩10g、丹皮10g清肝泄热；便秘者，加用当归龙荟丸泻肝通腑；若肝阳化风，风阳上冒，眩晕急剧，泛恶欲吐，舌、唇、肢、指发麻，甚则手足震颤，筋惕肉瞤，宜加龙骨

20g、牡蛎 20g 以镇肝熄风，必要时可吞服羚羊角粉；如肝肾阴亏而风阳炽张，眩晕较甚，兼见腰膝酸软，遗精疲乏，五心烦热，脉弦细数，舌质红者，则宜用大定风珠育阴潜阳。

2. 痰浊中阻：

〔症状〕 眩晕而见头重如蒙，目视昏暗，胸闷泛恶，甚则呕吐痰涎，食少，嗜睡，舌苔白腻，脉濡滑。

〔证候分析〕 痰浊蒙蔽清阳，则眩晕而见头重如蒙。湿痰停阻中焦，脾胃之气不和，故胸闷恶心。脾气不健，阳气不振，则食少嗜卧多寐。苔白腻，脉濡滑，乃痰浊内蕴所致。

〔治法〕 化湿祛痰、健脾和胃。

〔方药〕 半夏白术天麻汤加减。本方理气燥湿，化痰熄风，用于痰湿内蒙，夹风上扰之眩晕，乃标本兼顾之方。

药用半夏 10g、茯苓 10g、陈皮 6g 燥湿化痰；苍术 10g、白术 10g、泽泻 10g 健脾渗湿；天麻 10g、钩藤 10g 平肝熄风。

加减：若痰浊上逆，胃失和降，眩晕较甚，呕吐频作者，加代赭石 20g 以镇逆，并重用茯苓 15g、泽泻 15g、车前子 10g 等淡渗利湿药，使痰湿从小便而去；脘闷不食加白蔻仁 5g、砂仁 5g 化浊醒胃；耳鸣重听，加石菖蒲 10g 化痰开窍；若痰郁化火，症见头目胀痛，心烦而悸，口苦，舌苔黄腻，脉弦滑者，宜用温胆汤加黄连 3g、黄芩 10g 以清化痰热；兼有肝阳上扰者，宜参合平肝潜阳方药同用。

3. 气血亏虚：

〔症状〕 眩晕，动则加剧，劳累即发，面色苍白或萎黄，唇甲不华，心悸失眠，神倦懒言。饮食减少，舌质淡，脉细弱。

〔证候分析〕 心主血脉，其华在面，脾司运化，生化气血，心脾亏损，气血不足，不能上荣，脑失所养，故发为眩晕。血虚不能上荣于面，故面色苍白，唇甲不华。脾胃纳运失常，故饮食减少。舌淡、脉细弱，均为气血不足之象。

〔治法〕 补养气血，健运脾胃。

〔方药〕 归脾汤加减。本方益气健脾。以助生化之源，又能补血养心，用于气血两虚之眩晕、头痛、心悸、失眠等症。

药用党参 10g、白术 10g、黄芪 10g 补气健脾；当归 10g、白芍 10g、桂圆肉 3g 养血补肝宁心；远志 5g、枣仁 20g、茯神 10g、夜交藤安神定志；陈皮 6g 理气和胃；大枣 3 枚、炙甘草 5g 健脾补中。

加减：若脾失健运，水谷不化，大便溏薄，当归 10g 宜炒用，并酌加煨木香 10g、茯苓 10g、山药 10g、神曲 10g 等健脾助化。偏于寒者，兼见形寒、肢冷等症，加用肉桂 3g、干姜 5g 以温中助阳；血虚甚者，面色无华，可加熟地 10g、阿胶 10g，并重用黄芪 20g、党参 20g 补气生血；若因失血引起者，须明确出血原因而治之；如因中气不足，清阳不升，时时眩晕，懒于动作，面白少神，饮食减少，大便溏薄，脉虚无力，宜益气补中，升清降浊，可用补中益气汤加减。

4. 肾虚：

〔症状〕 眩晕久发，目花视糊，不耐劳累，健忘，腰膝酸软，遗精耳鸣。偏于阴虚者，五心烦热，舌质红，脉弦细。偏于阳虚者，四肢不温，阳痿早泄，舌质淡，脉沉细。

〔证候分析〕 精髓不足，不能上充于脑，髓海空虚，故眩晕久发。目失所养则目花视糊。精生气，气生神，聚精可以全神，因肾精亏耗，无以养神，故不耐劳累，神疲乏力。肾主骨，腰为肾之府，肾虚则见腰膝酸软、精关不固，所以遗精。肾开窍于耳，肾虚精乏，则时时耳鸣。肾阴亏虚，阴虚生内热，故五心烦热，舌质红、脉弦细。真元耗损，阳气不充，阴伤及阳，故阳痿早泄，舌质淡，脉细微。

［治法］ 补益肾元。

［方药］ 左归饮、右归饮加减。两方主要功用为补肾益精，但左归饮以滋养肾阴，填精补髓为主，用于肾阴亏虚精髓不足所致的眩晕、耳鸣；右归饮以温补肾阳为主，用于肾阳亏虚而见眩晕，畏寒肢冷，阳痿者。本病以阴虚精亏所致者为多。

药用熟地 10g、淮山药 10g、山萸肉 10g 补益肾阴；枸杞子 10g、何首乌 10g、桑寄生 15g、磁石 20g、胡桃肉 10g 益肾气而养精血。

加减：若阴虚内热较著，症见消瘦，两目干涩，五心烦热，舌质红，口干，脉细数，可酌加生地 10g、龟板 10g、女贞子 10g、旱莲草 10g、知母 10g、黄柏 6g 以滋阴清热；如偏阳虚而肢虚浮，畏寒怕冷，舌质淡白、脉沉细者，宜去首乌，酌加附子 10g、肉桂 5g、仙茅 10g、仙灵脾 10g、巴戟天 10g 等温肾助阳；如眩晕较甚，无论偏阴虚还是阳虚，均可加龙骨 20g、牡蛎 25g 之类以潜浮阳；伴有心气不足、心悸、气短者，可酌加紫石英 20g、五味子 3g、党参 10g 等益气镇摄之品。

【其他疗法】

（一）单方、验方

1. 车前草、豨莶草、小蓟各 30g，水煎服，日服 1 剂。适用于肝阳上亢之眩晕。

2. 泽泻 30g，炒白术 15g，淮牛膝 10g，水煎服，日服 1 剂。适用于痰浊眩晕。

3. 桑椹子、黑大豆各 l5g，煎服。适用于肝肾阴血亏虚之眩晕。

（二）中成药

1. 杞菊地黄丸：滋养肝肾，清利头目。用于肝肾阴虚阳亢所致眩晕。口服，大蜜丸每次 9g；小蜜丸每次 6g。每日 2 次，温开水送服。

2. 归脾丸：补气养血，健脾安神。用于气血亏虚证。水丸，每次 6g，每日 2 次。

3. 牛黄降压丸：清心化痰，潜阳镇肝。用于肝阳上亢证。蜜丸，口服，每次 1 丸，每日 2 次。腹泻者忌服。

【预防调护】

平时要注意劳逸结合，参加适当的体育锻炼，如散步、打太极拳等。在饮食上，忌食辛辣、炙煿、肥甘类，一般宜食清淡富有营养的食品，如新鲜蔬菜、瘦肉、豆类、海带、水果等。体虚者可多食血肉有情之品。生活起居要有规律，远房帏，戒躁怒，修身养性，忌烟酒，不饮浓茶、咖啡，如有饮茶习惯，可用杭菊花泡水代茶，形体肥胖者可用荷叶煎汤饮之。

【临证提要】

1. 因高血压病、动脉硬化所致的眩晕，一般在病之早期以肝阳上扰证为多，久病则常兼见阴虚，可属于阴虚阳亢或肾虚证。由于阳亢化火，火盛伤阴，且可炼液为痰，故肝阳上扰证往往兼有阴虚，或夹杂痰火为患，在治疗上常需兼顾其阴，并注意清火化痰。

2. 痰浊眩晕虽为湿痰上蒙所致，若恣食辛辣炙煿之品，亦可化热为患。此时，当在燥湿化痰的基础上，少佐清泄之品。

3. 因痰饮、痰浊所致的眩晕，治疗上还可参用利小便一法，常取泽泻汤（白术、泽泻）伍入；即属肝阳上亢者，亦可合泽泻、夏枯草、车前草、小蓟等同用。

4. 肾阴虚用滋养，肾阳虚宜温补，是为常理。然本病多以阴虚为本，如见阴阳两虚而须用温药时，切勿刚燥，以免耗竭其阴。可用仙茅、仙灵脾、巴戟天之类温而不燥之品，并可酌加枸杞、首乌、熟地滋阴以配阳。

【医案精选】

1. 蒲辅周医案：

李某，男，57岁。1961年4月17日初诊：从1952年起头晕，当时头晕较剧，如立舟车，感觉周围环境转动，呕吐、血压低，耳鸣如蝉声，于1953年、1957年均同样发作过……近两个月来头昏头晕，不能久看书，稍久则头痛头晕加重，胃部不适，有欲吐之感，并有摇晃欲倒，食欲减退，体重亦减，常嗳气，矢气多，大便正常，晚间皮肤发痒……影响睡眠，恶梦多，小便稍频，有少许痰，有时脱肛，脉弦细无力，舌淡无苔，根据脉证认为属中虚脾弱夹痰，兼心气不足，治宜先益中气，调脾胃，佐以宁心理痰，用补中益气汤加味。

处方：炙黄芪12g，党参6g，柴胡2g，升麻2g，白术6g，当归4.5g，陈皮4.5g，炙甘草3g，茯神6g，炒远志3g，法半夏6g，生姜3片，大枣3枚，服5剂，隔天1剂。

5月12日二诊：服药后诸症均见轻，由于看报稍久，六天前又失眠严重，经某医院诊治，给予镇静剂症状稍减轻，但大便有时燥，近日大小便尚调，脉迟滑，舌正中心苔薄黄腻，似有食滞之象，仍宜调和脾胃，健强中气兼消胃滞，原方黄芪改为6g，加枣仁6g、焦山楂3g，服3剂。

5月31日三诊：服上药后自觉很见效，食欲及睡眠好转，两便调，精神佳，看书写字能较前久些，但超过2小时就觉烦躁及头部发紧，小便正常，脉虚，舌正无苔，改用心、肝、脾并调，以丸剂缓治。补中益气丸240g，每早服6g；归脾丸240g，每晚服6g，感冒时停服，药后头晕失眠等症基本消失。

按：本例既非风、火、痰的实证，亦非肝肾不足之虚候，其脉弦细无力，其证纳差、脱肛、不能用脑等，系中虚劳伤兼心气不足，所以用补中益气汤加茯神、远志安神宁心；法半夏、生姜降逆止呕，诸症均减，以后又加枣仁安神、宁心、养肝、补血，焦山楂助胃健脾而更好转，最后用补中、归脾丸而善其后。倘偏执无痰不作眩，而重于祛痰，或拘泥肝风成眩，用平肝熄风，抑或清火而泄热，则恐本病非但不效，并且不无虚虚之弊。

（《蒲辅周医案》）

2. 黄文东医案：

李某，女，20岁，农场职工。初诊：1974年12月13日。头晕耳鸣，房屋旋转，胸闷泛恶，时作时止，喉间痰多，病历数月。前医选进平肝潜阳两剂，病情未减，脉细数，苔白腻。肝阳夹痰，上扰清窍。治以平肝和胃，化痰降逆。

处方：珍珠母30g，豆衣、菊花、白芍、姜竹茹、茯苓、青陈皮、白蒺藜、旋覆花（包）各9g，代赭石30g，生姜3片，佛手9g。6剂。

二诊：12月20日。前进平肝和胃，化痰降逆之剂，咳痰增多呕吐已瘥，眩晕亦减。惟两颞跳痛。苔脉如前。痰浊渐化，肝阳未平，再宗原意。原方去姜竹茹。

三诊：12月27日。眩晕渐平，胸闷亦减，但觉倦怠嗜睡，脉细软，苔薄白，在肝阳痰浊扰动之后，脾胃未健，精神未复，前法加入健脾和胃之品。

处方：旋覆花（包）、青陈皮、白术、茯苓、佛手、白蒺藜各9g，珍珠母30g，白芍9g，菊花9g。7剂。

按：本例头晕耳鸣甚剧，喉间痰多，苔白腻，脉细数，可见患者平素肝阳易升，痰浊留恋。一旦肝阳夹痰浊上扰清窍，则头晕目花，房屋旋转等症发作。前进平肝潜阳之剂，未能见效，因此在前法中加入竹茹、陈皮、旋覆花等以化痰降逆，效果较佳。

（《黄文东医案》）

自 学 指 导

【重点难点】

1. 眩晕是常见的病证，其病因多由内伤所致。病理有风、火、痰、虚之别，且每可兼夹为患。如肝阳可夹痰浊，肝肾阴虚每兼肝阳上扰，血虚可兼肝旺等。一般以本虚标实证为多，临床要根据病史、症状，结合性别、年龄，分清标本主次，辨别风、火、痰、虚的不同情况而进行施治。

2. 本病治疗有从标从本之异。证急者多实，宜先治其标，可选用熄风、潜阳、清火、化痰等法；证缓者多虚，宜治其本，当补气血，养肝肾，培脾气；若本虚标实兼见，当区别不同情况酌情兼顾。

【复习思考题】

1. 眩晕与头痛在病因病机上的区别和联系如何？
2. 为什么说眩晕的病理是风、火、痰、虚？它们在病理变化中有何联系？
3. 试述肝阳、痰浊、肾虚和气血亏虚四证的主症、治法和方药运用。
4. 为什么说"眩晕是中风之渐"？

【常见文献摘录】

1. 《素问玄机原病式·五运主病》"诸风掉眩，皆属肝木。掉，摇也；眩，昏乱旋运也，风主动故也。"

2. 《丹溪心法》："头眩，痰夹气虚并火，治痰为主，夹补气药及降火药。无痰则不作眩，痰因火动，又有湿痰者，有火痰者。"

3. 《景岳全书·眩运》："丹溪则曰无痰不能作眩，当以治痰为主，而兼用他药。余则曰无虚不能作眩，当以治虚为主，而酌兼其标。孰是孰非，余不能辨，姑引经义（上气不足，髓海不足）以表其大意如此。"

4. 《证治汇补》："以肝上连目系而应于风，故眩为肝风。然亦有因火、因痰、因虚、因暑、因湿者。"

5. 《临证指南医案·眩晕门》华柚云按："经云诸风掉眩，皆属于肝。头为六阳之首，耳目口鼻皆系清空之窍，所患眩晕者，非外来之邪，乃肝胆之风阳上冒耳……甚则有昏厥跌仆之虞。其证有夹痰、夹火、中虚、下虚、治胆、治胃、治肝之分。火盛者，先生用羚羊、山栀、连翘、花粉、元参、鲜生地、丹皮、桑叶，以清泄上焦窍络之热，此先从胆治也。痰多者必理阳明，消痰如竹茹、姜汁、菖蒲、橘红、二陈汤之类。中虚则兼用人参，外台茯苓饮是也。下虚者，必从肝治。补肾滋肝，育阴潜阳，镇摄之治也：至于天麻、钩藤、菊花之属，皆系熄风之品，可随证加入。此证之原，本之肝风，当与肝风、中风、头风门合而参之。"

第七节　中　风

【目的要求】

1. 了解中风的概念、特征及历代对本病的认识。
2. 掌握中风的病因病机，明确标本虚实、风火痰瘀之间的关系。
3. 掌握中经络之风痰入络证，中脏腑之闭证与脱证的辨证要点、应急处理及治法方药。熟悉中风恢复期的治疗。

【自学时数】

8～10学时。

中风以猝然昏仆，不省人事，半身不遂，口眼㖞斜为主症；病轻者可无昏仆而仅见口眼㖞斜及半身不遂等症状。

由于本病发生突然，起病急骤，古人形容"如矢石之中的，若暴风之疾速。"临床见症不一，变化多端而速疾，有昏仆、抽搐，与自然界"风性善行而数变"的特征相似，故古代医家取类比象而名之为"中风"；又因其发病突然，亦称之为"卒中"。《伤寒论》有"中风"病名，如《伤寒论·辨太阳病》："太阳病，发热汗出，恶风，脉缓者，名为中风。"乃伤寒表虚之证，与本篇所述不可混淆。

《内经》中没有中风的病名，但有关中风的论述较详。首先，在病名方面，依据症状表现和发病阶段不同而有不同的名称。如在卒中昏迷期间称为仆击、大厥、薄厥；半身不遂者则有偏枯、偏风、身偏不用、风痱等病名。在病因方面，认识到感受外邪，烦劳暴怒可以诱发本病。如《灵枢·刺节真邪》篇云："虚邪偏客于身半，其入深，内居营卫，营卫稍衰则真气去，邪气独留，发为偏枯。"《素问·生气通天论》云："阳气者，大怒则形气绝，而血苑于上，使人薄厥。"《素问·调经论》篇云："血之与气，并走于上，则为大厥，厥则暴死，气复返则生，不返则死。"此外，还认识到本病的发生与体质、饮食有密切的关系。如《素问·通评虚实论》篇曾经明确指出："……仆击、偏枯……肥贵人则膏粱之疾也。"这些论述验之于临床，基本是正确的。

在《内经》理论指导下，历代医家对中风的病因和治法做了进一步的探讨和发挥。大体可划分为两个阶段。在唐宋以前，主要以"外风"学说为主。多从"内虚邪中"立论：如《灵枢》所说"真气去，邪气独留"；《金匮要略》之谓"络脉空虚，贼邪不泻"等。唐宋以后的医家，通过临床实践，对病因的认识有了较大的转折。特别是金元时期，如张元素认为病因是热，他说："风本生于热，以热为本，以风为标。"刘河间则主"心火暴盛"，但亦不脱离"热"的看法，认为"将息失宜，而心火暴甚，肾水虚衰，不能制之"。李东垣认为属"正气自虚"，指出："人年逾四旬，气衰之际，或因忧喜愤怒伤其气者，多有此疾。"朱丹溪主张"湿痰生热"，说是"痰生热，热生风也"。元代王履提出"真中"、"类中"病名。他说："因于风者，真中风也；因于火、因于气、因于湿者，类中风而非中风也。"其后，明代张景岳认为本病与外风无关，而倡导"非风"之说，并提出"内伤积损"的论点。至清代叶天士始明确以"内风"立论，进一步阐明了"精血衰耗，水不涵木……肝阳偏亢，内风时起"的发病机制。清朝中叶，王清任又从"气虚"立说。晚清时期，近代医家张伯龙、张山雷、张寿甫等总结前人经验，进一步探讨发病机制，认识到本病的发生主要在于肝阳化风，气血并逆，直冲犯脑。至此，中风的病因认识渐趋深化。

对中风的分类，《金匮要略》以中邪浅深，病情轻重而分为中络、中经、中腑、中脏。明代李中梓又明确地将中脏腑分为闭、脱两证，充实了中脏腑的具体内容。这种分类法沿袭至今，仍为临床所习用。

在治疗方面，随着病因学说的发展，也相应地得到不断充实。唐宋以前，主要以疏风散邪，扶助正气为法。《千金要方》小续命汤和《保命集》大秦艽汤，均为代表方。金元以后，治火、治痰、治虚各有发挥；叶天士从"内风"立论，提出滋液熄风、补阴潜阳，以及开闭、固脱等法；王清任立补阳还五汤治疗偏瘫，至今仍为临床常用的方剂。

本篇着重讨论风自内生而致的中风，即类中风，包括西医学中的脑出血、脑血栓形成、脑栓塞、蛛网膜下腔出血、脑血管痉挛等脑血管疾病，以及周围性面神经麻痹等。至于外风所致"真中风"，临床较为少见，在此亦一并讨论。

【病因病机】

（一）病因

1. 情志失调：平素忧郁恼怒，情志不畅，肝气不舒，气郁化火，风阳上亢。或长期烦劳过度，精神紧张，志火内燔，阴精暗耗，日久导致肝肾阴虚，阴虚则肝阳亢盛，乃致肝风内动；或火盛灼津为痰。此外，素体阳盛，心肝火旺之青壮年，亦有骤遇怫郁而阳亢化风，以致猝然发病者。

2. 饮食不节：平素嗜食甘肥醇酒，脾失健运，聚湿生痰；或逸多劳少，形体肥胖，气虚而多湿多痰，痰湿内盛，窜犯络隧而病。

3. 精气亏虚：中年以后精气渐虚；或因素患眩晕、头痛，犹如朱丹溪"眩晕者，中风之渐"之说，以致肝肾阴虚于下，肝阳偏亢于上，肝风易动，化火生痰；或因气虚邪中，痰瘀阻络，气血涩滞，亦发为偏枯卒中。临床上，中风发于阴虚者较气虚者为多。故张景岳亦认为："人年四十而阴气自半，正以阴虚为言也。"

上述诸因，导致脏腑功能失调，产生了风、火、痰、瘀等内在的病理因素，若一遇诱因即可骤变。中风的诱因大致有以下几个方面：①情志剧变：如暴怒、暴喜或过悲等；②劳倦过度：包括房劳、排便用力等；③暴饮暴食：如饮酒过多，特别是饮烈性酒，或饮食过饱等；④跌仆。

前三点既是中风的诱发病因，也是中风的原发因素。一般说来，中风的发病都有明显的诱因。因此，对于诱发因素，必须引起足够的重视，尽量避免。

（二）病机

1. 病位在脑：《素问·脉要精微论》说："头者，精明之府。"明代李时珍《本草纲目》说："脑为元神之府"。精明、元神都是指主宰精神意识、思维活动功能而言。中风之猝然昏仆，不省人事，是因为风阳痰火内盛，"血之与气，并走于上"，上冲犯脑所致，故其病位在脑。

2. 肝肾阴虚是致病之本，风、火、痰、瘀是发病之标，两者互为因果：正如张景岳在《非风论》所说："凡此病者，多以素不能慎，或七情内伤，或酒色过度，先伤五脏之真阴。"五脏之阴中，以肝肾为主，盖肝藏血，肾藏精，故肝肾阴虚是中风的致病根源。

在肝肾阴虚，肝阳偏亢的基础上，由于心肝失养，加之外在因素的不断影响，而致心肝阳亢化火、生风，而风、火、痰、瘀之间又可互为因果，或互相兼夹。一遇诱因激发，便致卒中。

3. 病机主要为阴阳失调，气血逆乱。轻者中经络，重者入脏腑：肝肾阴虚阳亢，风火痰瘀相互为患，一旦遇到烦劳、恼怒、房事不节或醉酒饱食等诱因，阴阳严重失调，气血发生逆乱则致卒中。由于病位浅深、病情轻重的不同，又有中经络和中脏腑之别。若肝风夹痰，横窜经络，则见中经络之轻证，病位较浅，每因风痰瘀阻经脉，气血不能濡养肢体、颜面，而伴见偏枯喎斜等症。若风阳痰火蒙蔽神窍，气血逆乱，上冲于脑，则见中脏腑之重证。因络损血溢，瘀阻脑络，而致猝然昏厥仆倒，不省人事。

4. 中脏腑因邪正虚实的不同，而有闭脱之分，及由闭转脱的演变：若风阳痰火内闭神窍，则见昏仆，不省人事，面赤、息粗、肢体拘急等闭证。如风阳痰火炽盛，进一步耗灼阴精，阴虚及阳，阴竭阳亡，阴阳离决，则出现脱证。此时精气去而神气脱，表现为口开目合，手撒，汗出肢冷，气息微弱等虚脱之危重证候。

5. 恢复期因气血失调，血脉不畅而后遗经络形证：中脏腑病情虽然危重，如经积极抢救治疗，往往可使病情脱离危险，神志渐趋清醒，转危为安。然因风、火、痰、瘀之邪留滞经络，气血运行不畅，而仍留有半身不遂，口歪或不语等后遗症，一般恢复较慢。

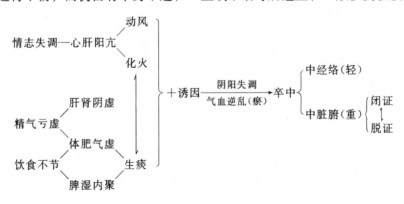

图 32　中风病因病机示意图

【病证鉴别】

1. 痫证：中风与痫证均可突然昏仆，但痫证呈反复发作，发作时口中有叫吼声，口吐涎沫，四肢抽搐，鼻鼾，无口眼㖞斜及半身不遂。昏迷时间不长，一般几分钟至一二小时，不经服药可自行苏醒，苏醒后无任何后遗症。病多起自幼年。

2. 厥证：厥证亦可突然昏仆，重者神志不清，但为时较短，一般约半天至一天，醒后无半身不遂和口眼㖞斜等症。但血厥之实证亦有发展成中风的可能。

【辨证论治】

（一）辨证要领

中风属于本虚标实之证。在本为肝肾不足，气血衰少；在标为风火痰瘀。但因病位有浅深，病情有轻重，标本虚实亦有先后缓急之差异。临床辨证，首先要辨别病位之浅深。分清标本虚实主次，区别中经络还是中脏腑：一般中经络者，病位较浅，病情较轻；中脏腑者，病位较深，病情较重。而中脏腑者，又须辨闭、脱：闭证属实，脱证属虚；内闭外脱者则虚实夹杂。

1. 注意区别中经络还是中脏腑：根据临床表现，凡半身不遂，口眼㖞斜，舌强语謇而神志清醒者，则为中经络。若有神志昏糊者，则属中脏腑。鉴别要点是神志清与不清。

2. 中脏腑应辨别闭证与脱证：闭证表现为突然昏仆，不省人事，牙关紧闭，口噤不开，面色红赤，目直视或斜视，呼吸气粗，两手握固或拘急，常有身热，大小便闭，脉弦滑有力等。脱证可表现为目合口开，面色苍白，气息低微，鼻鼾，手撒肢瘫，身无热，汗出肢冷。大小便自遗，舌萎，脉细微欲绝等。闭证常见于骤起。脱证则由闭证恶化转变而成。

（二）治疗要点

中经络治以平肝熄风，化痰通络为主，有痰瘀交阻者，佐以活血化瘀。中脏腑的闭证，治当熄风清火，豁痰开窍；脱证急宜救阴回阳固脱。当闭证开始转为脱证之时，可闭证、脱证治法互相参用。如昏迷渐醒，闭、脱症状缓解，可根据病情标本同治。如一方面平肝熄风，清热化痰祛瘀，同时滋养肝肾或补气养血。

中风的应急处理：对于中风昏迷病人，必须进行紧急处理。首先要使病人安静卧床，勿随意变动体位。如为闭证，头部应稍枕高，并偏向一侧，以利痰涎流出，避免痰涎壅塞气道而致窒息；若属脱证，头部应放平，下肢稍抬高15°～20°。另外，应注意清洁病人口腔。牙关紧闭者，可用冰片、南星、乌梅等擦牙，或用开口器启齿，防止舌被咬伤以及便于吸痰、清洁口腔和喂食物或药物。吞咽困难者，可用鼻饲，但一般应于病情稳定3日后进行。

（三）分证论治

1. 中经络：

（1）风痰入络：

[症状] 头晕，头痛，手足麻木，突然发生口眼㖞斜，口角流涎，舌强言謇，半身不遂，或手足拘挛，舌苔薄白，脉象弦滑。

[证候分析] 风阳上扰，故见头晕，头痛。肝阳化风夹痰入络，痹阻经脉，气血运行不畅，故见口眼㖞斜，半身不遂，或手足拘挛或麻木。风痰痹阻心脾之络，则口角流涎，舌强言謇。舌苔薄白，脉象弦滑，乃肝风夹痰之征。

[治法] 平肝熄风，化痰通络。

[方药] 牵正散合导痰汤加减。两方均有化痰功能，但牵正散祛风痰，通络止痉，适用于风痰中络，口眼歪斜或口角抽动等症。导痰汤行气豁痰，治痰壅气闭，头晕，口流涎水，

语言欠清，手足活动欠利等症。

药用天麻 10g、钩藤 10g、白蒺藜 10g、菊花 10g 平肝熄风；制半夏 10g、陈皮 6g、陈胆星 10g 理气化痰；地龙 10g、僵蚕 10g、全蝎 5g 搜风通络。

加减：如风痰阻于心脾之络，手臂重滞不利，口角流涎，可加服指迷茯苓丸；语言不清者，再加菖蒲 10g、远志 5g 祛痰宣窍；痰瘀交阻，舌紫有瘀斑，脉细涩者，可酌加丹参 10g、桃仁 10g、红花 10g、赤芍 10g 等活血化瘀。

（2）风阳上扰：

[症状] 常感眩晕头痛，耳鸣面赤，腰腿酸软，突然发生口眼㖞斜，语言謇涩，半身不遂，苔薄黄，舌质红，脉弦细数或弦滑。

[证候分析] 肝肾阴虚，风阳上扰，故见眩晕头痛，面赤，腰腿酸软之下虚上实见症。风阳夹痰入络，经脉痹阻，而有口眼㖞斜，语言謇涩，半身不遂见症。苔薄黄、舌红，脉细弦数，是阴虚阳亢之征，弦滑为痰热内蕴之候。

[治法] 镇肝熄风，育阴潜阳。

[方药] 镇肝熄风汤加减。本方功能镇肝熄风，善治阴虚阳亢、肝风内动而致头晕目眩，面赤，肢体活动不利，口眼㖞斜，甚则跌仆，不省人事，脉弦长有力者。

药用龙骨 20g、牡蛎 25g、代赭石 20g、龟板 10g 镇肝潜阳；天麻 10g、钩藤 10g、菊花 10g 平肝熄风；白芍 10g、玄参 10g 养阴柔肝、牛膝引血下行。

加减：若阳亢火盛，头痛剧烈，面红目赤，可加石决明 20g、珍珠母 30g、夏枯草 10g 清肝熄风潜阳；肝风内动，肢搐手抖加僵蚕 10g、地龙 10g 熄风镇痉；痰热较甚，苔黄腻，加胆星 10g、竹沥 10g、川贝母 10g 以清热化痰；心烦躁热，加黄芩 10g、山栀 10g、茯神 10g 清热除烦宁神；痰蒙心神，语言不清，神情呆滞者，加菖蒲 10g、远志 5g 化痰开窍；若伴肝肾不足，气血亏虚，腰膝酸软无力，可加当归 10g、首乌 10g、杞子 10g、桑寄生 10g、熟地 10g 等补益肝肾。

2．中脏腑：

（1）闭证：突然昏仆，不省人事，牙关紧闭，口噤不开，两手握固，肢体偏瘫，拘急，抽搐；由于有痰火和痰浊内闭之不同，故有阳闭、阴闭之分。

①阳闭：

[症状] 除闭证主要症状外，兼见面红气粗，躁动不安，舌质偏红、苔黄，脉弦滑有力。

[证候分析] 肝阳暴张，阳亢风动，气血上逆，痰火壅盛，清窍闭塞，神明不用，故突然昏仆，不省人事。火性急迫，痰火内闭，故牙关紧闭，面红气粗，两手握固。风痰痹阻肢体经脉，气血运行不畅，故肢体偏瘫。肝风窜犯络道，则肢体拘急抽搐。舌质偏红、苔黄腻，脉弦滑有力，属肝阳痰火内盛之征。

[治法] 熄风清火，豁痰开窍。

[方药] 羚角钩藤汤加减。本方功能凉肝熄风，清热化痰，养阴舒筋。用于风阳上扰，窜犯络道而见眩晕、痉厥和抽搐等症者。另可服至宝丹或安宫牛黄丸以清心开窍。

药用羚羊角（或山羊角）10g、钩藤 10g、珍珠母 30g、石决明 20g 以平肝熄风；胆星 10g、竹沥 10g、半夏 10g、天竺黄 10g、黄连 4g 清热化痰；菖蒲 10g、郁金 10g 化痰开窍。

加减：若痰热阻于气道，喉间痰鸣漉漉，可服竹沥水、猴枣散以豁痰镇惊；肝火旺盛，面红目赤，脉弦劲有力，宜酌加龙胆草 10g、山栀 10g、夏枯草 10g、代赭石 20g、磁石 20g 等清肝镇摄之品；腑实热结，腹胀便秘，苔黄厚，宜加生大黄 6g、元明粉 3g、枳实 10g 以清热通腑导滞，或用礞石滚痰丸清热涤痰通腑；痰热伤津，舌质干红，苔黄糙者，宜加沙参 10g、麦冬 10g、石斛 10g、生地 10g 等滋阴清热。

②阴闭：

[症状]　除闭证主要症状外，兼见面白唇紫或黯，四肢不温，静而不烦，苔白腻滑，脉沉滑。

[证候分析]　痰浊偏盛，上壅清窍，内蒙心神，神机闭塞而为昏仆不知人，静而不烦，风痰阻络，阳气郁闭则面白、四肢不温。邪痹络脉，气滞血瘀则唇色紫黯，苔白腻滑，脉沉滑，皆属痰湿偏盛之征。

[治法]　熄风、豁痰、开窍。

[方药]　涤痰汤加减。本方化痰开窍，用于痰蒙心窍，神志呆滞不清者。另可用苏合香丸宣郁开窍。

药用半夏 10g、茯苓 10g、橘红 6g、竹茹 10g 化痰；郁金 10g、菖蒲 10g、胆星 10g 豁痰开窍；天麻 10g、钩藤 10g、僵蚕 10g 熄风化痰。

(2) 脱证：

[症状]　突然昏仆，不省人事，面色苍白。目合口开，鼻鼾，息微，手撒，遗尿，汗出肢冷，舌萎缩，脉沉细微欲绝或浮大无根。

[证候分析]　正不胜邪，元气衰微则突然昏仆，不省人事，面色苍白。精气去而神气脱，则见目合口开，鼻鼾息微，手撒遗尿等。阴竭阳亡既不能温煦肌肤，又不能濡养舌体，故汗出肢冷，舌萎缩。脉沉细欲绝，或浮大无根，乃明阳衰竭而即将离决之征。

[治法]　回阳救阴，益气固脱。

[方药]　参附汤合生脉散加味。参附汤补气回阳，用于阳气衰微，汗出肢冷欲脱；生脉散用于津气耗竭。两方同用功能益气回阳、救阴固脱，主治阴竭阳亡之证。

药用人参 10g、附子 10g 补气回阳；麦冬 10g、五味子 6g、山萸肉 10g 滋阴敛阳。

加减：若阴不恋阳，阳浮于外，津液不能内守，汗泄过多者，可加龙骨 20g、牡蛎 25g 敛汗回阳；阴精耗伤，舌干，脉微者，加玉竹 10g、黄精 10g 以救阴护津。

3. 恢复期：中风病急性阶段经抢救治疗，神志渐清，痰火渐平，饮食稍进，渐入恢复期，但后遗症有半身不遂、口歪、语言謇涩或失音等。此时仍须积极治疗并加强护理。

针灸与药物治疗并进，可以提高疗效。药物治疗根据病情可采用标本兼顾或先标后本等治法。治标宜搜风化痰，通络行瘀；肝阳偏亢者，可采用平肝潜阳法；治本宜补益气血，滋养肝肾或阴阳并补。

(1) 风痰瘀阻：

[症状]　口眼㖞斜，舌强语謇或失语；半身不遂，肢体麻木，苔滑腻、舌暗紫，脉弦滑。

[证候分析]　风痰阻络，则口眼㖞斜。阻于心络，而为舌强语謇，甚或失语。风痰窜入经络，血脉运行不利，故半身不遂，肢体麻木。苔滑腻、舌暗紫，脉弦滑，皆为风、痰、瘀留阻所致。

[治法]　搜风化痰，行瘀通络。

[方药]《医学心悟》解语丹加减。本方祛风化痰活络，治风痰阻于廉泉，舌强不语等。

药用天麻 10g、胆星 10g、竺黄 10g、半夏 10g、陈皮 6g 熄风化痰；地龙 10g、僵蚕 10g、全蝎 5g 搜风通络；远志 5g、菖蒲 10g 化痰宣窍，豨莶草 10g、桑枝 10g、鸡血藤 10g、丹参 10g、红花 10g 祛风活血通络。

加减：若痰热偏盛者，加全瓜蒌 10g、竹茹 10g、川贝母 10g 清化痰热；兼有肝阳上亢，头晕头痛，面赤，苔黄舌红，脉弦劲有力，加钩藤 10g、石决明 20g、夏枯草 10g 平肝熄风潜阳；咽干口燥，加天花粉 10g、天冬 10g 养阴润燥。

（2）气虚络瘀：

[症状] 偏枯不用，肢软无力，面色萎黄，舌质淡紫或有瘀斑、苔薄白，脉细涩或细弱。

[证候分析] 气虚不能推动血液运行，血郁成瘀，脉阻络痹，则肢体偏废不用。气血亏虚，肌肤失荣，故面色萎黄。舌淡，脉细弱为气虚之征；舌有紫斑，脉细涩则为血瘀之象。

[治法] 益气养血，化瘀通络。

[方药] 补阳还五汤加减。本方益气养血，化瘀通络，适用于中风恢复阶段气虚血滞而无风阳痰热表现之半身不遂，口眼㖞斜，或语言謇涩之证。

药用：黄芪 10g 以补气养血；桃仁 10g、红花 10g、赤芍 10g、归尾 10g、川芎 10g 养血活血化瘀通经；地龙 10g、牛膝 10g 引血下行，通络。

加减：若血虚甚，加枸杞 10g、首乌藤 10g 以补血；肢冷，阳失温煦，加桂枝 3g 温经通脉；腰膝酸软，加川断 10g、桑寄生 10g、杜仲 10g 以壮筋骨、强腰膝。

（3）肝肾亏虚：

[症状] 半身不遂，患肢僵硬拘挛变形，舌强不语，或偏瘫，肢体肌肉萎缩，舌红脉细，或舌淡红，脉沉细。

[证候分析] 肝肾亏虚，阴血不足，筋脉失养，则患侧肢体拘挛变形。肾虚精气不能上承，则舌暗不语。精血虚衰，筋脉失养，则肌肉渐见萎缩。舌红、脉细为肝肾精血耗伤；若舌质淡红、脉沉细，则为肾之阴阳皆虚。

[治法] 滋养肝肾。

[方药] 左归丸、地黄饮子加减。左归丸功专填补肝肾真阴，用于精血不足，不能荣养筋脉，腰膝酸软，肢体不用等症；地黄饮子功能滋肾阴、补肾阳、开窍化痰，用于下元虚衰，虚火上炎，痰浊上泛所致之舌强不语，足废不用等症。

药用干地黄 10g、首乌 10g、枸杞 10g、山萸肉 10g 补肾益精；麦冬 10g、石斛 10g 养阴生津；当归 10g、鸡血藤 10g 养血和络。

加减：若腰酸腿软较甚，加杜仲 10g、桑寄生 10g、牛膝 10g 补肾壮腰；肾阳虚，加巴戟天 10g、苁蓉 10g 补肾益精；附子、肉桂引火归元；夹有痰浊，加菖蒲 10g、远志 5g、茯苓 10g 化痰开窍。

【其他疗法】

（一）单方、验方

1. 海蜇头 30g、荸荠 7 只。煎水代茶，治中风痰火偏盛。

2. 竹沥水频服，治中风痰多者。

（二）中成药

1. 苏合香丸：温通开窍，辟秽醒神，理气解郁，散寒化浊。主要用于治疗中风寒闭，中恶客忤，神志昏迷等症。口服，每次 1 丸，每日 1～2 次。小儿酌情服 1/4～1/2 丸。

2. 安宫牛黄丸：清热解毒，解郁镇惊，豁痰开窍。适用于中风痰热及瘀热阻窍证，症见高热神昏者。口服，每次 1 丸，病重者每日 2～3 次。

3. 局方至宝丹：清热解毒，豁痰开窍。适用于中风痰热内闭之证。口服，必要时化服 1 丸，每日 2 次，体虚脉弱者，以人参汤化服；痰涎壅盛者可用生姜汁化服。

【预防调护】

关于中风的预防问题，在祖国医学中也早有论述。如朱丹溪提出"眩晕者，中风之渐也。"元代罗天益也提到"凡大指、次指麻木或不用者，三年中有中风之患。"明代张三锡曾强调"中风症，必有先兆。中年人但觉大拇指作麻木或不仁，或手足少力，或肌肉微掣，三年内必有暴病。"清代王清任在《医林改错》一书中，用"记未病前之形状"为题，记录了 34 种前驱症状："有云偶尔一阵头晕者，有头无故一阵发沉者，有耳内无故一阵风响者，有耳内无故一阵蝉鸣者，有下眼皮长跳动者，有一只眼渐渐小者……"而且他还说，"因不痛不痒，无寒无热，无碍饮食起居，人最易于疏忽。"可见他观察得十分细致、深刻。明代李用粹在《证治汇补》中也强调："平人手指麻木，不时眩晕，乃中风先兆，须预防之。宜慎起居，节饮食。远房帏，调情志。"以上论述均表明，应识别中风先兆，及时治理，以预防中风发生。平时在饮食上宜食清淡易消化之物，忌肥甘厚味、动风、辛辣刺激之品，并禁烟酒，要保持心情舒畅，做到起居有常，饮食有节，避免疲劳，以防止卒中和复中。既病之后，应加强护理。遇中脏腑昏迷时，须密切观察病情变化，注意面色、呼吸、汗出等变化，以防向脱证、闭证转化。加强口腔护理，及时清除痰涎，喂服或鼻饲中药时应少量多次频服。恢复期要加强偏瘫肢体的被动活动，进行各种功能锻炼，并配合针灸、推拿、理疗、按摩等。偏瘫严重者，防止患肢受压而发生变形。语言不利者，宜加强语言训练。长期卧床者，保护局部皮肤，防止发生褥疮。

【临证提要】

1. 风阳痰火闭证，应及时采用下法：中脏腑虽然病势危急，若属痰火炽盛，内闭神机，苔黄腻，大便秘结，脉弦实有力者，宜及时用涤痰清热通腑法，如礞石滚痰丸、大承气汤等，使大便畅通、痰热下泄，则神识可清，危象可解。诚如《景岳全书》所说："中脏之证，因风邪痰浊闭塞于脏腑，每多幽道不通，诚宜开导。"

2. 补阳还五汤适用于气虚血瘀证：中风后遗症半身不遂，可用补阳还五汤治疗，但临床应注意以气虚血滞之偏瘫为宜。方中重用黄芪以加强补气行血功能。然黄芪甘温，有风阳痰火者，服之则更助痰火上炎，故肝肾不足兼有痰热者应忌用。

【医案精选】

1. 徐大椿医案：

叔子静，素无疾。每日，余集亲友小酌，叔亦在座。吃饭至第二碗仅半，头忽垂，箸亦落。同座问曰：醉也？不应。又问：骨哽耶？亦不应。细视之，目闭而口流涎，群起扶之别座，则颈已歪，脉已绝，痰声起，不知人矣。取至宝丹灌之，始不受，再灌而咽下。少顷，开目，问扶者曰：此何地也？因告之故。曰：我欲归。扶之坐舆内以归。处以祛风、消痰、安神之品。明日已能起，惟软弱无力耳，以后亦不复发。此总名卒中，亦有食厥，亦有痰厥，亦有气厥，病因不同，如药不预备，则一时闭塞，周时而死。如更以参、附等药助火助痰，则无一生者。及其死也，则以为病本不治，非温补之误，举世皆然也。

按：风痰内闭，神明失用，开闭熄风化痰，治标为急。卒中如无正气虚脱，不用温补之剂，慎之。

（《宋元明清名医类案·徐洄溪》）

2. 何任医案：

包某，女，64 岁。1974 年 5 月 3 日初诊。患者中风以后，半身不遂，口呙流涎，语言蹇涩，尿多不禁，脉缓。宜益气通络。

处方：黄芪 30g，地龙 4.5g，炒僵蚕 9g，当归 9g，川芎 4.5g，山萸肉 6g，桃仁 6g，红花 6g，石菖蒲 6g，赤芍、白芍各 6g。7 剂。

5 月 10 日复诊：服后流涎见少，尿略减，半身稍能活动。原方再续。

处方：黄芪 30g，当归 9g，川芎 4.5g，地龙 6g，桃仁 6g，石菖蒲 9g，熟地 12g，白芍 12g，红花 9g，山萸肉 9g，钩藤 12g。10 剂。

上方服完已能扶持起立，言语大致清楚。

按：王清任补阳还五汤是治中风不语、半身不遂的有效方剂。本病属气虚血滞，脉络痰阻的证候，系本方之适应证。以黄芪补气为主，配合当归、川芎、桃仁、红花、地龙等活血通络之品，使气足血行，脉络得通而获效。

（《中医治疗现代难病集成》）

自 学 指 导

【重点难点】

1. 中风病多见于中年以上患者，以发病突然，昏倒不省人事，口眼呙斜，半身不遂，或仅有口呙，半身不遂，或语言不利为临床特征。

2. 中风的形成，有原始病因和诱发因素。原始病因以情志不调，久病体虚，饮食不节，素体阳亢为主。诱发因素主要为烦劳、恼怒、醉饱无常等。病位在脑，涉及到心。病理基础为肝肾阴虚，病理因素为肝风、痰火和血瘀。病机主要为阴阳失调，气血逆乱，上冲于脑。轻者中经络，重者中脏腑。中脏腑又有闭、脱之分，闭证邪势盛，多见痰火内闭；脱证正气虚，可致阴竭阳亡。

3. 闭证治宜熄风清火，豁痰开窍。凡胃热有积滞者，应及时清热通腑。脱证治宜救阴回阳固脱。中经络的治疗，一般宜平肝熄风，化痰通络。恢复阶段以经络病变为主，应配合针灸治疗，使直接作用于经络，同时加强功能锻炼，促进恢复。针灸疗法对本病各个阶段均有较好的作用，故可配合使用。临床有少数中经络患者突然半身不遂，口眼歪斜，并见恶寒发热，骨节酸痛，肢体拘急，舌苔薄白等症，属络脉空虚，风邪侵袭所致；或原系阴虚阳亢，痰湿内盛之体，复加外感风邪而发病。治以祛风通络，佐以扶正。可用大秦艽汤加减治之。因这类病人极少，故仅提示作为参考。

4．中经络一般较轻，预后较好，中脏腑病情多重，病势较危急，预后较差；由闭证转脱证者更为危殆。此外尚可结合辨病，掌握其预后。脑溢血急性期，绝大多数表现为中脏腑的风阳痰火闭证，有的可表现为脱象。中经络的重证，多为脑血栓形成、脑血管痉挛。如见风阳痰火证，虽然神志清楚，仍应防其病情恶化，临证时须严密观察。此外，有些中风病人虽经救治好转，后遗症却往往迁延日久，不易恢复，并有复中可能，因此，平时亟须注意加强摄生。

【复习思考题】

1．历代医家对中风的病因是如何认识的？
2．为什么说中风的病理是积渐形成？其发病机制是什么？
3．中脏腑和中经络在病机和症状上有何异同？
4．什么叫"闭证"和"脱证"？两者有何区别和联系？
5．试述中风的急救措施和闭证、脱证的治法方药。
6．中风有什么先兆？如何预防？对中风后遗症如何加以调护？
7．试述下法在治疗中风证中的应用。常用方是什么？
8．中风恢复期如何进行治疗？

【常见文献摘录】

1．《素问·风论》："风之伤人……发为偏枯。"

2．《金匮要略·中风历节病》："邪气反缓，正气即急，正气引邪，喎僻不遂。邪在于络，肌肤不仁；邪在于经，即重不胜，邪入于府，即不识人；邪入于脏，舌即难言，口吐涎。"

3．《河间六书·素问玄机原病式·火类》："暴病暴死。火性疾速故也。斯由平日衣服饮食。安处动止，精魂神志，性情好恶，不循其宜而失其常，久则气变兴衰而为病也。或心火暴盛而肾水衰弱不能制之，热气沸郁，心神昏冒，则筋骨不用，卒倒而无所知，是为僵仆也。甚则水化制火，热盛而生涎，至极则死；微则发过如故；至微者，但眩瞑而已，俗云暗风。由火甚制金，不能平木，故风木自甚也。"

4．《医经溯洄集·中风辨》："中风者，非外来风邪，乃本气自病也。凡人年逾四旬，气衰之际，或因忧喜忿怒，伤其气者，多有此疾。壮岁之时无有也，若肥盛则间有之，亦是形盛气衰而如此。""……殊不知因于风者，真中风也。因于火、因于气、因于湿者，类中风，而非中风也。辨之为风，则从昔人以治。辨之为火、气、湿，则从三子以治，如此庶乎析理明而用法当矣。"

5．《景岳全书·非风》："非风一证，即时人所谓中风证也。此证多见卒倒，卒倒多由昏聩，本皆内伤积损颓败而然，原非外感风寒所致。""凡非风口开眼闭，手撒遗尿，吐沫直视，声如鼾睡，昏沉不醒，肉脱筋痛之极，发直摇头上窜，面赤如妆，或头重面鼻山根青黑，汗缀如珠，痰声漉漉者，皆不治。非风之脉，迟缓可生，急救弦大者死。"

6．《临证指南医案·中风·华岫云按》："今叶氏发明内风，乃身中阳气之变动。肝为风脏，因精血衰耗，水不涵木，木少滋养，故肝阳偏亢，内风时起，治以滋液熄风，濡养营络，补阴潜阳……或风阳上僭，痰火阻窍，神识不清，则有至宝丹芳香宣窍，或辛凉清上痰火……至于审证之法，有身体缓纵不收，耳聋目瞀，口开眼合，撒手遗尿，失音鼾睡，此本实先拨，阴阳枢纽不交，与暴脱无异，并非外中之风，乃纯虚证也。故先生急用大剂参附以回阳，恐纯刚难受，必佐阴药，以挽回万一。若肢体拘挛，半身不遂，口眼喎斜，舌强言謇，二便不爽，此本体先虚，风阳夹痰火壅塞，以致营卫脉络失和，治法急则先用开关，继则益气养血，佐以消痰清火，宣通经隧之药，气充血盈，脉络通利，则病可痊愈。"

第八节　瘿　　病

【目的要求】

1. 了解瘿病的临床特征。
2. 熟悉瘿病的主要病机是肝郁气滞，以及气、痰、火、瘀之间的关系。
3. 掌握理气化痰、软坚散结等基本治疗大法，并熟悉常见证候的治法方药。

【自学时数】

4 学时。

瘿病是以颈前下方喉结两旁呈弥漫性肿大或有结块为主要特征的一类疾病。瘿又称瘿气、瘿瘤、瘿囊及影袋等。

早在公元前三世纪，我国已有关于瘿病的记载。如《庄子·德充符》有"瓮盎大瘿"之说。历代有关文献记述甚多，如《吕氏春秋·尽数篇》云："轻水所，多秃与瘿人。"不仅记载了瘿病的存在，而且观察到瘿病的发病与地理环境密切相关。《诸病源候论·瘿候》："瘿者由忧恚气结所生，亦曰饮沙水，沙随气入于脉，搏颈下而成之。""诸山水黑土中，出泉流者，不可久居，常食令人作瘿病，动气增患。"明确指出瘿病的病因主要是情志内伤及水土因素。《圣济总录·瘿瘤门》："山居多瘿颈，处险而瘿也。"指出瘿病以山区发病较多。《医学入门·外科脑颈门》："原因忧恚所致，故又曰瘿气，今之所谓瘿囊者是也。"指出瘿病也称瘿气、瘿囊。《外科正宗·瘿瘤篇》又提出了瘀、气、痰的病理因素，认为"夫人生瘿瘤之症，非阴阳正气结肿，乃五脏瘀血、浊气、痰滞而成。"《杂病源流犀烛》指出瘿瘤多因气血凝滞，日久瘀结而成，曰"瘿瘤者，气血凝滞，年数深远、渐长渐大之症。"

《圣济总录·瘿瘤门》根据病因分五瘿，曰："石瘿、泥瘿、劳瘿、忧瘿、气瘿是为五瘿。石与泥则因山水饮食而得之；忧、劳、气则本于七情。"《三因极一病证方论·瘿瘤证治》根据证候进行分类，曰："坚硬不可移者，名曰石瘿；皮色不变，即名肉瘿；筋脉露结者，名筋瘿；赤脉交络者，名血瘿；随忧愁消长者，名气瘿。"《三国志·魏书》引《魏略》谓：贾逵"发愤生瘿，后所病稍大，自启愿欲今医割之。"这说明我国在公元三世纪前已进行过手术治疗瘿病的探索。《肘后方》首先使用昆布、海藻治疗瘿病。《千金方》、《外台秘要》记载了数千个治疗瘿病的方剂，其中常用海藻、昆布、羊靥（甲状腺）、鹿靥等药物，说明古人对含碘药物及甲状腺脏器药物的使用已有相当认识。《本草纲目》指出黄药子有"凉血降火、消瘿解毒"的功效。《外科正宗·瘿病论》针对瘿病气、痰、瘀的病理特点，用"行散气血"、"行痰顺气"、"活血消坚"的治法，并列海藻玉壶汤等方剂，至今仍为临床所习用。

西医学中如单纯性甲状腺肿、甲状腺功能亢进、甲状腺瘤、甲状腺炎等甲状腺肿大的一类疾病，均属瘿病的范畴。

【病因病机】

（一）病因

1. 情志刺激：长期忿郁恼怒或思虑过度，心肝气机郁滞，肝气失于条达，气结成瘿。或气滞津聚成痰、痰气交阻、壅结颈前，形成瘿病，故其消长常与情志有关。如《济生方·瘿瘤论治》说："夫瘿瘤者，多由喜怒不节，忧思过度，而成斯疾焉。"

2. 饮食、水土失宜：饮食失调或居住高山地区。水土失宜，影响脾胃的健运功能，生湿成痰，痰壅气结致病。古代所称泥瘿、土瘿即由水土因素所致；如《杂病源流犀烛·颈项病源流》谓："西北方依山聚涧之民，食溪谷之水，受冷毒之气，其间妇女，往往生结囊如瘿。"

3. 体质因素：多因素体阴虚肝旺气郁化火致病；如女子在青春发育阶段或妊娠、产后、哺乳期，复加情志刺激，肝经气血失调，则易导致气郁痰结、气滞血瘀及肝郁化火等病理变化。所以，瘿病以女性较多见。

（二）病机

1. 病理因素以气滞为主，继而痰浊、火郁、血瘀交互为患：瘿的发病因素多属气机郁结，脉络失宣致病，故病理表现以气滞为主。因气滞而致津液失于布散，凝聚成痰，或气郁化火灼津。若痰气郁火互结，导致血行失畅，则血郁成瘀，终致气滞、痰浊、郁火、血瘀交互为患。

2. 病变主脏在肝，涉及心、脾、肾：情志所伤，肝郁不达是导致气滞的病理基础，故瘿肿的主病脏器在肝。若肝郁化火，又可引动心火，而致心肝火旺；肝木乘土，脾运不健，痰浊内生，则痰气互结为患。如素体阴虚或火郁伤阴，则进而病及于肾。故病久每见肝、心、脾、肾等脏证候。

3. 病理性质初起多实，久则由实致虚，或虚实夹杂：瘿病初起，一般均以气、火、痰、瘀为主，故属实证。但病久每见火郁伤阴，表现心、肝、肾阴虚，并可发生阳亢风动的变化；或阴伤气耗，出现气虚症状。

瘿病的预后大多良好。一般而言，瘿肿小、质地软，病程短者，治疗多可痊愈。若瘿肿较大，质地较硬，或有结节，则不易消散。肿块坚硬，移动性差，增长迅速者，须防病情恶变。亦有少数重症患者，因病情发生突变，骤然出现烦躁、高热、昏糊，或吐泻、汗多等症，甚则动风痉厥，发生阴竭阳亡危象。

【病证鉴别】

1. 与瘰疬的鉴别：瘿病的肿块在颈部前下方，喉结两旁，一侧或两侧，肿块一般较大，可随吞咽动作而上下移动。瘰疬的肿块部位在颈项两侧，肿块一般较小，数量多少不等，不随吞咽上下移动。如《素问病机气宜保命集·瘰疬论》

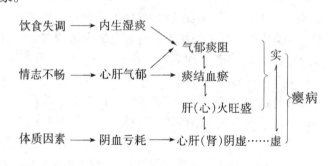

图 33　瘿病病因病机示意图

说："夫瘰疬者，今所谓结核是也。或在耳前后，连及颐颔，下连缺盆，皆为瘰疬。"《外科正宗·瘰疬论》描述："瘰疬者，累累如贯珠，连接三五枚。"

2. 和消渴病的鉴别：瘿病中的阴虚火旺证多有消谷善饥症状，应注意和消渴病的鉴别。消渴病有多饮、多食、多尿的"三多"症状，并且尿有甜味，而颈部查无瘿肿。瘿病虽有类似中消症状，但尿无甜味，多饮多尿亦不明显，而常以颈部瘿肿为特征，并伴有心悸、烦热、急躁多汗、眼突等症。

【辨证论治】

(一) 辨证要领

辨证当分虚实。因痰、火、瘀所致者为实证，常见气郁痰阻，痰结血瘀，肝火旺盛证；虚证则以阴虚为主，须分心、肝、肾之主次。

(二) 治疗要点

治疗大法为理气化痰，软坚散结。瘿肿质硬兼有瘀阻者，应酌配活血化瘀；肝火盛者，宜清肝泻火；火郁阴伤者，养阴为主，宜养心柔肝，或滋肾柔肝；阴虚火旺，则当滋阴降火兼顾治之。

(三) 分证论治

1. 气郁痰阻：

[症状] 颈前下方喉结两旁肿大，质软不痛，颈胀，胸闷，喜太息，或兼胸胁窜痛，病情常随情志好坏而增减。舌苔薄白，脉弦。

[证候分析] 肝气郁滞，痰气壅结颈部。以致颈前下方喉结两旁肿大。病因气滞，故质软不痛，颈部觉胀。肝郁不舒，故胸闷，时欲太息。肝气入络，络脉失和，则胸胁窜痛。情志失调每易影响肝气的疏泄，故病情常随情志因素而波动。脉弦为肝郁气滞之象。

[治法] 理气舒郁，化痰消瘿。

[方药] 四海舒郁丸加减。本方理气舒郁，化痰软坚。适用于痰气壅结所致瘿瘤。

药用炙柴胡 5g、青木香 10g、青陈皮 6g 疏肝理气；昆布 10g、海藻 10g、海螵蛸 10g、海蛤壳 10g 化痰软坚、消瘿散结。

加减：如胸闷、胁痛者，加制香附 10g、郁金 10g 理气和络；咽际颈部不适，可加桔梗 5g、牛蒡子 9g、木蝴蝶 10g、射干 10g 等化痰消结。

2. 痰结血瘀：

[症状] 颈前一侧或两侧肿块，按之较硬或有结节，青筋显露，活动性差，胸闷，咽部如窒。舌苔薄白或白腻，脉弦或涩。

[证候分析] 气滞痰凝，血脉瘀阻，气、痰、瘀壅结脉络，故瘿肿较硬或有结节，青筋显露。气郁不宣，故胸闷，咽部有窒塞感。苔白腻，脉弦或涩，为内有痰湿及气滞血瘀之象。

[治法] 理气活血，化痰消瘿。

[方药] 海藻玉壶汤加减。本方化痰散结、行气活血。常用于痰气凝滞，血行瘀阻之瘿瘤。

药用海藻 10g、昆布 10g、海带 10g 化痰软坚，消瘿散结；青皮 6g、陈皮 6g、半夏 10g、贝母 10g、连翘 10g 理气化痰散结；当归 10g、川芎 10g 养血活血。

加减：结块较硬或有结节，或皮下青筋隐约可见，瘀结表现较为显著者，酌加黄药子

5g、三棱 10g、莪术 10g、桃仁 10g、红花 10g、赤芍 10g、丹参 10g、穿山甲 10g 等，以增强活血化瘀、软坚散结的作用；胸闷不舒者加郁金 10g、香附 10g 理气开郁；痰结血瘀，郁久化火，兼见烦热，口干，舌红苔黄，脉数者，加夏枯草 10g、丹皮 10g、玄参 10g 等清热泻火；脾虚不健，纳差便溏者，酌加白术 10g、茯苓 10g、山药 10g、炒薏苡仁 20g、炒谷芽 10g、麦芽 10g 等以健脾助运。

3. 肝火旺盛：

[症状]　颈前轻度或中等肿大，柔软光滑，性情急躁易怒，心烦，怕热，容易出汗，面部烘热，口苦，眼球突出，手指颤抖。舌质红、苔薄黄，脉弦数。

[证候分析]　肝郁气滞或痰气壅结颈前，故出现瘿肿。气郁化火，肝火旺盛，故见急躁易怒，心烦怕热，面部烘热，口苦等症。火热内迫，津液外泄，则易出汗。肝火上炎，阳气亢盛，以致眼球突出。风阳内动，则手指颤抖。舌红、苔黄，脉弦数，均为肝火旺盛之象。

[治法]　清泄肝火。

[方药]　栀子清肝汤合藻药散加减。前方疏肝清热，常用于肝经郁热明显者；后方侧重于化痰软坚、消瘿散结，常用于瘿瘤肿块偏于痰火者。

药用栀子 10g、丹皮 10g、黄芩 10g、连翘 10g 清泄肝火；柴胡 5g、当归 10g、白芍 10g 疏肝养血；牛蒡子 10g、海藻 10g、黄药子 5g 化痰清火，消瘿散结。

加减：如肝火较盛，烦躁易怒，脉弦数者，可酌加夏枯草 10g、龙胆草 10g 清肝泻火；阳亢风动，手指颤抖，加石决明 20g、钩藤 10g、白蒺藜 10g、牡蛎 25g 等平肝熄风；胃热内盛，多食易饥者，可加生石膏 20g、知母 10g 清泄胃热；火盛伤阴，口苦而干，舌红少津者，酌加生地 10g、玉竹 10g、石斛 10g、天花粉 10g 养阴生津。

4. 心肝阴虚：

[症状]　病起较缓，瘿肿或大或小，质地较软，心悸不宁，心烦少寐，易出汗。手指颤抖，目眩，眼干，倦怠乏力，或兼胁痛隐隐。舌质红，舌体颤动，脉弦细数。

[证候分析]　痰气郁结脉络而致颈部瘿肿渐大。火郁伤阴，阴血不足，心失所养，故心悸不宁，心烦少寐。肝阴不足，目失所养，而为两眼干涩，视物昏花，倦怠乏力。阴血不足，虚风内动，则手指、舌体颤动。肝阴不足，脉络失养，故胁痛隐隐，缠绵不已。舌质红，脉弦细数为阴虚有热之象。

[治法]　滋阴养血，宁心柔肝。

[方药]　补心丹、一贯煎加减。两方具有滋养阴血功能，但前方侧重于养心安神，适用于阴血不足、神志不宁、心悸少寐之证；后方重在滋养肝肾，适用于肝肾阴虚、气机郁结，胁肋隐痛等症。

药用生地 10g、天麦冬 10g、太子参 10g、元参 10g、丹参 10g、当归 10g、柏子仁 10g、酸枣仁 20g 滋养阴血，宁心柔肝；川楝子 10g 疏理肝气。

加减：若虚风内动，头目昏晕，手指及舌体颤抖者，加钩藤 10g、白蒺藜 10g、白芍 10g、珍珠母 30g 等平肝熄风；脾胃运化失健，大便次多稀溏者，加白术 10g、苡仁 10g、淮山药 10g、麦芽 10g 健运脾胃；肾阴亏虚而见耳鸣、腰膝酸软者，酌加龟板 10g、桑寄生 10g、牛膝 10g、菟丝子 10g 滋补肾阴；病久精血不足，消瘦无力，妇女经量减少或经闭，男子阳痿者，酌加山萸肉、熟地、枸杞子、制首乌等滋养精血。

【其他疗法】

（一）单方、验方

1. 海带，每日 30～60g，煎煮，喝汤吃海带。

2. 海藻、昆布，等份研细，水泛为丸。每次服 5g，每日 2～3 次，40 日为 1 疗程；停药 20 日再服，可用 2～4 个疗程。以上两方均适用于单纯性甲状腺肿。

3. 猪靥或羊靥、牛靥，任选 1 种，焙干研粉。每服 3g。每日 2 次。适用于单纯性甲状腺肿早期或孕妇患者，以及用碘剂治疗无效或甲状腺肿反而增大者：

4. 黄药子 10g，每日煎汤服；或用黄药子制成浸膏服用。适用于单纯性甲状腺肿和甲状腺功能亢进以火盛为主者。

（二）中成药

1. 羚羊角丸：清热化痰，软坚散结，平肝熄风。用于瘿病症见胸膈壅塞，颈前渐肿，伴有手颤者。口服，每次 6g，每日 2 次。

2. 六味地黄丸：滋阴补肾。适用于瘿病肝肾阴虚，头晕目眩，颧红咽干，腰酸耳鸣者。口服，每次 6g，每日 2 次。

3. 昆明山海棠片：祛风除湿，舒筋活络，清热解毒。可用于瘿病各症。每片 0.25g，每次 1～3 片，每日 3 次。

【预防调护】

本病因水土因素所致者，应注意饮食调摄，可常食海带、海藻、紫菜等类；食盐中加入万分之一的碘化钠或碘化钾，在发病地区可以起到预防作用。保持精神愉快，也是防治瘿病的关键。重症患者尤需注意调摄，以防病情骤然恶化。

在病程中要密切观察肿块的形态、大小、软硬及活动等方面的变化。如瘿肿经治不消，增大变硬，有恶性病变可疑；或火盛阴伤症状显著者，当根据病情，考虑手术治疗。

【临证提要】

1. 辨证与辨病相结合，有助于治疗用药和判断预后：瘿病之气滞或气郁痰阻证，一般多见于单纯性甲状腺肿或某些甲状腺功能亢进症。若能坚持服药治疗，避免情志刺激，可得到较好的效果。痰结血瘀证可见于地方性甲状腺肿大，甲状腺腺瘤，治疗效果较前为逊，但尚可望逐渐缩小。肝火旺盛、心肝阴虚证多见于甲状腺功能亢进症，经治疗可以缓解症状，但应警惕病情突变。

防治单纯性甲状腺肿可食用海带、海藻、昆布等含碘食物。瘿肿有恶变者预后较差，应考虑手术治疗。

2. 注意药物用量，防止毒副反应：化痰消瘿散结常用药如半夏、陈皮、贝母、胆星、海藻、昆布、海蛤壳、海螵蛸、黄药子等。其中黄药子剂量每日不超过 12g，若久用对肝脏有一定的损害。

【医案精选】

1. 丁甘仁医案：

孙左。痰气凝于肉里，右臂膊发为气瘿，肿大如盆，不易调治。拟养营流气而化痰瘀。

处方：全当归 6g，大白芍 6g，大川芎 2.4g，大生地 9g，杭菊花 4.5g，紫丹参 6g，制香附 4.5g，川续断 9g，柏子仁 9g，小金丹 1 粒，陈酒化服。

按：气瘿亦当配合化痰行瘀。

（《丁甘仁医案》）

2. 邢锡波医案：

许某，男，35 岁，技术员。两个月前发热，心悸手颤，身倦乏力，情绪易激动；继而食量较多，身体逐渐消瘦。在某医院检查，诊断为瘿病。检查：体温 37.5℃，消瘦，表情兴奋，双手震颤，睑裂增宽，眼球凸出，瘿块肿大，局部可触及震颤，脉虚数，舌质红，苔黄腻。

辨证：证属肝肾阴虚，痰热郁结。

治法：治宜滋阴养肝，潜镇散结。

处方：夏枯草 24g，元参、钩藤各 18g，磁石、山慈姑、海藻、昆布各 15g，象贝、南星、清半夏各 9g。

二诊：前方连服 3 剂，心悸烦热及手颤减轻，食量减少。脉细无力，舌淡苔微黄，是肝热减轻，阴气恢复之候。

处方：夏枯草、元参、钩藤各 15g，磁石、海藻、昆布各 12g，象贝、南星各 9g，黄连 6g，芋艿丸 9g。

连服 5 剂，诸症消失，食量不多，性情不躁，瘿肿亦消，眼不外突。脉虚软，舌淡无苔，以此方改为丸剂，常服，巩固疗效。

按：此为甲状腺功能亢进之症，乃阴虚痰热，壅结颈前。

（《邢锡波医案选》）

自 学 指 导

【重点难点】

1. 瘿病的临床特征为颈前下方、喉结两旁有结块肿大，能随吞咽动作而上下移动。病因由情志内伤和饮食水土失宜引起，但与体质有密切关系。病机是肝郁气滞，痰气壅结颈前络脉，久则气滞血瘀，肿而且硬。病理因素以气、火、痰、瘀为主。病理性质初起多实，久则由实致虚。

2. 瘿病的治疗大法为理气化痰，软坚散结，伴有血瘀者，加活血化瘀法；火郁阴伤显著者，以滋阴降火为主。临床常见气郁痰阻、痰结血瘀、肝火旺盛、心肝阴虚等证候。重症者可出现烦躁不安、高热昏糊、动风痉厥等危象证候。

【复习思考题】

1. 试述形成瘿病的病机及其变化。

2. 瘿病和瘰疬如何鉴别？

3. 试述瘿病的辨治原则。

4. 试述气郁痰阻证和肝火旺盛证的主症、治法和常用方剂。

【常见文献摘录】

1.《诸病源候论·瘿候》："初作与樱桃相似，而当颈下也，皮宽不急，垂槌槌然是也。患气结成瘿者，但垂核槌无脉也。饮沙水成瘿者，有核瘰瘰，无根，浮动在皮肤中。"

2.《外台秘要·瘿病方》："小品瘿病者，始作与瘿核相似，其瘿病喜当颈下，当中央不偏两边也。"

3.《儒门事亲·瘿》："夫瘿囊肿闷，嵇叔夜《养生论》云：'颈如险而瘿，水土之使然也。'可用人参化瘿丹，服之则消也。又以海带、海藻、昆布三味，皆海中之物，但得二味，投之于水瓮中，常食亦可消矣。"

4.《医学入门·瘿》："瘿皆痰与气相结而成，筋脉呈露曰筋瘿，赤脉交络曰血瘿，皮色不变曰肉瘿，随忧愁消长曰气瘿，坚硬不可移曰石瘿，其名有五者此也。"

第九节　疟　疾

【目的要求】

1. 了解疟疾的临床特征及古代对疟疾的认识及其发病机制。

2. 掌握疟疾的基本治则并区别寒与热的偏盛处理。久疟正虚宜重视扶正祛邪；疟母当化痰祛瘀，软坚散结。

3. 掌握正疟、温疟、寒疟、瘴（疫）疟、劳疟的主症、治法和常用方药。

4. 了解治疟的有效单方、验方以及对服药时间的要求。

【自学时数】

3学时。

疟疾是感受疟邪引起的以寒战、壮热、头痛、汗出、休作有时为临床特征的一类疾病。本病常发生于夏秋季节，但其他季节亦可发生。我国长江流域以南气温高，湿度大，故尤为多见。

我国人民对疟疾的认识甚早，远在殷虚甲骨文中就有"疟"字的记载。《内经》列有《疟论篇》、《刺疟篇》等专篇，对疟疾的病因、病机、症状、针灸治法等，均做了系统而详细的讨论。如《素问·疟论篇》指出疟疾的病因为"疟气"，"疟气随经络沉以内薄，故卫气应乃作。"发病以"间日而作"为多，也有每日发作者。疟疾的临床表现为："疟之始发也，先起于毫毛，伸欠乃作，寒傈鼓颔，腰背俱痛，寒去则内外皆热，头痛如破，渴欲冷饮。"并根据临床表现及寒热的偏盛进行分类。正疟是指"恶寒发热，休作有时"的典型疟疾，如"每日疟"、"间日疟"、"三阴疟"（即3日疟）等。如热多寒少的称为"温疟"；但热不寒的称为"瘅疟"；热少寒多或但寒不热的叫"牝疟"（即寒疟）；发于岭南，寒热不清的叫"瘴疟"；来势凶险，病情严重，流行广泛的又称"疫疟"；疟久形体羸弱，遇劳即发的叫"劳疟"；久疟而左胁下有癥块的称为"疟母"。对病因的认识，《儒门事亲·疟非脾寒及鬼神辨》记载了公元 1206 年疟疾大流行的情况。《脉因症治·疟》认为疟疾系"传染者也"，明确提出了传染的概念。《证治准绳·寒热门·疟》谓："南人不以患疟为意，北人则畏之，北人而在南方发者尤畏之。"对疟疾的易感性、免疫力及南北地域的差异有了初步认识。张景岳对疟疾的病因进一步肯定为感受疟邪，并非痰食所致，并对"无痰不成疟"、"无食不成疟"的说法进行了否定。如《景岳全书·疟疾》说："疟疾之作……无非外邪为之本，岂果因食因痰有能成疟者耶。"《质疑录·论无痰不成疟》说："疟邪随人身之卫气为出入，故有迟早，每日、间日之发，而非痰之可以为疟也……痰本因疟邪以生，而非因痰以有疟邪者。"对疟疾的治疗，《内经》中多以针刺为主，并非常重视治疗时间。如《素问·刺疟》篇提出："凡治疟，先发如食顷，乃可以治，过之则失时也。"其后，《神农本草经》明确记载常山有治疟功效。《金匮要略·疟病》篇以蜀漆（常山苗）治疟，白虎加桂枝汤治疗温疟，并创制鳖甲煎丸治疗疟母。《肘后备急方》载用青蒿治疟，《备急千金要方》除常山、蜀漆截疟外，还应用马鞭草治疗疟疾。这些治疟经验颇切合临床实际，至今尚在应用。

本篇讨论内容主要是西医学中的疟疾。至于非感受"疟邪"而表现为寒热往来，似疟非疟的类疟疾患，如回归热、黑热病、病毒性感染以及部分血液系统疾病等，亦可参照本篇辨治，但在辨病诊断上应加以鉴别。

【病因病机】

（一）病因

1. 感受疟邪：通过蚊虫传播。夏秋暑湿当令之际，正是蚊毒、"疟邪"肆虐之时，若人体被疟蚊叮吮后，疟邪则入侵人体致病。

2. 正虚邪乘：体质强壮者，感受疟邪后不一定发病。若饮食劳倦，起居失宜，正气耗伤，营卫空虚，复感风寒、暑湿或瘴毒之气，疟邪乘虚而动，即可发病。

（二）病机

1. 疟邪伏于半表半里，邪正交争则发，正胜邪却则休止：疟邪侵入人体后，伏于半表半里，出入营卫之间。邪正交争之时，则疟病发作；疟邪伏藏，则发作休止。发作时，邪入与营阴相争，卫阳一时不能外达，则毛孔收缩，肌肤栗起而恶寒；其后，邪出与卫阳相搏，热盛于肌表，故又转为高热；迨正胜邪却之时，则疟邪伏藏，不与营卫相搏，汗出热退，症状解除。至于休作时间的长短，与疟邪伏藏的深浅有一定关系，如每日发、间日发者，邪留尚浅；3 日发者，则邪留较深。

由于感受时邪不一，或体质有所差异，可表现不同的病理变化。一般寒热休作有时的正疟，临床最为多见。如素体阳虚寒盛，或感受寒湿诱发，则表现为寒多热少的寒疟或但寒不热之"牝疟"。素体阳热偏盛，或感受暑热诱发，多表现为热多寒少之温疟。因感受瘴毒山岚之气而发者为瘴疟。若疫毒深重，热邪内陷心肝，则为热瘴；因湿浊蒙蔽心神者，则为冷瘴，可以出现神昏谵语、痉厥等危重证候，甚至发生内闭外脱的严重后果。

2. 病理性质以实为主，久病可致正虚：本病总因感受疟邪所致，故病理性质以邪实为主。但疟邪久留，屡发不已，气血耗伤，不时寒热，可成为遇劳即发的劳疟。或久疟不愈，气血瘀滞，痰浊凝结，壅阻于左胁下而形成疟母，且兼气血亏虚之象，表现为邪实正虚。

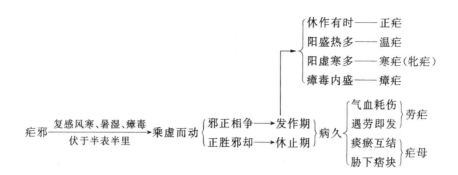

图 34 疟疾病因病机示意图

【病证鉴别】

1. 风温：风温初起，邪在卫分时，可见寒战发热，多伴有咳嗽气急、胸痛等肺经症状；疟疾则以寒热往来，汗出热退，休作有时为特征，无肺经症状。在发病季节上，风温多见于冬春，疟疾常发于夏秋。

2. 淋证：淋证初起，湿热蕴蒸，邪正相搏，亦常见寒战发热，但多兼小便频急，滴沥刺痛，腰部酸胀疼痛等症，可与疟疾作为鉴别。

【辨证论治】

(一) 辨证要领

疟疾的辨证应根据病情的轻重，寒热的偏盛，正气的盛衰及病程的久暂，区分正疟、温疟、寒疟、瘴疟、劳疟的不同。

(二) 治疗要点

疟疾的治疗以祛邪截疟为基本治则，区别寒与热的偏盛进行处理。如温疟兼清，寒疟兼温，瘴疟宜解毒除瘴，劳疟则以扶正为主，佐以截疟。如属疟母，又当祛瘀化痰软坚。

(三) 分证论治

1. 正疟：

[症状] 发作症状比较典型，常先有呵欠乏力，继则寒战鼓颔，寒罢则内外皆热，头痛面赤，口渴引饮，终则遍身汗出，热退身凉。每日或间一二日发作一次，寒热休作有时。舌红、苔薄白或黄腻；脉弦。

[证候分析] 疟邪入侵，伏于半表半里，疟邪与营卫相搏，正邪交争，引起发作。邪入与营阴相争，阳气被遏，不能外达，故呵欠乏力，寒战鼓颔。邪出与卫阳相搏，阳热壅盛，则壮热、口渴。终则正胜邪却，疟邪伏藏，汗出热退，发作停止。邪伏较浅，则为每日发、间日发；邪伏深者，则 3 日发。病初苔多薄白，化热则见苔黄腻。疟邪伏于半表半里，位于少阳经脉，故其脉多弦。

[治法] 祛邪截疟，和解表里。

[方药] 柴胡截疟饮或截疟七宝饮加减。两方均有祛邪截疟作用。但前方兼能和解表里，导邪外出，主治疟疾寒热往来，休作有时；后方偏重化痰散结，理气和中，用于疟疾痰湿困中，恶心较著，舌苔浊腻者，

药用柴胡 5g、黄芩 10g 和解少阳；常山 10g、草果 5g、槟榔 10g、半夏 10g 化痰截疟；生姜 3 片、红枣 4 枚调和营卫，兼顾胃气。

加减：如痰湿偏重，胸闷腹胀，舌苔油腻，酌加厚朴 10g、苍术 10g、陈皮 6g 化湿和中；烦渴、苔黄、脉弦数者，为内热偏盛，去生姜 3 片、大枣 4 枚，加石膏 20g、花粉 10g 清热生津。

2. 温疟：

［症状］ 发时热多寒少，汗出不畅，头痛，骨节酸痛，口渴引饮，便秘尿赤，舌红、苔黄、脉弦数。

［证候分析］ 由于素体阳盛热重，或夏伤暑热，复感疟邪，里热炽盛，故表现为热多寒少，口渴引饮，便秘尿赤。如兼感风寒，邪束肌表，营卫失和，可致汗出不畅，头痛身疼。舌红、苔黄，脉弦数，均属热盛于里之象。

［治法］ 清热解表，和解祛邪。

［方药］ 白虎加桂枝汤或白虎加人参汤加减。两方均系白虎汤加味而成，具有清热祛邪作用。但前方兼有疏表散寒，适用于温疟而有外邪束表，骨节酸痛者；后方加人参益气生津，适用于温疟热势较盛，津气两伤，热多寒少，或但热不寒者。

药用生石膏 20g、知母 10g、黄芩 10g 清泄邪热；柴胡 5g、青蒿 5g、桂枝 10g 和解疏表；常山 10g 截疟祛邪。

加减：如表邪已解，里热较盛，发热，汗多，无骨节酸痛者，去桂枝；热势较盛而气津两伤者，去桂枝，加人参 10g 益气生津；津伤较著，口渴引饮者，酌加生地 10g、麦冬 10g、石斛 10g、玉竹 10g 养阴生津。

3. 寒疟：

［症状］ 发作时热少寒多，口不渴，胸闷脘痞，神疲体倦，舌苔白腻，脉弦。

［证候分析］ 素体阳虚，复感寒湿，郁遏中阳。阳气不能外达，而见热少寒多，口不渴，神疲体倦。寒湿内困，脾胃失于健运，气机壅滞不畅，故见胸闷脘痞。苔白腻，脉弦，为寒湿内盛之象。

［治法］ 和解表里，温阳祛邪。

［方药］ 柴胡桂枝干姜汤合截疟七宝饮加减。前方功能和解表里，温阳达邪；后方具有截疟化痰，运脾和胃之作用。

药用柴胡 5g、黄芩 10g 和解少阳；桂枝 10g、干姜 5g、甘草 3g 温阳达邪；常山 10g、草果 5g、槟榔 10g、厚朴 10g、青皮 6g、陈皮 6g 散寒燥湿，化痰截疟。

加减：如但寒不热者，去黄芩苦寒之品。

4. 瘴疟：

（1）热瘴：

［症状］ 热甚寒微，或壮热不寒，头痛，肢体烦疼，面红目赤，胸闷呕吐，烦渴饮冷，大便秘结，小便热赤，甚至神昏谵语，舌质红绛，苔黄腻或垢黑，脉洪数或弦数。

［证候分析］ 瘴毒疟邪侵入人体，邪从热化，热毒内郁，而发为热瘴。热毒壅盛，故热甚寒微，或壮热不寒，肢体烦疼。热毒上蒸，则头痛目赤。热毒蕴结中焦，胃气上逆，则胸闷呕吐。热盛津伤，故烦渴喜饮，大便秘结，小便热赤。热毒蒙窍，心神失主，故神昏谵语。舌红绛，苔黄腻或垢黑，脉洪数或弦数，均为热毒内盛之象。

［治法］ 解毒除瘴，清热保津。

［方药］ 清瘴汤加减。本方清热解毒，除瘴截疟。用于热瘴之表现热甚寒微或壮热不寒者。

药用黄芩10g、黄连4g、知母10g、银花10g、柴胡10g清热解毒除瘴；常山10g、青蒿5g截疟祛邪；半夏10g、竹茹10g和胃化痰；碧玉散清利湿热。

加减：如热甚者去半夏，加生石膏20g清热泻火。热盛津伤，口渴心烦，舌干红少津者，酌加生地10g、玄参10g、石斛10g、玉竹10g；神昏痉厥，高热不退者，急用紫雪丹清心开窍。

(2) 冷瘴：

［症状］ 寒甚热微，或但寒不热，或呕吐腹泻，甚则嗜睡不语，神志昏蒙，舌苔厚腻色白，脉弦。

［证候分析］ 瘴毒疟邪，寒湿壅闭，蒙蔽心神而发为冷瘴。寒湿内盛，阳气郁遏不宣，故寒甚热微，或但寒不热。寒湿内困，胃失和降，脾运失调，故呕吐腹泻。瘴毒湿浊蒙蔽心窍，神明失主，故嗜睡昏蒙。苔白腻，脉弦为寒湿内阻之象。

［治法］ 解毒除瘴、芳化湿浊。

［方药］ 加味不换金正气散。本方燥湿化浊，除瘴截疟。用于冷瘴见有寒甚热微或但寒不热，呕吐腹泻者。

药用苍术10g、厚朴10g、陈皮6g、藿香10g、半夏10g、佩兰10g、荷叶10g燥湿化浊，健脾理气；槟榔10g、草果5g截疟除湿；菖蒲豁痰宣窍。

加减：如见嗜睡昏蒙者，可加服苏合香丸芳香开窍；若秽浊阻中，呕吐较著，可吞服玉枢丹以辟秽和中止呕。

5. 劳疟：

［症状］ 疟疾迁延日久，每遇劳累辄易发作。发时寒热较轻，面色萎黄，倦怠乏力，短气懒言，纳少自汗，舌质淡，脉细弱。

［证候分析］ 疟疾日久，气血耗伤，脾胃虚弱，气血生化乏源，故见面色萎黄，倦怠乏力。短气懒言，纳少自汗等症。正气亏虚而疟邪未除，劳累则正气更伤，疟邪乘虚而作，故寒热时起。因正气已虚，虽有邪恋，但正邪交争不著，故寒热较轻。舌淡、脉细弱均属气血亏虚之象。

［治法］ 益气养血，扶正祛邪。

［方药］ 何人饮加减。本方功能补气养血。用于气血亏虚，久疟不已，面色萎黄，倦怠之证。

药用何首乌10g、人参10g、白术10g、当归10g、白芍10g补益气血；陈皮6g理气和中；生姜3片、红枣4枚调和营卫；青蒿5g、常山10g祛邪截疟。

加减：气虚较著，倦怠自汗者，可加黄芪10g、浮小麦10g；偏于阴虚，下午或夜晚兼见低热，舌质红绛者，加生地10g、鳖甲10g、白薇10g养阴退热；如胸闷脘痞，大便稀溏，舌苔浊腻者，去首乌，加姜半夏10g、草果5g燥痰化湿。

此外，久疟不愈，痰浊瘀血互结，左胁下形成痞块，此即《金匮要略》所称之疟母。治宜软坚散结，祛瘀化痰。方用鳖甲煎丸。兼有气血亏虚者，配合八珍汤或十全大补汤，以扶正祛邪。

【其他疗法】

（一）单方、验方

1. 马鞭草 30～60g，水煎，分 2 次服。于疟疾发作前 2 小时、4 小时各服 1 次；疟止后连服 3 日。

2. 青蒿 30g，水煎。于发作前 2 小时服，连服 3 日。

3. 常山、槟榔、法半夏各 9g，乌梅 3g，水煎服，连服 3 日。

4. 青蒿素片或青蒿注射液，每日 lg，连用 2 日。适用于各种疟疾。

（二）中成药

1. 正柴胡饮：疏风散寒解表。主治风寒感冒、疟疾初起，症见恶寒重，发热轻，舌淡红，苔薄白，脉浮紧。口服，每次 6g，每日 2～3 次。

2. 藿香正气丸：解表散寒，化湿和中。主治外感风寒，内伤饮食之疟疾、呕吐、泄泻等。口服，每次 5g，每日 2～3 次。

（三）外治法

1. 发泡疗法：用鲜毛茛或野薄荷，或独头大蒜，适量捣烂，于发作前 3～4 小时外敷双侧内关或间使穴，发泡。

2. 胡椒粉外贴法：先予针刺大椎穴，并少量放血。再取胡椒粉 0.3g，撒在半寸见方胶布上，贴大椎穴。在发作前 3 小时使用，连用 2～3 日。

【预防调护】

本病为蚊虫传播，故应加强灭蚊、防蚊措施。疟疾发作期应卧床休息。寒战时加盖衣被，注意保暖，多饮热开水；发热时减去衣被。如高热不退，可予冷敷，或针刺合谷、曲池等穴。瘴疟神志昏迷者，应加强护理，注意观察病人体温、脉搏、呼吸、血压和神志变化，予以适当处理。汗出后用温水擦身，换去湿衣，避免吹风。服药宜在疟发前 2 小时，发作时不宜服药或进食。饮食以易于消化，富有营养之流质或半流质为宜。久疟要注意休息，加强饮食调补，如多进食瘦肉、猪肝、桂圆、红枣等。有疟母者，可食用甲鱼滋阴软坚，有助于痞块的消散。

【临证要点】

1. 疟邪伏藏于半表半里，属少阳经脉部位，故历来有"疟不离少阳"之说。在治疗上，一般多使用柴胡之剂，但必须辨证，不能见到疟疾一概使用之，临床应掌握寒热往来的症状特点使用为宜。

2. 常用截疟药物有常山、青蒿、槟榔、马鞭草、豨莶草、乌梅等。如在辨证的基础上选择应用，则其效尤良。此外，服药时间一般以疟发前 2 小时为宜。若在疟发之际服药，容易发生呕吐不适，且难以控制发作。

3. 瘴疟来势凶猛，病情险恶，治疗宜重视解毒除瘴。如出现神昏谵语，痉厥抽风等严重症状时，宜早投清心开窍药物，必要时进行中西医结合治疗。

【医案精选】

丁甘仁医案：

钱左，寒热日作，已有匝月，胸脘不舒，纳少神疲，脉象弦滑无力，舌苔薄白。此正虚邪伏募原、少阳枢机为病。而拟小柴胡汤加味，扶正达邪，和胃化痰。

处方：党参 4.5g，软柴胡 3g，姜半夏 6g，生甘草 1.2g，广皮 3g，炒枳壳 3g，煨草果 2.4g，象贝各 6g，炒谷芽、麦芽各 9g，佩兰 4.5g，生姜 2 片，红枣 4 枚。

按：疟久邪未去而正已虚，气虚无力达邪，当扶正祛疟，化痰泄浊。

（《丁甘仁医案》）

自 学 指 导

【重点难点】

1. 疟疾是以寒战、壮热、头痛、汗出、休作有时为临床特征的疾病。病因为感受疟邪，并与正虚有关。病机多为疟邪伏于半表半里，邪正相争，则寒热发作；正胜邪却，则寒热休止。其临床表现，若寒热休作有时者为正疟；热多寒少或但热不寒属温疟；寒多热少或但寒不热属寒疟；瘴毒内盛，病势严重，多伴神志障碍者属瘴疟；疟邪久留，耗伤气血，遇劳即发者为劳疟；疟久不愈，血瘀痰凝，结于胁下，则为疟母。

2. 治疗原则为祛邪截疟，并根据疟疾的不同证候论治。如温疟兼清，寒疟兼温，瘴疟宜解毒除瘴。劳疟则以扶正为主，佐以截疟。如属疟母，又当祛瘀化痰，软坚散结。

【复习思考题】

1. 试述疟疾的病因和发病机制。
2. 疟疾的治疗原则是什么？你是如何理解的？
3. 试述正疟和瘴疟的主症及其治法、方药。
4. 劳疟和疟母如何治疗？请举出常用方药。

【常见文献摘录】

1.《素问·金匮真言论》："秋善病风疟。"

2.《素问·疟论》"夫风之与疟也，相似同类，而风独常在，疟得有时而休者，何也？岐伯曰：风气独留其处，故常在；疟气随经络沉以内薄，故卫气应乃作。"

3.《金匮要略·疟病》："温疟者，其脉如平，身无寒但热，骨节疼烦，时呕，白虎加桂枝汤主之。""疟多寒者，名曰牝疟，蜀漆散主之。"

4.《普济方·诸疟门》"劳疟者，以久疟不瘥，气血俱虚，故虽间歇，劳动则发，放谓之劳疟。邪气日深，真气愈耗，表里既虚，故食减肌瘦，色悴力劣，而寒热如故也。"

5.《医学纲目·疟寒热》："卫与邪并，则病作；与邪相离，则病休。其并于阴则寒，并于阳则热；离于阴则寒已，离于阳则热已，至次日又集而并合，则复病也。"

6.《景岳全书·瘴气》："人谓岭南水泉草木地气之毒，故凡往来岭南之人及宦至而者，无不病瘴而至危殆者也。又谓土人生长其间，与水土之气相习，外人入南必一病，但有轻重之异。若从而与之俱化，则免矣。"

7.《症因脉治·疟疾总论》："瘴疟之症，疟发之时，神识昏迷，狂妄多言，或声音哑瘖。""瘴气入人脏腑，血聚上焦，败血瘀于心窍，毒涎聚于肝脾，则瘴毒疟疾之症作矣。"

第五章 肾系病证

肾藏精，为人体生长、发育、生殖之源，为生命活动之根，故称为先天之本。由于肾所藏之精是机体生长、发育和生殖的主要物质基础，因此肾的藏精功能减退，不仅可出现精关不固的遗精、早泄，还可因精气不足而影响机体的生殖能力，导致阳痿、不育。

肾主水液，在调节人体水液平衡方面起着极为重要的作用。若肾中精气的蒸腾气化失司，可导致水液的运化障碍，而出现水肿、癃闭等病证；肾与膀胱相通，若肾与膀胱的气化失司，水道不利可导致小便频急、淋沥不尽、尿道涩痛的淋证。

肾开窍于耳，肾精亏虚不能上荣耳窍则可出现耳鸣耳聋。若肾精失藏，先天不足，加之后天失调，又可因虚致病，而成虚劳。

根据肾的生理功能和病机变化特点，我们将水肿、癃闭、淋证、阳痿、遗精、早泄、耳鸣耳聋、虚劳等归属于肾系病证。

此外，肾与其他脏腑的关系也非常密切。肾阴亏虚，水不涵木，肝阳上亢，可导致眩晕；肾水不足，阴不济阳，虚火上越，心肾不交，可导致心悸、不寐；肾不纳气，气不归元，可导致哮喘；肾阳虚衰，火不煖土，可导致五更泄泻；肾精亏损，脑髓失充，可导致健忘、痴呆。依据其病证整体相关性，分别隶属于各个脏腑系统。临证时，应注意脏腑之间的关联，随证处理。

第一节　水　　肿

【目的要求】

1. 了解水肿病的发病因素、病机变化。
2. 明确病变脏器在肺、脾、肾，尤以肾为主。
3. 掌握水肿病以阴阳为纲的辨证原则及发汗、利水、攻逐、健脾、温肾、化瘀等治疗大法。
4. 熟悉水肿病常见证候的治法方药和预防知识。
5. 了解水肿病出现水毒潴留危重证候的险恶预后。

【自学时数】

6学时。

水肿是指体内水液潴留，泛滥肌肤而引起眼睑、头面、四肢、腹部或全身浮肿的病症。本病在《内经》中泛称为"水"。《素问·平人气象论》曰："目窠微肿，如卧蚕起之状，曰水。"《灵枢·水胀》篇对水的形成做了详细的描述，"水始起也，目窠上微肿，如新卧起之状，其颈脉动，时咳，阴股间寒，足胫肿，腹乃大，其水已成矣。以手按其腹，随手而起，如裹水之状，此其候也。"并根据浮肿的部位，判别不同发病因素，指出"面肿曰风，足胫肿曰水。"列有风水、石水、涌水（肺移寒于肾，曰涌水，指水从下而上，如泉之涌也）等病证名；还明确指出脏腑病机在肺、脾、肾。如《素问·水热穴论》说："其本在肾，其末在肺。"《素问·至真要大论篇》指出："诸湿肿满，皆属于脾。"

对水肿的分类，自汉代张仲景以下续有发展。《金匮要略·水气篇》根据病因脉证，从表里上下分为风水、皮水、正水、石水4类；又从五脏证候特点而分为心水、肝水、脾水、肺水、肾水；并提出"水分"与"血分"之异。这些既有区别，又有联系，可作为临床辨证之参考。宋代严用和将水肿归纳为阴水、阳水两大类。《济生方·水肿门》说："阴水为病，脉来沉迟，色多青白，不烦不渴，小便涩少而清，大腑多泄……阳水为病，脉来沉数，色多黄赤，或烦或渴，小便赤涩，大腑多闭。"还提出所谓"热肿"。朱丹溪以"皮间有红缕赤痕者"为血肿。这些论述为水肿病的临床辨证奠定了基础。自明、清以来，乃至近代医家，多以阴阳为纲，结合病因、病理、病变脏器分证，有了一定的认识与提高。本病的治疗，《素问·汤液醪醴论》提出了"平治于权衡，去菀陈莝"及"开鬼门，洁净府"的原则。《金匮要略·水气篇》指出"腰以下肿，当利小便；腰以上肿，当发汗乃愈"。《丹溪心法·水肿》认为治疗水肿"大法宜大补中宫为主"（中宫，指脾胃，意即健脾补土以制水）。《医宗必读·水肿胀满》提出："虚者，温补脾肾。"综合古代医家治疗水肿的方法有汗、利、攻、补四大法。《医学入门·水肿》补充了瘀血的治疗，用四物汤加桃仁、红花。近年来已较广泛采用活血化瘀法治疗水肿，且有较好的疗效，故当列为治疗水肿法则之一。

水肿既是一个有独立意义的病证，又是多种疾病的一个症状。故凡西医学中的心性水肿、肾性水肿、营养不良性水肿、功能性水肿、内分泌失调引起的水肿均属本篇讨论范围。至于肝性水肿，是以腹水为主症，属于鼓胀范畴，与水肿有别；但肿与胀往往可以互见，故亦可与本篇互参。

【病因病机】

（一）病因

1. 风邪袭表：风为六淫之首，风邪伤人，每夹寒夹热，侵袭人体。或由肌腠皮毛而犯肺胃；或由口鼻入侵，壅结咽喉，内蕴于肺，引起水肿。如《景岳全书·肿胀篇》说："凡外感毒风，邪留肌肤，则亦能忽然浮肿。"

2. 疮毒内侵：疮毒是指疮疖、痒疹等疾病搔抓破溃或治之不当，风热湿毒不得外泄，内侵肺脾，而生本病。《济生方·水肿》说："有年少血热生疮，变为肿满之疾。"临床上因疮毒而致水肿者屡见不鲜。

3. 感受水湿：冒雨涉水、湿衣裹身时间过久，或久居潮湿之所，寒邪水湿内侵，困遏于脾，脾虚不能制湿，湿侵肌肤为肿。既感水湿，又受风邪，风水相搏，发病尤速。《医宗金鉴·水气病脉证》说："风水得之内有水气，外感风邪。"

4. 饮食不当：暴饮暴食，饮酒无制，损伤脾胃；或饮食失于调摄，营养不足，脾气虚弱以致脾运不健，水湿内生，或生化无权，血气虚弱，气不化水而成水肿。

5. 劳欲体虚：疲劳过度，纵欲无节或生育较多，脾肾两虚，水湿输化失常，水泛肌肤为肿。

（二）病机

人体水液的正常输布与排泄，主要依靠肺、脾、肾的相互作用，并与三焦、膀胱的气化功能有密切联系。因为肺主一身之气，有治节、通调水道、下输膀胱的作用。脾主运化，有化水输湿，布散水精的功能。肾主开合，有蒸化水液、通利小便的职责。三焦为决渎之官，主疏通水道；膀胱为储尿之腑，赖肾气而司排泄。由于各个脏腑各司其职，相互配合，保证了水液的正常代谢。若在某一环节上失职，则水液潴留而为病。

1. 发病机制在于肺失通调，脾失转输，肾失开合，水液潴留，而关键在肾。风寒或风热之邪，由皮毛或口鼻而入，内侵于肺。肺气失于宣畅，不能通调水道，下输膀胱。风遏水阻，风水相搏发为水肿。脾虽能运化水湿，但又恶湿，若水湿或湿热之邪侵犯人体，困遏脾运；或饮食劳倦等伤及脾阳，脾失转输而水湿内停，发为水肿。但前者为水湿所伤，其肿属实；后者为脾虚生湿，属本虚标实。肾为水脏，是调节水液的重要脏器。水津的输化，除赖于肺的通调、脾的传输外，与肾阳的蒸化、开合作用更为密切。如水肿病久，或劳欲体虚，肾阳不足，肾失蒸化，开合不利，水邪内停，则泛滥成肿。然三脏之中关键在肾。因肾主水，水为至阴，肾气从阳则开，从阴则合。若肾阳衰微，则肾失蒸化，关门不利，合多开少，水邪壅盛而成肿。故清代喻嘉言认为，水肿病虽是肺、脾、肾三脏的病变，但"其权尤重于肾"。而三脏之间，又有其相关性，表现为肺、脾同病，脾、肾同病，肺、肾同病，甚至肺、脾、肾三脏同时为病。

2. 病理性质有阴水、阳水之分，并可转化为病。由于致病因素及体质的差异，病理性质有阳水、阴水的不同。阳水属实，多由外感风邪、水湿、疮毒所致，病变脏器多在肺、脾；阴水多虚，由饮食劳倦，体虚所致，病在脾、肾。阳水久延不退，或屡经反复，正气渐虚，脾肾之阳日伤，可转为阴水；阴水每因复感外邪或饮食不慎，导致水肿突然加剧，成为本虚标实之证。由于阳水、阴水密切相关，故各证之间亦互有联系。如阳水的风水相搏证，若风去湿留，可转化为水湿浸渍证。水湿浸渍证由于体质差异，湿有寒化、热化的不同：水湿郁而化热，可转为湿热壅结证；水湿伤及脾阳，则转为脾阳不振证；脾虚及肾又可表现肾阳虚衰证；湿热壅结证，如热郁伤阴或肾阳虚衰证，阳伤及阴，则可表现为阴虚或阴阳两虚。此外，水肿各证，若日久不退，水邪壅阻经隧，络脉不利，瘀阻水停，则每多迁延难退。

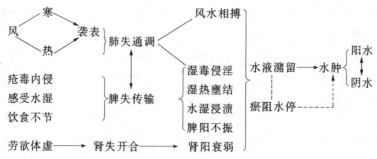

图35 水肿病因病机示意图

3. 水邪壅盛或阴水日久，肾气虚衰，水毒潴留，均可出现水邪凌心犯肺的危重证候。阴水病久，或肿退之后，正虚不复，脾肾统摄固藏失职，精微下泄，气血阴阳严重亏损，脏气日见虚衰，则可转为虚劳重证。另外，水邪壅盛，日久难消，或阴水日久，肾气虚衰，水毒潴留，均可出现水邪凌心犯肺的危重证候。

【病证鉴别】

与鼓胀的鉴别：见表4。

表4 水肿与鼓胀鉴别表

	水肿	鼓胀
特点	全身水肿，可从头面或下肢开始，严重者伴见腹大有水	单腹胀大，青筋暴露，四肢不肿，后期可见下肢肿胀
肤色	鲜泽光亮，后期灰黯	苍黄，面部有赤缕，颈胸可见红斑
病变脏器	肺、脾、肾	肝、脾、肾

【辨证论治】

(一) 辨证要领

1. 辨阴水阳水：水肿有阴水和阳水之分（见表5），阳水起病急骤，浮肿从面目开始，自上及下，肿势多在腰以上，兼有寒热等表证，小溲不利或常热赤，属表实热证，为感受风邪、湿毒、湿热之邪所致，《金匮要略》之风水、皮水多属此类；阴水发病缓慢，浮肿多先见于足跗，自下而上，小溲量少而清，肿势多在腰以下，属里寒虚证，多因饮食劳倦、房劳过度、早婚多育，损伤正气所致，《金匮要略》之正水、石水多属此类。

2. 辨寒热虚实：阳水属热属实，阴水属寒属虚，临床上除单纯的热证和寒证外，往往是寒热兼夹，较难辨证。一般而言，青少年初病，或新感外邪，发为水肿，多属实证；年老或久病之后，正气虚衰，水液潴留，发为水肿者，多以正虚为本，邪实为标。

表5 阴水、阳水鉴别表

分类 症状特点	阳水	阴水
病程	短	长
病势	急	缓
浮肿部位	头面部明显	下肢为甚
皮肤颜色	光亮而薄	萎黄、灰滞
凹陷性	按之易复	按之难复

3. 辨脏腑病位：水肿有在心、肝、脾、肺、肾之分，心水多并见心悸怔忡；肝水多并见胸胁胀满；脾水多并见脘腹满闷而食少；肺水多并见咳嗽而喘；肾水多并见腰膝酸软，或见肢冷，或见烦热。

(二) 治疗要点

阳水治予祛邪，常用治法为发汗、利小便；攻逐之法必须慎用。阴水须扶正祛邪，以健脾温肾利水为主。若肿久不退，宜配用活血化瘀利水法。阳水由实转虚的过渡阶段，应配合培本扶正法；阴水复感外邪时，当标本兼治。势急者先治其标，少佐扶正。肿退后以本虚为主，分别脏腑气血阴阳亏虚，予以补益培本，一般多从脾肾调治。

(三) 分证论治

1. 阳水：

(1) 风水相搏：

[症状]　初起目睑浮肿，继则四肢、腹部乃至全身皆肿，以头面部为剧。其肿来势迅速，皮肤光亮，按之凹陷，恢复较易，小便减少。因于风寒者，伴恶寒发热，肢体酸痛，咳嗽咳痰稀薄，舌苔薄白而滑，脉浮紧；因于风热者，多见咽喉红肿，或乳蛾肿痛，苔薄黄，舌质偏红，脉浮数。

　　[证候分析]　风邪入侵，肺气失宣，通调失职，风遏水阻，泛溢肌肤，以致全身水肿。风为阳邪，善行数变，其性轻扬上行，故头面肿剧而来势迅速。水气郁于肌表，以邪实为主，故皮肤光亮，按之凹陷易恢复。风邪虽为主因，但每夹寒夹热入侵，故可伴有不同兼症。风寒在表，伴有恶寒发热，肢体酸楚；风热上受，则见咽红而痛，热毒深重，则乳蛾红肿疼痛，甚至腐溃。若风邪表证已解，头面浮肿消退，而水湿不化，潴留四肢肌肤，可转为水湿浸渍证。

　　[治法]　散风宣肺行水。

　　[方药]　越婢加术汤、苓桂浮萍汤加减。两方均有疏风散邪、宣肺利水作用。前方宣肺清热，祛风利水，宜治风水夹热之证；后方疏风散寒，宜治风水夹寒之证。

　　药用麻黄 6g、防风 10g、浮萍 10g、杏仁 10g 疏风宣肺，发汗解表；白术 10g、茯苓 10g、泽泻 15g 淡渗利水，共奏疏风利水消肿之功。

　　加减：风寒偏盛者，加桂枝 10g、苏叶 10g，配麻黄加强辛温散寒功能，使水气从汗而泄，桂枝配白术、茯苓、泽泻，具有化气行水的作用；风热偏盛者，加生石膏 30g，配麻黄以清宣肺热，使肺气通调；热毒甚，咽喉红肿疼痛，去白术之苦温，加银花 20g、连翘 15g、板蓝根 30g、蚤休 10g 清热解毒，利咽消肿；咳喘痰多，加桑白皮 10g、葶苈子 10g、苏子 10g 肃肺化痰，降气行水。

　　(2) 湿毒浸淫：

　　[症状]　目睑头面浮肿，或四肢、腹部、全身皆肿，肤色鲜泽光亮，尿少色赤，或伴恶风发热，苔薄黄、舌质红，脉浮数或滑数。肌肤可有痒疹、脓疱或有疮毒病史。

　　[证候分析]　风毒由皮毛入侵于肺，肺失通调，故目睑头面浮肿，卫表失和而为恶风发热。湿毒浸淫由肌肉入侵于脾，则肢体浮肿，尿少色赤。苔黄舌红，脉滑数，亦为湿热毒邪见症，脉浮数系风毒在表之征。

　　[治法]　祛风清热，解毒利湿。

　　[方药]　麻黄连翘赤小豆汤、五味消毒饮加减。前方功在散风清热、利水消肿，治风水在表，湿热郁遏之水肿；后方重在清解湿毒，治疮毒内归，发为水肿者。

　　药用麻黄 6g、杏仁 10g、桑白皮 10g、赤小豆 30g 散风宣肺，利水消肿；银花 20g、连翘 15g、野菊花 20g、蒲公英 20g、紫花地丁 15g、紫背天葵 10g 清热祛湿解毒。

　　加减：若皮肤痒疹红赤灼热，湿毒郁于营血者，加赤芍 10g、丹皮 10g；大便干结，再加制大黄 6g 清热凉血解毒；夹风瘙痒者，加蝉衣 6g、牛蒡子 10g、地肤子 10g 祛风止痒；脓疱破溃，加苦参 10g、土茯苓 10g，并重用紫花地丁、蒲公英。水肿退后，湿毒余邪不易清除，仍须治以清化，以免迁延反复。

　　(3) 水湿浸渍：

　　[症状]　四肢或全身水肿，以下肢为甚，按之没指，小便短少，身重困倦，胸闷，纳呆，泛恶，腹胀，苔白腻，脉沉或濡。病起缓慢，病程较长。

　　[治法]　化湿健脾，通阳利水。

[方药]　胃苓汤、五皮饮、防己黄芪汤加减。三方均为渗湿利水剂。但胃苓汤燥湿运脾，通阳利水，以寒湿困脾，舌苔白厚腻者为宜；五皮饮善于利水，以水邪壅盛、尿少者为宜；防己黄芪汤益气固表利水，以水肿汗多、怕风、卫表气虚者为宜。

　　药用苍术10g、川朴6g、陈皮6g燥湿理气，健脾助运；桂枝10g、茯苓10g、泽泻10g、生姜皮10g、大腹皮10g通阳化气，利水消肿，使水湿去而脾运复。

　　加减：如腹部满胀，脘痞，湿滞中焦，中阳不运者，加干姜6g、川椒目 6g 温脾化湿；兼感风邪，面肿喘咳气逆者，加麻黄6g、杏仁10g、葶苈子10g宣肺散邪，降逆行气；表虚汗出怕风，肿不退，当益气固卫行水，方用防己黄芪汤加减。

　　（4）湿热壅结：

　　[症状]　全身水肿，肿势多剧，皮肤绷紧，腹大胀满，胸脘痞闷，呼吸气粗，烦热口干，小便短赤，大便干，苔黄腻、舌质红，脉沉数。

　　[证候分析]　湿热阻滞三焦，升降失常，气滞水停，故全身水肿。水聚于腹，撑阻肺气，则见呼吸气粗，胸闷不畅。湿热蕴中，则为脘痞，烦热，口干，大便干结。湿热蕴结下焦，故尿赤短少。苔脉所示，亦属湿热在里之候。

　　[治法]　清热利湿，疏理气机。

　　[方药]　疏凿饮子加减。本方攻逐水湿，具有上下表里分消之功，导水邪从两便排出，治湿热壅结而成之水肿。

　　药用木通6g、泽泻15g、茯苓皮15g、赤小豆15g、黄柏10g、猪苓10g清热利湿行水；商陆6g、槟榔10g行气逐水；配苍术10g、生苡仁15g以化湿利水。

　　加减：若水邪壅阻中下焦，腹胀、两便涩少者，加生大黄6g、黑丑6g，或配己椒苈黄丸通腑逐水；水邪壅盛，上迫于肺，胸满、喘促不得平卧者，加葶苈子10g、桑白皮10g泻肺行水；若正气尚盛，脉实有力者，可用控涎丹攻逐泻水，但须中病即止，以免过服伤正；若攻之不应或水肿消而复起者，不宜再攻。兼有表证，加羌活10g、秦艽10g疏表祛风胜湿，以助消水退肿；若湿热化燥伤阴，口咽干燥，舌质红，大便干结者，不宜过于利水，可用参麦地黄汤酌加猪苓10g、滑石20g养阴清热利水，此法滋阴不碍水，利水而不伤阴。

　　2. 阴水：

　　（1）脾阳不振：

　　[症状]　水肿日久，腰以下水肿甚，按之凹陷，不易恢复，脘腹膨胀，纳食减少，口泛清水，面色浮黄，四肢倦怠，小便量少，色淡黄，大便或溏，苔白滑或腻，脉沉缓或软弱。

　　[证候分析]　水湿困脾，伤及脾阳，脾不制水，反为水侮，故水肿日久不退。水湿内停，留滞于下，故腰腹以下肿剧，按之凹陷难复。脾运不健，则有脘胀、纳减、便溏之症。水湿内聚，阳气不能外达四肢、肌肤，故倦怠乏力，面浮色黄。脾阳不振，水湿内聚，故尿少、苔白滑或腻。脉沉缓、软弱，皆为阳虚水湿内盛之征。

　　[治法]　温阳健脾利水。

　　[方药]　实脾饮、附子理中汤加减。两方均能温脾阳，利水湿。前方温脾化湿，行气利水，治标为主；后方温补脾气，通阳利水，治水为主。

　　药用附子10g、干姜6g、草果6g温脾散寒祛湿；白术10g、茯苓10g、泽泻10g、桂枝10g、川椒目10g温阳利水；厚朴10g、木香10g、大腹皮10g理气宽中，使气行水亦行。

　　加减：苔厚腻，湿邪偏盛配平胃散燥湿健脾；气短倦怠便溏，脾气虚，加党参15g、黄芪 20g 补益脾气；因脾气化源不足，气血亏虚，气滞湿停而见面色无华，晨起面部、目睑浮肿，劳作后则腿足肿胀，甚则全身浮肿，能食而乏力，大小便正常或小便反多，大便不实，苔薄白、舌淡红，脉细弱者，治宜予补脾化湿，不宜过于分利。方用参苓白术散加当归 10g、黄芪 20g、红枣 5 枚等；兼有肾阳虚者，酌加附子 6g，巴戟天 10g 温肾助脾。

（2）肾阳衰弱：

[症状] 水肿反复消长不已，腰以下肿甚，两足跗尤剧，按之凹陷久久不起，甚者心悸，喘促，腰部冷痛酸重，小便量少或反多，色清，面色灰黯，怯寒，肢冷，神倦乏力，苔白，舌质淡胖嫩，脉沉细弱。

[证候分析] 肾阳衰弱，阴不化气，阴盛于下，水湿潴留，故水肿腰以下肿甚。水气上凌心肺则悸动、喘促。腰为肾之府，肾阳衰弱，阴寒水湿内踞，膀胱气化不利而致腰部冷痛酸重、尿少。若肾气失于固摄，则反见小便量多。命门火衰，阳气失布，不能温煦四肢、肌肤，故面色灰黯，怯寒肢冷，疲劳乏力。苔脉亦均为阳衰寒盛、水湿内停之候。

[治法] 温肾助阳，化气行水。

[方药] 真武汤、济生肾气丸加减。两方具有温肾利水作用。真武汤兼温脾阳，善于化湿利水；济生肾气丸用于肾阳衰弱，水泛为肿，以补水中之火，温肾中之阳为主。

药用附子 6g、肉桂 3g，配以巴戟天 10g、仙灵脾 10g 温补肾阳，以助行水；白术 10g、茯苓 10g、泽泻 10g、车前子 15g 渗湿利水；牛膝 10g 引药下达；淮山药 15g 补益脾肾。

加减：若兼有心肺气虚，心慌，短气，自汗，加生黄芪 15g、党参 15g 以益气；肾水凌心，心阳不展，瘀血内阻，见有心悸，喘息，面唇爪甲青紫，脉细数或结代者，重用附子 10g，去肉桂、仙灵脾、巴戟天，加桂枝 10g、黄芪 10g、葶苈子 10g、丹参 15g、泽兰 10g、红花 10g 等温补心肾，活血行水；阳损及阴，兼见咽干舌红，烦热，酌减温阳之剂，配以麦冬 10g、生地 10g、熟地 10g、山萸肉 10g 等滋阴配阳；肾气不固，尿多色清者，去泽泻、车前子，加菟丝子 10g、补骨脂 10g 补肾固摄。

（3）瘀阻水停：

[症状] 水肿延久不退，肿势轻重不一，肌肤殷紫深红，妇女月经不调或经闭，舌质暗红或稍带紫色或瘀点，脉细涩。

[证候分析] 水湿、湿热等邪阻滞经隧，或阳虚气血运行失畅，以致气滞血瘀，水邪内停而为水肿，久久不退。水瘀互结，气血不和，则肌肤殷紫，月经不调。舌质及脉象所示皆为血瘀证候。

[治法] 活血化瘀，利水消肿。

[方药] 桃红四物汤加减。本方功能养血活血，治血瘀络阻水停之证。

药用桃仁 10g、红花 10g、川芎 10g、赤芍 10g 活血通脉；加益母草 20g、泽兰 10g、苏木 10g、刘寄奴 10g、路路通 10g 等活血通经，化瘀利水。若妇人经闭不通，配以大黄䗪虫丸祛瘀生新。气虚者配桂枝 6g、附子 6g 益气温阳以助化瘀行水之功。

加减：若水肿迁延日久，肾气衰竭，水毒潴留，引起多脏同病，则病多险恶，如脾肾败绝，阳虚水毒上逆犯胃，而有恶心呕吐，口泛尿臭者，当治以温阳泄浊法，方用温脾汤、橘皮竹茹汤、左金丸等加减。神志昏昧不清，用苏合香丸温开；水毒化热，上扰心肝，肝风内动，肢抽瞤动，配用羚羊角 6g 平肝熄风；内闭心窍，神昏躁狂痉厥者，加服紫雪丹、牛黄清心丸镇痉开窍；出现阴竭阳脱者，当以参附汤、生脉散益气敛阴，回阳救脱。此外，水肿各证在病程中每易感受外邪而见水肿加剧，伴恶寒、发热等表证，治疗可按风水证辨别寒热，予以疏散祛邪。但对阴水证须注意不宜表散太过，应酌情配合扶正之法。

【其他疗法】

（一）单方、验方

1. 鲤鱼汤：鲜鲤鱼 1 条，重 500g 左右，去肠杂；生姜 15g，葱 15～30g，米醋 30～50mL 共炖，不放盐，喝汤吃鱼，适用于阴水日久不消者。

2. 绿豆附子汤：绿豆 30g，制附子 10g，水煎，煮熟吃豆，次日仍可再加绿豆 30g 煮熟食豆，第 3 日则另用制附子与绿豆煎煮如前。适用于水肿阳虚证者，忌生、冷、盐、酒60日。

3. 玉米须煮煎剂：玉米须 60g（干），洗净煎水服，连服 6 个月，用于轻度水肿、蛋白尿。

4. 木香散：木香、大戟、白牵牛各等份，研为细末，每次用糖开水冲服 3～6g，此方多用于体实病实之证，一般以一泻为宜。

5. 卢氏消肿方：黑、白丑各 65g，红糖 125g，老姜 50g，大枣 62g。共研细末，泛丸，分 3 日服完，每日 3 次，食前服。

（二）中成药

1. 冰硼散：清热利咽，主治风水咽喉肿痛者，适量吹喉，每日 3 次。

2. 大黄䗪虫丸：破血逐瘀通经，主治妇女经闭日久，水肿不退。每次 3g，每日 3 次，益母草膏 1 匙冲水送下。

3. 金匮肾气丸：温补肾阳，主治肾阳虚水肿。每次 1 丸，每日 3 次，口服。

4. 六味地黄丸：滋阴补肾，主治肾阴虚水肿。每次 1 丸，每日 3 次，口服。

5. 人参健脾丸：健脾利水，主治脾虚水肿。每次 1 丸，每日 3 次，口服。

（三）外治法

1. 赤小豆 750g，文火煎煮，待赤小豆熟透后，取出药液，温度适中后浸泡足膝。适用于水肿面浮者。

2. 麻黄、羌活、苍术、柴胡、紫苏梗、荆芥、防风、牛蒡子、忍冬藤、柳枝、葱白各适量，加水煎煮上述药物，待药液适量后取出，待其温降至40℃时沐浴，汗出即可，每日 1 次。适用于风水泛滥水肿。

3. 将酒渣 1500g 蒸热，趁热包在脚上，外裹纱布，以汗出为度，每日 1～3 次。适用于各型水肿。

4. 蓖麻仁 70 粒，石蒜 1 个，将 2 药共捣烂，敷于两足涌泉穴，外盖纱布，胶布固定，约 8 小时后取掉。每日 1 次，1 周为 1 疗程。适用于各类水肿体质较差者。

【预防调护】

水肿的预防与调护的重点是防止重复感邪及饮食、食盐的控制等。

1. 预防风邪外袭：水肿的病人，卫外减弱，气血亏虚，肾气不足，极易复感外邪。反复地感受外邪，使病情进展复杂化。为防止重复感邪，病室宜通风、冷暖适宜，要有充足的阳光，经常用食醋熏蒸，或艾叶消毒香焚点，进行空气消毒净化。患者平时加强体育锻炼，常服玉屏风散以振奋卫阳，固塞腠理，可起到预防风邪外袭的作用。

2. 防止水湿内侵：居处潮湿者，宜迁居高处；应避免阴雨及潮湿天气外出，避免冒雨涉水，汗出遇水，或穿潮湿衣服等。

3. 保持皮肤清洁，避免发生褥疮：水肿病人的皮肤，因受水湿浸淫，容易破损，故在药物注射或擦身时，要避免损伤皮肤，严防破损感染，发生变证。对久卧、不能翻身的病人，要经常协助翻身，皮肤外涂滑石粉，保持皮肤干燥，避免发生褥疮。

4. 加强营养，注意饮食：水肿患者，一般都有脾胃的运化功能不足，一旦饮食不慎，损伤脾胃，则可使病情反复。故饮食宜清淡易消化富于营养的食物，切忌暴饮暴食，过食辛辣刺激及肥甘之品。

5. 注意忌盐，记录 24 小时液体出入量，测体重：水肿病人根据病情确定食盐量，水肿严重时，要禁用钠盐。每日详细、准确记录液体入出量，若 24 小时尿量少于 500mL 者，要警惕癃闭、关格的发生；呕吐频繁者，要防脱水伤阴；对喉间有痰者，要注意吸痰，避免痰涎阻塞气道，引起窒息死亡。每日称量体重 1 次，了解水肿的增减情况，有助于临床用药和饮食的调整。

6. 忌劳累，节房事，以免斫伤真元。

【临证提要】

1. 临床辨治水肿，首先要分清病因是外感风邪（风寒、风热）、疮毒内侵，还是久居湿地、饮食不节、劳倦内伤，以便在病因学上明确证候的诊断。其次问明水肿的起始部位，是从眼睑头面开始，还是从足跗下肢发生，以便在病机学上明确证候的病变部位。再次问清水肿的时间，以便在病性上明辨证候的阴阳虚实。一般说来，有外感病因，水肿先从眼睑、头面开始，病程短者，多为阳水，阳水多以标实为主，病变脏腑主要在肺，其次在脾；有内伤病因，水肿先从足跗、下肢开始，病程长者，多为阴水，阴水多以本虚为主，病变脏腑主要在脾、肾。

2. 水肿的治疗，阳水以发汗、利小便为主，其中腰以上肿甚，发汗为主（开鬼门）；腰以下肿，利小便为主（洁净府）；湿浊壅结，小便不通，考虑暂用攻下逐水（去菀陈莝）但注意不能攻利太过，以免伤正，对体虚者，应与补法同用。阴水证，以温化为主，其中脾虚者，温脾实土；肾虚者，温肾助阳。同时要注意阳水、阴水在病变过程中的转化，阳水转虚，治合温养脾肾以治本；阴水夹实，也应结合阳水治法，以治其标。

3. 《血证论》记载："瘀血化水，亦发水肿，是血病而兼水也。"若水肿久病不愈，损伤血络，留血于经，或三焦停滞，经脉壅塞，血瘀水停，均可见到皮下紫斑点点，胁痛如刺，痛处不移，或舌紫黯，有瘀点瘀斑等瘀血症状，此为瘀阻水停之候，应予化瘀利水法治疗，此是提高临床疗效的重要一环。

4. 水肿消退后，要注意调摄，防止复发。若水肿反复迁延，日久不愈，精气难复及脾肾衰败，浊邪阻滞者，应与虚劳、关格等证相参。部分水肿病人往往还可出现多种兼证，如水肿常与痰饮、心悸、哮喘、鼓胀、癃闭等病证先后或同时出现。临证时应分清孰主孰从，以便在论治时正确处理好标本缓急。

5. 临床尚需辨明水肿病的病情缓急及发展趋势。如病始何脏，累及何脏；是脾病及肾，还是肾病及脾；是气病及于水，还是水停气滞；是正复邪退，还是正衰邪盛等；对于临床治疗和预后有重要关系。

【医案精选】

1. 林佩琴医案：

病后失调，面浮跗肿，腹胀食少，小便短赤，腰膝乏力。经言诸湿肿满，皆属于脾。然土衰必补其母，非命门不能生土；且肾为胃关，关门不利，故聚水。必得桂、附之阳蒸动肾气，其关始开，积水乃下，经所谓膀胱气化则能出焉。用桂、附、参、术、炮姜、茯苓、车前、牛膝、陈皮、山药为丸，一料而安。

按：水为阴邪，得阳始化。肾主水，肾阳亏虚，水失蒸化，则面浮跗肿，小便短赤；脾主制水，脾阳不振，水失运化，则腹胀，食少，乏力。且患者病后失调，久病多虚。故方中用温阳化水、补益脾肾之法1剂得愈。药中肯綮，如鼓应桴，诚非虚语。

（《类证治裁》）

2. 柳宝诒医案：

旬日内遍体俱肿，肤色鲜明。始也原有身热，不慎风而即止，亦无汗泄。诊脉浮紧，气喘促，小便闭，舌白，不思饮。证系水湿之邪，借风气而鼓行经隧，是以最捷。倘喘甚气塞，亦至危之道。治当以开鬼门、洁净府为要。

处方：麻黄1.5g，杏仁9g，赤苓9g，苏子6g，桂木1.5g，薏苡仁9g，紫菀2.1g，椒目1.5g，浮萍4.5g，大腹皮4.5g，外用麻黄、紫苏、羌活、浮萍、生姜、防风各15g，闭户煎汤，遍体揩熨，不可冒风。

按：患者在旬日内即遍体俱肿，起病较急，且原有身热，结合无汗，气喘促，脉浮紧，不难辨为外邪束表，肺气闭塞，不能通调水道，故尿少而肿，病势危急。方中采用发汗解表、"提壶揭盖"法，获效甚捷。结合上案，不难看出，水肿病患常与肺、脾、肾三脏失调，三焦决渎失职有关。且初病在肺，久病多在脾在肾。

（《柳选四家医案·爱庐医案》）

3. 丁甘仁医案：

产后二月余，遍体浮肿，颈脉动，时咳，难于平卧，口干欲饮，大腹胀满，小便短赤。舌光无苔，脉虚弦而数。良由营阴大亏，肝失涵养，木克中土，脾不健运，阳水湿热，日积月聚，上射于肺，肺不能通调水道，下输膀胱，水湿无路可出，泛滥横溢，无所不到也。脉证合参，刚剂尤忌。急以养肺阴以柔肝木，运中土而利水湿。冀望应手，庶免凶危。

外方：南、北沙参各9g，连皮苓12g，生白术6g，清炙甘草1.5g，淮山药9g，川石斛9g，广陈皮3g，桑白皮6g，川贝母9g，甜光杏9g，大腹皮6g，汉防己9g，冬瓜子皮9g，生薏苡仁15g。另用冬瓜汁温饮代茶。

二诊：服药3剂，小溲渐多，水湿有下行之势。遍身浮肿，稍见减轻，而咳嗽气逆，不能平卧，内热口干，食入之后，脘腹饱胀益甚。舌光红，脉虚弦带数。皆由血虚阴亏，木火上升，水气随之逆肺，肺失肃降之令，中土受木所侮，脾失健运之常也。仍宜养金制木，崇土利水，使肺有治节之权，脾有砥柱之力，自能通调水道，下输膀胱，而水气不致上逆矣。

处方：南、北沙参各9g，连皮苓12g，生白术6g，清炙甘草1.5g，川石斛9g，肥知母4.5g，川贝母6g，桑白皮6g，大腹皮6g，汉防己6g，炙白苏子4.5g，甜光杏9g，冬瓜子皮9g，鸡金炭6g。

按：此案病起于产后，时咳，舌光无苔，脉虚而数，辨为阴液耗伤，肺阴亏虚不难。然利水易伤阴，养阴易助湿，治疗颇为掣肘。惟有从养肺阴以柔肝木，运中土而利水湿下手始为允当。且全案妙在滋养肺阴的同时，健运中土，脾能运化，则肺有滋润之源，水有土填之主，病不能不愈矣。

（《丁甘仁医案》）

自 学 指 导

【重点难点】

1. 水肿是以头面、目睑、四肢、腹部甚或全身发生浮肿为主症的一类病证。病因多为外感风邪、水湿疮毒或饮食劳倦所致。病机主要是肺失通调，脾失转输，肾失开合，三焦气化不利，水液潴留，泛溢肌肤。若水病及血，经隧不利，水瘀互结，每致水肿迁延难消，三脏之中，一脏有病皆可涉及他脏同病，后期则可影响心、肝，然关键在肾。

2. 辨证以阴阳为纲。风水相搏，湿毒浸淫，水湿浸渍，湿热壅结引起的水肿为阳水，属实，病在肺脾；由脾阳不振，肾阳衰弱所致的水肿为阴水，属虚，或本虚标实，病在脾肾。瘀阻水停者病涉血分，同时尚需注意阳水、阴水各证之间寒热虚实的错杂与转化。治疗原则，阳水治予发汗，利水，攻逐；阴水治予健脾，温肾，利水。根据各证不同病机，采取具体治法，临床每多2法或3法合用。因饮食失调、营养不足者，须注意饮食调摄，不宜过多分利，至于攻逐一法，仅属权宜之计，应慎用，以免攻伐伤正。

3. 阳水预后较好，但肿剧尿少，水邪凌心犯肺者是为重证。若迁延或屡经反复，正气渐伤，转为阴水，则缠绵难愈。阴水日久，肾气衰竭，水毒潴留，出现尿闭，恶心呕吐，口有尿味者，为脾胃败绝的危候。若神昏谵语，抽搐，呼吸急促，为邪陷心包的逆候，每可发生内闭外脱的恶变，预后不良。

【复习思考题】

1. 什么叫水肿？叙述其形成的过程以及与鼓胀有何不同。
2. 为什么说水肿的病机主要在于肺、脾、肾？如何理解水肿的关键在肾？
3. 水肿病的辨证和治疗原则是什么？攻逐法为什么要慎用？
4. 水肿常见证型有哪些？如何掌握各证之间的转化与联系？
5. 试述水肿各证的主症、治法、方药。
6. 水肿病如何运用活血化瘀法？
7. 水毒潴留可以出现哪些重危证候？为什么？

【常见文献摘录】

1.《仁术便览》："水肿之证，有阴有阳。察脉观色，问症须详。阴脉沉迟，其色清白，不渴而泄，小便清涩。脉或沉数，色赤而黄，燥粪赤溺，兼渴为阳。又遍身皮肤光肿如泡，手按成窟，举手即满者是。因脾虚不能制水，水渍妄行故也。法当补脾，使脾气得实则自健运，切不可下。忌食羊肉。腰以上肿，宜发汗；腰以下肿，宜利小便。"

2．《景岳全书》："凡水肿等证，乃肺、脾、肾三脏相干之病。盖水为至阴，故其本在肾；水化于气，故其标在肺；水惟畏土，故其制在脾。今肺虚则气不化精而化水，脾虚则土不制水而反克，肾虚则水无所主而妄行，水不归经则逆而上泛，故传入于脾而肌肉浮肿，传入于肺则气息喘急。虽分而言之，而三脏各有所主，然合而言之，则总由阴胜之害，而病本皆归于肾。"

3．《医门法律》："《经》谓二阳结谓之消，三阴结谓之水，手足阳明热结而病消渴，火之为害，已论之矣。而三阴者手足太阴脾肺二藏也，胃为水谷之海，水病莫不本之于胃。《经》乃以属之脾肺者何耶？使足太阴脾，足以转输水精于上。手太阴肺，足以通调水道于下，海不扬波矣。惟脾肺二藏之气，结而不行，后乃胃中之水日蓄，浸灌表里，无所不到也。是则脾肺之权，可不伸耶。然其权尤重于肾，肾者，胃之关也。肾司开阖，肾气从阳则开，阳太盛则关门大开，水直下而为消。肾气从阴则阖，阴太盛则关门常阖，水不通而为肿。《经》又以肾本肺标，相输俱受为言，然则水病，以脾肺肾为三纲矣。于中节目，尤难辨晰。"

第二节　淋证（附：尿浊）

【目的要求】

1．了解淋证的基本概念及其发病机制。
2．掌握淋证的辨证治疗原则和热淋、血淋、石淋、膏淋、气淋、劳淋的证治及其相互关系。
3．熟悉尿浊的病理、治疗原则和证治。

【自学时数】

8学时。

凡小便频数短涩，滴沥刺痛，小腹拘急引痛者称为淋证。

汉代张仲景以前本病称淋，淋闷，淋秘。《素问·六元正纪大论》篇曰："阳明司天之政，初之气，小便黄赤，甚则淋。""热至则身热……淋闷之病生矣。"《金匮要略·五脏风寒积聚病篇》："热在下焦者则尿血，亦令淋秘不通。"闷，同秘，不通之意。故淋、淋闷、淋秘均指小便不畅，似雨淋而下，或小便闭阻不通的病证。同时并指明了淋证多因"热"所致。《金匮要略·消渴小便不利淋病篇》详述淋证的临床表现："淋之为病，小便如粟状，小腹弦急，痛引脐中。"指出不论何种淋证，必具备小便淋沥不爽，尿道疼痛的主症。

仲景以后，历代医家对淋证的认识有了较大的发展，尤其在病名及分类上论述甚详。从病因分类的有气淋、劳淋、子淋、寒淋、热淋、老人淋；从症状分类的则有砂淋、石淋、膏淋（肉淋）、血淋；从病理性质分类的有虚淋、实淋等。如《中藏经》分冷、热、气、劳、膏、砂、虚、实八淋；《诸病源候论》分石、劳、气、血、膏、寒、热七淋；《肘后方》则归纳为石、膏、气、劳、血五淋；《千金方》、《外台秘要·集验方》均以气、石、膏、劳、热为五淋，沿袭至今。方书皆谓淋证有五，但内容不一，现今分类亦不一致。有宗《肘后方》分类者，有以热、血、膏、石、劳为五淋者；有认为气、血、热、膏、石、劳六淋均属常见者。故本篇拟以六淋分证。

西医学中的泌尿系统急性、慢性感染，结石，结核，急性、慢性前列腺炎，前列腺肥大，乳糜尿等多种疾病，凡表现有淋证特点者，均可参照本篇内容辨证论治。

【病因病机】

（一）病因

淋证多因外感湿热，饮食不节，情志郁怒，年老久病等导致。

1. 外感湿热：下阴不洁，秽污之邪从下入侵，热蕴膀胱，由腑及脏。

2. 饮食不节：饮酒过度或偏嗜肥厚辛辣之品，脾失健运，酿湿生热，湿热下注。前者为湿热外受，后者为湿热内生，湿热蕴结膀胱，皆可致发病。《丹溪心法·淋》篇云："淋有五，皆属于热。"

3. 情志郁怒：郁怒伤肝，肝失疏泄，气滞膀胱或气郁化火，气火互结，膀胱不利为淋。

4. 劳欲，体虚：老年脏气亏虚或久病，多育，劳欲无制，肾气虚衰，或淋久不愈，反复发作，耗伤正气，脾肾两虚，而致膀胱气化不利。

综上所述，湿热、肝气阻滞膀胱或肾虚受邪，均可导致淋证的发作，其中尤以湿热与肾虚为主。湿热久蕴，必然伤肾，肾虚之体亦易感邪发病，两者可互为因果。

既患淋证，如治疗不彻底，可呈慢性经过，常因复感外邪，劳累过度或情志不畅等诱发。由于各种淋证的病机不同，其诱发因素不一。如膏淋与饮食、劳累有关，劳淋与疲劳有关，气淋与情绪有关，热淋则与感受湿热有关。

（二）病机

《诸病源候论·淋病候》说："诸淋者，由肾虚而膀胱热故也。"说明淋证的病位在膀胱，但与肾密切相关。因为肾与膀胱有脏腑表里关系，其经脉相互络属，共主水道，司决渎，在病理情况下可以相互影响。一般而言，虚者在肾，肾虚气化不及，则小便频数；湿热病邪，下注膀胱，气化不利则小便涩痛不畅。因此淋证多以肾虚为本，膀胱湿热为标。其主要病机表现如下：

1. 淋证初起为湿热蕴结下焦，膀胱气化不利：《景岳全书·淋浊》篇

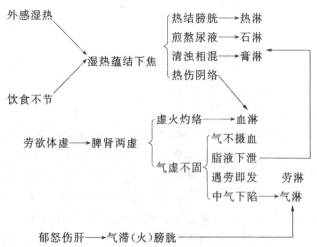

图 36　淋证病因病机示意图

说："淋之初病，则无不由乎热剧……"故本病初起皆为湿热蕴结膀胱，导致膀胱气化不利，发生小便频急涩痛。由于湿与热导致不同的病理变化，临床上乃有六淋之异：热结膀胱，小便灼热刺痛则为热淋；热熬尿液，日积月累，聚砂成石则为石淋；湿热阻肾，肾失分清泌浊，清浊相混则为膏淋；湿热内盛，热伤血络，血随尿出则为血淋；气滞化火郁于膀胱则为气淋。

2. 淋久湿热伤正，由肾及脾，每致脾肾两虚：淋证经久不愈，湿热邪恋膀胱，每易由腑及脏，伤及于肾；继则由肾及脾，或因中焦湿热下注，终致脾肾两虚，气失固摄，转为虚证。如：肾阴亏虚，虚火灼络或气虚阳衰，统摄失常，血不归经则为血淋；脾气下陷，肾元失固，精微脂液下泄，尿如脂膏而为膏淋；肾虚脾弱，膀胱气化无权，少腹坠胀，尿有余沥为气淋；小便淋沥，遇劳即发则为劳淋。

3. 病理性质初起多实，病久转虚，每见虚实夹杂证：淋证初起，多属实证，若能及时治疗，湿热清除，自可趋向痊愈。如病延日久，湿热每易耗伤气阴；严重者，气虚及阳，或阴伤及阳，而为阴阳两虚或肾阳虚衰。

在由实转虚的过程中，或受邪发作之时，常见虚实夹杂情况。如阴虚夹湿热，气虚夹水湿，亦可见到阳虚夹湿热者。

【病证鉴别】

1. 淋证与癃闭的鉴别：《医学心悟》："癃闭与淋证不同，淋则便数而茎痛，癃闭则小便点滴而难通。"由此可见，小便量少，排尿困难，两证相似；但淋证尿频而痛，尿量尚不减少；癃闭则无尿痛症状，但排尿量减少。故癃闭比淋证重，尿闭久延，可发生肿胀，呕吐，喘息等危候。

2. 血淋与尿血的鉴别：两者均以小便出血，尿色红赤，或夹血块为主症。其主要区别关键在于排尿有痛与不痛的症状。如《丹溪心法》说："痛者为血淋，不痛者为尿血。"但有时症状可不典型，如血淋之虚证，涩痛消除后，可仅见尿频。而尿血因于热者，可伴小便热痛，但不若血淋之频甚，痛剧。

3. 膏淋与尿浊的鉴别：两者均有小便混浊，白如米泔的特点，但发病之初，膏淋频数涩痛有堵塞感，尿浊则多无频急疼痛感。

【辨证论治】

(一) 辨证要领

1. 辨六淋主症，除小便频涩、滴沥刺痛、小腹拘急引痛的共同症状外，各具特征。以小便灼热刺痛者为热淋；尿中夹血或夹血丝、血块者为血淋；尿中有细小砂石排出者为石淋；尿液混浊乳白或夹凝块，或伴血液、血块者为膏淋；少腹坠胀，尿出不畅，或尿有余沥者为气淋；小便淋沥不尽，遇劳即发者为劳淋。

2. 辨淋证的虚实，从病程、症状、脉象等方面辨别。实证系湿热蕴结，膀胱气化不利所致，病程较短，主要表现为小便涩痛不利，苔黄舌红，脉实数；虚证系脾肾两虚，膀胱气化无权，病程长，主要表现为小便频急，痛涩不甚，苔薄舌淡，脉细软。但在淋证虚实转化过程中，每多虚实夹杂，故必须分清标本虚实的主次。如由实转虚的初期多为实多虚少，以后渐为虚多实少；虚证兼感新邪，一般多为本虚标实证，但亦可暂时出现以标实为主者。各种淋证除自身的虚实转化外，六淋往往互见。如：石、膏、血淋可兼见热淋症状；热、石、膏淋可伴血淋，劳淋因复感、疲劳、情志而发作时，可见血淋、热淋、气淋（实）证候；诸淋日久皆可见劳淋、气淋特征。

(二) 治疗要点

淋证治疗主要在于分清标本虚实施治。

1. 分虚实：实证治予清热利湿通淋；虚证宜培补脾肾。

2. 治当先标后本或标本兼顾：虚实夹杂时，治标治本应有侧重。一般标急者，先予治标，标证缓解转予治本；若标邪不著，则标本兼顾治疗。

3. 根据六淋的不同，配用止血、排石、行气、活血、泄浊等法。

4. 注意淋证忌汗、忌补：①淋证忌汗：《金匮要略》中提到"淋家不可发汗，发汗必便血。"此指淋证因湿热蕴结膀胱，灼伤津液，故不可发汗。若发汗则愈耗营阴，热伤血络而致动血。一般淋证的发热，多因湿热熏蒸，少阳枢机失和而致恶寒发热，故当以和解清热为法，毋须发汗解表。若兼外感而见表证时，又当治标，用疏邪解表法，但应注意不能辛温太过，以免伤阴。②淋证忌补：《丹溪心法·淋》中说："最不可用补气之药。气得补而愈胀，血得补而愈涩，热得补而愈盛。"丹溪认为淋证皆属于热，因此提出淋证忌补之说。临床所见，对初起湿热偏盛者固当忌补，但病久脾肾亏虚，湿热不甚，则又不在此禁例。

（三）分证论治

1. 热淋：

[症状] 小便频急短涩量少，色黄赤灼痛，小腹坠胀不舒，或伴腰痛，恶寒发热，口干苦，恶心呕吐，大便正常或秘结，苔黄腻、舌质红，脉濡数。

[证候分析] 湿热蕴结下焦，膀胱气化不利，而见小便频急，短涩黄赤灼痛。邪热气滞，则尿少不畅，小腹坠胀。湿热伤肾，则腰痛拒按。若湿热郁蒸，少阳枢机不利，可见恶寒发热，口苦，呕恶。热结于里则为大便干结或闭。苔脉所示均为湿热之征。

[治法] 清热利湿通淋。

[方药] 八正散加减。本方具有清热泻火，利水通淋功能，治湿热下注，膀胱气化不利的淋证。

药用瞿麦 10g、萹蓄 10g、滑石 15g、车前子 15g、土茯苓 15g 清热利湿通淋；木通 6g、黄柏 10g 清热泻火，导热下行；大便偏干者用制大黄 6g，秘结不通则用生大黄 6g 通腑泄热。

加减：若伴有恶寒发热、口苦等邪郁少阳证候者，加柴胡 10g、黄芩 10g、蒲公英 15g、鸭跖草 15g 和解清热；热蕴阳明，高热，有汗，口渴喜饮，脉数实者，去柴胡，配知母 10g、生石膏 20g、银花 15g、连翘 10g 清气泄热；腰痛如灼，加苍术 10g、黄柏 10g、草薢 10g、薏苡仁 10g 清热利湿；少腹坠胀，加乌药 10g、青皮 10g 疏利下焦气机；舌苔白腻，纳呆，脾湿盛，去黄柏、木通、大黄之苦寒，加平胃、二陈燥湿运脾；湿热伤津，舌红，口干者，去大黄，加生地 15g、知母 10g、白茅根 15g 清热生津。

2. 血淋：

[症状] 小便频急，热涩刺痛，尿血紫红或夹血块，小腹胀满疼痛，苔薄黄，脉数。病延日久，则小便热涩刺痛减轻或消失，血色转为淡红，或伴低热，腰酸，神疲，舌质红，脉细数。

[证候分析] 湿热蕴结下焦，阴络受灼，络损血溢，血随尿出，故见尿频急涩痛而有血。若血块阻塞尿路，则小便不畅，小腹胀满疼痛加剧。苔黄，脉数均为湿热之象。病久肾阴不足，虚火灼络则痛涩消失，血尿色淡，时轻时重，转为虚证。阴虚则内热，肾虚则腰酸。苔脉所示均为虚热之象。

[治法] 清热通淋，凉血止血。

［方药］　小蓟饮子、知柏地黄丸加减。前方清热利水通淋，凉血止血。治下焦热结，尿血，尿痛；后方滋养肾阴，降火泄热，治阴虚火旺，腰酸神疲，虚热等症。

药用小蓟 15g、生地黄 15g、牡丹皮 10g、藕节 10g、蒲黄 10g 清热凉血止血；山栀 10g、竹叶 10g、木通 6g、滑石 20g、甘草梢 3g 清心除热，利水通淋；白茅根 15g 清热利水，凉血止血。

加减：若血多夹块，尿痛不利，瘀血内阻者，加虎杖，并吞服参三七 3g、琥珀粉 3g 化瘀通淋止血；转入虚证，表现阴虚火旺者，用知柏地黄汤加龟板 10g、阿胶 10g、墨旱莲 10g、小蓟 10g 等滋阴降火止血；尿痛消失，尿血转淡，神疲，劳则加重，苔薄白、舌质淡、脉细，气不摄血者，用归脾汤加阿胶 10g、侧柏炭 10g 益气摄血。

3．石淋：

［症状］　小便涩痛，尿中可有砂石排出。往往突发一侧腰、腹绞痛难忍，少腹拘急，尿频急，色黄赤或夹血，或排尿中断；因痛甚而面色苍白，冷汗，并伴恶心呕吐。舌苔黄腻，脉弦数。腰腹绞痛停止后，诸症随之消失，仅感腰部酸痛。若结石久久不下，可伴见神疲乏力，口干喜饮，舌红脉细数，或面色少华，舌苔淡白，脉细软。

［证候分析］　湿热蕴结下焦，煎熬尿液，日久结成砂石。砂石小者随尿排出，大者不能随尿排出，因受尿液冲击滚动，刺激尿管，阻滞气机或伤及血络，则突发腰腹绞痛，尿频急而伴血尿。石阻尿路，故排尿中断，痛甚则气机逆乱，而有痛厥之状。气逆犯胃故恶心呕吐。苔黄腻、脉弦数为湿热之候。砂石静止不动，绞痛乃止。结石久留不下，伤及肾元，而有腰酸，神倦，口干，舌红等肾阴亏虚和面色少华，苔白，脉细软等肾气不足证候。

［治法］　清热利湿，排石通淋。

［方药］　石韦散加减。本方清热利湿，排石通淋，用于石淋，尿下砂石者。

药用金钱草 20g、海金沙 10g、石韦 10g、瞿麦 10g、木通 6g、滑石 20g、冬葵子 10g 清热利湿，排石通淋；虎杖 10g、王不留行 10g、川牛膝 10g 活血化瘀。并可吞服鱼脑石 3g、琥珀 3g、鸡内金粉 3g 化石通淋。

加减：若腰腹绞痛，加赤白芍各 10g、甘草 3g、玄胡 10g 缓急止痛；血尿加大蓟、小蓟各 15g，白茅根 15g、藕节 10g 清热凉血止血；大便干结或秘，加生大黄 6g、芒硝 6g 清热通腑。小腹胀痛，加木香 6g、乌药 10g 行气通淋；形体壮实，伴有瘀滞，舌质紫者，加桃仁 10g、红花 10g、炮山甲 10g、皂角刺 10g 加强破气活血化瘀散结作用；舌红，口干，肾阴亏耗者，配生地、熟地各 10g、麦冬 10g、鳖甲 10g 滋养肾阴；病久脾肾亏虚，小腹坠胀，小便淋沥不畅，面色少华，苔薄白，脉细软，用补中益气汤加金钱草 20g、海金沙 10g、冬葵子 10g 益气通淋；腰部酸软隐痛，加胡桃肉 10g、补骨脂 10g、杜仲 10g 补益肾气；阳虚者，配鹿角片 10g、肉苁蓉 10g、肉桂 3g 等温肾化气以通淋。

伴有湿热见症时，参照"热淋"治疗。绞痛缓解，多无明显自觉症状，可常用金钱草 30g 煎汤代茶，或多饮开水，配服排石药粉。若结石过大，阻塞尿路，肾盂严重积水者，宜手术治疗。

4．气淋：

［症状］　郁怒之后，小便涩滞，淋沥不畅，少腹胀满疼痛，苔薄白，脉沉弦。若中气下陷，则见少腹坠胀，尿有余沥，面色㿠白，舌质淡，脉虚细无力等症。

［证候分析］　情志郁怒，肝失条达，气机郁结，膀胱气化不利，而见小便涩滞不畅，脉

见沉弦。中气不足，气虚下陷，故少腹坠胀，尿有余沥。前者属实，后者为虚，病因虽异，但每有联系。气淋实证，久发不愈，必致转为虚证。

［治法］　利气疏导。

［方药］　沉香散加减。本方疏利气机、柔肝养血，治肝气郁滞，膀胱气化不利之气淋。

药用沉香 3g、青皮 6g、陈皮 6g、台乌药 10g 疏肝理气；石韦 10g、滑石 15g、冬葵子 10g、车前子 15g 利水通淋。

加减：若少腹胀满，上及于胁者，加川楝子 10g、小茴香 10g、广郁金 10g 疏调厥阴少阴之气；兼有瘀滞者，加红花 10g、赤芍 10g、益母草 20g 活血化瘀行水；虚证，用补中益气汤补益中气，兼有肾虚者加杜仲 10g、川断 10g、菟丝子 10g 补肾益气。

5. 膏淋：

［症状］　小便混浊乳白或如米泔水，上有浮油，置之沉淀，或伴有絮状凝块物，或混有血液、血块。尿道热涩疼痛，尿时阻塞不畅。口干，苔黄腻、舌质红，脉濡数。病久小便痛涩消失，形体消瘦，腰酸无力。

［证候分析］　湿热下注，膀胱气化不利，清浊相混，精微下流，故见尿白如脂。湿热阻滞，热伤血络则尿灼涩痛，夹有血液。脂浊凝块阻塞尿道，故尿不畅行。口干，苔黄腻、舌质红、脉濡数亦为湿热内蕴之象。病延日久或反复发作，脾肾两虚，气不固摄，则尿痛消失，转为虚证，每多迁延难复。

［治法］　清利湿热，分清泄浊。

［方药］　萆薢分清饮加减。本方清热利湿，分清泄浊，用于湿热下注的膏淋、尿浊。

药用萆薢 10g、石韦 10g、黄柏 10g、水蜈蚣 10g、车前子 15g 清热利湿泄浊；茯苓 10g、白术 10g 健脾渗湿；莲子 10g、灯心草 10g 健脾清心；菖蒲 6g 化浊通窍。

加减：若小腹胀，尿涩不畅，加台乌药 10g、青皮 6g 疏利膀胱；伴有血尿，加大蓟、小蓟各 15g、白茅根 15g 凉血止血；小便黄赤，热痛明显，加木通 6g、竹叶 6g 清心泄热；兼肝火者，配龙胆草 6g、山栀 10g 泻肝清火，导热下行；病久湿热伤阴，加生地 15g、麦冬 10g、知母 10g 滋养肾阴；脾肾两虚，气不固摄者，用膏淋汤补脾益肾固涩，方中党参 10g、山药 10g 补脾益气，地黄 10g 补肾，芡实 10g、龙骨 20g、牡蛎 20g 固涩；偏于脾虚中气下陷者，配用补中益气汤；偏于肾虚，当分别阴阳，阴虚者配用七味都气丸，血尿者，加阿胶 10g、藕节炭 10g，阳虚者用金匮肾气丸配鹿角片 10g、巴戟天 10g 等，伴有血尿，加炮姜炭 3g、侧柏炭 10g 温阳摄血；夹瘀者，配服参三七 3g、琥珀粉 1g 化瘀止血。

6. 劳淋：

［症状］　小便赤涩不甚，但淋沥不已，时作时止，遇劳即发，腰酸神疲，舌质淡，脉细弱。或见面色潮红；五心烦热，低热，舌质红，脉细数。

［证候分析］　诸淋日久，伤及脾肾，膀胱气化无权，故尿淋沥不已。因热邪不甚，故尿赤涩不著。劳则气耗，故遇劳则发，时作时止。肾虚腰府失养，而见腰酸神疲。舌质淡，脉细弱为气虚之象。若湿热伤及肾阴，阴虚火旺则为面红烦热，低热，舌红，脉细数。

［治法］　补脾益肾。

［方药］　无比山药丸合补中益气汤加减。前方健脾益肾，治脾肾亏虚所致遗精，遗尿，尿频，腰腿无力等症；后方补脾益气升阳，治中气下陷所致的小便频数，淋沥不尽。

药用党参 15g、黄芪 15g、白术 10g 补气健脾；淮山药 10g、芡实 10g、莲肉 10g 补脾固涩；山萸肉 10g、杜仲 10g、菟丝子 10g、金樱子 10g、煅牡蛎 20g 益肾固摄。

加减：若中气下陷，小腹坠胀，尿滴而下，加升麻 6g、柴胡 6g 配参芪补气升清；肾阴虚，舌红、苔少，加生地熟地各 15g、龟板 20g 滋养肾阴；阴虚火旺，面红，烦热，尿黄赤或伴有灼热不适者，可用知柏八味丸滋阴降火；低热者，加青蒿 10g、鳖甲 10g 清虚热；肾阳虚，加附子 6g、肉桂 3g、鹿角片 10g、巴戟天 10g 等温补肾阳；伴有水湿，面部或下肢轻度浮肿，去生牡蛎、金樱子、芡实、莲肉等固涩之品，加苡仁 15g、茯苓 10g、泽泻 10g 渗湿分利。

【附】尿浊

小便混浊，白如泔浆，尿时无涩痛不利感；西医学中的乳糜尿，多属本病范围。

病因病机：病因：1. 过食甘肥厚腻食物，脾失健运，酿湿生热。2. 某些疾病（如血丝虫病）病后，湿热余邪未清，阻滞脾气，清浊相混，而成尿浊。病机：病初多为湿热蕴结，脾失升降，清浊不分，尿浊混白。若热盛灼络，络损血溢，则尿浊伴血，如久延不愈，或屡经反复，湿热邪势虽衰，但精微下泄过多，导致脾肾两伤。脾虚则中气下陷，肾虚则固摄无权，封藏失职，病情更为缠绵。若脾肾气虚阳衰，气不摄血或阴虚火旺，伤络血溢均可引起尿浊夹血。

本病常因多食肥脂（动物、植物脂肪）、蛋白类食物，或劳累过度而加重或复发。

辨证论治：初起湿热为主，治予清热利湿；病久脾肾亏虚，治宜培补脾肾，但需区别其主次而有所侧重。气陷、失固者宜参入升清、固摄法。虚实夹杂，应予标本兼顾。

1. 湿热内蕴：

[症状] 小便混浊色白或黄或红，或夹凝块，上有浮油。或伴血块，或尿道有灼热感，阻塞不畅，口苦，口干，苔黄腻、舌质红，脉濡数。

[证候分析] 湿热蕴脾，清浊相混，则尿混浊而有脂块、浮油。热伤血络，则血随尿出；湿热下注，则尿色黄并有热感。脂块、血块阻于尿道，故排尿不畅。口苦干，苔黄腻，脉濡数皆湿热之象。

[治法] 清热利湿。

[方药] 萆薢分清饮加减（方剂功用及常用药同"膏淋"）。

2. 脾虚气陷：

[症状] 尿浊反复发作，日久不愈，状如白浆，小腹坠胀，神倦无力，面色无华，劳累或进食油脂则发作加重，苔白、舌淡，脉虚软。

[证候分析] 病久脾虚气陷，精微下泄，故尿浊反复不愈，小腹坠胀。饮食不节，疲劳过度更伤脾气，故进食油腻及劳累则病情发作或加重，舌脉所示，皆脾气不足之象。

[治法] 补脾益气升清。

[方药] 补中益气汤加减。本方补中益气，升清降浊。用于脾虚气陷，精微下泄之尿浊。

药用党参 10g、黄芪 15g、白术 10g 补气健脾；山药 15g、益智仁 10g、芡实 10g、莲子 10g 补脾固涩；茯苓 10g 健脾渗湿；升麻 6g 升清降浊。

加减：若尿浊夹血，加小蓟 10g、藕节 10g、阿胶 10g、墨旱莲 10g 补气摄血；大便不实或溏，脾阳不振，加制附片 6g、炮姜炭 3g 温补脾阳；小便黄混，苔薄黄腻兼有湿热者，酌加黄柏 10g、萆薢 10g 分利湿热。

3. 肾元亏虚：

[症状] 尿浊久久不愈，小便乳白如脂膏，精神萎靡，消瘦无力，腰酸腿软，头晕耳鸣，面色㿠白，形寒肢冷，舌质淡白，脉沉细，或烦热，口干，舌质红，脉细数。

[证候分析] 肾气失固，精微脂液下流，故尿浊如脂如膏。水谷精微不能充养形体，则神萎消瘦乏力。肾精不足，髓海失充，则腰酸腿软，头晕耳鸣。肾阳不足，不能温煦，故见面色㿠白，形寒肢冷，舌质淡，脉细。肾阴亏虚，虚火上炎故有烦热，口干，舌红，脉细数之候。

［治法］ 补肾固摄。

［方药］ 六味地黄丸、菟丝子丸加减。前方滋养肾阴，后方补肾固摄，治淋浊久发，遗精，滑精等症。药用熟地 15g、山药 15g、山萸肉 10g 滋养肾阴；菟丝子 10g、桑螵蛸 10g、金樱子 10g 补肾固精；莲子 10g、芡实 10g 健脾固涩；茯苓 10g、泽泻 15g 淡渗利湿。

加减：若阳虚偏甚，加附子 6g、肉桂 3g、鹿角片 10g 温阳；阳不摄血，尿浊夹血者，加炮姜炭 3g、侧柏炭 10g 温经止血；阴虚偏盛，加龟板 15g、生地 15g 养阴；血尿者，加阿胶 10g、旱莲草 10g、白茅根 15g 养阴止血；兼夹湿热，加知母 10g、黄柏 10g 燥湿清热；兼有脾气不足者，加党参 10g、黄芪 15g、白术 10g 补脾益气。

【其他疗法】

（一）单方、验方

1. 地锦草、车前子、萹蓄、蒲公英、紫花地丁、白花蛇舌草、薏苡仁、栀子等，任选 1~2 种，每种 30~60g，水煎服，每日 1 剂。适用于热淋。

2. 冬葵子末 5g，冲服，每日 3 次，用于气淋。

3. 金钱草 60g，水煎服，每日 1 剂。适用于石淋。

4. 乌蔹莓、血见愁、仙鹤草、白茅根等，任选 1~2 种，每种 30g，水煎服，每日 1 剂。适用于血淋。

5. 生地黄汁加鲜车前草汁，各适量，每日 3 次。治血淋。

（二）中成药

1. 龙胆泻肝丸：清利湿热，疏肝利胆，用于肝胆湿热蕴结导致头晕耳鸣及湿热下注所致小便频急涩痛，湿热带下等症。每日 2 次，每次 1 丸，口服。

2. 牛黄解毒丸：清热解毒，泻火通便。用于热毒炽盛所致高热，咽痛及毒热蕴结下焦所致小便频急涩痛等症。每日 2 次，每次 1 丸，口服。

3. 柴胡疏肝丸：疏肝理气，用于肝失疏泄，影响膀胱气化所致小便滞涩不畅、腹胀、胁痛等症。每日 2 次，每次 1 丸，口服。

4. 知柏地黄丸：滋阴降火。用于阴虚火旺，虚火灼络，小便涩痛带血等症。每日 2 次，每次 1 丸，口服。

5. 补中益气丸：补中益气，升阳举陷，用于淋久伤正，小腹坠胀，尿有余沥，滞涩不畅等症。每日 2 次，每次 1 丸，口服。

（三）外治法

1. 敷贴法：通淋膏：玄参、麦冬、当归、赤芍、知母、黄柏、生地、黄连、黄芩、栀子、瞿麦穗、萹蓄、赤苓、猪苓、木通、泽泻、车前、甘草、木香、郁金、草薢各 32g，麻油熬，黄丹收，滑石 256g 搅匀，贴脐下，主治膀胱积热，淋泌尿血。

2. 外洗法：药用苦参、土茯苓、牛膝、黄柏、蛇床子、枯矾等清热燥湿解毒药；外洗坐浴，每日 1 剂，坐浴 2 次，其中 1 次须在睡前进行，可防治本病。

【预防与调护】

淋证的预防与调护重点是增强人体正气，防止情志内伤，消除各种外邪入侵和湿热内生的有关因素。

1. 注意外阴清洁，不忍尿，预防感染。

2．注意饮食调节，饮食宜清淡，忌肥腻香燥、辛热之品。

3．注意生活起居，避免纵欲过劳，已患病者禁房事，保持心情舒畅。

4．注意妊娠及产后卫生，对预防子淋、产后淋发生有重要意义。

5．积极治疗消渴、痨瘵等肾虚疾患，可减少淋证的发生。

【临证提要】

1．淋证的治法，常用清热利湿，清心导赤，通腑利腑，解毒泻火，凉血止血，祛瘀活血，补中升提，健脾固肾，滋肾泻火，益肾温阳等法。病初及急淋期以清、通、疏三法为主，若淋证迁延日久，应在清、通、疏三法的基础上，根据虚损的情况运用补法，以补脾、补肾为主，调阴阳为次。

2．热淋为临床最常见症，湿热客于膀胱，多为湿热外侵及中焦湿热下注所致，也可见肝经湿热及心火偏盛者，治疗上以八正散为基础方，可配合导赤散及龙胆泻肝汤辨证施治。血淋亦较常见，除实热、虚火灼络分别辨治外，后期常伴气虚，可配合八珍汤补益气血。劳淋为临床后期常见，多选补中益气丸及肾气丸等论治，气淋则以疏肝理气为先；石淋以消石通淋为急，膏淋以分清泌浊为本。淋证伴寒热者，多用和解少阳之法，少用发汗，免伤阴液。

3．尿浊初病多为湿热蕴结，以清热利湿法治疗，使热去湿除，但湿热者，导湿之中必兼理脾，即所谓土旺则能胜湿，土气坚凝，则水湿亦自澄清。并注意勿误投涩补，而留热闭邪。久病脾肾亏虚，以补益脾肾法治疗，但补肾之中必兼利水，即所谓肾有两窍，溺窍开则精窍自闭，做到清利而不伤阴，补益而不涩滞，即清中寓补，补中寓通。患者经过治疗，尿液恢复正常后，可根据脏腑虚损情况，选用扶正药物以健脾益气或滋肾养阴，或温补肾阳，如参苓白术散、六味地黄丸或金匮肾气丸等，以巩固疗效，使患者逐步康复。

【医案精选】

1．黄文东医案：

黄某，女，28岁，工人。初诊1975年4月6日。昨起小便频急，涩痛而赤，腰酸，少腹胀，心烦，少寐。舌质红，苔腻，脉细数。

辨证：湿热蕴于下焦，膀胱气化不利，血得热而下注，症属血淋。

治法：法宜凉血滋阴，清利湿热。

处方：生地15g，竹叶9g，生甘草4.5g，木通3g，黄芩15g，小蓟草30g，乌药9g，2剂。

二诊（4月8日）：昨日诸症一度减轻，尿色稍清。今晨又见尿频涩痛，腰酸，少腹胀痛。苔腻，脉细数。再予前方加味。原方加萆薢15g。2剂。

三诊（4月10日）：尿频明显减轻，尿色已清，少腹胀痛基本消失，腰酸乏力，脉细带数。再守原意。前方去木通，4剂。

按：淋证初起，多湿多热，治宜宣通清利为主。因患者心烦少寐，舌红脉细，心火偏旺，故用导赤散加味。生地凉血滋阴，竹叶清心泻火，均以鲜者为佳；木通、甘草清热通淋兼治尿道刺痛；并加重小蓟凉血止血；萆薢利湿泌浊；乌药行气利窍。诸药配合，以达到止血通淋的目的。

（《黄文东医案》）

2．施今墨医案：

葛某，男，病历号 62224，近 1 年来，出现血尿，色鲜，现症小便量少，腰痛，食睡正常，大便每日 1 次。舌苔薄白而腻，脉濡数。

辨证：此因湿热久郁，尿中浊物结化成石，热结膀胱，遂成血尿，然其炎热之源是由于肾阴虚也。

治法：拟清热利尿，滋阴消石法为治。

处方：旱莲草 30g，金钱草 30g，车前子 10g（布包），车前草 10g，云茯苓 12g，海浮石 10g（布包），瓦楞子 20g，海金沙 10g，滑石块 20g，阿胶 12g（另炖兑服），肉苁蓉 15g，炒地榆 12g，甘枸杞 15g，泽泻 10g，甘草 6g，猪苓 10g。

服药 7 剂，小便较前为多，溺出如细砂物甚多，腰仍痛。仍遵前法治之。

处方：风化硝 30g，瓦楞子 30g，旱莲草 60g，海浮石 30g，滑石块 60g，猪苓 30g，苏木 60g，泽泻 30g，肉苁蓉 60g，枸杞 60g，山萸肉 30g，菟丝子 60g，阿胶 60g，炒地榆 60g，云茯苓 30g，老紫草 30g，瞿麦穗 30g，海金沙 30g，川续断 30g，川杜仲 30g，车前子 30g，炙甘草梢 30g。共研细末，金樱子膏 600g，合为小丸，每日早、午、晚各服 6g。每日以金钱草 120g，煮水代茶饮。

前方服 80 日，每次小便均有细砂物，腰部时痛，有时少腹亦疼，体力活动多时，或有血尿。

处方：上肉桂 30g，瓦楞子 30g，风化硝 60g，盔沉香 15g，肥知母 30g，青皮 15g，旱莲草 60g，肉苁蓉 60g，滑石块 60g，泽泻 30g，荜澄茄 15g，白檀香 15g，海金沙 30g，没药 30g，阿胶 60g，云茯苓 60g，海浮石 30g，鱼枕骨 30g，山萸肉 30g，台乌药 30g，菟丝子 60g，老紫草 30g，炙甘草梢 30g，共研细末，密丸，每丸重 10g，早晚各服一丸。

按：本案在清热通淋、利尿排石的基础上，妙在阴阳并调，温肾与滋阴并用，扶正祛邪，标本兼治，故获效甚捷。

（《施今墨临床经验集》）

自 学 指 导

【重点难点】

1. 淋证是以小便频数短涩、滴沥刺痛、小腹拘急引痛为主症的疾病。

2. 根据病因和症状特点不同，可分为热淋、血淋、石淋、气淋、膏淋、劳淋六证。病理因素为湿热，病位在膀胱，病机主要是湿热蕴结下焦，肾和膀胱气化不利。

3. 辨证当分虚实，初起湿热邪实，膀胱气化不利；病久由实转虚，脾肾两虚，膀胱气化无权，或见虚实夹杂情况。实证治予清热利湿通淋；虚证宜培补脾肾。虚实夹杂者，当标本兼顾。同时根据各淋特点，参与止血、排石、行气、泄浊等法。

4. 淋证的预后，因病而异；如热淋、血淋、石淋病久可导致脾肾两虚，甚则脾肾衰败，水邪内潴，发生水肿。或肾虚肝旺，阳亢于上，而为头痛眩晕，或石阻水道，小便闭癃，发生水毒上凌心肺等危重证候。血淋若因肿瘤所致者，预后不良。膏淋、尿浊一般预后良好，但久延可致形瘦神疲无力等症。

【复习思考题】

1．试述淋证的发病因素和主要病机？
2．试述六淋的主症及病机。
3．如何理解淋无补法？
4．膏淋与尿浊有何异同点？

【常见文献摘录】

1．《诸病源候论·淋病诸侯》："若饮食不节，喜怒不时，虚实不调，则脏腑不和，致肾虚而膀胱热也……肾虚则小便数，膀胱热则水下涩，数而且涩，则淋沥不尽，故谓之淋。""热淋者，三焦有热，气搏于肾，流入于胞，而成淋也。其状小便赤涩。""石淋者，淋而出石也……其病之状，小便则茎里痛，尿不能卒出，痛引少腹，膀胱里急，砂石从小便道出，甚者塞痛令闷绝。"

2．《丹溪心法·淋》："血淋一证，须看血色，分冷热。色鲜者，心、小肠实热；色淡者，肾、膀胱虚冷。"

3．《景岳全书·淋浊》："治淋之法，大都与治浊相同。凡热者宜清，涩者宜利，下陷者宜提升，虚者宜补，阳气不固宜温补命门。""徐东皋曰，淋证初作者主于实热，当利之。既利之而不愈，久久而气下陷者，虚也。宜升其气，气升则水自下，升而不愈，必用吐法，吐之而气自升也。"

4．《医宗必读·淋》："劳淋，有脾劳、肾劳之分。多思多虑，负重远行，应酬纷扰，劳于脾也。宜补中益气汤与五苓散并进。多因思虑者，归脾汤。若强力入房或施泄无度，劳于肾也。宜地黄丸或黄芪汤。肾虚而寒者，金匮肾气丸。""气淋，有虚实之分，如气滞不通，脐下反闷而痛者，沉香散、石韦散、瞿麦汤。气虚者，八珍汤加杜仲、牛膝、倍茯苓。"

第三节　癃闭（附：关格）

【目的要求】

1．了解癃闭的基本概念。
2．熟悉癃闭的发病因素和脏腑的关系。
3．掌握癃闭的辨治原则和各证型的辨证施治。

【自学时数】

6 学时。

癃闭是指小便量少，排尿困难，点滴而出，甚则闭塞不通为主症的一种病证。分而言之，癃指小便点滴而出，排尿不畅；闭指小便点滴均无，小便不通，欲解不得。说明癃与闭有轻重之别，癃的病势缓而轻，闭则病势急而重。如癃转为闭，表示病情加重；由闭转癃，表示病情由重转轻。由于两者俱属排尿困难，小便不通的病症，故合称为癃闭。

癃闭之名，首见于《内经》，该书对癃闭的病因病机、病位论述比较详细。《素问·五常政大论》说："其病癃闭，邪伤肾也。"《灵枢·五味》说："酸走筋，多食之，令人癃。"说明癃闭的病因责之于外邪伤肾及饮食不节。《素问·灵兰秘典论》说："膀胱者，州都之官，津液藏焉，气化则能出矣。"又说："三焦者，决渎之官，水道出焉。"《素问·标本病传论》说："膀胱病，小便闭。"《灵枢·本输》说："三焦……实则癃闭，虚则遗溺。"阐明本病的病位在膀胱，其病机责之于膀胱及三焦气化不利。汉代，由于殇帝姓刘名隆，为避讳起见，将癃改淋，这一避讳的影响，直至宋元未已，从而混淆了癃闭与淋证的概念。故在张仲景《伤寒论》和《金匮要略》两部著作里，没有癃闭之名，只有淋病和小便不利的记载。从小便不利的论述中，其病因病机主要有膀胱气化不利、水热互结、瘀血、夹热、夹湿及脾肾两虚等，对其治疗因气化不行者，用五苓散；因水热互结者，用猪苓汤；因瘀血夹热者，用蒲灰散或滑石白鱼散；因脾肾两虚而夹湿者，用茯苓戎盐汤。唐代孙思邈《千金要方》有最早用葱管导尿的记载。王焘在《外台秘要》中还有用盐及艾灸等外治法治疗癃闭的论述。宋元时期，朱丹溪还选用探吐法来治疗癃闭，可谓独出心裁，并将探吐一法，譬之滴水之器，闭其上窍，则下窍不通，开其上窍则下窍必利。明代张景岳对气虚不化及阴虚不能化阳而引起癃闭的治法做出了贡献。如《景岳全书·癃闭》说："气既不能化，而欲强为通利，果能行乎？阴中无阳，而再用苦寒之剂能无甚乎？"又说，"当辨其脏气之寒热，若素无内热之气者，是必阳虚无疑也。或病未至甚，须常用左归、右归、六味、八味等汤丸，或壮水以分清，或益火以化气，随宜用之，自可渐杜其原。"对真阴败绝而致的癃闭，指出"治宜补阴抑阳，以化阴煎之类主之。或偏于阳亢而水不制火者，如东垣之用滋肾丸亦可。"此外，张景岳还分别叙述了尿道通气、水银灌注及药物煎汤熏洗下体三种外治通闭的方法，可谓思路独到。清代李用粹《证治汇补·癃闭》详细阐述了癃闭的治法："一身之气关于肺，肺清则气行，肺浊则气壅，故小便不通，由肺气不能宣布者居多，宜清肺金降气为主，并参他症治之。若肺燥不能生水，当滋肾涤热。夫滋肾涤热，名为正治；清金润燥，名为隔二之治；燥脾健胃，名为隔三之治。又有水液只渗大肠，小肠因而燥竭者，分利而已；有气滞不通，水道因而闭塞者，顺气为急。实热者非咸寒则阳无以化；虚寒者，非温补则阴无以生；痰闭者，吐提可法；瘀血者，疏导兼行；脾虚气陷者，升提中气；下焦阳虚者，温补命门。"理法精当，殊堪效法。

癃闭有两种情况：一是膀胱内储尿量少，排出尿少；二是膀胱内有尿，因种种原因而致排出量少。不论膀胱内有无尿液，凡见排尿不畅甚则小便不通的严重证候，均属本篇范围。

西医学中多种原因引起的尿潴留和无尿症，均可参照本篇处理，但同时还当注意辨病求因治疗。

【病因病机】

（一）病因

1. 湿热侵袭：下阴不洁，湿热秽浊之邪上犯膀胱，或湿热素盛，热结下焦，肾移热于膀胱，均可导致膀胱湿热阻滞，气化不利，小便不通，而成癃闭。故《诸病源候论·小便病诸候》指出："小便不通，由膀胱与肾俱热故也。"

2. 邪热伤肺：温热犯肺，热邪壅滞，肺气不能肃降，津液输布失常，水道通调不利，不能下输膀胱；或因热气过盛，下移膀胱，以致上焦、下焦均为热气闭阻，而成癃闭。亦可因肺燥津伤，肾失滋源，水源枯竭，而发生癃闭。

3. 饮食不节：饮食偏嗜辛辣酒热肥甘之品，脾胃运化失常，酿湿生热，阻滞于中，流注下焦，湿热伤肾，热积膀胱，气化不利，发为癃闭。或饮食不节，饥饱失调，损伤脾胃，中气下陷，清阳不升，浊阴难以下降，小便因而不利，癃闭得生。

4. 情志因素：惊恐、郁怒、紧张以致肝气郁滞、疏泄失司，致三焦气化失常，水道失于通调而形成癃闭。如《灵枢·经脉》篇云："肝足厥阴之脉……是主肝所生病者……遗溺闭癃"。

5. 体虚久病：体劳伤脾或素体脾胃虚弱，致脾虚气陷，浊阴不降致癃闭。年老体弱或因多种慢性疾病，久病体虚，肾阳不足，命门火衰，所谓"无阳则阴无以生"，致膀胱气化无权，而溺不得出。或因下焦积热，日久不愈，津液耗损，导致肾阴不足，所谓"无阴则阳无以化"即肾阴亏耗，水府枯竭无尿。

6. 浊瘀内停：淫欲过度，忍精不泄，留滞茎中是为败精瘀浊；跌仆外伤，致瘀血凝滞；或肿块砂石皆可阻塞尿路，小便难以排出，因而形成癃闭。

综上所述，癃闭的病因，有外邪而致癃闭者，如湿热侵袭，温热伤肺；有内伤饮食、情志失调而致癃闭者，多属实证，为水道壅滞不通，膀胱气化不利所致。至于体虚劳倦，中气下陷，清气不升，浊阴不降；或肾元亏虚，命门火衰，气不化水；或肾气不足，气化不及州都，膀胱传送无力；或肾阴亏耗，下元水涸，多属虚证，为膀胱气化无权所致。一般而言，癃闭以内伤为主，外邪为次，两者亦可互为因果。

（二）病机

1. 病位在肾和膀胱，病机总属膀胱气化不利：癃闭的病因多端，究其病位则以肾和膀胱为主。肾主水，与膀胱相表里，共司小便。若肾和膀胱发生病变皆可影响尿液的正常排泄。《素问·灵兰秘典论》说："膀胱者，州都之官。津液藏焉，气化则能出矣。"指出膀胱之排尿，是依靠其气化功能。故《素问·宣明五气论》又说："膀胱不利为癃。"突出了膀胱气化失调是癃闭的主要病机。而膀胱的气化又受肾气所主，肾主水而司两便，与膀胱相表里。若肾虚气化不及州都，则膀胱气化无权，亦可发生癃闭。

2. 病变脏器涉及肺、脾、肝、三焦，多脏同病：水液的吸收、运行、排泄有赖于肺的通调，脾的转输，肾的蒸化，肝的疏泄以及三焦的气化。肺位上焦，为水之上源，若肺热气壅，气不布津则通调失职，或热伤肺津，肾失滋源；脾居中焦，为升降之枢纽，如湿热壅阻，下注膀胱或中气虚弱，则升运无力；肝失疏泄，能调节脏腑功能活动，若肝之疏泄失常，气机不利，肾气司化无权，均致三焦决渎失职，膀胱气化不行而为本病。故癃闭是多脏器病变所致。

3. 病理性质属实者为膀胱气化不利，属虚者为膀胱气化无权：由于病因不同，故病理性质有虚实之分。因湿热下注，膀胱积热；肺热气壅，通调失职；肝郁气滞，疏泄不畅；浊

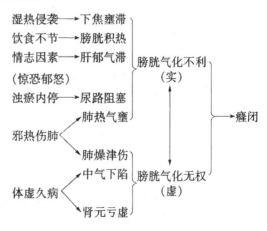

图37 癃闭病因病机示意图

瘀阻塞，水道不通致膀胱气化不利者为实证。因中气下陷，肾元亏虚，阳虚命门火衰，气不化水；肾气不足，气化不及州都，膀胱传送无力；肾阴亏耗，下元水涸，以及急性吐泻、汗多伤津，津液极度耗损，水液无以下注膀胱者为虚证。但亦有表现为本虚标实者。

4. 尿闭不通，水毒上犯，可出现喘肿危候：癃闭的病机转化取决于病邪与人体正气之间的斗争。初期多为癃，若病久伤正，阴精耗伤或邪实壅盛，则可由癃至闭。尿闭不通，水毒内停，上凌于肺，可出现喘肿危候。若尿闭不通，水毒内停，上凌于肺，可见喘急；水停小腹、外溢肌肤则为肿胀；上逆犯胃，则呕恶不止；水毒凌心，内陷厥少，则见神识昏厥之变；甚则脾肾阴阳衰惫，气化不利，浊邪内蕴导致关格，预后较差。

【病证鉴别】

与淋证相鉴别：癃闭与淋证皆属膀胱气化不利所致，故均有小便点滴不畅的症状。但癃闭无尿道刺痛，每天排尿量少于正常，甚至无尿排出。而淋证则小便频数短涩，滴沥刺痛，欲出未尽，而每日排尿量正常。《医学心悟·小便不通》说："癃闭与淋证不同，淋则便数而茎痛，癃闭则小便点滴而难通。"对两者做了明确区别。但淋证日久不愈，损及肾与膀胱气化，可发展成癃闭；而癃闭复感外邪，亦可并发淋证。在两者的病情方面，一般癃闭较淋证为重。

【辨证论治】

(一) 辨证要领

1. 辨膀胱有尿与无尿：小腹部胀满膨隆，小便欲解不得或点滴而下，为水蓄膀胱；若小腹胀满不甚，外形如常，无排尿意，尿量少或无，为膀胱内无尿液，属津伤液涸，肾元衰竭所致。

2. 详辨虚实：从病程、排尿情况及全身症状辨别虚实。一般发病急骤，体质强壮，小腹胀满而痛，小便滴沥不畅，短赤灼热，苔黄腻或薄黄，脉数、弦、涩者，多因膀胱积热，肺热气壅，浊瘀阻塞，肝郁气滞而致膀胱气化不利，属于实证。若发病缓慢，年老体衰，排尿无力，神疲气短，面色少华，舌质淡，脉细弱者，多因中气下陷，命门火衰而致膀胱气化无权，多属于虚证。

3. 权衡轻重：初起病"癃"，后来转成"闭"的，为病势由轻转重；初起病"闭"后转成"癃"的，为病势由重转轻。癃闭如见小腹胀满疼痛、胸闷、气喘、呕吐等症，则病情较重；如见神昏、烦躁、抽筋等症，则病情危笃。

(二) 治疗要点

癃闭的治疗应根据"腑以通为用"的原则，通利是治疗癃闭的基本原则。但通利之法，又因证候的虚实而各异，实证治宜清湿热，散瘀结，利气机而通水道；虚证治宜补脾肾，助气化，而达到气化得行，则小便自通的目的。

同时，还要审因论治，根据病变在肺、在脾、在肾的不同，进行辨证施治，不可滥用通利小便之品。

《丹溪心法·小便不通》篇强调在内服药物的同时，进行探吐，"呕吐可以上提其气，气升则水自降下，盖气承载其水也。"即后世所说的"提壶揭盖法"，可临证参考。若小腹胀急，小便点滴不下，内服药物缓不济急，应配合导尿或针灸等以急通小便。

（三）分证论治

1．膀胱积热：

［症状］　小便点滴不通，或量极少而短赤灼热，小腹胀满，口苦口粘，或口渴不欲饮，或大便不畅，舌质红，苔根黄腻，脉数。

［证候分析］　湿热蕴结于膀胱，故小便不利而热赤，甚则点滴不通；湿热互结，膀胱气化不利，故小腹胀满；湿热内盛，故口苦口粘，津液不布，故口渴不欲饮。舌质红，苔根黄腻，脉数及大便不畅，均因下焦湿热所致。

［治法］　清利湿热，通利小便。

［方药］　八正散加减。本方具有清热泻火，通利小便的功能，用于湿热蕴结膀胱之排尿不畅，小溲黄赤灼热等症。

药用木通6g、车前子15g、萹蓄10g、茯苓10g、泽泻10g、瞿麦10g、通闭利尿；山栀10g清化三焦之湿热；滑石15g、黄柏10g清利下焦之湿热；大黄6g通便泻火；用甘草3g调和诸药。

加减：若兼心烦、口舌生疮糜烂者，可合导赤散以清心火，利湿热。若湿热久恋下焦，导致肾阴灼伤而出现口干咽燥、潮热盗汗、手足心热、舌光红，可改用滋肾通关丸加生地15g、车前子15g、牛膝10g等以滋肾阴、清湿热而助气化。若因湿热蕴结三焦，气化不利，浊毒内陷者宜用黄连温胆汤加车前子15g、白茅根15g、木通6g等以降浊和胃，清热化湿。

2．肺热气壅：

［症状］　小便涓滴不通，或点滴不爽，咽干，烦渴欲饮，呼吸短促，或有咳嗽，舌苔薄黄，脉数。

［证候分析］　温热犯肺，肺热壅盛，失于肃降，不能通调水道，下输膀胱，故小便涓滴不通；肺热上壅，气逆不降，故呼吸短促或咳嗽；热盛伤津，故咽干，烦渴欲饮；苔黄，脉数为里热内郁之征。病久不愈，阴津耗散，可见肺阴亏虚之证。

［治法］　清肺泻热，通利小便。

［方药］　清肺饮加减。本方清肺泄热利水，治热壅肺气，气不布津所致之癃闭。

药用黄芩10g、桑白皮10g，清泻肺热；麦冬10g、芦根10g、地骨皮10g滋养肺阴；车前子15g、木通6g、茯苓15g、猪苓10g、泽泻10g清热通利；栀子10g清三焦之火。诸药合用，使上清下利，则小便自通。

加减：肺阴不足者，再加沙参10g、茅根15g等以滋养肺阴；如心火旺而见心烦、舌尖红者，可加黄连3g、竹叶10g等，兼清心火；大便不通者，加大黄6g、杏仁10g以宣肺通便；有鼻塞、头痛、脉浮等表证者，可加薄荷6g、桔梗6g以解表宣肺。

3．肝郁气滞：

［症状］　情志郁怒后，突然小便不通，或通而不畅，胁腹胀满或痛，舌质红苔薄或薄黄，脉弦。

［证候分析］　七情内伤，气机郁滞，肝气失于疏泄，水液排出受阻，故小便不通或通而不畅；肝之经脉循少腹布于两胁，肝气横逆，循经入络，则胁腹胀满或痛。弦为肝脉，苔黄、舌红为肝郁化火之象。

［治法］　疏利气机，通利小便。

［方药］　沉香散加减。本方理气行水，用于气机郁滞所致癃闭。

药用沉香6g、橘皮6g、柴胡10g、青皮6g、乌药10g、香附10g疏达肝气；配合当归

10g、王不留行 10g 以行下焦之气血；石韦 10g、冬葵子 10g、滑石 15g、车前子 15g、茯苓 10g、泽泻 10g 以通利水道。

加减：若气郁化火，可加龙胆草 6g、山栀 10g 等以清郁火。

4. 浊瘀阻塞：

［症状］ 小便点滴而下，或尿如细线，甚则阻塞不通，小腹胀满疼痛，舌质紫暗，或有瘀点，脉涩。

［证候分析］ 瘀血败精阻塞于内，或瘀结成块，阻塞于膀胱尿道之间，故小便点滴而下，或尿如细线，甚则阻塞不通；下焦瘀滞，气机不畅，故小腹胀满疼痛；舌紫暗或有瘀点，脉涩，都是瘀阻气滞的征象。若小便夹砂石，则为砂石结聚之证。

［治法］ 行瘀散结。

［方药］ 代抵当丸加减。本方活血通瘀散结，以消瘀为主。

药用归尾 10g、桃仁 10g、山甲 10g、红花 10g、益母草 20g 活血化瘀；配大黄 6g、芒硝 6g 等药通瘀散结；滑石 15g、通草 10g 淡渗利水；肉桂 3g 温阳以助活血通络。

加减：如病久气血两虚，面色不华者，宜加黄芪 15g、党参 15g 以补养气血；若小便一时性不通，胀闷难忍，可加麝香 0.01g 吞服；若尿路有结石，可加金钱草 20g、海金沙 10g、冬葵子 10g、瞿麦 10g、萹蓄 10g，通淋排石；若兼见尿血，可吞服参三七 3g、琥珀粉 0.5g 以化瘀止血。

5. 中气下陷：

［症状］ 小腹坠胀，时欲小便而不得出，或量少而不畅，精神疲乏，食欲不振，气短而语声低细，舌质淡，苔薄，脉象细弱。

［证候分析］ 饮食、劳倦伤脾，清气不升则浊阴不降，故小便不通利；中气下陷，升提无力，故小腹坠胀；中气不足，故气短语低；脾气虚弱，运化无力，故精神疲乏，食欲不振；舌质淡，脉细弱为气虚之征。病久不愈，先天之本失于补养，可见脾肾两虚之症。

［治法］ 升清降浊，化气行水。

［方药］ 补中益气汤合春泽汤加减。前方补中气，升清气，脾气升则浊阴易降，用于中气下陷所致少腹坠胀，尿出不爽。后方益气利水，用于气虚不能化水，口渴而小便不利。

药用人参 6g、黄芪 15g 益气；白术 10g 健脾运湿；桂枝 10g 辛温通阳，助膀胱之气化，猪苓 10g、茯苓 10g、泽泻 10g、车前子 15g、薏苡仁 15g、通草 10g 利水渗湿。诸药结合，共奏化气行水之功。

加减：若血虚者，加熟地 15g、鸡血藤 15g 以养血。心悸多汗者，加麦冬 10g、五味子 5g、枣仁 15g 以养心安神。

6. 命门火衰：

［症状］ 小便不通或点滴不爽，排出无力，面色㿠白，神气怯弱，畏寒，腰膝冷而酸软无力，舌质淡，苔白，脉沉细而尺弱。

［证候分析］ 命门火衰，气化不及州都，故小便不通或点滴不爽，排出无力；元气衰惫，形神失养，故面色㿠白，神气怯弱；肾阳衰惫，失于温煦，故畏寒，腰膝冷而酸软无力；舌质淡，苔白，脉沉细而尺弱为肾阳不足之征。肾阳不能温煦脾阳可转为脾肾阳虚之证。若因肾阳衰惫，命火式微，致三焦气化无权，小便量少甚至无尿、呕吐、烦躁、神昏者，则转为浊毒内攻之证。

［治法］ 温补肾阳，益气通窍。

［方药］ 济生肾气丸加减。本方温补肾阳，化气行水，主治肾阳不足，气不化水，尿少不畅之证。

药用肉桂 3g、附子 6g 补下焦之阳，以鼓舞肾气而行水；地黄 15g、山药 15g、山萸肉 10g 补肾滋阴；牛膝 10g、车前子 15g、茯苓 10g、泽泻 10g 等利水，故可温补肾阳，化气行水，使小便得以通利。

加减：如形神萎顿，腰膝酸痛，为精血俱亏，病及督脉，多见于老人，治宜香茸丸补养精血，助阳通窍。若因肾阳衰惫，命火式微，致三焦气化无权，浊毒内攻者，治宜千金温脾汤合吴茱萸汤温补脾肾，和胃降逆。

【其他疗法】

（一）单方、验方

1. 倒换散：生大黄 12g，荆芥穗 12g，晒干后（不宜火焙，否则效力减弱）共研末，分 2 次服，每隔 4 小时用温开水调服 1 次。

2. 杏仁 10～15g，熬米服之，治肺气闭阻之癃闭。

3. 蒲黄粉 30g，滑石粉 30g，捣细罗为散，每于食前以温酒调服 6g，每日 3 次。适于癃闭而有出血者。

4. 新鲜牛蒡叶汁、生地黄汁各等量，加水适量，煎三五沸，调滑石末，服用。主要适用于阴虚癃闭。

（二）中成药

1. 柴胡疏肝丸：疏肝理气。主治肝气郁滞所致胁痛、腹胀及因肝气失于疏泄，水液排出受阻所致小便不通等症。口服，每次 1 丸，每日 2 次。

2. 少腹逐瘀丸：活血化瘀，理气散结。主治瘀血阻滞于下焦所致腹胀、腹痛及小便不通等症。口服，每次 1 丸，每日 2 次。

3. 补中益气丸：补中益气，升阳举陷。主治脾虚气陷所致小腹坠胀，气短乏力及小便不通等症。口服，每次 1 丸，每日 2 次。

4. 金匮肾气丸：温补肾阳。主治命门火衰，气化不及州都所致小便不能通利及腰酸，怕冷等症。口服，每次 1 丸，每日 2 次。

（三）外治法

1. 外敷法：

（1）独头蒜头 1 个，栀子 3 枚，盐少许，捣烂，摊纸贴脐部。

（2）食盐 250g，炒热，布包熨脐腹，冷后再炒热敷之。

（3）葱白 500g，捣碎，入麝香少许拌匀，分两包，先置脐上 1 包，热熨约 15 分钟，再换 1 包，以冰水亦熨 15 分钟，交替使用，以通为度。

2. 流水诱导法：使病人听到流水的声音，即可有尿意，而随之解出小便。

3. 取嚏或探吐法：用消毒棉签，向鼻中取嚏或喉中探吐；也有用皂角末 0.3～0.6g，吹鼻取嚏，均可。通过打喷嚏或呕吐，能开肺气，举中气，而通下焦之气，是一种简单而有效的通利小便的方法。

4. 导尿法：经服药、针灸及上述疗法治疗无效，尿液潴留，小腹胀满，急迫难忍者，当用导尿法以缓其急。

5. 一味瓜蒌坐浴：瓜蒌 30～60g，煎汤坐浴约 20 分钟左右。用药时有出汗及轻度头昏，余无不良反应。可降肺气，清化痰热，润肠通便，使肺气下行而通调水道。

【附】关格

关格是由于脾肾阴阳衰惫，气化不利，浊邪壅塞三焦而致小便不通与呕吐不止并见的危重病证。小便不通名曰关；呕吐不止名曰格。多见于水肿、淋证、癃闭的晚期。李用粹《证治汇补·癃闭附关格》中说："既关且格，必小便不通，且夕之间，陡增呕恶，此因浊邪壅塞三焦，正气不得升降。所以关应下而小便闭，格应上而生呕吐，阴阳闭绝，一日即死，最为危候。"指明了本病的病机及主症，有现实指导意义。

关格的发生多与脾肾阳衰及湿浊内留有关。往往由各种疾病发展到后期脾肾衰败，水浊内生，浊邪壅塞三焦而产生，在其发生发展过程中多涉及五脏及阳损及阴，风动闭脱等复杂情况。

1. 脾肾阳虚，湿浊内蕴：

[症状]　小便不通，短少色清，面色无华或㿠白而晦滞，唇甲苍白，形寒怕冷，不思饮食，腹胀，泛恶，呕吐频作，大便溏薄，神疲腰酸，四肢困重无力，浮肿腰以下为主，口腻而甜，舌质色淡，舌体胖，边有齿印，脉沉细或濡细。

[证候分析]　各种原因导致脾肾阳虚，肾阳亏损，气化功能受阻，则小便不通，短少色清；脾阳不振，不能腐熟水谷，使气血来源不足，气虚则乏力；血不足则面色无华，唇甲苍白；肾阳不足，不能温煦腰膝四肢，故腰酸，形寒怕冷；脾阳亏损，阳不化湿，湿浊内蕴，反过来湿浊困脾，互为因果，脾失健运，则不思饮食；中焦气滞不畅则腹胀，影响胃的和降，胃气上逆，故泛恶，呕吐频作；脾应升而反降，故大便溏薄；四肢属脾，湿浊困脾，故有四肢困重；脾肾阳虚，不能化水，泛溢肌肤，故见浮肿；肾阳不足，腰膝以下，肾气主之，故见腰以下肿甚；口腻而甜，舌质色淡，体胖有齿印，脉沉濡细为脾肾阳虚，湿浊内蕴之象。

[治法]　温肾健脾，行气化浊。

[方药]　理中丸、金匮肾气丸合实脾饮加减。理中丸健脾温中散寒，用于脾胃虚寒之食少，腹胀，泛恶，呕吐者；《金匮要略》肾气丸温肾助阳，用于肾阳衰弱，气不化水，尿少不畅者；实脾饮温脾化湿，行气利水，用于脾阳不振，水泛为肿者。

药用人参 6g、干姜 6g、附子 6g、草果 6g，补气温中，散寒祛湿；白术 10g、茯苓 10g、丹皮 10g、泽泻 10g、川椒目 10g 温阳利水；厚朴 6g、木香 6g、大腹皮 10g、木瓜 10g 理气宽中，行气利水；加生姜 10g、半夏 10g 化浊止呕。

加减：肾阳亏虚而水肿较重者，选用真武汤；若呕吐明显者，加倍应用生姜 15g；若浊邪冷积，中阳痞膈，以致上吐下秘，常应用温脾汤治疗；若呕吐频繁，大便秘结不通，或小便量少，可选《千金方》之温脾汤，用生大黄，当便通呕止，即改用制大黄，加用肉桂 3g，以温补脾肾为主。降浊攻下，不宜久用，然而制大黄 3g 可以长期应用，但应量少，以大便润为度，有降浊作用而不伤正气，即为《本事方》之温脾汤加人参法。但有不少病人，上有呕吐，下有小便量少，而大便反溏，甚至大便每日数次至 10 余次，此时仍应用制大黄，同时加用四神丸温肾阳，使大便至少每日 2～3 次；如见湿热内蕴证，可选用黄连温胆汤；如热邪已清，又须转为应用温脾汤，适当加用黄连 3g；如见咳嗽气急等痰浊壅肺证，可合用小青龙汤；如痰浊壅肺，郁而化热，以致外寒里热，可应用大青龙汤加减。

2. 肝肾阴虚，痰火动风：

[症状]　泛恶呕吐，头痛头晕，耳鸣，小便不通或量少黄赤，腰以下水肿，腰膝酸软，手足抽搐，肌肉瞤动，或烦躁不安，皮肤瘙痒，舌质红，苔黄腻，舌抖或蜷缩，脉弦细数。

[证候分析]　湿浊内蕴，郁久化火，蕴结成痰，痰浊中阻，胃气上逆，故泛恶呕吐；阳损及阴，肝肾阴虚，肝阳上亢，故头痛头晕、耳鸣；浊邪内阻，水道不通，故小便不通及水肿；湿热下注，故见尿少黄赤；肝肾阴虚，肝风内动，故见手足抽搐，肌肉瞤动；阴分耗竭，阴不敛阳，阳越于外，故见烦躁不安；

阴耗血竭，血虚生风，故见皮肤瘙痒；腰膝酸软，舌质红，苔黄腻，舌抖或蜷缩，脉弦细数属肝肾阴虚，痰火动风之征。

[治法]　滋养肝肾，涤痰熄风。

[方药]　六味地黄丸合羚羊钩藤汤加减。前方滋养肾阴，用于肾阴不足，虚火上炎之头痛、耳鸣者；后方凉肝熄风，清热化痰，养阴舒筋，用于风阳上扰，窜犯络道之眩晕、痉厥及抽搐等症者。

药用熟地15g、山药15g、山茱萸10g滋补肝肾；泽泻10g配熟地泻肾降浊；茯苓10g与山药可渗脾湿；羚羊角0.5g、珍珠母20g、石决明15g、钩藤10g凉肝熄风、清热解痉，配桑叶10g、菊花10g以加强熄风之效；白芍10g、生地10g，养阴增液以柔肝舒筋；贝母10g、竹茹5g、胆星10g、竹沥10g清热化痰；甘草3g与白芍相配，能酸甘化阴、舒筋缓急。

加减：痰火上蒙清窍，导致中风者，按中风论治；若出现舌干光红，抽搐不止者，宜用大定风珠；若见浊邪入营动血者，可选用犀角地黄汤、清营汤等；同时配合至宝丹或紫雪丹。

3. 肾气衰竭，内闭外脱：

[症状]　无尿或少尿，全身浮肿，面色惨白，四肢厥冷，大汗淋漓，口中尿味，呼吸微弱不续，意识朦胧或神昏，舌淡，苔腻或灰黑，脉沉细欲绝。

[证候分析]　肾气衰竭，命门火衰，湿浊侵犯下焦，气血不行，水道不通，故见无尿或少尿，全身浮肿；阳气大亏，则四肢厥冷，面色惨白；阳虚不固，腠理开泄，故大汗淋漓；浊邪上泛，故口有尿味；肾气衰竭，肾不纳气，故见呼吸微弱不续；肾气衰竭加之痰浊壅盛，蒙蔽心神清窍，内闭外脱，故见意识朦胧或神昏；苔腻属浊邪壅盛；苔黑为肾色；舌淡、苔腻或灰黑，脉沉细欲绝为痰浊壅盛，肾气衰竭之象。

[治法]　温阳固脱，豁痰开窍。

[方药]　急用参附汤合黑锡丹，继用涤痰汤加减。参附汤合黑锡丹补气回阳，镇摄肾气，用于阳气衰微，汗出肢冷欲脱；涤痰汤化痰开窍，用于痰蒙心窍，神志呆滞不清者。

药用人参10g、附子10g大补元阳；黑锡1.5g、硫黄1.5g大热扶阳，肉桂3g、胡芦巴10g、破故纸10g、茴香5g、阳起石10g等温肾壮阳；木香6g、肉豆蔻10g温中降逆，兼顾下元，诸纯阳温燥之品，均为固肾补虚之用，使肾阳充旺，阴霾自散；配沉香5g，平冲降逆，纳气归肾，更助黑锡以降纳上盛之标证，菖蒲5g涤痰开窍；半夏10g、胆星10g、橘红10g燥湿化痰；党参10g、茯苓10g、大枣5枚健脾益气；枳实10g、竹茹4g和胃降逆，理气消胀，共奏豁痰开窍之功。

加减：若见大汗淋漓、出血等阴阳两虚症状者，宜用六味回阳饮以阴阳两固。

关格多由水肿、淋证、癃闭、鼓胀、黄疸、肾痨等病证发展而来。因此，预防本病，首先应加强上述各种病证的早期治疗。但关格病亦与外感风邪、热毒、居住湿地、涉水冒雨、饮食不节、过食咸味、劳倦过度、生育过多等因素有关，因此，注意冷热，预防感冒、温病的发生，以及饮食调理，计划生育，对于预防本病均有重要的意义。

【预防与调护】

重视原发病的治疗。避免失治、误治而导致癃闭。一旦发生癃闭，应加强精神调护，做好诱导解释工作，消除其紧张恐惧心理。并于取嚏探吐，按摩膀胱区，针刺等应急措施。若因卧位不习惯小便者，可扶持下床解小便。

【临证提要】

1. 本病首辨膀胱内有尿或无尿，次辨虚实。实证祛除病因可向痊愈。虚证多见于老年肾元亏虚、命门火衰者，往往因肾虚极易感受湿热而出现本虚标实证。癃闭的治疗，着眼于通。常根据虚实不同，实证采用清热利湿，疏通气机，行瘀散结之法以通利水道；虚证则采用补益脾肾，升清降浊，温肾开窍之法以化气行水。而本病临床上多虚实兼顾，宜常采用益气化瘀、健脾利湿清热、补益脾肾及理气利尿等并用之法。

2. 结合癃闭病位分属上、中、下三焦之不同，上焦重在治肺以通水道，中焦重在调脾以运水湿，下焦重在补肾，以助开合。此外，癃闭因肿块及砂石阻滞所致者，当以软坚消癥及活血散瘀化石为主。

3. 在小便点滴不通的情况下，内服药缓不济急，还可选用多种外治法来急通小便，目前多采用针灸疗法及导尿法，既简便，又有效，可以采用。

【医案精选】

1. 谢昌仁医案：

程某，男，70岁。年已古稀，溲解不畅，次频势急，茎中作痛，尿有中断，努挣难出，少腹拘急，五日未得更衣，肛门坠胀不适。苔中根黄腻。两乳增大如馒头，自觉痛苦之至。

辨证：此为湿热阻滞，瘀血凝结，膀胱不利，腑气不通。

治法：治以清热逐瘀，利尿通腑，方选桃仁承气汤加味。

处方：桃仁6g，大黄6g（后下），桂枝5g，甘草3g，风化硝6g（后下），土牛膝12g，蒲公英12g，车前草12g，赤芍10g，3剂。

二诊：3日后复诊时诉：服头煎药后2小时，解出大便半痰盂，小便随之而出，尿中粘液甚多，少腹拘急顿减。遂以上方增赤茯苓12g再进。

患者连服上方药，坚持半年，症情改善显著，两乳大亦消平如常。

裴某，男，75岁。溲频难解，滴沥不爽。其时除上症外，尚伴胸闷纳呆，小腹作胀，大便秘结，舌苔黄厚，午后低热。

辨证：乃因湿热结于下焦，膀胱气化不利而生"癃闭"。《巢氏病源》曰："小便不通，由膀胱与肾俱有湿热故也。"湿热蕴结，中焦受阻，故胸闷纳呆；宿滞内困，腑气不通，见腹胀便秘；舌苔厚腻为湿热浊滞内困之象。

治法：通腑泄浊，清利州都。

处方：橘皮6g，姜半夏10g，全瓜蒌12g，枳壳6g，炒薏苡仁12g，赤茯苓12g，泽泻12g，土牛膝12g，车前草12g，蒲公英12g，生军、熟军各5g，5剂。

二诊：服上方药后，大便爽解3次，小溲亦随之而通，苔腻始退，胸畅思食。此湿浊渐祛，然老年肾气早高，前法再进，兼顾其本。原方去全瓜蒌、生军，加生地12g，丹皮6g。追访上方药又服5剂，诸恙悉平，不久即出院。两年来体健如常人，小便通畅无阻。

按：前1例系瘀热阻滞，膀胱不利，腑气不通为主，施以清热逐瘀，利尿通腑，方选桃仁承气汤加味，竟能获如此之速效。第2例辨为湿热蕴结膀胱，兼有阳明腑实。正如华岫云说："若两便俱闭，当先通大便，小便自利。"

（《现代中国名中医医案精华》）

2. 施今墨医案：

秦某，男，66岁。尿意频频而排尿甚难，有时尿闭，须导尿始能排出，病已8年之久，病人希望中医治疗。舌苔正常，脉象濡数。

辨证：心肾不交，水火无制，清阳不升，浊阴不降，致成小便淋漓涩痛而尿意频频。

治法：宜升阳利尿，调和水火为法。

处方：炙升麻3g，嫩桂枝5g，盐黄柏6g，炒吴萸2g，鱼枕骨25g，滑石块25g，盐知母 6g，蟋蟀 7 枚，海金沙（海浮石 10g 同布包）10g，台乌药 6g，炙甘草梢 3g，赤茯苓 10g，赤小豆 20g，车前草 10g，旱莲草 10g。

二诊：前方药服两剂效果甚好，小便已非点滴淋漓，排尿顺利，但仍频数，要求常服方。

处方：炙升麻 3g，嫩桂枝 5g，盐知母 6g，盐黄柏 6g，海金沙 6g，海浮石 6g（布包），鱼枕骨 25g，滑石块 25g，赤茯苓 10g，赤小豆 20g，冬瓜子 12g，冬葵子 12g，车前草 10g，旱莲草 10g，炒吴萸 5g，醋炒川楝子 6g，台乌药 6g，炙甘草梢 3g，蝼蛄 1 枚，蟋蟀 7 枚。每星期服 3 剂。

按：施师组织此方颇费筹思，升其阳可利浊阴，如桂枝、升麻之类。既要行水又须化坚，如海浮石、海金沙、鱼枕骨、滑石块、赤茯苓、赤小豆之属。用知母、黄柏以抑相火，用吴萸之辛通温散以解郁止痛。蝼蛄、蟋蟀可治癃闭。

（《现代中国名医医案精华》）

自 学 指 导

【重点难点】

1. 癃闭是指小便量少，排尿困难，点滴而出，甚则小便不通的病证。病位在膀胱和肾，并与肺、脾、肝、三焦有密切关系。病机主要是膀胱气化功能失调。

2. 因膀胱积热，肺热气壅，浊瘀阻塞，肝郁气滞致膀胱气化不利者属实；中气不足，命门火衰致膀胱气化无权者为虚，虚实之间可互有兼夹。治疗原则以通利为法。在辨清虚实的基础上，实证治以清热散结，行气通利法；虚证治予补肾健脾，益气通窍法。根据"上窍开则下窍自通"的理论，可加桔梗、紫菀、升麻、杏仁等开提肺气之品，或用取嚏、探吐等法以加强通利功能。此即古之"提壶揭盖法"。

3. 本病由癃转闭为病势由轻转重；由闭转癃为病势由重转轻。若经治疗尿量畅通，病可向愈，预后较好；若误治、失治，出现水肿腹胀，胸闷，喘促，恶心，呕吐等关格证候者为重；继而神昏、抽搐者危。因真阴败绝，津枯液涸而致癃闭者，为膀胱内少尿或无尿，非通利法所能取效，预后较差。

【复习思考题】

1. 为什么说癃闭的病机是肾和膀胱气化不利？与其他脏腑有何关系？
2. 癃闭的辨证和治疗原则是什么？为什么？
3. 什么叫"提壶揭盖法?"其理论根据是什么？包括哪些内容？
4. 癃闭如何进行应急处理？
5. 为什么有些癃闭的治疗不宜用分利法？

【常见文献摘录】

1. 《丹溪心法·小便不通》："小便不通……气虚用参、芪、升麻等先服后吐，或参、芪药中探吐之。血虚四物汤先服后吐或芎归汤中探吐亦可。痰多，二陈汤先服后吐，以上皆用探吐。"

2.《医宗必读·小便闭癃》："闭与癃两证也，新病为溺闭，盖滴点难通也。久病为溺癃，盖屡出而短少也……若使肺燥不能生水，则气化不及州都，治当清金润肺。如脾湿不运，而精不上升，故肺不能生水，治当燥脾健胃。如肾水燥热，膀胱不利，治当滋肾涤热。夫滋肾泻膀胱，名为正治；清金润燥，名为隔二之治；健胃燥脾，名为隔三之治。"

3.《景岳全书·癃闭》："凡癃闭之证，其因有四，最当辨其虚实。有因火邪结聚小肠膀胱者，此以水泉干涸，而气门热闭不通也。有因热居肝肾者，则或以败精，或以积血，阻塞水道而不通也……今凡病气虚而闭者，必以真阳下竭，元海无根，水火不交，阴阳否隔，所以气自气，而气不化水；水自水，而水蓄不行……气实而闭者，不过肝强气逆，移碍膀胱，或破其气，或通其滞，或提其陷，而壅者自无不去。此治实者无难，而治虚者必得其化，为不易也。""小水不通，是为癃闭，此最危最急证也。水道不通，则上侵脾胃而为胀，外侵肌肉而为肿，泛及中焦则为呕，再及上焦则为喘，数日不通则奔迫难堪，必致危殆。""膀胱无水枯涸之证，水泉既涸，故不可再加分利……当于各门详察治之，皆非有水不通而为癃闭之类也。"

4.《证治汇补·癃闭》："有热结下焦，壅塞胞内，而气道涩滞者，有肺中伏热，不能生水而气化不施者……有久病多汗，津液枯耗者，有肝经忿怒，气闭不通者；有脾虚气弱，通调失宜者。"

第四节　阳　　痿

【目的要求】

1. 了解阳痿的基本概念。
2. 熟悉阳痿的发病因素和脏腑的关系。
3. 掌握阳痿的辨治原则，熟悉阳痿的病理特点虽以肾虚命门火衰为主，治疗以补肾壮阳为主法，但也有湿热下注、惊恐伤肾及心脾两虚所致者。
4. 了解阳痿从肝论治的临床指导意义。

【自学时数】

3 学时。

成年男子阴茎不举，或临房举而不坚，影响正常性生活，称为阳痿。因其主要表现为阴茎痿软，故又称"阴痿"。若因发热、过度疲劳、情绪不佳等引起一时性痿软者，不能认为是病态。

《内经》称本病为"阴痿"，并认为虚劳和邪热是致阳痿的主要原因，且与肝关系密切。《素问·痿论》曰："思想无穷，所愿不得，意淫于外，入房太甚，宗筋弛纵，发为筋痿……筋痿者，生于肝使内也。"为后世医家从肝论治阳痿奠定了理论基础。隋唐时期，多从劳伤、肾虚立论，而且补肾法已成为这一时期治疗阳痿的主要治法。其中孙思邈特别注重男子的阳气，认为"男子者，众阳所归，常居干燥，阳气游动，强力施泄，则成虚损损伤之病"，其治阳痿，多从温肾壮阳入手，并注意固护阴精。宋、明时期诸家对阳痿提出郁火、湿热、肝郁致痿之因。如明代王纶《明医杂著》曰："男子阴痿不起，古方多云命门火衰，精气虚冷，固有之矣。然亦有郁火甚而致痿者。""若因肝经湿热而患者，用龙胆泻肝汤以清肝火，导湿热；若因肝经燥热而患者，用六味丸以滋肾水，养肝血而自安。"另有《慎斋遗书》主张用逍遥散合白蒺藜丸治疗肝气郁结所致阳痿。清代对阳痿的治疗更为全面、具体，内容丰富。如清代陈士铎《辨证录》主张阳痿应治心，创治"心包火大动"之莲芯清火汤，治"君火先衰，不能自主"之起阴汤，治"心火抑郁而不开"之宣志汤、启阳娱心丹，治"心包火衰"之救阳汤，善用莲子、远志、柏子仁、菖蒲、枣仁、茯神等治疗阳痿。清代韩善徵《阳痿论》以虚实论阳痿，反对滥用暴烈温补，说明古代医家已经认识到不问病因，但求温肾壮阳之危害。

凡因各种疾病引起的性功能障碍或性神经衰弱，表现以阳痿不举为主要症状的病证，均可以参照本篇进行辨证论治。

【病因病机】

（一）病因

阳痿致病之因有七情所伤、饮食不节、外邪、劳伤及久病等方面，现分述如下：

1. 七情所伤：情志不遂，郁怒伤肝，或思欲无穷，所愿不得，致肝气郁结，疏泄失职，血不运宗筋，宗筋所聚无能，发为阳痿。或肝失疏泄，三焦壅滞，水湿留滞经络，郁久化热，湿热浸淫肝经，下注宗筋，而致阳痿。又思虑忧郁伤及心脾，心血暗耗，神失所藏，难行君主之令，或惊恐伤肾，肾精破散，作强不能，阳事不举。此即张景岳所谓"阳旺之时，忽有惊恐，则阳道立痿，亦其验也。"

2. 饮食不节：过食肥甘醇酒，酿湿生热，内阻中焦，郁蒸肝胆；或伤及脾胃，酿湿生痰，湿热或痰湿下注宗筋，经络受阻，气血不荣致成阳痿。

3. 外邪侵袭：久居湿地或酷暑蒸腾，湿热外侵，蕴结肝经，下注宗筋，发为阳痿。

4. 劳伤久病：恣情纵欲，房劳过度，或少年手淫，或早婚多育，均可伤精耗血，损及真阳，或年老久病以致命门火衰渐成阳痿。另外，脾失健运，气血化源不足，无以"散精于肝，淫气于筋"致宗筋失养而为阳痿，即清朝叶天士所谓"阳明虚则宗筋纵"。

以上诸因可单一致病，亦可相兼为患，尤以情志和湿热因素最为重要。其中怒、思、忧、恐等情志因素又可成为阳痿的诱发因素。

（二）病机

1. 阳痿病变部位在宗筋，与肝、肾、心、脾（胃）关系密切：因脾、胃、肾之经筋皆"聚于阴器"，然前阴与肝最为密切。正如李士材所云："阴器者，宗筋之所系也。而脾胃肝肾之筋，皆结于阴器，然厥阴主筋，故诸筋统属于肝也。"若肝气郁结，肝经湿热，肝经瘀滞，均可致肝失疏泄，经络失畅，宗筋失养，所聚无能，则阳痿由作。阳明者，五脏六腑之大海，为多气多血之经，主润宗筋，若阳明气血空虚，宗筋失养而废用，且脾失健运，又可化湿生痰蕴热，湿热痰湿下注宗筋，亦可发为阳痿。"肾者主水，受五脏六腑之精而藏之"，"肾气盛，天癸至，精气溢泻，阴阳和，故能有子"，肾虚精亏，不荣宗筋，作强不能。心乃君主之官，情欲之萌动，阴茎之兴举，必先赖君火先动，心君功能正常，则阴茎兴举如常。如忧虑伤心，心血暗耗，神失所藏或痰热扰心等，则心难行君主之令，从而致阴茎软而不举，故阳痿与肝、肾、心、脾（胃）关系最为密切。

2. 阳痿有虚实之分，且多虚实互见：阳痿实者多责之于肝，虚者常与心、脾、肾有关。

肝气郁结，肝经湿热，痰湿阻滞，肝经瘀滞，皆属实证；心脾两虚，惊恐伤肾，命门火衰，皆为虚证。若本病失治久延，常可因实致虚，或因脏腑虚衰，运化不及，湿浊痰瘀内生，则常因虚致实，从而形成虚实夹杂之证。如湿热下注，湿伤阳气，或热盛灼阴，或肝郁

七情所伤 → { 肝失疏泄，血不运宗筋，宗筋所聚无能 / 惊恐伤肾，肾精破散，作强不能 }

过食肥甘 → 酿湿生痰 }
湿热外侵 → 蕴结肝经 } → 下注宗筋，经络受阻

劳伤久病 → { 房劳过度，损及真阳，命门火衰 / 脾失健运，气血化源不足，宗筋失养 }

→ 阳痿

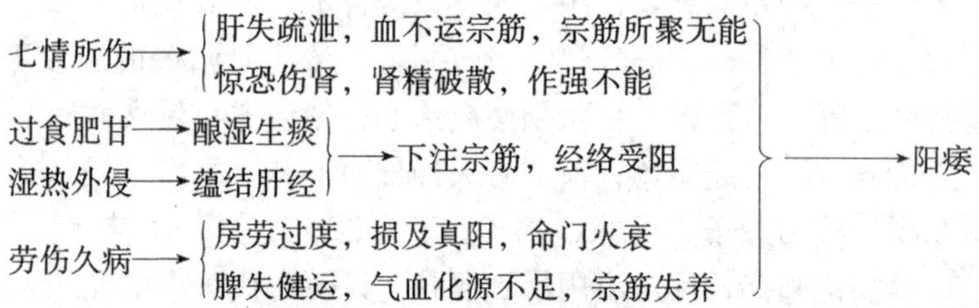

图38 阳痿的病因病机示意图

化火损及肝肾之阴，或脾虚化湿生痰，或久病入络夹瘀，以致肾虚夹湿热、夹痰夹瘀及脾虚夹痰湿者，亦均为临床常见。

【病证鉴别】

与早泄相鉴别：早泄是指欲同房时，阴茎能勃起，但因过早射精，射精之后，因阴茎萎软遂不能进行正常性交。而阳痿是指欲性交时阴茎不能勃起，两者明显不同，但在病因病机上有相似之处，就病情而言，阳痿重，早泄轻，早泄日久不愈，进一步可以导致阳痿的发生。

【辨证论治】

(一) 辨证要领

1. 辨虚实：由七情所伤，饮食不节，外邪侵袭，以致肝气郁结，肝经湿热，痰湿阻络，肝经瘀滞者属实证，多见于中青年；恣情纵欲，思虑惊恐，久病不愈、年老体衰致心脾两虚，惊恐伤肾，命门火衰者则属虚证，多见中老年；久病入络，肾虚痰瘀或肾虚邪恋者多为虚实夹杂。

2. 审病位：因肝气郁结，肝经湿热，病位在肝；大惊猝恐，房室劳伤，命门火衰者，则病在肾；思虑太过，心脾受损，则病在心脾；内蕴湿热者，往往先犯脾，后侮肝；痰湿血瘀阻滞者，则病在血脉与宗筋。临床上有时单一脏腑发病，亦可累及多个脏腑经络。

3. 明寒热：阳痿热证者，其热常与湿邪夹杂侵犯肝经，临床多见阴囊潮湿，舌苔黄腻，脉弦数或伴见手足心热，潮热腰酸，舌红苔腻，脉弦细数等热灼肾阴，虚热内生之候。阳痿寒证者为命门火衰之虚寒，临床可见腰膝酸冷，肢体畏寒，夜尿频作，小便清长，舌质淡，脉沉细迟。

(二) 治疗要点

历代医家对阳痿的治疗提出了理虚的原则，但阳痿单纯由命门火衰所致者，临床上并不多见，多虚中夹实。

1. 虚者其治在心脾肾，注意祛邪。命门火衰，心脾两虚，恐惧伤肾，均宜补益，依其夹痰夹湿夹瘀之不同，佐以化痰、祛湿、活血、通络，补虚泻实。

2. 实者其治在肝。依其肝经自病，邪客肝脉和他脏相病之不同，木郁者宜达之，湿热者宜清利，痰瘀者宜通化。

(三) 分证论治

1. 肝经湿热：

[症状] 阳痿伴阴囊潮湿，瘙痒坠胀，小便黄浊，胸胁少腹睾丸胀痛，肢体困倦，厌食

泛恶口苦，脘痞腹胀，舌红苔黄腻，脉滑数。

[证候分析]　肝经布胸胁抵少腹，绕阴器，湿热客于肝经，循经下注阴器，宗筋弛纵，故阳痿伴阴囊潮湿，瘙痒坠胀。湿热下注膀胱则小便黄浊。肝之湿热循经流行，经气不利，故胸胁少腹睾丸胀痛。湿热困脾则肢体困倦，厌食，脘痞腹胀。湿热熏蒸，胆汁上泛则口苦恶心。舌红、苔黄腻，脉滑数亦均为湿热之征。

[治法]　清热利湿。

[方药]　龙胆泻肝汤加减。本方泻肝清热利湿，主治肝胆实火上炎及肝胆湿热下注证。

药用龙胆草6g、黄芩10g、山栀子10g清肝泻火；柴胡10g疏肝达郁；木通6g、车前子15g、泽泻15g清利湿热；当归10g、生地10g养阴活血凉血，与清热泻火药物配伍，泻中有补，不致苦燥伤阴。蛇床子10g燥湿以助阳，为治阳痿之要药。

加减：若湿热留恋灼伤肾阴，阴虚火旺者，加丹皮10g、知母10g、女贞子10g、旱莲草10g等以滋阴降火；若湿邪偏盛，损伤阳气，伴见腰膝冷而酸重，尿清便溏，舌苔白腻，脉濡缓，治以温肾振阳佐以利湿，右归丸加薏苡仁10g、蛇床子10g、苍术10g、砂仁5g、茯苓10g等，或用九仙灵应散外洗；阴部瘙痒重者，加地肤子10g、苦参10g；阴部脓水淋漓者加土茯苓15g、蒲公英15g。

2. 命门火衰：

[症状]　阳痿势重伴精神委靡，头晕耳鸣，健忘，腰膝酸软，畏寒肢冷，面色㿠白，小便清长，夜尿频作，舌淡，苔白，脉沉细迟。

[证候分析]　命门内藏真火，乃元阳之本，生命之根，肾精气不足，命门火衰，宗筋失于温煦，则阳事不举。肾精亏耗，髓海空虚，故见头晕耳鸣健忘，精神委靡。腰府失养，故腰膝酸软。阳虚失于温煦，则畏寒肢冷，面色㿠白。肾阳虚，膀胱气化无权，则小便清长，夜尿频作。舌淡，苔白，脉沉细迟均为命门火衰之象。

[治法]　温补下元。

[方药]　赞育丹加减。本方温肾壮阳，益精填髓，兴阳振痿，治阳痿精液清冷、无子。

药用巴戟天10g、仙茅10g、仙灵脾10g、韭菜子10g、菟丝子10g、肉苁蓉10g温肾壮阳；熟地15g、山药15g、山萸肉10g、枸杞10g滋养肾阴，取阴中求阳之意。

加减：若伴心肾气虚，心悸易恐者，酌加党参10g、五味子5g、远志5g、龙骨20g、牡蛎20g益气养心宁神；伴心脾两虚，面色少华，心悸失眠者，配归脾汤补益心脾。

3. 恐惧伤肾：

[症状]　阳痿伴见心悸易惊，胆怯多疑，夜多恶梦，舌苔薄白，脉弦细，多有惊吓史。

[证候分析]　素来胆虚，多疑善虑，突遭不测，或房事时猝受惊恐，惊则气乱，恐则气下精怯，肾精破散，气乱血无帅而不能运于阴部之宗筋，则阳道立痿。心藏神主血脉，气血逆乱，心神不宁，则心悸易惊，夜多恶梦。苔薄白，脉弦细乃情志所伤之象。

[治法]　益肾壮胆宁神。

[方药]　启阳娱心丹加减。本方具有益肾壮胆、舒郁宁神之功，适用于惊恐伤肾，心肾亏虚者。

药用人参6g、菟丝子10g、山茱萸10g、当归10g、白芍10g、山药15g益肾补肝壮胆；远志5g、茯神10g、龙齿20g、石菖蒲5g、生枣仁15g宁心安神；砂仁5g、白术10g、神曲10g健脾胃，益后天；柴胡6g、橘红10g、郁金10g理气以舒惊恐所致之气郁，如此共奏补精气、壮胆略、益气血、舒郁宁神之功。

加减：惊惕症重者，加生龙齿 30g、生龙骨 30g、牡蛎 30g 等镇惊安神；久郁不解夹瘀者，加露蜂房 10g、蜈蚣 2 条、川芎 10g、赤芍 10g 等活血通络。

4. 心脾两虚：

[症状] 阳痿伴见心悸健忘，失眠多梦，食少腹胀，便溏，神疲乏力，面色萎黄，舌淡，苔白，脉细弱。

[证候分析] 思虑忧郁损伤心脾，运化失司，气血化源不足，宗筋失养，作强无力发为阳痿。气血不足，心神失养，则心悸健忘，失眠多梦。脾胃纳化失职，则食少腹胀，便溏。气血无以充养肌体，故神疲乏力，面色萎黄。舌淡苔白，脉细弱，均为心脾气血亏虚之象。

[治法] 补益心脾，佐以兴阳。

[方药] 归脾汤加九香虫 6g、露蜂房 10g 等。本方益气健脾，补血养心，主治心脾气血两虚诸证。

药用四君子汤补气健脾，则气血自生；当归补血汤补养气血，使气旺而血充；龙眼肉 10g、酸枣仁 15g、远志 6g 养心安神；木香 6g 理气醒脾，补而不滞；姜、枣调和营卫；露蜂房能温肾壮阳；九香虫健脾益肾，善治阳痿。诸药合用，而有益气健脾，补血养心，壮肾益阳之效。

加减：失眠重者，加夜交藤 15g、合欢皮 10g，宁心安神；若久虚不复，肾阳渐衰者，可合用右归丸、赞育丹等温肾壮阳；痰湿内盛者伴胸脘痞满，纳呆泛恶，苔腻，脉滑，合用平胃散燥湿化湿。

【其他疗法】

(一) 单方、验方

1. 九香虫 120g，用文火炒黄，研末，每日服 2 次，每次服 5g。适用于脾肾亏损或肾虚气滞之阳痿。

2. 吴茱萸酒浸，取肉 500g，破故纸酒浸 1 日，焙干，取 250g、当归 200g、麝香 6g，上为细末，炼蜜丸，梧桐子大，每服 10g，临卧酒盐汤下，具有益元阳、补元气、固元精、壮元神之效。适用于肾亏之阳痿。

3. 地肤子、阳起石等份为末，每服方寸匕，酒调服。适用于命门火衰之阳痿。

4. 蜈蚣 1 条，当归 30g，白芍 30g，甘草 10g，水煎服或研末开水送服。适用于肝气郁结型阳痿。

(二) 中成药

1. 龙胆泻肝丸：清利肝胆湿热。主治肝经湿热之阳痿。每次 1 丸，每日 2 次，口服。

2. 五子衍宗丸：温肾益气固精。主治肾虚遗精，阳痿早泄，不育，小便后余沥不清。每日 2 次，每次 1 丸，口服。

3. 三才封髓丹：滋阴补肾。主治肝肾阴虚之阳痿。每次 9g，每日 2 次，口服。

4. 男宝 (补肾胶囊)：温肾益气壮阳。主治肾阳不足，阳痿滑泄。每日 2 次，每次 2～3 粒，口服。

(三) 外治法

1. 阴痿不起方：蜂房灰，夜卧敷阴上，即热起，无妇不得敷之。此属治标霸道之法，应特别慎重，用之不当，会进一步丢精泄气。

2. 贴脐膏：阳起石、蛇床子、香附、韭子各 3g，土狗（去翅、足煅）7 个，大枫子（去壳）、麝香、硫黄各 1.5g，上药共研细末，炼蜜为丸如指顶大。同房前 1 小时以油纸护贴肚脐上，外用绢带固定，房事毕即去药，用于阳痿。

3. 地肤子做汤淋浴，洗外阴；同时应用地肤子 10g、阳起石 30g，煎汤服用，每日 1剂，适用于下焦湿热之阳痿。

【预防调护】

积极治疗可能引起阳痿的各种疾病，避免服用可能引起阳痿的药物。患阳痿不可忧虑惊慌，要及时诊治，切忌讳疾忌医，隐瞒病情，贻误治疗时机。青壮年阳痿与精神情志有密切关系，宜立志向，舒情怀，防郁怒是预防阳痿的重要一环。饮食有节，同时切勿恣情纵欲，或手淫过度，还应避免过食肥甘辛辣以滋生湿热。

【临证提要】

阳痿虚证，治在心、脾、肾，兼顾祛邪；实证其治在肝，且多湿热下注。临床辨证求因，审因论治，用药当以润为主，注意燥湿。因肾恶燥，如用培补之品，尤需防其刚热燥涩之剂伤肾。即使欲用刚热之品，一则不宜久用，二则应少用，并应以大队润药监制。

【医案精选】

1. 肖俊逸医案：

陈某，男，31 岁。初诊 1981 年元月 10 日。患者阳痿已 3 年余，遍尝参、茸等温补之药无效。诊见形瘦体弱，面色苍黄，头晕素甚，常不能起床，肢体清冷，虽叠服参、茸亦不得温暖。食欲尚可，口干不欲饮，大便 2 日一行，舌苔薄白，质淡红，脉弦细数。

辨证：此乃阳损及阴、阴阳两虚。

治法：不宜温燥太过，当平补阴阳，滋阴助阳，补血生精。

处方：北沙参 12g，天冬 15g，生地 20g，熟地 24g，首乌 20g，枸杞 12g，补骨脂 12g，菟丝子 15g，覆盆子 15g，淫羊藿 15g，肉苁蓉 12g。

初服药 10 剂，疗效不显，然辨证已确，当守方缓图，若急切峻补，难期速效。嘱其照方再服药 1 个月。

二诊（2 月 23 日）：患者喜形于色，谓服上方药 40 剂，阴茎坚壮，有胜于初。头亦不昏，通体温暖，食欲显增。令其再服药 10 剂，以资巩固。

1982 年元月，患者偕同母亲到舍面谢，告知去年 12 月已举 1 男，合家欢喜。

按：阳痿证，多责之阳虚火衰，动辄喜用温补。余经 40 余年阅历，体会到治此不能偏执温补，宜双补阴阳。张景岳尚谓："善补阴者，必于阳中求阴；善补阳者，必于阴中求阳。"本病平补、双补阴阳而效者，尤重从阴中求阳，乃遵景岳之理也。

（《中国现代名中医医案精华》）

2. 刘渡舟医案：

李某，男，32 岁。年龄虽壮，却患阳痿。自认为是肾虚，遍服各种补肾壮阳之药，久而无功。视其两目炯炯有神，体魄甚佳，而非虚怯之比。切其脉弦有力，视其舌苔则白滑略厚。除阳痿外，兼见胸胁苦满，口苦，心烦，手足冰冷。

辨证：细询患病之由，乃因内怀忧恚心情，久而不释，发生此病。肝胆气郁，抑而不伸，阳气受阻，《伤寒论》所谓"阳微结"也。气郁应疏之达之，而反服补阳壮火之品，则实其实，郁其郁，故使病不愈也。

治法：当疏肝胆之气郁，以通阳气之凝结。

处方：柴胡 16g，黄芩 10g，半夏 14g，生姜 8g，党参 10g，炙甘草 10g，白芍 15g，枳实 12g，大枣 7 枚。

仅服 3 剂而愈。

按：年壮阳痿，非因纵欲，便为情志之障。观其胸胁苦满，口苦，心烦，手足逆冷，切其脉弦有力，乃为阳郁不伸，气机不利之象。盖人遇忧恚愤怒之事，或所愿不遂，每致肝胆气郁，少阳枢机不利，阳气不得畅达。肝主筋，其经循阴器；肾藏志，为作强之官，技巧出焉。肝肾一体，乙癸同源，肝胆气郁，疏泄不利，阳气受阻，则使阳痿不举。王节斋说："少年阳痿，有因于失志者……苟志意不遂，则阳气不舒。阳气者，即真火也。譬诸极盛之火，置于密器之中，闭闷其气，不得发越，则立毙而寒矣。此非真火衰也，乃闷郁之故也"。故治此证，但宜舒郁，不宜用补，待"阳气舒而痿自起"。本案选小柴胡汤与四逆散合方，盖欲疏通气机，开泄阳郁，必以斡旋枢机为要。阳经之枢机，在于少阳；阴经之枢机，在于少阴。小柴胡汤和解少阳之枢而利其气；四逆散通畅少阴之枢以达其阳。两方合用，使枢机一开，则气机利，阳气伸，火气达，而阳痿可愈矣。

（《刘渡舟临证验案精选》）

自 学 指 导

【重点难点】

1. 阳痿是成年男子阴茎不举或临房举而不坚的病证，病变部位在宗筋，与肝、肾、心、脾关系密切，病机有虚实或虚实相兼，而以后者为多见。

2. 临床首辨虚实及兼夹，或从肾治，或从肝治或从脾、从心论治，实则泻之，虚则补之。治肾者以益肾壮阳为主，佐以滋阴，阴中求阳，或滋阴益肾为主，佐以温阳，阳中求阴；治肝者，疏肝、柔肝、清肝；痰瘀阻络者，又当行气活血化痰通络；治脾者，益气升阳，健脾养血，除湿祛痰；治心者以养心血，益心气，宁志安神为主。

【复习思考题】

1. 试述阳痿的主要病机。

2. 阳痿的辨证治疗原则是什么？各证的主症、治法、主方是什么？

3. 阳痿从肝论治有何临床指导意义？

4. 阳痿主脏在肾，为什么又与肝、心、脾有关？

【常见文献摘录】

1.《素问·痿论》："思想无穷，所愿不得，意淫于外，入房太甚，宗筋弛纵，发为筋痿。"

2.《外台秘要·虚劳阴痿候》："病源肾开窍于阴，若劳伤于肾，肾虚不能荣于阴气，故痿弱也"。"五劳七伤阴痿，十年阳不起，皆繇少小房多损阳。"

3.《济生方·虚损》说："五劳七伤，真阳衰惫……阳事不举。"

4.《明医杂著·卷之三·男子阴痿》："男子阴萎不起，古方多云命门火衰。精气虚冷，固有之矣，然亦有郁火甚而致痿者。"

5.《医贯·卷之四》："阳事先萎者，命门火衰也。"

6.《杂病源流犀烛·前阴后阴病源流》："失志之人，抑郁伤肝，肝木不能疏达，亦致阳痿不起。宜达郁汤加菖蒲、远志、枸杞子、菟丝子。"

7.《类证治裁·阳痿》："阳之痿多由色欲竭精，或思虑劳神，或恐惧伤肾，或先天禀弱，或后天食少，亦有湿热下注，宗筋弛纵，而致阳痿者。盖前阴为肝脉督脉之所经，又为宗筋之所会。故见症多肝肾主病。伤色欲者须辨水衰火衰。水衰真阴亏乏，火衰精气虚寒。若火衰不甚，斫丧太过。伤思虑者，心脾郁结，阳事不举，郁伤少阳，生气日索。伤恐惧者，胆虚精却。先天精弱者，房后神疲，胃虚食少者，水谷不充，精髓失旺；其湿热伤及肝肾，致宗筋弛纵。"

8.《景岳全书·阳痿》："凡惊恐不释者，亦致阳痿。"

9.《临证指南医案·阳痿》："男子以八为数，年逾六旬，而阳事痿者，理所当然也。若过此犹能生育者，此先天禀厚，所谓'阳常有余'也。若夫少壮及中年患此，则有色欲伤及肾肝而致者。先生立法，非峻补真元不可。盖因阳气既伤，真阴必损，若纯乎刚热燥涩之补，必有偏胜之害，每兼血肉温润之品缓调之。亦有因恐惧而得者，盖恐则伤肾，恐则气下，治宜固肾，稍佐升阳。有因思虑烦劳而成者，则心、脾、肾兼治。有郁损生阳者，必从胆治。盖经云：凡十一脏皆取决于胆。又云：少阳为枢。若得胆气舒展，何郁之有？更有湿热为患者，宗筋必弛纵而不坚举，治用苦味坚阴，淡渗去湿，湿去热清，而病退矣。又有阳明虚，则宗筋纵。盖胃为水谷之海，纳食不旺，精气必虚，况男子外肾，其名为势，若谷气不充，欲求其势之雄壮坚举，不亦难乎？治惟有通补阳明而已。"

10.《医述·阳痿》引王节斋论："少年阳痿，有因于失志者，但宜舒郁，不宜补阳。经曰：肾为作强之官，技巧出焉；藏精与志者也。夫志从士，从心，志主决定，心主思维，此作强之验也。苟志意不遂，则阳气不舒。阳气者，即真火也。譬诸极盛之火，置于密器之中，闭闷其气，不得发越，则立死而寒矣。此非真火衰也，乃闷郁之故也。"

第五节 遗精（附：早泄）

【目的要求】

1. 了解遗精的概念有属生理现象与病态的不同。病机主要是肾失封藏，精关不固。

2. 熟悉辨治原则：初病多实，为邪扰精室，治以清泄；久病多虚，为肾失固藏，治宜补肾固精。

3. 掌握常见证型的治法、主方及预防摄生知识。

【自学时数】

3 学时。

男子不因性生活而致精液外泄者称为遗精，亦称遗泄。有梦而遗者称梦遗；无梦而遗或清醒时精液自流者称滑精。

因思虑过度或心存妄想所致的，因梦而遗者多属心病；无梦而遗者则属肾虚。两者有轻重之别。梦遗较轻，滑精为重；梦遗久延可以形成滑精。

本病在《内经》中有较多的论述，但无明确的病名。《灵枢·本神》篇有"精时自下"的记载。并指出因情志失调，思虑恐惧，伤及心神而致，如精伤日久，可以发生"骨酸痿厥"证候。《金匮要略》将本病列入虚劳范畴，称为"失精。"《血痹虚劳脉证并治》篇详述了失精的症状。如"夫失精家，少腹弦急，阴头寒，目眩、发落"，主以桂枝龙骨牡蛎汤调和阴阳，固涩精液。《诸病源候论》有"虚劳尿精候"、"虚劳失精候"、"虚劳溢精见闪精出候"、"虚劳梦泄精候"、"虚劳精血出候"等多种证候，虽然精泄情况不一，均说明了因肾虚所致，故悉归纳于虚劳之列。迄至宋代，明确将遗精作为独立的病证，《太平惠民和剂局方》称为"遗泄"。《普济本事方》列有"遗精"专篇。《丹溪心法·梦遗》篇则有"梦遗"与"精滑"之分。《证治要诀·遗精》篇指出"甚至耳闻目见，其精即出，名曰白淫。"对病机的认识，《普济本事方》认为除下元虚惫外，与欲动心邪有关。《济生方》指出多属心肾不交所致。朱丹溪指出"皆相火所动"。相火者，肾与肝皆有相火，每因心火动则相火亦动。明代方隅继相火之说后，在《医林绳墨·梦遗精滑》篇中又充实了"湿热"之乘的病理因素。随着病机认识上的发展，治疗方面亦从清心、温肾、补摄等法进一步充实了滋阴降火、补脾化湿、清利湿热、益气升提等措施，并认识到若因他脏病及于肾者，还需兼治。如《医宗必读·遗精》篇中说："独因肾病而遗者，治其肾；由他脏而致者，则他脏与肾两治之。"这颇为切合临床实际。

遗精有生理与病理之异，一般成年未婚男子或夫妻分居者，1 个月中遗精一二次而无明显不适者，乃生理现象；但若遗精频繁，1 周 2 次以上或连日而作，甚至昼日自遗者，则属病理现象，多伴有不同程度的头晕、耳鸣、目眩、失眠、腰酸腿软、乏力等症状。

西医学中的神经衰弱、前列腺炎、精囊炎、精阜炎等疾病以遗精为主要症状者均可参阅本篇内容辨证治疗。

【病因病机】

（一）病因

1. 劳心太过：烦劳伤神，心阴耗损，心阳独亢，肾水渐亏，心肾失交，虚火扰动精室。如《折肱漫录·遗精》说："梦遗之证……大半起于心肾不交。凡人用心太过则火亢而上，火亢则水不升而心肾不交矣。"如《格致余论·阳有余阴不足论》曰："心火动则相火亦动，动则精自走。"

2. 恣情纵欲：大凡早婚、房室过度或年少无知频犯手淫，精失过多，导致肾虚。阴精亏耗则肾火偏亢，火动精室；肾气、肾阳虚弱则肾不固摄，精关不固而为滑泄。如《证治汇补·遗精》说："淫欲太过，闭封失职，精窍滑脱。"此外，先天不足，禀赋薄弱或内伤诸病而致肾虚不藏者，亦可发生遗泄滑精。

3. 饮食不节：嗜食醇酒厚味，脾胃运纳失常，酿酒生热，湿热下注，扰动精室，精泄自遗。《张氏医通·遗精》曰："脾胃湿热之人及饮酒厚味太过，与酒客辈、痰火为殃，多致不梦而遗泄。"

（二）病机

1. 病机重点为肾失封藏，精关不固：《素问·六节藏象论》篇说："肾者主蛰，封藏之本，精之处也。"说明在正常情况下精藏于肾，不能轻易外泄。如肾脏自病，或其他因素影响肾之封藏功能，则精关不固，精液外泄，发生遗精。

2. 病位在肾，与心、肝、脾等脏密切相关：肾藏精，肾病不能藏精则遗泄，故遗精之病位在肾。但精的主宰在心，心为神之本，神安则精固。若劳心太过，耗伤心神，心失主宰，则精自遗。如《景岳全书·遗精》篇说："精之藏制虽在肾，而精之主宰则在心，故精之蓄泄无非听命于心。"

肝肾两脏皆有相火，其系上属于心。若君火妄动，相火随之而动，势必影响肾之封藏。故君相火旺或心、肝、肾阴虚火旺皆可扰动精室而遗。《医贯·梦遗滑精》说："肾之阴虚则精不藏，肝之阳强则火不秘，以不秘之火临不藏之精，有不梦，梦而泄矣。"

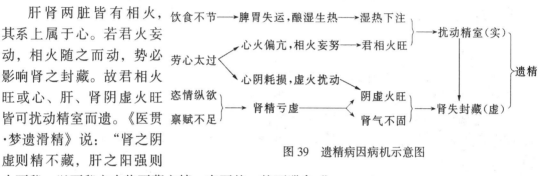

图 39　遗精病因病机示意图

他如恣饮酒浆厚味，脾胃湿热内生，下注于肾，亦可迫精妄行，故遗精与脾胃也有一定联系。从上可知，遗精虽属肾病，但与心、肝、脾相关。

3. 初起多实，日久多虚，或见虚实夹杂：遗精主要为肾失封藏所致，病理性质有虚实的不同。因君相火旺，湿热下注扰动精室而遗者多属实；因肾脏亏虚，不能藏精，精液外泄者多属虚。初起多实，火旺为主，日久则相火、湿热耗伤肾阴，乃至阴损及阳，表现为肾阴亏耗，肾气虚弱，甚至阴阳两虚，肾阳衰惫等各种虚证。且在病理演变过程中往往出现阴虚火旺、阴虚湿热等虚实夹杂证候。

4. 遗泄日久，导致阳痿、虚劳：遗精经久不愈，肾之精气耗伤，阴阳俱虚，或命门火衰，肾失固摄，则渐致转为早泄、阳痿等虚劳重证。

【病证鉴别】

应与早泄、走阳相鉴别：早泄是指同房时间短暂，或一触即泄；走阳是指性交时精泄不止的病证；遗精是指不因同房而致精液外泄者。早泄、走阳、遗精三者症状虽然有别，但病机亦有类同之处。

【辨证论治】

（一）辨证要领

1. 审察病位：一般用心过度，或邪念妄想，君相火旺造成遗精者多为心病；精关不固，下元虚惫，无梦滑泄者多为肾病。

2. 分清虚实：思虑劳倦，伤及心脾，肾虚不藏，无梦精滑者为虚；君相火旺，心虚肝郁，为虚中实证；湿热、痰火扰动者为实。总之新病梦遗有虚有实，久病精滑虚多实少，惟湿热郁滞多为实证。

3. 辨别阴阳：遗精属于肾虚不藏，后期阴损及阳以致阴阳两虚。故又当辨别阴虚还是阳虚。阴虚者多见头昏目眩，腰酸耳鸣，五心烦热，舌红脉细数；阳虚者多见面白少华，畏寒肢冷，舌淡脉沉迟。

（二）治疗要点

遗精基本病机一是火邪或湿热扰及精室，一是脾肾亏虚，精关不固。故治疗遗精应遵循一清泄，二补涩的原则，切忌只用固肾涩精一法，临床宜分清虚实及兼夹，实证以清泄为主，依其君火、相火、湿热、痰火，或肝经郁火之不同，或清或泄；虚证方可补肾固精。同时审其阴虚阳虚之不同，而分别采用滋养肾阴或温补肾阳；虚实夹杂者，应虚实兼顾，补肾固涩与清泄相结合；久病入络夹瘀者，佐活血通络。叶天士所谓"通涩互施"。

（三）分证论治

1. 君相火旺：

[症状]　少寐多梦，梦则遗精，阳事易举，心烦心悸，口干口苦，口舌生疮，溲黄赤热，脉数。

[证候分析]　心存妄想，君相火旺，扰动精室，故为有梦而遗，阳事易兴。心火上扰神明，则少寐多梦，心悸心烦。口舌生疮，口干苦，小便黄，舌质红，脉数，皆为心肾火旺之征。

[治法]　清心泻火。

[方药]　黄连泻心饮加减。本方功能清心宁神，治心火偏亢，扰动精室之梦遗。

药用黄连 4g、山栀 10g 清心火；知母 10g、黄柏 10g 泻肾火；生地 15g 滋养肾阴；远志 5g、枣仁 15g 养心宁神；莲子 5g 清心摄精。

加减：肝火偏旺，见目赤烦躁、善怒、耳鸣、脉弦数，酌加龙胆草 5g 清肝泄热；兼有阴虚，见眩晕、耳鸣、腰酸，加天冬 10g、玄参 10g 养阴。

2. 阴虚火旺：

[症状]　有梦遗精，或兼早泄，头晕少寐，心烦，面易红赤，腰酸耳鸣，溲黄，舌质红，脉细数。

[证候分析]　火盛伤阴，阴虚火旺，扰动精室，而为梦遗、早泄。心肾不交，虚火上炎，则头晕少寐，心烦面赤。肾阴亏虚，则腰酸耳鸣，溲黄，舌质红，脉细数，均为阴虚火旺之象。

[治法]　滋阴降火。

[方药]　知柏地黄汤加减。本方滋养肾阴，清泄相火，主治阴虚火旺，精关不固的梦遗、腰酸、头晕、耳鸣、面部红赤、少寐、尿黄等症。

药用生地、熟地各 15g、淮山药 15g、山萸肉 10g 滋养肾阴；丹皮 10g、知母 10g、黄柏 10g、茯苓 10g、泽泻 10g 清热泻火。

加减：若阴亏较甚，遗精频繁，腰酸耳鸣，舌红少苔，酌加龟板 10g、天冬 10g、五味子 5g 养阴摄精；火旺者，酌加黄连 4g、山栀 10g、灯心草 3g 清心降火，君相同治。

3. 湿热下注：

[症状] 遗精、有梦或无梦，小便黄赤，热涩不爽，口苦粘，舌苔黄腻，脉濡数。

[证候分析] 脾胃湿热下扰精室而为遗精。湿热下注膀胱，见尿黄赤，热涩不爽。口苦粘、苔黄腻、脉濡数均为湿热内蕴所致。

[治法] 清热利湿。

[方药] 萆薢分清饮、猪肚丸加减。两方皆有清热化湿功能，主治湿热扰动精室之遗精，尿黄热赤。然前方偏于清热利湿，后方在于苦燥摄精。

药用萆薢 10g、黄柏 10g、茯苓 10g、生薏苡仁 15g、车前子 15g 清热利湿，莲子 5g、菖蒲 5g 清心宁神、白术 10g 燥湿健脾。

加减：肝经湿热下注，尿黄赤，茎中痒痛者，加龙胆草 5g、苦参 10g、木通 5g 清肝泻火利湿；湿热伤阴者，酌加生地 10g 益肾养阴。

4. 肾气不固：

[症状] 多为无梦而遗，甚则滑泄不禁，昼日流精，小便滴沥难尽，精液清稀而冷，头昏目眩，面色㿠白，腰酸腿软，耳鸣，自汗短气，舌质淡、苔薄白，脉细弱。

[证候分析] 遗精日久不愈，肾元虚衰，精关不固，封藏失职而为无梦滑精。肾气虚弱，固涩无权，则昼日流精，尿沥不尽。气虚及阳，命门火衰，故精液清稀而冷。精泄无度，肾精大亏，脏腑失养，而见头昏目眩、腰酸腿软、耳鸣等症。自汗、短气乃脾气不足所致。苔脉所示，皆为肾气虚弱之象。

[治法] 补肾固精。

[方药] 金锁固精丸加减。本方以固肾涩精为主，治肾虚不固之遗精、滑精、腰酸耳鸣，苔淡白，脉细弱等症。

药用淮山药 15g、沙苑子 10g 补肾益精；莲子 10g、芡实 10g、金樱子 10g 补肾涩精；龙骨 20g、牡蛎 20g、莲须 10g 涩精止遗。

加减：若肾阳虚甚，阴部有冷感，小腹拘急，阳痿，酌加鹿角霜 10g、锁阳 10g、韭菜子 10g、破故纸 10g 等增强温补肾阳之力；兼有阴虚，舌质红，脉细数者，酌加龟板 10g、阿胶 10g，并配用六味地黄丸滋养肾阴；兼有脾气虚，遇劳遗精更剧，食少便溏，自汗者，可加党参 15g、黄芪 15g、白术 20g 补气健脾。

【其他疗法】

（一）单方、验方

1. 韭菜子，每晚服 20～30 粒，淡盐汤送下。治肾气不固的滑精、阳痿。

2. 莲子，每日 2 次，每次 10g，嚼服。治心动梦遗。

3. 刺猬皮，焙干研细末，每晚服 1.5～3g。治肾虚遗精。

（二）中成药

1. 朱砂安神丸：清心养心，镇惊安神。主治心思无穷，欲火过旺，君火亢盛，相火妄动之梦遗失精。每次 1 丸，每日 2 次，口服。

2. 金锁固精丸：补肾固精。主治肾虚滑精。每次 1 丸，每日 2 次，口服。

3. 天王补心丹：滋阴养心安神。主治劳心过度，心阴亏虚，肾精走泄，梦遗失精之证。每次 1 丸，每日 3 次，口服。

4. 三才封髓丹：滋阴降火。主治肾阴不足，虚火上炎之遗精。每次 50 粒，以肉苁蓉 15g 煎汤去渣，空腹送服，每日 3 次。

5. 交泰丸：交通心肾，引火归元。适用于心肾不交之梦遗。每次 6g，每日 2 次，口服。

（三）外治法

1. 五倍子、生牡蛎粉等份，临卧时用温开水少许，搓成弹子大小，置脐中，用胶布固定。2～3 日更换 1 次。

2. 甘遂、甘草各 3g，为末，睡前用 1g，放于脐内，外用膏药贴之，晨起去之，连用 5 次。适用于相火妄动之遗精。

（四）食疗

1. 芡实粥：将芡实捣碎，洗净，同净糯米一同加入锅中，加水煮烂即可食。健脾止泻，补肾固精。适用于气虚自汗，脾虚泄泻，肾虚遗精等症。

2. 锁阳粥：将锁阳洗净，切碎，加粳米及清水适量，煮粥，调味。随意服食，锁阳可不吃。适用于肾虚遗精、阳痿、早泄等症。

3. 枣皮枸杞粥：枣皮、山茱萸各 20g，芡实、枸杞各 50g，大米 50～100g，共煮成粥，加白糖适量，稍煮即食。适用于肾虚不固，遗精滑泄。

【附】早泄

早泄是指性交时射精过早，甚至未交即泄或乍交即泄，以致不能进行正常性交的一种病证。早泄是男子性功能障碍的一种常见症状，多与遗精、阳痿相伴出现。

早泄多为湿热、七情、斫伤太过、久病体虚所致，精关封藏失职为基本病机，责之于心、肝、肾。临床以虚多实少，或本虚标实证候表现为主者多见。对其虚证以补脾肾为主，或滋阴降火或温肾益气，或补益心脾，佐以固涩；实证以清热利湿为主，慎用补涩，忌苦寒太过，中病即止，以防伤正。阴阳两虚者，应阴阳双补。

1. 肝经湿热：

［症状］早泄，阴茎易举，伴口苦咽干，胸闷胁痛，阴囊湿痒，小便黄浊，舌红，苔黄腻，脉弦滑而数。

［证候分析］湿热蕴结肝经，循经下扰精室，封藏失固则早泄，阴茎易举。湿热交结，肝失疏泄，胆气上泛，故胸闷胁痛，口苦、咽干。湿热下注阴器，故阴囊湿痒，尿黄浊。舌红，苔黄腻，脉弦滑数，均为湿热蕴结肝经之征象。

［治法］清泻肝经湿热。

［方药］龙胆泻肝汤加减。本方清泻肝胆湿热，适用于湿热下注证。

药用龙胆草 5g、栀子 10g、黄芩 10g 清泻肝胆湿热；泽泻 10g、木通 6g、苦参 10g、白花蛇舌草 15g、黄柏 10g、车前子 15g 清利下焦湿热，使湿热从小便而出；当归 10g、生地 10g 养血益阴和肝，并防苦燥伤阴；柴胡 6g 疏调肝气。本型属实证、热证，切不可妄用固涩收敛之品，误犯"实实"之戒。

加减：性欲明显亢进，时时兴阳，易举易泄而兼滑精者，宜平肝熄风、清肝抑阳为主，方用镇肝熄风汤、当归龙荟丸化裁。此方药不宜久用，肝清即止。若湿热留恋，久羁下焦，损阴或伤阳以致正虚邪恋者，治宜虚实兼顾。

2. 心脾两虚：

［症状］早泄伴心悸怔忡，健忘多梦，食少，腹胀便溏，神疲乏力，舌淡，脉细弱。

［证候分析］心藏神，脾主运化，若心脾两伤，气虚下陷，摄精无力，故早泄。血不养心，神不守舍，

则心悸怔忡，健忘多梦。脾失健运，湿浊内停，阻碍气机或渗濡大肠，故食少、腹胀、便溏。脾虚气弱，神气不充，故神疲乏力。舌淡，脉细弱亦为心脾气血不足之征。

[治法] 补益心脾。

[方药] 人参归脾汤加减。本方健脾益气，养心安神，主治心脾两虚，气血不足者。

药用人参6g、白术10g、黄芪15g补脾益气；当归10g合黄芪生血补血；茯神10g、远志5g、枣仁15g、龙眼肉15g养心安神；木香5g调气醒脾，使补而不滞；山萸肉10g、杜仲10g、菟丝子10g、金樱子10g、芡实10g益肾固精止泄。

加减：兼有心阴不足者，合用生脉散以益气养阴；若久虚不复，脾虚及肾，以致心肾气虚者，按肾气不固论治。

3. 相火妄动：

[症状] 早泄，阳事易举，腰膝酸软，五心烦热，潮热盗汗，舌红少苔，脉细数。

[证候分析] 恣情纵欲，耗伤阴精，相火妄动，精关受灼，封藏失固，故早泄。相火妄动则阳事易举。肾虚，腰府失养，故腰膝酸软。五心烦热，潮热盗汗，舌红少苔，脉细数，均为肾之阴虚火旺所致。

[治法] 滋阴降火。

[方药] 知柏地黄丸加金樱子、沙苑、蒺藜等。该方滋阴降火，适用于阴虚火旺证。

药用六味地黄丸合女贞子10g、旱莲草10g、龟板10g，滋补肝肾之阴以潜阳；佐知母10g、黄柏10g滋阴降火，去茯苓之渗利；金樱子10g、牡蛎20g、芡实10g、沙苑1g、蒺藜10g益肾固精，诸药配伍，使阴精得充，虚阳得敛，阴平阳秘，早泄自愈。

加减：久病阴损及阳，肾阴阳两虚者可予补天育麟丹加减。

4. 肾气不固：

[症状] 早泄遗精，性欲减退，腰膝酸软，小便清长，夜尿多，面色㿠白，舌淡苔白，脉沉弱。

[证候分析] 肾为封藏之本，与膀胱相表里，若肾气虚，命门火衰，封藏固摄无权，膀胱失约，故早泄遗精，性欲减退，小便清长，夜尿多。肾精气不足，腰府失养，骨髓不充，则腰膝酸软。气虚不能上荣，则面色㿠白。舌淡苔白，脉沉弱，均为肾气亏虚之象。若肾气虚，久延不复，气虚及阳，可致肾阳亦衰。

[治法] 益肾固精。

[方药] 金匮肾气丸加龙骨、牡蛎等。该方温肾益气，适用于肾阳虚衰证。

药用六味地黄丸滋阴补肾；杜仲10g、肉苁蓉10g、菟丝子10g温肾助阳；龙骨20g、金樱子10g、芡实10g、牡蛎20g益肾涩精，诸药合用共奏温肾固精之功。

加减：若肾阳虚损，早泄而精子清冷，可改用赞育丹治疗。

总之，早泄是指性交时射精过早，甚至未交即泄或乍交即泄，以致不能进行正常性交的一种病证。病机关键是精关约束无权，精液封藏失职，与心、肝、肾关系密切，临床上虚多实少，或本虚标实，故补涩两法较为常用，或补肾或补心脾，再选加刺猬皮10g、金樱子10g、五倍子10g、芡实10g、五味子5g、龙骨20g、牡蛎20g、沙苑蒺藜10g等固涩之品；本虚标实，虚实夹杂者，当分清本虚标实主次，兼顾治疗。若临床无明显肝、肾、心、脾不足症状表现的患者，当以清心固涩为治疗原则。另外，总之无论用何法治疗，都宜佐以心理疏导。

【预防调护】

在青少年中要加强性教育，消除对异性的杂念，免犯手淫，以预防本病的发生。既病后应注意精神、生活调摄，消除紧张恐惧心理，戒除手淫。少进酒辣厚味。夜睡宜侧卧，下身不宜盖得太暖。加强锻炼。已婚者节制性生活；体虚者不宜疲劳太过。

【临证提要】

1. 本病在治疗过程中要注意虚实的兼夹。君相火旺，湿热内盛之际不宜过早固涩，但也不可苦泄太过，反耗其阴，在清泄之中可酌加养阴之剂，以护肾精。虚证用补肾固精法，但不能一味固涩，应参以补气健脾，以加强益气固精功能。

2. 阴虚火旺和肾气不固两证，在临床较多见，应注意掌握心肾不同脏器病变在症状上的特点，有利于正确地辨证施治。

【医案精选】

1. 薛己医案：

举人陈履贤色欲过度，丁酉孟冬发热无时，饮水不绝，遗精不止，小便淋漓。或服四物、芩、连之类，前症益甚，更加痰涎上涌，口舌生疮。服二陈、黄柏、知母之类，胸膈不利，饮食不思。更加枳壳、香附，肚腹作胀，大便不实，脉浮大，按之微细。余朝用四君为主，佐以熟地黄、当归。夕用加味八味丸，更加附子唾津调搽涌泉穴，渐愈后，用十全大补汤。其大便不通，小腹作胀，此直肠干涩，令猪胆导通之。形体困倦，痰热顿作，急用独参汤而安。再同前药而愈。

按：本案患者系清代举人，饱暖之余色欲过度，致使孟冬发热无时，饮水不绝，此为阴大亏而阳独亢，阳浮于外引水自救之举。肾阴亏损，精关失固，故见遗精不止，小便淋漓。由于前医误治，妄用凉寒之品，故致肚腹作胀，大便不实。后医者，观其脉证，随证而治，以补脾气为主而佐以熟地、当归，但有虑及患者有发热无时，虚阳外越，火不归源之证，故临治灵活变通，朝以补脾，夕以滋阴，用加减八味丸，另以附子唾津调搽涌泉之穴，实为古人引火归源之意，故症状虽杂，治之而愈。

（《薛案辨疏》）

2. 李继昌医案：

王某，男，35岁，京剧演员。患滑精9年，屡服中西药无效，病情日渐加重，初时尚时发时止，后来竟至不分昼夜，无梦自滑，且伴有耳聋重听，头晕眼花，腰膝酸软，精神委靡。余思病程已久，不仅阴精严重亏耗，肾气亦必然衰败，应急以单奇之方补虚固精，忆及先君明昌治疗此病，每以"鹿仙草"一味取奇效，因嘱其每日以鹿仙草60g煎服，方服完5剂，滑精即止，更守原方加松笔头5～6枚，连进数剂，以防复发。

按：方中鹿仙草亦名鹿衔草，味苦性平，具有温肾壮阳功效，作为治疗滑精的单方使用，不无创意。

（《李继昌医案》）

自 学 指 导

【重点难点】

1. 遗精多因劳心太过、恋情纵欲，饮食不节所致，病位在肾，与心、肝、脾三脏密切相关。主要病机是肾失封藏，精关不固。

2. 辨证应分清虚实。初起以实证为多，每见君相火旺，湿热下注，扰动精室，治当清泄；日久以虚证为主，多为肾气不固，封藏失职，治宜补肾固精；阴虚火旺者当予滋阴降火。

3. 遗精病久不愈，每多导致阳痿、早泄、不育等症。

【复习思考题】

1. 试述遗精的主要病机及各证之间的转变关系。
2. 遗精的辨证治疗原则是什么？各证的主症、治法、主方是什么？
3. 古人以"有梦为心病，无梦为肾病"，对临床有何指导意义？
4. 遗精主脏在肾，为什么又与肝、心、脾有关？

【常见文献摘录】

1. 《灵枢·本神》篇："怵惕思虑则伤神，神伤则恐惧，流淫而不止……恐惧而不解则伤精，精伤则骨酸痿软，精时自下。"
2. 《济生方》："心受病者令人遗精白浊，肾受病者亦令人遗精白浊。此皆心肾不交，关键不牢之所致也。肾受病者当禁锢之、心病者当安宁心。更有少壮之人，情动于中，所愿不得，意淫于外，而有是证者，施治之不宜秘固，秘固则愈甚。"
3. 《景岳全书·遗精》："因梦而出精者，谓之梦遗；不因梦而精自出者，调之滑精……情动者当清其心，精动者当固其肾，滑精者无非肾气不守而然。""治遗精之法，凡心火甚者，当清心降火；相火盛者，当壮水滋阴；气陷者，当升举；滑泄者，当固涩；湿热相乘者，当分利；虚寒冷利者，当温补下元；元阳不足，精气两虚者，当专培根本。"

第六节　耳鸣、耳聋

【目的要求】

1. 了解耳鸣耳聋的基本概念。
2. 熟悉耳鸣耳聋的发病因素和脏腑的关系。
3. 掌握耳鸣耳聋的辨治原则，熟悉耳鸣耳聋的病理特点以肾虚为本，风火痰浊为标，治疗应辨清该病是以本虚为主，还是以邪实为急，抑或邪实本虚夹杂互见，而分别治以扶正、祛邪或扶正祛邪兼顾之法。

【自学时数】

3 学时。

耳鸣、耳聋都是听觉功能异常的症状。耳鸣是指病人自觉耳内鸣响，如闻蝉声，或如潮声，或细或暴，妨碍听觉；耳聋是指病人听觉不同程度地减退，甚则消失，影响日常生活。症状轻者称为重听。

在临床上，耳鸣、耳聋除单独出现外，亦常合并兼见，耳聋多自耳鸣发展而来，如《医学入门》所说："耳鸣乃是聋之渐也。"两者症状虽有不同，而发病机制则基本一致。

《内经》对耳鸣、耳聋的病因区分为外感和内伤。如《灵枢·海论篇》说："髓海不足，则脑转耳鸣。"《素问·气交变大论》："炎暑流行，金肺受邪，民病……耳聋。"汉代张仲景的《伤寒论·辨少阳病脉证并治》篇中有"少阳中风，两耳无所闻"之说，按照《内经》分类，则属外感所致。隋、唐时期，对耳鸣、耳聋的病机阐述较为详细。如隋代巢元方《诸病源候论·耳病诸候》认为耳鸣、耳聋虽有内伤、外感之别，但多与肾虚有关。唐代孙思邈《千金要方·耳》对耳聋分类较为详细，有劳聋、虚聋、风聋、毒聋、久聋等等。宋代严用和《济生方·耳论治》认为疲劳过度，精气内虚，风寒暑湿之邪乘虚而入，以及喜怒忧思七情郁结而致的内伤，均可导致耳鸣、耳聋。金、元时期，对耳鸣、耳聋发病学说较有影响的医家是朱丹溪，对于痰火为病颇多发挥。明代张介宾在《景岳全书·耳证》中则把耳鸣、耳聋分开论述。他认为："耳鸣当辨虚实。凡暴鸣而声大者多实，渐鸣而声细者多虚，少壮热盛者多实，中衰无火者多虚，饮酒味厚，素多痰火者多实，质清脉细、素多劳倦者多虚。"对耳聋则以"闭"字立论，分为火闭、气闭、形闭、窍闭、虚闭五种。清代医家对耳鸣、耳聋的论述，均源于《内经》而有所发挥。由于各家的临证经验不同，处方用药各有偏重，其中以肾虚立论颇多。如李用粹《证治汇补·耳病》指出："肾气充盛则耳聪，肾气败则耳聋，肾气不足则耳鸣。"此外，有如喻昌《寓意草》从痰论治，王清任《医林改错》从瘀论治，《医家四要》从肝火论治等等，都从不同方面丰富和发展了耳鸣、耳聋辨证论治的内容。

凡急性传染病，如流行性感冒、猩红热、脑膜炎等；中枢性病变，如脑肿瘤、听神经瘤、颅内压增高等；药物中毒，如奎宁、水杨酸钠、链霉素等，烟酒中毒以及贫血、高血压、内耳性眩晕等；凡出现耳鸣、耳聋为主症时，均可参照本篇内容辨证论治。

【病因病机】

（一）病因

本病可突然发生，也可渐渐而成。大凡外感者多属暴鸣、暴聋；体虚内伤者多为久鸣、久聋；久鸣、久聋而又突然加重者，多为外感或劳欲所诱发。

1. 外邪侵袭：风寒暑湿侵犯人体，邪闭清窍，而为耳鸣、耳聋，其中尤以风热之邪最易致病。外邪侵袭常因肾虚之故，正气不足，不能驱邪外出，客邪停滞于耳，而致耳鸣、耳聋。《杂病源流犀烛·耳病源流》："有肾气虚，风邪传经络，因入于耳，邪与正相搏而猝无闻者，谓之卒聋，亦曰暴聋。"《圣济总录·耳门》："久聋者，肾脏虚，血气不足，风邪停滞故也。"

2. 饮食不当：多食肥甘厚味，脾运失司，水湿不化，聚津为痰，痰浊上阻清窍，则为耳鸣、耳聋。也有痰湿郁久化火，痰随气升，壅塞耳窍，以致耳鸣、耳聋者。《古今医统·耳证门》："痰火郁结，壅塞而成聋。"

3. 情志不调：情志抑郁，肝气失于疏泄，郁而化火，或暴怒气逆，肝胆之火循经上扰，而为耳鸣、耳聋。也有因肾水不足，相火偏亢，循经上扰所致者。《杂病源流犀烛·耳病源流》："有肝胆火盛，耳内蝉鸣，渐至于聋者。"

4. 体虚病后：素体亏虚，病后失调，脾肾受损。脾气虚弱，生化不足，或脾阳受损，清气不升，脉络空虚，耳失所养则产生耳鸣、耳聋。《医碥·耳》："若气虚下陷则亦聋，以清气自下，浊气自上，清不升而浊不降也。"肾元亏虚，髓海失充，亦可致耳鸣耳聋。《医林绳墨·耳》:"耳属足少阴肾经……肾气虚败则耳聋,肾气不足则耳鸣。"

（二）病机

1. 病位在肾,但与肝脾关系密切:耳为肾之窍,为十二经宗脉之所灌注,内通于脑,脑为髓之海,肾精充沛,髓海得濡则听觉正常。肾精耗损,髓海空虚,则发为耳鸣、耳聋。可见,耳鸣、耳聋的发生与肾脏关系最为密切。此外,少阳经脉上入于耳,肝胆之火,循经上壅,易成鸣、聋之患。又肝为肾之子,肝肾同源,肝阳上亢或因肾水不济所致,且肝火内郁,尤易汲伤肾阴,导致耳鸣耳聋加甚。脾主输精,功在升运,脾弱则清气不能升奉于耳,耳窍反为浊气所蒙。同时,脾虚则运化不健,湿浊不化,痰液内生,痰蕴生热,上壅清窍,所以痰火、湿浊引起的耳鸣、耳聋,又与脾胃气虚有关。

2. 肾虚为本,风火痰浊为标:肾藏精而主骨生髓,上通于脑,开窍于耳。肾气充沛,髓海得濡则听力敏锐。如其素体不足,或病后精气失充,恣情纵欲等,均可导致肾精伤耗,髓海空虚,发生本病。《景岳全书·卷二十七》说:"肾为耳窍,乃宗脉所聚,若精气调和,肾气充沛,则耳目聪明。若劳伤血气,精脱肾惫,必至聋聩。故人于中年之后,每多耳鸣,如风雨,如蝉鸣,如潮声者,皆是阴衰肾亏而言。"可见,肾精亏虚常常是耳鸣、耳聋的主要发病基础。又肝喜条达,气滞则木郁,木郁则火生,倘更遇恼怒,"怒则气上",鼓动肝胆郁热,循脉上扰,夹火生风,冲塞耳之玄府,亦易产生耳鸣、耳聋。若嗜食酒炙,郁积化火,阳明内热上壅,亦易两耳蝉鸣,甚则气闭渐聋。另素有痰火之人,尤易罹患耳鸣。《明医杂著·耳鸣》:"大抵此证,多先有痰火在上,又感恼怒而得,怒则气上,少阳之火客于耳也。"可见不论是肾虚,还是风火痰浊皆可导致耳鸣、耳聋的发生。且临床上常以肾虚为本,风火痰浊为标,从而表现出本虚标实,虚实互见的错综局面。

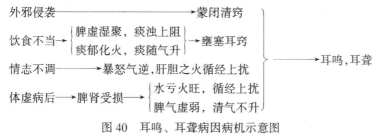

图 40 耳鸣、耳聋病因病机示意图

【病证鉴别】

1. 聋哑:耳鸣、耳聋多发生于成年人,耳虽聋而无口哑。而聋哑则以小儿为多,可因热病后遗,亦有先天所致者。一般先有耳聋而后口哑,口哑必有耳聋。

2. 耳菌、耳痔、耳挺:耳鸣、耳聋可兼有耳道疼痛或流脓,而无肿块阻塞耳道或突出耳外。耳菌、耳痔、耳挺均属于肿块阻塞耳道而致耳鸣、耳聋。因肿块的形态不同而有不同的病名。形如蘑菇者,名耳菌;形如樱桃、羊乳者,名耳痔;形如枣核者,名耳挺。

【辨证论治】

（一）辨证要领

对耳鸣、耳聋应首辨病之新久及病性虚实,同时还要注意本病虽以肾虚为本,风火痰瘀为标,但往往标本互见。如肝肾不足,常见阴虚火亢,既有肝肾阴虚的症状,表现为头晕、腰酸、遗精等，又有相火偏亢的症状，如面部升火、心烦易怒等。对这种耳鸣、耳聋，既要看到本虚的一面，如肝虚、肾虚或肝肾俱虚，又要看到是否夹有肝火、痰火。一般而论，耳鸣、耳聋暴起以标证为主，长久不愈以本虚为主。久鸣、久聋突然加重，则多属本虚标实。

（二）治疗要点

由于耳鸣、耳聋的基本病理变化以肾虚为本，风火痰瘀为标。因此，邪实治标，正虚治本，当为耳鸣、耳聋治疗的基本原则。若正虚而兼风火痰瘀，则应标本同治。具体言之，邪实为主者，治当攻邪治标，或疏风泄热，或清肝泄热，或化痰清火，有瘀血者当以通窍活血。以正虚为主者应扶正治本，分别采取健脾升清，滋养阴血，养肝益肾等法。邪实与正虚并见，治当攻补兼施。

（三）分证论治

1. 风邪外袭：

［症状］ 猝然耳鸣、耳聋，头痛恶风或有发热，关节酸楚，或耳内作痒，苔薄白，脉浮；耳聋连及耳根、牙龈肿痛，或有寒热，咳嗽，口干，耳中疼痛、流血、流脓等症。

［证候分析］ 风邪所乘，搏于经络，上入于耳，清窍被扰，故猝然耳鸣、耳聋。风邪束于肌表，营卫不和，故恶风、发热、头痛、身疼；风热上袭，阳明少阳两经受病，可致牙龈肿痛，连及耳根，或见耳中出血、流脓；苔薄黄、脉浮数，均为外感风热之征。

［治法］ 疏风泄热通窍。

［方药］ 清神散加减。本方疏风通窍，用于风邪阻窍之耳鸣耳聋。

药用荆芥 10g、北防风 10g、羌活 10g、杭菊花 10g 疏风解表；石菖蒲 5g、木通 5g 通窍开闭。

加减：若咳嗽、咽痛或发热者，加金银花 15g、连翘 15g、桔梗 6g、牛蒡子 10g、薄荷 6g、山栀 6g、豆豉 10g 等散风清热；若腮颊肿胀、疼痛甚者，宜加强清热解毒的力量，选如大青叶 20g、板蓝根 10g 等，外用如意金黄散或青黛散，以茶水或麻油调敷局部；若风热上袭，而大便秘结者，可选用防风通圣散清上通下；若伤寒邪热耳聋，属少阳证者，可以小柴胡汤主之。

2. 肝胆火盛：

［症状］ 突然耳鸣、耳聋，头痛面赤，口苦咽干，心烦易怒，怒则耳鸣耳聋更甚，或夜寐不安，胸胁胀闷，大便秘结，小便短赤，苔黄，舌质红，脉弦数。

［证候分析］ 恼怒伤肝，肝胆火逆，循经上扰，清窍失灵，故猝然耳鸣、耳聋。肝胆之火上炎，则见头痛面赤、口苦咽干、心烦易怒。肝火内炽，灼伤津液则大便秘结。舌红苔黄、脉弦数亦为肝胆火旺之象。

［治法］ 清肝泄热。

［方药］ 龙胆泻肝汤、当归龙荟丸加减。前方清泻肝胆，用于肝胆火盛者；后方清肝通便，用于肝火偏旺，腑实不通者。

药用龙胆草 6g、山栀 10g、大黄 6g、川黄连 5g、芦荟 1.5g 苦寒泻火；柴胡 10g、黄芩 10g 疏肝泄热；木通 6g、泽泻 15g、车前子 15g 导热下行；当归 10g、生地黄 10g 滋阴养肝。

加减：若肝气郁甚者，可酌加白芍 10g、夏枯草 10g、牛蒡子 10g、八月札 10g 以柔肝理气解郁；肝火内郁，灼伤肾水，虚实夹杂者，可加丹皮 10g、楮实子 10g、旱莲草 10g、女贞子 10g、石斛 10g 等滋水涵木；肝火扰动心神，夜寐不宁者，可加酸枣仁 15g、知母 10g、朱茯神 10g、龙骨 20g、牡蛎 20g、珍珠母 20g 以镇肝宁心安神；若头痛甚者，加天麻 10g、钩藤 10g、石决明 20g、代赭石 20g 等平肝潜阳。

3. 痰火郁结：

[症状]　两耳蝉鸣，有时闭塞如聋，胸闷，痰多，舌苔薄黄而腻，脉象滑数。

[证候分析]　痰火上升，郁于耳中，壅阻清窍，故见耳闻蝉鸣，甚则气闭而失聪；痰火郁结，内扰气机，故见胸闷口苦、痰多粘稠；苔黄腻、脉滑数，亦为痰火内郁之征。

[治法]　化痰清火，和胃降浊。

[方药]　礞石滚痰丸、温胆汤加减。前方清火化痰，用于痰火旺盛，腑气不通者；后方化痰和中，用于痰热中阻之证。

药用大黄 6g、黄芩 10g、沉香 4g 清火下气；青礞石 20g 重坠下痰；广陈皮 10g、法半夏 10g、茯苓 10g、枳壳 10g、竹茹 4g 和胃化痰降浊；北柴胡　6g、菖蒲 5g 通窍开闭。

加减：若痰多者，加胆南星 10g、海浮石 20g 化痰清热；痰火甚者，加浙贝母 10g、天花粉 10g、海蛤壳 10g 清火化痰；膈上烦热者，加黄连 3g、瓜蒌 10g、桔梗 10g、山栀 10g 清上焦热。

4. 中气不足：

[症状]　耳鸣、耳聋时轻时重，暮则为甚，面色萎黄，神疲纳少，大便易溏，苔薄质淡边有齿痕，脉细弱。

[证候分析]　脾胃虚弱，中气不足，气血生化乏源，经脉空虚，不能上奉于耳，或脾虚阳气不振，清气不升，耳失所养则耳鸣、耳聋；脾虚不运，中气下陷则神疲乏力、纳少、便溏；舌淡边有齿痕、脉细无力，亦为气虚血少之候。

[治法]　益气升清。

[方药]　益气聪明汤加减。本方益气升清，用于中气不足，清阳不升之证。

药用人参 6g、黄芪 15g、升麻 6g 益气升提；葛根 10g、蔓荆子 10g 升清通窍，引药而至耳部；川黄柏 10g、白芍 10g 反佐和降，以清阴火。

加减：若脾肾不足者，可加熟地 15g、山药 15g、菟丝子 10g、杜仲 10g、当归 10g 补肾健脾；心气不足者，可加五味子 5g、远志 5g、酸枣仁 15g、柏子仁 10g 养心安神；兼有肝胆火盛者，当加山栀 10g、丹皮 10g、车前子 15g 等清肝泻热；若脘闷纳呆，大便溏者，宜加白术 10g、山药 10g、扁豆 10g、砂仁 5g、陈皮 10g 等健脾和胃之品。

5. 肝肾亏虚：

[症状]　耳鸣、耳聋兼有头晕目眩，腰酸遗精，舌质偏红，脉弦细或细弱；或兼有腰酸肢冷，遗精早泄，舌质偏淡，脉沉细。

[证候分析]　肝肾不足，精血衰少，或恣情纵欲，耗伤肾精，脑髓空虚，不能充养于耳，以致耳鸣、耳聋；肝血不足，不能上荣头目，则见头晕目眩；肾阴亏虚，相火妄动，干扰精室，则腰酸遗精；肾阳不足，命门火衰，则腰冷肢软、阳痿早泄；苔薄或光、舌偏红、脉细弦数，为肝肾阴虚之征；苔薄、质淡胖、脉沉细，为阳虚气衰之候。

[治法]　养肝益肾。

[方药]　耳聋左慈丸合补肾丸加减。前方补肾通窍，用于肝肾阴亏之耳鸣耳聋；后方补肾填精，用于肾精不足之证。

药用熟地黄 15g、淮山药 15g、茯苓 10g、泽泻 10g、丹皮 10g、山萸肉 10g 调补肾阴；

柴胡 10g 疏肝；磁石 20g 镇肝；肉苁蓉 10g、菟丝子 10g、巴戟肉 10g 补肾；当归 10g、白芍药 10g 补血；人参 6g、黄芪 15g 补气；生地黄 15g、石斛 10g 益阴；附子 6g、肉桂 3g 补阳。

加减：若兼邪实者，可加防风 10g、细辛 3g 以祛风，加黄连 3g、黄柏 10g 以泻火，加半夏 10g、陈皮 10g 以化痰；加桃仁 10g、红花 10g 以化瘀，加菖蒲 5g、木通 5g 以通窍，标本同治；若肝肾亏损明显者，可加杞子 12g、女贞子 10g、旱莲草 10g，或龟板 10g、鳖甲 10g、牛膝 10g、杜仲 10g 滋阴填精；阴虚阳浮，而见头晕头痛、面红升火者，可加龙骨 20g、牡蛎 20g、珍珠母 20g、代赭石 20g、石决明 20g 等平肝潜阳；阳痿早泄或腰酸遗精者，可酌加温肾固涩之品，如仙茅 10g、仙灵脾 10g、蛇床子 10g、阳起石 10g、覆盆子 10g、金樱子 10g、五味子 5g 等；若因肾精不足，水不涵木以致肝郁内热者，可用滋水清肝饮以滋肾养肝舒郁。

【其他疗法】

（一）单方、验方

1. 用麝香末少许，以葱管吹入耳内，再将葱管塞耳。或用小蛇皮（头尾全者，煅灰成性）、冰片、麝香各 0.9g，共研细末，鹅管吹入耳内。治暴聋。

2. 全蝎去毒为末，酒服 3g，以耳中闻水声即效。治风邪所致之耳聋暴闭。

3. 核桃肉 3 只，五味子 3 粒，蜂蜜适量，于睡前嚼服。治肾虚耳鸣、耳聋。

4. 牛蒡根洗净切细，捣绞取汁，于银锅中熬成膏，涂于耳部。治外感风热之暴聋。

5. 巴豆 1 粒，蜡裹，针刺令通透，用塞耳中。又用菖蒲米泔浸一宿，剉、焙，取 60g，或巴豆 1 粒，去皮心，两物同捣，筛，分做小丸，绵裹塞耳中。治耳猝聋。

（二）中成药

1. 双料喉风散：清热解毒，消炎止痛。用于中耳化脓所致耳鸣、耳聋。外用，喷剂。先用 3% 双氧水洗净，喷入药粉，每日 1 次。

2. 滴耳油：清热解毒，消炎止痛。用于慢性化脓性中耳炎和外耳道炎所致耳鸣、耳聋。外用滴耳，每次 2～3 滴，1 日 3～5 次。

3. 耳聋左慈丸：滋肾平肝。用于肝肾阴虚，耳鸣、耳聋，头晕目眩。口服。水蜜丸，每次 6g；小蜜丸，每次 9g；大蜜丸，每次 1 丸，1 日 2 次。

4. 防风通圣丸：清热散风，祛湿解毒。用于外寒内热，表里俱实的耳鸣、耳聋诸症。口服，每次 6g，1 日 2 次。

5. 黑锡丹：降火逐痰。用于实热顽痰上冲，发为耳鸣耳聋，癫狂惊悸，或咳喘痰稠，大便秘结。口服。每次 9～12g，1 日 1 次。

【预防调护】

保持耳道清洁，有耵聍者及时清除，但应避免损伤耳道鼓膜。游泳者，若耳内进水，应使耳口向下，单足跳跃，使耳内积水倒出，禁止挖耳。感冒鼻塞流涕者，应避免用力擤鼻，以防邪气入耳而致暴鸣、暴聋。注意饮食起居，慎防风邪侵袭。平素宜养心怡神，少怒气和，不致经气上逆为患。痰火素盛之体，可常服化痰清火之品；肝胆火盛者，常服凉肝泄热之剂。避免过劳，节制房事，保精固元。慎用耳毒性药物，避免烟酒过量。

【临证提要】

1. 耳鸣、耳聋新发者以邪实为主，治疗应以疏风清热、化痰祛瘀、清肝泄热等法通窍开闭。临证风邪外袭有风寒、风热之别。若风寒致病者，应在辛温解表的基础上加通窍之剂。而肝胆火盛多为肝郁气滞、气火上逆所致，临证应注意疏肝解郁，调畅气机，气顺则火降，火降则耳聪。调畅气机时还要注意理气药多为香燥之品，慎防久用耗伤阴血。痰火为患常源于二，一是素有痰浊而又为恼怒所伤，挟痰上逆；一是痰火兼有胃热，痰火因膏粱胃热上升。亦有因脾虚痰湿中阻，以致清阳不升，浊阴不降而见耳鸣、耳聋者，临证自当辨别清楚，分别处理。瘀阻宗脉之耳鸣、耳聋，应注意瘀血与其他病邪相兼。若兼肝气郁滞，可在活血化瘀的基础上加疏肝理气药；若痰瘀互结者，可在活血通窍方中加入化痰之品；若出现耳道出血、流脓等，则宜加用清热解毒之品。

2. 对久病正虚者，除区别中气不足、肝肾亏损外，当注意多脏同病。若脾虚累及于肾，应在健脾升清的基础上加入补肾之品；阴虚内热者，在滋补肾阴的基础上，还应注意清降内热。此外，脾气亏虚者常运化功能减弱，在用补虚药物时，应慎投滋腻碍胃之剂，酌情加入疏通开胃之剂。临证，脾虚之证又每与痰火、湿浊互见，治疗时要注意升清降浊。肝肾亏损又有偏阳虚和偏阴虚之不同。临床用药，应视具体情况予以加减变化。补阳时，不宜久用辛温刚燥之品，注意阳中求阴；滋阴时，酌加温经通窍药，注意阴中求阳，效果则更为显著。

【医案精选】

1. 周仲瑛医案：

潘某，男性，34岁。耳鸣已有10余年，伴有头昏目眩，每值烦闹之后更剧，甚至听觉不聪，有时失眠，肌肤常有蚁行感，脉来细小。平素极易感冒，20岁左右有较严重之遗精史，颈部曾患瘰疬，并一度破溃，现仍有瘢痕遗留。治疗：早年肾气不足，失于闭藏，下元亏损，精不生气，气不化精，真阳不能安于宅舍，浮越上炎。先予镇摄元阳，导火归宅。用黑锡丹3g，日服1次。药进1周，耳鸣显有改善，惟头昏目眩未已，睡眠不佳，是属精血耗伤。心肾失交，治守原法，另予补益心肾气血之剂，方用萸肉、熟地、杞子、五味子、党参、白术、当归、白芍、枣仁、茯神。再经1周，10余载之耳鸣竟告痊愈，且迄今无反复。逾年因患感冒就诊，方才获悉。

按：患者早年遗精频繁，耳鸣长达10余载，久病多虚。肾开窍于耳，肾精亏损，真阳浮越，故耳鸣耳聋，且于烦闹之后更剧。妙在先予黑锡丹重摄虚阳，引火归宅，寓有上病下取之意；同时辅以补益心肾气血之剂，以固根本，故竟收全功。

（《周仲瑛临床经验辑要》）

2. 干祖望医案：

张某，男，38岁。初诊1985年4月18日。主诉：右耳以爆竹震聋，时历两个月。从此即鸣响不息，耳边有外来噪声，则耳内倍觉不舒。西医诊断为"爆炸性耳聋"，经治无愈意。舌薄苔，脉有弦意。

辨证：巨响惊魂骇魄，肝藏魂，肺藏魄，肺胆之经绕环其外，肺穴之笼葱寓耳中，从此而鸣聋俱作，亦合乎情理之中。

治法：责是理气化瘀，正是对策手法。拟《窦太师疮疡经验全书》诸流气饮化裁数味以应。

处方：黄芪 10g，枳壳 6g，木香 3g，乌药 10g，桃仁 10g，红花 6g，大腹皮 10g，苏梗 10g，葛根 6g，菖蒲 3g，5 剂。

二诊（4 月 25 日）：进药后，鸣响大减，耳内也很舒服。原方原量又进 5 剂而瘥。

按：本例是由爆炸声引起的耳聋。中医认为肝经循环于耳外，肺经笼葱结穴于耳中，且肝藏血藏魂，肺主气主魄。所以本案的发生是因惊魂骇魄，肝肺俱伤，气滞血瘀所致。所选方药，则古为今用，师古而不泥古，宗"流气饮"而出"流气法"。灵活变通，达到活血化瘀理气宣通之意。理法方药似成法之外，但又在情理之中。

李某，男，50 岁。初诊 1985 年 8 月 30 日。主诉：在旅途中左耳陡然失聪，嗡嗡鸣响，听力下降。两个月之后，耳鸣由微转亢。大便偏稀，舌质淡红，苔薄白，脉平。

辨证：征途劳顿，起居失常，致气血违和，阴阳失济，浊阴蒙蔽清道。

治法：治用升清开窍法。意在"挥戈一击"。

处方：升麻 3g，柴胡 3g，马兜铃 6g，丹参 10g，芫蔚子 10g，菖蒲 3g，路路通 10g。

5 剂药后，耳鸣大减，听力上升。后以原旨调理 40 剂，鸣息而瘥。

按：经曰："清阳出上窍，浊阴出下窍。"若因饮食劳倦，寒温不适，七情内伤而致脾胃受损，则升清降浊功能紊乱。清阳不升，浊阴必然不降而上潜，于是五官诸窍被浊阴之气弥漫笼罩，使清窍致病。所以一旦耳窍被蒙，易耳鸣耳闭。本案病因旅途中陡然耳聋耳鸣，时历两个月，耳鸣由微转亢，说明阴霾蔽阻日愈加剧，所以用重剂升清升阳之品以"冲"散阴霾，"击"发阳气。方中升麻、柴胡升清化瘀。菖蒲、路路通开窍通络。马兜铃宣通肺经之耳中结穴笼葱。丹参、芫蔚子养血活血。全方共奏升清化浊、养血通窍之功，使阴霾消散、气血调和、鸣聋自愈。每观一般庸工俗手，一见耳鸣耳聋，一概六味地黄或耳聋左慈丸进投，真是害人不浅！

（《中国名老中医药专家学术经验集》）

自 学 指 导

【重点难点】

耳鸣、耳聋多以肾虚为本，风火痰浊为标，而且肾虚和风火痰浊又常夹杂为患。病之初起，多为实证，病机变化以客邪壅塞清道，正邪相搏，清窍被扰为主；临床以风热为患，或痰火郁结，肝胆火盛为多见。病久则多由精血亏损，脉络空虚，耳失所养而致，临床以清气不升，肝肾亏虚为常见。邪实为主者，治当攻邪治标，或疏风清热，或清肝泄火，或化痰降火。以正虚为主者应扶正治本，分别采取健脾升清，滋养阴血，养肝益肾等法。邪实与正虚并见，治当攻补兼施。

【复习思考题】

1. 试述耳鸣、耳聋的主要病机。

2. 耳鸣、耳聋的辨证治疗原则是什么？各证的主症、治法、主方是什么？

3. 为什么说耳鸣、耳聋以肾虚为本，风火痰浊为标？

4. 耳鸣、耳聋病位在肾，为什么又与肝、脾有关？

【常见文献摘录】

1. 《灵枢·口问篇》："上气不足，耳为之苦鸣。"

2. 《灵枢·海论》："髓海不足则脑转耳鸣。"

3. 《素问·通评虚实论》："五脏不平，六腑闭塞之所生也，头痛耳鸣，九窍不利，肠胃之所生也。"

4. 《济生方·耳论治》："夫耳者肾之所候，肾者精之所藏，肾气实则精气上通、闻五音而聪矣；若疲劳过度、精气先虚，于是乎风寒暑淫，得以外入，喜怒忧思，得以内伤，遂致聋聩。""大抵气厥耳聋尚易治，精脱耳聋不易药愈。"

5. 《素问玄机原病式·耳聋》："所谓聋者由水衰水实，热郁于上，而使听户玄府壅塞，神气不得通泄也。""耳鸣，非妄闻也，盖耳为肾之窍，交会于手太阳少阳，足厥阴少阴少阳之经，若水虚火实而热气上甚，客其经络、冲于耳中，而鼓其听户，随其脉象之微甚而作诸音声也。经言阳气万物盛上而跃，故耳鸣，是也。"

6. 《医学正传·耳病》："一曰肾通窍于耳，一曰心通窍于耳。夫肾之为脏，水脏也，天一生水，故有生之初，先生一肾而一阴藏焉，而又有相火存乎命门之中也，每夹君火之势而侮所不胜，经所谓一水不能胜二火是矣。其或嗜欲无节，劳役过度，或中年之后，大病之余，肾水枯涸、阴火上炎、故耳痒耳鸣，无日而不作也，或如蝉噪之声，或如钟鼓之响，甚为可恶，早而不治，渐而至于龙钟，良可叹哉！治法宜泻南方火，补北方之水，无有不安者焉。"

7. 《医学入门·耳聋》："耳聋须分新旧，新聋多热，少阳阳明火多故也，宜散风热开痰郁之剂；旧聋多虚，肾常不足故也，宜滋补兼通窍之剂。""厚味动胃火则左右俱聋，怒动胆火，则左耳聋；色欲动相火则右耳聋，三者之怒居多。"

8. 《景岳全书·耳聋论证》："耳聋证，诸家所论虽悉，然以余之见，大都其证有五：曰火闭、曰气闭、曰邪闭、曰窍闭、曰虚闭。""凡此数者，有从外不能达者，其病在经，有从内不能通者，其病在脏。当各随其宜而治之，自无不愈者。然暴聋者多易治，久聋者最难为力也。""耳聋证总因气闭不通耳，盖凡火邪风邪，皆令气壅，壅则闭也；怒则气逆，逆则闭也；窍伤则气窒，窒则闭也，虚则气不充，不充则闭也，凡邪盛气逆而闭也，实闭也；气有不及而闭者、虚闭也。然实闭者少而虚闭者多。且凡属实邪，固令耳窍不通，使果正气强盛，断不至此。惟经气不足，然后邪气及以夺之，此正邪之所凑，其气必虚之谓。故即系实邪而病至聋闭，亦无不有夹虚之象。所以凡治此证，不宜峻攻，如古法之用通圣散、神芎丸、凉膈散、木香槟榔丸之属，皆不可轻用。盖恐攻之未必能愈，反伤脾胃，则他变踵生矣。治此之法：凡火壅于上者，自宜清降；兼阴虚亦宜补阴，此阳证之治也。若无火邪，止由气闭，则或补或开，必兼辛温之剂，方可通行，此阴证之治也。然此二者，皆当以渐调理，但无欲速，庶乎尽善。""耳鸣当辨虚实，凡暴鸣而声大者为实，渐鸣而声细者多虚，少壮热盛者多实，中衰无火者多虚。饮酒味厚，素多痰火者多实，质清脉细，素多劳倦者多虚。且耳为肾窍，乃宗脉之所聚，若精气调和，肾气充足则耳目聪明；若劳伤血气，精脱肾愈，必至聋聩。故人于中年之后，每多耳鸣，如风雨、如蝉鸣、如潮声，是皆阴衰肾亏所然。"

9. 《医贯·耳论》："耳鸣，以手按之而不鸣，或少减者，虚也；手按之而愈鸣者，实也。"

第七节 虚 劳

【目的要求】

1. 了解虚劳的病因为先天不足，后天失调，因虚致病，久病成劳。
2. 熟悉虚劳病阴阳气血亏损的病理性质，病损涉及五脏。
3. 掌握虚劳的治疗原则以补益为大法，并从病理属性、五脏病位、先后天关系着眼，注意补虚与治病相结合。
4. 熟悉气血阴阳等虚证及正虚邪实的辨证治疗。

【自学时数】

6 学时。

虚劳是指多种慢性虚弱性疾病发展到严重阶段的总称，亦称虚损。虚，是指脏气亏虚，功能失常，阴阳气血不足；损，是指形体明显消瘦。总因久虚不复而致劳，故比一般虚证为重。

《素问·宣明五气篇》认为本病的病因系"五劳所伤。"《素问·通评虚实论》指出："精气夺则虚。"《灵枢·本神》篇说："五脏主藏精者也，不可伤，伤则失守而阴虚。"说明劳伤过度，耗损气血阴阳；伤及五脏；均可形成虚劳。《难经》立有损病专论，创"五损"之说，从证候表现，联系所属脏腑及其病机演变，预后转归，并提出治疗大法。如《难经·十四难》说："损其肺者益其气，损其心者调其营卫，损其脾者调其饮食，适其寒温，损其肝者缓其中，损其肾者益其精。"《金匮要略·血痹虚劳》篇首创虚劳病名，详述证因脉治，分阳虚、阴虚、阴阳两虚三类，治疗重在温补脾肾，并提出扶正祛邪，祛瘀生新等治法，提示补虚不忘治实的治疗要点。《诸病源候论·虚劳病诸候》提出五劳、七伤、六极，并列有各类证候。五劳指五脏虚损证，如心劳、肝劳、肺劳、脾劳、肾劳；七伤指阴寒、阴痿、里急、精连连，精少、阴下湿、精清、小便苦数、临事不举等肾虚的七类症状；六极指气极、血极、筋极、骨极、肌极、精极等五脏虚损至极所表现的病证。此后，李东垣对劳倦内伤之证从脾胃气虚立论，着重用甘温补中法。朱丹溪创"阳常有余，阴常不足"的理论，对阴虚者从肝肾论治，以滋阴降火为立法。张景岳从阴阳互根提出"阴中求阳，阳中求阴"的治则。汪绮石重视治疗肺、脾、肾，在《理虚元鉴》中提出"治虚有三本，肺脾肾是也"的论点。吴澄《不居集》创"外损"论点，对因病致虚、邪气久羁成劳者有所阐发。

凡体虚致病或久病体虚，脏腑亏损，气血虚弱，积久成劳，而表现各种虚损证候者，均属本病范围，故本篇所述虚劳的理论，适用于多种慢性疾病的虚证。

【病因病机】

（一）病因

1. 禀赋薄弱，素质不强：

（1）先天不足：父母体虚或怀孕期多病，失于调摄，胎儿成长不良。

（2）后天失养：禀赋不强，出生后喂养失当，精血不足，以致骨软痿弱，成为"童子劳"证；或至成年发育时期，渐见痿弱不振，体弱多病，阳气、阴血日益亏耗，五脏内伤，而致成劳。

2. 劳伤过度，摄养失当：

（1）劳欲太过：劳逸不当，缺乏锻炼；或劳累太过，脏气虚弱；或房欲无节，精气耗伤，以致不能内荣五脏，充养形体。

（2）饮食不节：饥饱失调或恣情酗酒，脾胃受损，运化失健，气血化源不足，脏腑失养，形体虚损。

（3）情志刺激：五志过极，脏腑失调，气血郁结为病。如忧思损伤心脾，忿怒伤肝，劳心伤神耗血等。

（4）病后体虚：多种慢性疾病日久不愈，或迁延失治；大病、产后护理不当，正气虚耗不复，均可因病致虚成劳。

总之，幼年患虚劳者多以先天为主因，因虚而致病；成年以后患病多属后天失养，劳伤过度，久病体虚所致。但先天不足之人，如后天调养得当，或体虽虚而无他病尚不致成为虚劳。

（二）病机

1. 病理性质有阴阳气血之分，常可兼见同病：虚劳的证候虽多，但可概括为阴、阳、气、血四个方面。由于气化于阳，血属于阴，故阳虚与气虚，阴虚与血虚在病情上虽有浅深轻重的不同，但有时又往往并见。

由于阴阳互根，气血同源，因此，阴虚可以及阳，阳虚亦可以及阴。气虚不能生血，血虚不能生气，则可表现为阴阳两虚、气血并亏的情况。

2. 病变涉及五脏，并可互为传变：人体气血阴阳的生成，根源于脏腑，每一脏腑均有各自的阴和阳。阳气和阴血通过脏腑的功能活动而生成，又是供养维持脏腑功能的资源。故阴阳气血的亏损，乃由五脏病变所导致。因此，在分清阴阳气血的基础上必须进一步明确病变所属脏腑。

脏腑之间，有相互滋生和制约的整体关系，在病理情况下可以互为影响。故《难经》有"上损及下，下损及上"的论点。所谓上损及下，一般从阳而损，由肺及肾；下损及上，一般从阴而损，由肾至肺。但由于发病具体原因不一，损伤的脏器不同，相互之间的传变亦因此而异。同时，当多脏同病时，由于病情不同，仍有主次之分。又有始终仅见某一脏器病变，而不传及他脏者。如《素问·玉机真藏论》说："五脏相通，移皆有次……五脏受气于其所生，传之于其所胜，气舍于其所生，死于其所不胜。"《医宗金鉴·虚劳》云："阳虚外寒损肺经，阴虚内热从肾损，饮食劳倦自脾成。"

3. 根据阴阳气血虚损不同，病变脏器各有侧重：由于五脏在生理方面各有特性，因此阴阳气血的损伤也有不同的重点。一般来说，气虚以肺脾为主，但病重者每可影响心肾；血虚以心肝为主，并与脾之化源不足有关；阴虚以肾肝肺为主，涉及心胃；阳虚以脾肾为主，重证每易影响到心。

4. 每见正虚邪实错杂情况：本病因气虚卫弱，外邪易侵，风邪犯肺，正不达邪，表现为虚中夹实的病理变化。若营血内虚，气血运行涩滞，瘀血内结，影响新血的生化，表现为血虚瘀结的"干血痨。"

5. 后期脾胃衰败者危：本病后期，虚象毕露，大肉尽脱，五脏俱损，而厌食不饥，或少食即脘胀不适，腹泻便溏者，为脾胃衰败，化源告竭的严重现象，亦即"无胃气则死"、"失谷者亡"之意。

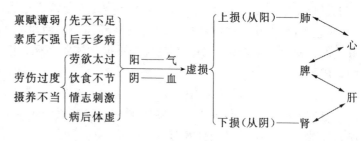

图41　虚劳病因病机示意图

【病证鉴别】

1. 虚劳：虚劳是多种慢性虚弱性疾病发展到严重阶段的结果，它比一般虚证严重，病程也较长，其病变往往涉及多脏甚至整体。

2. 肺痨：肺痨是感染痨虫所致，具有传染性，病位在肺，其病理特点主要是阴虚。而虚劳则病由内伤诸病，导致气血阴阳亏虚，病涉五脏，重点在肾，其病理特点为阴虚、阳虚并重。《景岳全书·虚损》云："至若痨瘵之有所不同者，则或以骨蒸，或以干咳，甚至吐血、吐痰。"

【辨证论治】

（一）辨证要领

虚劳证候虽多，但病损性质不外阴阳气血，病变不离五脏。故辨证在区分阴阳气血的基础上，分别五脏见症，则自能纲举目张。正如《杂病源流犀烛·虚损痨瘵源流》云："虽分五脏，而五脏所藏无非精气，其所以致损者有四：曰气虚，曰血虚，曰阳虚，曰阴虚。""气血阴阳各有专之，认得真确，方可施治。"《风痨鼓膈》亦曰："凡治虚劳，当先察其病从何起，次辨其阴虚、阳虚，更当审其病重何脏。"

阴阳气血有相互依存为用的关系，五脏亦有互为资生和制约的关系。所以在病理上往往互为影响，合并为病。因此，既要从整体上掌握其相互关系，又要区别其主次。

（二）治疗要点

虚劳病的治疗，根据"虚者补之"、"损者益之"的理论，本病的治疗原则当以补益为主。具体而言可从四个方面着眼：①从病理属性着眼：采用温阳、补气、滋阴、养血等法，必要时可以兼顾，如阴阳并补，气血两顾。②从五脏病位着眼：针对五脏病证分治，若互有转化或多脏合病者，可从整体治疗。如肺伤补脾、肝虚补肾……或肺脾合治、肝脾肾并治等。③从先后天根本着眼：先天重在补肾，后天重在补脾。先天根本得固，后天气血渐生，则虚劳恢复自易。④注意补虚与治病相结合：虚劳可因虚致病，亦可因病致虚。因此，在辨证施治的同时，须结合辨病，针对不同疾病的特殊性，求因治疗。一方面补正以增强体质，另一方面治病以解除致虚之因素。

（三）分证论治

1. 气虚：

［症状］面色㿠白，气短懒言，语声低微，头昏神疲，肢体无力，舌苔淡白，脉细软弱。肺气虚则咳嗽无力，痰液清稀，或有气喘，畏风自汗，时寒时热，易于感冒；脾气虚则

食少便溏，腹部胀坠，脱肛，面足虚浮。

[证候分析] 五脏气虚，肌肤失荣，则面色㿠白。气虚宗气不足，则短气懒言，语声低微。清气不升，故头昏无力。舌苔淡白，脉细软弱，皆属气虚之征。肺主气，肺气虚则肃降无权，咳嗽无力，痰液清稀、气喘。肺卫不固，营卫失调，则畏风自汗，时寒时热，易于感冒。脾虚失运，则食少便溏。中气下陷，故腹部坠胀，脱肛。脾虚生化乏源，血虚气弱，肌肤失荣，则面足虚浮无华。

[治法] 补气。

[方药] 六君子汤、补中益气汤、补肺汤。三方俱有补气功能，但六君子汤补益肺脾，用于肺脾两虚，倦怠少气，食少便溏，气虚程度不太严重者；补中益气汤补气升陷，用于脾虚中气下陷，腹坠脱肛者；补肺汤以补益肺气为主，用于肺虚短气息促，咳嗽无力等症。

药用党参15g（人参6g）、黄芪20g、炒白术15g、淮山药15g补气健脾；茯苓15g健脾；大枣5枚、炙甘草3g和中。

加减：若肺气虚，气短、息促者，加五味子6g、冬虫夏草6g补肺益肾纳气；肺虚失肃，咳嗽、痰稀者，加紫菀10g、款冬花10g温肺止咳；肺卫不固，汗多易感，加防风10g、牡蛎20g、浮小麦10g固卫敛汗；脾气虚，大便不实或溏泄者，加白扁豆10g、莲子10g健脾实脾；心气虚，心失所养，心中空悬悸动，寐差，加五味子5g、远志5g、枣仁15g、合欢花15g、茯神15g养心宁神；肾虚气失摄纳，动则气喘，加五味子5g、胡桃肉10g、冬虫夏草5g补肾纳气；肾失固摄，精关不固，遗精、尿频、腰酸者，加覆盆子10g、菟丝子10g、金樱子10g补肾固摄；若正虚兼夹外邪而有寒热，汗出恶风，身重，头目眩昏者，当扶正祛邪，可仿《金匮要略·虚劳》篇薯蓣丸意，佐以防风10g、豆卷10g、桂枝10g、生姜10g解表祛邪，杏仁10g、桔梗6g宣肺止咳。

2. 血虚：

[症状] 面色萎黄或淡白无华，唇舌指甲色淡，头晕目花，肌肤枯燥，舌质淡红，脉细。心血虚者，心悸怔忡，健忘，失眠，梦多。肝血虚者，头昏目眩，肢体麻木，筋脉拘急，或肌肉瞤动。妇女月经不调、量少、色淡。

[证候分析] 营血亏虚，不能濡养脏腑和润泽肌肤，而见面色萎黄或㿠白无华、头晕、肌肤枯糙等。心血不足，心不藏神，则心悸怔忡，寐差多梦。肝血亏虚，不能上养头目及濡润筋脉、肢体，以致头目眩晕，肢体麻木，筋脉拘急。血虚生风，则肌肉瞤动。冲任不足，则月经失调，量少色淡，甚则闭经。

[治法] 养血。

[方药] 四物汤加味。本方补益营血，统治血虚头昏，面色无华，心悸，怔忡，月经不调，量少色淡等症。

药用当归15g、熟地15g滋补阴血；白芍10g养肝和营；川芎10g调气活血；党参15g、黄芪15g补气生血。

加减：若心血虚，酌加丹参15g、龙眼肉15g养血宁心。心神不宁，惊惕不安，配龙齿20g、磁石20g、远志5g、枣仁15g、五味子5g镇心宁神；肝血虚，加首乌10g、枸杞15g、阿胶10g、桑椹子15g养血柔肝；筋脉拘急、挛缩者，重用白芍10g，加鸡血藤15g、木瓜10g养血通络；血虚肝郁、胁痛隐隐，加广郁金10g、香附10g理气和络；伴有脾虚，气虚不生血者，可用归脾汤气血双补，益气生血；若干血瘀结，新血不生，羸瘦、腹满、腹部触有癥块，硬痛拒按，肌肤甲错，状如鱼鳞，妇女经闭，两目黯黑，舌有青紫瘀点、瘀斑，脉细涩者，可同服大黄（䗪）虫丸去瘀生新。

3. 阴虚：

[症状] 面颧红赤，唇红，低热潮热，手足心热，虚烦不安，盗汗，口干、舌质光红少津，脉细数无力。肺阴虚兼干咳痰少质粘，痰中有时带血，咽燥，声嘎，失音。心阴虚兼心悸、心烦不宁，善惊，少寐梦多，舌碎起刺。脾胃阴虚兼脘部灼热隐痛，心嘈如饥而不欲食、干呕、大便干燥，或口舌有糜点。肝阴虚兼头晕痛，目眩，目干涩，耳鸣，手足震颤，肉瞤。肾阴虚兼眩晕，耳鸣耳聋，腰酸膝软或两足软弱、梦遗，尿血，或小便如脂膏。

[证候分析] 五脏之阴液亏损，虚火上炎，以致颧赤、唇红、潮热、盗汗、虚烦、口干等症。肺阴虚，肺失清润，则干咳痰少；虚火内炽，络损津伤，则痰血咽燥；金碎不鸣则声嘎失音。心阴虚，心失所养，虚火上炎，故悸烦不宁；心火上循舌窍则舌碎起刺。脾胃阴津不足，胃失濡润，故脘部灼热隐痛、嘈杂，饥不欲食，干呕；肠腑津少，则大便干燥；胃虚火炎，故口舌糜破。肝阴虚，头目失养则头晕，目眩，目干涩；阴血不足，筋脉失养，虚风内动而为手足震颤，肉瞤。肾之阴精亏虚，上不能濡养脑髓，下不能充养腰膝，而为耳鸣眩晕，腰酸膝软；肾失固摄，则梦遗，血尿，小便如脂。

[治法] 滋阴。

[方药] 沙参麦冬汤、补心丹、杞菊地黄丸加减。三方俱以滋养阴液为主，但沙参麦冬汤功在清养肺胃，生津润燥，治肺胃阴伤，干咳痰少，口干舌燥，低热，舌红、少苔；补心丹以滋养心阴，补虚安神为主，治心阴不足，虚火偏旺，心悸，烦躁，失眠，遗精，口干，舌红、脉数；杞菊地黄丸则以滋养肝肾为主，治肝肾阴虚，头昏目眩，双目干涩，手足心热，腰膝酸软，遗精，舌红苔少，脉细数或尺脉虚大等症。

药用百合 10g、北沙参 10g、天冬 10g、麦冬 10g、玉竹 10g、石斛 10g、黄精 10g 滋养肺胃之阴；生地 15g、枸杞 15g、女贞子 10g、黑豆 10g、龟板 10g、山茱萸 10g 养肝益肾；柏子仁 10g、枣仁 15g、五味子 5g 滋养心阴。

加减：若阴虚潮热、低热，加银柴胡 10g、地骨皮 10g、鳖甲 10g 养阴清热；阴虚火旺，上炎心肝，加黄连、山栀清心泄肝火；虚火在肾，配黄柏 10g、知母 10g 清泄肾火；阴虚阳亢，配牡蛎 20g、珍珠母 20g 育阴潜阳；虚火灼络而见出血者，加阿胶 10g、墨旱莲 10g 养阴止血；阴虚气滞，纳运不健，脘胁疼痛，食少者，酌加白芍 10g、甘草 3g、乌梅 10g、木瓜 10g、谷芽、麦芽各 10g 酸甘化阴，醒脾健胃；遗精加龙骨 20g、牡蛎 20g、金樱子 10g、莲须 10g 固涩肾精。

4. 阳虚：

[症状] 面色苍白或晦暗，怕冷，手足不温，出冷汗，精神疲倦，气息微弱，或有浮肿，下肢为甚，舌质胖嫩，边有齿印，苔淡白而润，脉细微、沉迟或虚大。脾阳虚兼见腹胀冷痛，肠鸣便溏或完谷不化。肾阳虚兼见腰脊冷痛，肢冷，阳痿，滑精，尿少或量多而频，五更泄泻或下利清谷。

[证候分析] 五脏之阳虚弱，不能温养肌肤四肢百骸，故面色苍白，晦暗。阳虚气弱，则精神倦怠，气息微弱。阳虚水泛则浮肿。阳虚失于温煦，故怕冷，手足不温。舌胖嫩、脉细微、沉迟均为阳虚之征。脾阳虚，中焦虚寒，运化失健，故腹胀冷痛，便溏，完谷不化。肾阳虚则命门火衰，腰府失养，故腰脊冷痛，阳虚气不化水则尿少、气不固摄则尿多而频。

［治法］ 补阳。

［方药］ 拯阳理劳汤、右归丸加减。两方俱属补阳剂，但前方温补脾肾之阳气，治脾肾阳虚而致的短气，懒言，倦怠，自汗，肢体痿软等症。后方温补肾阳，用于腰酸痛，神倦，气怯，肢冷，脉细等症。

药用制附子 6g、肉桂 3g 温补脾肾之阳；红参 6g（党参 15g）、黄芪 20g、炙甘草 3g 补气益脾；山茱萸 10g、益智 10g、山药 15g 补肾益精。

加减：若脾阳虚，酌加干姜 6g、肉豆蔻 10g、白术 10g 温补脾阳；肾阳虚加鹿角片 10g、仙灵脾 10g、巴戟天 10g、杜仲 10g、紫河车 10g 温养肾督；火不暖土，五更腹泻、下利清谷，配四神丸补肾暖土；精关不固，滑精、尿频不禁，加金樱子 10g、芡实 10g、覆盆子 10g、菟丝子 10g 补肾固精。心阳虚，心悸，气息喘促，胸闷，甚或神志昏昧，大汗淋漓，手足厥冷，面青唇紫，脉伏或结代，心阳欲脱者，当以振奋心阳，救逆固脱，仿四逆加人参汤意。

【其他疗法】

（一）单方、验方

1. 当归生姜羊肉汤：用当归 30g，生姜 15g，羊肉 150g，加水适量，煮至羊肉熟烂为止。适用于血虚损者。

2. 二至丸：女贞子、旱莲草等份研粉水蜜泛丸，阴干，每日 3 次，每次 9g。适用于肝肾阴亏，骨蒸劳热，腰膝酸软，须发早白，尿血崩漏。

3. 九转黄精丹：黄精（九蒸九晒）、当归，蜜丸。每日 3 次，每次 9g。适用于肾精不足，肾虚腰痛。

4. 青娥丸：破故纸 200g，杜仲 400g，胡桃肉 500g，用蒜 200g，共捣膏和丸，或酒糊或炼蜜为丸。每日 2~3 次，每次 6~9g。适用于精亏阳衰，发白足痿，肾虚腰痛。

5. 三才汤：天冬、熟地、人参，适用于肾精不足，气阴两虚，虚阳浮越，头晕头痛。

（二）中成药

1. 补中益气丸：益气健脾，升阳举陷。主治气虚、气陷证。口服，每次 1 丸，每日 3 次。

2. 归脾丸或人参健脾丸：益气补血，健脾养心。主治血虚气弱之心脾两虚证。口服，每次 1 丸，每日 3 次。

3. 八珍颗粒剂：气血双补。主治气血双亏证。口服，每次 1 包（3.5g），每日 3 次。

4. 六味地黄丸：滋阴补肾。主治肾阴亏虚证。口服，每次 1 丸，每日 3 次。

5. 金匮肾气丸：温补肾阳。主治肾阳亏虚证。口服，每次 1 丸，每日 3 次。

（三）体育疗法

可从个体的不同情况出发，采取太极拳、八段锦、五禽戏等锻炼方法。

【预防调护】

本病应重视早期治疗，并须注意求因辨病。除药物调治外，积极配合锻炼和调护。如练气功、太极拳等以增强体质。根据虚损性质及脾胃纳运情况，配合饮食调摄。气虚、阳虚者，宜选进温补类食物，如鸡、蛋、牛肉、猪瘦肉、鲫鱼、青鱼、虾类等。阴虚、血虚者，宜选食清补类食物，如银耳、百合、鳖、淡菜、猪肝、桂圆、红枣等。肾精亏虚者还宜食用海参，猪、牛、羊脊髓之类。此外，由于体虚卫弱，易受外感，故在气候变化时须注意防感外邪；流行病季节，尤应预防接触感染。

【临证提要】

1. 虚劳是多种慢性虚弱性疾病的总称。因此，根据虚劳理论，可以治疗多种慢性疾病的虚证。临证当注意整体关系，掌握阴中求阳、阳中求阴以及补气生血，补血生气等方法，根据五脏互为资生的原理辨证施治。

2. 由于脾为后天之本，气血生化之源；肾为先天之本，性命之根，故必须重视调补脾肾。补脾以资生化之源，补肾以培益精气，乃治疗虚劳之关键。

3. 虚劳用补益法不但可以补充疾病的耗损，且能加强正气，达到治病的目的，所以补益是治虚劳的主要方面。但应注意的是补虚应寓以积极的病因治疗，而非单纯的营养疗法。

4. 若因虚致实或虚体受邪，而见正虚邪实之证，表现"外损"、"干血痨"等证候者，则应补虚不忘治实，可通过治实达到邪去正复的目的。

【医案精选】

1. 任应秋医案：

郑某，男，26岁。初诊1974年5月19日。食欲减退已近1年，逐渐消瘦，体重日减（减轻10kg），周身乏力，动则气喘，腰膝酸软并时而微痛，手足心灼热，午后潮热，夜间尤甚。经常失眠，遗精不断，头晕眼花。心悸、耳鸣相继而来。今年一月份还出现鼻衄、齿衄、皮肤粘膜有瘀点。脉搏细数，舌质红，舌苔少津。面色无华，皮肤萎黄，指甲少泽。

辨证：证属脾肾亏虚之虚劳。脾气虚则不能营运，故食少而萎黄，消瘦而乏力；脾虚则又无以上输于肺，故气短、喘促诸症随之而生；肾精虚则无以涵阴，故诊见潮热而腰膝酸软，耳鸣而梦遗。肾虚无以滋养于肝，故头晕、眼花、衄血亦相继而来。

[治法] 治当着重滋肾平肝，兼顾及脾，方用知柏地黄丸加味。

处方：盐知母12g，炒黄柏6g，牡丹皮9g，白茯苓9g，细生地24g，淮山药12g，女贞子12g，仙鹤草30g，山楂炭9g，炒赤芍18g，山茱萸9g。3剂。

二诊（5月23日）：夜热减轻，鼻衄、齿衄均未出现。惟手足心仍热，腰膝酸痛，耳鸣盗汗亦不减。脉细而不数。肝肾虚火渐平，而肾精尚亏，改用张介宾大补元煎温养肾精。

处方：白人参12g，淮山药18g，熟地黄24g，炒杜仲9g，枸杞子9g，全当归9g，山萸肉9g，炙甘草9g，补骨脂15g。3剂。

三诊（5月27日）：夜热、手足心热消失，腰膝已不疼，耳鸣、盗汗均愈。仍食少乏力，萎黄消瘦。肾精既得填补，肝亦有所滋养，脉来细弱无力，补中益气不容稍缓，用东垣补中益气汤加味。

处方：党参15g，炒白术12g，炙甘草9g，炙黄芪60g，当归9g，陈皮9g，升麻3g，补骨脂15g，神曲9g，紫河车12g。3剂。

四诊（6月5日）：服上方药后感觉很舒适，便接连服9剂。食欲大增，几与未病前相等，肤色渐转红润，精神亦好，全部症状基本消失，拟归脾汤加减以巩固疗效。

处方：炒白术12g，炙黄芪18g，党参12g，炙甘草15g，熟地12g，白茯神9g，全当归

9g，补骨脂 9g，枸杞子 9g，神曲 6g。10 剂，隔日服 1 剂。

按：本案本为脾肾两虚，故脾肾双补为法。初诊时用知柏地黄丸加女贞，旨在滋肾阴、泻虚火；辅以赤芍，冀其平肝；佐仙鹤草、山楂炭者，既能平肝止血，又兼顾脾脏，便不妨其运化也。之后逐渐加重温补肾阳药物的分量，阴阳并调；后以温补脾气，调畅气血而收功。本案虽以补益脾肾为法，但次递有序，可勘效法。

（《中国现代名中医医案精华》）

2. 陈苏生医案：

常某，男，45 岁。初诊 1962 年 5 月 3 日。因燥热汗出，乏力，失眠头痛，经某医院诊为神经衰弱，治疗无效而来本院求治。诊见躁热汗出，疲困无力，腹胀，头痛失眠，腹部有悸动处，悸时全身难受无法形容，面颜晦暗黧黑，唇口龈肉均有色素沉着，脉沉而缓。

辨证：证属阴阳气血俱虚。

[治法] 宜调补阴阳。

处方：甘草 30g，白术 15g，杜仲 15g，川断 12g，夜交藤 15g，酸枣仁 15g，益智仁 15g，菟丝子 15g，陈皮 9g，桂枝 9g，白芍 9g。每晨服淡盐水 1 杯，每晚服甘草膏 1 匙。

附：甘草膏方：甘草 150g，百合 90g，白术 90g，茯苓 90g，枣仁 90g，知母 60g，白芍 60g，制附子 30g，陈皮 60g，合欢皮 60g。

二诊：服上药 5 剂后，腹部悸动大减，失眠由每晚仅能睡 2 小时延长至睡 4 小时。原方加炙附子 6g，珍珠母 30g。

三诊：再服药 30 剂后，唇红、色素沉着转淡，头痛躁汗均减，大剂再进磁獭龙煎（头 4 味先煎），并配用甘草附子膏。

附：磁獭龙煎方：制附子 6g，磁石 30g，獭肝 12g，龙骨 12g，白人参 9g，甘草 30g，小麦 30g，百合 15g，知母 9g，桂枝 9g，白芍 9g，远志 6g，益智 9g，白薇 9g，知母 9g，鸡内金 6g，制半夏 6g，大腹皮 9g，陈皮 6g。

附：甘草附子膏：甘草 500g（煎汤代水煎药），附子 30g，小麦 150g，党参 120g，沙参 120g，玄参 90g，龟板 120g，鳖甲 120g，白术 120g，泽泻 90g，知母 60g，磁石 180g，牡蛎 180g，枣仁 90g，远志 60g，獭肝末 120g（加冰糖收膏），大枣 30 个。

1963 年 1 月开始全日工作，因怕吃煎药，仍用甘草附子膏代替，诸恙皆安。

按：本案阴阳并调，且以膏方收功，为中医治疗虚劳之一大特色。

（《中国现代名中医医案精华》）

自 学 指 导

【重点难点】

1. 虚劳是多种慢性虚弱性疾病发展到严重阶段的总称，涉及范围广。多为先天不足，后天失调，因虚致病或久病致虚，导致阴阳气血虚弱，五脏虚损，因而成劳。

2. 辨证以阴阳气血为纲、五脏诸虚为目，并掌握其相互关系及主次。治疗以补虚为基本原则，分别气血阴阳亏虚及病损脏器而进行补益；并注意阴阳气血同病，五脏之间的传变影响联系处理。在辨证的同时，还应结合辨病求因，针对不同疾病的特殊性，补虚与治病相结合。

3. 虚劳久延，脾胃虚败、虚不受补，或五脏受损、阴损及阳，而致阳气浮越，表现蜕变之时，往往预后不佳。

【复习思考题】

1. 虚劳和一般虚证有何区别和联系？
2. 学习虚劳篇有何临床实用意义？
3. 如何理解掌握虚劳的病理变化，虚劳与阴阳气血及五脏之间的关系？
4. 虚劳病的辨证和治疗原则是什么？
5. 虚劳病五脏阴阳气血虚损的重点有何不同？
6. 虚劳病正虚邪实的变证是什么？为什么？如何治疗？

【常见文献摘录】

1.《灵枢·决气》篇："精脱者，耳聋。气脱者，目不明。津脱者，腠理开，汗大泄。液脱者，骨属屈伸不利，色夭，脑髓消，胫酸，耳数鸣。血脱者，色白，夭然不泽，其脉空虚，此其候也。"

2.《难经·十四难》："一损损于皮毛，皮聚而毛落；二损损于血脉，血脉虚少，不能荣于五脏六腑；三损损于肌肉，肌肉消瘦，饮食不能为肌肤；四损损于筋，筋缓不能自收持；五损损于骨，骨痿不能起于床。从上下者，骨痿不能起于床者死。从下上者，皮聚而毛落者死。"

3.《景岳全书·新方八略》："凡气虚者，宜补其上，人参、黄芪之属是也。精虚者，宜补其下，熟地、枸杞之属是也。阳虚者，宜补而兼暖，桂、附、干姜之属是也。阴虚者，宜补而兼清，门冬、芍药、生地之属是也。此固阴阳之治辨也……又有阳失阴而离者，不补阴何以收散亡之气？水失火而败者，不补火何以苏垂寂之阴？此又阴阳相济之妙用也。故善补阳者，必于阴中求阳，则阳得阴助而生化无穷。善补阴者，必于阳中求阴，则阴得阳升而源泉不竭。"

4.《不居集·上卷第十》："虚劳日久，诸药不效，而所赖以无恐者，胃气也。盖人之一身以胃气为主，胃气旺则五脏受荫，水津四布，机运流通，饮食渐增，津液渐旺，以至充血生精，而复其真阴之不足。"

5.《医宗金鉴·虚劳总括》："虚者，阴阳、气血、荣卫、精神、骨髓、津液不足是也。损者，外而皮、脉、肉、筋、骨，内而肺、心、脾、肝、肾消损是也。或劳者，谓虚损日久，留连不愈而成五劳、七伤、六极也。"

第六章　气血津液病证

气与血是人体生命活动的动力源泉，又是脏腑功能活动的产物。脏腑的生理现象、病理变化，均以气血为重要的物质基础。津液是人体正常水液的总称，也是维持人体生理活动的重要物质。津液代谢失常多继发于脏腑病变，而它又会反过来加重脏腑病变，使病情进一步发展。气血津液的运行失常或生成不足，是气血津液病证的基本病机。

气血津液病证是指在外感或内伤等病因的影响下，引起气、血、津液的运行失常，输布失度，生成不足，亏损过度，从而导致的一类病证。内科的多种病证均不同程度地与气血津液有关，本章着重讨论病机与气、血、津液密切关联的病证，包括血溢脉外引起的血证，气机郁滞引起的郁证，水液停聚引起的痰饮，阴津亏耗引起的消渴，津液外泄过度引起的自汗盗汗，气血阴阳亏虚或气血水湿郁遏引起的内伤发热。

此外，积聚、瘿病亦与气滞、血瘀、痰凝密切有关，但本书按脏腑归入肝胆病证一章；水肿虽系水液停聚体内所致，虚劳与气血阴阳亏损，日久不复有关，但因其病位主要都在肾，故本书将其列在肾系病证一章。

第一节　血　　证

【目的要求】

1. 掌握血证的发病机理和辨证治疗原则。
2. 了解出血部位与脏腑经络的联系。
3. 熟悉咳血、吐血、鼻衄、紫斑、便血、尿血的治法方药，以及不同部位出血的用药特点。

【自学时数】

8 学时。

血证是指血不循经，自九窍排出体外，或渗溢于肌肤的一类出血性病证。在古代医籍中亦称为血病或出血。

血证的范围相当广泛，涉及多个脏腑组织，临床极为常见。它既可以单独出现，又常伴见于其他病证的过程中。凡以出血为主要临床表现的病证，均属本证范畴。在内科范围内，常见的血证有咳（咯）血、吐血、衄血（鼻衄、齿衄）、便血、尿血及紫斑等。出血可由多种急、慢性疾病引起，但往往成为其主症；而且各种不同的出血，有其相同的共性。故把血证作为一个独立的病证，予以专章论述。

《内经》对血的生理、病理已有较深刻的认识。早在《灵枢·决气》即有记载："中焦受气取汁，变化而赤是谓血，"说明血液由水谷精微变化而成；《灵枢·百病始生》篇说："卒然多食饮则肠满，起居不节，用力过度，则络脉伤。阳络伤则血外溢，血外溢则衄血；阴络伤则血内溢，血内溢则后血。"其中关于络伤血溢的理论，成为后世医家阐述多种血证病机的重要理论依据之一。《金匮要略·惊悸吐衄下血胸满瘀血病脉证治》篇对吐血、衄血、下血等血证的病机、证治与预后作了重点论述，按寒热虚实及远血、近血分别论治，其中泻火止血的泻心汤与温脾摄血的黄土汤至今仍为治血证之常用方。《济生方·失血论治》认为血证病"所致之由，因大虚损，或饮酒过度，或强食过饱，或饮啖辛热，或忧思恚怒"。朱丹溪对血证之论治独辟蹊径，提出阳盛阴虚致出血的见解。《平治荟萃·血属阴难成易亏论》说："阴气一亏伤，所变之证妄行于上则吐衄，衰涸于外则虚劳，妄返于下则便红。"明代张介宾将血证病机以气与火立论，《景岳全书·血证》云："血动之由，惟火惟气耳。"临床上根据火之有无、气之虚实论治。晚清唐宗海的《血证论》为血证的专著，对各种出血的病因、病理及辨证施治都有精辟论述，提出止血、消瘀、宁血、补虚四法"乃通治血证之大纲"。

【病因病机】

（一）病因

1. 感受外邪：由外邪侵袭，损伤血络所致。如风热燥邪，侵犯于肺，邪热熏蒸，灼伤肺络，而致咳血、咯血；或因肺热上炎清窍而为鼻衄；若风热湿毒内侵营血，迫血妄行，血溢脉外，渗于肌肤之间，可见皮肤紫斑，重者上下出血。湿热之邪侵及肠道则便血，流注下焦则尿血。外邪所致出血者，以阳邪为多，如风、燥、热、毒之类，其中尤以热邪为主。《临证指南医案·吐血》说："若夫外因起之，阳邪为多，盖犯是症者，阴分先虚，易受天之风热燥火也。至阴邪为患，不过其中之一二耳。"

2. 内伤饮食：嗜酒无度，恣食辛辣厚味，蓄积胃肠，积湿蒸热，阳明热盛，灼伤血络，上为吐血、齿衄、鼻衄，下为便血。若湿热郁蒸，入营动血，亦可致皮下出血。若饱食过量，食物粗糙，可直接伤及胃肠络脉，引起吐血、便血。如饮食不节，损伤脾胃，致脾虚胃弱，失其统摄，亦可致血溢脉外而引起多种出血。

3. 情志过极：凡七情刺激，忧思恼怒，志火内燔，迫血妄行，皆可动血。如郁怒伤肝，气郁化火，横逆犯胃，损伤胃络，而为呕血、吐血；肝火循经犯肺而为咳血、鼻衄；忧思劳心，心火偏旺，邪火乘肺，则为咯血；心火亢盛，耗伤肾阴，热移膀胱，可致尿血；思虑伤脾，脾不统血，可致吐血、便血。

4. 劳欲体虚：此为劳累太过，摄生不当，伤及正气；或素体虚弱，或久病之后，脏腑受损，阴阳气血亏虚。阳气虚则失于统摄，阴血亏则虚火妄动，以致络损血溢；脾气虚弱，不能生血统血，或肝虚不能藏血，血无所归，而致吐血、便血、皮下出血（紫斑）；肾气虚弱，不能固摄，或肾阴亏耗，相火妄动，灼伤阴络，则为尿血；肺肾阴虚，虚火上炎，可致咳血、衄血。若久病入络，或气虚血瘀，或气滞血瘀，或出血留瘀等，亦使血脉瘀阻、血行不畅，血不循经而致出血。

此外，因跌仆金刃，用力负重，损伤络脉而出血者，则属外、伤科范围。

（二）病机

1. 气火逆乱（偏盛、偏衰），血不循经，络伤血溢。

（1）气火与血溢：气为血帅，气行则血行。血循脉道有赖于气的推动和统摄。而气为阳化，得火始生，即《内经》所说："阳化气"，"少火生气"之意。血脉的正常运行与阳有关，故曰：血属阴类，非阳不运。人体阳气的偏盛偏衰悉可导致血病。其偏盛者为火盛气逆，迫血妄行；偏衰者为阳衰气虚，血失统摄，以致离经外溢，形成血证。如《景岳全书·血证》说："动者多由于火，火盛则迫血妄行；损者多由于气，气伤则血无以存。"

（2）阳络与阴络：受损之络脉有属阳、属阴的不同。位于身半以上的络脉为阳络，其损伤则血上溢、外溢；身半以下的络脉为阴络，其损伤则血下溢、内溢。再则由于络脉分属于各个脏器，因而表现不同部位的出血。如《张氏医通·诸血门》说："从上溢者势必假道肺胃，从下溢者，势必由二肠及膀胱下达。"

2. 病理性质有虚实之分，并可由实转虚。

（1）火有虚实，气有盛衰：由于气和火有偏盛、偏衰的区别，因此在病理属性上，表现有虚实的不同。实证为气火亢盛，气与火可以互为因果。或火盛而气逆，或气郁而化火，以致血热妄行，常因肝、肺、阳明热盛引起。虚证有二，一为阴虚火旺，灼伤血络，常因肝、肾、肺阴虚所致；一为气虚不能统摄血液，常因脾和肾的气（阳）虚所致。《备急千金要方》言："亦有气虚夹寒，阴阳不相为守，荣气虚败，血亦错行，所谓阳虚者阴必走是耳。"

（2）从实转虚的演变转化：实证和虚证可以转化，常常形成疾病发展过程中的不同阶段。初起多为气火亢盛出血，反复发作，阴血耗损或"火盛伤阴"，可演变为阴虚火旺证。若迁延日久，或出血暴急量多，血去气伤或"气随血脱"，可以转为气虚、阳衰证。因此，阴虚、气虚虽系导致出血的病理，但有时亦为出血的后果。临床所见，实热证最多，阴虚证较少，且多属实热证演变形成；而气虚（寒）证则多系变证，有时三者还可错综并见。

3. 出血部位与脏腑之间的关系。

（1）直接关系：指出血部位与脏腑有直接联属。如咳血、咯血、鼻衄来自肺系；吐血、呕血来自胃；便血来自胃、肠；尿血来自肾和膀胱。

（2）整体关系：由于脏腑之间、脏腑与体表之间，是一个互相联系的整体，在病理情况下，也每多互为影响。故须进一步掌握脏腑之间的病理影响，才能了解其整体关系。例如：咳血、咯血与肝、肾、心，吐血与脾、肝，便血与脾，尿血与心（小肠），齿衄与胃、肾，舌血与心，耳衄与肾、肝胆，鼻衄与胃、肺等有关。

4. 离经之血，留滞体内，形成瘀血，可致出血不止。

离经之血，留积体内而未排出，则蓄结成为瘀血，阻滞络脉；或因血脉先瘀，流行不畅，以致血不循经，使出血加重或反复不止。

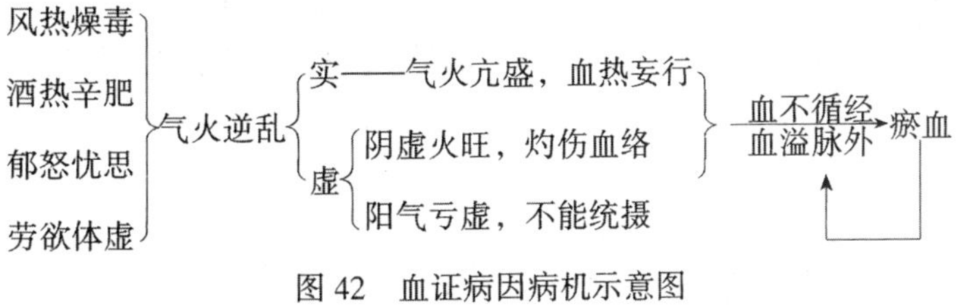

图 42 血证病因病机示意图

本病预后与原发疾病密切相关。一般而论，外感、新病易治，内伤、久病难愈；出血量少者病轻，量多者病重，甚则形成气随血脱之危象。九窍齐出血者为大衄，多为严重证候。咳血者尚可因血块阻塞气道而窒息，须注意防治。另外，兼证、脉象对预后判断亦属重要。

凡身热脉数者重，身凉脉静者轻。如《丹溪心法·吐血》说："诸见血，身热脉大者难治，是火邪胜也；身凉脉静者易治，是正气复也。"《景岳全书·血证》亦说："见失血等证，身热脉大者难治，身凉脉静者易治。若喘咳急而上气逆，脉见弦紧细数，有热不得卧者死。"

【病证鉴别】

1. 咳血、咯血与吐血相鉴别：血随咳嗽而出为咳血，一咯就出为咯血，血从肺来，为肺络受损所致；血随呕吐经食管从口而出为吐血，血出自胃。但若咳血量多，亦可咯而即出，而咳嗽症状不显著。咳血多混有痰液，血色鲜红，呈泡沫状，咳血之前多有咳嗽、胸闷、喉痒等症状；咯血多为小血块或盈口，可随痰咯出。吐血血量较多，可混有食物残渣，血色紫暗或暗红，或成块，几乎均伴黑粪（便血），吐血之前多有胃脘不适或胃痛、恶心等症状。

2. 远血与近血相鉴别：血便来自胃、肠，而涉及肝、脾等脏器。出血的部位不同，病理机制、病变脏器、预后转归等亦有所区别，故应区别血来之远近。远血其位在胃、小肠（上消化道），血与粪便相混，血色如黑漆色或黯紫色。病情较重，虚证居多。近血来自乙状结肠、直肠、肛门（下消化道），血便分开，或便外裹血，色多鲜红或黯红。多因风火湿热为病，属实属热。《景岳全书·血证》说："血在便前者，其来近；近者在广肠，或在肛门；血在便后者，其来远，远者或在小肠，或在于胃。"

3. 肠风与脏毒相鉴别：两者均属近血。肠风血色鲜泽、清稀，其下如溅，属风热为患。脏毒血色黯浊，粘稠，点滴不畅，证属湿热（毒）。《济生方·下痢》说："大便下血，血清而色鲜者，肠风也；浊而色黯者，脏毒也。"

4. 尿血病位的鉴别：尿血多属肾和膀胱病变。如排尿一开始有血，后来清晰无血，多为尿道出血。小便始终混有血液，多为肾脏出血。排尿至最后有血，为膀胱出血。

5. 尿血和血淋相鉴别：尿血和血淋均见血随尿出，临床以排尿时痛与不痛为其鉴别要点，不痛或痛不明显者为尿血；痛（滴沥刺痛）者为血淋。如《丹溪心法·尿血》说："尿血，痛者为淋，不痛者为尿血。"且血淋有小便短涩频数、欲出不尽、小腹拘急等症。

6. 肌衄与温病发斑相鉴别：肌衄与温病发斑在皮肤表现的斑块方面，两者相似，但两者病情、病势、预后迥然有别。温病发斑发病急骤，病情重笃，系热入营血，耗血动血时出现的证候。常伴有高热烦躁、头痛如劈、昏狂谵语、四肢抽搐、鼻衄、齿衄、便血、尿血、舌质红绛等，病情险恶多变。杂病发斑（肌衄）也有突然发生者，或有热毒亢盛表现，但一般舌不红绛，不伴有明显的全身症状，或伴有内伤发热、身体虚弱等症，或因接触某物而作，可伴发热、头痛等症；一般神识清楚，也不似温病发斑之急骤。部分肌衄患者还有持续出现或反复发作肌衄的病史。

【辨证论治】

(一) 辨证要领

1. 从病程，血之色、质、量及全身症状综合分析，辨别实热证、阴虚证、气虚证三个临床主要证型，并注意三者的转化联系。①实热证：病势急，病程短，血色鲜紫深红，质浓稠，血涌量多，体质多壮实，兼见一般实热症状。②阴虚证：病势缓，病程长，血色鲜红或淡红，时作时止，血量一般不多，形体偏瘦，兼见一般阴虚内热症状。③气（阳）虚证：病多久延不愈，血色暗淡，质稀，出血量少，亦可暴急量多，体质虚弱，伴一般阳气亏虚症状。

2. 根据出血部位与脏腑的直接、间接关系，结合临床表现，辨别其脏腑病位。如同属鼻衄，但病变脏腑有在肺、在胃、在肝的不同；吐血有病在胃及病在肝之别；齿衄有病在胃及病在肾之分；尿血则有病在膀胱、肾或脾的不同。

（二）治疗要点

血证的治疗应掌握治血、治火、治气以及急救处理。

1. 治血：

（1）收敛止血：病情较急，出血量多不止者，往往危及生命，故当收敛止血治标为主，但须结合病理表现用药，忌单纯见血止血，而致蓄积成瘀。一般多取炭类药或酸涩药，如侧柏炭、陈棕炭、茜根炭、藕节炭、血余炭，以及大小蓟、白及、仙鹤草、紫珠草、乌梅、乌贼骨等。

（2）凉血止血：用于血热妄行出血。血得热则行，血凉则自能归经。药用水牛角、丹皮、赤芍、白茅根等。

（3）祛瘀止血：由于离经之血，有可能停聚体内易形成瘀血，因此在止血的同时，必须考虑到活血化瘀。祛瘀止血法用于离经之血瘀滞体内，血脉涩滞，气血不能循经畅行，血出不止者。药如郁金、蒲黄、三七、花蕊石、血竭、童便等。

2. 治火：

（1）清热泻火：用于实证。因血热由于火盛，火降则血自宁静。用药如大黄、黄连、黄芩、山栀等。

（2）滋阴降火：用于虚证。因阴虚火旺动血，滋阴可以制火。用药如生地、阿胶、白芍、龟板胶、旱莲草等。

3. 治气：

（1）实证：①清气：因气分热盛则血热妄行，故凉血必先清气，气凉则血自循经。用药如生石膏、知母、芦根等。②降气：用于气郁化火上炎，上部阳络损伤的咳血、吐血，气降则火降。用药如旋覆花、苏子、代赭石、降香、沉香、竹茹等。

（2）虚证：①补气：因气虚不能摄血，故当补气摄血。用药如人参、党参、黄芪、白术、炙甘草等。②温气：因阳虚不运，血不归经，阳气旺盛，则自能帅血循经而行。药如附子、肉桂、炮姜、艾叶等。

4. 急救：血出暴急量多者，须辨其标本虚实而急救之。

（1）血热妄行：当逆折其火，如用犀牛角（或水牛角代）、大黄、生地、童便。

（2）气随血脱：应急固其脱，如用独参汤、参附汤加山萸肉。因"有形之阴血难以骤生，无形之阳气所当急固"，亦即"血脱益气"之理。

（三）分证论治

1. 鼻衄：鼻中出血，称为鼻衄，多由火热迫血妄行所致。鼻衄多见于肺热、胃热、肝火，但也可因阴虚火旺所致。若鼻后部出血者，须与咯血、吐血相鉴别。

（1）邪热犯肺：

[症状] 鼻燥衄血，口干咽燥，或见发热，恶风，咳嗽少痰，头痛，舌质红，苔薄黄，脉数或浮数。

〔证候分析〕 鼻为肺窍，热邪犯肺，迫血妄行，上循其窍，则鼻燥衄血；热盛津伤，肺失清肃，故口干咽燥，咳嗽少痰，舌质红，脉数；若风热上受，卫表不和，则身热恶风、头痛、苔黄、脉浮数。

〔治法〕 清泄肺热，凉血止血。

〔方药〕 桑菊饮加减。本方疏风清热，用于风热犯肺之鼻衄，口鼻干燥，咳嗽，发热，恶风，脉浮数等证。

药用桑叶 10g、菊花 10g、薄荷 6g 清热疏风，丹皮 10g、山栀 10g、茅根 30g 凉血止血，杏仁 10g、桔梗 5g、甘草 3g 止咳宁嗽。

加减：表证已解，而肺热较甚，口苦，口干，苔黄，脉数者，加黄芩 10g、桑白皮 15g 以清肺泻热；热盛津伤，口、鼻、咽干燥较著，舌红，少苔者，加沙参 10g、麦冬 10g、生地 10g 养阴润肺；咽喉疼痛加玄参 10g、马勃 3g 清火利咽；咳甚加象贝 10g、橘红 6g 润肺止咳。

（2）胃热炽盛：

〔症状〕 鼻衄，血色鲜红、面赤，口渴欲饮，口臭，便秘，舌红，苔黄，脉数。

〔证候分析〕 足阳明胃经上交于鼻，胃火上炎，热迫血行，故鼻衄色鲜，面赤。胃热灼津则口渴欲饮；胃热上蒸则口臭。腑气壅滞则便秘。舌红、苔黄、脉数皆胃热之候。

〔治法〕 清胃泻火，凉血止血。

〔方药〕 玉女煎加减。本方清胃滋阴，用于鼻衄或兼齿衄，头痛、牙痛，烦热口渴，舌红，苔黄少津。

药用石膏清泄胃热，生地 10g、麦冬 10g 养阴清热，牛膝 10g 引血下行，丹皮 10g、山栀 10g、藕节 12g、茅根 30g 清热凉血止血。

加减：腑热壅盛，大便燥结者，加大黄 6g 通腑泻热。胃热津伤，口渴，舌红苔少，脉细数，加天花粉 10g、玉竹 10g 养胃生津。

（3）肝火上炎：

〔症状〕 鼻衄，时发时止，头痛，眩晕，面红目赤，烦躁易怒，口苦，尿黄，舌红，苔黄，脉弦数。

〔证候分析〕 肝火上炎，迫血上溢，逆于清窍，故见鼻衄；肝火上犯则头痛、眩晕、面红目赤；肝火内盛故烦躁易怒、口苦、尿黄；舌红、苔黄、脉弦数皆肝火之象。

〔治法〕 清肝泻火，凉血止血。

〔方药〕 龙胆泻肝汤加减。本方清泄肝胆实火，用于肝胆之火上逆所致的鼻衄，头痛，目赤，口苦，尿黄等。

药用龙胆草 6g、黄芩 10g、山栀 10g 清泻肝火，生地 10g、丹皮 10g、茅根 30g、仙鹤草 15g、藕节 12g 凉血止血，车前子 10g、泽泻 10g、木通 3g、牛膝 10g 通利小便。

加减：阴液亏耗，口鼻干燥，舌红少津者，去车前子、木通以免利水伤津，加麦冬 10g、玄参 10g、知母 10g 养阴生津。

（4）阴虚火炎：

〔症状〕 鼻衄，常兼齿衄，血色淡红或鲜红，口渴，咽干，头晕目眩，耳鸣，心慌，虚烦，失眠，腰酸，舌红少津，脉细数。

〔证候分析〕 肝肾阴虚，虚火上炎，灼伤血络，故见鼻衄色淡，火旺者血色鲜红；阴虚津伤不能上承，故口渴咽干；肾虚肝旺，虚阳上浮，故见眩晕、耳鸣、腰酸；肾水不足，心肾失交，则心慌，虚烦，失眠；舌红少津，脉细数为阴伤之象。

［治法］　滋阴降火，凉血止血。

［方药］　茜根散加减。本方滋阴养血，凉血止血，用于阴虚血热的鼻衄、齿衄、紫斑等。

药用生地 10g、麦冬 10g、旱莲草 10g、白芍 10g、丹皮 10g 滋阴凉血，黄芩 10g、茜草根 10g、侧柏叶 10g、藕节 10g 清热降火止血。

加减：阴虚内热，手足心热，口渴，加玄参 10g、龟板 10g、地骨皮 15g、知母 10g 滋阴清热；若阴损及阳，肾阳亏虚而不能蒸发脾阳以至生化无力，气虚不能摄血而致鼻衄者，治当温补脾肾，加党参 15g、黄芪 15g、巴戟天 10g、菟丝子 10g。

2. 齿衄：牙龈出血称为齿衄，又称牙衄。因阳明经脉入于齿龈，齿为骨之余，故齿衄主要与胃和肾的病变有关。

（1）胃火炽盛：

［症状］　齿衄，色鲜红，齿龈红肿疼痛，口渴，口臭，便秘，舌红，苔黄，脉洪数。

［证候分析］　上龈属足阳明经，下龈属手阳明经。胃火炽盛，循经上犯，灼伤血络，故齿龈出血，红肿疼痛；胃热上蒸，则口干口臭；腑气燥结，则便秘。舌红、苔黄、脉洪数为阳明热盛之象。

［治法］　清胃泻火，凉血止血。

［方药］　加味清胃散、泻心汤化裁。加味清胃散清热凉血止血，治齿衄色鲜量多，牙龈腐烂，口舌生疮，舌红绛，脉数等。泻心汤苦寒泻火，用于牙龈肿疼出血，口渴口臭，大便秘结，苔黄腻等。两方比较，前者长于凉血止血；后者长于泻热通腑，合用则作用更强。

药用黄连 3g、黄芩 10g、大黄 6g 清胃泻火，生地 10g、丹皮 10g、藕节 10g、大蓟 15g 清热凉血止血。

加减：胃热火盛，酌加生石膏 20g、知母 10g、芦根 20g、茅根 30g 清胃泻热；津伤口渴，加天花粉养阴生津；血分热甚，血出量多，或见紫斑，舌红绛，加犀角（或水牛角 30g 代）凉血止血；大便秘结，可加大黄 6g、芒硝 3～5g（冲）以导热下行；食入即吐，加竹茹 10g、枇杷叶 10g 降逆止呕；齿龈肿胀加赤芍 10g、僵蚕 10g、防风 10g 去风消肿；齿龈流脓，加生苡仁 15g、蒲公英 15g、紫花地丁 15g 解毒化脓；若因肝火犯胃而致齿衄者，加栀子 10g、龙胆草 3g 清肝泻火，知母 10g、麦冬 10g 养阴清胃，茅根 30g、藕节 10g、仙鹤草 15g 凉血止血。

（2）阴虚火旺：

［症状］　齿衄量少，血色淡红，时作时止，起病缓慢，常因受热或烦劳而诱发，或寐中出血，齿摇不坚，腰酸耳鸣，舌红，少苔，脉细弦数。

［证候分析］　肾主骨，齿为骨之余，肝肾阴亏，虚火内动，阴血不藏，则见齿衄时作；受热、烦劳致火动而诱发。病在阴分，故睡卧时血出；齿摇、腰酸、耳鸣，舌红，少苔，脉细弦数皆肝肾阴虚内热之象。

［治法］　滋阴降火，凉血止血。

［方药］　滋水清肝饮、茜根散加减。前方重在补养肝肾、滋阴降火；后者重在凉血止血、滋阴养血。

药用熟地 10g、女贞子 10g、墨旱莲 10g、牛膝 10g、枸杞 10g、白芍 10g 滋补肝肾，丹皮 10g、生地 10g、黄柏 10g、茜草 10g、炒蒲黄 10g、藕节 10g 降火凉营止血。

加减：血虚明显，血色转淡，加阿胶 10g、当归 10g 养血；虚火旺盛，加地骨皮 15g、知母 10g 清退虚热；上盛下虚，火不归元，面热足冷，尺脉微弱而寸脉浮大者，酌配附子 3～5g、肉桂 2g 以引火归元。

3. 咳血（咯血）：一般多将咯血与咳血并称，或以咳血概之。分别而言："凡咯血者，于喉中微咯即出，非若咳血、嗽血之费力而甚也。大都咳嗽而出者出于脏，出于脏者其来远；一咯而出者出于喉，出于喉者其来近。"（《景岳全书·血证·咯唾痰涎血论治》）至于所谓嗽血，即咳血，《症因脉治·嗽血论》说："咳血即嗽血。"肺为娇脏，又为脏腑之华盖，喜润恶燥。常因火热燥邪犯肺，损伤肺络，血溢脉外，发生咳血。

（1）燥热伤肺：

［症状］ 喉痒咳嗽，咯痰不爽，痰中带血，口干鼻燥，或有身热，舌红，少津，苔薄黄，脉数。

［证候分析］ 风热燥邪犯肺，肺失清肃，肺络受损，故咳嗽喉痒，咯痰不爽，痰中带血；身热，口干鼻燥，舌红少津，苔薄黄，脉数，皆为燥热伤津之象。

［治法］ 清热润肺，宁络止血。

［方药］ 桑杏汤加减。本方疏风清燥润肺，治身热，咳嗽，口鼻干燥，咳嗽痰粘带血，舌红少津、苔薄黄，脉浮数。

药用桑叶 10g、杏仁 10g、贝母 10g 疏风宣肺止咳，沙参 10g、生地 10g、麦冬 10g 润肺生津，山栀 10g、茅根 30g 清热止血。

加减：风热偏盛，发热，头痛，咽痛，脉浮数，酌配银花 10g、连翘 10g、菊花 10g、牛蒡子 10g 辛凉解表、清热利咽；燥热内盛，身热口渴者，酌加生石膏 20g、知母 10g。

（2）肝火犯肺：

［症状］ 咳嗽阵作，痰中带血，或纯血鲜红，咳时胸胁牵痛，烦躁易怒，口苦而干，舌质红、苔薄黄、脉弦数。

［证候分析］ 肝火上逆犯肺，肺失清肃，肺络损伤，故咳嗽痰红；肝之脉络布于胁肋，肝火偏亢，络气不和，故咳则胸胁牵痛；烦躁易怒、口苦、舌红、苔薄黄、脉弦数皆为肝郁化火之征。

［治法］ 清肝泻肺，和络止血。

［方药］ 泻白散合黛蛤散加减。前方清肺泻热，止咳平喘；后方清肝化痰，两者合用于咳嗽阵作，痰中带血，胁痛，烦怒者。

药用桑皮 15g、地骨皮 15g 泻肺热，丹皮 10g、黄芩 10g 清肝火，青黛 10g 清肝凉血，蛤壳 15g 清肺化痰，藕节 15g、茜草 10g 止血。

加减：营热偏炽，迫血妄行，血出似涌，色鲜红，酌加犀角（水牛角 30g 代）、生地 10g、赤芍 10g 凉血止血，另加三七粉 1.5g 每日 2 次，以止血；肝火偏盛，加龙胆草 6g、黄芩 10g 清肝泻热。

（3）阴虚肺热：

［症状］ 咳嗽痰少，痰中带血，或反复咳血，血色鲜红，口干咽燥，颧红，潮热盗汗，舌质红，脉细数。

［证候分析］ 肺阴不足，清肃失司，故咳嗽痰少。虚火灼肺，络脉损伤，故痰中带血或

反复咳血，血色鲜红；肾阴虚，则见耳鸣，腰酸；阴虚津少，故口干咽燥；颧红，潮热盗汗，舌红，脉细数皆为阴虚内热之候。

[治法]　滋阴润肺，凉血止血。

[方药]　百合固金汤加减。本方滋阴清热，润肺止咳，用于肺肾阴虚，虚火上炎之咳嗽痰少，痰中带血，口燥咽干，潮热，颧红等。

药用百合10g、麦冬10g、玄参10g、川贝10g润肺生津，化痰止咳；生地10g、白芍10g、藕节10g、茜草10g、白茅根30g凉血止血。

加减：反复咳血量多，加阿胶10g、参三七10g养血止血；虚热明显，潮热、颧红较著，加鳖甲10g、丹皮10g、地骨皮10g、白薇10g以清虚热；虚火不甚，而主要表现为气阴亏虚之咳血，则治宜益气养阴，润肺止血，可加太子参10g、生地10g、花蕊石15g益气养阴止血。

4. 吐血：血由胃来，经呕吐而出，称为吐血，亦称呕血。如《丹溪心法·吐血》说："呕吐血出于胃也。"《医碥·吐血》云："吐血即呕血。旧分无声曰吐，有声曰呕。不必。"

（1）胃热壅盛：

[症状]　脘宇胀闷，灼热不适，甚则作痛，吐血色红或紫黯，常夹食物残渣，口臭，或大便色黑，舌红，苔黄腻，脉滑数。

[证候分析]　胃中积热，失其和降，故脘中胀闷、灼热，甚则作痛；热伤胃络，血溢于上则吐血，随糟粕而下则见黑便；胃气上逆，故呕血夹有宿食；口臭，舌红，苔黄，脉滑数皆为胃有积热之象。

[治法]　清胃泻火，化瘀止血。

[方药]　泻心汤合十灰散加减。泻心汤苦寒泻火；十灰散清热凉血、收敛止血，为血热妄行，实热证出血之通用方。两方合用功效更著。

药用大黄6g、黄连3g、黄芩10g、山栀10g清胃泻火，茜草10g、侧柏叶10g、丹皮10g、大蓟15g、小蓟15g凉血止血兼以化瘀。其中大黄为本证要药，《血证论·吐血》云："泻火即是止血，得力大黄一味，逆折而下，兼能破瘀逐陈，使不为患。"若津伤，苔薄黄而燥，加生地10g、芦根15g、茅根30g以养津护液。

加减：瘀血留阻，吐血不止，有紫黯血块，胸脘满闷或刺痛，加花蕊石散及参三七粉调服，以化瘀止血；胃气上逆而致恶心呕吐者，可加代赭石30g、竹茹10g、旋覆花5～10g和胃降逆；热伤胃阴而表现口渴、舌红而干、脉象细数者，加麦冬10g、石斛10g、天花粉10g养胃生津；嗜酒诱发吐血者，加干葛。

（2）肝火犯胃：

[症状]　吐血鲜红或紫黯，口苦胁痛，心烦易怒，寐少梦多，舌质红绛，脉弦数。

[证候分析]　肝火横逆犯胃，胃络损伤则吐血；肝火内盛，热扰心神，则心烦易怒，少寐，上犯则口苦，窜络则胁痛；舌红绛、脉弦数为肝火亢盛伤津之象。

[治法]　泻肝清胃，凉血止血。

[方药]　龙胆泻肝汤加减。本方清泻肝火，用于肝郁化火，灼伤胃络所致的口苦胁痛。

药用龙胆草6g、黄芩10g、山栀10g泻肝清胃，丹皮10g、生地10g、藕节10g、墨旱莲10g、白茅根30g凉血止血。

加减：血热妄行，吐血量多，加犀角（水牛角30g代）、赤芍10g清热凉血止血；胁痛甚者，加郁金 10g、制香附 10g 理气活络定痛；如吐血不止，兼见胸脘满闷，口渴不欲饮者，为有瘀血，可加三七末 1.5g、花蕊石 3g 调服以化瘀止血；心烦，加莲子心 5g、黄连 13g 清心火；火热伤阴，口干渴，加麦冬 10g、生地 10g 养阴生津。

（3）气虚血溢：

[症状]　吐血反复时发，或轻或重，血色暗淡，胃痛绵绵，神疲乏力，心悸气短，面色苍白，大便溏而色黑，舌质淡，脉细弱。

[证候分析]　久病脾气亏虚，统摄无权，血溢于外，故吐血反复发作，时轻时重，血色暗淡；血流于下则大便色黑；中气虚弱，运化失健，故胃痛隐隐；血去气虚，不能充养，故见神疲乏力；心悸、气短、面色苍白、舌质淡、脉细弱为气血亏虚之证。

[治法]　健脾益气摄血。

[方药]　归脾汤加减。本方益气补血，健脾摄血，用于脾虚不能摄血所致的吐血、便血，神疲气短，心悸乏力，面色苍白，舌淡脉细等。

药用黄芪 15g、党参 15g、白术 10g、炙甘草 3g 益气健脾，当归 10g 养血，炮姜 5g、白及 10g、乌贼骨 15g 温中止血。

加减：气损及阳，脾胃虚寒，肢冷，怯寒，可用理中汤合侧柏叶汤温中止血；气随血脱，症见面色苍白，四肢厥冷，汗出，脉微，应急服独参汤益气固脱，或加附片回阳救逆；胃脘隐痛者，加白芍 10g、制香附 10g 缓中行气止痛。

5．便血：凡血从肛门排出体外，无论在大便前或大便后下血，或单纯下血，或与粪便混杂而下，均称为便血。正如《三因极一病证方论·便血证治》说："病者大便下血，或清或浊，或鲜或黑，或在便前，或在便后，或与泄物并下……亦妄行之类，故曰便血。"便血系由胃肠之脉络受损所致，主要有肠道湿热和脾气虚寒两证。

（1）肠道湿热：

[症状]　便血鲜红，或先血后便，大便不畅，或有腹胀、腹痛，口苦，舌淡红，苔黄腻，脉濡数。

[证候分析]　湿热蕴结，肠道血络受损，故便血而多先血后便；湿热阻气，则大便不畅；湿热蕴结，肠道气机郁滞，则腹胀痛甚；口苦、苔黄腻、脉濡数皆为湿热内蕴之象。

[治法]　清化湿热，凉血止血。

[方药]　地榆散、槐角丸加减。两方均有凉血止血作用。但前方清热燥湿力强，用于便血黯浊，粘稠、点滴不畅之脏毒；后方功擅清热疏风，用于便血鲜泽，清稀，其下如溅之肠风。

药用黄连 3g、黄芩 10g、栀子 10g 清热燥湿，茯苓 15g 淡渗利湿，地榆 15g、槐角 15g、茜草 10g 凉血止血，当归 10g、枳壳 10g 养血调气。

加减：肠风，血下如溅，舌红、脉数，为风热灼伤肠络，加荆芥炭 12g 以疏风止血；脏毒，血下污浊，舌红，苔黄腻，脉濡数，为肠中湿热伤及血络，加苍术 10g、黄柏 10g，并吞服香连丸，以清热化湿；若下血过多，阴分亏损，治宜滋阴清热，养脏止血，可加玄参 10g、丹皮 10g、旱莲草 10g。

（2）脾气虚寒：

[症状]　便血紫黯，甚则色黑，腹部隐痛，喜热饮，面色不华，神疲懒言，形寒肢冷，便溏，舌质淡，脉细。

［证候分析］　脾胃虚寒，不能统血，下溢肠中，故便血紫黑色黯；中虚脏寒，气机阻滞，健运失司，气机失和，故腹部隐痛，喜热饮；脾阳不振，故便溏，形寒肢冷；气血不足，故面色不华，神疲懒言，舌淡，脉细。

［治法］　益气健脾，温中摄血。

［方药］　黄土汤加减。本方温阳健脾，养血止血，用于脾阳不足的便血以及吐血、衄血，血色黯淡，四肢不温，面色萎黄，舌淡，脉沉细者。

药用党参10g、白术10g、附子6g温阳益气健脾；伏龙肝10g、炮姜5g温中摄血；阿胶10g、地黄10g养血止血；黄芩10g苦寒坚阴，反佐监制姜附之辛热。

加减：便血量多难止，加白及10g、乌贼骨15g收敛止血，三七10g、花蕊石10g化瘀止血；中气下陷，神疲，气短，肛坠，加柴胡6g、升麻6g、黄芪15g益气升陷，去黄芩、地黄之苦寒滋润；阳虚较甚，畏寒肢冷，加艾叶炭10g、鹿角霜10g温阳止血。

6. 尿血：小便中混有血液甚至血块的病证称为尿血。随出血量多少的不同，而使小便呈淡红色、鲜红色或茶褐色。尿血的病位在肾与膀胱。其主要病机是热伤脉络及脾肾不固。而热伤脉络又有实热和虚热之分；脾肾不固又有脾虚及肾虚之别。

（1）下焦湿热：

［症状］　小便热赤带血，血色鲜红，面赤，心烦，口渴，舌红，苔黄腻，脉濡数。

［证候分析］　湿热蕴结下焦，脉络受损，血渗尿中，故小便热赤，尿色鲜红；湿热内蒸则面赤，烦热，口渴；舌红、苔黄腻、脉濡数为热郁湿阻之象。

［治法］　清利湿热，凉血止血。

［方药］　小蓟饮子加减。本方清热利湿，凉血止血，用于尿血或血淋，小便频数，赤涩热痛。

药用山栀10g、竹叶10g、木通3g、滑石10g、甘草3g清热利湿，小蓟15g、生地10g、蒲黄10g、藕节10g凉血止血，当归10g、琥珀2g（冲）养血化瘀止血。

加减：热郁湿阻，尿有轻微胀痛，热痛，加黄柏10g、瞿麦10g、牛膝10g清利湿热；便结，可酌配大黄6g通腑泄热；湿热伤阴者而心烦口渴者，加生地10g、知母10g滋肾养阴；尿血较甚者，加槐花10g、白茅根30g凉血止血；尿中夹有血块者，加桃仁10g、红花10g、牛膝10g，失笑散，亦可另吞三七粉3g。

（2）肾虚火旺：

［症状］　小便短赤带血，头晕目眩，耳鸣，神疲，颧红潮热，腰膝酸软，舌质红，脉细数。

［证候分析］　肾阴亏虚，虚火内炽，灼伤血络，故小便短赤带血；阴虚阳浮则眩晕耳鸣；肾虚不能作强，故神疲，腰膝酸软；颧红潮热、舌红、脉细数皆为阴虚内热之象。

［治法］　滋阴降火、凉血止血。

［方药］　知柏地黄丸加减。本方滋阴降火，用于肾虚火旺之尿血，骨蒸潮热，盗汗梦遗，腰膝酸软。

药用生地10g、阿胶10g、旱莲草10g、山药10g、龟板10g滋阴补肾，知母10g、黄柏10g清热泻火，丹皮10g、小蓟15g、藕节10g凉血止血。

加减：心肾失交，少寐多梦，加朱砂1g、灯心3g、枣仁12g清心安神；颧红潮热者，加银柴胡10g、地骨皮15g、白薇10g清退虚热，鳖甲10g滋阴清热；小溲频数，加生龙骨30g、桑螵蛸10g固涩缩尿。

（3）脾肾两虚：

[症状]　小便频数带血，其色淡红，面色苍白，体倦食少，精神困惫，面色萎黄，腰背酸痛，头晕耳鸣，舌质淡，脉沉细弱。

[证候分析]　脾虚不能统摄，肾虚无力固摄，血从下溢，故小便频数带血，势缓量少而色淡；脾失健运，中气虚惫，不能充养，故食少神疲，面色萎黄；肾虚精气两亏，则腰背酸痛，精神困惫，头晕耳鸣；舌质淡，脉沉细弱，为阳气亏虚之象。

[治法]　健脾补肾，益气固涩。

[方药]　补中益气汤、无比山药丸加减。前方补中益气升陷，治脾虚气陷不能摄血的尿血或便血，兼见气短，肢倦，小腹坠胀等症；后方补肾固涩，治尿血，腰膝酸软，头晕耳鸣。

药用党参 10g、黄芪 15g、白术 10g、当归 10g 补中益气，养血摄血；熟地 10g、山药 10g、山萸肉 10g、菟丝子 10g、杜仲 10g、巴戟天 10g、鹿角霜 10g 补肾固涩。

加减：气虚下陷，气短，少腹坠胀，加升麻 5g、柴胡 6g 升陷；肾虚失固，尿血日久不止，加赤石脂 15g、牡蛎 30g、龙骨 30g、金樱子 10g 等固肾止血；腰脊酸痛、畏寒神怯者，加鹿角片 10g、狗脊 10g 温补督脉；若尿血，血色较黯，舌质紫黯或有瘀点瘀斑，脉细涩兼有血瘀者，可加三七粉 3g 止血行瘀，琥珀 2g 通利膀胱，并有活血祛瘀的作用。

7. 紫斑：血溢于肌肤之间，皮肤见青紫斑点或斑块的病证，称为紫斑，亦称肌衄。如《医宗金鉴·失血总括》说："皮肤出血曰肌衄。"本节论述内科杂病范围的紫斑，温病出疹发斑另见有关篇章。

（1）血热妄行：

[症状]　皮肤出现青紫斑点或斑块，或伴有鼻衄、齿衄、便血、尿血，或见发热，口渴，便秘，舌红，苔黄，脉弦数。

[证候分析]　邪热壅盛，迫血妄行，血出于肌肤之间，故见紫斑；若热毒极盛，损伤多处血络，可见鼻衄、齿衄、便血、尿血等；发热，口渴，便秘，舌红，苔黄，脉弦数，皆为内热郁蒸之象。

[治法]　清热泻火，凉血止血。

[方药]　犀角地黄汤合十灰散加减。前方清热解毒、凉血散瘀，用于血热妄行，暴急量多的紫斑，咳血衄血，面赤身热，舌绛等；后方清热凉血，用于火热灼伤血络之各种血证。

药用犀角 2g（水牛角片 3g 代）、生地 10g、丹皮 10g、赤芍 10g、紫草 10g 清热解毒，凉血散瘀；大黄 6g、山栀 10g 清热泻火；大蓟 15g、小蓟 15g、荷叶 10g、茜草 10g 凉血止血；棕榈皮收敛止血。

加减：气分热盛，口渴甚，脉洪大，加生石膏 20g、知母 10g 清气；胃肠气血郁滞，腹痛便血，加白芍 10g、甘草 5g、地榆 15g、槐花 10g 缓急止痛，凉血止血。

（2）阴虚火旺：

[症状]　肌肤时发斑疹，色淡红，间有青紫斑，时发时止，或伴鼻衄、齿衄及月经过多，颧红，心烦，口渴，手足心热，或有潮热，盗汗，舌质红、苔少，脉细数。

[证候分析]　阴虚火旺，灼伤脉络，故见肌衄或他处出血；虚火上扰则颧红，热扰心神则心烦，逼津外泄则盗汗；手足心热，潮热，舌红，少苔，脉细数，皆为阴虚火旺之征。

[治法]　滋阴降火，宁络止血。

[方药]　茜根散加减。本方滋阴养血，凉血止血。用于阴虚火旺之肌衄。

药用生地 10g、阿胶 10g、山萸肉 10g、龟板 10g、玄参 10g 养阴止血，茜草根 10g、侧柏叶 10g、仙鹤草 15g 收敛止血，黄芩 10g 清热。

加减：血虚明显，舌淡，脉细，加熟地 10g、白芍 10g、龙眼肉 10g、花生衣 10g、红枣 5 枚养血；肾虚，腰膝酸软，加炙女贞 10g、旱莲草 10g、枸杞子 10g 补肾；血热，斑色青紫，酌加紫草、丹皮、白芍凉血止血。

（3）气不摄血：

[症状]　久病不愈，反复发生肌衄，色泽暗淡，状如蚊迹，稍劳即甚，神疲乏力，头晕目眩，心悸气短，面色苍白或萎黄，食欲不振，舌质淡，脉细弱。

[证候分析]　气虚不能摄血，故出血反复不愈；气血亏耗，故斑色暗淡如蚊迹；劳则气耗，则易发作或加重；脾虚失运，则食纳不佳；神疲、眩晕、面色无华、心悸气短、舌淡、脉细弱，皆为气血亏虚之象。

[治法]　补气摄血。

[方药]　归脾汤加减。本方益气摄血。

药用黄芪 15g、党参 10g、白术 10g、炙甘草 5g 益气健脾，当归 10g、熟地 10g、红枣 5 枚、龙眼肉 10g 养血，仙鹤草 15g、茜草根 10g、紫草 10g、参三七 10g 止血消斑。

加减：肾气不足，腰脊酸软，酌加山萸肉 10g、菟丝子 10g、鹿角胶 10g、紫河车 10g 壮肾益精；若气损及阳，兼见手足不温，大便稀溏，舌质淡嫩，苔白滑，脉沉等阳虚之象者，加白扁豆 10g、巴戟天 10g、肉桂 2g 益气温阳摄血；气虚下陷，加升麻 3g、柴胡 5g；食欲不振者，加木香 10g、砂仁 3g。

【其他疗法】

（一）单方验方

1. 牛西西（羊蹄根、巴天山酸模）9～15g，煎服。用于血热妄行的各种出血性疾患。

2. 鲜大蓟 500g。捣烂取汁，加白糖适量，蒸热，加冷开水冲服。治咯血，吐血。

3. 鲜生地 250g，打烂取汁，煎二沸，调生大黄粉 3g，分 2 次服。用于血热妄行，出血量多者。

4. 臭椿根白皮 30g，乌梅 10g，煎服。治便血。

5. 鸡蛋 1 个，钻一小孔，放入大黄粉 lg，湿纸盖孔上，放饭锅上蒸熟食之。治尿血。

（二）中成药

1. 十灰散：凉血止血。用于吐血、衄血、咳血、便血、血崩及一切血出不止诸症。口服，1 次 6～9g，每日 1～3 次，用藕汁或萝卜汁磨京墨半碗调或温开水冲饭后服。亦可外用，如吹鼻止衄，刀伤止血。忌烟、酒、辛辣等物，若出血属于虚寒者忌用。

2. 九制大黄丸：润肠通便，凉血止血。用于饮食停滞引起的胸脘胀痛，头晕，口干，便泌尿涩，又治咳血呕血等症。口服，1 次 9g，每日 1～2 次，温开水送服。孕妇禁服。

3. 云南白药：止血愈伤，活血化瘀，消肿止痛，排脓去毒。用于刀伤，枪伤，创伤出血及跌打损伤诸症；吐血，衄血，咳血；红肿毒疮；妇科一切血症；胃及十二指肠溃疡出血等。

（1）内服：刀枪跌打损伤，出血者用温开水调服，瘀血肿痛及未流血者用酒调服；妇科诸病，除月经流血过多、红崩用温开水调服外，均用酒调服。

（2）外用：出血性伤口，清创后加少许散剂于伤口。内服，1 次 0.25～0.5g，每日 4 次。外用，一般伤口每次约 0.1g；消肿止痛每次约 0.3～0.4g，必要时也可将散剂投入水中搅匀后灌肠。注意孕妇及有严重心律失常的患者忌服，忌食鱼腥豆类、辛辣酸冷食物。

4. 归脾丸：益气健脾，养血安神。用于心脾两虚，气短心悸，失眠多梦，头昏头晕，肢倦乏力，食欲不振，崩漏便血。又治眩晕健忘，怔忡易惊，面色萎黄等属于营血不足引起之症，及脾虚不能统血而引起的各种出血症。口服，水蜜丸，1 次 6g；小蜜丸，1 次 9g；大蜜丸，1 次 1 丸，每日 3 次，用温开水或生姜汤送服。有痰湿、瘀血、外邪者不宜用。

5. 乌贝散：制酸止痛，收敛止血。用于胃痛泛酸，胃、十二指肠溃疡出血。口服，1 次 3g，1 日 3 次。用于治疗十二指肠溃疡可加倍用量。饭前开水送下。在服用过程中有时可出现便秘，可服用少量蜂蜜等润肠药。

（三）外治法

1. 人中白散：人中白、儿茶各 30g，黄柏、薄荷、青黛各 9g，冰片 1g，共研细末，涂敷出血部位。

2. 百草霜、血余炭，用棉花球蘸上药末塞入鼻内治鼻衄；鼻衄不止，可用大蒜捣如泥，作饼，贴敷同侧涌泉穴；对鼻衄大量出血时，对准出血点，压迫鼻翼，或用马勃洗净，剪成小块，压塞鼻内止血。

3. 肌衄而兼有齿衄较甚者，可合用漱口药：生石膏 30g，黄柏 15g，五倍子 15g，儿茶 6g，浓煎漱口，每次 5～10 分钟。

4. 齿衄轻者，用乌梅肉数粒，含口内。

5. 马勃揉成团，塞鼻。或用药棉蘸明矾水塞鼻，治鼻衄。

【预防调护】

出血量多者，除及时采取急救措施，密切观察病情外，并应绝对卧床休息，安定患者情绪，解除思想紧张和顾虑。吐血者应予流质饮食或禁食。

平时应特别注意切勿暴饮暴食，饮食宜清淡、易于消化、富有营养，如新鲜蔬菜、水果、瘦肉、蛋等，忌食虾蟹、鱼腥等，忌食辛辣香燥、油腻炙煿之品，以免辛燥动火，迫血妄行。吸烟及饮酒易使血证复发，故宜戒除烟酒。注意休息，避免剧烈活动，出血轻度者，可作适当的室内及户外活动，但应避免疲劳。重者应卧床休息，严密观察病情的发展和变化，若出现头昏、心慌、汗出、面色苍白、四肢厥冷、脉芤或细数等，应及时救治，以防产生厥脱之证。对于出血反复不已的患者，要给予精神上安慰，消除对疾病的恐惧感，并重视精神和生活起居的调养。咯血应尽量控制咳嗽。

如血块阻塞而致窒息时，将病人置于头低脚高位，拍击背部以利血块排出。

【临证提要】

1. 注意虚实的联系与转化：实热证出血，由于阴血耗损，火盛伤阴，可以转为阴虚证；阴虚出血迁延日久，血去气伤，可以转为气虚证；实热证出血暴急量多，"气随血脱"，可以表现阳气虚脱的危象。有时三者还可错综并见。

2. 凡治血证，不宜过早用收敛止血之品，否则邪恋不去而留瘀阻，宜因势利导，于清利之中，以清热凉血或补益脾肾治其本，活血化瘀以防留瘀为患。

3. 离经之血蓄积为瘀者，应祛瘀止血，不宜苦寒、敛涩。因瘀血不去，血不能止。若单纯苦寒清火，则血遇寒而凝；收敛止涩则血脉滞而不行，反致更加瘀积，故当祛瘀止血。如出血量不多，紫黯成块，或鲜血与紫黯血块混夹而出，或出血止后而有瘀象者，可用祛瘀活血法。用药如三七、郁金、蒲黄、五灵脂、桃仁、红花、丹参、降香等。

4. 大出血者应防脱，反复出血须防损：凡出血暴涌量多，表现面白，汗出肢冷，喘促，烦躁心慌，神识昏昧者，为虚脱危象。如经常反复出血，量虽不多，但易迁延转入劳损之途。

5. 注意脉象变化：注意观察脉象，以便掌握病情轻重和判断预后。凡脉洪大弦急者，须防再度出血；脉扤者重；脉沉细欲绝或细数不清者，为虚脱之候；脉细弱和缓为亡血后正气虚弱，气血渐顺，脉证相符之象，预后较好。

【医案精选】

1. 蒲辅周医案：

苗××，女，58岁。患者大便后流鲜血，或无大便亦流大量鲜血。每次流血量约1～2茶碗之多，每日2～3次，已二十余日。两少腹有隐痛，自觉头晕心慌，气短自汗，脸肿，饮食尚可，素有失眠及关节疼痛，月经已停止二年。脉沉数，舌微淡无苔。

辨证：《内经》谓："结阴者，便血一升，再结二升，三结三升。"以阴气内结，不得外行，血无所禀，渗入肠间。

治法：今去血过多，治宜温养脾肾，方用《金匮要略》黄土汤加味。

处方：熟地30g，白术10g，炙甘草10g，黑附子10g，黄芩6g，阿胶15g，侧柏叶（炒）10g，黄土60g，用开水泡黄土，澄清取水煎药，服2剂。

复诊：服上方已有好转，昨日大便3次，只有1次流血，今日又便后流血1次，仍有心跳气短，已无头晕及自汗出，饮食尚可，眠佳，舌无苔，脉仍沉数，原方再服3剂。

三诊：便血已很少，心跳气短亦减，舌薄苔微黄，脉如前。此证血虽渐止，但日久伤血，中气亦伤，仍宜益气滋阴补血以资善后。

处方：生黄芪15g，当归6g，干地黄12g，陈阿胶10g，甘草6g，生地榆6g，侧柏叶（炒）6g，枯黄芩4.5g，炒槐花6g，地骨皮6g，5剂。

3个月后随访，未再便血，心跳气短亦较前为佳。

按：古之所谓结阴，即今之所谓便血。《金匮要略》："下血，先便后血，此远血也，黄土汤主之。"黄土性温入脾，合白术、附子以复健行之气，血得温即循经而行；又用阿胶、地黄、甘草滋肾以益脱竭之血。又虑辛温之品，易致出血，故又以黄芩之苦寒制之。本例采用全方再加侧柏叶，增强止血作用。善用经方者，常能应手而效。

（《蒲辅周医案》）

2. 施今墨医案：

徐××，女，30岁，病历号5312150。血尿已4个月，时发时止，腰酸胀，少腹右侧时痛，小便频，量不多，头晕气短，倦怠无力，饮食睡眠尚可。舌苔薄白，脉细数。腰为肾之府，腰酸则为肾虚，虚则不固，下渗而为血尿。头晕气短，倦怠无力，均属体力不足之征。拟滋肾阴，清虚热，利尿，止血法为治。

处方：鲜茅根 12g，鲜生地 12g，川续断 10g，川杜仲 10g，山萸炭 15g，仙鹤草 25g，川石韦 10g，川萆薢 10g，白蒺藜 10g，沙蒺藜 10g，阿胶珠 10g，败龟板 12g，盐知母 6g，盐黄柏 6g，车前草 10g，旱莲草 10g，春砂仁 3g，大熟地 10g，炙草梢 5g。

二诊：服药甚效，遂连服 11 剂之多，头晕气短已好，腰酸减轻，最近一星期小便色淡已无血，少腹疼痛尚未全止。

处方：北柴胡 5g，杭白芍 10g，黑升麻 3g，黑芥穗 5g，炙黄芪 12g，米党参 10g，全当归 6g，野於术 5g，川续断 10g，川杜仲 10g，春砂仁 5g，生熟地各 10g，川萆薢 10g，川石韦 10g，益智仁 5g，台乌药 6g，阿胶珠 10g，山萸炭 12g，炙草梢 5g。

三诊：前方又服 10 剂，除腰微酸胀及少腹时有疼痛之外，其他均好，小便无血色已有半个月，为近 4 个月以来未有之佳象。前方加五倍量蜜小丸常服。

按：本例血尿病程 4 个月，肾阴不足，相火妄动，湿热留恋血分而血尿反复不已。一诊药用茅根、知母、生地、黄柏清泄相火；萆薢、车前草、甘草梢化下焦湿热以除因；病久伤肾，故加川断、杜仲、山萸肉、阿胶、熟生地益肾滋阴，11 剂后即获显效。二诊参入益气摄血、养血止血之党参、黄芪、於术、当归、白芍，10 剂后，尿血全止，头晕已除，药证妥帖。

（《施今墨临床经验集》）

自 学 指 导

【重点难点】

1. 血证是人体各个部位出血的总称。可由外感、内伤多种原因引起。其基本病理为气火逆乱，血不循经，络伤血溢。可表现为虚实两个方面，实证为气火亢盛，血热妄行；虚证一为阴虚火旺、灼伤血络，一为阳气虚弱、血失统摄。由于脏腑病变不同，因而表现出各个不同部位的出血。

2. 辨证当分清实热、阴虚、气虚三类不同的病理证候，根据出血部位，联系所属脏腑分型。

3. 治疗原则为治血，治火，治气，而以清热泻火、凉血止血为其治疗大法。

【复习思考题】

1. 血证的基本病理变化是什么？为什么？
2. 血证的治疗原则是什么？分别说明其理由。
3. 血证的主要治疗大法是什么？为什么？
4. 玉女煎、加味清胃散、泻心汤同治胃火出血，临床上应如何区别使用？
5. 归脾汤、黄土汤、补中益气汤、理中汤同治脾虚不能统血，应如何掌握使用？
6. 治疗血证在临证时应注意哪些要点？

【常见文献摘录】

1.《济生方·吐血衄》:"夫血之妄行也,未有不因热之所发。盖血得热则淖溢,血气俱热,血随气上,乃吐衄也。"

2.《先醒斋医学广笔记·吐血》:"治吐血有三诀:宜行血不宜止血。血不循经络者,气逆上壅也,行血则血行经络,不止自止。止之则血凝,血凝则发热恶食,病日痼矣。宜补肝不宜伐肝。经曰:五脏者,藏精气而不泻者也。肝藏血,吐血者,肝失其藏也。养肝则肝气平而血有所归,伐肝则肝虚不能藏血,血愈不止矣。宜降气不宜降火。气有余便是火,气降则火降,火降则气不上升,血随气行,而无溢出上窍之患矣。降火必用寒凉,反伤胃气,胃气伤则脾不能统血,血愈不能归经矣。"

3.《景岳全书·血证·吐血证治》:"凡治血证,须知其要。而血动之由,惟火与气耳。故察火者,但察其有火无火;察气者,但察其气虚气实。知此四者,而得其所以,则治血之法,无余义矣。"

4.《张氏医通·诸血门》:"从上溢者势必假道肺胃,从下溢者势必由于二肠,及从膀胱下达。究其病源,或缘脏气之伤,或缘腑气之乖,皆能致病。""衄血种种,各有所从,不独出于鼻者为衄也。""久衄,暴衄,有宜补宜泻之悬殊。甚者诸窍一齐涌出,多缘跌仆受伤,或药毒所致。若因肝肾疲极,五脏内崩,多不可治。"

第二节 郁 证

【目的要求】

1. 了解郁证的概念。
2. 熟悉郁证的病因、病机。
3. 掌握郁证的辨证原则及分证施治。

【自学时数】

4 学时。

郁证是由于情志不舒,气机郁滞,脏腑功能失调所引起的一类病证。临床表现主要为心情抑郁,情绪不宁,胸胁胀痛,或易怒喜哭,或咽中如物梗塞,不寐等。

郁证既是病因病理学概念,又是一类综合病证,临床表现错综复杂。郁的概念有广义和狭义之分,凡外感六淫、内伤七情等引起脏腑功能不和,气血运行失畅者皆属于郁,此系广义的郁证;若以情志内伤为主要因素,病机发展以气郁为先,进而变生它郁,此为狭义的郁证,即情志致郁。本篇主要讨论情志郁证。

对郁证的认识最早见于《素问·六元正纪大论》,其载有木、火、土、金、水五气之郁,并提出"木郁达之,火郁发之,土郁夺之,金郁泄之,水郁折之"的治疗原则。汉唐及宋,许多医籍沿袭《内经》经旨,对类似郁证的病机、病证进行了较详细的论述,但都未将郁证作为一个独立的病证加以讨论。如《金匮要略》对百合病、妇人脏躁、妇人咽中如有炙脔、奔豚气等病证表现做了详尽确当的描述,并提出了治法方药,但未对郁证做单独阐述。元代

《丹溪心法》从内伤情志致郁立论，创六郁之说，分气、血、湿、热、痰、食六类郁证，并指出："气血冲和，万病不生；一有怫郁，诸病生焉。故人身诸病，多生于郁。"明清以后，发展、完善了内伤致郁的证治，这一时期由于在病因证治范围方面有了明显的限定，即情志致郁，故习惯将其称为狭义的郁证。在对郁证的认识方面已日臻完善。明代虞抟《医学正传》首先采用"郁证"作为病名。明代戴元礼在《金匮钩玄》中，对郁证的病机做了比较详细的阐释，提出郁证的病机重点在于气机郁滞，升降失常，这对临床具有重要指导意义。清代费伯雄在《医醇賸义》中说："凡郁病必先气病，气得疏通，郁于何有？"突出治郁之要在于理气。《证治汇补》提出治郁之法更为具体，除"顺气"、"升提"外，对其他病理因素分别采取降火、化痰、消积等相应治疗措施。《临证指南医案》认为郁证之治"全在于病者能移情易性"，将精神治疗作为本证的重要治疗措施。

《景岳全书》提出"五气之郁，因病而郁；情志之郁，因郁而病"。本篇着重讨论情志致郁，以常见的胸胁痛、梅核气、脏躁证为主。由于情志致郁症状复杂多变，常伴头痛、失眠、心悸等，故必要时应结合有关篇章进行辨证论治。

本病多见于神经官能症，以及更年期综合征等。

【病因病机】

（一）病因

1. 情志失调：七情过极，刺激过于持久，超过机体的调节能力，导致情志失调，尤以悲忧恼怒最易致病。若恼怒伤肝，肝失条达，气失疏泄，而致肝气郁结。气郁日久化火，则为火郁；气滞血瘀则为血郁；谋虑不遂或忧思过度，久郁伤脾，脾失健运，食滞不消而蕴湿、生痰、化热等，则又可成为食郁、湿郁、痰郁、热郁。

2. 体质因素：情志失调是郁证的主要致病之因，但是否引发郁证，除与情志失调有关外，也与机体本身对情志的调节能力密切相关，如禀赋薄弱，遇事多虑善忧；或平素性情抑郁寡欢，肝气不畅；或妇女年近半百，肝体不足，肝用有余；或心胆素虚之人，神藏不宁，一遇情志刺激或长期情志不遂，则更易发病。正如《杂病源流犀烛·诸郁源流》所说："诸郁，脏气病也，其原本于思虑过深，更兼脏气弱，故六郁之病生焉。"

（二）病机

1. 病位主要在肝，但可涉及心、脾、肾：郁证成因主要为七情所伤，情志不遂或郁怒伤肝，导致肝气郁结而为病，故病位主要在肝。肝喜条达而主疏泄，长期肝郁不解，情怀不畅，肝失疏泄，可引起五脏气血失调。肝气郁结，横逆乘土，则出现肝脾失和之证。若肝郁化火，扰动心神，可致心火偏亢。忧思伤脾，思则气结，既可导致气郁生痰，又可因生化无源，气血不足而形成心脾两虚或心神失养之证。更有甚者，肝郁化火，火郁伤阴，心失所养，肾阴被耗，还可出现阴虚火旺或心肾阴虚之证。

2. 病理重点在于气机郁滞：由于本病始于肝失条达，疏泄失常，故以气机郁滞不畅为先。气郁则湿不化，湿郁则生痰，而致痰气郁结；气郁日久，由气及血而成血郁；气郁化火而见心悸、少寐、心烦易怒等，均以气机郁滞为病理基础。

3. 病理性质初起多实，日久转虚或虚实夹杂：本病虽以气、血、湿、痰、火、食六郁邪实为主，但病延日久，或因火郁伤阴而导致阴虚火旺、心肾阴虚之证；或因脾伤气血生化不足，心神失养，而导致心脾两虚之证。

总之，郁证病机主要为肝失疏泄，脾失运化，心神失养，脏腑阴阳气血失调。气滞而夹痰、夹湿、夹火、夹瘀者，皆属实证；如久郁伤神、伤脾、伤阴者，均系由实转虚之变。

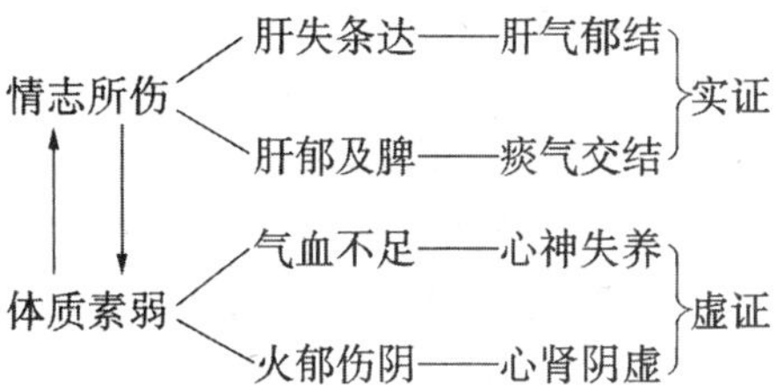

```
            ┌ 肝失条达——肝气郁结 ┐
     情志所伤┤                    │实证
            └ 肝郁及脾——痰气交结 ┘
       ↑↓
            ┌ 气血不足——心神失养 ┐
     体质素弱┤                    │虚证
            └ 火郁伤阴——心肾阴虚 ┘
```

图 43　郁证病因病机示意图

【病证鉴别】

应与癫证相鉴别：郁证与癫证的发病原因均与情志失调密切相关，且常有相似之精神症状，发病年龄都以中青年为多。但郁证的临床表现以情志异常为主，如心情郁闷不乐，抑郁不畅，精神不振，或情绪不宁，多愁善虑，悲忧喜哭等；而癫证则表现为思维、情志、感觉的异常，如神情淡漠，表情呆钝，语无伦次，妄想妄闻，甚至出现异常行为。

【辨证论治】

（一）辨证要领

1. 辨六郁主次：郁证症状纷杂，应结合病史、症状、舌、脉等表现，抓住主要症状，辨别六郁的主次。如初病胀闷窜痛，易受情志变动影响，多在气分，病属气郁；病久由胀致痛，部位固定，女子或见经闭，舌暗有瘀斑，则病及血分，而属血郁。

2. 辨病性虚实：本病初期一般以气、痰、瘀、火等六郁为主，属实证；日久易伤正气，导致心、脾、肝的气血或阴精亏虚，则属虚证。

3. 辨病变脏腑：一般而言，气郁、血郁、火郁主要关系于肝；食郁、湿郁、痰郁主要关系于脾，而虚证则与心、肾的关系最为密切。

（二）治疗要点

郁症以情志所伤、肝气郁结为基本病机，因此疏肝理气解郁既是郁证早期的常用治法，也是郁证总的治疗原则。若病情演变发展，六郁杂见，或迁延日久虚实兼夹者，除疏肝理气解郁外，属实证者还应配合行血、化痰、利湿、清热、消食等法；属虚证者应佐以养心安神、滋养心肾或补益心脾等治法。

此外，无论何种郁证，均应积极配合精神治疗。古人云："心病还当心药医。"故精神治疗也是郁证的病因治疗。

（三）分证论治

1. 实证：

（1）肝气郁结：

［症状］　精神抑郁，情绪不宁，胸闷善太息，胸胁胀痛，痛无定处，腹胀纳呆，嗳气，或伴呕吐，大便失常。女子久郁不解可表现月事推迟或不行。苔薄腻，脉弦。

［证候分析］　病由情志所伤，心肝气郁，故表现精神抑郁，情绪不宁。肝脉布两胁，肝气郁结，肝络失和，则见胸闷善太息，胁肋胀痛，且痛无定处。肝气偏旺，易于乘土。肝气犯胃，则腹胀纳呆；胃失和降，则呕吐时作；脾失健运，则腹胀，大便失常。倘若肝气久郁，气病及血，气滞而血行不畅，女子则见月事延期或不行，舌见瘀象。脉弦乃肝旺之征。

［治法］　疏肝理气解郁。

［方药］　柴胡疏肝饮加减。本方功能疏肝理气，解郁止痛。适用于肝郁气滞，胁痛胸

闷，善太息等症。

药用柴胡5g、枳壳10g、香附10g疏肝行气，郁金10g、青皮10g、苏梗10g、合欢皮10g、绿萼梅6g调气解郁，川芎10g理气活血和络，白芍10g、甘草5g柔肝调营。

加减：气郁兼有食滞，症见脘腹痞胀、不思饮食，酌加鸡内金10g、山楂10g、神曲10g运脾消导；胃气上逆，噫嗳频频，加旋覆花10g、代赭石20g、半夏10g平肝降逆和胃；气郁化火，性情急躁易怒，口苦，头痛目赤，舌红者，可合用丹栀逍遥散加减，加丹皮10g、山栀10g、夏枯草10g等清泄肝火；日久气病及血，导致血瘀，表现为胸胁胀痛、刺痛，女子经闭不行者，酌加当归10g、桃仁10g、红花10g、三棱10g、丹参10g活血调经通络。

（2）痰气交阻：

［症状］ 咽中不适，如有物梗阻，咯之不出，咽之不下，每遇情志刺激加剧，伴有胸中窒闷，或兼胁痛，苔白腻，脉弦滑。

［证候分析］ 肝郁乘脾，脾运不健，生湿聚痰，痰气郁结于胸膈，随气上逆，阻于咽际，则自觉咽中不适如有物梗阻，咯之不出，咽之不下，如有炙脔。肝气不舒，气滞痰郁交阻于胸膈，则见胸中窒闷，或兼胁痛。苔白腻、脉弦滑，为肝郁夹痰之象。

［治法］ 疏肝理气、化痰解郁。

［方药］ 半夏厚朴汤加减。本方功能行气解郁，化痰降逆，适用于痰气郁结，咽有物阻，胸闷如室等症。

药用半夏10g、厚朴10g、茯苓10g、陈皮6g降逆化痰，佛手10g、香附10g、枳壳10g疏肝解郁，苏梗10g理气宽胸散结。

加减：如痰气交阻，日久化火，而见口中干苦，胸闷心烦，便秘，舌苔转黄，脉数者，宜减香燥行气之品，加竹茹10g、瓜蒌10g、黄连3g清化痰热兼清郁火；痰滞咽喉，咯吐不爽，加海蛤壳15g、桔梗6g化痰滞；性情急躁易怒，舌红、苔黄，脉弦数者，可仿丹栀逍遥散合左金丸意，配伍丹皮10g、山栀10g、黄连3g、柴胡5g、郁金10g之类清肝解郁化痰；火甚目赤口苦，小便短少黄赤者，则从龙胆泻肝汤意苦泄肝火，药如龙胆草3g、木通6g、大黄6g等；气病及血，血行郁滞，症见躯体局部冷热不适，舌质紫暗、瘀斑，脉涩者，加桃仁10g、红花10g、炒蒲黄10g等活血化瘀药物。

2. 虚证：

（1）心神失养：

［症状］ 精神恍惚，心神不宁，情感失常，多疑善虑，悲忧善哭，喜怒无常，反复发作，舌淡，苔薄，脉细，多见于妇女。

［证候分析］ 久郁不解，营血暗耗，心气抑郁不舒，日久气血不能上奉养心安神，故表现精神恍惚，心神不宁；血虚则脏躁，故表现情感失常，多疑易惊，坐卧不定，烦躁悲哀，时时欲哭；舌淡、脉细均属气血不足之象。女子以肝为先天，血虚肝郁故易发病。

如经久不愈，可发展致心脾两虚，进一步表现为心悸胆怯，少寐健忘，头昏，神疲，纳差，便溏等心脾失养的见症。

［治法］ 养心安神。

［方药］ 甘麦大枣汤加味。本方功能养心安神，和中缓急，适用于心神失养，精神恍惚，坐卧不宁者。

药用甘草 10g、大枣 5 枚和中缓急，养心安神，以安脏气；柏子仁 10g、淮小麦 10g、茯神 10g 养心安神；郁金 10g、合欢花 10g 行气解郁。

加减：若情志怫郁日久，营阴耗伤，心脾失养，舌淡，脉细弱，可选归脾汤加减以补气益血，养心健脾。药用党参 15g、黄芪 15g、白术 10g、当归 10g 补养气血；枣仁 10g、远志 10g、龙眼肉 10g 补心安神；木香 6g 理气醒脾，使之补而不滞。

（2）心肾阴虚：

[症状]　郁证经久，眩晕，心悸，虚烦少寐，健忘，腰酸，男子遗泄，女子月经不调，舌质微红，少苔，脉细数。

[证候分析]　本证病史较长，营阴暗耗，虚火上扰，心失所养，故见眩晕，心悸，虚烦少寐；肾精不足，不能充养脑髓、腰府，故见健忘、腰酸；阴虚火旺，扰动精室，故男子遗精；精血不足，冲任空虚，则女子月经不调。舌红少苔、脉细数为阴虚有火之象。

[治法]　滋养心肾。

[方药]　天王补心丹合六味地黄丸加减。前方功能滋阴清热，补心安神，适用于心阴不足之失眠、心悸不安；后方功能养阴益肾，适用于肾阴不足之眩晕、腰酸、遗泄。

药用生地 10g、玄参 10g、天冬 10g、麦冬 10g、山萸肉 10g、枸杞子 10g、女贞子 10g 滋养肝肾，滋水而涵木；枣仁 15g、远志 6g、茯神 10g、五味子 10g 养心安神。

加减：若虚实夹杂，表现阴虚火旺，心烦易怒，口干舌红，脉细弦数者，可增黄连 3g（或黄柏 10g）、知母 10g 滋阴降火；虚烦失眠者，增入珍珠母 30g、磁石 30g、生铁落 30g 等重镇安神，或加服朱砂安神丸；腰酸、遗精、乏力者，加龟板 10g、杜仲 10g、牡蛎 30g、金樱子 10g 益肾固精；月经不调，加当归 10g、白芍 10g、益母草 30g、制香附 10g 养血调经，理气开郁。

对郁证的治疗除用药物外，还应重视精神治疗，配合暗示疗法，以利病情的康复。

【其他疗法】

（一）单方、验方

1. 法半夏 15g，陈皮 6g，水煎服。适用于痰气郁结之郁证。

2. 百合 30g，水煎，加适量冰糖服。适用于阴虚火旺之郁证。

3. 小麦 30～45g，水煎服。适用于心神失养之郁证。

4. 百合 30g，淮小麦 30g，莲子肉 15g，大枣 10g，夜交藤 15g，甘草 6g，水煎服。用于气阴两虚，心神失养之郁证。

5. 旋覆花 10g，香附 10g，郁金 10g，淮小麦 15g，茯神 10g，生龙骨 20g，炙甘草 10g，大枣 6 枚，水煎服。适用于肝郁神怯之郁证。

（二）中成药

1. 六郁丸：疏肝行气，总解诸郁。用于以实为主的六郁诸证。口服，1 次 6g，1 日 2 次。

2. 越鞠保和丸：理气解郁，消食除满。用于食郁胸胁胀满，脘腹痞闷，嗳腐嘈杂。口服，1 次 6g，1 日 2 次。

3. 逍遥丸：疏肝解郁，健脾养血。用于郁证肝郁脾虚，精神抑郁，胁肋胀痛，神疲食少。口服，1 次 6～9g，1 日 3 次。

4. 平肝舒络丸：平肝舒络，理气活血，益气养阴。用于气阴两虚，肝郁化火动风所致精神抑郁,情绪不宁,烦躁易怒,胁痛胸闷,头痛眩晕,手足麻木。口服,1次6g,1日3次。

5. 归脾丸:健脾益气,养心安神。用于久郁心脾两虚,心悸胆怯,头晕神疲,食欲不振。口服,1次9g,1日2～3次。

（三）心理精神疗法

除了药治以外,尚需配合精神治疗。正如《临证指南医案》所说:"郁证全在病者能移情易性","心病终须心药医"。医务人员要关心、理解病人的痛苦,做好解释劝导工作,转移患者注意力,使患者正确理解和对待社会,正确认识评价自我,正确对待疾病,逐步建立乐观、豁达的人生态度,保持舒畅的心情,将有利于疾病康复。必要时,可采用暗示疗法配合治疗。

（四）针灸

1. 取穴:太冲、膻中、鱼际、神门。治梅核气。

2. 取穴:膈俞、肾俞、心俞、内关、三阴交。治脏躁。

3. 耳针:心、皮质下,枕、肝、内分泌,神门。每次选用3～4穴。

【预防调护】

加强品德、文化修养,提高思想境界,提高适应能力和克服困难的能力,正确认识和对待各种事物,正确认识和对待自己,避免长期的忧思郁虑,及时排解过激的情志内伤,是预防郁证的重要前提。适当参加体力劳动及体育活动,增强体质。

郁证患者对医务工作者的态度、言行比较敏感,在郁证的治疗及护理中,医务人员要用诚恳、理解、关怀、耐心的态度对待病人,深入了解病史,详细进行检查,以取得患者的充分信任和配合,为患者建立战胜疾病的信念奠定基础。对于病情较重,悲观失望、甚至对生活失去信心,有轻生倾向的患者,要注意防止发生意外。

对有些患者,适当改善生活、工作环境,增加娱乐性活动,解除情志致病的原因,有助于促进郁证的康复。

【临证提要】

临证时要注意以下几点。

1. 理气须防伤阴。郁证病初,法当顺气为先,治以疏肝理气为主,但理气之品多偏辛燥,久用必致耗伤阴血,尤其对久病阴血不足之体,更当慎重。白蒺藜、陈香橼、佛手、绿萼梅、玫瑰花等理气药药性平和,理气而不伤阴,故无论郁证新久,均可适当选用。

2. 《金匮要略》中的"百合病",从症状表现看,类似郁证,如沉默少言,欲睡不得眠,欲行不能走,欲食不能吃,寒热似有似无,神志有时不宁,或作自言自语,伴有口苦、尿赤、脉数等属阴虚火旺见症。故百合病的治疗主方百合地黄汤也可用作治疗郁证。

3. 重视精神疗法。《临证指南医案》指出郁证的痊愈重在病人移情易性,说明郁证除药物治疗外,还当重视精神治疗。医者要善于说服引导,使患者能怡神悦志,则病可逐日缓减乃至向愈。

【医案精选】

1. 朱丹溪医案:

一女许嫁后，夫经商二年不归，因不食，困卧如痴，无他病，多向里床睡，朱诊之，肝脉弦出寸口，曰此思想气结也，药难独治，得喜可解。不然，令其怒。脾主思，过思则脾气结而不食，怒属肝木，木能克土，怒则气升发，而冲开脾气矣。令激之，大怒而哭，至三时许，又令慰解之，与药一服，即索粥食矣。朱曰，思气虽解，必得喜，则庶不再结，乃诈以其夫有书，旦夕且归，后三月夫果归，而愈。

按：精神治疗极为重要。医者应关心病人的疾苦，做好思想工作，有助于疗效的提高。

（《名医类案》）

2. 朱良春医案：

邵某某，女，35 岁，教师。无悲自哭，涕泪交流，举发无常，胸闷太息，每于情绪激动而加重。证乃脏躁，治当和缓心气，解郁柔肝。

处方：太子参、朱茯苓各 15g，夜交藤、淮小麦各 30g，合欢皮、石菖蒲、仙灵脾各 12g，甘草 3g，大枣 12 枚。

服 12 剂后，因他病就诊时云：已 2 个月未发。

按：脏躁证用甘麦大枣汤为常法，加太子参、合欢皮益气调肝，更为合辙。

（《朱良春用药经验集》）

自 学 指 导

【重点难点】

1. 郁证是由于情志抑郁，气机郁滞所引起的疾病。本病多见于精神脆弱之人，每因精神刺激而诱发，尤以女性病人为多见。初病以肝气郁结或痰气交阻为先，治疗应以疏肝理气或理气化痰为宜。久病可以伤及心肾之阴，故当补益心肾，如阴虚而火旺者又当滋阴降火。

2. 注意各证候之间的联系与转化。郁证各证候之间有一定的联系，主要表现在虚实证候间的相互转化、兼夹。如气郁可导致火郁、痰郁、湿郁等，这些证候亦每兼气郁。实证病久之后，损伤脏腑，则可转化为虚证。郁证中的虚证，可以由实证转化而来，也可以由于忧思郁怒，情志过极等精神因素耗伤脏腑的气血阴阳，而在发病初起即出现比较明显的虚证。

3. 郁证经过积极治疗，并配合思想开导，转移注意力，病情可望痊愈。倘经久不愈，痰气久郁或痰郁化火，均可扰乱心神或上蒙心窍，进一步发展成癫证。

【复习思考题】

1. 何谓六郁？在病理演变上有何关系？
2. 郁证的基本概念是什么？
3. 郁证的肝气郁结证和心神失养证在病理上有何联系？如何分别治疗？
4. 郁证为什么要重视精神治疗？

【常见文献摘录】

1.《金匮要略·妇人杂病脉证并治》："妇人咽中如有炙脔，半夏厚朴汤主之。""妇人脏躁，喜悲伤欲哭，象如神灵所作，数欠伸，甘麦大枣汤主之。"

2. 《景岳全书·郁证》："凡五气之郁，则诸病皆有，此因病而郁也。至若情志之郁，则悉由乎心，此因郁而病也。"

3. 《临证指南医案·郁》华岫云按："六气著人，皆能郁而致病，如伤寒之邪，郁于卫，郁于营，或在经在腑在脏，如暑湿之蕴结三焦，瘟疫之邪，客于募原，风寒湿三气杂感而成痹证。总之邪不解散即谓之郁……前人论之详矣。今所辑者，七情之郁居多，如思伤脾，怒伤肝之类是也。其原总由于心，因情志不遂，则郁而成病矣。其症心脾肝胆居多……郁则气滞，其滞或在形躯，或在脏腑，必有不舒之见证。盖气本无形，郁则气聚，聚则似有形而实无质，如胸膈似阻，心下虚痞，胁胀背胀，脘闷不食，气瘕攻冲，筋脉不舒……情志之郁，由于隐情曲意不伸，故气之升降开阖枢机不利……全在病者能移情易性，医者构思灵巧，不重在攻补，而在乎用苦泄热而不损胃，用辛理气而不破气，用滑润濡燥涩而不滋腻气机，用宣通而不揠苗助长，庶几或有幸成耳。"

第三节　痰　饮

【目的要求】

1. 掌握痰饮的概念。
2. 理解痰饮的病因病机以及肺脾肾三脏功能失调在痰饮中的重要作用。
3. 熟悉四饮的分证治疗，立法、主方的具体使用。

【自学时数】

8 学时。

痰饮是指体内水液输布、运化失常，停积于某些部位的一类病证。

痰，古通"淡"，是指水一类的可以"淡荡流动"的物质。饮也是指水液，作为致病因素，则是指病理性质的液体。为此，古代所称的"淡饮"、"流饮"，实均指痰饮而言。

《内经》称为"饮"。根据其描述，饮与水、湿密切关联，属同源异物。如《素问·至真要大论》说："太阴在泉……湿淫所胜……民病饮积心病。"《素问·气交变大论》又说："岁土太过，雨湿流行，肾水受邪，甚则饮发，中满食减。"《素问·经脉别论》曰："饮入于胃，游溢精气，上输于脾，脾气散精，上归于肺，通调水道，下输膀胱，水精四布，五经并行。"从而维持正常的水液代谢。若脾病既不能助肾以制水，又不能散精以归肺，中州失运，则升降失常；清浊相混，则湿聚为饮；饮发于中，随处留积，而成痰饮。《素问·至真要大论》又云："太阴之胜……饮发于中。"《素问·六元正纪大论》曰："土郁之发，民病饮发湿下。"皆责之湿淫土郁为患。这些论述，既是后世对痰饮认识的开端，又为后世痰饮学说的形成和发展奠定了理论基础。汉代张仲景《金匮要略》始有痰饮名称，并立专篇加以论述。其含义有广义、狭义之分。广义痰饮包括痰饮、悬饮、溢饮、支饮四类。而四饮中的痰饮，则为狭义痰饮。并提出"以温药和之"的治疗原则，至今仍是临床辨证治疗的主要依据。从隋唐至金元，又进而有痰证、饮证之分，逐渐发展了痰的病理学说，提出"百病兼痰"的论点，对临

· 448 ·

床实践有十分重要的指导价值。唐代孙思邈《千金方·痰饮第六》有五饮之说："夫五饮者，由饮酒后及伤寒饮冷水过多所致。"立论悉本仲景，而治法方药则颇有发明，如治胸中痰澼，用吐法以祛其邪；治"澼饮停结，满闷目暗"，用中军候黑丸（芫花、巴豆、杏仁、桂心、桔梗）以温下。宋金元时期，百家争鸣，在痰饮的病因方面，严用和提出"气滞"可以生痰饮。如《济生方·痰饮论治》中说："人之气道，贵乎顺，顺则津液流通，决无痰饮之患，调摄失宜，气道闭塞，水饮停膈。"从气与水的关系来论述本病的病机，明确阐明了气滞津凝是生痰饮，甚是精辟。杨仁斋所著《仁斋直指方》首先将饮与痰的概念作了明确的区分，饮清稀而痰稠浊。清代叶天士总结前人治疗痰饮病的经验，重视脾、肾，提出了"外饮治脾，内饮治肾"的大法。

总之，《内经》对饮证的论述奠定了痰饮病的理论基础，张仲景对本病分类详明，理法精当，后世奉为准绳，后世医家各有发挥，使本病的理论和治法不断丰富和发展。

四饮的临床表现多端，大致与西医学中的慢性支气管炎、哮喘、胸膜炎、慢性胃炎、心力衰竭、肾炎水肿等均有较密切联系。本篇讨论以《金匮要略》痰饮病内容为主，有关后世所言"痰证"，在总论中已作论述，可以参阅，不再重复。

【病因病机】

（一）病因

痰饮是水液代谢失常凝聚而成的病理产物。痰饮的成因为感受寒湿、饮食不当、劳欲过度、情志所伤等，这些因素往往互为影响，使肺脾肾三脏的气化功能失调，三焦水道失于通利，气道闭塞，水液失于正常输布与排泄，故聚而成饮或凝而成痰。

1. 外感寒湿：寒湿之邪，易于伤人阳气，阳气受损，则湿邪易于停聚。凡气候寒冷潮湿，或冒雨涉水，或经常坐卧湿地，寒湿浸渍等等，皆可使水湿侵袭卫表，停聚而成痰饮。

2. 饮食不节：因饮食不节而生痰饮者，主要有饮食自倍、不洁和偏嗜三个方面的因素。恣食生冷，或暴饮暴食，损伤脾胃；或脾胃素虚，食少饮多，水停不消，均可阻遏阳气，使中州失运，湿聚为饮。诚如《金匮要略·痰饮咳嗽病脉证并治》所云："夫病人饮水多，必暴喘满。""食少饮多，水停心下。"《素问·至真要大论篇》说："太阴之胜……独胜则湿气内郁……饮发于中。"即指此类。

3. 劳欲所伤：饮为阴邪，其为病者多见于阳气虚弱之躯。劳倦、思虑、纵欲太过，或久病体虚，伤及脾肾之阳，水液失于输化，亦能停而成饮。或先天禀赋虚弱，体虚气弱之人，一旦伤于水湿，更易停蓄致病。或高年下焦阳虚，不能化水，以致水泛心下者，其本在肾。如《儒门事亲·饮当去水温补转剧论》认为"人因劳役远来，乘困饮水，脾胃力衰"，亦是成为留饮的因素。

（二）病机

1. 痰饮之形成，主要为肺、脾、肾等脏腑功能失调，三焦气化失宣：《素问·经脉别论》："饮入于胃，游溢精气，上输于脾，脾气散精，上归于肺，通调水道，下输膀胱，水精四布，五经并行。"正常生理情况下，水液的输布排泄，主要依靠肺、脾、肾等脏腑的功能活动和三焦的气化作用。肺居上焦，主气、司治节。治节有权，则宣散津液，充肤润身，通调水道，下输膀胱。若因肺气失宣，通调失司，津液失于布散，则聚为痰饮。脾居中州，与胃相连，脾为湿土、胃为燥土，脾主运化，以升为顺，胃主受纳，以降为和。燥润和化，升降有序，共同完成受纳、腐熟、运化、输布精微之功能。若因湿邪困脾，或脾虚不运，均可使水谷精微不归正化，聚为痰湿。如《证治准绳》说："脾之水湿停聚，多能致饮，若饮积久而不化，或胃燥伤津，则变为痰。"肾为水脏，处下焦，主水液的气化。肾气充足，开合有度，升腾津液以养五脏，降泄浊从膀胱排出则为小便。若肾气不足，水湿不得蒸化，或肾阳不足，水湿泛滥，均能导致痰饮。

三焦气化失宣也是形成痰饮的主要病理基础。三焦司全身的气化，为内脏的外府，运行水谷津液的通道，主水液之输布、排泄，气化则水行。若三焦疏通水液功能失常，必致水饮停积为患。如《圣济总录·痰饮统论》说："三焦者，水谷之道路，气之所始终也。三焦调通，气脉平匀，则能宣通水液，行人于经，化而为血，灌溉周身，若三焦气塞，脉道壅闭，则水积为饮，不得宣行，聚成痰饮。"

2. 痰饮生成之关键在脾：从痰饮生成的主要脏器而言，则重点在脾。因痰饮属水谷津液不归正化而成，而水谷腐熟运化有赖于脾。若脾气健旺，水谷化为气血，痰饮无从生成；如脾运失健，则可成为痰饮产生的根源。故《景岳全书·痰饮》说："使果脾强胃健如少壮者流，则随含随化皆为血气，焉得留而为痰？"

3. 痰饮的病理基础为阳虚阴盛：本病的病理性质，则总属阳虚阴盛，输化失调，因虚致实，水饮停积为患。虽然间有因时邪与里水相搏，或饮邪久郁化热，表现饮热相杂之候，但究属少数。中阳素

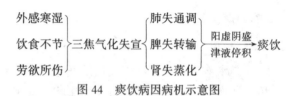

图44 痰饮病因病机示意图

虚，脏气不足，实是发病的内在病理基础。因水饮属于阴类，非阳不运。若阳气虚衰，则阴邪偏盛，气不化津，寒饮内停。

痰饮病虽久，若正虚而脉弱者，是证脉相符，可治。若施治得法，一般预后较佳。正虚而脉实者，若见痰黄稠成块，咯之难出或吐臭痰，绿色痰，或喉中痰鸣，是痰火灼津，正衰邪盛，难治。痰饮为阴邪，其脉当沉，如见弦数实大之脉，痰喘声高，喉中漉漉有声，不能咯出，精神昏聩，面色晦暗，脉散汗出如油，通身冰冷者，为邪盛，脉气欲竭，神气惯散之症，此时饮邪尚盛，正气已竭，当属死候。

【病证鉴别】

1. 与水湿鉴别：痰饮、水湿均由津液不归正化，停积而成。其各自特点见表6。

2. 溢饮与风水鉴别：风水之水肿可分表实、表虚。表实者，水肿而无汗，身体疼重，与溢饮基本相同。如见汗出恶风之表虚现象，则与溢饮有异。

表6　　　　　　　　　　　　　　痰饮与水湿鉴别表

	痰	饮	水	湿
形 态	多厚浊	呈稀涎	为清液	粘而滞
病 状	无处不到，病变多端	多停于体内局部	每泛溢体表、全身	发病缓慢，缠绵难解
病 理 性 质	阳邪，多以热煎熬而成	阴邪，多由寒积聚而生	为阴类，但有阴阳之分	属阴邪，每与它邪相兼为患

3. 支饮、伏饮与肺胀、哮喘鉴别：肺胀急性发病时，以及喘证之属肺寒、痰浊者，与

支饮相类，哮证发作期即属伏饮。但肺胀是由肺系多种慢性疾患日久积渐而成；喘则为多种急慢性疾病的重要主症；哮却是一种反复发作性疾病。三者之发生、发展、转归均存在一定的区别。

【辨证论治】

（一）辨证要领

1. 辨部位：辨明饮邪停聚的部位，即可区分不同的证候：饮停肠胃者为痰饮，流于胁下者为悬饮，溢于肢体者为溢饮，聚于胸肺者为支饮。

2. 明标本：掌握阳虚阴盛，本虚标实的特点。本虚为阳气不足，标实为水饮留聚。但标本虚实有主次之分，应仔细分析辨认。

3. 辨兼夹：饮虽为阴邪，寒证居多，但郁久亦有夹热者，初起若有寒热见证，为夹表邪；饮积不化，气机升降受阻，常夹气滞。若兼其他疾病，应注意辨明有无因果关系。

（二）治疗要点

痰饮的治疗以温化为主法。饮为阴邪，遇寒则聚，得温则行。故《金匮要略·痰饮咳嗽脉证并治》说："病痰饮者，当以温药和之。"水饮壅盛者，应祛饮以治标；阳微气衰者，宜温阳以治本；在表者，当温散发汗；在里者，应温化利水；正虚者补之，邪实者攻之，邪实正虚，消补兼施；饮热相杂则温凉并用。

（三）分证论治

1. 痰饮：多由素体脾虚，运化不健，复加饮食不当，或为外湿所伤而致脾阳虚弱，饮留胃肠引起。

（1）饮停于胃：

［症状］　脘腹胀满而痛，胃中时有振水声，或伴有下利而利后脘腹仍然坚满，舌苔白腻或微黄，脉沉弦有力。

［证候分析］　本病属《金匮要略》"痰饮"的范畴。饮入于胃，脾不散精，饮邪留积于胃，故脘腹胀满，胃中有振水声。若兼下利而利后腹仍坚满者，是饮邪壅盛，故虽有下利而邪仍不衰。舌苔白腻，脉沉弦为饮邪伏积之候。

［治法］　攻下逐饮。

［方药］　甘遂半夏汤加减。本方攻守兼施，因势利导。用于水饮在胃而致的脘腹胀满，胃中有振水声。

药用甘遂 0.5~1g（不入汤剂）、半夏 10g 开结降逆逐饮，并以甘遂、甘草相反之性来增强逐饮之力；又佐以白芍 10g、白蜜 10g 甘酸缓中，以防伤正，借遂、草相反相激，祛逐留饮。

加减：饮邪上逆，胸满者加枳实 10g、厚朴 10g 以泄满，但不能图快一时，攻逐太过，损伤正气；呕吐恶心者，重用半夏 15g；中满甚者，可去甘草。

（2）饮停于肠：

［症状］　肠间漉漉有声，腹满、便秘而无矢气，口舌干燥，舌苔黄腻，脉沉弦或伏。

［证候分析］　饮邪从胃下流于肠，则肠间有水声漉漉，甚则饮邪结聚坚满而痛。饮邪壅盛，故腹满、便秘而无矢气。口干舌燥，舌苔黄厚，则系饮从热化，与秽浊相搏，形成阳阴壅实之证。脉沉弦或伏，为水饮壅盛，阳气郁遏之象。

[治法] 攻下逐饮。

[方药] 己椒苈黄丸加减。本方苦辛宣泄，泻热逐饮。用于水饮在肠，饮郁化热所致的肠间漉漉有声，口干腹满之证。本方为权宜攻邪之剂，邪除则停，不可久用。

药用葶苈子10g、大黄6～10g攻坚决壅，逐水从大便而出；防己10g、川椒目3g辛宣苦泄，导水利尿，使饮邪从小便而出。

加减：腹满者，加枳壳10g、白蔻仁5g行气除满；便秘者，加枳实10g、全瓜蒌10g、桃仁10g通腑导下。

(3) 脾阳虚弱：

[症状] 胸胁支满，心下痞闷，胃中有振水音，脘腹喜温畏冷，口渴不欲饮水，或饮入易吐，泛吐清水痰涎，或背部寒冷如掌大，头晕目眩，心悸气短，食少，大便或溏，形体逐渐消瘦，舌苔白滑，脉弦细而滑。

[证候分析] 脾阳虚弱，饮停于胃，支撑胸胁，则胸胁支撑胀满，胃中有振水音；饮阻于中，清阳不升，则头晕目眩；阴凝饮聚，则不欲饮水；饮阻气逆，则饮入易吐，泛吐清水痰涎；饮阻而阳郁不伸，则背部寒冷如掌大；水停中焦，津不上承，则渴不欲饮；饮邪上凌心肺，则心悸气短；脾运不健故食少、便溏；脾虚水谷不能化为精微充养形体，而致形体日瘦；舌苔白滑，脉弦细而滑，为阳虚饮停之象。

[治法] 温脾化饮。

[方药] 苓桂术甘汤合小半夏加茯苓汤。前方温脾阳，利水饮，用于胸胁支满，目眩、气短；后方和胃降逆，用于水停心下，脘痞，呕吐，眩悸。

药用桂枝6～10g通阳化饮，蠲水饮而使清阳上升外达；白术10g、茯苓15g运脾行水，既可杜绝饮生之源，又可使已停之水饮排出，有标本同治之义；半夏10g、生姜3g和胃降逆；甘草和中。

加减：若水停心下，而致冒眩、小便不利者，加泽泻15g、猪苓15g以渗湿升清；脘部冷痛、吐涎沫，酌配干姜5g、吴茱萸2g、川椒目3g、肉桂2g等温中和胃；心下胀满者，加枳实10g以开痞；中气虚弱，停饮宿水内留者，加用人参10g益气补中，白术10g、茯苓15g运脾行水，枳壳10g、橘皮6g理气消痞，生姜3g散寒化饮；若嗜酒无度，胃中痰水不消，症见满逆呕吐，目视耳聋，腹中水声者，可加泽泻15g、吴茱萸3g、石菖蒲10g化痰利水。

2. 悬饮：多因素体不强，或原有其他慢性疾病，肺虚卫弱，时邪外袭，肺失宣通，饮停胸胁，而致络气不和。如若饮阻气郁，久则可以化火伤阴或耗损肺气。本病在发病过程中，可见如下证型。

(1) 邪犯胸肺：

[症状] 寒热往来，身热起伏，汗少，或发热不恶寒，有汗而热不解，咳嗽，少痰，气急，胸胁刺痛，呼吸、转侧疼痛加重，心下痞硬，干呕，口苦，咽干，舌苔薄白或黄，脉弦数。

[证候分析] 肺居胸中，两胁为少阳经脉分布循行之处，今时邪外袭，热郁胸肺，少阳枢机不和，则寒热往来起伏，胸胁疼痛；肺热内蕴，肺气失宣，故身热有汗，不恶寒，咳而气急，少痰；热郁少阳则心下痞硬，干呕，口苦，咽干。舌苔薄白或黄，脉弦数，乃属肺卫受感，邪在上焦之候。

［治法］　和解宣利。

［方药］　柴枳半夏汤加减。本方功能和解清热，宣肺利气，涤饮开结。用于初期寒热往来，胸胁闷痛等症。

药用柴胡10g疏解少阳半表之邪，黄芩10g清泄少阳半里之热，瓜蒌10g、半夏10g宽胸化饮开结，枳壳10g、青皮10g、赤芍10g理气和络止痛，桔梗5g、杏仁10g宣肺止咳，甘草5g调和诸药。

加减：咳逆气急，胁痛，加白芥子10g、桑白皮10g泻肺降逆；胁痛甚者，加郁金10g、桃仁10g、元胡10g以通络止痛；心下痞硬，口苦，干呕加黄连3g，与半夏、瓜蒌合伍以苦辛开痞；若饮热郁于肺胃，热盛有汗，咳嗽气粗，去柴胡，加麻黄5g、杏仁10g、石膏20g以清热宣肺化痰。

(2) 饮停胸胁：

［症状］　胸胁胀满疼痛，以胁下部位为主，呼吸、咳喘、转侧时疼痛加重，气短息促；或胸胁痛势较初期减轻，而呼吸困难加重，咳逆气喘息促不能平卧，或仅能偏卧于停饮的一侧，病侧肋间胀满，甚则可见偏侧胸廓隆起，舌苔白，脉沉弦或弦滑。

［证候分析］　胸胁为气机升降之道，饮停胸胁，脉络受阻，气机不利，故胸胁胀痛；咳喘、转侧、呼吸时均牵引胸胁经脉，故可使疼痛加重；若水饮上犯于肺、肺气下行受阻，则气短息促；因水饮既成，气机升降痹窒，故反见痛轻而喘息加重；饮邪上迫肺气，则咳逆不能平卧；饮在胸胁，故肋间胀满隆起。苔白，脉沉弦，为水饮内停于里之候。

［治法］　泻肺祛饮。

［方药］　椒目瓜蒌汤合十枣汤加减。两方均为攻逐水饮之剂。前方主在泻肺降气化痰，后方逐水力峻，反应大，宜用于形体壮实，积饮量多者。

药用葶苈子10g、桑白皮10g以泻肺逐饮，苏子10g、瓜蒌皮10g、杏仁10g、枳壳10g降气化痰，椒目5g、茯苓10g、猪苓15g、泽泻15g、冬瓜皮15g、车前子10g利水导饮。甘遂0.5～1g善行经逐水，大戟0.5～1g善泄脏腑水湿，芫花0.5～1g善消胸胁伏饮痰癖，三药药性峻烈，其逐水饮、除积聚、消肿满的功效虽同，而作用部位各异，合而用之，则经隧脏腑胸胁积水皆能攻逐，且逐水之力甚著。由于三药皆有毒，凡大毒治病，每伤脏气，故以大枣十枚，益气护胃，缓和峻药之毒，减少药后反应，使下不伤正，配合成方，寓有深意。

若体质偏弱，不任峻下，可改用葶苈大枣泻肺汤。此外，控涎丹无十枣汤之峻，亦可酌用。此丹是以十枣汤去芫花、大枣，加白芥子10g而成。白芥子善祛皮里膜外之痰涎，有宣肺理气之功。甘遂、大戟与白芥子同用，对痰饮伏于胸膈上下，胁肋疼痛，形气俱实者，甚为合拍。剂量均宜小量递增，连服3～5日，必要时停二三日再服。如呕吐、腹痛、腹泻过剧，应减量或停服。

加减：痰浊偏盛，胸部满闷、舌苔浊腻者，加薤白10g、杏仁10g宽胸化痰；如水饮久停难去，胸胁支满，体弱，食少者，加桂枝10g、白术10g、甘草3g等通阳健脾化饮，不宜再予峻攻。若见络气不和之候，可同时配合理气和络之剂，以冀气行水行。若饮邪支结入络，胸胁疼痛者，可加香附10g、旋覆花10g善通肝络而逐胁下之饮，苏子10g、杏仁10g降肺气以化饮，橘皮6g、半夏10g、茯苓10g、薏苡仁15g理气化饮渗湿。随证用之，收效颇佳。

(3) 络气不和：

［症状］　胸胁疼痛，胸闷不舒，胸痛如灼，或感刺痛，呼吸不畅，或有闷咳，甚则迁延经久不已，天阴时更为明显，舌苔薄，质黯，脉弦。

　　［证候分析］　饮邪久郁，气机不利，络脉痹阻，故胸胁疼痛，闷塞不舒；气郁化火则痛势如灼；气滞血瘀则刺痛经久不已，天阴时更为明显。脉弦、苔薄、质黯，乃属气滞络痹之候。

　　［治法］　理气和络。

　　［方药］　香附旋覆花汤加减。本方功能理气化饮和络。用于饮邪久郁，脉络受阻，气机不畅所致的胸胁胀闷，或疼痛如灼，或感刺痛，呼吸不畅，或有闷咳，甚则经久不已，活动、阴雨天加重者。

　　药用香附 10g、旋覆花 10g 舒肝理气化饮，以通肝络；苏子 10g、杏仁 10g 宣肺降气，以利呼吸；陈皮 6g、半夏 10g、茯苓 10g、薏苡仁 15g 燥湿健脾，以化痰饮。

　　加减：痰气郁阻，胸闷苔腻者，加瓜蒌 10g、枳壳 10g 豁痰开痹；久痛入络，痛势如刺者，加郁金 10g、当归须 10g、赤芍 10g、桃仁 10g、红花 10g、乳香 10g、没药 10g 以行气活血和络；水饮不净者，加通草 5g、路路通 10g、冬瓜皮 10g 等以祛饮通络。

　　（4）阴虚内热：

　　［症状］　咳呛时作，咯吐少量粘痰，口干咽燥，或午后潮热，颧红，心烦，手足心热，盗汗，或伴胸胁闷痛，病久不复，形体消瘦，舌质偏红，少苔，脉小数。

　　［证候分析］　饮阻气郁，化热伤阴，阴虚肺燥，故咳呛痰粘量少，口干咽燥；阴虚火旺则潮热，颧红，心烦，盗汗，手足心热；络脉不和故胸胁闷痛；病久正虚而致形体消瘦。舌红少苔，脉小数，乃系阴虚内热之候。

　　［治法］　滋阴清热。

　　［方药］　沙参麦冬汤合泻白散加减。前方清肺润燥，养阴生津，用于干咳，痰少，口干，舌质红；后方清肺降火，用于咳呛气逆，肌肤蒸热。

　　药用沙参 10g、麦冬 10g、玉竹 10g、天花粉 10g 养阴生津，桑白皮 15g、地骨皮 15g、甘草 3g 等清肺降火止咳，桑叶 10g 宣肺润燥，生扁豆 10g、粳米 10g 培土调中。

　　加减：潮热，加鳖甲 10g、功劳叶 10g 清虚热；咳嗽，配百部 10g、川贝母 10g 化痰止咳；胸胁闷痛，酌加瓜蒌皮 10g、枳壳 10g、广郁金 10g、丝瓜络 10g 理气和络；积液未尽，加牡蛎 30g、泽泻 10g 坚阴利水；兼有气虚、神疲、气短、易汗、面色㿠白者，酌加太子参 12g、黄芪 15g、五味子 10g 益气。本证须防迁延日久，趋向劳损之途。

　　3. 溢饮：多因外感风寒，玄府闭塞，以致肺脾输布失职，水饮流溢四肢肌肉，寒、水相杂而发为本病。其中如宿有寒饮，复加外寒而发病者，多属表里俱寒；若饮邪化热，可见饮溢体表而热郁于里之候。本证属寒者，与支饮遇寒触发而见"其形如肿"者病机相近；表寒里热者又与风水表实证类同，可相互参照处理。

　　［症状］　身体沉重而疼痛，甚则肢体浮肿，口不渴，咳喘，痰多白沫，胸闷，干呕，苔白，脉弦紧。

　　［证候分析］　水饮留溢于肢体，则身体沉重而疼痛，甚则肢体浮肿；风寒外束，表气失宣则恶寒，无汗；寒饮内阻，肺胃失和，则咳喘痰多白沫，胸闷、干呕。口不渴、苔白、脉弦紧，为饮邪内伏之象。

　　［治法］　发表化饮。

　　［方药］　小青龙汤加减。本方发表散寒，温肺化饮。用于表寒里饮所致的恶寒发热，不

渴，无汗，四肢沉重或关节疼痛，甚则肢体微肿者。

药用麻黄 6g、桂枝 10g 解表散寒；干姜 5g、细辛 1～3g 温化寒饮；白芍 10g 配桂枝调和营卫；五味子 10g 温敛肺气以止咳，并防肺气之耗散；半夏 10g 燥湿化饮，蠲饮降浊；炙甘草 3g 调和诸药，配芍药酸甘化阴，缓和麻、桂辛散太过。

加减：如表寒外束，饮邪滞而化热，伴有发热、烦躁，苔白而兼黄，为表寒外束，内有郁热，可以麻黄、桂枝合加石膏 30g 以清泄内热；若表寒象已不著者，去干姜、细辛之温散，改用大青龙汤以发表清里；水饮内聚而见肢体浮肿明显，尿少者，可配茯苓 15g、猪苓 15g、泽泻 15g 等利水祛饮；饮邪犯肺，喘息痰鸣不得卧者，加杏仁 10g、射干 10g、葶苈子 10g 泻肺定喘。

4. 支饮：多由受寒或恣意饮冷，致饮邪留伏。始则咳逆，久而致喘，因迁延反复，肺气日损，阳气耗伤，水津不归正化，转为痰饮。饮邪留伏，支撑胸膈，上迫肺金，则宣降无权。此证多呈发作性，于感寒触发之时，每以邪实为主，缓解期则以正虚为主。

(1) 寒饮伏肺：

[症状] 咳逆喘满不得卧，痰吐白沫量多，经久不愈，天冷受寒加重，甚至引起面浮跗肿。或平素伏而不作，遇寒即发，发则寒热，背痛腰疼，目泣自出，身体振振而动。舌苔白滑或白腻，脉弦紧。

[证候分析] 饮邪上逆犯肺，肺气不降，故咳喘不能卧；津液遇寒而凝聚为饮，以致痰多白沫；饮邪恋肺因而久壅不愈。饮为阴邪故受寒每易诱发。水饮泛溢则面浮肢肿。伏饮因新寒触发，故见外寒束表之候。饮邪迫肺，痰阻气壅喘剧，则目泣自出，身体振振而动；舌苔白滑或白腻、脉弦紧，为寒饮内盛之征。

[治法] 宣肺化饮。

[方药] 小青龙汤加减。本方有温里发表之功，用于支饮遇寒触发，表寒里饮之证。

药用麻黄 6g、桂枝 10g 发汗解表，宣肺平喘；芍药 10g 配桂枝以调和营卫；干姜 5g、细辛 1～3g 温肺散寒化饮；佐以五味子 10g 温敛肺气以止咳，以防肺气之耗散，使散中有收；半夏 10g 蠲饮降浊；甘草 3g 调和诸药。

加减：若表证已解，或素体阳虚，须慎用麻黄，恐其发越阳气，宜加附子 3g、茯苓 3g 温阳利水；若见咳逆倚息，短气不得卧，形肿胸满，喉中如水鸡声者，可加射干 6g、紫菀 10g、款冬花 10g 发表下气，涤饮平喘。

(2) 饮邪壅肺：

[症状] 喘咳胸满，不得平卧，痰多色清，甚则腹满，肢肿，尿少，苔薄白，脉沉弦。

[证候分析] 饮邪壅结，肺气上逆，则喘咳胸满，不得平卧，痰多色清；饮邪内盛，肺失通调，阳气被遏，水饮外溢，则腹满、水肿，尿少；饮为阴邪，寒实结聚，故见苔薄白，脉沉弦。

[治法] 泻肺逐饮。

[方药] 葶苈大枣泻肺汤加味。本方泻痰行水，下气平喘，主治痰涎壅盛，咳喘胸满不得卧，或面目浮肿等。

药用葶苈子 10g 泻肺行水，大枣 5 枚养胃安中。若胸满气逆甚，苔浊腻，为兼有痰浊，当加白芥子 10g，莱菔子 10g 以豁痰降气；如兼咳逆喘急，胸痛、烦闷，乃饮邪壅实之候，可酌与甘遂、大戟（一般为末，各 0.5～1g）吞服，以攻逐水饮。

（3）正虚饮热：

[症状] 喘满胸闷，或轻吐泻而不愈，心下痞坚，烦渴，面色黧黑，苔黄而腻，脉沉紧。

[证候分析] 痰饮积于心下，支撑胸膈，则喘满胸闷，心下痞坚，吐下反伤正气故而不愈；饮邪化热故见烦渴；饮为阴类，郁遏阳气，故面色黧黑；苔黄而腻，脉沉紧，为饮热内伏之象。

[治法] 补虚清热，行水散结。

[方药] 木防己汤加减。本方功能益气利水，清热散结。治膈间支饮，喘满，心下痞坚，面色黧黑，脉紧者。

药用木防己10g宣通水湿，清热散结；桂枝6～10g行气利水。两药一苦一辛，能利水气而散结邪。配人参10g则可补虚助运，用石膏20g旨在清热。

加减：如因水邪结实而见心下痞坚，或投上方而数日后复发者，可去石膏，加茯苓15g、芒硝2～5g导水破结。

（4）脾肾阳虚：

[症状] 喘促，动则为甚，气短，或咳而气怯，痰多，食少，胸闷，怯寒肢冷，神疲，少腹拘急不仁，小便不利，脐下动悸，足跗浮肿，心悸气短，舌体胖大，苔白腻，脉细弱。

[证候分析] 饮证日久，脾虚及肾，或素体肾阳虚弱，形体失于温煦，故怯寒肢冷；肾不纳气，则喘促气短，动则为甚；下焦失于温养，故少腹拘急不仁；肾阳不足，气化不行，故小便不利，饮溢于外则足肿；饮邪内蓄，故脐下动悸气怯、痰多、胸闷、食少；饮邪上逆凌心，故心悸气短。舌体胖大，苔白腻，脉细弱，为阳虚夹饮之象。

[治法] 温脾补肾化饮。

[方药] 金匮肾气丸合苓桂术甘汤加减。两方均能温阳化饮，但前方补肾，后方温脾，主治各异，两方合用，温补脾肾，以化水饮。用于喘促，气短，胸闷，祛寒肢冷，心悸气短者。

药用地黄10g、山萸肉10g补养肾精；桂枝10g、附子3g温阳暖肾，鼓舞肾气，助阳化饮；淮山药10g、白术10g、炙甘草3g补气健脾；茯苓10g、泽泻10g、丹皮10g利水泄邪。

加减：若肾阳衰微，水气内停，症见小便不利，四肢沉重疼痛，恶寒腹痛，或水饮凌心，而见心下悸动不安，加白术10g、车前草10g以行水气；食少，痰多，配半夏10g、陈皮10g；如脐下悸，吐涎沫，头目昏眩，是饮邪上逆，虚中夹实之候，可加吴茱萸3g、猪苓10g降逆利水；呕吐眩晕甚者，加半夏10g、生姜10g和胃降逆。

【其他疗法】

（一）单方验方

1. 香附、皂荚、法半夏各30g，白矾末15g；姜汁面糊丸梧子大，每服三四十丸，姜汤随时下。用于停痰宿饮，风气上攻，胸膈不利。

2. 取常山、甘草各30g，水5000mL，煎服1000mL，去滓入蜜二合，温服七合，取吐，不吐更服。用于胸中痰饮。

3. 瓜蒌实80g（去壳、焙），炒神曲15g，为末，每服6g，葱白汤下。用于饮酒痰癖，两胁胀满，时复呕吐，腹中如水声。

4. 取白芥子15g，白术30g，为末，和捣为丸梧子大，每次白汤服50丸。用于胸膈痰饮。

（二）中成药

1．小青龙冲剂：解表祛痰，止咳平喘。用于风寒表证未解，水饮内停，恶寒发热，无汗，咳嗽喘息，痰多而稀。1次9g，每日3次，空腹，开水冲服。

2．五苓丸：温阳化气，利湿行水，和胃止呕。用于小便不利，水肿腹胀，呕逆泄泻，渴不思饮。或在水湿内停膀胱，气化功能减弱时，出现口渴欲饮，水入即吐，小便不利等症。水丸，口服，1次6～9g，每日2次。

3．中满分消丸：健脾行气，祛湿清热，利水消胀。用于由脾不运化，水湿中阻引起的胸满脘闷。口服，1次6g，每日2次，早晚用灯心汤或温开水送下。

4．舟车丸：攻逐水饮。用于水肿胀满，饮癖积聚，二便不利。口服，1次1.5～3g，每日1～2次，温开水送服，或遵医嘱服用。忌食盐。本品攻逐力猛，在剂量上宜由小量开始，逐渐加大，中病即止，不可过量服用。虚证不可轻投，孕妇忌用。

5．指迷茯苓丸：燥湿和中，化痰通络。用于痰饮留伏，筋络挛急，臂痛难举。口服，1次9g，每日2次，饭前服用。

【预防与调护】

针对本病的发病原因，对本病的预防，要注意摄生，养护肺、脾、肾三脏之气，慎风寒以养肺气，节饮食以养脾气，戒情欲以养肾气。居住地要保持干燥，避免湿气侵袭。已病之后，要及时治疗，避风寒，慎起居，怡情志，以臻早日康复。饮食忌生冷、暴饮暴食、油腻、酸辛、奶酪、雀肉、烟、醇酒等物。应薄滋味，以杜生痰之源，宜食雪梨、荸荠，因其能清热化痰；不宜食橘柚、石榴，恐其恋膈生痰聚饮。喻昌认为："理脾之法，须药饵与饮食相参，白饮、香蔬、苦茗便为佳珍。"又认为不吃夜食，便是养脾气，使经络之痰"得以迫之于胃，而从胃之气上下，不从脾之气四迄"（《医门法律·痰病问答》）。同时要防止疲劳过度和情志刺激，以免病情加重。

【临证提要】

1．一般而论，痰饮为阴盛阳虚、本虚标实之候，治疗以"温药和之"为大法。健脾、温肾为其正治，发汗、利水、攻逐，乃属治标的权宜之法，待水饮渐去，仍当温补脾肾，扶正固本，以杜水饮生成之源。若痰饮壅盛，其证属实，可相机采用攻下逐饮、理气分消等法以祛其邪，继则扶脾固肾以治其本，至于脾肾阳虚之微饮，则以扶正为首务，略参化饮之品。

2．痰饮停积，影响气机升降，久郁又可化热，故本病有夹气滞、夹热的不同，饮邪内蓄，复染外邪，易诱发而使证情加剧，故治疗本病，应注意辨明有无兼夹，施治方可中的。

3．痰饮的转归，主要表现为脾病及肺、脾病及肾、肺病及肾。若肾虚开阖不利，痰饮也可凌心、射肺、犯脾。另一方面，痰饮多为慢性病，病程日久，常有寒热虚实之间的相互转化。而且饮积可以生痰，痰瘀互结，证情更加缠绵，故应注意对本病的早期治疗。

【医案精选】

1．丁甘仁医案：

俞，女，暴寒外束，痰饮内聚，支塞于肺，肃降失司，气喘咳嗽大发，故日夜不能平卧，形寒怯冷，纳少泛恶，苔白腻，脉浮弦而滑。拟小青龙汤加减，疏解外邪，温化痰饮。

处方：蜜炙麻黄1.2g，川桂枝2.4g，云苓9g，姜半夏6g，五味子1.2g，淡干姜1.2g，炙苏子6g，光杏仁9g，熟附片3g，鹅管石（煅）3g，哮吼紫金丹2粒（另吞）。连服2天。

二诊：服小青龙汤两剂，气喘咳嗽，日中大减，夜则依然，纳少泛恶，苔薄腻，脉弦滑，夜为阴盛之时，饮邪窃居阳位，阻塞气机，肺胃下降之令失司，再以温化饮邪，肃降肺气。

处方：川桂枝2.4g，云苓9g，姜半夏6g，橘红3g，五味子1.2g，淡干姜1.2g，水炙远志1.5g，光杏仁9g，炙苏子15g，旋覆花（包）15g，熟附片3g，鹅管石3g（煅）。

三诊：气喘咳嗽，夜亦减轻，泛恶亦止，惟痰饮根株已久，一时难以骤化，脾为生痰之源，肺为贮痰之器，今拟理脾肃肺，温化痰饮。原方去旋覆花、远志两味，加生白术9g，炒补骨脂15g。

按：本例证属暴寒外束，痰饮内聚。治以疏解外邪，温化痰饮之法。盖脾为生痰之源，肺为贮痰之器，续以理脾肃肺、温化痰饮而善其后，证治得当。

（《丁甘仁医案》）

2. 黄一峰医案：

王××，男，45岁。

外感风寒，引动痰饮，肺气不宣，咳嗽胸痛，喘息不能平卧。舌苔薄腻，脉滑实。X线胸部透视为"渗出性胸膜炎"。乃饮邪积于胸胁之间，证属悬饮，治拟疏风宣肺，攻逐水饮。

处方：叶苏梗10g，甜葶苈1.5g，炙紫菀5g，苏子10g，桔梗5g，杏仁9g，竹茹10g，陈皮6g，制半夏10g，茯苓10g，吴茱萸1.5g，瓜蒌仁10g，蛤壳30g，天将壳10g，广郁金10g。控涎丹2g（包）。

服药3剂喘平，1个月后再发，原方续服又效。

按：本例为悬饮。饮在胁，咳吐引痛，心下痞硬，发热汗出，苔白，脉沉或弦为其主症。西医诊为渗出性胸膜炎，证系饮邪积于胸胁之间，舍十枣汤而以疏风宣肺攻逐水饮为法，方中加用控涎丹（十枣汤去芫花、大枣，加白芥子，并改为丸剂）。舍其方而师其法，效其方而缓其势，然而祛痰逐饮之功犹佳。

（《黄一峰医案医话集》）

3. 袁桂生医案：

季氏，女，年约30岁。咳喘，倚息不得卧，恶寒发热，头疼身痛，胸闷不舒，心痛彻背，脉沉而滑，舌苔白腻。

辨证：此风寒痰饮，内外搏结，肺气不得下降而成肺胀也。

治法：用小青龙汤以驱风寒，合瓜蒌薤白汤以蠲痰饮。

处方：麻黄1.2g，桂枝1.2g，淡干姜1.5g，北细辛1.2g，生白芍4.5g，五味子1.5g，甘草1.5g，瓜蒌仁9g（杵），干薤白9g（白酒洗、捣），姜半夏9g。

次诊：服后得汗，而寒热喘息俱平，惟身痛咳嗽未已，易方以桂枝汤和营卫，加干姜、五味子各1.5g，细辛0.9g以治咳。一剂效，二剂更瘥……不复延诊，遂渐愈。

按：本例为风寒痰饮内外搏结，小青龙汤当为主方。若善于加减，其效倍捷。此案以小青龙汤合瓜蒌、薤白、细辛、滑石，加强涤痰蠲饮之功，效如桴应。

（《重印全国名医验案类编》）

自 学 指 导

【重点难点】

1. 痰饮是体内水液不得输化，停聚在某些部位而形成的一类病证。痰饮有广义、狭义之分。广义的痰饮为诸饮之总称，有痰饮、悬饮、溢饮、支饮四种；狭义者仅为四饮中的痰饮。痰饮的病机主要为中阳素虚，复加外感寒湿，或为饮食、劳欲所伤，致使三焦气化失常，肺脾肾通调、转输、蒸化无权，阳虚阴盛，津液停聚而成。

2. 辨证应先从部位分别四饮：痰饮病在胃，悬饮病在胁下，溢饮外溢肌表，支饮病在胸膈等。然后抓住体虚邪实的特点，分清标本虚实的主次。

3. 治疗应以温化为原则。因痰饮总属阳虚阴盛，本虚标实，故有治标、治本、善后调理等区别。其中发汗、利水、攻逐为治标之法，只可权宜用之；健脾、温肾为治本之法，亦用作善后调理。

4. 本病之预后，因病而异。《金匮》凭脉推断其预后。饮病脉当弦或沉，若久病正虚，脉弱为脉证相符，可治；脉反实大而数，是正衰邪盛，证属危重；脉弦而数，脉证相反，为难治。

【复习思考题】

1. 试述形成痰饮的病机。

2. 何谓四饮？试述悬饮邪犯胸肺证的证治方药。

3. 痰饮的治疗原则是什么？其理论根据如何？

【常见文献摘录】

1. 《金匮要略·痰饮咳嗽病》："问曰，夫饮有四，何谓也？师曰：有痰饮，有悬饮，有溢饮，有支饮。问曰，四饮何以为异？师曰：其人素盛今瘦，水走肠间，沥沥有声，谓之痰饮。饮后水流在胁下，咳唾引痛，谓之悬饮。饮水流行，归于四肢，当汗出而不汗出，身体疼重，谓之溢饮。咳逆倚息，短气不得卧，其形如肿，谓之支饮。"

2. 《儒门事亲·饮当去水温补转剧论》："此论饮之所得，其来有五：有愤郁而得之者，有困乏而得之者，有思虑而得之者，有痛饮而得之者，有热时伤冷而得之者。饮证虽多，无出于此。"

3. 《证治要诀·停饮伏痰》："故善治痰者，不治痰而治气，气顺则一身之津液，亦随气而顺矣……病痰饮而变生诸证，不当为诸证牵掣，妄言作名，且以治饮为先，饮消则诸证自愈。"

4. 《医门法律·痰饮门》："金匮即从水精不四布，五经不并行之处，以言其患……浅者在于躯壳之内，藏府之外……一由胃而下流于肠，一由胃而旁流于胁，一由胃而外出于四肢，一由胃而上入于胸膈，始先不觉，日积月累，水之精华，转为混浊，于是遂成痰饮。必先团聚于呼吸大气难到之处，故由肠而胁，而四肢，至渐渍于胸膈，其势愈逆矣。痰饮之患，未有不从胃起者矣。"

5. 《医门法律·痰饮留伏论》："虚寒痰饮，少壮十间见一二，老人小儿，十中常见四五。若果脾胃虚寒，饮食不思，阴气痞塞，呕吐涎沫者，宜温其中。真阳虚者，更补其下，清上诸药不可用也。"

6. 《景岳全书·痰饮》："痰之与饮，虽曰同类，而实有不同也。盖饮为水液之属，凡呕吐清水及胸腹膨满，吞酸嗳腐，渥渥有声等证，此皆水谷之余停积不行，是即所谓饮也。若痰有不同于饮者。饮清彻而痰稠浊；饮唯停积肠胃而痰则无处不到。水谷不化而停为饮者，其病全由脾胃；无处不到而化为痰者，凡五脏之伤皆能致之。故治此者，当知所辨，而不可不察其本也。"

7. 《临证指南医案·痰饮》："总之痰饮之作，必由元气亏乏及阴盛阳衰而起，以致津液凝滞，不能输布，留于胸中。水之清者，悉变为浊，水渍阴则为饮，饮凝则为痰……阳盛阴虚则水气凝而为痰，阴盛阳虚则水气温而为饮。"

第四节　消　　渴

【目的要求】

1. 熟悉消渴的病机是阴虚燥热，病变脏器在于肺、胃、肾，三者每多相互影响，而以肾为主，病久阴伤及阳。
2. 掌握消渴的辨证要领和治疗原则。
3. 掌握消渴常见证型的证治方药。
4. 了解消渴的合并症，预后及饮食宜忌。

【自学时数】

6学时。

消渴是以口渴多饮，多食善饥，小便量多或有甜味，消瘦无力为特征的病证。

"消渴"有两种含义：一是指口渴多饮的症状，一是指多饮、多食、多尿为特征的病证。本篇的消渴以后者为主要讨论内容。

消渴的病名，首见于《素问·奇病论》，并且根据其病因、症状不同而有消瘅（又名热瘅，即因热而致的消渴）、肺消、膈消（肺与膈均在上焦，故亦称上消，指口渴多饮）、消中（即中消、指消谷善饥）等病名。金元时期刘河间称为"三消"，即根据症状分为上消、中消、肾消。明代戴思恭《证治要诀》明确提出上、中、下消之病名，此后沿用至今。

《内经》早已认识到消渴的发病因素以素质、饮食、情志为主。《灵枢·五变》篇说："五脏皆柔弱者，善病消瘅。""怒则气上逆……转而为热，热则消肌肤，故为消瘅。"《素问·奇病论》篇："此人必数食甘美而多肥。肥者令人生热，甘者令人中满，故其气上溢，转为消渴。"汉代张仲景《金匮要略》立消渴专篇，指出症状特征有"消谷"、"小便反多"、"渴欲饮水"的三多症状。在治疗方面，《金匮要略·消渴小便不利淋病》篇列有白虎加人参汤，肾气丸两方以治多饮、多尿。

隋唐时期，对消渴的特征、并发症、治疗皆有较深刻的认识。巢元方《诸病源候论·消渴候》指出："其病变多发痈疽。"并提出治疗本病除辨证论治外，还有体育疗法，倡导导引和散步是治疗消渴的妙法。唐代初期记载了消渴病有尿甜的特征。《外台秘要·消渴·消中肾消》篇引《古今录验》说："渴而饮水多，小便数，有脂，似麸片甜者，皆是消渴病也。"并强调指出："每发即小便甜"、"焦枯消瘦"等特点；房室过度伤肾，或服食金石燥烈之药，亦可导致本病。《圣济总录·消渴》载："消渴饮水过度，内溃脾土，土不制水，故胃胀则为腹满之疾。"《千金要方·消渴》曰："内有热则渴，除热则止渴。兼虚者，须除热补虚则差矣"，确定了本病清热补虚的治法宗旨。《千金》、《外台》所记述各家验方不下数十首，皆清肺胃热、养肺生津、补肾益气之法，从而奠定了本病的基本治则治法。并已采用饮食疗法，如《千金要方·消渴》曰："长服瓜蒌汁以除热，牛乳杏酪善于补，此法最有益。"《外台秘要·消渴消中门》曰："大豆甚下气益人。"

宋金元时期，流派纷呈，各禀所学，对本病探讨不断深入。严用和《严氏济生方·消渴证治》对病因病机的学术发展进行了精辟的总结："消渴之疾，皆起于肾，盛壮之时，不自保养，快情纵欲，饮酒无度，喜食脯炙醯醢，或服丹石，遂使肾水枯竭，心火燔炽，三焦猛烈，五藏干燥，由是渴利生焉。"刘完素《三消论》之作，强调了燥热是本病的主要特性。认为："消渴之病者，本湿寒之阴气极衰，燥热之阳气太甚。""燥热太甚而三焦肠胃之腠理拂郁，结滞、致密、壅塞，而水液不能浸润于外，营养百骸，故肠胃之外燥热太甚，虽复多饮于中，终不能浸润于外，故渴不止，小便多出者，以其多饮不能渗泄于肠胃之外而溲数也。"张子和、朱丹溪继承了刘河间燥热学说，并有进一步的发挥。张子和明确本病当从"火"断，并已提出消渴的常见兼证众多。如《儒门事亲·刘完素三消论》曰："夫消渴者，多变聋盲、疮癣、痤痱之类"以及"蒸热虚汗，肺痿劳嗽"等。朱丹溪《丹溪心法·消渴》强调"真水不竭，安有所谓渴哉"，突出了"虚"字，大倡"阴虚燥热"之说。

明清至今，对消渴认识更加系统全面。王肯堂《证治准绳·消瘅》指出："渴而多饮为上消（经谓膈消）；消谷善饥为中消（经谓消中）；渴而便数为下消（经谓肾消）。"从而更好地指导临床辨证施治，但在治疗上不宜绝对划分。赵献可阐发阳微失蒸，力主用肾气丸"壮其少火，灶底加薪，枯笼蒸褥，槁禾得雨，生意维新"。张景岳则补充前人之未见，在《景岳全书·消渴》中指出："消证有阴阳，不可不察"，"消者……凡阴阳气血之属"。并提出阴虚之渴治宜壮水，阳虚之渴治宜补火，虚者当补肾，实者当清肺。鉴于三消各证脏腑密切相关，《医学心悟·三消》总结提出了整体调整，治有侧重的治法。近代医家张锡纯重视健脾益气治法的应用，在《医学衷中参西录·消渴方》中指出："宜用升补气分之药，而佐以收涩之品与健补脾胃之品"，拟玉液汤等方剂。

历代文献记载的消渴病，与西医学的糖尿病基本上是一致的，但同时还包括多饮多尿的尿崩症、精神性多饮多尿症等疾病。因此，这些疾病可参阅本篇辨证施治的原则进行处理。

【病因病机】

（一）病因

本病多在素体阴虚的基础上，复加饮食不节、情志失调、劳欲过度而致病。

1. 饮食不节：长期过食肥甘厚味，可致形体日渐肥胖；或影响脾运，痰湿酿生内热。若饮酒过量。嗜食炙煿煎炸，积热于内，胃热炽盛，化燥伤津，均可发为消渴。如《素问·奇病论》说："肥者令人内热，甘者令人中满，故其气上溢，转为消渴。"《丹溪心法·消渴》亦提到："酒面无节，酷嗜炙煿……于是炎火上熏，脏腑生热，燥热炽盛，津液干焦，渴饮水浆而不能自禁。"

2. 情志失调：长期遭受精神刺激，如喜、怒、忧、悲、恐五志过用，导致气机郁结，日久不解，郁热化火，耗津伤液，形成消渴。《临证指南医案·三消》说："心境愁郁，内火自燃，乃消渴大病。"

3. 劳欲体虚：房室不节，劳倦所伤，耗伤肾精；或先天不足，禀赋薄弱，由遗传因素而导致肾阴亏耗，阴虚火旺，上蒸肺胃，发生本病。如《外台秘要·消渴消中》说："房室过度，致令肾气虚耗故也。下焦生热，热则肾燥，肾燥则渴。"

（二）病机

1. 病机主要为阴虚燥热，以阴虚为本，燥热为标，继而导致血瘀：由于燥热内盛，伤津耗液；或肾阴不足，水亏火旺，消灼肾阴，形成了阴虚燥热的基本病机。燥热与阴虚往往互为因果，燥热愈盛则阴愈虚，阴愈虚则燥热愈盛。就其病理性质而言，燥热为标属实，阴虚为本属虚。若进一步发展，阴虚火旺，耗灼阴血，热郁血瘀；或阴伤及气，气阳不足，气血运行失畅成瘀，瘀阻气滞，水津失布则口渴而多饮。如《血证论·发渴》说："瘀血发渴者，以津液之生，其根出于肾水……胞中有瘀血，则气为血阻，不得上升，水津因不能随气上布。"

2. 病变脏器关系到肺、胃、肾，但以肾为主：燥热在肺，肺燥津伤则口渴多饮（上消）；热郁于胃，消灼胃液，则多食善饥（中消）；虚火在肾，肾精亏虚，肾失封藏，则尿多而浑（下消）。虽然肺、胃、肾三脏重点不同，但又互有影响。如肺燥津伤，津失敷布，则胃失濡润，肾失滋源；胃热盛者，既可上灼肺津，又能下耗肾阴；而肾阴不足，水亏火旺，亦可上炎肺胃，终致肺燥、胃热、肾虚同病，多饮、多食、多尿兼见。故《临证指南医案·三消》说："三消一证，虽有上中下之分，其实不越阴虚阳亢，津涸热淫而已。"三脏之中，以肾为主。这是由于肾为水脏，内藏真阴，为脏腑阴液的根本。肾阴亏虚，必然影响肺胃之阴不足；而肺燥、胃热，津液亏耗，久必及肾。《圣济总录·消渴》中指出："原其本则一，推其标有三。"即是此意。

3. 病久可致阴伤气耗，甚则出现阴竭阳亡之变：本病迁延日久，阴伤及气，可见气阴两虚；进一步气虚及阳可为阴阳两虚或肾阳虚衰。若素质气虚阳虚者，得病之初即可兼有气虚或阳虚证候，临床虽属少见，但亦不可不知。若阴津极度耗损，阴不敛阳，阴虚阳浮，可见头痛目赤烦躁，唇干舌红，目眶内陷的严重证候，甚至出现昏迷、肢冷、脉微细欲绝等阴竭阳亡的危象。

4. 阴虚燥热，常见变证百出：消渴病久，阴伤气耗，每可导致脏腑气血经络多方面的病变。如肺失滋润，肺燥阴伤，瘵虫乘虚侵袭而成肺痨；或因消渴病久，肾阴亏损，水不涵木，精血不能上承耳目，可致白内障、雀盲、耳聋等疾；若

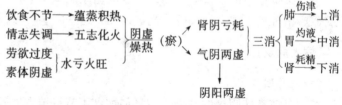

图45 消渴病因病机示意图

气营两虚，燥热内结，脉络瘀阻，则蕴毒酿成疮疖、痈疽；阴虚阳亢，内风暗动，炼液成痰，风痰阻络或蒙蔽神机，可见中风、偏瘫；病久阴伤及阳，脾肾衰败，不能化气行水，水液潴留，泛溢肌肤，则发为水肿。

【病证鉴别】

1. 口渴症：消渴是一种病证，而口渴仅是一个临床症状，它既可见于消渴，也可见于多种其他疾病过程中。消渴病之渴属久渴，在口渴多饮的同时，常兼见小便量多，尿有甜味，消谷善饥，肌肉瘦消等。而口渴症必随其所患病证的不同而出现相应的临床症状。此外，无病之人，因天热、劳作汗出，或多食肥甘、醇酒、果木、咸味，也会出现口渴欲饮，但它只是一种生理现象，而不是病态。

2. 瘿病：瘿病气郁化火、阴虚火旺等证型亦可出现多食易饥，形体日渐消瘦等症状，与消渴近似。消渴食量倍常，旋食旋饥，每伴有上、下消症状；瘿病以颈前喉结两旁结块肿大为突出特点，饭量及饥饿情况不若消渴严重，并无多饮、多尿，多有情绪易激动、心悸失眠、多汗、手颤、眼突等。

3. 淋证：消渴多尿，尿有甜味，并见口渴多饮，消谷善饥，无小便涩痛。淋证多尿伴有小便淋沥涩痛，而无尿甜。

【辨证论治】

(一) 辨证要领

1. 辨虚实：本病初起以燥热为主，阴虚为次；病程较长，阴虚与燥热互见，而以阴虚为本，燥热为标；病久以阴虚为主，或兼燥热；后期，阴伤及阳（气），可见阴阳（气）两虚或肾阳虚衰。

2. 辨病位：一般认为，上消为肺燥津亏，症见口渴饮多，溲多而频。中消胃火燔灼者，症见消谷善饥，溺赤便闭；脾虚失运者，能食而瘦，神疲倦怠。下消为肾虚，症见随饮随溲，小便稠浊如膏，甚至消瘦脱形。肾阴虚者五心烦热，舌质红瘦；肾阳虚者畏寒肢冷，面色㿠白，舌质胖大。三消脏腑虽有侧重，但以相互兼夹最为常见，不能截然分开。

3. 辨轻重：一般病史较短，正气尚盛，并发症少者较易治疗。病史较久，正气大虚，并发症多者，治疗较难。后期元气衰败，阴竭阳亡，则属危象。清代高鼓峰《医宗己任篇·消渴》指出："三消中，中上可治，下消难治，饮一溲一犹可治，饮一溲二不可治。"消渴病以口渴多饮为上消，属肺；多食善饥为中消，属胃（脾）；多尿而浊为下消，属肾。三消症状往往同时存在，只是程度上轻重不同。此外，尚需注意上消、下消合病，不一定兼有中消；而中消往往兼有上、下消。

(二) 治疗要点

1. 养阴生津、润燥清热是消渴的基本治法：由于本病病机以阴虚为本，燥热为标，故以养阴生津治其本，润燥清热治其标。病久阴伤及阳，阴阳两虚者，宜益气养阴，温阳补肾。伴有血瘀者，参与活血化瘀法。

2. 治分脏腑，立足于肾：上消宜清肺润燥；中消宜清胃泻火；下消宜滋阴清热，病久热耗真元，阴损及阳者，宜阴阳并补。因本病以肾虚为本，它脏之病亦多涉及于肾，故无论何证均需注意治肾。清代陈士铎《石室秘录·消渴》云："消渴之证，虽分上中下，而肾虚以致渴则无不同。故治消渴之法以治肾为主，不必问其上中下三消也。"至于治肾之法，阴虚火旺者宜滋水清热，病久阴精亏耗较甚者，宜兼填精固下；阴虚及气，气不摄精者，兼用壮水益气；部分病人素体元阳不足，或年暮病深，命门火衰，气不蒸腾者，宜温肾助阳；虚火浮游者，宜引火归元。

本病虽有上、中、下三消之别，其实口渴多次、消谷善饥、小便量多或如脂膏等"三多"症状往往同时并见，多数仅仅在三者的程度上有所偏重，所以治疗上亦当分而不执。《医学心悟·三消》说："治上消者宜润其肺，兼清其胃。""治中消者宜清其胃，兼滋其肾。""治下消者宜滋其肾，兼补其肺。"可谓得其趣旨。

（三）分证论治

1. 阴虚燥热：

[症状] 口渴多饮，多食易饥，尿频量多，烦热多汗或大便干结，苔薄黄或燥黄，舌干质红，脉洪数、滑实。

[证候分析] 燥热内盛，伤及肺、胃、肾之阴液，故见多饮、多食、多尿、烦热。热蒸津液外泄则多汗。肺与大肠相表里，肺热津伤，津液失布，兼以热灼肠液，则大便干燥或便秘。苔脉所示，均为燥热所致；舌质干红乃热伤阴津之象。

[治法] 养阴清热润燥。

[方药] 消渴方、玉女煎加减。两方共具清热润燥养阴生津作用，治上、中消口渴多饮、嘈杂易饥等症。前方治燥热伤津，病在肺热炽盛；后方治燥热伤胃，病在阳明。

药用黄连 3g、黄芩 10g、栀子 10g、地骨皮 15g 清泄肺胃之热，知母 10g、天花粉 10g、芦根 15g 清热生津，生地 10g、玄参 10g、麦冬 10g、北沙参 10g、石斛 10g 养阴生津。

加减：若肺胃热盛烦渴引饮，苔黄舌燥，脉洪大者，加生石膏 20g 清气泄热；胃燥腑实，大便干结，加生大黄 6g、芒硝 2~5g（冲）清热润燥通腑。

2. 气阴两虚：

[症状] 病程较长，口渴多饮，多食善饥，尿频量多不甚，神疲气短，汗多，形体渐瘦，或大便不实，苔薄黄、舌质红或正常，脉虚数无力或细数。

[证候分析] 病久燥热渐减，肺、胃、肾之阴津亏虚，故"三多"症状虽存而内热渐轻。阴伤及气，气虚则神倦气短多汗。气阴精血耗伤，不能充养肌肉，形体渐见消瘦。若脾气不健，则大便不实。苔薄黄、舌质红，脉数为燥热未清，重按无力为气虚，细数则为阴虚。

[治法] 益气养阴，润燥生津。

[方药] 二冬汤、参苓白术散加减。前方益气生津，清热止渴，治气阴两虚，燥热内蕴之消渴；后方补气益肺，健脾和胃，治肺脾气虚，脾运失健，大便不实者。

药用太子参 10g、北沙参 10g 补益肺脾，麦冬 10g、玄参 10g、天花粉 10g 养阴生津，生地 10g、淮山药 10g 滋养肾阴。

加减：肺有燥热，口渴多饮者，加黄芩 10g、知母 10g、地骨皮 10g 清肺热；胃热偏盛，多食善饥，加生石膏 20g、黄连 3g、芦根 15g。肾有燥热清胃热；尿多而浑者，加知母 10g、黄柏 10g 清虚热；兼有肝郁化火者，加山栀 10g、丹皮 10g、青黛 10g 清肝热；"三多"症状不著，而有便溏，神倦，乏力气短者，加黄芪 15g、淮山药 10g、莲子 10g、芡实 10g 以健脾益气。

3. 肾阴亏虚：

[症状] 尿频量多，混浊或有甜味，口干舌燥，渴而多饮，头晕目眩，烦热，腰酸腿软，苔少舌红，脉细数。

［证候分析］ 燥热耗肾伤精，肾阴亏虚，肾失固摄，水谷精微下泄，故尿频量多，混浊而甜。阴虚火旺，消烁肺津，口干舌燥。肾阴亏虚，水不涵木，则头晕目眩。虚火上炎而为烦热。肾虚精亏，不能充养肾府，故腰酸腿软无力。舌质脉象均为阴虚有火之征。

［治法］ 滋阴益肾。

［方药］ 六味地黄丸加减。本方滋养肾阴，用于肾阴不足，虚火上炎而致尿多渴饮之证。

药用生熟地 10g、山萸肉 10g、淮山药 10g、枸杞 10g 滋肾养阴，丹皮 10g、茯苓 10g、泽泻 10g 清热降火。

加减：若见虚火偏旺，失眠，遗精、烦热者，加知母 10g、黄柏 10g、龟板 10g 滋明降火；尿多，加龙骨 30g、牡蛎 30g、五味子 10g、桑螵蛸 10g 益肾固摄；伴有气虚者，加黄芪 15g、太子参 10g 健脾益气。

4. 阴阳两虚：

［症状］ 小便量多，混浊如膏，甚则饮一溲一，面色黧黑，耳轮焦干，腰酸腿软，形寒腹冷，阳痿，舌苔淡白，脉沉细无力。

［证候分析］ 阴伤及阳，肾阳虚弱，肾失固藏，故小便量多，混浊如膏。水谷精微下泄，不能充养周身百脉，故面色黧黑。肾开窍于耳，腰为肾之府，肾虚则精气失充，不能濡养，而致耳轮焦干，腰酸腿软。命门火衰，阳气失布，宗筋弛缓，而见形寒肢冷、阳痿。苔、脉所示皆系肾阴阳俱虚，尤以肾阳虚为著之候。

［治法］ 滋阴温阳，益肾固摄。

［方药］ 金匮肾气丸加减。本方滋肾阴，温肾阳，用于消渴病久，阴阳两虚，尿频量多，腰酸腿软无力，形寒，面色黧黑等症。

药用附子 6g、肉桂 2g 温补肾阳，生熟地各 10g、山药 10g、山萸肉 10g 补益肾阴，菟丝子 10g、覆盆子 10g、桑螵蛸 10g 补肾固精。

加减：若阳虚甚，加鹿角片 10g、仙灵脾 10g、补骨脂 10g、巴戟天 10g 温补肾阳；气虚明显，加党参 10g、黄芪 15g 补脾益气；如见烦渴、头痛、皮肤干燥、语声嘶哑、目眶凹陷、唇干、舌红、呼吸深快，为阴虚阳浮的严重证候，当用生脉散加天冬 10g、牡蛎 30g、龟板 10g 育阴潜阳；如神志昏迷、四肢厥冷、脉微细者，为阴竭阳亡的危险证候，急用生脉散合参附汤加龙骨 30g、牡蛎 30g 益气敛阴，回阳救逆。

5. 瘀血内阻：

［症状］ 病程日久，舌质紫暗，或舌有瘀点、瘀斑，舌下脉络粗大淤曲，脉细涩或结代。或时发胸中刺痛，心悸，或头痛、眩晕、耳鸣，甚或半身不遂。

［证候分析］ 久病气虚失运或阴虚内热，耗津灼液，均可影响血液的正常运行，血脉瘀滞，而伴见瘀血舌脉。瘀血阻滞心胸，则胸闷胸痛；血阻脑髓清窍，则头痛、眩晕、耳鸣；血阻经络，则半身不遂。

［治法］ 活血化瘀。

［方药］ 桃红四物汤加减。本方具有化瘀通络之效，用于瘀血阻络所致诸症。

药用川芎 10g、赤芍 10g、桃仁 10g、红花 10g 活血化瘀，生地 10g、当归 10g 养血活血，丹参 10g、郁金 10g、益母草 15g、泽兰 10g 等以加强其化瘀之力。

加减：病久痼疾，瘀滞难化，正气尚盛者，可酌情选加地鳖虫 10g、地龙 10g、水蛭

5g、穿山甲 10g 等虫类药破瘀通络；兼有痰浊，痰瘀互结，症见眩晕健忘，胸闷或时有胸痛，舌苔黄腻者，加法半夏 10g、竹茹 10g、胆星 10g、石菖蒲 10g。

（四）并发症

1．疮痈：

[症状] 消渴易并发疮疡痈疽，反复发作或久久难愈，甚则高热神昏，舌红苔黄，脉数。

[证候分析]《诸病源候论·消渴病诸候》指出："小便利则津液竭，津液竭则经络涩，经络涩则营卫不行，营卫不行则由热气留滞，故成痈疽。"这是对消渴并发痈疽很好的解释。疮毒内陷，邪热攻心，扰乱神明，则神昏谵语。

[治法] 清热解毒。

[方药] 五味消毒饮、黄芪六一散加减。神昏谵语者，加用安宫牛黄丸。

2．白内障、雀目、耳聋：

[症状] 初期视物昏糊，渐至昏蒙，直至失明；或夜间不能视物，白昼基本正常；也可出现暴盲。或见耳鸣耳聋，逐渐加重。

[证候分析] 肝开窍于目，肾开窍于耳，消渴日久，肝肾精血亏耗，不能上承，清窍失养，则致白内障、雀目、耳聋；阴虚火炎，肝阳暴亢，可致暴盲。

[治法] 滋补肝肾，益精养血。

[方药] 杞菊地黄丸、磁朱丸加减。出现暴盲应参照眼科相应病证辨治。

3．厥证（气虚）：

[症状] 因饥饿、劳累过度，可出现神疲气短，心悸汗出，面色苍白，四肢不温，口干口渴，脉象虚数；严重者神昏倒地，发生气厥虚证。

[证候分析] 消渴本属气阴两虚，饥饿或劳累过度，气耗营亏过甚，元气不能上养神明，轻则神疲心悸，重则神昏；气虚不能温煦固摄，则汗出，面色苍白，四肢不温；气阴两虚，津液失润，则口干口渴。

[治法] 益气养阴固脱。

[方药] 急服独参汤、生脉散。或参照"厥证"论治。

此外，消渴还可见水肿、肺痨、中风等并发症，参照相应病证辨治。

【其他疗法】

（一）单方、验方

1．地锦草、地骨皮各 60g，煎水代茶，每日 1 剂。清热止渴，用于消渴病口渴者。

2．黄连研末，入猪肚内，蒸烂，捣如梧子大，饭饮下。有清热止渴之功，用于消渴病口渴多饮者。

3．人参为末，鸡子清调服。功效益气补元，用于消渴病，口渴乏力者。

4．猪胰焙干、研粉，每次 5g，每日 3 次，开水送下。用于糖尿病，证属阴阳两虚者。

5．地骨桃胶饮：地骨皮 30g，桃树胶 15g。水煎服，每日 1 次。有清热降糖，益气活血之功，用于消渴病，证属热盛血瘀者。

（二）中成药

1．玉泉丸：益气生津，清热除烦，滋肾养阴。用于消渴气阴两伤，肺热津亏，症见烦渴不止，小便频数，不耐劳累，脉虚数。口服，每次 5g，1 日 4 次。

2. 六味地黄丸：滋阴补肾。用于消渴肾阴亏虚，尿频量多，腰膝酸软，五心烦热。口服，每次 8 粒，1 日 2 次。

3. 消渴丸：滋阴清火，益气生津。主治消渴，症见多饮多尿、易饥多食和乏力多汗等。口服，每次 5～10 粒，1 日 3 次，饭后用温开水送服。

4. 金匮肾气丸：温补肾阳。用于消渴肾阳不足或阴阳两虚，饮一溲一，尿液浑浊，畏寒肢冷。口服，每次 9g，1 日 2 次。

5. 石斛夜光丸：滋补肝肾、养肝明目。用于消渴并发雀目、白内障及视力下降。口服，每次 9g，1 日 3 次。

（三）饮食疗法

食用具有清热、养阴、益气作用的食物，对于减轻症状、控制病情有一定作用，尤其在初期阶段病情较轻者，效果明显。常用食物如荞麦、燕麦、南瓜、山药、莲子、银耳等。

1. 冬瓜瓜蒌汤：鲜瓜蒌根 250g，冬瓜 250g，淡豆豉、精盐各适量。将鲜瓜蒌根、冬瓜分别洗净去皮，冬瓜去子切成片，与豆豉同放锅内加水煮至冬瓜烂时，加盐少许即成。可适量少食，连服 3～4 周。适用于糖尿病，口渴明显者。

2. 石膏芦根粥：鲜芦根 30g，石膏 60g，煎汤取汁，纳入粳米 100g，再加水适量，煮成稀粥食用。适用于糖尿病，证属胃热炽盛者。

3. 猪胰海参蛋：猪胰子 1 具，海参 1 个，鸡蛋 1 只。将猪胰子洗净切片，海参泡发切片，二味用文火先炖，待熟烂后再将鸡蛋去壳放入，加酱油和精盐少许调味，饮汤吃肉，每日 1 次。适用于糖尿病，证属肾阴不足者。

4. 红烧苦瓜：苦瓜 250g，洗净切块。烧煮时加食油、食盐、酱油适量，烧熟后佐膳食用。每日 1～2 次，常服有效。适用于糖尿病，证属肺胃燥热者。

5. 猪胰黄芪苡米粥：猪胰子 1 具，黄芪 30g，薏苡仁 30g。将猪胰子洗净切片，同黄芪、薏苡仁一同置沙锅中，加水适量，文火炖煮，熟食喝汤吃肉。对糖尿病病久体虚，证属脾肺虚弱、气阴两伤，症见口干乏力、自汗、口渴引饮者，尤为适宜。

（四）外治疗法

1. 黄精地骨皮汤：取黄精 30g，地骨皮 30g，加水 3000mL，浸泡 30 分钟后，煮沸 30 分钟，去渣，取药液，倒入浴盆中，兑入 3000mL 温水，浸浴全身，每次 30 分钟，每日 1 剂，浸洗 1 次，15 日为 1 疗程。适用于糖尿病，症见腰酸，口渴者。

2. 黄连煎：取黄连 50g，加水 2500mL，煎煮 30 分钟，去渣，取药液，倒入浴盆中，兑入温水 3000mL，浸泡洗浴全身，每次 30 分钟，每日 1～2 次，15 日为 1 疗程。适用于糖尿病，口渴多饮者。

3. 取石膏 5g，知母 2g，生地、党参各 0.6g，甘草、玄参各 1g，天花粉 0.2g，黄连 0.3g，粳米少许，盐酸二甲双胍 40mg。上方除盐酸二甲双胍外经提炼制成粉剂，放阴凉处。用时用湿毛巾将脐擦净，取药粉 250mg，加盐酸二甲双胍混匀，敷入药粉，盖以药棉，外用胶布固定，每 5～7 日换药 1 次，6 次为 1 疗程。适用于糖尿病，证属气阴两虚内热偏盛者。

【预防与调护】

本病除服药治疗以外，尚需保持心情舒畅，避免紧张恼怒。根据病情轻重，配合体育锻炼，但不宜过度疲劳。节制性生活，免伤肾精。消渴而尿甜者，尤须重视饮食治疗，控制糖类、淀粉类食物的进食量。肥胖者尚需控制体重的增加。一般以进食清淡蔬菜、豆类、瘦肉、鸡蛋、植物油为宜。禁食辛辣烟酒刺激品。

【临证提要】

1. 本病的病理虽然以阴虚燥热为主，但亦有初起即见脾气亏虚证候者。在整个病程中既要注意有无并发症的出现，同时要注意有无血瘀的病理因素，以作施治参考。即在辨证论治的基础上加用活血化瘀药物有助于控制病情，减轻症状，提高疗效，在并发症的治疗中应用更加普遍。常用药物如丹参、桃仁、红花、赤芍、葛根、益母草、泽兰、鬼箭羽等。

2. 对于尿甜之消渴病（糖尿病），在辨证施治的基础上可选用党参、黄芪、淮山药、生地、玄参、苍术、麦冬、茯苓、葛根、天花粉、枸杞、泽泻、石斛等药物，有较好的降糖作用。

3. 重视饮食控制及饮食疗法。不管消渴病情轻重，都要长期坚持合理的饮食控制并结合饮食疗法，这是治疗消渴的前提。消渴病患者首先要养成正确、有规律的饮食习惯，不偏食、不挑食，副食荤素搭配，种类要多；主食粗细搭配，数量应少。饮食不过饱，少食或不食肥甘滋腻之品，必要时可少食多餐，不宜饮酒，不宜吃零食。平素应适当多食用豆类和新鲜蔬菜等食物。有些食物具有清热养阴益气的疗效，兼顾了饮食和治疗的双重作用，如荞麦、燕麦、南瓜、山药、银耳及海藻类食物等，有的已制成饮食成品，常吃此类食品对本病的调护、治疗有一定积极作用。

4. 清热不可过用苦寒，益气不可过用温燥。本病虽有燥火，但因虚致实者多，"壮水之主，以制阳光"，若过用苦寒攻下之剂以清热，反易败伤脾胃，伤气耗津。益气温阳不可过用温燥。对于脾肾阳气亏虚者，宜甘温益气为主，常配以养阴之剂，阴中求阳。且健脾注意升清，益肾注意摄精。一般不用辛温燥热药如干姜、半夏、桂枝、细辛、麻黄等，以免进一步耗伤阴液，导致病情加重。

【医案精选】

1. 李东垣医案：

顺德安抚张耘夫，年四十五岁。病消渴，舌上赤裂，饮水无度，小便数多。先师（李东垣）以此药（生津甘露饮）治之，旬日良愈。古人云：消渴多传疮疡，以成不救之疾。既效亦不传疮疡，享年七十五岁终。

按：消之为病，燥热之气盛也。《内经》云：热淫所胜，佐以甘苦，以甘泻之。热则伤气，气伤则无润，折热补气，非甘寒之剂不能，故以石膏、甘草之甘寒为君。启玄子云：益水之源，以镇阳光。故以黄连、黄柏、栀子、知母之苦寒泻热补水为臣，以当归、麦冬、杏仁、全蝎、连翘、白术、白葵、兰香，甘辛寒和血燥润为佐，以升麻、柴胡苦平，行阳明、少阳二经，白豆蔻、木香、藿香、荜澄茄反佐以取之；重用桔梗为舟楫，使浮而不下也。上为末，汤浸、蒸饼和成剂，捻作饼子，晒半干，杵筛如米大。食后每服二钱，抄在掌内，以舌舐之，随津咽下；或白汤少许送亦可。此制治之缓也。

（《卫生宝鉴》）

2. 张仲华医案：

乍纳又饥，消烁迅速，如火之燎于原，遇物即为灰烬。病此半月，肌肉尽削，询系失意事多，焦劳苦思，内火日炽，胃液日干，藏阴既损，而充斥之威，愈难扑灭耳。姑拟玉女煎加味。

处方：大生地30g，麦冬10g，元参5g，阿胶5g，知母6g，石膏30g，炒白芍4.5g，女贞子5g，旱莲草3g，甘草3g。

再诊：两进甘凉救液，火势仅减二三，渴饮反甚，溲浑而浊，上中之消又转到肾消矣。三焦兼涉，津液必至告竭，证情极险。再拟从治之法，宗河间甘露法，必得十减七八乃幸。

处方：熟地18g，石膏20g，肉桂10g，生地24g，麦冬10g，炙草1.5g，白芍5g，人参3，盐水炒黄柏5g。

三诊：从治之法，始也依然，药三进，而纳日退矣。小水浑浊转清，舌苔光红亦淡，拟宗前方小其制，仍与上、中、下三焦并治。

处方：熟地24g，乌梅1g，炙草1.5g，川连1.5g，川椒3g，生地12g，肉桂1g，人参3g，麦冬6g。

四诊：连进固本从治之法，并参苦辛酸安胃，允推应手，今胃纳安常，诸恙皆平，而津液受伤已极，善后之法，自当立中育阴，以冀其复。

处方：人参3g，熟地15g，天冬5g，洋参5g，北沙参10g，知母5g，麦冬5g，石斛12g，炙草10g。

按：《临证指南医案》说："三消一证，虽有上中下之分，其实不越阴亏阳亢，津涸热淫而已。"该患者五志过极，郁久化火，消烁津液，而致阴亏阳亢。先投清热滋阴生津之剂，然病损及肾，肾之气阴亏损，故上、中、下三消并治而获效。

（《柳选四家医案》）

3．李斯炽医案：

杜××，男，成年。1964年11月9日初诊。主诉患消渴数年，饮多尿少，小便黄色，大便秘结。面目红润，脉象弦数，沉取较硬、舌质红，中心开裂，舌根黄浊。此肾水不足，胃热上炎之候，治宜滋肾，益胃，清胃。

处方：知母9g，黄柏9g，玄参9g，玉竹9g，石斛9g，花粉9g，麦冬9g，雅黄连6g，枯黄芩9g，莲子心6g，甘草3g。6剂。

11月16日二诊：服上方后，热象退减，口不甚渴，饮水不多，心中轻快，大便较前通利，小便微黄，量不太多，饮食正常，舌质微红，苔薄黄，脉象弦数有力，上方中加入生地9g，服4剂。

11月20日诊：脉象柔和，舌苔转润，尿量接近正常，微带黄色，眠食均佳，以丸药巩固之。

处方：生地30g，丹皮21g，泽泻24g，茯苓30g，枣皮30g，山药30g，知母24g，黄柏15g，牛膝12g，车前仁24g，女贞子30g，旱莲草30g，玄参30g，麦冬30g，玉竹30g，莲子心9g，连翘21g，甘草9g。共研细末，炼蜜为丸，每丸重9g，每日早晚各服1丸。

按：本例脉象沉取较硬，舌质红，中心开裂，是肾阴不足之象。肾阴亏损，亦可使水不化气，而发为消渴溲多。阴亏液涸，则虚火上炎，故发为面目红润，大便秘结，小便黄色，脉象弦数，舌根黄浊等胃热现症。故治法当以滋肾益胃清胃为主，用知柏地黄丸、二至丸加玄参、牛膝、车前仁以育肾阴，用玉竹、石斛、花粉、麦冬以养胃阴，用雅黄连、枯黄芩、莲子心、连翘以清热，使水升火降，消渴即解。

（《李斯炽医案》）

自 学 指 导

【重点难点】

1. 消渴是以多饮、多食、多尿，形体消瘦或尿有甜味为主症的疾病。临床上不一定"三多"俱全，有时以上、下消为主；有时则以中消为主。病位主要在肾，而与肺、胃（脾）密切相关；病机重点为阴虚燥热，并可导致血瘀的形成。阴虚与燥热两者互为因果，而以燥热为标，阴虚为本。病久阴伤及气，气虚及阳，而为阴阳两虚或肾阳虚衰。

2. 临床辨证应区别上、中、下三消的主次，阴虚与燥热的孰轻孰重。治疗原则以养阴生津、润燥清热为主，结合润肺、清胃、滋肾等法。一般分为阴虚燥热、气阴两虚、肾阴亏虚、阴阳两虚四个证型，分别采用养阴清热润燥、益气养阴生津、滋阴益肾润燥、滋阴温阳益肾等治法。

3. 根据标本及脏腑之间的相互关系适当兼顾治疗；兼有血瘀者参予活血化瘀法。

4. 本病后期常可出现多种并发症，如肺痨、雀盲、痈疽、中风、水肿等。若病情进一步发展，可见阴虚阳浮的严重证候，甚至出现阴竭阳亡的危候。因此，必须重视早期治疗。

【复习思考题】

1. 消渴的病因为什么强调饮食、情志与素质？

2. 为什么说阴虚与燥热是形成消渴的主要病机？其病机变化是什么？

3. 消渴的辨证治疗原则是什么？上、中、下三消的具体治法是什么？

4. 试述消渴的常见证型及其治法、主方。

5. 消渴后期可出现哪些并发症？为什么？

6. 消渴出现哪些症状属于危重证？为什么？

7. 消渴患者在摄生上应注意哪些方面？

【常见文献摘录】

1. 《素问·阴阳别论》："二阳结谓之消。"

2. 《灵枢·本脏》篇："心脆则善病消瘅热中，肺脆肝脆脾脆肾脆，则俱善病消瘅易伤。"

3. 《金匮要略·消渴小便不利淋病》篇："男子消渴，小便反多，以饮一斗，小便一斗，肾气丸主。"

4. 《千金方·消渴》："治之愈否，属在病者。若能如方节慎，旬日可瘳。不自爱惜，死个旋踵。其所慎有三，一饮酒，二房室，三咸食及面……"

5. 《河间六书·消渴》："上消者，上焦受病，多饮水而少食，大便如常，或小便清利……中消者，胃也，渴而饮食多，小便黄……肾消者，病在下焦，初发为膏，淋下如膏油之状，至病成而面色黧黑，形瘦而耳焦，小便浊而有脂。"

6. 《石室秘录·消渴》："消渴之证，虽分上中下，而肾虚以致渴，则无不同也。故治消之法，以治肾为主，不必问其上、中、下之消也。"

7.《医学心悟·三消》："三消之证，皆燥热结聚也。大法治上消者，宜润其肺，兼清其胃，二冬汤主之；治中消者，宜清其胃，兼滋其肾，生地八物汤主之；治下消者，宜滋其肾，兼补其肺，地黄汤、生脉散并主之。夫上消清胃者，使胃火不得伤肺也；中消滋肾者，使相火不得攻胃也；下消清肺者，滋上源以生水也。三消之治，不必专执本经，但滋其化源，则病易痊矣。"

第五节　自汗、盗汗

【目的要求】

1. 了解生理性出汗与病理性出汗的区别，掌握自汗及盗汗的症状特点。
2. 明确自汗盗汗的主要发病原因及其病理机制。
3. 熟悉自汗盗汗的辨证要点和治疗大法。
4. 掌握自汗盗汗常见证型的治法方药。

【自学时数】

4 学时。

汗证是指人体阴阳失调，营卫不和，腠理开合不利，而引起津液外泄，致使全身或局部非正常出汗的一类病证。不因外界环境因素的影响，白昼时时汗出，动辄益甚者为自汗；睡中汗出、醒来即止者为盗汗，亦称为寝汗。临床上也有自汗、盗汗同时出现者。

对汗液的认识始见于《内经》。《素问·宣明五气篇》说："五脏化液，心为汗。"故后世有"汗为心液"的说法。《灵枢·五癃津液别》曰："天暑衣厚则腠理开，故汗出。"此为正常之汗。《素问·举痛论》曰："虽则腠理开，荣卫通，汗大泄……劳则喘息汗出，外内皆越。"此为病理状态下之汗。汉代张仲景把观察汗液作为辨证的重要依据之一，和药后效应的预测。加《金匮要略·痉湿暍病篇》云："汗出恶风者，防己黄芪汤主之。""风湿相搏，一身疼痛，法当汗出而解。"宋代陈无择对自汗、盗汗作了明确区分。其在《三因极一病证方论》中云："浸浸自出者，名曰自汗；或睡着汗出，即名盗汗，或云寝汗。"元代朱丹溪对自汗、盗汗的病理属性作了概括。《丹溪心法》说："自汗属气虚、血虚、湿、阳虚、痰……盗汗属血虚、阴虚。"又《景岳全书》指出："自汗者属阳虚"，"盗汗者属阴虚"；又指出"自汗盗汗亦各有阴阳之证"，临证时不可概而论之。李中梓《医宗必读》又提出以"五脏虚"立论分治汗证的法则，如云："肺虚者固其皮毛，脾虚者壮其中气，心虚者益其血脉，肝虚者禁其疏泄，肾虚者助其封藏。"强调了自汗、盗汗属虚为主。清代王清任在《医林改错》中，更将血瘀列为自汗、盗汗的病理因素，提出"血瘀亦令人自汗、盗汗"的见解，进一步充实了汗证辨证论治的内容。

自汗、盗汗既可单独出现，也可因它病所致。凡临床表现以自汗、盗汗为主症者，均属本篇讨论范围。如西医学中之自主神经功能紊乱、结核病、发作性低血糖虚脱、某些传染病恢复期以及胶原性疾患等，如以自汗、盗汗为主要表现者，均可参考本篇辨证施治。

【病因病机】

（一）病因

出汗是人体的生理现象，又是驱邪的一种方法。但汗为心之液，精气之所化，所以不可过泄。如天气炎热、穿衣过暖、渴饮热汤、情绪激动、劳动奔走或服发散药等之出汗，量不甚多均属正常现象。汗出异常的发病原因主要有以下几个方面：

1. 久病体虚：素体不强，劳欲太过，以及多种慢性消耗性疾病，造成气、血、阴、阳亏损。气阳亏虚，则腠理不密，以致津液外泄；精气耗损，营阴不足，阴虚生内热，则逼液外泄。《素问·评热病论篇》云：“阴虚者，阳必凑之，故少气时热而汗出也。”《证治准绳·盗汗》说：“虚劳之病，或得于大病后阴气未复，遗热尚留；或得之劳役、七情、色欲之火，衰耗阴精；或得之饮食药味，积成内热，皆有以伤损阿血，衰惫形气。阴气既虚，不能配阳，于是阳气内蒸，外为盗汗……”

2. 邪热偏盛：多为湿热肝火素盛；或饮食不当，嗜食酒辣厚味，酿湿生热；或恼怒伤肝。木火升腾，以致邪热郁蒸，津液外泄为汗。湿热熏蒸肌表，则可为自汗。上蒸于头，则头汗出；旁达四末则为手足汗出。湿热久蕴，阴血已伤，则可为盗汗。《素问·举痛论》谓：“炅则腠理开，荣卫通，汗大泄……”《七松岩集》曰：“内热郁蒸，而津液外泄为汗。”

（二）病机

1. 病机主要为阴阳偏盛偏衰，营卫失和，津液外泄为汗：汗是由津液化生而成。《灵枢·决气》篇说：“腠理发泄，汗出溱溱，是谓津。”如气虚卫外失固，阳虚腠理不密；或阴血不足，虚热内扰，均可导致津液外泄为汗。但肝火、湿热等邪热内郁，亦能熏蒸津液，影响腠理合，热迫汗泄。故阴阳失调，腠理不固，营卫失和，是汗液外泄失常导致自汗、盗汗的总病机。正如《三因方》说：“人之气血，犹阴阳水火。平则宁、偏则病。阴虚阳必凑，故发热自汗，如水热自涌。阳虚阴必乘，故发厥自汗，如水溢自流。”

2. 病理性质有虚实之分，但虚多实少，每可兼见或相互转化：就杂病范围来说，自汗、盗汗火热亢盛夹邪者多属实证，阴阳不足者多属虚证。但均以虚证为多，实证较少。多由气阴亏虚所致。由于阴阳互根，邪正消长，故自汗、盗汗可以相互兼见及转化，表现为阴阳虚实错杂。如邪热郁蒸，久则伤阴耗气，转为虚证；虚证亦可兼有火旺或湿热。虚证之间，如自汗日久可伤阴，盗汗久延则伤阳，以致出现气阴两虚或阴阳两虚之候。

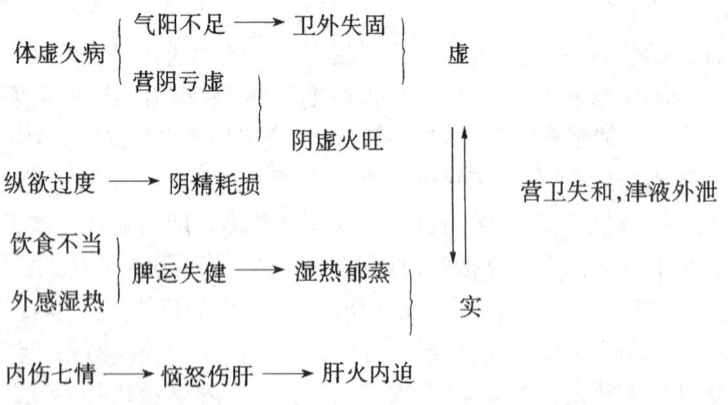

图 46　自汗、盗汗病因病机示意图

单纯自汗、盗汗，一般预后良好，经过治疗大多可在短期内治愈或好转。伴见于其他疾病过程中的自汗，尤其是盗汗，则病情往往较重，治疗时应着重针对原发疾病，且常需待原发病好转、痊愈后，自汗、盗汗才能减轻或消失。汗病久治不愈，推断预后从正邪两个方面来考虑，汗出不止而六脉平匀者，正气犹可支持为可治；汗出不止而六脉躁疾者，阴竭阳极，气火炽盛为难治。汗出淋漓，揩拭不遂，津泄如脱者难治；汗出不止喘者，阴脱于下，阳脱于上，为阴阳离决之死候；汗出如流，脉微欲绝者，脏气已竭，为死候。汗出发润至巅身痛者，阴竭无阳之证为死候；若汗出如油似珠，肢冷厥逆者，心阳欲脱，为死候。

【病证鉴别】

1. 脱汗：脱汗发生于病情危笃之时，正气欲脱，阳不敛阴，以致汗液大泄，病人可见全身大汗淋漓，或汗出如珠，伴有声低息短，精神疲惫，四肢厥冷，脉微欲绝或散大无力，甚至神识不清等亡阴亡阳证候。古人亦称为绝汗。

2. 战汗：战汗发生于急性热病过程中，是机体正气与病邪斗争，驱邪外出的一种防御措施，其特点是发热烦渴，突然全身恶寒战栗，随之汗出，热势渐退，多为正气拒邪，乃属病趋好转之象。

3. 黄汗：汗色发黄如柏汁，染衣着色，常伴有口中粘苦，渴不欲饮，小便不利，苔黄腻，脉弦滑等湿热内郁之症。此与其他汗证较易鉴别。多见于患有黄疸病的病人，但偶也可见于无明显黄疸的患者。

至于外感病恶寒发热无汗，经治得汗，脉静身凉，乃属邪从汗解之征。若因外来因素（如惊恐、激动，气候炎热、衣被过暖等）影响而致汗出者，又不得视为病态。

【辨证论治】

(一) 辨证要领

自汗与盗汗的辨证，首先应区别阴阳虚实，同时尚须注意阴阳虚实错杂的情况。一般来说，自汗盗汗均属虚多实少的病证。其中自汗多属气虚、阳虚；盗汗多属阴虚内热。但自汗、盗汗亦各有阴阳之证，须结合全身情况辨析。因肝火、湿热等邪热而汗出的，则属实证。病程久者，或病情重者，则会出现阴阳虚实错杂的情况。自汗久则可以伤阴，盗汗久则可以伤阳，出现气阴两虚，或阴阳两虚之证。邪热郁蒸，病久伤阴耗气，则见虚实兼夹之证。盗汗以虚热为多见，但气虚、阳虚、湿热亦间或有之。久病难愈之汗病，应考虑湿、痰、瘀血、气滞为患，应细审辨察。

(二) 治疗要点

本病的治疗要点，应分清虚实阴阳而确立。虚证当予益气养阴，固表敛汗法；实证宜清肝泄热，化湿和营法。如有虚实夹杂，还应分辨虚实之主次，适当进行兼顾治疗。自汗多因营卫不和、肺脾气虚、热淫于内等引起，治疗上宜分别给以调和营卫、益气固表、清里泄热。盗汗多由于心血不足、阴虚火旺所致，治疗应予补血养心，滋阴降火。

无论虚实，本病均有腠理不固，津液外泄的特点，故可以酌情加用固涩敛汗的药物，如麻黄根、糯稻根、浮小麦、煅牡蛎、煅龙骨、五味子、瘪桃干、乌梅等。以增强止汗作用。

(三) 分证论治

1. 肺脾气（阳）虚：

[症状] 汗出恶风，容易感冒，倦怠乏力，面色㿠白，气短，活动后汗出较甚，舌苔淡白，脉细软。

［证候分析］ 气虚阳弱，腠理不密，表卫失固，故汗出恶风，容易感冒；肺气不足，动则气耗，故而气短，活动后汗出更甚；脾气亏虚，不主四肢，则倦怠乏力；气不上荣于面，其面色㿠白无华；舌苔淡白，脉细软，均为气阳不足之象。

［治法］ 益气固表。

［方药］ 玉屏风散、桂枝加黄芪汤加减。两方均有补气固表止汗作用，但玉屏风散功擅益肺气，实卫表而止汗，用于表虚自汗；桂枝加黄芪汤补气固表，调和营卫，用于表虚卫弱，营卫不和之自汗。

药用生黄芪30g、防风10g、白术10g、党参10g、红枣5枚益气固表，麻黄根15g、浮小麦15g、牡蛎30g以敛汗止汗。

加减：若伴阳虚而见肢冷怯寒者，可加桂枝5g、白芍10g、生姜4g、大枣5枚调和营卫；阳虚甚者，再配加附子3～6g温阳祛寒；如汗出过多而亡津伤阴，症见口干舌红少津者，宜加麦冬10g、五味子10g以养阴敛汗；如半身或局部出汗者，可配合甘麦大枣汤之甘润缓急；营卫不和而又表现倦怠乏力，汗出多，少气懒言，舌淡，脉弱等气虚症状者，可改用黄芪建中汤益气建中，调和营卫；由瘀血阻滞导致者，兼见心胸不适，舌质紫暗或有瘀点、瘀斑，脉弦或涩等症者，可改用血府逐瘀汤理气活血，疏通经络营卫。

2. 阴虚内热：

［症状］ 夜寐盗汗，或有自汗，五心烦热。或兼低热，面颧色红，口渴，舌红苔少，脉细数。

［证候分析］ 阴虚内热，蒸迫津液外泄，则见夜寐盗汗，或有自汗。虚热内蕴，则见低热，扰及心神而为五心烦热。虚火上炎，热灼津伤，故面颧色红，口渴。舌红苔少，脉细数，皆属阴液耗伤，虚热内蕴所致。

［治法］ 养阴清热。

［方药］ 生脉散、当归六黄汤加减。生脉散益气养阴敛汗，用于气阴两伤之自汗、盗汗；当归六黄汤滋阴泻火，固表止汗，用于阴虚内热，迫津外泄之盗汗，或自汗而有虚实夹杂者。

药用太子参12g、生地12g、熟地12g、麦冬10g、当归10g、白芍10g滋阴养血，五味子10g、乌梅6g敛阴止汗，黄连3g、黄芩10g、黄柏10g清泄三焦之火。

加减：若兼气虚，症见自汗、神倦等，可加黄芪15g、白术10g益气固表；如虚热偏炽，低热不退，颧红潮热，骨蒸，舌红，脉细数等，应选加鳖甲10g、丹皮10g、地骨皮10g、白薇10g、玄参10g等养阴清热；若属久病肺肾阴亏者，可加麦冬10g、五味子10g补益肺肾，滋阴清热；汗出多者，加煅龙骨30g、煅牡蛎30g、糯稻根15g固涩敛汗；阴虚及气，气阴两伤，去黄连、黄芩、黄柏，加太子参15g、元参10g益气养阴；虚烦不眠加阿胶10g、黄连3g、莲子心5g、肉桂末3g滋阴泻火、交通心肾。

3. 心血不足：

［症状］ 睡则汗出，醒则汗止，心悸少寐，气短神疲，面色不华，脉细，舌淡苔薄。

［证候分析］ 劳心过度，心血耗伤，或久病血虚，血不养心，心神不宁，故心悸少寐；汗为心液，血不养心，神气浮越，心液不藏而外泄则睡中盗汗；气血不充，血不华色，故面色不华，气短神疲。脉细、舌淡，均为血虚之征。

［治法］ 补血养心敛汗。

［方药］ 归脾汤加减。本方为益气补血的代表方。有益气补血，健脾养心之功效。用于心脾两虚，气血不足所致的心悸怔忡，失眠多梦，自汗神疲。

药用茯神15g、远志10g、酸枣仁15g、龙眼肉10g养心安神，当归10g养血补心，党参10g、黄芪15g、白术10g补脾益气，煅龙骨30g、煅牡蛎30g、五味子10g、浮小麦10g养心宁神而敛汗。脾为后天之本，生化之源，脾健则血生，心神得养。木香10g、甘草3g、大枣理气调中。

加减：血虚甚者，加制首乌10g、枸杞子10g、熟地10g补益精血；心阴亏虚，心烦少寐，舌红少苔，脉细数，加元参10g、麦冬10g、柏子仁10g；若盗汗兼有肢冷身寒，脉细而沉，倦怠懒言等症，则属气虚、阳虚，治宜益气固表，可用黄芪建中汤加人参10g。

4. 邪热郁蒸：

［症状］ 汗出而粘，或衣服黄染，以下肢为多，口苦，纳差，手足心热，小便色黄，舌苔薄黄或腻，脉濡数。

［证候分析］ 湿热郁蒸脾土，脾色外泄，则汗出而粘或衣服黄染。湿性下趋，故汗出以下肢为多。若湿热内蕴肝胆，上蒸于口，则口苦，纳差。手足心热，小便色黄，舌苔薄黄腻，脉濡数，皆湿热内郁于里之象。

［治法］ 清肝泄热，化湿和营。

［方药］ 龙胆泻肝汤、四妙丸加减。前方功擅清泻肝胆实火，分利湿热，可用于肝胆湿热所致自汗盗汗。后方功能清利下焦湿热，治湿热内蕴，下肢汗出为主。

药用黄芩10g、山栀10g清热泻火；木通5g、泽泻10g、车前子10g清热利湿；生地10g清热生津；糯稻根清热利湿，敛阴止汗。

加减：湿热偏盛，下肢及会阴部汗多，小便黄赤者，可加黄柏10g、苍术10g、薏苡仁20g、茯苓10g、滑石10g清利湿热；如湿热困中，见胸闷脘痞，可加苍术10g、川朴10g、黄连3g清化湿热；如肝火偏旺，心烦口苦、目赤、自汗阵作者，加龙胆草3g、丹皮3g清肝凉营。

【其他疗法】

（一）单方、验方

1. 黄芪、浮小麦各15g，红枣5枚，煎汤服。治自汗、盗汗因气虚所致者。

2. 乌梅10个、浮小麦15g，红枣10枚，桑叶10g，煎服，适用于阴虚盗汗。

3. 瘪桃干15粒，红枣15枚，水煎服，适用于自汗、盗汗各个证型。

4. 仙鹤草30g，红枣15g，煎服，用于盗汗。

（二）中成药

1. 大补阴丸：滋阴降火。主治阴虚火旺，潮热盗汗，咳嗽咯血，耳鸣遗精。口服，大蜜丸，每次1丸，每日2次；水蜜丸，每次6g，每日2～3次，空腹时姜盐汤或淡盐水送服。忌食辛辣食物。脾胃虚弱者不宜服用。

2. 六味地黄丸：滋阴补肾，兼益肝阴。主治肾阴亏损，头晕耳鸣，腰膝酸软，骨蒸潮热。口服，大蜜丸每次1丸；小蜜丸每次9g；水蜜丸每次6g；片剂每次4片。每日2次，温开水送下。感冒者忌用。忌辛辣食物。

3. 玉屏风散：益气，固表，止汗。主治表虚不固，自汗恶风，面色㿠白，或体虚易感风邪者。口服，每次 6g，每日 3 次。可用温开水或加黄酒冲服。兼有外感未解者，不宜早用，以免留邪；避风寒，忌生冷、油腻食物。

4. 北芪精：补气健脾，固表止汗。用于气虚自汗，四肢乏力，久病衰弱，脾胃不健。口服，每次 10mL，每日 1 次，于清晨或睡前服用。

5. 知柏地黄丸：滋阴降火。主治阴虚火旺，潮热盗汗，口干咽痛，耳鸣遗精，小便短赤。口服，水蜜丸每次 6g，小蜜丸每次 9g，大蜜丸每次 1 丸，每日 2 次。

（三）外治法

1. 轻粉方：川芎、白芷、藁本各 30g，米粉 90g，上药为末，用绵包裹，扑于身上。

2. 红粉方：麻黄根、牡蛎火煅各 30g，赤石脂、龙骨各 15g，上药为末，以绢袋盛贮，如扑粉用之。用于自汗、脱汗。

3. 五倍子为末，取少许加水搅拌成膏糊状，填脐中，外用纱布固定之。用于盗汗。

4. 白矾 20g，葛根 20g，煎水洗手足，每日数次，治手足汗多。

【预防调护】

本病患者，应注意避免过度劳倦，生活起居要有规律。应保持情志舒畅，切勿忧思恼怒。对气候寒温应注意调摄，衣被不可过暖。凡辛辣刺激动火之物，如姜、葱、蒜、韭菜、辣椒、烟酒之类，应尽少食用。如汗出衣被沾湿，应及时用干毛巾擦拭，更换衣服。汗多者，可用煅龙骨或牡蛎粉用纱布包后扑身。

【临证提要】

1. 自汗、盗汗虽有阳（气）虚、阴虚之别，但须结合伴随症状进行辨证。临床亦有自汗兼阴虚，盗汗兼阳虚、气虚者，故不可拘泥阳（气）虚自汗，阴虚盗汗之说。

2. 由于本病属虚多实少之证，治疗上以补气养阴为主。但对于因邪热郁蒸出汗者，应给予清热，不可妄投补涩敛汗。

3. 自汗、盗汗见于慢性虚弱性疾病时，应结合原有疾病，整体调治。临床除了热病所见的汗证以外，自汗与盗汗均较为常见，多与心悸、失眠、眩晕、耳鸣等病证并见，也是虚劳、痨瘵、失血、妇人产后血虚等病证中最常见的一个症状。自汗和盗汗的形成都有阴虚和阳虚两个方面，不是"阴失其守"，就是"阳失其固"，总属阴阳失其协调所致。临床上按表里、阴阳、发病脏腑辨证论治。

【医案精选】

1. 蒲辅周医案：

俞××，女，72 岁。1964 年 6 月 9 日初诊：自觉胃脘内阵发性烘热，热气外窜，随即汗出浸衣，日数次发，睡眠欲醒尤易发作，汗后畏冷，口干不渴，轻微咳嗽，饮食、二便皆可，病起于 5 月中旬肺炎之后，现胸透已正常，惟遗此恙，前医用参、麦、五味、龙、牡及玉屏风之类未效。脉寸尺沉细，两关洪数，舌红苔黄腻，此由病后湿热未清，郁遏肺胃，治宜清泄肺胃郁热。

处方：冬瓜仁 10g，薏苡仁 12g，杏仁 6g，苇根 18g，竹叶 6g，煅石膏 10g，知母 3g，枇杷叶 6g，荷叶 6g，粳米 12g。2 剂。

1964年6月12日再诊：服药后自觉热气下行，一直窜至小腿而有蚁行感，汗出减少，醒后也未见大汗出，口仍觉干有甜味，胸膺微闷。脉弦滑有间歇，舌质红，黄腻苔减。由湿热下移，肺胃未和，因势利导之。

处方：冬瓜仁10g，薏苡仁12g，杏仁6g，芦根12g，竹叶6g，生石膏10g，茵陈6g，豆卷10g，防己5g，姜黄5g，通草3g。3剂。

1964年6月15日三诊：服药后，热平汗息，口干亦减，饮食、二便俱正常。脉左弦数有力，右略缓，舌质正红仍有薄黄腻苔，乃余热未清之象，宜调和肺胃续清湿热。

处方：茯苓皮9g，杏仁6g，桑皮6g，豆卷9g，黄芩3g，茵陈9g，姜黄3g，滑石9g，通草3g，薏苡仁12g，连服3剂。

诸症息平，一切正常。

按：汗出浸衣，日数次发，汗后畏寒，又始于肺炎之后，似属卫阳不固。然其胃内烘热，舌红苔黄而腻，脉象两关洪数，实为胃家湿热壅盛，熏蒸于肺，令其腠理开泄而自汗时出，故以白虎汤清胃泄热，苇茎汤、三仁汤等清化湿热。湿热清则胃中和，肺卫实故汗止身爽。

（《蒲辅周医案》）

2. 姜春华医案：

祝××，男，58岁。10多年来，每夜盗汗，身体强壮，面赤唇绛，脉数，相火易动，阳常举。

处方：当归9g，熟地30g，生地15g，黄柏9g，黄芩9g，黄连1.5g，元参9g。7剂。

二诊：前方服一剂盗汗即止，有咳嗽痰多，前方加黄芪9g、元参9g。7剂。

三诊：阅读流泪，面仍红，因过度疲劳，每夜有盗汗。

处方：当归9g，熟地30g，生地15g，白芍9g，黄芩9g，黄芪9g，黄连1.5g，牡蛎15g，望江南9g，黄柏9g。7剂。

后汗止停诊。

（《姜春华医案》）

按：心主血，肾藏精。烦劳过度，阴精亏虚，虚火内生，心液被扰，不能自藏而外泄为汗。《素问·评热病论篇》云："阴虚者，阳必凑之，故少气时热而汗出也。"当归六黄汤加减治之则瘥。

3. 施今墨医案：

李××，男，69岁。7年前曾患夜间多汗，晨起床褥印有人形之湿迹，平素最易感冒，当时转战各地，亦未多加治疗。解放后在京任职，夜汗未现。4个月前，因感冒服阿司匹林，汗出甚多，此后每于晨间三四点钟时即出汗如洗，醒后遍身冰冷，不敢再睡。2个月来不能安眠，精神疲倦，苦恼异常。饮食、二便如常。舌苔薄白，舌胖有齿痕，六脉芤大，沉取无力。

辨证：阳气者卫外而为固。今阳虚不能卫外，汗液易泄，遂成多汗，拟补气固表为治。

处方：炙黄芪30g，野於术10g，炒防风3g，五味子6g，云茯苓10g，生牡蛎（生龙骨12g同打先煎）12g，五倍子6g，云茯神10g，熟枣仁12g，浮小麦30g，炙甘草6g。

二诊：前方服4剂，服至第2剂汗即减少，4剂则汗止，夜汗即除，睡亦通宵安然，精神焕发，希予常服方，以资巩固。

处方：炙黄芪 30g，米党参 10g，野於术 10g，炒防风 3g，云苓皮 10g，生牡蛎（生龙骨 12g 同打先煎）12g，浮小麦 30g，怀山药 30g，五倍子 6g，乌梅肉 5g，炙甘草 6g，五味子 6g，白薏苡仁 30g，炒远志 6g。

另：龙骨、牡蛎各 60g，五倍子、五味子各 15g，研为细粉，擦身止汗。

按：本案以玉屏风散合牡蛎散为主方，疗效良好。治表虚不同，用之多验。用乌梅、五味者，取酸以敛之，益阴止汗也。

（《施今墨临床经验集》）

自 学 指 导

【重点难点】

1. 自汗、盗汗是指人体发生异常汗出的一类病证。其中见于清醒状态的称为自汗，睡着后发生的称为盗汗。其病机变化主要在于人体阴阳的偏盛或偏衰，导致营卫失和，津液外泄。本病预后一般良好。若汗出过多，则易致疲劳、头昏无力等虚弱现象。自汗多属气虚不固，盗汗多属阴虚内热，但由肝火、湿热所致者，则属实证。病久则可见气阴两虚、阴阳两虚及虚实错杂之证。

2. 临床辨证以虚证居多。临证应分别气（阳）虚、阴虚，治予益气（温阳）或养阴，参用固表敛汗之法；如属实证，多为肝火、湿热，须用清肝泄热、化湿和营之法；如有虚实夹杂，当兼顾治疗。可在辨证用药的基础上，酌加固涩敛汗之品，以提高疗效。

【复习思考题】

1. 试述自汗、盗汗的发病机制及临床特征。
2. 自汗、盗汗与战汗、脱汗、黄汗有何区别？
3. 为什么不能单纯从自汗、盗汗辨别气虚、阴虚？你是如何理解的？
4. 试述自汗、盗汗的常见证型及其治法选方。
5. 为什么汗证常多配用固涩敛汗药？

【常见文献摘录】

1.《医学入门·自汗、盗汗》："汗者，元阳真液。因饮食惊恐房劳行动出汗者，曰多汗。不问昏醒朝夕，浸浸出汗者，曰自汗。乃阳气不足卫护，发热者，补中益气汤加麻黄根、浮小麦。但升、柴俱宜留水炒过，以杀其升发之性；又欲其引参芪至肌表，故不可缺也。发厥者，古芪附汤、顺元散；间食气血俱虚者，黄芪建中汤。痰证自汗，头眩呕逆，宜川芎白术陈皮甘草水煎服。多汗身软者，湿也。心主热，脾主湿，湿热相搏，如地之湿，蒸为云雾，为雨露。各脏皆有汗，独心与脾胃为湿热主耳。宜调卫汤、玉屏风散。火炎上蒸，胃湿作汗者，凉膈散。胃热者，二甘汤，是知自汗亦有实者。故外感初证，亦多自汗。风证、桂枝汤加附子；寒证，古桂附汤；暑证，五苓散；风湿相搏，防己黄芪汤。凡自汗久，用参芪附子不效，宜养心血。汗或于仍热者，必外感风，宜参苏饮，病止住服，是反治也。盗汗，睡着出汗，醒则渐收。盖睡则卫气行于里而表虚，醒则气散于表而汗止。心火炎盛，以致肺失卫护者，当归六黄汤。阴虚火动者，四物汤加知柏。兼气虚者，加参芪白术。肾火动甚者，正气汤。脾湿者，四制白术散。肝热者，用防风、龙胆草等分为末，米饮调服。心虚者，用人参、当归各二钱半，先用猪心血煎扬，澄清，以汁煎药服。思虑过度，以致心孔独有汗出者，用艾汤调下茯苓末一钱，或青桑第二番叶，带露采，阴干，或焙为末、米饮调服。或古芷砂散，通用黄芪六一汤，加浮小麦、牡蛎、麻黄根；外用五倍子、白矾为末，津液调封脐中，一宿即止。或用牡蛎、麦面、麻黄根、藁本、糯米、防风、白芷等分为末，周身扑之。"

2.《景岳全书·杂证谟·汗证》："汗出一证，有自汗者，有盗汗者。自汗者然无时，而动作则益甚；盗汗者，寐中通身汗出，觉来渐收。诸古法云，自汗者属阳虚，腠里不固、卫气之所司也。人以卫气固其表，卫气不固则表虚自汗而津液为之发泄也。治宜实表补阳。盗汗者，属阴虚；阴虚者，阳必凑之。故阳蒸阴分则血热，血热则液泄而为盗汗也，治宜清火补阴。此其大法，固亦不可不知也。然以余观之，则自汗亦有阴虚，盗汗亦多阳虚也……然则阴阳有异，何以辨之？曰：但察其有火无火，则或阴或阳自可见矣。盖火盛而汗出者，以火烁阴、阴虚可知也。无火而汗出者，以表气不固，阳虚可知也。"

3.《医林改错·醒来汗出》："醒后出汗，名曰自汗；因出汗醒，名曰盗汗，盗散人之气血，此是千古不易之定论。竟有用补气、固表、滋阴、降火服之不效而反加重者，不知血瘀亦令人自汗、盗汗。用血府逐瘀汤，一两付而汗止。"

4.《临证指南医案》："经云：阳之汗以天地之雨名之。又云：阳加于阴谓之汗。由是推之，是阳热加于阴，津散于外而为汗也。夫心为主阳之脏，凡五脏六腑表里之阳，皆心主之，以行其变化，故随其阳气所在之处，而气化为津，亦随其火扰所在之处，而津泄为汗，然有自汗、盗汗之别焉。夫汗本乎阴，乃人身之津液所化也。经云：汗者心之液；又云：肾主五液。故凡汗症，未有不由心肾虚而得之者。心之阳虚，不能卫外而为固，则外伤而自汗，不分寤寐，不因劳动，不因发散，溱溱然自出，由阴蒸于阳分也。肾之阴虚，不能内营而退藏，则内伤而盗汗，盗汗者，即《内经》所云寝汗也，睡熟则出，醒则渐收，由阳蒸于阴分也。故阳虚自汗，治宜补气以卫外，阴虚盗汗，当补阴以营内。如气虚表弱，自汗不止者，仲景有黄芪建中汤，先贤有玉屏风散；如阴虚有火盗汗发热者，先贤有当归六黄汤、柏子仁丸；如劳伤心神，气热汗泄者，先生用生脉、四君子汤；如营卫虚而汗出者，宗仲景黄芪建中汤，及辛甘化风法；如卫阳虚而汗出者，用玉屏风散、芪附汤、真武汤，及甘麦大枣汤，镇阳理阴方法。按症施治，一丝不乱，谓之明医也，夫复奚愧。"

5.《医灯续焰·盗汗》："盗汗者，睡中偷出，多发于夜，如盗之乘人不觉而夜出也，属阴虚。盖人之卫气昼行于阳，出外；夜行于阴，入内。入内则内热，内热则不足之阴受其蒸；入内表表虚，表虚则董池之液无从固。于是阴失其守，阳失其卫，而汗淋漓于睡梦者有矣。"

第六节　内伤发热

【目的要求】

1. 了解内伤发热的临床特点及其与外感发热的主要区别。
2. 熟悉内伤发热的病机。
3. 掌握内伤发热的辨证原则以及各证的主症、治法方药。

【自学时数】

5学时。

内伤发热是指以内伤为病因，脏腑功能失调，气血阴阳亏虚所引起的发热。临床表现一般起病较缓，病程较长，热势轻重不一，但以低热为多。有的患者仅自觉发热，自感五心烦热，骨蒸潮热，面部烘热，肢体如灼，但体温并不升高，热势随病性不同差异较大。

早在《内经》中已有内伤发热的记载，尤其对于阴虚内热的论述较为详细；如《素问·调经论》说："阴虚则内热。"其病机是："有所劳倦，形气衰少，谷气不盛，上焦不行，下脘不通，胃气热，热气熏胸中，故内热。"《素问·至真要大论》提出："诸寒之而热者取之阴"的治疗原则。《素问·刺热论》所述五脏热病的症状及预后，为后世辨别五脏的热病奠定了基础。汉代张仲景《金匮要略·血痹虚劳病篇》对虚劳所表现的"手足烦热"用小建中汤治疗，可以视为甘温除热法的先导。隋代巢元方《诸病源候论·虚劳寒热候》记载："虚劳之人，血气微弱，阴阳俱虚，小劳则生热，热因劳而生。"指出了劳倦生热的发病特点。《虚劳热候》说："虚劳而热者，是阴气不足，阳气有余，故内外生于热，非邪气从外来乘也。"明确论述了阴虚发热的机制。宋代钱乙《小儿药证直诀》在《内经》的基础上提出心热用导赤散，肝热用泻青丸，脾热用泻黄散，并将肾气丸化裁为六味地黄丸，为阴虚内热的治疗创制了一个重要方剂。金元时期李东垣倡气虚发热，用补中益气汤甘温除火热法进行治疗。此外李氏在《内外伤辨惑论》里提出以当归补血汤治疗血虚发热，并对内伤发热与外感发热作了清晰的鉴别。朱丹溪《格致余论》重视阴虚发热的论点，创"大补阴丸"治疗阴虚火动之证。明《景岳全书》认为饮食、劳倦、酒色、七情、药饵、过暖、阴虚等均可出现"内生之热"，并充实了阳虚发热之论点，以弥补前人之不足。明代秦景明《症因脉治》一书中专设内伤发热篇，分为气分发热与血分发热两大类。清代程钟龄《医学心悟》把外感之火称为"贼火"、内伤之火称为"子火"，并以达、滋、温、引四法治之。清代王清任《医林改错》认为瘀血发热具有"身外凉，心里热"、"晚发一阵热"以及"午后和前半夜发热"的特点，拟血府逐瘀汤治之。以上可见历代医家对内伤发热的认识不断充实，内容极为丰富，对指导临床实践有较大的实用价值。

本篇主要讨论为内科杂病中因内伤引起的以发热为主症的疾患，至于某些疾病所兼见的发热及外感发热，均不在此讨论。西医学中的功能性低热、肿瘤、血液病、结缔组织疾病、内分泌疾病、结核病或其他慢性感染性疾病，以及某些原因不明的发热，具有内伤发热的临床表现时，均可参照本篇进行辨证论治。

【病因病机】

（一）病因

内伤发热的病因复杂，《景岳全书·寒热》指出："内生之热，则有因饮食而致者，有因劳倦而致者，有因酒色而致者，有因七情而致者，有因药饵而致者，有因过暖而致者，有因阴虚而致者，有偶感而致者，有积累而致者。"《证治汇补·发热》认为劳倦、劳色、气郁、火郁、伤食、伤酒、夹瘀、夹痰、疮毒等皆可引起发热。概括起来，其病因主要有体质因素、劳倦过度、饮食失调、情志内伤、久病失血等。

1. 体虚久病：素体阴虚或热病经久不愈，或吐泻日久，或汗出过多，或误用过用温燥药物，以致阴精损伤，水不制火引起发热。或心肝血虚，虚热内生。也有平素阳气不足，或误用、过用寒凉药物，或寒邪日久伤阳，导致脾肾阳虚，引起发热。《景岳全书·火证》云："阴虚者能发热，此真阴虚亏损，水不胜火也……阳虚者亦能发热，此元阳败竭，火不归元也。"

2．饮食劳倦：过度劳累，饮食失调，以致脾胃虚弱，中气不足，或脾虚不能化生阴血，气血亏虚，均可引起发热。如《脾胃论·饮食劳倦所伤始为热中论》说："脾胃气衰，元气不足。"《金匮翼·劳倦发热》："劳倦发热者，积劳成倦，阳气下陷，则虚热内生也。"

3．情志失调：情志抑郁，肝气不能条达，气郁化火，或恼怒过度，肝火内盛，以致发热。《脾胃论·安养心神调治脾胃论》："凡怒忿悲思想俱皆损元气。夫阴火之炽盛，由心生凝滞，七情不安故也。"

4．外伤失血：跌仆、外伤、产后、手术后以及一切出血性疾病，由于失血过多而致血虚发热或外伤后气血瘀阻，出血后离经之血停积体内，经脉壅遏不畅，瘀阻发热。此外，若情志失调，气滞血涩，或劳倦耗气，气虚血滞，均可形成瘀血引起发热。《灵枢·痈疽》云："营卫稽留于经脉之中，则血泣而不行，不行则卫气从之而不通，壅遏不得行，故热。"《证治汇补·发热》载："一切吐血、便血、产后崩漏、血虚不能配阳、阳亢发热者……"

（二）病机

1．病机为气血阴阳亏虚，脏腑功能失调：内伤发热的原因虽有多种，其主要病机是气血阴阳亏虚，脏腑功能失调所致，但也有因气火、血瘀为患者。体虚久病，每致人体阴阳气血亏虚。若阴精虚耗则阴衰阳盛、水不制火，而致阴虚发热；饮食劳倦过度，脾气受损，中气不足，运化失健，虚火内生而为发热，亦称气虚发热；另一方面脾虚化源不足或外伤失血等疾病导致血虚，脏腑经脉失于濡养。阴不配阳，虚阳亢盛而为血虚发热。脾肾阳虚，阴寒内盛，浮阳外越，则为阳虚发热。若因情志失调，肝失疏泄、气机壅滞，郁火内盛或瘀血阻滞，气血运行不畅，瘀郁化热而为发热者，又属邪实所致。

2．病理性质有虚实两类，虚实互有联系兼夹：内伤发热的病理性质可分为虚实两类。虚者为气血阴阳不足，实者为气火瘀血所致。部分内伤发热可与两种或多种病因病机有关。如气郁血滞发热、气阴两虚发热、气血两虚发热等。虚实之间又往往互有联系，兼夹转化，如血虚与肝郁发热可以并见。气郁发热日久，耗损正气，可转为气郁气虚发热；若郁热伤阴，则转为阴虚郁热证。内伤实证发热，久病往往由实转虚；虚证发热日久不愈，气虚可并损及阳，血虚可并损及阴，而成为阳气亏虚或阴血不足之发热。此外，阴阳气血相互依存，阳气的亏损往往导致阴血不足；阴血的亏损每每导致阳气不足，最终甚可形成阴阳气血俱虚的局面。若原发疾病病重而复杂，迁延日久，耗伤正气，每易转为虚劳。

本病的预后与起病原因，原发病的性质，证候虚实兼夹状况，正气强弱，治疗情况等多种因素密切相关。中医药治疗内伤发热具有其优势和特点，大部分患者，经过适当的治疗调护，可较快或逐渐治愈；部分患者体质较差，兼夹证较

体虚久病 ┐ ┌阴精亏虚，水不胜火┐
饮食劳倦 ┘ │血虚失养，虚阳亢盛┘（虚）┐阳气阴血不足┐
　　　　　 │中气不足，虚火内生┐　　　　　 │脏腑功能失调├内伤发热
　　　　　 └脾肾阳虚，浮阳外越┘　　　　　 │　　　　　 ┘
情志失调——肝郁气滞，郁火内盛┐
外伤出血——瘀血内停，壅遏化热┘（实）

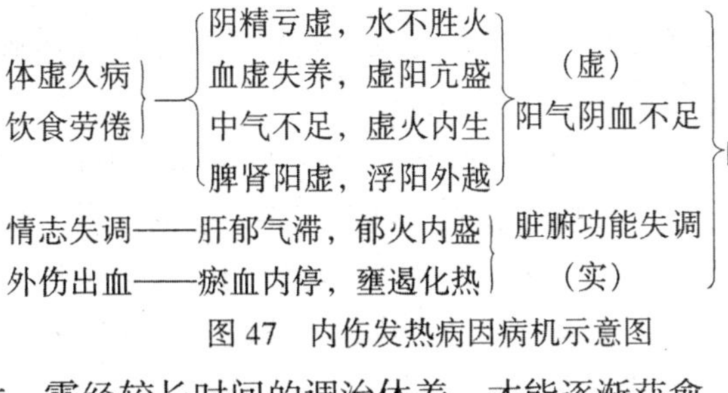

图47 内伤发热病因病机示意图

多，虚损偏重，病情缠绵，反复较大，需经较长时间的调治休养，才能逐渐获愈。少数病情复杂，虚实兼夹交错，正气极度亏虚，原发病严重，失于及时、坚持治疗，如痰瘀内结，顽痰死血胶着，积块瘀毒为甚，肌体消瘦日甚；或元气虚损，虚阳浮越于外者，往往预后欠佳。

【病证鉴别】

1. 外感发热：分辨外感与内伤发热对于本病的正确诊断是关键环节。李东垣《内外伤辨惑论》对此详加论述，十分重视。两者的主要区别点是：内伤发热由内因引起，其发热特征、伴见症状、起病特点在诊断部分已经述及。外感发热由感受外邪所致，一般多表现为高热，初期伴有恶寒恶风，头身疼痛，鼻塞流涕，咳嗽，脉浮等表证，其恶寒虽得衣被而不减，外邪传变入里，可出现寒热往来，或寒罢而壮热，病邪不除则发热不退，起病较急，病程较短。《内外伤辨惑论·辨手心手背》指出："内伤及劳役饮食不节，病手心热手背不热；外伤风寒，则手背热手心不热。"《医宗金鉴·杂病心法·内伤外感辨似》认为："内伤外感皆发热，内伤之发热，热在肌肉，以手扪之，热从内泛，不似外感之发热，热在皮肤，以手扪之，热自内轻也。"对两者的鉴别可资参考。

2. 肺痨阴虚火旺证：内伤发热中的阴虚发热与肺痨阴虚火旺证，都出现午后及夜间发热，骨蒸潮热，五心烦热，两颧潮红等症。但肺痨是因正气虚弱，感受痨虫而致，并具有咳嗽，咯血，盗汗，消瘦等主症特征，是具有传染性的慢性虚弱性疾病。而阴虚发热虽具有一系列阴虚火旺症状，但不具有感受痨虫的病因及该病的主症特点和传染性。

3. 郁证气郁化火证：内伤发热之肝郁发热与郁证气郁化火证都因情志抑郁，肝郁化火而致；都具有胸胁胀满，烦躁易怒，口干口苦，舌红，苔黄，脉弦数等症。但肝郁发热以发热为主要症状，随情志起伏变化；而郁证气郁化火证以情志改变为主，具有情志抑郁，心情不宁，烦躁不安等主症特点。

【辨证论治】

（一）辨证要领

1. 分辨证候虚实：辨析内伤发热，应根据病因、病史及症状、舌脉特征，首先明确证候的虚实属性，"分别虚实，以定补泻"，这是确定治疗原则的前提。虚证发热多见，分别具有气虚、血虚、阴虚、阳虚等相应症状；实证发热分别具有气郁、血瘀、痰郁等相应症状。同时，注意分析虚实兼夹及主次。

2. 分辨气血病位：内伤发热，有病在气分、血分之别。病在气分者，如虚热中的气虚、阳虚发热，实热中的气郁、痰郁发热；病在血分者，如虚热中的血虚发热，实证中的瘀血发热即是。两者之间亦可相兼出现。气分病变主要关乎脾、肾、肝及胃肠，血分病变涉及心、肝，其虚证与脾相关。

3. 分辨病情轻重：对内伤发热病情轻重的判断应结合病因、病性、病程、症状及舌脉特征综合分析。凡病程长久，热势亢盛，经治不愈，反复发作，正气虚甚，胃气衰败，兼夹症多者，病情较重；病程较短，热势较低，正虚不甚，或实证热虽高而正气未虚，兼夹症少者，病情较轻。不同类型的发热，不能仅以发热高低来判断，实证有时热虽高但整体情况较好，虽急而病轻，易于治愈。内伤发热若继发于他病之后，原发病的病情程度也直接关系内伤发热的轻重。脉诊对病情的判断有较大的意义，如《张氏医通·热》说："热而脉静者难治，脉盛汗出不解者死，脉虚热不止者死，脉弱四肢厥，不欲见人，食不入，利下不止者死。"

（二）治疗要点

内伤发热的治疗原则为针对不同的病机进行治疗。实证宜解郁化痰，行瘀清热；虚证当补益阴阳气血，以退虚热。若因其他疾病引起的内伤发热，除辨虚实治疗外，尚需结合原发病施治。

本病须注意不可一见发热便任意使用发散或苦寒之剂。因发散易于耗气伤津，苦寒易损脾胃之阳，且易化燥伤阴，反而促使病情加重。临证时，尤须引起重视。

（三）分证论治

1．阴虚发热：

［症状］ 午后或夜间发热，手足心热或骨蒸潮热，心烦，少寐，颧红，盗汗，口干咽燥，大便干结，尿少色黄，舌质干红或有裂纹、无苔或少苔，脉细数。

［证候分析］ 阴虚阳盛，虚火内炽，故见午后或夜间发热。其病在阴分，故具有手足心热，骨蒸潮热的特点。虚火上炎，扰乱心神，则心烦，少寐。内热迫液外泄，故见盗汗。阴虚火旺津亏失润，故口干咽燥，便干尿少。舌干红少苔，甚则无苔，脉细数，均为阴虚火旺之象。

［治法］ 滋阴清热。

［方药］ 清骨散加减。本方清虚热，退骨蒸，适用于虚劳骨蒸或阴虚低热不退。

药用银柴胡 10g、地骨皮 10g、胡黄连 3g、知母 10g、青蒿 10g、秦艽 10g 等清退虚热，鳖甲 10g、玄参 10g、生地 10g 滋养阴液，甘草 3g 调和诸药。

加减：阴虚盗汗较甚，可去青蒿，加五味子 10g、乌梅 10g、浮小麦 10g 酸甘化阴以敛汗；少寐，加酸枣仁 15g、柏子仁 10g、夜交藤 10g 养心安神；兼见气虚而有头晕气短，体倦乏力者，可加太子参 10g、黄芪 10g 以益气；若肾阴不足，虚火上炎而有腰酸膝软、遗精等症者，可用知柏地黄丸加减滋肾阴、降虚火。

2．血虚发热：

［症状］ 多为低热，头晕眼花，倦怠乏力，心悸不宁，面白少华，唇甲色淡，脉细弱。

［证候分析］ 血虚失于涵养，阴不配阳而致发热。血虚不能上荣头目，外濡肢体，故见头晕眼花，倦怠乏力，面色少华，唇甲色淡。血不养心则心悸不宁。舌质淡，脉细弱，皆属血虚所致。

［治法］ 益气养血，以除虚热。

［方药］ 归脾汤加减。本方补养心脾，益气生血。适用于心脾气血不足之证。

药用当归 10g、白芍 10g、枸杞子 10g、首乌 10g、龙眼肉 10g 补血，黄芪 15g 益气生血，党参 10g、茯苓 10g、白术 10g、甘草 3g 益气健脾，酸枣仁 15g、远志 5g 养心宁神。

加减：脾虚失健，纳差腹胀者，去首乌、龙眼肉、黄芪碍脾之药，可加入陈皮 6g、神曲 12g、谷麦芽各 12g 等健脾助运；兼有阴虚证候者，酌加麦冬 10g、生地 10g、鳖甲 10g 等滋阴养血并进。

3．气虚发热：

［症状］ 发热或低或高，常在劳累后发生或加剧，头晕乏力，气短懒言，自汗，易于感冒，食少便溏，舌苔薄白、舌边有齿印，脉细弱。

［证候分析］ 脾胃气虚，中气下陷，虚火内生而致发热。劳则耗气，故劳累后发热即起或加重。脾胃虚衰，气血生化不足，以致头晕乏力，气短懒言。气虚卫表不固则自汗，易于

感冒。脾胃失健，则食少便溏。苔薄白、舌边有齿印，脉细弱，均为脾胃气虚之征。

[治法] 益气健脾，甘温除热。

[方药] 补中益气汤加减。本方补脾益气，甘温除热。适用于脾胃气虚所致的发热，热势高低不一，疲劳后加重。

药用黄芪15g、党参15g、白术10g、甘草3g益气健脾，当归10g养血活血，陈皮6g理气和胃，升麻6g、柴胡6g升举透热。

加减：若营卫不调，时冷时热，汗出恶风者，加桂枝6g、白芍10g调和营卫；自汗，可加牡蛎30g、浮小麦15g、糯稻根15g固表敛汗；胸闷脘痛，舌苔白腻者，加苍术10g、厚朴10g、藿香10g健脾化湿；兼有阴虚，酌加枸杞子10g、首乌10g补阴药；阳虚发热，治当温补肾阳，用金匮肾气丸加减。

4. 肝郁发热：

[症状] 时觉心热心烦，热势常随情绪波动而起伏，精神抑郁而烦躁易怒，胸胁胀闷，喜叹息，口苦而干，舌苔黄，脉弦数。妇女常兼月经不调，经来腹痛或乳房发胀。

[证候分析] 肝主疏泄，性喜条达，其经脉布胁肋、贯膈。肝郁化火，则发热烦躁易怒。情绪激动，气火益盛，故热势也随之增高。肝气郁滞，疏泄失常，故见精神抑郁，胸胁胀痛或月经不调，乳房发胀。喜叹息者，因气机可以暂得舒畅。舌苔黄，脉弦数，均为肝经郁热之象。

[治法] 疏肝、解郁、清热。

[方药] 丹栀逍遥散加减。本方具有疏肝解郁，养血清热的作用。适用于肝郁血虚发热或月经不调之证。

药用丹皮10g、山栀10g清肝泻热，柴胡6g、川楝子10g、薄荷5g疏肝解热，当归10g、白芍10g养血柔肝，白术10g、茯苓10g、甘草3g培土健脾。

加减：郁火内盛，面红目赤，心烦易怒，小便赤热，舌红脉数者，可加龙胆草3g、夏枯草10g、生地10g、黄芩10g，以增强清肝泻火作用；郁热伤阴，或素体阴虚而病肝郁者，治宜滋养肝肾，疏肝清热，可改用滋水清肝饮加减，该方以六味地黄汤滋肾阴，当归10g、白芍10g、酸枣仁10g养阴血，柴胡5g、栀子10g清解郁热。

5. 瘀血发热：

[症状] 午后或夜晚发热，或自觉身体某些局部发热，口干咽燥而不欲饮，躯干或四肢有固定痛处，或有肿块，或见肌肤甲错，面色萎黄或黯黑，舌质紫暗或有瘀点、瘀斑，脉涩。

[证候分析] 血属阴，瘀在血分，故发热多在下午或夜间。瘀热在内，则口干咽燥。由于热郁于营血中，故又饮水不多。瘀血停着之处，气血运行受阻，可表现为疼痛不移或有肿块。瘀血内阻，新血不生，血气不能濡养头面肌肤，以致面色萎黄或黯黑，肌肤甲错。舌紫脉涩，是瘀血内阻，血行不畅之征象。

[治法] 活血化瘀。

[方药] 血府逐瘀汤加减。本方活血祛瘀，行气止痛。适用于瘀阻气滞所致胸痛，头痛，发热等证。

药用桃仁10g、红花10g、赤芍10g、丹皮10g、牛膝10g、大黄10g化瘀清热，当归10g、川芎10g、生地10g养血活血，柴胡6g、枳壳10g行气以助血行，甘草3g调和诸药。

加减：热甚者，加白薇 10g、山栀 10g、地骨皮 10g 清热凉血；疼痛较著者，加延胡索 10g、五灵脂 10g 以活血止痛；若兼有气郁，气血阴阳不足证候者，应酌配理气扶正等法。

【其他疗法】

(一) 单方、验方

1. 人中白 60g，黄柏 (盐酒拌炒褐色)、生甘草、青黛各 15g。共研为细末，每服 6g，童子小便调服。治阴虚火盛，五心烦热。

2. 雪乳汤：生熟地、当归、白芍、天麦冬、玉竹、五味子、山药、人乳、藕汁。治血虚脏腑皆燥，火亦随生，毛发衰脱，肌肤枯槁，身热咽干。

3. 银耳 10g，开水泡开，细火煮烂，放冰糖少许，每周服 1～2 次，用于阴虚发热。

4. 童便，每服 1 盅，每日 3 次，治阴虚火动，热熏如燎，可滋阴清热，“降火最速”。

(二) 中成药

1. 补中益气丸：补中益气，甘温除热。主治内伤气虚发热，身热有汗，少气懒言。口服，蜜丸，每次 1 丸 (9g)；水丸，每服 6～9g，1 日 2～3 次。

2. 归脾丸：益气健脾，补血养心。主治气虚或气血两虚发热，头晕目眩，倦怠乏力。口服，大蜜丸，每次 1 丸；小蜜丸，每服 6g；浓缩丸 8 粒，1 日 3 次。

3. 知柏地黄丸：滋阴降火。主治真阴不足，相火炎炽，骨蒸潮热，颧红盗汗。口服，蜜丸，每次 1 丸 (9g)，1 日 2 次。

4. 大补阴丸：滋阴降火。主治阴虚火旺，骨蒸潮热，颧红，盗汗。口服，蜜丸，每次 1 丸 (9g)，1 日 2～3 次。

5. 归芍地黄丸：滋阴养血。主治肝肾不足，阴亏血虚，头晕目眩，五心烦热，午后潮热，腰膝酸软。口服，蜜丸，每次 1 丸 (9g)，1 日 3 次。

【预防调护】

针对内伤发热的病因，采取预防措施。及时治疗各种热病、出血性疾病及其他疾患，以防病久病重耗伤气血阴阳，或导致诸病理因素的蕴结。体质虚弱者，要根据阴阳气血的不足及时调补，维护正气。如情志失调或跌仆瘀阻后，则应审因治疗，防止气火偏盛及瘀血酿生内热。因劳所致者要注意劳逸结合，避免过度疲劳。

恰当的调摄护理对于促进内伤发热的好转、治愈具有积极意义。应适当休息，热势高者应卧床，长期低热者，量力而行，适当进行户外活动锻炼。饮食宜清淡，富于营养而又易于消化，避免辛辣香燥耗散助热、生冷寒凉败胃伤阳、肥甘醇酒厚味助湿之品。对伴有自汗、盗汗者，注意保暖、避风，以防感受外邪。

内伤发热病情比较复杂，病因时常难以明确，病程较长，甚至可持续数年，故患者应坚定信心，减少思想负担，认真查治。应仔细观察发热情况及其兼证，以有助于明确病因，了解病机的转化，采取相应治疗措施。

【临证提要】

1. 内伤发热有时易和外感发热混淆，应从病史、起病特点和临床表现等方面细加鉴别。

2. 本病因邪实所致者，每易伤正，转为阴阳气血亏虚或虚实并见。病因为本，症状为标，内伤发热，病因多不甚明了，但治疗必须遵循"必伏其所主，而先其所因"的原则。当细察病变过程中病情变化表现，追询发病前体质、饮食、情志、生活起居、用药诸方详情，探明其因，细审证性，从本论治，勿为标象所迷惑。内伤发热以不同形式的发热为主症，但切不可误认为发热即热证，内伤发热虽有热证，但亦有虚证和寒证，不可不明，否则，寒证热治，虚证实治，其误至矣。如郁火伤阴则阴虚火旺并见，瘀血每与阴阳气血虚证并见，故应清肝化瘀与扶正并进。同时还须注意虚实各证之间的兼夹，如气机郁滞导致血瘀，阴阳、气血、阴血、阳气等，均可能同时合病，在治疗上应随证处理。

3. 本病多因内伤所致，无外感表邪，故不能滥用辛散或苦寒之品，若用之则易伤正损胃，促使病情加重。若复感外邪，有肺卫不和外感证候者，可暂用宣疏祛邪法，但避免辛散太过。表解后再针对气郁、血瘀、气虚、血虚、阴虚等不同证候而立法遣方，不可杂乱无章。

【医案精选】

1. 周仲瑛医案：

张某，男，62岁，退休职员。1991年12月，无任何明显诱因，突然发热，从下午三四时开始，7~8时左右升至最高峰，体温达41℃，夜间11时以后汗出热退，4天后发热自平，一如常人。间隔半月，发热又起。其后，每次发热3~5天自止，热平后每隔15天必定反复，热前先有腹胀不和，右腹隐有胀痛，偶尔怕冷。平时周身常有瘙痒。曾住院9个月，反复发热，诊断不明，1993年3月中旬来诊，身热呈周期性反复发作1年又3个月，每隔半月即发，午后热起，夜半汗出热降，热前偶有形寒，腹胀不和，便后为舒，肌肤瘙痒，面色红赤，口粘不适，舌苔浊腻罩黄，舌质暗紫，脉小弦滑。湿热痰浊郁伏募原，少阳枢机不和。治以宣达募原，和解少阳。予达原饮合小柴胡汤化裁，并曾参入升降散意。

处方：柴胡10g，黄芩10g，法半夏10g，煨草果5g，槟榔10g，知母10g，厚朴6g，炙僵蚕10g，青蒿20g，日服1帖。

先后根据病情加减配药。始加炮山甲、升麻活血透邪，白薇、葎草凉血清热。服药月余热势有所下降，热时缩短；因腹胀较显，大便干结，一度加制大黄通腑泄浊，便通胀减；经2个月，身热又有减轻，惟肌肤痒甚，乃加苍耳草、蝉衣祛风化湿；或配雷公藤清热解毒；再治2个月，发热间隔延长到20天，舌苔转为薄腻微黄，加入酒炒常山、乌梅和解清热。一度试入太子参、党参、制首乌扶正祛邪，因苦腹胀、苔浊而停用。服药1个月，突然在1日之内排便9次，质如稀水，中夹数枚如栗大小之硬质粪球，虽有腹泻无所苦，肛门不痛，未经处理，次日腹泻自止。而发热始终未再复燃，腻苔亦基本化净，守法继续巩固月余，2年顽疾，终获痊愈。停药后随访年余，一如常人。

按：本例病程较长，临床表现怪异，现代医学检查难以明确诊断，叠用多法治疗，仍然无功。根据证情病属中医学"类疟"范畴，状似外感，实属内伤，辨证始终从湿热痰浊郁伏募原，少阳枢机不和论治，随证加减，守法守方，连续服用达9个月之久，终获奇效。

（《周仲瑛临床经验辑要》）

2. 邹云翔医案：

章某，男，53岁，扬州人。时值4月，发热38℃，苔色白厚，上罩淡灰色，四肢络脉不舒。邹老诊为湿温病，向病人家属说明，是病有寒邪在里，不宜吃生冷水果。遂以三仁汤化裁施治。

处方：白蔻仁 3g，光杏仁 9g，生薏苡仁 9g，法半夏 6g，陈皮 6g，桑枝、桑寄生各 9g，云茯苓 12g，生姜 2.4g，藿梗、苏梗各 4.5g。

芳香透达，淡渗寒湿，运脾和络，试图先投此平淡之方，以观察病情，所以复诊仍遵前制为治。连服药两帖，病者家属见热不退，即又请另一位医生医治。该医发现舌苔灰，确诊内有实火，属于芩连症，即用苦寒清下药投之，病人药后，热炽如狂，连服三帖，病情急剧恶化，病人家属见热势非但不减，反而增变，即又速请邹老前去诊治。当时病人头面汗珠淋漓，高热 39℃，苔灰依然，按脉虚大。拟潞党参 24g，淡附片 9g，淡干姜 4.5g，肉桂 3g，焦白芍 9g，炒白术 9g，云茯苓 12g，煅牡蛎 30g，红枣 7 个，嘱煎 60 分钟，并交待此药须配 2 剂，先服 1 剂，如汗不收，须连服 2 剂。次日早晨，病人家属诉说，初服 1 剂，汗未收，热如故，后半夜又服第 2 剂，今汗已收而热亦退，要求再诊。邹老见病人精神好转，又从原方化裁，佐以醒脾之品，拟方 3 剂，病人守服之而愈。

按：本例是大虚证，要速用参附回阳救逆，否则危险。至于病人舌苔灰，是寒极火化的假象，还是要用桂附之类药物，若苔色深黑而燥，才是实热证，方可用芩连之类寒凉药物。一虚一实，必须明辨。

(《邹云翔医案选》)

3. 蒲辅周医案：

龚某，男，58 岁，1965 年 3 月 5 日初诊。低热两年余，手足心热，午后热甚，体温偏高，常自汗出，头晕，周身酸困，咳嗽，二便正常，脉迟，舌淡苔薄白，属气液不足，治宜益气养阴。

处方：浮小麦 12g，炙甘草 6g，大枣（切）5 枚，黄芪 15g，北五味（打）3g，天门冬 9g，地骨皮 6g，枸杞子 6g，5 剂，每剂 2 煎，共取 150mL，早晚空腹服。

3 月 9 日复诊：药后低热见退，汗出减少，头晕、咳嗽亦减，但晚间手足仍发热，二便正常，脉舌正常。停药观察。

3 月 12 日三诊：停药 2 天又发低热，宗原方再服 5 剂。煎服法同前。

3 月 20 日四诊：药后偶有低热，近几天肠胃不好，有时半夜腹痛，大便偏稀，现稍好些，饭后微噫气，肠微鸣。脉沉细，舌正无苔。属脾气虚弱，治宜益气缓肝。

处方：党参 6g，炒白术 4.5g，云苓 3g，炙甘草 1.5g，陈皮 2.4g，木瓜 3g，炒小麦 9g，五味子（打）3g，大枣（切）3 枚，5 剂，煎服法同前。

4 月 2 日五诊：低热已去，食欲好转。原方继服 5 剂，诸证悉平。

按：低热一病比较常见，其致病原因亦多。本例有手足心热，午后热甚，症见阴虚液不足；但自汗，头晕，身困，脉迟，舌淡又见阳气不足，单纯养阴清热不能胜其任，必须甘温益气，佐以养阴之品，方可气液两补。甘麦大枣汤加黄芪，亦为甘温除热法。加天冬、五味子，即是生津增液，而地骨皮合枸杞子，又能益气养阴热。

(《蒲辅周医疗经验》)

自学指导

【重点难点】

1. 内伤发热的病因以内伤为主，病机为气血阴阳亏虚，脏腑功能失调所致。病理性质有虚实之分。虚者为阴阳气血亏虚，实者多属郁热瘀血。

2. 辨证原则为辨虚实，分轻重。治疗原则是针对不同病机辨证论治。实证应疏肝解郁，化瘀清热；虚证应补益阴阳气血，以退虚热，同时还应重视原发病的治疗。

【复习思考题】

1. 如何鉴别内伤发热与外感发热？
2. 试述内伤发热的病因病机。
3. 内伤发热常见有哪些证型？其辨证要点、治法及常用方剂是什么？

【常见文献摘录】

1. 《素问·调经论》："阳虚则外寒，阴虚则内热；阳盛则外热，阴盛则内寒。"

2. 《格致余论·恶寒非寒病恶热非热病论》："阴虚则发热。夫阳在外为阴之卫，阴在内为阳之守。外弛，嗜欲无节，阴气耗散，阳无所附，遂致浮散于肌表之间而恶热也，实非有热，当作阴虚治之，而用补养之法可也。"

3. 《医学入门·发热》："内伤劳役发热，脉虚而弱，倦怠无力，不恶寒，乃胃中真阳下陷，内生虚热，宜补中益气汤。"

4. 《医林改错·血府逐瘀汤所治之证目》："身外凉，心里热，故名灯笼病，内有瘀血。认为虚热，愈补愈瘀；认为实火，愈凉愈凝。"

5. 《医林改错·气血合脉说》："后半日发烧，前半夜更甚，后半夜轻，前半日不烧，此是血府血瘀。血瘀之轻者，不分四段，唯日落前后烧两时；再轻者，或烧一时，此内烧兼身热而言。"

6. 《蒲辅周老中医介绍治疗低烧的经验》："内伤低烧我本着'肝为罢极之本'，'阳气者烦劳则张'这个理论指导临床实践，取得了较满意的疗效……久患内伤低烧有气虚血虚之分，不在气分就在血分。我看属气分者多，而属血分者少……低烧病人，苦寒药不宜多用，不仅伤脾败胃，苦寒太过亦化燥伤阴。另外慢性病尤其要重视胃气为本。内伤低烧，脾胃已弱，药量亦宜轻，宁可再剂，勿用重剂，用之欲速不达，反伤中气。"（《新医药学杂志》1973（2）：34）

第七章　肢体经络病证

经络肢体病证系指由于外感、内伤等各种因素，导致机体经络、肢体发生病理变化，出现结构异常或功能障碍的一类疾病。此类疾病涉及范围较广，本章仅就痹证、痿证、腰痛、痉证、震颤展开讨论。其他与经络肢体相关的疾病，可参考有关章节的内容。

经络是运行全身气血，联系脏腑肢节，沟通内外上下，调节身体各部组织器官的通路，与脏腑、骨骼、筋脉、肌表等有机相连，维持着机体生命，是人体重要组成部分。病理状态下经络受邪，阻痹不通；脏腑戕伤，脉络受病，均可导致疾病的发生。肢体即四肢和外在的躯体之谓。具有防御外邪，保护内在脏腑组织的作用，四肢又是人类生活、劳动的重要器官，受脑的支配，是神机的重要体现，在生理上以通为顺，在病理上因瘀滞或失养而为病。

经络肢体病证的治疗，当依其病机及临床表现各拟其法，经络以通为常，痹阻不通则当究其所因，邪实者祛邪、通脉；正虚者补益、充养；筋脉失养，掣掉生风，柔筋熄风。具体而言，邪壅经脉者，祛邪为法，疏风、散寒、除湿、清热、活血、化痰，择而用之；经脉空虚者，益气、养血、滋阴、温阳依法选用；熄风之法，又有凉润、温润、潜镇等不同。

由于经络肢体病证与肝、脾、肾等脏器关系密切，故治疗时当注意与调肝、理脾、补肾等调理脏腑诸法的配合。

加强功能锻炼，针灸、推拿、局部按摩、外治药物等，都是康复治疗时的重要措施。适寒温、慎起居是经络肢体病证的重要预防措施。

第一节　痹　　证

【目的要求】

1. 了解痹证的病因病机以及邪犯内脏的病理变化。
2. 熟悉痹证的辨证要点及治疗大法。
3. 掌握痹证常见证型的治法方药。
4. 掌握乌头类剧毒药和虫类药的使用要求。

【自学时数】

8 学时。

痹证是因感受风寒湿热之邪引起的以肢体关节疼痛、酸楚、麻木、重着以及活动障碍为主要症状的病证。

痹的病名，最早见于《内经》。《素问》设有"痹论"专篇，提出病因以风、寒、湿邪为主。《素问·痹论》指出："所谓痹者，各以其时重感于风寒湿者也。"并根据病邪的偏胜进行分类，曰："风寒湿三气杂至，合而为痹，其风气胜者为行痹，寒气胜者为痛痹，湿气胜者为着痹也。"《痹论》还根据风寒湿邪伤人的季节与所伤部位之异，将痹证分为皮痹、肌痹、脉痹、筋痹、骨痹五体痹。病邪深入，内传于五脏六腑，又可导致心痹、肺痹、脾痹、肝痹和肾痹五脏痹。

汉代张仲景在《金匮要略·痉湿暍病脉证并治篇》中着重论述了湿痹的证候。"太阳病，关节疼痛而烦，脉沉而缓，此名湿痹。"《金匮要略·中风历节病脉证并治篇》更另立"历节病"，其病以"历节痛，不可屈伸"，"其痛如掣"，"诸肢节疼痛，身体尪羸，脚肿如脱"为主症，病位在肝肾，病因是由于汗出入水中，风寒湿合而为邪，伤及血脉，水湿浸淫筋骨关节所致。对于痹证的治疗，张仲景在《伤寒论》和《金匮要略》所载的桂枝附子汤、桂枝去桂加白术汤、甘草附子汤、乌头汤、防己黄芪汤、麻杏薏甘汤、桂枝芍药知母汤等至今仍为临床常用方剂。

隋代巢元方所著《诸病源候论》一书，在《素问·痹论》的基础上，把痹证分为"风湿痹"、"风痹"、"风不仁"、"风冷"、"风四肢拘挛不得屈伸"等证候。唐代孙思邈《千金要方》、王焘《外台秘要》另立白虎病之名，并搜集独活寄生汤、犀角汤等治痹方剂。宋代《圣惠方》、《圣济总录》等书，也都既论痹证、历节病，又论白虎病，并在风寒湿痹之外，另立热痹一门。

金代张子和《儒门事亲》提出，痹病以"湿热为源，风寒为兼，三气合而为痹"的观点。刘河间《宣明论方》根据《痹论》风、寒、湿三气偏胜之说，分别拟定了防风汤、茯苓汤、茯苓川芎汤等方，热痹则用升麻汤。元代李东垣、朱丹溪则弃"痹证"、"历节病"、"白虎病"之名，而另立"痛风"一名。李东垣《兰室秘藏》认为"痛风"的病因主要是血虚，而朱丹溪《丹溪心法》则认为有血虚、血热、风、湿、痰、瘀之异。朱丹溪在治疗上拟痛风通用方，又分上下肢选择用药，对于后世影响很大。

明代张景岳《景岳全书·痹》认为痹证虽以风寒湿合痹为原则，但须分阴证、阳证，阳证即为热痹，"有寒者宜从温热，有火者宜从清凉"，但他认为痹证确是"寒证多而热证少"。李中梓《医宗必读·痹》在采用祛风、除湿、散寒的常规治法外，提倡行痹参以补血，痛痹参以补火，着痹参以补脾补气之法。吴鞠通《温病条辨》认为痹证"大抵不外寒热两端，虚实异治"而已。叶天士对于痹久不愈者，有"久病入络"之说，倡用活血化瘀及虫类药物，搜剔宣通络脉。

根据痹证的临床表现，西医学中的风湿性关节炎、类风湿性关节炎、骨关节炎、痛风、坐骨神经痛、肩关节周围炎等均属于本病范围。其他风湿性疾病，如系统性红斑狼疮、硬皮病、皮肌炎等，当病变累及关节而出现痹证证候者，亦可参考本篇内容进行辨证治疗。

【病因病机】

（一）病因

风寒湿热之邪，乘虚袭入人体，引起气血运行不畅，经络阻滞；或痰浊瘀血，阻于经隧，深入关节筋脉，皆可以发病。同时痹证的发生，与体质的盛衰以及气候条件、生活环境都有着密切的关系。因此，本病的病因可分外因与内因两个方面。

1. 外因：感受风寒湿热之邪，其中以风为主，常夹杂它邪伤人，如风寒、风湿、风热或寒湿、风湿热等多邪杂感。

（1）风寒湿邪：由于居处、劳动环境寒冷潮湿，如坐卧湿地，涉水淋雨，或长期水下作业，或出入于冷库，或阴雨潮湿季节感受寒湿之邪。此外还可因地区条件影响，如北方多寒冷，东南多潮湿，均可因风寒湿邪入侵而致病。如金代张子和《儒门事亲·痹论》说："此疾之作，多在四时阴雨之时及三月九月，太阴湿土用事之月。或凝水之地，劳力之人，辛苦过度，触冒风雨，寝处浸湿，痹从外入。"

（2）风湿热邪：外感风热，与湿相并，或风寒湿痹，郁久化热，而致风湿热合邪，痹阻经络、关节为患。

2. 内因：正气不足。

（1）劳逸不当：劳倦过度，耗伤正气，机体防御功能低下，或劳后汗出当风，或汗后用冷水淋浴，外邪乘虚入侵。

（2）体质亏虚：素体虚弱，平时缺少体育锻炼，或病后、产后气血不足，腠理空疏，卫外不固，外邪乘虚而入。正如宋代严用和《济生方·痹》所云："皆因体虚，腠理空疏，受风寒湿气而成痹也。"

如因阳气不足，卫外不固，则风寒湿邪易于侵袭，表现为风寒湿痹；若阳气偏盛，阴血不足，内有郁热者，热与风湿相搏，或寒郁化热，则表现为风湿热痹。

在一般情况下，外因是致病的条件，内因是发病的基础，外邪常因体虚乘袭而致病。但在特殊情况下，如受邪过重，即使素质较强，亦可受邪致病。故《灵枢·五变》篇说："粗理而肉不坚者，善病痹。"

（二）病机

1. 病机主要为外邪痹阻肢体，经络、气血运行失畅：风寒湿热外邪，侵袭肢节、肌肉、经络之间，以致气血运行失畅，而为痹证。由于感邪性质有偏胜，症状表现亦不一。如风邪偏胜者为行痹，因风为阳邪，善行而数变，其性善窜上行，故疼痛游走不定，痛位偏上。若寒邪偏胜则为痛痹，因寒主收引，其性凝滞，经脉气血凝涩不畅，故疼痛剧烈而有定处，经脉拘急挛缩，感寒则甚，得温则减。湿邪偏胜则为着痹，因湿为阴邪，重着粘滞，其性下趋，故见肿胀、重着、酸楚疼痛，病位多偏于下。热邪偏胜则为热痹，经络蓄热，故关节红肿灼热，痛不可近。

2. 病理性质病初以邪实为主，病久邪留伤正可致虚实夹杂：因病变初起是感受风寒湿或风湿热邪，病程短，发病快，来势急，正气未伤，故以邪实为主。病若不解，寒热之间每易转化。如阴虚阳盛之体感受风寒湿邪，寒从热化或邪郁化热，则可转为湿热痹阻证，甚至热毒痹阻；而湿热痹阻证，经治热去湿留，或阳虚阴盛之体，热从寒化可转为风湿痹阻或寒湿痹阻之证。若病邪偏寒，而机体阳气偏盛，或病邪偏热，而机体阴气偏盛，则易产生寒热错杂之证。

风寒湿热之邪，经久不去，势必伤正。因于风寒湿者，易伤人之阳气。阳虚则寒湿之邪稽留关节，迁延不愈，且因正虚而反复感邪，日久则损伤气血，表现气血不足之候。因于风湿热邪者，热从火化，则易伤阴耗液，表现为肝肾亏虚之候。此时，邪未尽而正气已伤，体虚邪实而呈虚实夹杂之候。

另一方面，由于风寒湿热之邪阻痹经络关节，影响气血津液的运行，可导致痰、瘀的形成；也可因肝肾亏虚，气血不足，使气血津液运行无力，痰阻成瘀。痰瘀互结者，可表现为关节肿大强直变形，功能障碍，病情更为缠绵难治。

3. 病变日久，病邪可由表入里，经病及脏：病初因邪痹肌表、经络之间，故表现为肢体百节疼痛为主的五体痹见症。若病邪留恋或反复感邪，久病不愈，积年累月，或受邪较重，病邪由表及里，由经入脏，即可形成顽固而难愈的"五脏痹"。如表现为心悸心慌气喘的心痹；或肢软肌瘦无力的脾痹；腰背倭曲不能伸直或关节变形的骨痹等。

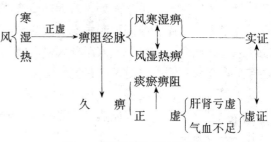

图48　痹证病因病机示意图

痹证治疗及时，病邪祛除，预后多佳。若失治误治，或治不彻底，或摄生不当，反复感寒受邪，均可使病情日渐加重，迁延不已。日久可见关节肿胀畸形，甚至腰背强直变形。若影响功能活动或损伤内脏，预后较差。

【病证鉴别】

与痿证相鉴别：痿、痹虽同是肢体疾患，但两者临床表现和病因病机都不同。痿证以手足软弱无力，患肢枯萎瘦削为特征，严重者甚至手不能握物，足不能任地，但肢体关节一般不痛，且多发于下肢。痹证则以四肢躯体关节肌肉疼痛为主要临床特征，其发病也并不仅仅限于四肢，还包括肩、背、脊、腰等身躯部分。痹证的病机是邪气阻痹经络，气血运行受阻，关键在于"痹而不通"；痿证的病机是五脏精血亏损，无以灌溉周流，经脉失养，关键在于"痿弱不用"，两者在临床上不难区别。

【辨证论治】

（一）辨证要领

1. 首先要辨其虚实：痹病初起，风寒湿热之邪入侵，以邪实为主。若反复发作，或渐进发展，由于经络长期为邪气壅阻，营卫不行，湿聚为痰，络脉瘀阻，痰瘀互结，多为正虚邪实。病久入深，气血亏耗，肝肾亏损，筋骨失养，遂为正虚邪恋之证，以正虚为主。新病多实，久病多虚，但临床往往虚实夹杂，以邪实为主者多见。

2. 其次要辨病邪的偏盛：痹证的病邪主要有风、寒、湿、热之异以及痰浊和瘀血之别，临床各有特点。风性轻扬，善行而数变，故其致病疼痛呈游定性，时而在肩，时而在肘，时而在上肢，时而在下肢，无固定部位；寒性凝滞，致病则痛处固定，疼痛剧烈，往往如刀割针扎，因寒而剧，得温则减；湿性粘滞，致病则病程缠绵，酸痛重着，湿留关节则濡肿；热邪急迫，最易熏灼津液，致病则关节红肿热痛，疼痛剧烈，手不能触，患者多兼高热、口渴等全身症状。关节肿大僵硬变形多为痰瘀交阻之候。

（二）治疗要点

因风寒湿热之邪通常是引起本病的外在因素，所以祛风、散寒、除湿、清热等是痹证常用的祛邪之法。同时由于正气亏虚是引起本病的内在因素，因此，养气血、补肝肾是本病常用的扶正大法。病程日久，气血周流不畅，而致血停为瘀，湿凝为痰，痰瘀互结，与外邪相合，阻闭经络,深入骨骱,胶结难愈,因而化痰祛瘀就成为痹证夹痰夹瘀时常用的辅助治疗。

（三）分证论治

1. 风寒湿痹：

[症状] 关节肌肉疼痛、酸楚、重着，游走不定，可伴关节肌肉肿胀，屈伸不利，亦可有肌肤麻木不仁，阴雨天诸症加重，舌苔薄白或薄腻，脉弦紧或濡缓。

[证候分析] 风寒湿邪侵袭，留着关节、肌肉，痹阻经络，气血运行不畅，故关节肌肉疼痛、酸楚、重着；风者善行而数变，故风邪侵袭而痛无定处；湿性重浊而粘滞，故湿邪留着而肿胀重着；风湿相搏，经络失和，故关节不利，肌肤不仁；阴雨天寒湿偏重，故诸症加重；苔薄白、脉弦紧为风寒偏重，苔薄腻、脉濡缓为寒湿偏盛之象。

[治法] 祛风散寒，除湿通络。

[方药] 薏苡仁汤加减。本方功能温经散寒除湿，祛风通络，用于风寒湿痹关节肌肉酸痛、沉重者。

药用羌活 10g、独活 10g、威灵仙 15g 祛风除湿，桂枝 10g、川乌 3g 温经散寒，苍术 6g、薏苡仁 15g 苦温燥湿，当归 10g、川芎 6g 活血通络。

加减：若风邪偏盛，疼痛游走者，加防风 6g、寻骨风 10g、秦艽 10g 祛风；湿邪偏重，关节肿胀重着者，加防己 10g、蚕沙 10g 祛湿；寒邪偏盛，疼痛固定者，加麻黄 3g、制附子 5g 散寒；痛在上肢者，加桑枝 10g、姜黄 10g 以引药上行；痛在下肢者，加牛膝 10g、木瓜 15g 引药下行；肌肤麻木者，加豨莶草 15g、路路通 10g、海风藤 15g 疏经通络。

2. 风湿热痹：

[症状] 肌肤或关节红肿热痛，屈伸不利，步履艰难，或有红斑结节，或伴有发热，口渴不欲饮，小便赤黄，舌质红，苔黄腻，脉濡数或滑数。

[证候分析] 热为阳邪，与风湿相合，交阻于经络关节，故局部红肿灼热疼痛、屈伸不利，步履艰难；邪热偏重，则见红斑结节、发热等症；湿热为患，虽口渴而不欲饮；舌质红、苔黄腻、脉濡数或滑数，皆为湿热之象。

[治法] 清热通络，祛风除湿。

[方药] 白虎加桂枝汤、宣痹汤加减。白虎加桂枝汤祛风清热通络，用于风热偏盛，高热口渴，汗出烦闷，脉数者；宣痹汤清热除湿通络，用于湿热阻络，下肢关节肿痛，舌苔黄腻者。

药用桂枝 6g、防风 6g 解表散邪，通阳宣痹；知母 10g、石膏 30g 甘寒清热；黄柏 10g、防己 10g、薏苡仁 15g、蚕沙 10g、滑石 10g、赤小豆 10g 清热利湿；银花藤 10g、连翘 10g、栀子 10g 清泄郁热，清利湿热。

加减：皮肤出现红斑结节者，加生地黄 10g、赤芍 10g、丹皮 10g、丹参 10g 清热凉血；若表证明显，恶风、发热、咽痛等，可加用清热解表之品，如牛蒡子 10g、桑叶 10g、虎杖 10g 等。

若寒热错杂，肢体肌肉关节红肿热痛，但局部畏寒，舌红苔白或舌淡苔黄，脉弦数或弦紧者，治当温清并用，可用桂枝芍药知母汤加减，药如桂枝 6g、麻黄 3g、制附子 6g、白术 10g、知母 10g、黄柏 10g、白芍 10g、甘草 3g 等。

若邪热化火，壮热烦渴，关节红肿热痛，舌红少津者，治当清热凉血通络，用犀角汤加减，药用水牛角 10g、黄连 3g、栀子 10g、升麻 10g、茵陈 15g、金银花 10g、连翘 10g、生地 10g、防己 10g 等。

3. 痰瘀痹阻：

[症状] 肌肉、关节刺痛，固定不移，或关节肌肤紫黯、肿胀，按之稍硬，肢体顽麻或重着，或关节僵硬变形，屈伸不利，有硬结、瘀斑，舌质紫黯或瘀斑，苔白腻，脉弦涩。

[证候分析] 痰浊与瘀血互结，留阻经络、关节、肌肉，瘀阻脉络，故肌肉关节肿胀刺痛；痰瘀留于肌肤，则见痰核、硬结或瘀斑；邪气深入筋骨，致骨变筋缩，关节僵硬变形，难以屈伸；痰瘀阻滞，经脉肌肤失去气血荣养，故肢体肌肤顽麻不仁；舌质紫黯或有瘀斑，舌苔白腻，脉弦涩，为痰阻血瘀之征象。

[治法] 化痰祛瘀，搜风通络。

[方药] 双合汤、桃红饮加减。双合汤养血活血，健脾化痰，标本兼顾，用于痰瘀阻络之证；桃红饮活血化瘀，祛风通络，用于痹证日久，瘀血阻络之证。

药用桃仁 10g、红花 6g、当归 10g、川芎 10g 活血化瘀，通络止痛；白芍 10g 养血和营；半夏 10g、陈皮 6g、白芥子 10g 燥湿化痰；茯苓 10g 健脾除湿；威灵仙 10g 祛风通络。

加减：痰留关节，皮下有结节者，可加胆南星 6g 化痰散结；痰瘀不散，疼痛不已者，加炮穿山甲 10g、白花蛇 10g、全蝎 3g、蜈蚣 2 条、地龙 10g 等以搜剔络道；若痰瘀化热，局部红赤者，加连翘 10g、金银藤 10g、黄柏 10g、丹皮 10g 清热。

4. 久痹正虚：

[症状] 痹证日久不愈，筋肉、关节疼痛肿大，僵硬畸形，肌肉瘦削，兼见腰膝酸软，脊以代头，尻以代踵，畏寒喜睡，手足不温，或骨蒸劳热，自汗盗汗，口渴不欲饮或饮不多，舌质红或淡，苔薄或少津，脉沉细弱或细数。

[证候分析] 肝主筋，肾主骨，肝肾两虚，筋骨失于濡养，故筋肉、关节疼痛，久则僵硬畸形，甚则脊以代头，尻以代踵。偏阳虚者，则畏寒喜暖，手足不温；偏阴虚者，则骨蒸劳热，自汗盗汗；舌脉所见，亦为肝肾亏虚之象。

[治法] 培补肝肾，通络止痛。

[方药] 独活寄生汤加减。本方具有补肝肾、益气血、祛风湿、通经络之功，用于痹证日久，气血亏虚，肝肾不足者。

药用独活 10g、桑寄生 10g 祛风湿，补肝肾，强筋骨，除痹痛；防风 6g、秦艽 10g 祛风化湿止痛；桂枝 10g、细辛 3g 温经通络；牛膝 10g、杜仲 10g 补益肝肾；党参 10g、茯苓 10g、当归 10g、川芎 10g、生地黄 10g、白芍 10g 养血活血；甘草 3g 调和诸药。

加减：偏于肾阴虚者，加枸杞子 10g、山萸肉 10g、首乌 10g、桑椹子 10g、女贞子 10g、墨旱莲 10g 等滋补肾阴；阴虚内热，低热不净者，加青蒿 10g、鳖甲 10g、地骨皮 10g 等养阴退热；偏于肾阳虚者，加鹿角片 10g、仙灵脾 10g、仙茅 10g、肉苁蓉 10g 温肾助阳。

痹证久治不愈，迁延日久，致气血两虚，气短乏力，面色少华，易于汗出，舌质淡，脉细弱者，治当益气养血，和营通络，可用黄芪桂枝五物汤加减，药用黄芪 12g、人参 3g、当归 10g、白芍 10g、桂枝 10g、大枣 5 枚、甘草 3g 等。

【其他疗法】

（一）单方、验方

1. 鸡血藤 18～24g，生地 18～30g，防风 9g，秦艽 9g，没药 9g，益母草 12～18g，威

灵仙 12g，独活 9g，防己 12g，乳香 9g，水煎服。适用于寒热错杂证。

2. 桑枝 30~60g，虎杖根 15g，金雀花根 30g，臭梧桐根 30g，红枣 10 枚，每日 1 剂，水煎 2 次分服。适用于风湿阻络证。

3. 桑枝 2500g，西河柳 250g，水煎去渣，加蜂蜜 250g，文火熬膏，每服 12g，开水调服，早晚各 1 次。适用于湿热阻络证。

4. 雷公藤根去皮 5~15g，生甘草 5g，煎水服用，每日 1 剂，14 天为 1 疗程。适用于痹证重证。本方不宜久服，肝功能损害者忌服。

5. 青风藤、海风藤、穿山甲、钻地风、五加皮各 30g，白酒 500mL，装入罐内，隔水蒸煮 1 小时，去药留酒，早晚各服 30~50mL。适用于痹证各证型。

（二）中成药

1. 小活络丸：化痰祛瘀，活血通络。主治痹证日久，痰瘀阻络，肌肉、关节刺痛，固定不移，或关节僵硬变形，屈伸不利，周身麻木。口服，每次 1 丸，每日 1~2 次。

2. 尪痹冲剂：补益肝肾，散寒通络。主治寒湿阻络，肝肾不足者。口服，每次 1 袋，每日 2~3 次。

3. 益肾蠲痹丸：补肾壮督，搜风通络。主治久痹肾虚，风寒阻络。口服，每次 5g，每日 2~3 次。

4. 正清风痛宁：祛风通络止痛。用于痹证肢体关节肿痛。口服，每次 3~4 片，每日 3 次。

5. 风湿马钱片：祛风除湿，活血止痛。用于风寒湿痹、顽痹。口服，成人每次服 4 片，每日 3 次，空腹温开水送服。7 岁以上小儿服成人 1/2 量。

（三）外治法

1. 艾叶 200g，煎汤热浴，忌风。

2. 海桐皮、桂枝、海风藤、路路通、宽筋藤、两面针各 30g，水煎，趁热熏洗关节，每日 1~2 次，每次 20~30 分钟，坚持 1 个月以上。

3. 川乌、草乌、松节、生南星、生半夏各 30g，研末，酒浸，擦患处，每日 1 次。本方有毒，不可内服。

4. 石菖蒲 120g，小茴香 60g，食盐 500g，同炒热，布包外敷患处。

5. 干姜 3g，桂枝、赤芍、当归各 2g，羌活、葛根、川芎、海桐皮、姜黄、乳香各 1g，分装于约 25cm×15cm 布袋中（每袋量 9~12g）缝口，置蒸锅中加热，至蒸气透出布袋，取出，稍降温至 40~42℃时热敷患处，或加直流电导入。

【预防调护】

本病的预防应首先注意改善生活及工作环境，避免久处湿地，感受寒湿，注意保持室内干燥，温度适宜，阳光充足。平时要加强体育锻炼，注意调护正气，减少感邪机会。对于水下作业或接触水湿者，应严守防护制度。

患病之后应加强调护，疼痛剧烈者，须卧床休息，给予生活上的照顾。恢复期方可下床活动。风湿阻络证、寒湿阻络证、气血不足证应注意保暖，避免受凉而加重或复发。湿热痹阻证、热毒痹阻证的发作期饮食宜素半流，忌肥脂油腻、辛辣。肝肾不足证可予猪或牛羊脊髓或筋类等食物以强筋壮骨。肢体活动不利，且病情稳定者，可加强肢体功能的锻炼，但须注意循序渐进，活动量适宜。关节畸形者，活动宜缓慢，防止不慎跌仆而致骨折。如进服有毒性的药物，应留心观察服药后的反应，注意病人的神情，有无唇麻、头晕、心悸、气急等症状的出现。如有以上表现，应及时采取必要的解毒或急救措施。

【临证提要】

1. 痹证虽然多因风、寒、湿、热等邪所致，但以风邪为著，夹杂它邪伤人。故早期以祛风散邪为急，并根据寒热之偏盛，分别予以散寒、除湿、清热等法。

2. 痹证日久，由于邪气耗伤气血、肝肾，故治疗应以扶正为主，侧重养血和营，培补肝肾。同时，由于正虚不能抗邪，风寒湿热之邪久稽不去，并可出现痰瘀交阻，虚实夹杂证候；所以又应兼以搜风散寒，除湿通络，化痰祛瘀，标本同治。若虚体或产后受邪罹痹，尤当注意扶正祛邪，可选黄芪桂枝五物汤、三痹汤加减。

3. 邪伏较深者，用虫类搜风通络药，前人谓"风邪深入骨骱，如油入面，非因虫蚁搜剔不克为功"。故称虫类药有"剔络"、"松动病根"的功用，为"截风要药"。久痹邪伏较深，或热痹不能控制，往往使用虫类药获效甚显。凡虫类药，作用均较猛烈，祛风散结通络之力较强，但性多偏辛温；有毒或小毒，能破气耗血伤阴，故使用时必须中病即止，不可久服；体虚者必须在扶正的基础上配合使用；且用量宜小不宜大。

4. 治疗顽固性痹痛，常选择具有毒性的药物如川乌、草乌、马钱子、雷公藤等往往获得显效。但在运用时，应注意以下几点。①注意炮制法。如雷公藤须去皮，马钱子一般不入煎剂。②川草乌宜先用制的，如无效再用生的，但生用者须久煮 1 小时以上。③要严格掌握用量。药量应根据病情、体质而定，一般应由小量递增。如制川草乌初用各 1.5g，无反应者，可增加到 3～5g。④为防止中毒，可加甘草同煎。⑤注意药后反应，如有唇舌发麻、头晕、心悸，脉迟有歇止者，为中毒反应，应立即停药，并予解毒处理。

5. 痹证反复发作，内舍于脏腑，出现五脏痹，其中以心痹为多见，可出现心悸、浮肿等症，可参照心悸、水肿等病篇辨治。

【医案精选】

1. 施今墨医案：

艾××，男，28 岁。一年多来遍身痛楚，天气变化，症更加重。经常有疲劳感，体力日渐不支，饮食二便尚属正常，舌苔薄白，六脉沉软无力。

辨证：工作生活地处阴寒，汗出当风，病邪乘虚而入，积蓄日久，治未及时，风寒之邪由表及里，邪入日深，耗伤气血，六脉沉软无力，为正气不足之象。

正虚邪实，当以搜风、逐寒、益气、活血治之。

处方：川附片 15g，乌蛇肉 30g，杭白芍 10g，制全蝎 4.5g，川桂枝 10g，酒地龙 10g，酒川芎 4.5g，西红花 3g，酒当归 12g，酒玄胡 6g，生、熟地各 6g，石楠藤 12g，北细辛 3g，炙甘草 10g。

二诊：初服 2 剂无效，继服 2 剂，周身如虫蚁蠕动。疼痛有所减轻，遂又连服 4 剂，自觉全身较前清爽舒畅，但仍易感疲劳。患者疼痛减轻，周身清爽，是风寒之邪已被祛动；仍感疲劳，乃正气不足。拟加用益气之药，扶正祛邪，一鼓作气以收全功。前方去红花、元胡，加党参 15g，黄芪 30g，姜黄 10g，附片加至 30g。

三诊：服药 6 剂，疼痛减轻甚多，精神转旺，嘱再服 10 剂后，原方改为丸药再服。

按：年届四七，本当身强力壮，然久居阴寒之地，感受风寒，又未得及时驱散，而耗伤气血，证属正虚邪实。而治疗从何入手恰是本案的精彩之处，虽本虚标实，而先重治标，搜风、逐寒、活血兼顾补肾，4 剂而痛减、周身如有蚁动，再进症情更减，继则加以益气培元而尽全功，深值回味。标本缓急的判断及处理正是大医经验的集中体现。

（《施今墨临床经验集》）

2. 周仲瑛医案：

陈某，男，57 岁，教师。四肢关节反复肿痛 1 年，叠进中西药治疗效果不佳，已全休半年。刻下四肢关节疼痛不已，上肢为著，腕指小关节尤甚，红肿灼热，手指梭形肿胀，局部色素加深，形体消瘦，步履困难，口干苦，舌苔黄厚腻，前部中空，质暗红，脉小弦滑。从风湿热毒留著，痰瘀互结治疗。投清热化湿、解毒宣痹之剂。

处方：秦艽、防己、鬼箭羽、白薇各 12g，防风 5g，黄柏、苍术、炙僵蚕、广地龙各10g，土茯苓 15g，苍耳草 20g，炮山甲 6g。

药服 8 剂，肿势减轻，疼痛好转，原方加生地 12g，炙全蝎 3g，乌梢蛇 10g 以养阴除痹，再投 30 剂。

经治疗病情稳步好转，肿痛显减，但觉酸楚，关节活动恢复正常，苔化未净，舌红中空，脉小弦数。证属湿热不净，阴伤气耗之候。

处方：生黄芪、生地、土茯苓、透骨草各 15g，石斛、木防己、漏芦各 12g，广地龙、乌梢蛇、黄柏、知母、当归各 10g，炙全蝎 3g，炒苍术 6g，炮山甲 5g。25 剂。

药后关节肿痛基本消失，精神亦振，纳佳，寐安。

按：本案证属热痹、顽痹，因风湿热毒留着，痰瘀互结，伤阴耗气所致，实中夹虚之候，故先从标治，予祛风、化湿、清热解毒、涤痰、祛瘀之剂，病邪渐退，正虚较显时分步加入养阴益气之品扶正祛邪，若起手即大剂补益恐有助邪之弊。

（《周仲瑛临床经验辑要》）

<h2>自 学 指 导</h2>

【重点难点】

1. 痹证是由风、寒、湿、热外邪闭阻经络，气血运行不畅，而引起肢体、关节、肌肉的疼痛、肿胀、重着或麻木的一类疾病。

2. 其发病因素以正气不足为内因，而风、寒、湿、热为外因，其中尤以风、寒、湿三者杂至而致病者为多。病初以邪实为主，病位在肌表经络；病久则以虚实兼夹证偏多，并可内及脏腑，表现为肝肾、气血不足。不论邪实或正虚，病久均可导致津聚成痰，血滞为瘀，痰瘀互结的病理变化。

3. 治疗实证以祛邪为主，分别采用祛风散寒，除湿通络，或疏风清热，祛湿通络，化痰行瘀，活血通络法；虚证以培本为主，补养气血或培补肝肾，虚实夹杂者应根据病邪的偏胜酌情选用相应治法。

【复习思考题】

1. 痹证的病因有哪几个方面？其主要病机是什么？
2. 痹证的辨治原则是什么？
3. 试述痹证寒湿痹阻证、湿热痹阻证的症状、治法及方药。
4. 痰瘀痹阻证是如何形成的？临床应如何辨证治疗？
5. 使用乌头类剧毒药治疗痹证应注意什么？

【常见文献摘录】

1.《素问·痹论》："五脏皆有所合，久而不去者，内舍于其合也。故骨痹不已，复感于邪，内舍于肾。筋痹不已，复感于邪，内舍于肝。脉痹不已，复感于邪，内舍于心。肌痹不已，复感于邪，内舍于脾。皮痹不已，复感于邪，内舍于肺。所谓痹者，各以其时，重感于风寒湿之气也。"

2.《金匮·中风历节病篇》："诸肢节疼痛，身体尪羸，脚肿如脱，头眩短气，温温欲吐，桂枝芍药知母汤主之。""……身体羸瘦，独足肿大，黄汗出，胫冷，假令发热。便为历节也。""病历节，不可屈伸，疼痛，乌头汤主之。"

3.《诸病源候论·四肢拘挛不得屈伸候》："此由体虚，腠理开，风邪在于筋故也。春遇痹为筋痹则筋屈。邪客关机，则使筋挛。邪客于足太阳之络，令人肩背拘急也……"

4.《三因极一病证方论·叙痹论》："大抵痹之为病，寒多则疼，风多则行，湿多则著。在骨则重而不举，在脉则血凝不流，在筋则屈而不伸，在肉则不仁，在皮则寒，逢寒则急，逢热则纵。又有血痹，以类相从。"

5.《张氏医通·痹》："血痹者，寒湿之邪，痹著于血分也。辛苦劳动之人，皮腠致密，筋骨坚强，中有风寒湿邪，莫之能客。唯尊荣奉养之人，肌肉丰满，筋骨柔脆，素常不胜疲劳，行卧动摇，或遇微风，则能痹著为患，不必风寒湿三气杂至而为病也。"

6.《医宗必读·痹》："治外者，散邪为急，治脏者，养正为先。治行痹者，散风为主，御寒利湿，仍不可废，大抵参以补血之剂。盖治风先治血，血行风自灭也。治痛痹者，散寒为主，疏风燥湿仍不可缺，大抵参以补火之剂，非大辛大温，不能释其凝寒也。治着痹者，利湿为主，祛风解寒亦不可缺，大抵参以补脾补气之剂，盖土强可参胜湿，而气足自无顽麻也。"

第二节　痿　证

【目的要求】

1. 了解痿证的特征。
2. 掌握病因有外感、内伤之分。外感属实，内伤多虚，病久必致耗伤肝肾精血，筋脉失于濡养。
3. 熟悉辨治要点和"治痿独取阳明"的原则以及各证型的证治。
4. 了解针灸、推拿、肢体锻炼活动等多种辅助治疗方法。

【自习时数】

3 学时。

痿证指肢体筋脉弛缓，手足软弱无力，不能随意活动，日久而致肌肉萎缩的一种病证。

痿，同萎，犹如草木枯萎不荣。临床上以下肢痿弱不能行走为多见，故古有："痿躄"之称。"躄"，指足弱无力，不能任地之意。《素问玄机原病式·五运主病》云："痿，谓手足痿弱，无力以运行也。"

痿证的记载首见于《内经》，《素问·痿论》是讨论痿证的专篇。指出："肺热叶焦，则皮毛虚弱急薄著，则生痿躄也。心气热，则下脉厥而上，上则下脉虚，虚则生脉痿，枢折挈，胫纵而不任地也。肝气热则胆泄口苦，筋膜干，筋膜干则筋急而挛，发为筋痿。脾气热，则胃干而渴，肌肉不仁发为肉痿。肾气热，则腰脊不举，骨枯而髓减，发为骨痿。"指出了痿证的主要原因是内热伤津，宗筋失润，以致痿软弛纵，发为痿证。并根据肺主皮毛、心主血脉、肝主筋膜、脾主肌肉、肾主骨髓等所属关系，提出"痿躄"、"脉痿"、"筋痿"、"肉痿"、"骨痿"等不同名称。治疗上提出"治痿独取阳明"的原则，"论言治痿者，独取阳明，何也？曰：阳明者，五脏六腑之海，主润宗筋，宗筋主束骨而利机关也"。并指出"各补其荥而通其俞，调其虚实，和其逆顺"是针刺治疗痿证的原则。

隋代巢元方已明确从外感内伤两方面分析病因，《诸病源候论·风身体手足不随候》即论述其主因是外受风邪，内由脾胃亏虚，并运用脏腑经络理论，对其病理作了阐发。巢氏说："手足不随者，由体虚腠理开，风气伤于脾胃之经络也。"宋代陈言《三因极一病证方论·五痿叙述》也阐明了痿证的病机特点是"内脏精血虚耗，营卫失度……使皮毛、筋骨、肌肉痿弱无力以运动"。金元时期张子和十分强调火热在发病上的重要性，指出"大抵痿之为病，皆因客热而成……故痿躄属肺，脉痿属心，筋痿属肝，肉痿属脾，骨痿属肾，总因肺受火热之故，相传于四脏，痿病成矣"。他明确提出了"痿病无寒"的论点，认为治痿与治痹大异，"若痿作寒治，是不刃而杀之也"。元代朱丹溪《丹溪心法》则另列专篇论述痿躄证治，治疗痿证的虎潜丸等名方，亦为朱氏所创。朱丹溪《局方发挥》还指出："泻南方则肺金清而东方不实，何脾伤之有，补北方则心火降而西方不虚，何肺热之有，阳明实则宗筋润，能束骨而利机关矣。治痿之法，无出于此。"明代张景岳《景岳全书·痿证》认为痿证非皆属火证，"元气败伤则精虚不能灌溉，血虚不能营养者，亦不少矣"。治疗上提出"当酌寒热之浅深，审虚实之缓急，以施治疗"。清代邹滋九在《临床指南医案·痿》按语中，将痿证病机概括为："肝肾肺胃四经之病，"由气血津精不足，不能灌溉筋脉所致。

痿证可见于神经系统和肌肉损害引起的肢体弛缓性瘫痪，如多发性神经炎、急性脊髓炎、进行性肌萎缩、重症肌无力、周期性麻痹、肌营养不良、癔病性瘫痪和表现为软瘫的中枢神经系统感染后遗症等，具有痿证特征者，均可参考本篇辨证治疗。

【病因病机】

（一）病因

痿证的病因主要是由感受温热或水湿之邪，或饮食不当，久病劳欲所致。

1. 温热犯肺：温邪上受，热毒壅肺，或热病后期，余热未清，邪热耗灼肺津，不能输津于皮毛，润泽五脏，以致四肢筋脉失养，痿弱不用。此即《素问·痿证》所云："五脏因肺热叶焦……发为痿躄。"

2. 水湿（热）浸渍：久居湿地，水中作业，涉水淋雨，而致湿邪侵袭，郁而化热；湿热浸淫，阻滞经脉，营卫运行不利，肌肉筋脉失养，发为痿证。如《素问·痿论》：篇"有渐于湿，以水为事，著有所留，居处相湿，肌肉濡渍，痹而不仁，发为肉痿。"《素问·生气通天论》篇："湿热不攘，大筋软短，小筋弛长，软短为拘，弛长为痿。"

3. 饮食不当：过食肥甘厚味，或嗜酒无度，损伤脾胃，湿自内生，湿积蒸热，湿热浸淫筋脉，渐而成痿。如《症因脉治·内伤痿证》云："脾热痿软之因，或因水饮不谨，水积热生；或因膏粱积热，湿热伤脾……故常痿软。""湿热痿软之因，时令之湿热加临，肥甘之湿热内积，或湿热中于皮肤，传舍经络，湿热伤筋，则弛长为痿矣。"

4. 久病劳欲：久病不愈，素体亏虚，或劳役太过，房事不节，以致脾胃虚弱，气血津液生化乏源；或肝肾亏损，精血虚耗，筋脉肌肉失养，肢体痿弱不用。如《医宗必读·痿》云："阳明虚则宗筋纵，带脉不行，故足痿不用也。"《素问·痿论》篇说："思想无穷，所愿不得，意淫于外，入房太甚，宗筋弛纵，发为筋痿。"

此外，若情志失调，五志之火上烁肺金，肺津失布，不能灌溉五脏，五脏之阴日耗；肢体失养，亦可发生痿证。

综上所述，病因可分为外感和内伤两大类，但外感致痿又每易导致内脏气血津液、精髓的亏虚，转为内伤痿证，而致缠绵难治。

（二）病机

1. 病变机制为津液、气血、精髓亏耗，筋脉失于濡养：本病发病机制总由津液、气血、精髓亏耗，不能濡养肌肉、筋脉所致。津液、气血、精髓来源于后天水谷精微之化生，为脏腑、肢体、筋脉功能活动的物质基础。津液能濡养肌肤，濡润关节、筋脉；气血能营养脏腑，灌溉四肢百骸。若湿热毒邪犯肺，肺受热灼，耗伤津液，则肌肤筋脉失其濡养，可致手足痿弱不用。或因脾胃虚弱，运化不健，气血生化乏源，脾不能为胃行其津液，肌肉、筋脉失于濡养，以致肢体痿软无力。精血同源，互为转化相生。精藏于肾，肾主骨，生髓；血藏于肝，肝主筋。若久病体虚，劳欲太过，肝肾精血亏损，不能濡养筋骨，皆可导致骨弱筋软无力。

2. 温邪、湿热致痿者属实，但可由实转虚，久则虚多实少：温邪、湿热等病邪形成的痿证，病起之时，因邪热偏重，阴津耗伤不甚，故属实证。若邪留不去，久必伤正。如温热病邪在肺，每易耗伤肺胃津液。湿热留注，则易耗伤肝肾阴血。最后因津液、气血，精髓严重亏耗，病情由实转虚，表现为虚实夹杂证；继则虚多实少，以虚为主。此外，由于

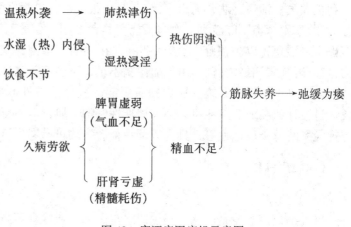

图49 痿证病因病机示意图

痿证与津液、气血的输布失调有关，故还须注意津凝成痰，血滞为瘀，夹痰夹瘀之变。如热灼津液，每易炼液成痰，气血亏虚，运行不畅，又可血郁成瘀等。

3. 病变脏器关系到肺、脾（胃）、肝、肾，但以肝肾为主：痿证病缘津液、气血、精髓亏虚，不能濡养肌肉筋脉所致。而津液、气血、精髓又赖肺、脾（胃）、肝、肾的生成敷布，通过脾胃的生化，肺的布散，肝的藏收，肾的施布，相互协调为用。但重点在于肝肾，因肝肾主藏精血，本病迁延日久，势必损及肝肾，耗伤精血，而致肌肉消瘦，筋骨痿弱不用。

【病证鉴别】

1. 痹证：痹证亦有关节活动障碍，肌肉萎缩，但痹证多由正气不足，感受风寒湿热之邪，痹阻于经络关节之间，而致骨节重着、麻木、疼痛，部分病人因痹症日久，瘀痰互结，导致骨节畸形、肿大，活动障碍，严重者发展为肌肉萎缩。但痹证有明显的疼痛症状，而痿证肢体软弱无力，活动障碍，甚至肌肉萎缩、萎废不用。

2. 中风：中风常有半身不遂，多由风痰瘀阻经络所致。病见一侧上下肢偏废不用，手足拘急，久则患肢肌肉枯瘦。而痿证系外感温邪或湿热之邪，内伤饮食不当，久病劳欲，致津液、气血、精髓亏耗，筋脉失于濡养。症见肢体痿软不用，肌肉萎缩，以两下肢为多见。

【辨证论治】

（一）辨证要领

本病辨证重在审察虚实，辨明所在脏腑。痿证外感初病多实，内伤久病多虚。若起病急骤，病情发展较快，初起见发热等外感症状，肢体不用，肌肉萎缩不明显，伴有拘急麻木、疼痛，因湿、热、痰、瘀所致者多属实证；若起病缓慢，经久不愈，肢体弛缓不痛，肌肉痿瘦明显者多为虚证。虚证和实证每多兼夹，或实中有虚，或虚中有实。实证中如见初有发热，或低热未退，伴口红口干，脉细数者，多属肺热伤津；如痿见于下肢，有感受湿邪等病史，伴舌苔黄腻，脉滑者，多属湿热浸淫。虚证中如以纳少便溏、肌肉萎缩为主症者，多属脾胃虚弱；以腰脊酸软，头眩遗精为主者，多属肝肾亏虚。

（二）治疗要点

痿证应分虚实论治，实证以祛邪为主，虚证以补养为主。肺热津伤者，治以清热润燥；湿热浸淫者，治予清热利湿。脾胃虚弱者，治宜健脾益气；肝肾亏虚者，治当滋养肝肾。虚实兼杂，宜分别主次兼顾调治；夹瘀、夹痰者，酌配祛瘀、化痰、通络之剂。

《素问·痿论》确立了"治痿独取阳明"的治则。阳明指胃而言，"独取阳明"意即治疗痿证当重视调治脾胃，一般包括补益后天或清化阳明湿热。《素问·痿论》指出："阳明者，五脏六腑之海，主润宗筋，宗筋主束骨而利机关也。"肺之津液来源于脾胃，肝肾的精血亦有赖于脾胃的生化。若脾胃虚弱，受纳运化功能失常，津液精血生化不足，肌肉筋骨失养，则肢体痿软，不易恢复。所以凡属胃津不足者宜益胃养阴，脾胃虚弱者应健脾益气，使脾胃功能健旺，饮食得增，气血津液充足，脏腑功能转旺，筋脉得以濡养，有利于痿证的恢复。因为阳明是五脏六腑之海，主润宗筋，宗筋主束骨而利机关。津液、精血均来源于脾胃，若脾胃运化不健，津液、精血化源匮乏，筋脉失其濡养，则为痿躄不用。故历代医家多宗此治则，从补益脾胃着眼，凡属胃津不足者，宜益胃养阴；脾胃气虚者，宜健脾益气。脾胃运化得健，自能生化气血津液，濡养筋脉。故不论是选方用药，或针灸取穴，都须重视"独取阳明"的原则。

（三）分证论治

1. 肺热津伤：

[症状] 初起可有发热、咳嗽、头痛、有汗，全身肌肉疼痛。数天后热退，疼痛渐缓，而局部肢体痿软无力，皮肤干燥，心烦口渴，呛咳咽燥，小便黄少，大便干，舌质红，苔黄，脉细数。

[证候分析] 温热毒邪，侵犯肺卫，肺失宣肃，故发热、头痛、咳嗽；热淫肌腠，则全身肌肉疼痛；邪热虽已减退，但因肺津胃液耗伤，津液不能敷布以濡养筋脉肌肤，故肢体痿软，皮肤干燥；津不上承，则咽干呛咳，心烦口干；小便黄少，大便干结，舌质红、苔黄，脉细，均为邪热伤津耗液之征。

[治法] 清热润燥，养肺生津。

[方药] 清燥救肺汤、沙参麦冬汤加减。前方清燥润肺，益气养阴，适用于燥热内盛，气阴两伤，身热口渴，呛咳，气促。后方甘寒生津，清养肺胃，用于肺胃津伤，口燥咽干，干咳无痰，舌红无苔等症。

药用沙参 10g、麦冬 10g、百合 10g、玉竹 10g 养肺生津；石膏 20g、芦根 15g、天花粉 15g 清热润燥生津，杏仁 10g、桑叶 10g 轻宣润肺。

若热甚口渴，有汗，重用石膏 40g，并加知母 10g、淡竹叶 10g、青蒿 10g、山栀 10g 清泄里热；口咽干燥，呛咳无痰，加瓜蒌皮 10g、桑白皮 10g、川贝母 10g、枇杷叶 10g 清润肃肺；热退后精神不振，纳食减退者，去石膏，酌加山药 15g、石斛 10g、白术 10g、谷芽 12g 补脾养胃。

2. 湿热浸淫：

[症状] 肢体逐渐出现痿软无力，尤以下肢为多见，或麻木、微肿，扪之微热，喜凉，或有发热，胸脘痞闷，小便短赤灼热，舌苔黄腻，脉细数。

[证候分析] 湿热浸淫肌肤，留注经脉，气血阻滞，故见肢体痿软无力；湿性趋下，故以下肢不用为多；湿热壅滞筋脉，则局部有热感，喜凉，或有发热；湿热中阻，则见胸脘痞闷；湿热下注，则小便短赤灼热；舌苔黄腻、脉细数，皆为湿热之征。

[治法] 清热利湿，疏通筋脉。

[方药] 四妙丸加味。本方功能清热利湿通络，治湿热留注筋脉之痿证、痹证。

药用苍术 10g、黄柏 10g 燥湿清热，草薢 10g、防己 10g、薏苡仁 15g、泽泻 10g、晚蚕砂 10g、木瓜 15g、牛膝 10g、五加皮 10g 利湿通络。

湿偏盛，舌苔白腻，肢体重滞肿胀，胸脘痞闷明显者，酌加厚朴 5g、茯苓 10g、陈皮 6g 化湿理气；长夏雨季，暑邪夹湿，加藿香 10g、佩兰 10g 芳香化湿；热伤阴津，形体消瘦，手足心热，下肢有热感，心烦口干，舌红少苔，脉数者，去苍术之温燥，加生地 10g、麦冬 10g、龟板 10g、石斛 10g 等养阴生津；如兼有瘀血阻滞，肢体麻木不仁，关节活动不利，足软，有痛感，舌质紫，脉涩者，酌加当归 10g、赤芍 10g、桃仁 10g、红花 6g、穿山甲 10g 活血通络；热不显，局部有冷感，去黄柏，加桂枝 10g 温经通脉。

3. 脾胃虚弱：

[症状] 肢体痿软无力，逐渐加重，肌肉渐见痿瘦，神倦气短，食少，便溏，面浮不华，苔薄白，脉细。

［证候分析］　脾胃虚弱，气血化源不足，不能充养肌体、筋脉，故肢体痿软，肌肉痿瘦逐渐加重；脾虚失健，则神倦气短，纳少便溏；气虚不能运化水湿则面浮；苔薄白，脉细为脾气虚弱之征。

［治法］　健脾益气。

［方药］　参苓白术散加减。本方健脾补气，治脾胃虚弱，气血生化不足，筋脉失于濡养的痿证。

药用党参10g、黄芪10g、白术10g、淮山药15g、扁豆10g、莲子肉10g益气健脾，茯苓10g、薏苡仁15g利湿扶脾，砂仁3g、陈皮5g和胃理气，红枣5枚、甘草3g和胃调中。

若夹痰者，加半夏10g化痰；夹湿热者，配苍术10g、黄柏10g燥湿清热；气血亏虚，面色不华者，重用党参15g、黄芪30g，并加枸杞10g、桂圆肉10g补气养血，亦可配服归脾丸调治。

4. 肝肾亏虚：

［症状］　起病缓慢，肢体软弱无力，或下肢不用，肌肉瘦削，腰脊两膝酸软，伴有眩晕，耳鸣，遗精，遗尿，妇女月经不调等，舌红少苔，脉细数。

［证候分析］　肝肾亏虚，精血不能濡养筋骨筋脉，渐致成痿。腰为肾之府，肾主骨，精髓不足，则腰脊酸软，两膝无力，肌肉消瘦，胫骨显露；精血亏虚，不能上注耳目，则耳鸣目眩；肾虚固摄无权，而见遗精、遗尿；肝肾亏虚，冲任失调，故月经不调；舌红、脉细数均为阴血亏虚之象。

［治法］　补益肝肾，滋阴清热。

［方药］　虎潜丸加减。本方滋阴降火，强壮筋骨。用于肝肾不足，阴虚火旺，筋脉痿软，腿足瘦削，步履无力，腰酸等症。

药用生熟地各10g、龟板10g、知母10g、黄柏10g滋阴清热，白芍10g、首乌10g、枸杞10g养血柔肝，虎骨15g、杜仲10g、牛膝10g强筋壮骨。

若面色萎黄无华，心慌，舌质淡红，脉细弱，气血两虚明显者，酌加党参10g、黄芪10g、当归10g、鸡血藤10g益气养血通络；病久阴损及阳，怕冷，阳痿，小便清长，舌质淡红，脉沉细者，去知母、黄柏，酌加鹿角片10g、锁阳10g、补骨脂10g、仙灵脾10g、巴戟天10g、附子6g、肉桂3g等温肾助阳之品，并配服紫河车粉1g。

【其他疗法】

（一）单方、验方

1. 石斛、淮牛膝、桑白皮各30g，甘草6g，水煎服，1日2次。治肺热伤津痿证。

2. 大麦米去皮60g，薏苡仁60g，土茯苓90g，同煎为粥，煮熟后去土茯苓常服，治湿热浸淫痿证。

3. 鹿角片300g，酒浸1夜，熟地120g，附片45g，用大麦和蒸熟，焙干为末，大麦粥和为丸，每日3次，每次7g，米饭送服，治肝肾不足痿证。

4. 烤干牛骨髓粉300g，黑芝麻300g，略炒香，研末，加白糖适量合拌，每服9g，每日2次。用于肝肾不足证。

5. 猪或牛、羊脊髓250g，煮熟、喝汤；并将煮熟的脊髓加入炒米粉搅拌和匀，加适量白糖，每天2～3匙，开水调熟食用。用于肝肾不足证。

（二）中成药

1. 虎潜丸：滋补肝肾，强壮筋骨。用于肝肾不足引起的痿证。口服，每日2次，每次6g，淡盐汤送下。

2. 三妙丸：燥湿清热。用于湿热下注所致的下肢痿弱无力，沉重或肢体痿废等。口服，每次6~9g，1日2~3次。孕妇慎用。

3. 木瓜丸：祛风散寒，活络止痛。用于风寒湿痹痿所致的四肢麻木、周身肌肉疼痛、腰膝无力以及步履艰难等。口服，每次5g，1日2次。孕妇禁用。

4. 河车大造丸：大补阴精气血、益肾补肺清热。用于虚损劳伤，筋骨痿软，咳嗽潮热，形体消瘦，腰膝酸软等症。口服，水丸1次6g，蜜丸1次9g，1日2次。

5. 参苓白术散：补气健脾，和胃渗湿。主治脾胃虚弱所致的下肢痿弱不用，食滞腹泻，脘腹胀满，少气无力形体消瘦。口服，1次6~9g，1日2~3次。

【预防调护】

本病外因所致者，以感湿为多见。故平时居住环境宜干燥，若为水中作业，应及时换去湿衣。每天饮适量姜茶，以祛寒湿。患病之后，除加强治疗外，并应重视肢体自动或被动运动的锻炼，防止肌肉萎缩。《景岳全书·痿证》云："凡病痿者，若不淡薄食味，必不能保其全安也。"故患者平素饮食宜清淡，不宜过食肥甘，免积湿生热。

【临证提要】

1. 注意各证的相互转化与兼夹。如肺热津伤证，久则导致脾胃虚弱或肝肾亏虚。肝肾亏虚证，又多由久痿耗伤阴精所致。脾胃虚弱与湿热浸淫亦每多兼夹。血瘀可以杂见于各证之中。

2. 清热与养阴必须兼顾，但忌苦寒太过。痿证多热，极易伤阴，故一般用药当以甘寒清肺养胃为宜。或宗丹溪"泻南方，补北方"之旨，清热降火与滋养肾阴并进，切忌苦燥太过伤阴。

3. 重视使用血肉有情之品。痿证后期在应用补养肝肾法时，须重视使用血肉有情之品，补精益髓。阴伤及阳者，宜温养精气。药如龟板、紫河车、阿胶、鹿角胶等。

【医案精选】

1. 丁甘仁医案：

封右，温病后，阴液已伤，虚火烁金，肺热叶焦，则生痿躄。两足不能任地，咳呛咯痰不爽，谷食减少，咽喉干燥。脉濡滑而数，舌质红苔黄。延经数月，恙根已深。姑拟养肺阴，清阳明，下病治上，乃古之成法。

处方：南沙参9g，川石斛9g，天花粉9g，生甘草1.5g，川贝母9g，肥知母4.5g，瓜蒌皮9g，甜光杏9g，络石藤9g，怀牛膝9g，嫩桑枝9g，冬瓜子9g，活芦根一尺去节。

二诊：前进养肺，清阳明之剂，已服十帖，咳呛内热，均见轻减，两足痿软不能任地。痿者萎也。如草木之萎，无雨露以则萎，草木之被湿遏亦萎，两足痿躄，亦犹是也。今脉濡数，舌质红绛，此热痿也。叠进清阳明滋肺以来，两足虽不能步履，已能自行举起之象，药病尚觉合宜，仍守原法，加入益精养血之品，徐图功效。

处方：北沙参 9g，大麦冬 6g，茯神 9g，怀山药 9g，川石斛 9g，小生地 9g，肥知母 4.5g，怀牛膝 6g，络石藤 9g，茺蔚子 9g，嫩桑枝 9g，猪脊髓两条酒洗入煎，虎潜丸 9g（清晨淡盐汤送服）。

程左，初病脚气浮肿，继则肿虽消，而痿软不能步履，舌淡白，脉细缓，谷食衰少，此湿热由外入内，由肌肉而入筋络，络筋壅塞，气血凝滞，此湿痿也。经云：湿热不攘，大筋软短小筋弛长，软短为拘，弛长为痿是也。湿性粘腻，最为缠绵，治宜崇土逐湿，去瘀通络。

处方：连皮苓 12g，福泽泻 4.5g，木防己 9g，全当归 6g，白术 4.5g，苍术 3g，陈皮 3g，川牛膝 6g，杜红花 2.4g，生苡仁 12g，陈木瓜 9g，西秦艽 4.5g，紫丹参 6g，嫩桑枝 9g。

另茅山药 500g，米泔水浸七日，饭锅上蒸九次，晒干研细末，加苡仁 250g，酒炒桑枝 250g，煎汤泛丸，每服 9g，空心开水吞下。服此方五十余剂，丸药两料，渐渐而愈。

按：前案属典型的"肺热叶焦"，肢痿不用，故师古法养阴润肺，补肾填精。后案湿热下注，壅塞经脉而足痿不用，故治重化湿通络，湿浊祛，络脉通，而病渐向愈。

（《丁甘仁医案》）

2. 黄文东医案：

王某，男，41 岁，职工。初诊 1972 年 12 月 8 日。两手鱼际肌肉萎缩已 2 年余，两臂肌肉跳动，亦有萎缩现象，下肢行动无力。从 1968 年 7 月劳累后汗出淋雨，全身乏力，病势逐渐发展。患者除肌肉萎缩外，兼有腰痛、四肢冷、遗精、失眠神疲、食少等症。舌质淡红，边紫，苔薄黄，脉细弱。

辨证：病属肝脾肾三脏俱虚，精血亏耗，筋骨肌肉失养所致。

治法：治以补养气血，健脾补肾，以舒筋活络，以冀控制病势发展。

处方：制首乌 12g，熟地 12g，制狗脊 15g，续断 12g，党参 9g，当归 9g，赤芍 9g，木瓜 6g，牛膝 9g，桑寄生 15g，红花 4.5g，广木香 4.5g。

此方带回，嘱连服 2 个月，以后连续通信治疗。1979 年 4 月 8 日来信说：前方已服 2 个月，病情有所好转，下肢沉重较轻，行步稍稳，伸腰时小腿抽筋已愈，精神较好，饮食如常，但上肢仍无力上举，肌肉仍有跳动，晨起后觉咽喉干燥，夜寐易醒，时有遗精，肌肉萎缩无发展现象。复信处方：病情略有好转，但晨醒后咽喉干燥，仍宗原法，加入益气滋阴之品。前方加黄芪 9g，生熟地各 9g，元参 9g，生甘草 3g 去木香。此方再连服 2 个月。

从此以后，约二三月通信一次，症状仍如前述。1973 年夏季，自觉手足心热，兼咽干口燥。前方再加天麦冬、丹皮等滋阴清热药。至冬季，嘱继续煎服膏滋药，前方配合味厚填精之剂，从根本上加培补，以冀本固枝荣，缓图功效。

膏方（冬季用）：生熟地各 90g，淮山药 90g，丹皮 45g，制首乌 90g，制狗脊 90g，桑寄生 90g，续断 90g，天麦冬各 90g，党参 90g，黄芪 90g，当归 90g，杞子 90g，枣仁 90g，柏子仁 60g，炙远志 30g，知母 45g，黄柏 45g，阿胶 120g，龟板 120g，红枣 120g。各药水浸一宿（阿胶、龟板另用陈酒炖烊）煎三次，取浓汁。加入阿胶、龟板胶（烊化后搅拌入）。最后加入冰糖 500g 收成膏。每早晚各用一汤匙，开水冲服。每料可服 2 个月。

1974 年 3 月来信说：冬令服膏方 2 个月后，精神较佳，夜寐亦安，遗精减少，上肢肌肉跳动已停止，但肌肉萎缩上举无力如前，行步尚平稳，下肢肌肉略有萎缩现象。复信处方：经过中药治疗一年多以来，病情基本稳定，症状有所改善，故治法及方药无更动。但因服药过久，往往药疲功微。建议今后在 3～12 月之间改服丸药，12～3 月之间服用滋药，以巩固疗效。平时宜注意饮食营养和适当锻炼，以增强体力，使久病之体，渐渐得到恢复。在膏药方中去阿胶、龟板胶、冰糖，用红枣 500g 煎汤泛丸，每早晚各服 9g，开水吞服。

最近在通信随访中，据告今年春夏以来，病情基本稳定，目前仍在继续服丸药治疗。

按：综观本案之证，一派肺脾肾三脏俱虚，精血亏耗，筋骨肌肉失养之象，故治疗直以益气养血，补肾填精，因病情重笃，治非一时之功可效，而先以汤药，继以膏药，再以丸剂，缓缓图治，俟气血渐复，肾精得充，而病体渐复。也足见精血亏耗易而修复难矣！

（《黄文东医案》）

自 学 指 导

【重点难点】

1. 痿证是指肢体软弱无力，甚至足不任地，久则肌肉萎缩的一种病证。

2. 病位在肢体肌肉、筋脉，病变脏器关系到肺脾肝肾，尤以肝肾为主。病机主要为津液、气血、精髓不足，筋脉失养。

3. 临床辨证应分清虚实。凡发病急，发展快，因湿热熏灼肺胃或湿热流注，浸淫筋脉者，多属实证；起病与发展较慢，或久病之后，则以脾胃虚弱、肝肾亏虚者为多，但亦有虚实夹杂者。

4. 治疗原则，实者祛邪通络，治予清热润燥或清热利湿；虚者以补养为主，治予健脾益气或补益肝肾；虚实夹杂者，当分别主次调治。

【复习思考题】

1. 试述痿证的病理过程。
2. 为什么说痿证的病变脏器涉及肺、脾胃、肝肾？
3. 治疗痿证为什么要重视补益肝肾法？临证如何具体应用？
4. 痿证的湿热浸淫证为什么常与阴虚并见？怎样治疗？

【常见文献摘录】

1. 《素问·痿论》篇："肺热叶焦，则皮毛虚弱急薄，著则生痿躄也。心气热，则下脉厥而上，上则下脉虚，虚则生脉痿。枢折挈胫纵而不任地也。肝气热，则胆泄口苦，筋膜干，则筋急而挛，发为筋痿。脾气热，则胃干而渴，肌肉不仁，发为肉痿。肾气热，则腰脊不举，骨枯而髓减，发为骨痿。""论言治痿者，独取阳明，何也？……阳明者，五脏六腑之海，主润宗筋，宗筋主束骨而利机关也。"

2. 《丹溪心法·痿》："痿证断不可作风治，而用风药。有湿热，湿痰，气虚，血虚、瘀血。"

3. 《儒门事亲·指风痹痿厥近世差互说》："痿之为病，由肾水不能胜心火……肾主两足，故骨髓衰竭，由使内太过而致然。"

4. 《脾胃论·脾胃虚弱随时为病随病制方》："夫痿者，湿热乘于肝肾也，当急去之，不然则下焦元气竭尽而成软瘫。"

5.《景岳全书·痿证》:"五脏之证,皆言为热。而五脏之证,又总以肺热叶焦,以致金燥水亏,乃成痿证。然细察经文,又曰:悲哀太甚,则胞络绝,传为脉痿;思想无穷,所愿不遂,发为筋痿。有渐于湿,以水为事,发为肉痿之类,则又非尽为火证,此其有余不尽之意。犹有可知,故因此而生火者有之,因此而败伤元气者亦有之。元气败伤则精虚不能灌溉,血虚不能营养者,亦不少矣。若概从火论,则恐真阳亏败,乃土衰水涸者,有不能堪。故当酌寒热之浅深,审虚实之缓急,以施治疗,庶得治痿之全矣。"

6.《临证指南医案·痿·邹滋九按》:"夫痿证之旨,不外乎肝肾肺胃四经之病。盖肝主筋,肝伤则四肢不为人用,而筋骨拘挛。肾藏精,精血相生,精虚则不能灌溉诸末,血虚则不能营养筋骨。肺主气,为高清之脏,肺虚则高源化绝,化绝则水涸,水涸不能濡润筋骨。阳明为宗筋之长,阳明虚则宗筋纵,宗筋纵则不能束筋骨以流利机关。此不能步履,痿弱筋缩之症作矣。"

第三节 腰 痛

【目的要求】

1. 了解腰痛与肾及足三阴、足三阳、督、带等经脉的关系。
2. 熟悉腰痛的病机以肾虚为本,寒湿、湿热、瘀血为标。
3. 熟悉腰痛的辨证及祛邪、补肾的治疗原则。
4. 掌握寒湿、湿热、血瘀、肾虚证的证治及多种综合疗法。

【自学时数】

3学时。

凡腰部一侧或两侧,或正中等处发生疼痛者称为腰痛。

背部十二肋骨以下、髂嵴以上为腰。腰部两侧,内居肾脏,故谓腰为肾之外府。腰部正中,系指腰椎。腰痛常为多种疾病的一个症状,但有时亦可单纯以腰痛为主,故可作为一个独立的疾病。

腰痛一证,《内经》叙述较详,从脏腑经络论述了腰痛的性质、部位,归纳其病因主要有虚、寒、湿三因。如《素问·脉要精微论》就指出:"腰者,肾之府,转摇不能,肾将惫矣。"《素问·骨空论》说:"督脉为病,脊强反折。"说明了腰痛病变脏器在肾,病理以虚为主,并与督脉相关。《素问·刺腰痛》还根据经络学说阐述了足三阳、足三阴、奇经八脉病变所出现的腰痛及用针灸治疗的方法。后世医家对腰痛的理论续有充实发展。张仲景在《金匮要略·五脏风寒积聚病》篇中论述:"肾著之病……身劳汗出,衣里冷湿,久久得之,腰以下冷痛,腰重如带五千钱。"明确"肾著"病属下焦,乃由寒湿所致。在《金匮要略·血痹虚劳篇》提出用肾气丸治疗虚劳腰痛。《诸病源候论》、《千金方》等认为腰痛的病因有少阴阳虚、风寒著腰、劳役伤肾、附堕伤腰、寝卧湿地等。《丹溪心法·腰痛篇》指出:"腰痛主湿热、肾虚、瘀血、挫闪、有痰积。"《类证治裁·腰脊腿足痛》认为腰痛由于肾虚而外邪易侵,曰:"其所由致病者,以肾气本虚,而风寒湿热之邪皆可乘虚而入。"《张氏医通·腰痛》亦以肾虚为本,风寒湿热闪挫瘀血滞气痰积皆为标病。《七松岩集·腰痛》篇概括为虚实两类,指出:

"痛有虚实之分，所谓虚者，是两肾之精神气血虚也，凡言虚证，皆两肾自病耳。所谓实者，非肾家自实，是两腰经络血脉之中，为风寒湿之所侵，闪肭锉气之所得，腰内空腔之中，为湿痰凝滞，不通而为痛。"

治疗上，多从标本缓急酌情处理。本虚者补肾为主，标实者祛邪为宜。《证治汇补·腰痛》篇说："治惟补肾为先，而后随邪之所见者以施治。标急则治标，本急则治本。初痛宜疏邪滞、理经隧，久痛宜补真元，养血气。"《医学衷中参西录·腰痛》篇中又提到"肝主筋，肾主骨，腰痛为筋骨之病，是以肝肾主之"以及"用补肾之剂，而引以入督之品"。这些治疗原则是很切合临床实际的。

腰痛的范围较广，可见于西医学所称之肾脏疾病、风湿病、类风湿病、腰肌劳损、脊椎和脊髓疾病以及外、伤、妇科疾患等。本篇讨论重点为因外感或内伤所致以腰痛为主症的辨证施治。如属外、伤、妇科疾患引起的腰痛，另参专科教材。

【病因病机】

（一）病因

腰痛的病因，有外感风、寒、湿、热之邪，内伤久病、年老体衰、劳欲过度及劳累外伤。

1. 感受外邪

六淫中以湿邪致病者为多，但湿有风湿、寒湿与湿热之不同。若因劳动后汗出过多或冒雨涉水，湿衣裹身；或汗出当风受寒；或久居寒冷湿地等，均可致寒湿入侵，留着腰部，发生腰痛。如长夏湿热交蒸，感受其邪；或膀胱湿热，由腑及脏，以及寒湿日久郁而化热，则湿热内蕴，阻遏经脉，亦可引起腰痛。而湿邪留注腰部，久延不去，凝聚成痰，可致湿痰腰痛。如《症因脉治·腰痛》曰："湿热腰痛之因，或湿火之年，湿热行令，人病腰痛，长幼皆发，此因岁气而成病者，或形役阳亢，外冒湿热之邪，此人自感冒而成病者。"

2. 闪挫跌仆，体位不正：闪挫跌仆，损伤肾和经络；或体位不正，长期弯腰作业，经脉气血不畅，腰肌失养；或腰部用力不当，或强力劳作伤肾等，导致经络气血运行不畅，或损伤肾脏，气血瘀滞，发生腰痛。

3. 年老久病：高年肾气已衰，精血亏耗；或先天禀赋不足，或劳欲过度，或多种慢性疾病，迁延日久，导致肾虚精亏，不能濡养经脉而为腰痛。

（二）病机

1. 病位在腰，与肾及足太阳、足少阴、任、督、带等经脉密切相关：腰为肾之府，赖肾之精气以濡养，故肾病可致腰痛。由于人体足三阳、足三阴、任、督、带等经脉均经过腰部，因此腰痛尚与上述经络病变有关。其中与足少阴肾经、足太阳膀胱经以及督、带脉关系尤密。因为足少阴肾之脉，贯脊，属肾络膀胱；足太阳膀胱之脉，夹背抵腰中，入循膂，络肾，属膀胱，其支者，从腰中下夹脊贯臀；督脉贯脊上行；带脉起于季肋，绕身一周。若外感寒湿，湿热或瘀血内阻，经脉气血运行不利以及内伤及肾，均可发生腰痛。

2. 病理性质虚实不同，但以虚为多或见本虚标实：凡因外邪、痰瘀等邪阻腰部，经脉不利，气血运行不畅者属实；因肾精亏虚，腰府经脉失养者属虚。但一般而言，腰痛以虚为多，且以肾虚为主。因肾藏精，主封藏，若肾之精气亏虚，最易发生腰痛。历代医家亦多认为腰痛是以肾虚为本，纵属实邪，亦每在肾虚的基础上受邪所致。如张景岳说："凡病腰痛者，多由真阴之不足……其有实邪而为腰痛者，亦不过十中之二三耳。"说明腰痛虽有虚实，但虚多实少。

在病机演变转化方面，实证延久不愈，邪留伤肾可由实转虚；虚证腰痛，在肾虚的基础上又易感邪加重，每多出现本虚标实的错杂情况。寒湿久郁，可以化热；寒湿、湿热邪痹日久，络脉不利，多致气滞血瘀。而寒湿、湿热、血瘀均可伤肾，寒湿易伤肾之阳气，湿热每易耗伤肾之阴精。

本病预后一般良好，但病易反复，每多缠绵难愈。对腰痛之诊治，应求其原始病因综合判断处理。

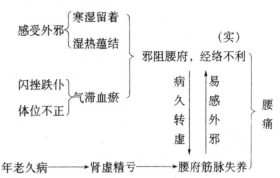

图50　腰痛病因病机示意图

【病证鉴别】

腰痛症状的鉴别：

1. 腰痛以两侧为主，按之则舒，劳则为甚，多属腰肌或肾脏疾病。

2. 腰一侧剧痛，活动不利，发病急暴，或有闪挫损伤史，多属急性扭伤。

3. 腰痛而伴有尿频急灼痛者，当与热淋鉴别；若腰一侧突发绞痛，坐立不安，伴有恶心呕吐，小便黄赤或血尿，应与石淋相鉴别。

4. 腰部正中疼痛，弯腰不利，多属脊椎病变。

5. 腰痛的发作，每因气候变化而加剧，多属风湿病。

【辨证论治】

（一）辨证要领

1. 辨邪实与正虚：邪实者，病史短，发病骤急，痛势剧烈，拒按，多由外邪所致。正虚者，病史久，反复发作，痛势绵绵，喜按，多由肾虚所致。

2. 分清病理因素：腰痛酸胀重着，属湿；兼有冷感，得热为舒，属寒湿；腰痛兼有灼热感，为湿热；腰痛如锥如刺，难以转侧，动则痛剧，为瘀血；腰痛酸软无力，劳则为甚，多属肾虚。

（二）治疗要点

腰痛治疗当分清标本缓急。邪实者，当祛邪通络，并根据病理因素的不同，予以不同治法，寒湿宜温化；湿热宜清利；血瘀当活血。正虚者，当补肾益精，或温阳益气；或滋阴养血。本虚标实，虚实夹杂者，应分别主次，兼顾用药。实证经治邪去大半后，酌予补肾培本，以求巩固。

（三）分证论治

1. 寒湿阻络：

［症状］　腰部冷痛，酸胀重着，转侧不利，静卧痛势不减，阴雨发作或加剧，舌苔白腻，脉沉迟或缓。

［证候分析］　寒湿留着腰部，痹阻经络，寒主收引，湿性凝滞，两邪相合，故冷痛重

着，转侧不利。寒湿为阴邪，得阳始化，静卧则寒湿停滞，故痛不减轻。阴雨气候，水湿偏盛，内外相合，则腰痛加剧。苔白腻，脉沉迟或缓，均为寒湿留滞之象。

[治法]　散寒祛湿，温经通络。

[方药]　甘姜苓术汤加味。本方即《金匮要略》"肾着汤"，具有温脾胜湿功能。用于寒湿留着腰部，腰痛酸冷重着等证候。

药用干姜3g、甘草散3g寒暖中；茯苓10g、白术10g健脾胜湿；桂枝10g、苍术10g温经散寒燥湿；独活10g、牛膝10g祛风湿，利腰膝，且能引药入经。

加减：若寒邪偏胜，腰冷痛拘急，可加制附片6g或制川乌3g、制草乌3g、细辛3g温经祛寒止痛；湿邪偏胜，痛引下肢，酸重无力，加生苡仁15g、防己15g、五加皮10g、晚蚕砂10g祛湿散邪；风湿相合，腰痛引及肩背、腿膝，加防风10g、独活10g、秦艽10g祛风通络；病久不愈，面色无华，腿软无力，肝肾两虚，气血不足，宜更方用独活寄生汤标本同治；寒湿伤阳者，参以温补，具体用药按肾虚证治疗。

2．湿热阻络：

[症状]　腰痛伴有灼热感，气候湿热偏盛时为甚，口苦烦热，小便短赤，舌苔黄腻，脉濡数。

[证候分析]　湿热壅阻腰部经脉，则腰痛有灼热感。湿热当令之际，内外之邪相引，故其痛加重。湿热蕴中，则口苦烦热。湿热下注，故小便短赤。苔黄腻，脉濡数均为湿热之象。

[治法]　清热利湿，舒经通络。

[方药]　四妙丸加味。本方清热化湿，治湿热在下，腰膝酸痛，尿黄赤等症。

药用苍术10g、黄柏10g苦温燥湿清利；苡仁15g、防己15g、萆薢10g、海桐皮10g、络石藤10g清热利湿，舒筋通络；牛膝10g益肾利腰，通利经脉，并能引药下行。

加减：若肾与膀胱湿热偏盛，伴有小便热赤，量少，加泽泻15g、木通6g、白茅根15g、车前草15g清热利湿；湿热耗阴，口咽干燥，手足心热，舌质红，酌加生地10g、知母10g、龟板10g等养阴生津。

3．瘀血阻络：

[症状]　腰痛如锥如刺或如折，痛有定处，日轻夜重，痛势轻者俯仰不利，重者不能转侧，痛处拒按，或伴血尿，舌质紫暗，或有瘀斑，脉涩。病势急暴，突然发病者，多有闪挫跌打外伤史。

[证候分析]　瘀血阻滞经脉，气血不通，故腰痛如锥如刺如折。瘀阻部位固定，则痛有定处，俯仰转侧不利。入夜阴盛，愈致瘀凝气滞，故痛甚。瘀血内阻属实，故痛处拒按。若外伤及络，络损血溢则伴血尿。舌紫、脉涩均为瘀血之征。

[治法]　活血化瘀，理气通络。

[方药]　身痛逐瘀汤、抵当汤加减。前者祛风通络，活血化瘀。用于风湿邪痹经络、腰部，气血瘀滞，而致周身及腰部疼痛，转侧不利之证。后者破血逐瘀，通络止痛，用于瘀血阻滞之腰痛。

药用当归10g、川芎10g、桃仁10g、红花10g、赤芍10g活血祛瘀通络，没药3g、五灵脂10g、穿山甲10g、地鳖虫10g、水蛭3g破瘀通络，牛膝10g引药下行祛瘀利腰。

加减：若血瘀络损，大便色黑如漆，加制大黄6g化瘀活血；尿血，尿色暗红或夹血块，加大小蓟各 15g、白茅根 15g，并吞服参三七粉 1.5g、琥珀粉 1.5g 祛瘀止血；兼有风湿者，加独活 10g、秦艽 10g；体位不正，闪扭挫伤者，加乳香 3g、延胡索 10g 行气活血；病久肾虚，伴有形体消瘦、腰膝无力者，加杜仲 10g、川断 10g、桑寄生 15g、熟地 10g 补肾强筋利腰。

4. 肾精亏虚：

[症状] 腰部酸软疼痛，绵绵不已，喜揉喜按，腿膝无力，遇劳更甚，卧则减轻，常反复发作。偏阳虚者，面色㿠白，怕冷，手足不温，少气乏力，苔薄白，舌质淡润，脉沉细；偏阴虚者，面色潮红，心烦，口咽干燥，手足心热，舌红少苔，脉细数。

[证候分析] 腰为肾之府，肾主骨髓，充养腰部。若肾之精气亏虚，骨髓不充，腰脊失养，则腰酸软而腿膝无力。病性属虚，故喜按喜揉。劳则气耗，故遇劳更甚，卧则减轻。肾阳不振，阳失温煦，故面色㿠白，怕冷，四肢不温，舌淡，脉沉细。肾阴亏虚，虚火上炎，每见口咽干燥，心烦失眠，手足心热，舌红、脉细数等症。

[治法] 补肾益精。

[方药] 右归丸、左归丸加减。前者以温补肾阳为主，治肾阳亏虚所致腰腿酸痛无力；后者滋养肾阴，治肾阴不足，精气内伤，腰痛酸软。

药用熟地 10g、山萸肉 10g、山药 15g、枸杞 10g 补肾益精，狗脊 10g、杜仲 10g、胡桃肉 10g 补肾壮腰，当归 10g 养血活血。

加减：若偏于阳虚，加附子 3g、肉桂 3g、鹿角片 10g、巴戟天 10g、补骨脂 10g 以温养肾阳；偏于阴虚，加龟板 10g、女贞子 10g、生地 10g 以滋养肾阴；夹有虚火，口干苦、溲黄，加知母 10g、黄柏 6g 滋肾泻火；腰痛日久，无明显阴阳偏虚者，可服用青娥丸补肾壮腰止痛。

此外，若因脾虚失健，不能化生精微，充养形体，消瘦乏力，中气下陷，或行立较久，劳力负重太过，耗损肾气，而致腰酸腰痛，气短神疲者，治当补肾健脾，益气升提，培补后天以资先天，在补肾药中加党参 10g、黄芪 15g、升麻 6g、白术 10g 等以益气升举。

【其他疗法】

(一) 单方、验方

1. 猪腰子 2 只，杜仲 15g，加盐少许，煮烂，喝汤吃腰子。治肾虚腰痛。

2. 炮山甲、黑丑等份，研细末，每服 1.5g，每日 2 次，用黄酒送服。治外伤血瘀腰痛。

3. 地鳖虫，焙黄，研粉，每服 3g，每日 2 次，黄酒送服，治外伤腰痛。

4. 石斛浸酒方：石斛 100g，川牛膝 100g，杜仲 50g，丹参 50g，地黄 50g，以上各药细锉，用生绢袋盛，以酒 2000mL，密封 7 天后开，每于食前，暖一盏服。适用于瘀血腰痛，腰膝活动不利。

5. 五加皮浸酒方：五加皮 100g，石南叶 30g，丹参 60g，地黄 100g，牛膝 100g，枸杞子 60g，秦艽 30g，独活 30g。制法和服法同上。适用于风湿腰痛连胫中。

(二) 中成药

1. 六味地黄丸：滋阴益肾。主治肾阴虚腰痛。口服，每次 8 粒，每日 2 次。

2. 金匮肾气丸：温补肾阳。主治肾阳虚腰痛。口服，每次 8 粒，每日 2 次。

3. 大活络丸：祛风除湿，舒筋活络。主治风湿腰痛夹瘀者。口服，每次 1 丸，每日 2 次，温开水或温黄酒送服。

4. 壮腰健肾丸：壮腰健肾，养血，祛风湿。主治肾虚风湿腰痛。口服，每次 3.5g，每日 2～3 次。

5. 独活寄生丸：祛风湿，止痹痛，益肝肾，补气血。主治肝肾不足，气血虚弱之腰痛，风寒湿痹。口服，每次 1 丸，每日 2 次，温开水或黄酒少许空腹送服。

（三）外治法

1. 酒精、生姜、葱白各适量，捣烂外敷局部。用于寒湿外伤瘀血腰痛。

2. 川乌头 1g，去皮，生用，为散，酽醋调涂在纸帛上，局部外敷，须臾痛止，治腰脚冷痹疼痛。

3. 肉桂 30g，吴茱萸 90g，生姜 120g，葱头 30g，花椒 60g，烘炒热，以绢帕包裹，熨痛处，冷则再炒熨，治肾虚腰痛。

4. 用热水袋放置局部，水温在 60～70℃ 为宜；或用坎离沙 300g，以食醋适量，拌湿，装入布袋，放在局部热熨。注意如温度过高，须在沙袋下加布垫，防止烫伤。

5. 寒湿、肾阳虚者，可用艾卷隔姜灸肾俞、三阴交、脾俞、足三里。

【预防调护】

注意腰部保暖，切勿当风而卧，或睡卧湿地、水泥地，湿衣当及时更换。勿勉力负重，劳役不可过度，注意摄生，节制房事。积极参加体育活动，加强腰部锻炼。

【临证提要】

1. 由于腰痛以肾虚为本，初起虽属邪实，在祛邪之时应注意酌配补肾强腰之品，如桑寄生、川断、金狗脊、牛膝等。

2. 腰痛病久，每多夹瘀，无论祛邪或补肾，均可配活血化瘀通络之剂，如川芎、赤芍、桃仁、红花、水蛭、虻虫、制军等，虫类药搜风通络剔邪，必要时亦可配伍。

3. 本病还可配合针灸、推拿、理疗、拔火罐、贴膏药等综合治疗，以提高疗效。

【医案精选】

1. 李斯炽医案：

安某，男，成年，1971 年 7 月 3 日，主诉由于夏天睡卧湿地，使舌苔逐步变黑，同时腰部疼痛，饮食减少，四肢乏力，精神倦怠。曾经长时间服用清热药物，不但未见好转，反而舌黑，情况更加严重。诊得脉象濡细，舌黑而滑。此为湿伤脾肾之阳，应以除湿，温中，行脾健胃立法。

处方：苍术 9g，炒扁豆 12g，茯苓 9g，泽泻 9g，炮姜 6g，藿香 9g，木香 6g，厚朴 9g，法半夏 9g，神曲 9g，甘草 3g。

服上方 4 剂后，黑苔渐退，腰痛大减，余症亦趋缓解。后以上方加减连服 20 余剂，即基本上恢复健康。

按：本例起病于睡卧湿地，其为受湿可知。因过服寒凉清热药物，寒凉虽能清热，但有助湿之弊，故使湿邪更盛。舌黑而滑，脉濡而细，是水湿内聚的明征。湿困脾阳则饮食减少，精神倦怠。脾主四肢，故四肢乏力。腰为肾之府，湿邪伤肾，则腰部疼痛。湿为阴邪，故当温中除湿，用肾着、胃苓增损，以两解脾肾之湿。

（《李斯炽医案》）

2．吴少怀医案：

张某，女，42岁，工人，1964年11月5日初诊。身重，腰以下冷痛已两年之久，近来侧卧不能转身，行则沉重无力，两腿酸软，每天起床疼痛更为明显，胃纳尚可，恶冷食，大便溏，小便自利。检查：舌苔灰白，脉沉弦迟，腰肌拒按，硬而压痛，脊椎正常。

辨证：腰受寒湿，久着不去。诊断为寒湿腰痛。

治法：温脾利湿祛寒。

处方：生白术9g，茯苓9g，干姜1.5g，生甘草3g，炒杜仲9g，炒川断9g，清半夏9g，陈皮4.5g，制香附9g，川牛膝9g，通草4.5g。水煎服。

二诊：服药3剂，腰痛减轻，腿仍酸，眠、食均好，大便已调，舌苔淡白，脉仍沉迟有力。按上方去通草加制苍术4.5g水煎服。

三诊：服药3剂，除晚间腰部稍有沉重感外，诸症均愈。苔脉同前，按上方加木瓜9g水煎服。服药五剂，痊愈。

按：寒湿腰痛之证，当以化湿祛寒为剂，而病延已久，肾气必损，故宜合以补肾强腰之品，药证相合，一诊即效，前后不过十余剂，而二年之腰痛痊愈，不能不叹中药之良效。

（《吴少怀医案》）

自 学 指 导

【重点难点】

1．腰痛是指腰部一侧或两侧，或正中等处发生疼痛的病症。

2．本病是由外感风、寒、湿、热之邪，或内伤久病、年老体衰、劳欲过度及劳累外伤等所致。腰为肾之府，故腰痛与肾密切相关。病机有虚实不同，实者多为外感寒湿、湿热或瘀血阻滞腰部，经脉不利；虚者则为肾之精气亏虚，腰部经脉失于濡养。一般以肾虚为本，寒湿、湿热、瘀血等邪为标。实证久延可致肾虚，肾虚每易感邪致病，而表现为虚实夹杂或本虚标实证。

3．治疗应根据标本虚实主次，初起多以祛邪为主，病久则宜补肾培本；虚实夹杂者，祛邪扶正并施，但须有所侧重。

【复习思考题】

1．为什么说腰痛的发生以肾为主，又与足少阴、足太阳及督、带等经脉有关？

2．如何掌握腰痛辨证施治的原则？为什么要重视补肾培本？

3．试述腰痛各证之间的病机变化及其相互关系。

4．甘姜苓术汤治疗腰痛的适应证是什么？病机是什么？

【常见文献摘录】

1.《金匮要略·五脏风寒积聚病》："肾着之病，其人身体重，腰中冷，如坐水中，形如水状，反不渴，小便自利，饮食如故，病属下焦，身劳汗出，衣里冷湿，久久得之，腰以下冷痛，腹重如带五千钱，甘姜苓术汤主之。"

2.《证治准绳·腰痛》："有风，有湿，有寒，有热，有挫闪，有瘀血，有滞气，有痰积，皆标也，肾虚其本也……大抵诸腰痛，皆起肾虚，既夹邪气，则须除其邪。如无外邪积滞而自痛，则唯补肾而已。"

3.《景岳全书·腰痛》："腰痛证，凡悠悠戚戚，屡发不已者，肾之虚也。遇阴雨或久坐而重者，湿也。遇诸寒而痛，或喜暖而恶寒者，寒也。遇诸热而痛，及喜寒而恶热者，热也。郁怒而痛者，气之滞也。忧愁思虑而痛者，气之虚也。劳动即痛者，肝肾之衰也。当辨其所因而治之。""腰痛之虚证，十居八九，但察既无表邪又无湿热，而或以年衰，或以劳苦，或以酒色断丧，或七情忧郁所致者，则悉属真阴虚证。"

4.《医学衷中参西录·腰疼》："凡人之腰疼，皆脊梁处作疼，此实督脉主之……肾虚者，其督脉必虚，是以腰疼。"

5.《医学心悟·腰痛》："大抵腰痛，悉属肾虚，既夹邪气，必须祛邪，如无外邪，则惟补肾而已。然肾虚之中，又须分辨寒热二证，如脉虚软无力，溺清便溏，腰间冷痛，此为阳虚，须补命门之火，则用八味丸。若脉细数无力，便结溺赤，虚火时炎，此肾气热，髓减骨枯，恐成骨痿，斯为阴虚，须补先天之水，则用六味丸合补阴丸之类，不可误用热药以灼其阴，治者审之。"

6.《医家四要·腰痛者肾虚而或闪挫》："如悠悠不已而痛者，肾虚也，宜以青娥丸；痛而气逆，俯仰艰难者，闪挫也，宜以通气散；痛如锥刺，日轻夜重，血凝也，宜以活络饮；溺赤便溏而腰痛者，湿热也，宜以倪氏苍柏散；遇天阴则痛，久坐亦痛者，寒湿也，宜以肾着汤加苍术、附片、续断、狗脊治之。"

第四节 痉 证

【目的要求】

1. 了解痉证为常见的危重急症，并了解其特征。
2. 掌握痉证的病因、病机和分虚实辨证的原则。
3. 掌握邪壅经络、热甚发痉、阴血亏虚三证的治法方药。

【自学时数】

4 学时。

痉证是以颈项强急，四肢抽搐，甚至角弓反张为主要临床表现的病证。

有关本病的论述，最早见于《内经》，如《素问·至真要大论》说："诸暴强直，皆属于风。""诸痉项强，皆属于湿。""诸热瞀瘛，皆属于火。"《素问·缪刺论篇》说："邪客足太阳之络，令人拘挛、背急，引胁而痛。"《灵枢·经筋》说："经筋之病，寒则反折筋急。"认为痉证系由外感风、寒、湿、火，壅阻经络所致，奠定了外邪致痉的理论基础，在治疗上已记载了针刺、放血等法。

汉代张仲景在《金匮要略》中称为痉病，以表实无汗和表虚有汗区分"刚痉"和"柔痉"，并进一步提出表证过汗、风病误下、疮家误汗及产后血虚、汗出中风等误治，可致津液受伤，筋脉失养，而引发痉证，这一论点为后世内伤致痉的理论提供了依据。并用葛根汤治疗"刚痉"；瓜蒌桂枝汤治疗"柔痉"；大承气汤治疗邪入阳明，因燥成实而致痉者。

明代张景岳等医家在总结前人经验的基础上，结合临床实践，明确提出阴虚血少，筋脉失养是痉证发病的主要原因，这一内伤致痉的理论。在《景岳全书·卷十二·痉证》中说："痉之为病，强直反张病也。其病在筋脉，筋脉拘急，所以反张。其病在血液，血液枯燥，所以筋挛。观仲景曰：太阳病，发汗太多因致痉，风病下之则成痉，疮家不可发汗，汗之亦成痉，只此数言，可见病痉者多由误治之坏证，其虚其实可了然矣。"又说："常见有不因误治，而凡属阴虚血少之辈，不能养营筋脉以至搐挛僵仆者，皆是此证。如中风之有此者，必以年力衰残，阴之败也；产妇之有此者，必以去血过多，冲任竭也；疮家之有此者，必以血随脓出，营气涸也；小儿之有此者，或以风热伤阴，遂为急惊，或以汗泻亡阴，遂为慢惊，凡此之类，总属阴虚之证。"针对不同病因，列述了具体治疗方法，并且创制了大营煎、大补元煎等方剂。

清代温病学说的蓬勃发展，进一步丰富了痉证病因病机的内容，提出了热盛津伤，肝风内动是引发本证的观点。叶天士根据痉与厥常相互伴见的特点而合称为痉厥。他在《临证指南医案·痉厥》中提出："津液受劫，肝风内鼓，是发痉之原。"薛生白则在《温热经纬·湿热病篇》说："木旺由于水亏，故得引火生风，反焚其本，以致痉厥。"在外邪致痉中则补充了"湿热侵入经络脉隧"的因素，使痉证的治疗内容日趋丰富。

此外，尚有"瘛疭"一证。乃指抽搐而言。如《张氏医通·瘛疭》篇说："瘛者，筋脉拘急也；疭者，筋脉弛纵也，俗谓之抽。"《温病条辨·痉病瘛疭总论》说："痉者，强直之谓，后人所谓角弓反张，古人所谓痉也。瘛者，蠕动引缩之谓，后人所谓抽掣、搐搦，古人所谓瘛也。"可见瘛疭既可为痉证的症状表现，也可单独出现。

【病因病机】

（一）病因

痉证的病因可分外感和内伤两个方面。外感因风寒湿热之邪壅阻，或邪热伤津耗液；内伤因亡血耗阴，或汗下太过。

1. 外邪侵袭：

（1）外感风寒湿热病邪：风寒湿热之邪侵袭人体，壅滞经络，气血运行不利，筋脉拘急成痉。如《金匮要略方论本义·痉病总论》指出："脉者人之正气、正血所行之道路也，杂错乎邪风、邪湿、邪寒，则脉行之道路必阻塞壅滞，而拘急蜷挛之证见矣。"

（2）邪热伤津耗阴：外感温热、湿热时邪，或寒邪郁而化热，邪热入里，消灼阴津，筋脉失于濡养，引起痉证；或热病邪入营血，劫液动风，引发本证。如《临证指南医案·痉厥》篇所说："五液劫尽，阳气与内风鸱张，遂变为痉。"

2. 内伤致痉：体虚、失血、汗下太过：素体阴血亏虚，或失血太多，或汗下太过，致使阴血损伤，难以濡养筋脉，因而成痉。

（二）病机

1. 病在筋脉，属肝所主：筋脉有约束、联系和保护骨节肌肉的作用，其依赖肝血的濡养，保持刚劲柔韧相兼之性。如阴血不足，肝失濡养，筋脉刚劲太过，失却柔和之性，则发为痉证。《素问·至真要大论》说："诸风掉眩，皆属于肝。"《景岳全书·痉证》篇说："痉之为病……其病在筋脉，筋脉拘急，所以反张。"

2. 病理变化主要在于阴虚血少，筋脉失养：痉证的病因有外感、内伤两个方面。外感风寒湿邪，壅阻经络，气血运行失畅，筋脉失养；热甚灼伤津液，筋脉失润，均可动风致痉。内伤由亡血、过汗、误下或素体不足，导致阴亏血少，筋脉失于濡养，动风发痉。正如《医学原理·痉门论》所云："虽有数因不同，其于津血有亏，无以滋荣经脉则一。"

3. 病理性质有实有虚，且可由实转虚：外感致痉，主要由于邪壅经络或热盛动风，故病理性质以实为主。内伤致痉，主要由于阴血亏虚，故病理性质以虚为主。但实证可以转虚。如湿热病中，热甚发痉是以实为主；若热盛耗损真阴，虚风内动，则其病理性质已由实转虚。

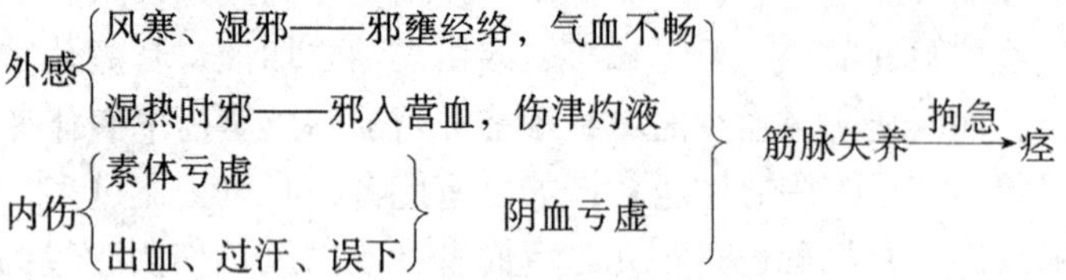

$$
\text{外感} \begin{cases} \text{风寒、湿邪——邪壅经络，气血不畅} \\ \text{湿热时邪——邪入营血，伤津灼液} \end{cases}
$$
$$
\text{内伤} \begin{cases} \text{素体亏虚} \\ \text{出血、过汗、误下} \end{cases} \text{阴血亏虚}
$$
$$
\text{筋脉失养} \xrightarrow{\text{拘急}} \text{痉}
$$

图 51 痉证病因病机示意图

本证预后，由于病因不同，差异甚大。一般而言，危重者多，如误治失治，更可危及生命，或后遗头痛、呆滞、痫证诸疾。

【病证鉴别】

1. 痉证：痉证是以项背强急，四肢抽搐，甚则角弓反张为主症的病证，可见于多种疾病的过程中。中风可兼有筋脉拘急的抽搐症状，但同时伴见口眼㖞斜，半身不遂，语言謇涩等，清醒后多有后遗症。

2. 痫证：痫证多呈发作性，发时筋脉拘急，四肢抽搐，但为时较短，多伴口吐涎沫，或异常吼叫声，移时苏醒，醒后如常人。

【辨证论治】

（一）辨证要领
1. 辨外感与内伤：外感发痉，为风、寒、湿邪壅滞经络，气血运行不畅，筋脉失养所致，故起病多急骤，同时伴见恶寒，发热，脉浮等外感表证；内伤发痉，系因久病体虚，气血耗伤，或产后血亏；或误下，误汗，痰瘀内阻所致，病多渐起，病情缓慢，可同时兼有内伤之症。

2. 辨虚证与实证：从病情分辨，如见四肢抽搐有力，牙关紧闭，谵语昏狂，舌红，脉弦数等多为实证；若手足蠕动，神昏气竭，脉细数或虚而无力多为虚证。从病因分辨，外因风、寒、湿邪浸淫筋脉或痰瘀内阻而致痉者，多为实证；因耗伤津液，损伤气血而致不能荣养筋脉者为虚证。

（二）治疗要点
痉证可分外感、内伤两类，外感者，当以祛邪为主，宜祛风、散寒、清热、除湿；内伤者，当予扶正为主，宜益气温阳，滋阴养血，化痰通络。

（三）分证论治
1. 邪壅经络：
［症状］ 头痛，项背强直，恶寒发热，肢体酸重，苔白腻，脉浮紧。

［证候分析］ 风寒湿邪，壅阻经络，故头痛、项背强直。湿阻经隧，故肢体酸重。外邪客表，营卫不和，则恶寒发热。舌苔白腻，脉象浮紧，均属风寒湿邪在表之候。

［治法］ 祛风散寒，燥湿和营。

［方药］ 羌活胜湿汤加减。本方祛风胜湿，多用于风湿在表，头痛、头重、肢体酸楚之证。

药用羌活10g、独活10g、防风10g、藁本10g祛风胜湿，蔓荆子10g、川芎10g祛风通络止痛，葛根15g、苡仁15g解肌舒筋。

加减：如寒邪较甚，项背强直，口噤不得语，甚至四肢抽搐，同时伴有发热恶寒，头痛，无汗，苔薄白，脉浮紧，病属刚痉者，治宜解肌发汗，方用葛根汤主治，方中葛根15g解肌发表，舒其拘急，麻黄3g、桂枝10g解表散寒，芍药10g、甘草3g益阴和里，并制麻、桂发汗之峻，姜、枣调和营卫；如风邪偏盛，项背强直，发热不恶寒，头痛汗出，苔薄白，脉沉细而迟者，病属柔痉，治宜和营养津，方用瓜蒌桂枝汤加减，以桂枝汤调和营卫，解散表邪，瓜蒌根15g清热生津，柔养筋脉。

以上三方皆为外感风寒湿邪致痉的治疗方剂。但羌活胜湿汤偏重于祛风胜湿，用于肢体酸楚，苔腻等湿象较著者；葛根汤偏重于解表散寒，用于恶寒、无汗、脉浮紧等寒邪较甚者；瓜蒌桂枝汤偏重于解表和营生津，用于风邪偏盛，发热汗出，不恶寒，脉沉迟者。

若外感湿热侵入经络脉隧，症见身热，筋脉拘急，胸脘痞闷，渴不欲饮，小便短赤，苔黄腻，脉滑数，治宜清热化湿，疏通经络，方选三仁汤加减。本方宣畅气机，清利湿热，适用于湿温病初起湿重热轻之证。常用白蔻仁3g、薏苡仁15g、滑石10g、藿香10g、酒炒川连3g等芳香宣透，清化湿热；秦艽10g、地龙10g、威灵仙15g、丝瓜络10g、海风藤15g等利湿通络。

2. 热甚发痉：

［症状］ 发热胸闷，口噤齘齿，项背强直，甚至角弓反张，手足挛急，腹胀便秘，咽干口渴，心烦急躁，甚则神昏谵语，苔黄糙，脉弦数。

［证候分析］ 邪热熏蒸气分则发热、口渴。阳明燥热内结，腑气不痛，故胸闷、腹胀、便秘。热盛津伤，筋脉失养，则口噤齘齿，项背强直，甚至角弓反张，手足挛急。热扰神明，故烦躁，神昏。苔黄腻、脉弦数，属实热壅盛之象。

［治法］ 泄热存阴。

［方药］ 增液承气汤加减。本方滋阴增液，通便泄热，适用于热盛阴亏，腑实便秘者。

药用大黄5g、芒硝3g通腑泄热，玄参15g、生地15g、麦冬15g增液养阴，使燥热下泄，津液得复，证情自可缓解。

加减：如热盛伤津，抽搐拘急，但无腑实之证者，可用白虎加人参汤清热救津，并可酌加栀子10g、淡竹叶10g、钩藤15g、菊花10g、地龙10g、全蝎3g等清热熄风通络之品。若邪热内传营血，热盛动风，症见壮热，头痛，神志昏迷，口噤抽搐，角弓反张，舌红绛，苔黄燥，脉弦数，治当凉肝熄风，清热透窍。方用羚羊钩藤汤，并加服安宫牛黄丸或紫雪丹。羚羊钩藤汤有清热平肝熄风作用，适用于热盛动风，抽搐拘急等证。临床常选羚羊角粉1g、钩藤15g、菊花10g、石决明30g、生石膏30g、大青叶15g等清热凉肝，熄风止痉；白芍10g、生地10g、甘草3g养阴增液，柔肝舒筋；贝母10g、竹茹10g、茯神10g化痰安神。安宫牛黄丸或紫雪丹具有清心开窍熄风的作用。若邪热久羁，灼伤真阴，症见时时发痉，舌绛少苔、脉象虚数，可用大定风珠平肝熄风，养阴止痉。药用鸡子黄1枚、阿胶10g、地黄10g、麦冬10g、白芍10g、五味子3g、甘草3g、麻仁10g滋养阴液，柔肝熄风；龟板10g、鳖甲15g、牡蛎25g育阴潜阳，平熄肝风。

上述方剂中，增液承气汤重在泄热存阴，用于阳明腑实，燥热内结者；白虎加人参汤重在清热救津，用于阳明气分热盛津伤者；羚羊钩藤汤重在清热熄风，用于温病邪入营血，热盛动风者；大定风珠重在滋阴熄风，用于热病后期，阴虚动风者。

3. 阴血亏虚：

[症状] 多发于失血、汗、下之后，项背强急，四肢抽搐，头目昏眩，自汗，神疲气短，舌质淡红，脉象弦细。

[证候分析] 阴血亏虚，失于濡养，故筋脉拘急，强直抽搐。血虚不能上奉于脑，故头目昏眩。血去而元气耗伤，卫外不固，则神疲，气短，自汗。气血不足，故舌质淡红，脉象弦细。

[治法] 滋阴养血。

[方药] 四物汤合大定风珠加减。四物汤补血调血，充养百脉。大定风珠滋阴熄风。两方相合，使阴血得复，筋脉柔润。

药用地黄10g、白芍10g、当归10g、阿胶10g、五味子3g、首乌10g养血滋阴，牡蛎25g、龟板15g、鳖甲15g、钩藤15g潜阳熄风。

加减：如虚烦、失眠者，可加白薇10g、炒栀子10g、夜交藤15g、酸枣仁15g以清热安神；如面色㿠白，纳谷不香，大便溏薄，舌淡，脉细者，可加党参10g、白术10g、山药5g、炒苡仁15g、鸡内金10g等益气健脾。

【其他疗法】

（一）单方、验方

1. 蚯蚓5～10条，洗净捣烂，白糖浸泡，取糖水内服，有退热止痉之功。

2. 蜈蚣（或全蝎）3～5条，煎服，宜于止痉。

3. 取活蚌1个，银簪脚拨开，滴入姜汁，将蚌仰天片刻，即有水出，用磁杯受之，隔汤炖熟，灌下可止痉。

4. 荆芥穗不拘多少，微炒为末，每服9～15g，以大豆黄卷炒，以热酒汰之，去黄，用汁调下。治新产血虚发痉，汗后中风，其效如神，方名卿举古拜散。

5. 以井底泥敷上腹部，磨羚羊角兑服止痉散或紫雪丹等，治疗高热抽搐。

（二）中成药

1. 羚羊散：平肝熄风，清热解毒，镇惊安神。主治热病高热，神昏，谵语，头痛眩晕。口服，1次0.6～1.0g，1日2次。

2. 万氏牛黄清心丸：清热解毒，豁痰开窍，镇惊安神。主治邪热内闭，烦躁不安，四肢抽搐，神昏谵语，小儿高热惊厥。口服，1次1丸，1日2～3次。孕妇慎服，感冒发热等表证未解时不宜用，以防引表邪内陷。

3. 紫雪丹：清热解毒，镇痉开窍。主治湿热病之神昏谵语，高热抽搐。口服，1次1支，1日1～2次。

4. 万应锭：清热化痰，镇惊开窍。主治惊风、昏迷、痰多气急、烦躁。每次2～4粒，

1 日 1～2 次，3 岁以内酌减，孕妇忌服。

（三）外治法

南星、半夏、地龙，三药共为细末，用姜汁、薄荷汁调搽劳宫、委中、涌泉穴。

【预防调护】

痉证的预防十分重要。若能有效地预防其发病，对减少病残率、降低病死率具有重要意义。预防的关键在于对易引起痉证的原发病进行积极有效的治疗。如外感病初起，宜积极疏散外邪，避免其壅塞经络；热盛于里，应及时清解并注意护津；阴液不足，应养阴以润筋。痉证发作前往往有些先兆表现，应密切观察，及时处理。如发现双目不灵活、口角肌肉抽动，即可在辨证论治的基础上酌加羚羊角、钩藤、全蝎等止痉药。

病人要有安静舒适的环境，减少噪音刺激，床要平整松软，应设床栏。病人宜平卧，头向一侧，解开衣须，松开腰带，取下假牙、眼镜、发夹等物。发作阶段宜给质软易消化的食物，避免过凉或过热，以免因冷热刺激引起发作。发作停止后要保证病人安静休息，护理、治疗要合理，集中时间处理，不要随便打扰病人。

【临证提要】

1. 痉病当辨虚实。实者多为热盛动风，筋脉拘引，或风湿外侵、筋脉不利；虚者多因阴血亏损，血不荣筋。

2. 阴虚风动，筋脉失养之痉，多为热病日久灼伤阴液所致。应与气血两虚、血不荣筋的痉证相鉴别。前者应甘寒以滋阴清热，后者应甘温以益气养血。

3. 实痉日久，正气大衰，可转化为虚痉。属实者，其四肢抽搐大而有力，若渐转为抽搐幅度变小、频度降低，或仅有手足拘急、神倦形消，是为邪毒内盛而正气大衰之危重证候。另外，痉证患者，持续发痉，若突见面青唇紫、气促而难、脉数紧不静，是为气道壅塞之危候，均当采取急救措施。

4. 痉与厥可以并见，既可因痉致厥，也可先厥后痉。若痉厥并见者，当兼顾治之。

5. 注意杜其风动之源，切勿见痉止痉。因痉证之作，与热毒、风、痰、津液的关系密切，为本病之源。当痉证发作得到控制，治疗重点则当以清热、解毒、祛风、豁痰、滋阴、熄风等，杜其风动之源，以治其本。

【医案精选】

1. 谢映庐医案：

杨桂生，初起呕吐，继而哈欠甚长，腹中绞痛，难以名状，身摇心振，十指紧撮，自谓爪掐肉痛，头汗气蒸如雨，发经片时，已而复发。日延数医，用尽驱风化痰之药而无效验，咸谓方出罕见，决无治法。余诊其脉，沉伏中忽显弦数，弦数中忽然沉伏。诊毕，一医旁问曰：先生，此何病也？余曰：木强土弱，肝风病耳。试观疟之初发，始必哈欠，今呕吐哈欠腹痛，显系土衰木往乘之，所以胃中不能容谷，肝阴被火所劫，是以筋急而牵引撮紧。但肝为刚脏，一切逐风辛散之药，反能助火劫阴，岂非愈加其病。况风热虽一，而木属有二。若病在少阳甲木之风热，固当仿小柴胡之制，今病在厥阴乙木之风热，又当变通小柴胡之制，仿喻嘉言先生所谓丹田有热胸中有寒之例治之，二剂而愈。

附方：桂枝、白芍、柴胡、姜夏、黄连、干姜、胆草、山栀、甘草。

按：哈欠甚长，乃引伸阳气；呕吐胃伤而腹痛，土衰木乘明矣。脉沉伏弦数，肝经郁火可知，肝热化风而身摇，筋脉失养而搐指。辛散化痰，助火劫阴，故尔不效。胆为甲木，属少阳，主枢。其枢乃阴阳之枢，其证半阴半阳，小柴胡乃和解阴阳之剂。肝为乙木，属厥阴，乃阴尽阳生之脏，寒热错杂，变小柴胡而为温中伐肝之方。桂姜甘草，辛甘化阳以培中；胆草栀连，苦寒泻火以伐肝；柴桂辛散以疏郁，更兼芍药甘草，酸甘化阴以柔肝，且能监制柴桂辛散伤阴之弊。寒热互投，温中泻火，燮理阴阳，并行不悖。仿喻氏之法，实宗仲景之旨，诚乃善学者也。

（《谢映庐医案》）

2. 虞恒德医案：

虞恒德治一妇，年三十余。身小形瘦，月经后，忽发痓口噤，手足挛缩，角弓反张。虞知其去血过多，风邪乘虚而入，用四物加羌防、荆芥，少加附子行经，二帖减半，六帖全安。

按：身小形瘦，乃阴虚之质，经后发搐，乃血去过多。筋脉失阴血濡养，风邪乘虚而入，筋挛而痓。用四物以养血，补肝之体以柔筋，加羌防荆芥以疏肝散风。加附子者，因附子走而不守，通行十二经脉，可率药行于周身，补而不滞。再者孤阴不生，佐附子温阳，取阳生阴长之意。方虽无奇，颇含阴阳生化之义，一味附子，犹画龙点睛之笔，使全方皆活。肝体阴用阳，肝木之疏达，一须阴血之濡润，一须阳气之温煦。此案体用合治，正合肝木敷和之德，学者当于此留意。

（《古今医案按》）

自 学 指 导

【重点难点】

1. 痉证是以项背强急，四肢抽掣，甚至角弓反张为主要表现的病证。临证应注意与中风、痫证的鉴别。

2. 本证病因有外感与内伤的不同，病理性质有虚实之差异，可从其发作的程度、频度、幅度辨别其属实属虚。一般而言，颈项强直、角弓反张，四肢抽搐频繁有力而幅度大者多属实；手足蠕动或时而挛缩、神疲倦怠者多属虚。项背强急或四肢抽搐、恶寒发热、肢体酸重、脉浮紧，病性属风寒；四肢牵引拘急、胸脘痞闷、苔黄腻、脉滑数，病性属湿热；手足抽搐、角弓反张、抽搐有力、神昏烦躁、壮热、舌红、苔黄或燥，病性属热；手足蠕动或挛缩、形消神倦、舌红无苔，病性属阴虚。

3. 病机为阴虚血少，筋脉失养。病变在筋脉，属肝所主。故治疗上滋阴养血是不可忽视的一环，切勿忽视其标本缓急而滥用潜镇熄风之品。本病常见证型有三：邪壅经络证、热甚发痉证、阴血亏虚证，前两者属实，后者属虚。治实当以祛邪为主，宜祛风、散寒、除湿、清热；治虚当予扶正，宜滋养阴血，熄风定痉。对上述常见证型之症状特点和治法方药，均应加以掌握。

【复习思考题】

1．如何理解痉证的病机主要是"阴虚血少，筋脉失养"？
2．试述痉证的辨证治疗原则。
3．邪壅经络证、热甚发痉证、阴血亏虚证的治疗方法和代表方剂是什么？

【常见文献摘录】

1．《灵枢·经筋》："足少阴之筋，其病主痫瘛及痉……在外者不能俯，在内者不能仰。"
2．《素问·骨空论篇》："督脉为病，脊强反折。"
3．《金匮要略·痉湿暍病》："太阳病，发热无汗，反恶寒者，名曰刚痉。""太阳病，发热汗出，而不恶寒，名曰柔痉。""太阳病，其证备，身体强，几几然，脉反沉迟，此为痉，栝蒌桂枝汤主之。""太阳病，无汗而小便反少，气上冲胸，口噤不得语，欲作刚痉，葛根汤主之。""痉为病，胸满口噤，卧不着席，脚挛急，必齘齿，可与大承气汤。"
4．《医学入门·痉病》："痉病，虚为本，风为标，不可纯用风药。盖血虚则火旺，火旺则风生，风胜则燥作。能滋其阴，则风自散而燥自润矣。"
5．《景岳全书·痉证》说："痉之为病，强直反张病也。其病在筋脉，筋脉拘急，所以反张。其病在血液，血液枯燥，所以筋挛。""痉之为病，即《内经》之痉病也，以痉作痓，盖传写之误耳。其证则脊背反张，头摇口噤，戴眼项强，四肢拘急，或见身热足寒、恶寒面赤之类皆是也。"
6．《温热经纬·薛生白湿热病篇》："湿热证，三四日，即口噤，四肢牵引拘急，甚则角弓反张。此湿热侵入经络脉隧中，宜鲜地龙、秦艽、威灵仙、滑石、苍耳子、丝瓜络、海风藤、酒炒黄连等味。"

第五节　震　颤

【目的要求】

1．了解震颤的病因病机。
2．熟悉震颤的辨证要领及治疗要点。
3．掌握震颤常见证候的证候特点、治法方药。

【自学时数】

3学时。

震颤是以头部或肢体甚至全身颤抖、动摇为主要临床表现的一类病证，又称颤振、颤证、振掉。轻者仅见到头摇，下巴或手足颤抖；重者全身抖动，终日不已，四肢僵滞，行走困难，逐渐失去工作和生活自理能力。本病多发于中老年，男性多于女性。

对震颤的认识，最早可追述到《内经》，《素问·至真要大论》提出"诸风掉眩，皆属于肝"，其中"掉"即指"振掉"，也就是颤振，明示病位在肝，病性属风。《素问·脉要精微论》说："骨者，髓之府，不能久立，行则振掉，骨将惫矣。"说明振掉也与肾虚相关。明代王肯堂则在《证治准绳·杂病》中首次将颤振作为一个病名，曰："颤，摇也；振，动也。筋脉约束不住而莫能任持，风之象也。"指出该病"壮年少见，中年之后始有之，老年尤多"。至清代，张璐在《张氏医通·卷六·颤振》认为本病主要是风、火、痰为患，并根据脾胃虚弱、心气虚热、心虚夹痰、肾虚、实热积滞分别立方；所论及的脉诊对于该病的预后也有参考价值。高鼓峰《医宗己任篇》认为本病"大抵气血俱虚不能荣养筋骨，故为之振摇，而不能主持也"，所以"须大补气血，人参养荣汤或加味人参养荣汤；或身摇不得眠者，十味温胆汤倍加人参，或加味温胆汤"。从而使培补气血成为治疗本病的一大法门。

根据震颤的临床表现，西医学中的帕金森病、帕金森综合征及某些神经系统疾病以头身摇动为主要特征者均属本病范围。其他如抽动症、肝豆状核变性等亦可参考本篇内容辨治。

【病因病机】

（一）病因

震颤多因先天不足、年老、久病等导致气血不足，筋脉失养；或因情志久郁、跌仆损伤而致肝气郁结，痰热内生，瘀血阻滞，内风暗生，风痰入络，筋脉失和。

1. 先天不足：先天禀赋不足，肾精亏虚，髓海不充，筋脉失养，则幼年即发震颤。或先天不足，后天失养，下元亏虚，步入老年之后，肝肾愈亏，筋脉失于濡养，而发震颤。

2. 高年久病："年四十而阴自半"，年岁渐老，肝肾阴气渐亏，精气不足，不能供奉髓海，濡养筋脉；若复加阳亢之人，不识颐养，肝肾已亏，气火仍盛，下虚上实，风火内生，肝风入络，筋脉失用，而致病发。故本病多见于中年以后。若外感温热之邪，邪热灼伤阴津，筋脉失于阴液濡润；或内伤久病，多病重叠，耗伤气血，损伤肝肾，筋脉失养，可致发病。故本病常继发于他病之后。

3. 情志不畅：情怀久郁，急躁易怒，"五志过极，皆能化火"，火炎生风，横窜入络；或突遇惊恐，气机逆乱，肝气入络，肝筋失用；或久思伤脾，脾运失健，痰湿内生，郁久化热，痰热生风，筋脉为之不用，而出现震颤。

4. 外伤、中风：不慎跌仆、外伤颅脑，或患中风，精明之府受损，瘀血阻滞，化生内风，窜入经络，发为震颤。

（二）病机

1. 病理因素以肝风为主，常可夹痰夹瘀：肝肾阴亏，精血不足，肝木失于濡养，则内生肝风；肝阳亢盛、肝火上炎、痰火内炽、久瘀生热，均可引动肝风。风动木摇，则见颤动、抖摇诸症。正如王肯堂言："筋脉约束不住而莫能任持，风之象也。"

2. 病理性质本虚标实，但主次有别：肝肾亏损、气血不足为本，风、火、痰、瘀为标。高年之体，先天不足，肾精亏损；多病丛集，穷必及肾，耗伤气血；筋脉失于濡养，虚风内动。阴虚生火，灼津炼液成痰；气郁化火，志火内燔；瘀血内阻，郁久化热；痰火、瘀热搏结，引动肝风，则筋脉失于约束。《赤水玄珠全集·颤振》云："木火上盛，肾阴不充，下虚上实，实为痰火，虚则肾亏。"一般而言，发病初起，多以标实为主，病久、高年者，则以本虚为多。

3. 病位内属肝肾，外及筋脉：《素问·至真要大论》曰："诸风掉眩，皆属于肝。"肾主骨，"骨者，髓之府，不能久立，行则振掉，骨将惫矣。"故颤抖、动摇之疾，为肝肾所属，皆因肝肾亏虚，精血亏耗，风木内动，筋脉失养所致。

本病病初仅表现为紧张和疲劳时手部或身体局部出现症状，颤振的时间较短，幅度也小，一般不影响患者的工作、学习和生活；随着病情的逐步进展，颤振的部位逐渐扩大，振幅也渐渐加大，颤振可由短暂变为持续。至中后期，部分患者可以合并痉证。严重者可影响患者的生活自理能力，甚至卧床不起，并可影响患者的智力，部分患者合并痴呆。

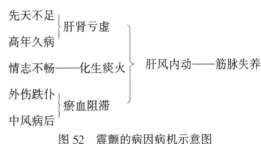

图 52　震颤的病因病机示意图

【病证鉴别】

1. 痉证：震颤主要表现为局部或全身的抖动和摇动，病情发展中虽可见到肢体某些部位的僵滞不和，但以颤振的症状为主；痉证以项背强急，四肢抽搐，甚至口噤、角弓反张为特征，身体各部位僵硬、肢体酸胀。两者有所区别，但颤振发展到较严重阶段，可以兼见痉证。

2. 中风后遗牵动：中风之后，常有半身肢体的不遂，同时间有肢体的牵动，中风后遗牵动主要为不遂的肢体僵滞不和，动作失控，筋脉拘急，缓慢抽搐，有时也可夹有抖动，但以僵滞不遂为主要特点。颤振则纯为抖动和摇动，僵滞仅为晚期兼证。明·楼英《医学纲目·颤振》谓颤振"战摇振动，轻利而不痿弱，比之中风弹曳，牵动重迟者，微有不同"。

【辨证论治】

(一) 辨证要领

1. 辨病性之虚实：震颤大多为本虚标实之证，病初以标实为主，病久则多虚中夹实，但也有病初即虚、久病仍实者。标实多见风、火、痰、瘀、气，本虚多为阴虚津亏、气血不足、元阳虚衰。

2. 辨病理因素之偏盛：震颤为典型的内风之象，风证为其本证，但常与气火、痰浊、瘀血等病理因素相兼为患。风盛表现为身体局部或全身颤抖、动摇的频率加快、幅度加大、部位扩大；痰浊表现为形体肥胖，胸闷脘痞，头晕涎滴，面溢油垢，舌苔垢腻；瘀血表现为头痛头昏，有外伤史，舌质暗，或有紫斑紫点，脉涩等症；气郁表现为情怀抑郁，情绪紧张或低落时颤振加重；火旺表现为急躁易怒，面红目赤，大便秘结，小便短赤，舌红，苔黄，脉弦滑。

(二) 治疗要点

本病属本虚标实，治疗当以扶正祛邪为基本大法，并视标本缓急而调治。虚者宜培补肝肾，益气养血，阴虚及阳则当阴阳双补；实者当平肝熄风，清火化痰，活血通络。虚实夹杂者应据虚实之主次而兼顾。

(三) 分证治疗

1. 风火痰瘀：

[症状] 肢体颤抖，筋脉拘紧，头晕头痛，耳鸣目眩，面色红赤，急躁易怒，情怀抑

郁，胸闷脘痞，面多油垢，口多痰涎，或跌仆、中风之后，出现肢体抖动，舌红或暗红，或有瘀点瘀斑，苔黄或腻，脉弦滑或细弦。

[证候分析] 肝主筋，为风木之脏，肝病则风木易动，而使肢体颤抖，筋脉拘急；肝藏血，体阴而用阳，喜条达而恶抑郁，阴不足则阳易亢，郁不达则生气火，阳亢火炎则可见头晕头痛，耳鸣目眩，面色红赤，急躁易怒；情怀抑郁，胸闷脘痞，则为肝气郁滞，横逆犯胃之征；气滞津停，痰浊内生，肝火内煎，则见面溢油垢，痰多流涎；外伤、中风，瘀血内停，或风阳痰火久扰，血行不畅，则致头痛肢颤，舌有瘀点瘀斑，苔黄或腻均为痰热之象，脉弦滑或细弦是肝气郁结或肝郁化火之征。

[治法] 清肝熄风，化痰开郁，活血通络。

[方药] 摧肝丸、丹栀逍遥散、通窍活血汤化裁出入。摧肝丸重在清肝涤痰祛风，用于痰热生风之颤振，胸闷脘痞、头晕涎滴、面溢油垢、舌苔黄腻明显者；丹栀逍遥散则以开郁和血、清泄肝火为主，用于情怀抑郁，或急躁易怒而舌苔薄、舌质红者；通窍活血汤侧重通窍化瘀，对瘀血阻滞者较宜。

药用胆南星10g、姜半夏10g、橘皮6g、茯苓10g清化痰热，天麻10g、钩藤10g、白蒺藜15g、全蝎3g平熄肝风，山栀10g、丹皮10g、夏枯草10g清肝泻火，白芍10g、丹参10g养血柔肝，枳壳10g、竹茹6g、玫瑰花5g、川朴花5g、柴胡6g、甘草3g疏肝理气，桃仁10g、红花10g、赤芍10g、当归10g、川芎10g、丹参10g活血化瘀。

加减：若肝热较甚，急躁易怒，面红目赤，口苦而干，宜加黄芩10g、夏枯草15g清肝化痰；便秘而干，加全瓜蒌15g、生大黄3g化痰、行滞、通腑；颤甚，可加生龙骨20g、生牡蛎25g、石决明30g、珍珠母30g平肝潜阳、熄风止颤；颤振又见拘挛者，可入木瓜15g、葛根15g，舒筋、解痉、息振；若血瘀明显，头痛如裂、面色紫暗，或舌紫、脉涩较甚，可加水蛭3g、地龙10g、蜈蚣3条搜风活血熄风；大便闭塞难解，可仿复元活血汤或抵挡汤清化瘀热，根据患者身体虚实，而于方中加入生大黄3g或熟大黄5g泻热通瘀。

2. 阴虚风动：

[症状] 肢体颤动，头摇舌抖，形体消瘦，五心烦热，头晕耳鸣，腰酸腿软，烦躁多怒，失眠健忘，神思不敏，或有遗精，颤抖日久，步态拖沓，行走不稳，反应迟钝，便干难解。舌质暗红，苔少，脉弦细或细涩。

[证候分析] 肾阴不足，不能作强，可见腰酸腿软，步态拖沓，行走不稳；肾阴耗损，髓海失养，则失眠健忘，神思不敏，反应迟钝，头晕耳鸣；阴精亏耗，则形体消瘦，便干难解，舌质暗红，苔少，脉弦细或细涩。阴虚日久，渐致火旺，而有五心烦热，烦躁多怒，或有遗精；颤抖日久，必见虚象。

[治法] 补肾填精，熄风和络。

[方药] 大定风珠加减。本方滋阴增液，熄风潜阳，以肾阴亏耗所致之颤振为主治，亦是治疗颤证古方之一。

药用白芍15g、干地黄10g、山萸肉10g、枸杞子10g、五味子5g、阿胶10g（烊）、鸡子黄1枚滋肾填精柔筋；龟板15g、鳖甲15g、牡蛎25g滋肾育阴熄风；丹参10g凉血活血；白芍15g配甘草3g酸甘化阴，柔络熄风。

加减：颤抖甚者，可加全蝎3g、蜈蚣3条熄风止痉；心烦易怒，宜加知母10g、连翘10g、郁金10g清心除烦；痴呆健忘，加制首乌10g、石菖蒲10g补脑开窍；失眠加酸枣仁

15g、合欢花 5g 养心解郁宁神。

3. 气血不足：

[症状] 手足震掉，筋脉拘紧，行步慌张，肢体乏力，头晕目花，神呆懒言，少气自汗，大便不爽，面色不华。舌胖而润，边有齿痕，舌质暗淡或见瘀斑，脉细弱或缓而无力。

[证候分析] 气主煦之，血主濡之，气血不足，则肢体筋脉失于濡养，而见手足震掉，筋脉拘紧，行步慌张，肢体乏力；气虚固涩无力，津液外泄，则少气自汗；气虚大肠传导无力，血虚失于濡润，则大便不爽；头晕目花，神呆懒言，面色不华，为"上气"不足之象；舌胖而润，边有齿痕，舌质暗淡或见瘀斑，脉细弱或缓而无力是气血不足之外象。

[治法] 益气养血，活络熄风。

[方药] 定振丸加减。本方补养气血、熄风舒络，是治疗颤振古代专方之一。

药用生黄芪 15g、炒白术 10g、炙升麻 10g 升阳益气；熟地 10g、当归 10g、川芎 10g、丹参 10g 养血活血，天麻 10g、钩藤 15g、全蝎 3g 熄风通络。

加减：头昏脑鸣，少气懒言，气虚甚者，可加党参 10g 或人参 3g 健脾益气；有声低气怯、形瘦面白、大气下陷之象，可仿补中益气汤，加重黄芪 30g 用量，并加柴胡 6g 以助升举之力；震颤甚加蜈蚣 3 条、蝉蜕 10g 熄风定痉；便秘，加火麻仁 10g，白术改生白术，润肠健脾以通大便。

4. 元阳虚衰：

[症状] 震颤病久，高年之人，摇头吐舌，手足颤动，形寒怕冷，小便清长，表情呆滞，反应迟缓，腰脊酸软，步态拖沓，行走不稳，头晕耳鸣，大便艰行，阳痿，舌质暗红或淡胖有齿印，苔少或水滑，脉弦细或沉细而涩。

[证候分析] 颤掉总以肾虚为本，久病肾气更虚，阴虚及阳。肾虚髓海不充，可见表情呆滞，反应迟缓，头晕耳鸣；肾虚不能作强，而见腰酸腿软，步态拖沓，行走不稳；形寒怕冷，小便清长，阳痿不用，是肾阳不足之明证；而便干难解、舌质暗红或淡胖有齿印，苔少或水滑，脉弦细或沉细而涩则为阴虚及阳之征。

[治法] 滋肾填精，温补元阳。

[方药] 地黄饮子出入。本方温养肾元、柔润筋脉，适用于颤振日久肾阳不足或阴伤及阳而见形寒怕冷、尿多清长者。

药用制附子 5g、肉桂 3g、肉苁蓉 10g、巴戟天 10g 温补肾阳，干地黄 10g、山萸肉 10g、白芍 10g、五味子 5g 补肾填精，石菖蒲 10g、远志 6g 化痰开窍。

加减：腰酸膝软，起步困难，步履维艰者，可加桑寄生 15g、杜仲 10g、怀牛膝 10g、金狗脊 15g 补肾强脊；大便艰行，可加入锁阳 10g 温肾通便；有阴阳两虚见证，可以阴阳同补；风象明显者，当配入育阴熄风之品，如龟板 15g、鳖甲 15g、牡蛎 25g 等。

【其他疗法】

（一）单方验方

1. 止痉散：全蝎、蜈蚣等量，研细末。每服 3g，每日 3 次，温开水送下。本方搜风通络力宏，对于震颤及肢体僵硬效果较好。

2. 松香散：松节、乳香各 3g，木瓜 100g。以松节、乳香炒焦为末，木瓜以黄酒 150mL 煎汁，送下。本方有活血舒挛作用，适用本病瘀血证候明显的患者。

3. 皂香汤：牙皂、木香各 10g，水煎服。适应于痰气较盛的本病患者。

4. 豁痰汤：天麻 15g，姜半夏、石菖蒲各 10g，全蝎 3g。水煎服。适用于本病风痰较盛者。

5. 健脑小吃：核桃肉 15～30g。每日生吃，不拘时间。

（二）中成药

1. 定振丸：益气养血、熄风止颤。主治震颤而兼有头昏目眩，面色不华，肢体筋脉拘挛，舌淡，脉细者。口服，水泛丸每次 6～9g，1 日 2～3 次。

2. 杞菊地黄丸：滋补肝肾、清肝熄风。主治震颤而兼有头昏脑胀，面红目赤，耳鸣，腰酸腿软者。口服，浓缩丸每次 8 粒或水泛丸每次 6～9g，1 日 2～3 次。

3. 加味逍遥丸（又名丹栀逍遥丸）：清肝理气、解郁宁神。主治震颤由情志不舒或紧张诱发者。口服，浓缩丸每次 8 粒或水泛丸每次 6～9g，1 日 2～3 次。

4. 大活络丹：培补气血、化痰通络。主治震颤兼见肢体酸困、活动不利者。口服，每次 1 丸（9g），1 日 2～3 次。

（三）外治法

用桃仁、诃子各 7g，麝香 0.3g，先将桃仁、诃子碾碎过 80 目筛，取该药粉加麝香研成细末，加入白酒适量调成膏状。取药膏 1g，男左、女右涂于手掌心，外用胶布固定，7 天换药 1 次，1 料药为 1 疗程。有行气活血、熄风止颤之功。适用于颤振有瘀象者。

（四）运动疗法

运动对于本病减轻临床症状、改善生活质量以及减缓该病的自然进程，具有重要意义。太极拳、八段锦、五禽戏等轻柔、舒缓的运动对于以肢体僵硬、肌张力增高以及慌张步态的患者有显著的改善作用，也可采用主动活动和被动活动相结合的方式，以锻炼肢体的柔润、灵活。

【预防调护】

长期的精神紧张、情怀抑郁对本病的发生发展有一定的影响作用，应努力养成达观、随和的性情；脑部外伤可导致颤振，应注意安全、避免外伤；某些药物可能导致震颤、僵直等症状，应注意合理用药，减少毒副反应。

良好的心境对于减轻本病的症状、减缓病情的发展有益。要给予患者更多的关爱，营造一个轻松、愉快的环境，鼓励患者积极配合治疗，正视疾病，放松心情，多听一些舒缓、悠扬的乐曲。饮食以清淡为宜，不宜多食味精较多的食物，以及辛辣、刺激的食物，痰湿盛的患者要避免多吃油腻之品，不宜过多进补，以免碍脾。

患者由于肢体僵硬、震颤，影响日常功能活动，因此，应做好患者的生活护理，如外出行走要由家人陪伴搀扶，肢体僵硬明显时，须他人帮助料理日常生活，大便不通时要及时用药，保持大通便畅。生活上护理得当可以显著地延长患者的生命。

【临证提要】

1. 风证是颤振本证，本病的治疗始终应以熄风定振为主要目标。但熄风之法有多种，不仅仅局限于平肝熄风一途。实证之风可以通过清肝、平肝、化痰、祛瘀、通腑、解郁而熄，虚证之风则可用益气、养血、育阴、温阳等法而祛，尚有虫类搜风之法，当随临床证候，辨证施治，不可只执一端。

2．本病多为本虚标实，早期一般以实证为主，中晚期则多虚中夹实，治疗当视标本缓急而调治。补肾养肝、益气养血为治本之道，清化痰热、搜剔瘀血，是治标之途，而平肝熄风、搜风通络则为本病对症治疗之要法，三者宜化裁而用。

3．本病病程多迁延缠绵，风痰之邪深入经脉，蛰伏难解，虫类药因其钻透性，而具独特的搜风通络之力，临证可结合证候特性及各药的药性，酌选全蝎、蜈蚣、地龙、乌梢蛇、露蜂房、水蛭、土鳖虫等虫类药，但应注意虫类药久用有耗血伤阴之弊，部分药有毒或有小毒，故用量不可过大，中病即止，不宜久服，正虚者当合理配伍扶正之品。

4．介类、金石类药多具平肝潜镇之功，对各类风证均可酌情配用，但对脾胃虚弱者，宜配伍健胃助运之品，以妨碍胃。

5．本病多见于中老年人，多为内伤积损而来，属于难治病范畴，治疗一定要胸有定见，守方图效，不可浅尝辄止；同时要说服病员克服急躁情绪，积极配合，耐心治疗。

6．体育锻炼不仅能对患者的症状有一定辅助治疗作用，坚持不懈的体育锻炼还可起到强健身体、改善体质虚弱的作用。并且在锻炼过程中，患者通过与他人的友好交往，及坚持运动给身体带来的愉悦，能够减少因病痛而造成的痛苦、沮丧、焦虑、抑郁等不良情绪，增加生活乐趣，增强与疾病做斗争的信心。但体育锻炼应适度，不可过度疲劳。

【医案精选】

1．周仲瑛医案：

患者张某，男，73岁，离休干部。初诊1991年6月15日。右手震颤2年余，伴反应迟钝半年。患者来诊时右手震抖不停，如搓丸数票，难以持筷，行走不稳，举步维艰，2年来逐渐加重。精神不振，反应迟钝，近事过目即忘。腰软足麻，小便淋沥，夜尿频多，面色潮红。舌质暗红，苔薄黄，脉细滑。有风眩、消渴、胸痹、腰痛等病多年。

辨证：此乃高年体虚，发为颤振，且多病交错，病情复杂；肝肾亏虚为本，风痰瘀阻为标。

治法：治当熄风潜阳、化痰祛瘀为主，兼顾培补肝肾。

处方：炙鳖甲15g（先煎），生石决明30g（先煎），牡蛎25g（先煎），炮山甲10g（先煎），炙水蛭5g，赤白芍各12g，炙僵蚕10g，广地龙10g，制首乌12g，制黄精12g，大生地12g，川石斛10g，怀牛膝12g。

服药7剂，诉精神较前振作，腰膝酸软亦略好转，遂嘱原方连服2个月。

二诊（1991年9月1日）：右手震颤较以往减轻，但仍难控制。精神、反应改善，下肢间有麻感，记忆似有增强。病情不再进展，且有好转之势。标本兼治，综合调理，延缓衰老，当有裨益。原方去炮山甲，加枸杞子10g以助培本之力。

三诊（1991年10月27日）：服药4个月，精神良好，反应灵敏，面赤减轻，面容亦稍丰泽，右手震颤明显减轻，有时已可不抖，生活也渐能自理，惟下肢仍然麻木。二便正常，苔薄，舌淡红，脉细滑。原法有效，因风象大减，转以培补肝肾为主。

处方：大生地15g，制首乌15g，制黄精10g，枸杞子10g，赤白芍各12g，潼白蒺藜各10g，黄芪15g，炙鳖甲15g（先煎），生石决明30g（先煎），制南星10g，水蛭5g，川芎10g，丹参12g。

又服 2 个月，右手震颤基本消失，惟激动或紧张时发抖。遂从上方稍事加减，予以巩固，连服近 5 载，震颤完全不发，其他自觉症状也均消失，风眩、消渴、胸痹等兼病也得到满意控制。

按：古稀之年，肝肾亏虚，风痰瘀阻，本虚标实。治疗始终以熄风潜阳、化痰祛瘀、培补肝肾为法，其间虽随症情药味有所调整，而基本治法不变，前后 5 年，震颤得以控制，而风眩、消渴、胸痹等证亦缓，诸种老年之疾，共以同一治疗大法，充分说明老年病的某些基本病理变化，及"异病同治"这一辨证施治法则的灵活、有效性。

（《周仲瑛临床经验辑要》）

2. 王永炎医案：

赵某某，男，59 岁。3 年前发现双手震颤，尔后逐年加重。入院时查双手震颤属静止型，幅度中等，写字可见明显震颤线条，影响工作、生活，生活自理亦感吃力。双手震颤始动时间 2.5 秒，拐弯时间 2.5 秒。兼有头晕眠差，心胸闷痛、汗多。舌质暗，有瘀点，舌苔根部黄腻，脉弦细滑。

辨证：以气阴不足而气虚生痰，阴虚生热，痰热内盛以至内风动越，证属痰热风动。

［治法］ 治以清化痰热，养血活血为法。

处方：全瓜蒌 30g，胆南星 10g，竹沥 30g，钩藤 15g，天麻 10g，珍珠母 30g（先煎），丹参 15g，赤芍 10g。另选用羚羊粉 1.5g，随汤药分 2 次冲服。

经治疗半个月，出院时震颤幅度变小，程度变轻，可以自控，写字前后对照明显好转，生活可以自理，始动时间缩短为 1.6 秒，拐弯时间缩短为 1.8 秒。本例疗效判为临床治愈。出院后门诊随访半年，病情稳定。

按：本案证候以阴虚内热，风痰内动为特点，故治疗重在清化痰热，熄风潜阳以治其标，兼以养血活血以培其本。羚羊角粉熄风止痉之力较强，配伍适当对本病控制有较好的作用。

（《中国现代名中医医案精华》）

自 学 指 导

【重点难点】

1. 震颤是以头部或肢体甚至全身颤抖、动摇为主要临床表现的一类病证。

2. 发病多因先天不足、年老久病、情怀抑郁、跌仆损伤等导致肝肾亏虚、气血不足，筋脉失养；痰瘀阻滞，内风暗动，风痰入络。病位内属肝肾，外及筋脉，病理变化以肝风内动为主，常可夹痰夹瘀，病理性质本虚标实。

3. 本病治疗应视标本缓急而行，虚者宜培补肝肾，益气养血，阴虚及阳者则阴阳双补；实者当平肝熄风，清火化痰，活血通络；虚实夹杂者则应据虚实之主次而兼顾。

【复习思考题】

1. 震颤的病因主要有哪些? 其基本病机是什么?
2. 试述震颤的辨治要点。
3. 试述震颤肝肾不足证、风痰入络证、肾元下虚证的主要证候表现、治法、方药。
4. 虫类药、介类、金石类潜镇药当如何运用?

【常见文献摘录】

1.《张氏医通·诸风门》:"颤振与瘛疭相类,瘛疭则手足牵引,而或伸或屈,颤振则但振动而不屈也,亦有头动而手足不动者。盖木盛则生火生风,上冲于头为颤振。若散于四末,则手足动而头不动也。"

2.《医碥·颤振》:"颤,摇也;振,战动也,亦风火摇撼之象,由水虚而然。风木盛则脾土虚,脾为四肢之本,四肢乃脾之末,故曰风淫末疾。风火盛而脾虚,则不能行其津液,而痰湿易停聚,当兼去痰。"

3.《临证偶拾》:"震颤麻痹者,筋之病也。肝主筋,肝血充盈,才能淫气于筋;筋之病故属肝与血也。"

附篇

模拟试题及参考答案

模拟试题（一）

一、单项选择题（在备选答案中，选择一个最佳答案，并将它的标号填入题目后的括号内。每题1分，共30分）

1. 哮证的主因是（　　）

   A. 宿痰内伏于肺　　B. 风热外侵于肺　　C. 气火上干于肺　　D. 风寒外袭于肺　　E. 痰热内蕴于肺

2. "病痰饮者当以温药和之"之说出自（　　）

   A.《内经》　　B.《金匮要略》　　C.《医门法律》　　D.《景岳全书》　　E.《儒门事亲》

3. 胃热壅盛之吐血宜选用（　　）

   A. 清胃散　　B. 玉女煎　　C. 黛蛤散　　D. 泻心汤　　E. 泻白散

4. 血虚阳浮，虚烦不得眠，宜选用（　　）

   A. 四物汤　　B. 归脾汤　　C. 黄连阿胶汤　　D. 酸枣仁汤　　E. 交泰丸

5. 泄泻的主要病理因素是（　　）

   A. 暑　　B. 湿　　C. 热　　D. 寒　　E. 风

6. 失眠的病理变化总属（　　）

   A. 阴盛阳虚，阴阳失交　　B. 阳盛阴虚，阴阳失交　　C. 阳不交阴，心肾失交　　D. 阴虚火旺，肝阳上扰　　E. 心虚胆怯，心神失养

7. 胁痛的辨证，当以何者为主（　　）

   A. 阴阳　　B. 表里　　C. 虚实　　D. 寒热　　E. 气血

8. 卒然腹中绞痛，欲吐不得吐，欲泻不得泻，烦躁闷乱者，属于（　　）

   A. 热霍乱　　B. 寒霍乱　　C. 干霍乱　　D. 湿霍乱　　E. 以上都不是

9. 腰痛的发病关键是（　　）

   A. 肝肾不足　　B. 肾虚　　C. 湿热　　D. 寒湿　　E. 以上都不是

10. 治疗肝火犯肺咳血的代表方是（　　）

    A. 泻白散合黛蛤散　　B. 桑杏汤　　C. 龙胆泻肝汤　　D. 犀角地黄汤　　E. 百合固金汤

11. 治疗冷哮的最佳选方是（　　）

    A. 三子养亲汤　　B. 定喘汤　　C. 麻杏石甘汤　　D. 射干麻黄汤　　E. 麻黄汤

12. 肺痨辨证属肺阴虚者，其治疗主方是（　　）

    A. 沙参麦冬汤　　B. 月华丸　　C. 麦门冬汤　　D. 补肺汤　　E. 百合固金汤

13. 肺胀阳虚水泛证的治疗主方是（　　）

    A. 平喘固本汤　　B. 越婢加术汤　　C. 苏子降气汤　　D. 七味都气丸　　E. 真武汤合五苓散

14. 患者咽中不适，如有物阻，咯之不出，咽之不下，胸中窒闷，苔白腻，脉弦滑，辨证应属（　　）

    A. 肝气郁结证　　B. 气郁化火证　　C. 气滞痰阻证　　D. 忧郁伤神证　　E. 阴虚火旺证

15. 某患者，突发胸痛，心痛彻背，背痛彻心，痛剧无休止，身寒肢冷，脉象沉紧，宜选用（　　）

    A. 乌头赤石脂丸　　B. 参附龙牡汤　　C. 栝蒌薤白半夏汤　　D. 栝蒌薤白白酒汤　　E. 血府逐瘀汤

16. 桂枝甘草龙骨牡蛎汤常用于治疗心悸之（　　）

    A. 水饮凌心证　　B. 心阳不振证　　C. 心血瘀阻证　　D. 心虚胆怯证　　E. 心血不足证

17. 加减葳蕤汤适用于治疗（　　）

    A. 风热感冒　　B. 风寒感冒　　C. 气虚感冒　　D. 阳虚感冒　　E. 阴虚感冒

18. 肝阳上亢的眩晕治疗主方首选（　　）

    A. 天麻钩藤饮　　B. 大定风珠　　C. 半夏天麻白术汤　　D. 归脾汤　　E. 杞菊地黄丸

19. 水肿的辨证当首辨（　　）

    A. 虚实　　B. 表里　　C. 气血　　D. 阴阳　　E. 寒热

20. 病起急骤，腹痛，里急后重，下痢赤白脓冻，赤多白少，壮热口渴，头痛烦躁，舌红绛，苔黄燥，脉象滑数，宜选用（　　）

    A. 芍药汤　　B. 白头翁汤　　C. 桃花汤　　D. 连理汤　　E. 葛根芩连汤

21. 济川煎主要用于治疗便秘之（　　）

    A. 气秘　　B. 热秘　　C. 冷秘　　D. 气虚秘　　E. 血虚秘

22. "治痿独取阳明"是指（　　）

    A. 注重养胃阴　　B. 注重温脾阳　　C. 胃与大肠并治　　D. 重视调理脾胃　　E. 脾与肺同治

23. 狂证日久，气阴耗伤，宜选用（　　）

    A. 二阴煎　　B. 一贯煎　　C. 地黄饮子　　D. 沙参麦冬汤　　E. 天王补心丹

24. 头痛头胀，恶风面红，口渴欲饮，舌偏红，苔薄黄，宜选用（　　）

    A. 黄连上清丸　　B. 川芎茶调散　　C. 桑菊饮　　D. 银翘散　　E. 芎芷石膏汤

25. 胸痹的病理因素有（　　）

    A. 阴寒、水饮、痰浊　　B. 阴寒、痰浊、血瘀　　C. 阴寒、水饮、湿浊　　D. 阴寒、水饮、血瘀

    E. 痰浊、水饮、血瘀

26. 鼓胀寒湿困脾证的治疗主方是（　　）

    A. 五苓散　　B. 实脾饮　　C. 胃苓汤　　D. 中满分消丸　　E. 五皮饮

27. 强调"无虚不能作眩"的医家是（　　）

    A. 李杲　　B. 张子和　　C. 朱丹溪　　D. 张景岳　　E. 王冰

28. 黄疸的病变部位与下列脏腑中的哪一脏腑关系最小（　　）

    A. 脾　　B. 胃　　C. 小肠　　D. 肝　　E. 胆

29. 痉证在治疗上不可忽视的一环是（　　）

    A. 熄风　　B. 解痉　　C. 清火　　D. 豁痰　　E. 滋养营阴

30. 癃闭的辨证，首先应分清（　　）

    A. 虚实　　B. 表里　　C. 气火　　D. 气血　　E. 阴阳

二、**多项选择题**（在备选答案中，选择2～5个正确答案，并将它们的标号填入括号内。错选或漏选不得分。每题1分，共10分）

1. 治疗瘿病的主要治则有（　　）

    A. 理气化痰　　B. 消瘿散结　　C. 活血软坚　　D. 滋阴降火　　E. 健脾益气

2. 咳嗽咳而少痰的多属（　　）

    A. 痰热　　B. 燥热　　C. 气火　　D. 阴虚　　E. 痰湿

3. 肺痈一般可分为（　　）

    A. 初期　　B. 成痈期　　C. 溃脓期　　D. 缓解期　　E. 恢复期

4. 狭义痰饮病饮留胃肠证宜选用（　　）

    A. 苓桂术甘汤　　B. 温脾汤　　C. 甘遂半夏汤　　D. 己椒苈黄汤　　E. 小半夏汤

5. 齿衄属胃火炽盛者宜选用（　　）

    A. 加味清胃汤　　B. 泻心汤　　C. 清胃散　　D. 半夏泻心汤　　E. 玉女煎

6. 对厥证进行急救治疗，常选用的方法是（　　）

    A. 取嚏　　B. 开窍醒神　　C. 回阳固脱　　D. 益气救阴　　E. 针刺疗法

7. 瘀血停滞的胃痛治疗时可选用（　　）

    A. 血府逐瘀汤　　B. 桃红四物汤　　C. 失笑散　　D. 丹参饮　　E. 调营敛肝汤

8. 钩虫病在中医文献中有多种名称，以下哪些属于钩虫病（　　）

    A. 桑叶黄　　B. 黄胖　　C. 懒黄病　　D. 黄汗　　E. 疳黄

9. 眩晕发生的机制，归纳起来不外以下哪几个方面（　　）

    A. 气　　B. 火　　C. 虚　　D. 痰　　E. 风

10. 补中益气汤可用于治疗以下哪些病证（　　）

    A. 清气不升之耳鸣、耳聋　　B. 劳淋　　C. 脾虚之尿浊　　D. 中气不足之癃闭　　E. 劳伤心脾，中气不升之遗精

三、**是非题**（正确的打"√"，错误的打"×"，每题1分，共10分）

1. 饮食不节、情志失调、劳欲过度是消渴的主要病因。（　　）

2. 遗精的治疗总以涩精止遗为原则。（　　）

3. 血厥实证有发展成中风的可能。（　　）

4. 胁痛的辨证应以阴阳为纲。（　　）

5. 中风中脏腑闭证又可分为阴闭与阳闭，其分辨的主要依据是有无热象。（　　）

6. 治疗自汗盗汗阴虚火旺证的代表方是当归六黄汤。（　　）

7. 胃阴不足的呕吐，治疗主方是沙参麦冬汤。（　　）

8. 胃痛脾胃虚寒证的特征表现为胃痛暴作、畏寒喜湿。（　　）

9. 喘证急性发作时当先治标，缓解期治本为主。（　　）

10. 感冒治疗的惟一方法是解表祛邪。（　　）

四、**填空题**（每空0.5分，共10分）

1. 肺胀的治疗原则应抓住_____、_____两个方面。

2. 一般说来自汗的病机多属_____，盗汗多属_____。

3. 胸痹的治疗原则是_____、_____。

4. 淋证的病机主要是_____、_____。

5. 噎膈的病位在于_____，属胃气所主。其基本病理改变为_____。

6. 对痢疾的治疗，刘河间指出："_____则后重自除，_____则便脓自愈。"

7. 着痹的治法是_____，代表方是_____。

8. 黄疸的辨证，应以_____为纲。其治疗大法，主要为_____。

9. 治疗外感咳嗽一般均忌_____，内伤咳嗽应防_____。

10. 久疟不愈，致左胁下形成痞块，此即《金匮》所称之_____，治宜软坚散结，祛瘀化痰，方用_____。

五、简答题（每题2分，共10分）

1. 癫狂

2. 干呕

3. 肺痈

4. 单腹胀

5. 虚劳

六、论述题（每题5分，共20分）

1. 试述内伤咳嗽的病因及致病过程。

2. 试述惊悸与怔忡的异同。

3. 试述腹痛中虚脏寒证的证治方药。

4. 消渴病有哪些常见变证？试述其形成的机制。

七、病案分析题（每题5分，共10分）

1. 王某，男，48岁。就诊日期为1996年3月6日。

患者形体颇丰，平素经常头晕，甚则耳鸣目眩，3天前突然觉得说话时舌头不灵活，随后发生口眼喎斜，右侧半身活动不利，心烦少寐，性情急躁，口干，舌红苔腻微黄，脉弦滑数。

病名诊断_____。

证　　型_____。

病机归纳_____。

治　　法_____。

主　　方_____。

2. 李某，女，46岁。就诊日期：1998年11月8日。

双膝关节疼痛反复发作半年，未经任何诊断治疗。近2周来疼痛加剧，伴肿胀，屈伸不利，有麻木沉重感，舌淡，苔白腻，脉濡缓。

病名诊断_____。

证　　型_____。

病机归纳_____。

治　　法_____。

主　　方_____。

模拟试题（二）

一、单项选择题（在备选答案中，选择一个最佳答案，并将它的标号填入题目后的括号内。每题1分，共30分）

1. 治疗咳嗽温燥证的最佳方剂是（　　）

A. 杏苏散　　B. 桑杏汤　　C. 香苏散　　D. 清金化痰汤　　E. 止嗽散

2. 肺痈溃脓期的治疗原则是（　　）

A. 清肺化瘀消痈　　　B. 润肺化痰，益气养阴　　　C. 清热解毒排脓　　　D. 疏风散热，清肺化痰

E. 养阴解毒排脓

3. 喘促持续不解，逐渐加剧，张口抬肩，面青唇紫，心悸烦躁，肢冷汗出如珠，脉浮大无根，其病机是（　　）

A. 肾气亏损，痰浊壅肺　　　B. 肺肾两虚，气失摄纳　　　C. 肺气欲绝，心肾阳衰　　　D. 阳虚水泛，

上凌心肺　　　E. 痰浊壅肺，肺失清肃

4. 一患者恶寒身痛，咳喘胸闷，甚者不能平卧，痰如白沫量多，遇寒则发，舌苔白滑，脉弦紧，可选用下列何方治疗（　　）

A. 小青龙汤　　　B. 射干麻黄汤　　　C. 麻黄汤　　　D. 大青龙汤　　　E. 苓桂术甘汤

5. 一患者，吐血鲜红，口苦胁痛，烦躁易怒，寐少梦多，舌质红绛，脉弦数，其治法宜选用（　　）

A. 清胃泻火，凉血止血　　　B. 清肝泻火，凉血止血　　　C. 清心泻火，凉血止血　　　D. 滋阴降火，

凉血止血　　　E. 清肺泻火，凉血止血

6. 一患者，胃出血，经治出血已止，但面色无华，头晕心悸，倦怠乏力，舌质淡，脉细弱，宜选用下列何方（　　）

A. 炙甘草汤　　　B. 天王补心丹　　　C. 右归丸　　　D. 归脾汤　　　E. 补中益气汤

7. 狂证之火盛阴伤型的主方（　　）

A. 知柏地黄丸　　　B. 二阴煎　　　C. 大补阴丸　　　D. 天王补心丹　　　E. 生铁落饮

8. 对厥证的急救治疗，首先应分别（　　）

A. 阴阳　　　B. 寒热　　　C. 虚实　　　D. 五厥　　　E. 气血

9. 半夏厚朴汤最适用于治疗（　　）

A. 脏躁　　　B. 噎膈　　　C. 胸痹　　　D. 梅核气　　　E. 腹痛

10. 脘腹胀痛，厌食，嗳气，呕吐酸腐，苔厚腻，脉滑，其主要病机是（　　）

A. 肝气犯胃　　　B. 饮食伤胃　　　C. 脾胃虚寒　　　D. 脾胃湿热　　　E. 寒湿困脾

11. 下列哪一症状不是胃阴亏虚所致胃痛的主症（　　）

A. 胃脘灼痛　　　B. 口燥咽干　　　C. 脉细数　　　D. 大便干结　　　E. 舌红少津

12. 肝气犯胃的呕吐，其特点是（　　）

A. 呕吐酸腐，脘腹胀满　　　B. 呕吐吞酸，胸胁闷痛　　　C. 呕吐清水，脘闷不食　　　D. 时作干呕，

口咽干燥　　　E. 呕吐时作，肢冷便溏

13. 一女性，45岁，平时常感胸胁胀闷，嗳气纳呆，每逢情志失畅或情绪紧张时刻则腹痛泄泻，舌正常，脉弦，拟用主方为（　　）

A. 逍遥散　　　B. 痛泻要方　　　C. 保和丸　　　D. 柴胡疏肝散　　　E. 越鞠丸

14. 泄泻发生的内因，与下列哪一脏腑的关系最为密切（　　）

A. 脾　　　B. 胃　　　C. 肝　　　D. 肾　　　E. 肺

15. 古代的肠澼是指（　　）

A. 泄泻　　　B. 痢疾　　　C. 霍乱　　　D. 疟癖　　　E. 便血

16. 湿热积滞导致的腹痛，其治疗宜选用下列何方最佳（　　）

A. 大承气汤　　　B. 茵陈五苓散　　　C. 葛根苓连汤　　　D. 木香槟榔丸　　　E. 枳实导滞丸

17. 黄芪汤适用于治疗（　　）

A. 水肿　　　B. 泄泻　　　C. 便秘　　　D. 虚劳　　　E. 胃痛

18. 久痢不止，滑脱不禁，体羸脉弱，宜选用（　　）

A. 理中丸　　　B. 驻车丸　　　C. 白头翁汤　　　D. 连理汤　　　E. 真人养脏汤

19. 引起胁痛的脏器主要责之于（　　）

A. 肝胃　　B. 肝肾　　C. 肝胆　　D. 肝脾　　E. 肝肺

20. 诊断黄疸的最主要依据是（　　）

A. 小便黄　　B. 目黄　　C. 苔黄　　D. 面色黄　　E. 身黄

21. 寒湿困脾导致的臌胀，其治疗方剂宜选用（　　）

A. 温脾汤　　B. 中满分消丸　　C. 香砂六君汤　　D. 实脾饮　　E. 附子理中丸

22. 提出"无痰不作眩"的医家是（　　）

A. 张景岳　　B. 朱丹溪　　C. 李东垣　　D. 叶天士　　E. 李中梓

23. 鉴别中风中经络与中脏腑最主要的依据是（　　）

A. 半身不遂　　B. 语言謇涩　　C. 汗出肢冷　　D. 神志不清　　E. 口眼㖞斜

24. 用"开鬼门"一法治疗水肿，是属于八法中的（　　）

A. 吐法　　B. 汗法　　C. 消法　　D. 和法　　E. 下法

25. 气淋辨证属实者，其治疗的方剂是（　　）

A. 逍遥散　　B. 柴胡疏肝散　　C. 五磨饮子　　D. 沉香散　　E. 石韦散

26. 甘姜苓术汤最适用于治疗（　　）

A. 支饮　　B. 脾约　　C. 肾着　　D. 痿证　　E. 腹泻

27. 下消证见阴阳俱虚者，其治疗方剂是（　　）

A. 消渴方　　B. 金匮肾气丸　　C. 水陆二仙丹　　D. 缩泉丸　　E. 玉女煎

28. 行痹以下列何邪偏盛（　　）

A. 风　　B. 寒　　C. 湿　　D. 热　　E. 瘀

29. 治疗风湿热痹的代表方剂是（　　）

A. 宣痹汤　　B. 独活寄生　　C. 甘姜苓术汤　　D. 薏苡仁汤　　E. 以上都不是

30. 瘀血头痛的代表方剂是（　　）

A. 少腹逐瘀汤　　B. 桃核承气汤　　C. 宣白承气汤　　D. 通窍活血汤　　E. 身痛逐瘀汤

二、**多项选择题**（在备选答案中，选择2～5个正确答案，并将它们的标号填入括号内。错选或漏选者不得分。每题1分，共10分）

1. 肺痈的病理性质（　　）

A. 属热　　B. 属表　　C. 属里　　D. 属寒　　E. 属虚

2. 苓桂术甘汤可作为下列哪些病证的治疗主方（　　）

A. 心悸　　B. 支饮　　C. 呕吐　　D. 水肿　　E. 臌胀

3. 癃闭的部位虽在膀胱，但与下列哪些脏腑有关（　　）

A. 肺　　B. 脾　　C. 肾　　D. 心　　E. 三焦

4. 肺痨的临床特点有（　　）

A. 咳嗽　　B. 咳血　　C. 潮热　　D. 盗汗　　E. 纳呆

5. 水肿的治疗方法除发汗、利尿、攻逐以外，尚有下列哪些主要治法（　　）

A. 健脾　　B. 化瘀　　C. 温肾　　D. 养心　　E. 疏肝

6. 程氏萆薢分清饮可用于治疗下列哪些病证（　　）

A. 遗精　　B. 尿浊　　C. 膏淋　　D. 阳痿　　E. 癃闭

7. 归脾汤系临床常用方剂，是下列哪些病证的代表方（　　）

A. 便血脾胃虚寒证　　B. 尿血脾不统血证　　C. 便秘气秘证　　D. 眩晕气血亏虚证　　E. 呕吐脾胃虚寒证

8. 胸痹的病理因素主要是（　　）

A. 风热　　B. 阴寒　　C. 痰浊　　D. 气滞　　E. 瘀血

9. 中风常见的后遗症有（　　）

A. 语言不利　　B. 口眼㖞斜　　C. 身体消瘦　　D. 肢体偏瘫　　E. 周身疼痛

10. 四饮是指（　　）

A. 痰饮　　B. 悬饮　　C. 溢饮　　D. 水饮　　E. 支饮

三、是非题（正确的打"√"，错误的打"×"，每题1分，共10分）

1. 泄泻和痢疾皆由外感时邪，内伤饮食而发病。（　　）

2. 多寐的病理变化主要是阳盛阴衰所致。（　　）

3. 消渴以阴虚为本，燥热为标。（　　）

4. 喘证的病变脏器主要在肺、脾、肾。（　　）

5. 泄泻，前贤以大便清稀如水而下者为泄，大便溏薄而势缓者为泻。（　　）

6. 痹证日久，属痰瘀痹阻证者用独活寄生汤治疗。（　　）

7. 黄疸湿重于热证宜选用甘露消毒丹合茵陈五苓散加减治疗。（　　）

8. 风寒头痛当疏风散寒止痛，常用川芎茶调散治疗。（　　）

9. 头痛和眩晕属痰浊所致者，均以半夏白术天麻汤加减治疗。（　　）

10. 石韦散有清热利湿、通淋排石的作用，是石淋的常用方剂。（　　）

四、填空题（每空0.5分，共10分）

1. 湿热痢的治疗，常佐以调气行血，刘河间说："调气则_____；行血则_____。"

2. 水肿的发病机制，张景岳说："盖水为至阴，其_____在肾；水化于气，故其_____在肺；水惟畏土，故其_____在脾。"

3. 血证的病机总属_____，_____，络伤血溢。

4. 咳嗽的病因有外感、内伤两大类，外感咳嗽为_____，内伤咳嗽为_____。

5. 癃闭的治疗应根据_____原则，着重于_____。

6. 痰饮的病理性质，总属_____，输化失调，因虚致实，水液停积为患，治疗当以_____为原则。

7. 腰痛的常见证型有_____、_____、_____及肾虚腰痛四种。

8. 黄疸的治疗大法是_____、_____。急黄热毒炽盛，又当以_____、_____为法。

五、简答题（每题2分，共10分）

1. 飧泄

2. 急黄

3. 真心痛

4. 夙根

5. 痿躄

六、论述题（每题5分，共20分）

1. 何谓"逆流挽舟法"？其适应证和代表方剂是什么？

2. 试述惊悸与怔忡的区别和联系。

3. 治疗呕吐为什么不能见吐止吐？

4. 癥积的治疗原则是什么？

七、病案分析题（每题5分，共10分）

1. 王某，男，56岁。患者有咳嗽病史20余年，逢冬加剧，五日前在田间劳动时被雨淋湿，晚上回家即感恶寒发热，喘咳气急、胸闷痰多，咳痰清稀，色白常有泡沫，无汗，纳食不香，苔白腻，脉沉紧。

病名诊断_____。

证　　型_____。

病机归纳_____。

治　　法_____。

主　　方_____。

2. 张某，女，45岁。心悸不安时作，伴胸闷气短，面色苍白，形寒肢冷，舌质淡白，脉沉细而数。

病名诊断_____。

证　　型_____。

病机归纳_____。

治　　法_____。

主　　方_____。

模拟试题（三）

一、单项选择题 (在备选答案中，选择一个最佳答案，并将它的标号填入题目后的括号内。每题1分，共 30 分）

1. 肺痨辨证属肺阴虚者，其治疗最佳选方为 （　　）

A. 补肺汤　　B. 月华丸　　C. 沙参麦冬汤　　D. 大补阴丸　　E. 百合固金汤

2. 喘脱的病机为 （　　）

A. 心气欲脱，肺肾阴虚　　B. 肾气欲脱，心肺阳虚　　C. 肺气欲绝，脾肾阳虚　　D. 肺气欲绝，心肾阳虚　　E. 心肝欲绝，肺气虚衰

3. 悬饮饮停胸胁，咳唾引痛，气喘不能平卧，胁间胀满，舌苔薄腻，脉弦滑有力，治当逐水祛饮，宜用 （　　）

A. 柴枳半夏汤　　B. 甘遂半夏汤　　C. 己椒苈黄丸　　D. 控涎丹　　E. 香附旋复花汤

4. 心痛彻背，背痛彻心，痛剧无休止，身寒肢冷，喘息不得卧，脉沉紧，其治疗的方剂宜选 （　　）

A. 参附龙牡汤　　B. 栝蒌薤白白酒汤　　C. 乌头赤石脂丸　　D. 栝蒌薤白半夏汤　　E. 血府逐瘀汤

5. 对厥证的急救治疗，首先应辨 （　　）

A. 阴阳　　B. 寒热　　C. 虚实　　D. 表里　　E. 五厥

6. 狂证之火盛阴伤型的主方 （　　）

A. 知柏地黄丸　　B. 二阴煎　　C. 大补阴丸　　D. 天王补心丹　　E. 生铁落饮

7. 某患者，女，32岁，患失眠，心烦不宁，头面烘热，两足尤冷，舌尖红，证属心肾不交，虚阳上扰，宜用 （　　）

A. 安神定志丸　　B. 天王补心丹　　C. 黄连阿胶汤　　D. 珠砂安神丸　　E. 以上都不是

8. 某患者，女，30岁，皮肤青紫斑块时隐时现，常伴鼻衄，月经量多，伴心烦，手足心热，夜有盗汗，舌红，苔少，脉细数，治拟最佳处方 （　　）

A. 知柏地黄丸　　B. 犀角地黄丸　　C. 归脾丸　　D. 茜根散　　E. 左归丸

9. 治疗阴虚火旺盗汗之最佳选方 （　　）

A. 滋水清肝饮　　B. 知柏地黄丸　　C. 补心丹　　D. 玉屏风散　　E. 当归六黄汤

10. 哮证当属于何种痰饮 （　　）

A. 悬饮　　B. 流饮　　C. 溢饮　　D. 支饮　　E. 伏饮

11. 感冒的病理特点为 （　　）

A. 风邪犯肺　　B. 肺气失宣　　C. 卫表不和　　D. 肺失宣肃　　E. 痰气壅阻

12. 恶寒较甚，发热无汗，身楚倦怠，咳嗽咯痰无力，舌苔淡白，脉浮无力，最佳选方宜 （　　）

A. 桂枝汤　　B. 荆防败毒散　　C. 参苏饮　　D. 杏苏散　　E. 加减葳蕤汤

13. 治疗胃阴不足之呕吐的首选方为（　　）

　　A. 益胃汤　　B. 一贯煎　　C. 沙参麦冬汤　　D. 麦门冬汤　　E. 六君子汤

14. 腹痛泄泻，泻下急迫或泻下不爽，粪色黄褐而臭，肛门灼热，心烦口渴，小便短赤，苔黄腻，脉滑数，治方宜选用（　　）

　　A. 藿香正气散　　B. 胃苓汤　　C. 保和丸　　D. 痛泻要方　　E. 葛根芩连汤

15. 正气天香散常用于腹痛的（　　）

　　A. 积滞内阻证　　B. 寒邪内阻证　　C. 中虚脏寒证　　D. 气机郁滞证　　E. 以上都不是

16. 张景岳提示："水反为湿，谷反为滞。"这一病机适用下列何病证（　　）

　　A. 反胃　　B. 泄泻　　C. 痢疾　　D. 呕吐　　E. 噎膈

17. 治疗胃痛肝郁热证宜选（　　）

　　A. 泻心汤　　B. 化肝煎合左金丸　　C. 丹栀逍遥散　　D. 龙胆泻肝汤　　E. 一贯煎

18. 噎膈的病机与下列何脏无关（　　）

　　A. 肺　　B. 脾　　C. 肾　　D. 肝　　E. 胃

19. 诊断黄疸病的最主要依据是（　　）

　　A. 目黄　　B. 面色黄　　C. 身黄　　D. 小便黄　　E. 苔黄腻

20. 治疗劳疟的主方为（　　）

　　A. 截疟七宝饮　　B. 常山饮　　C. 何人饮　　D. 柴胡截疟饮　　E. 清瘴汤

21. 鼓胀的病变脏器主要在（　　）

　　A. 心脾肝　　B. 肝脾肾　　C. 肺脾肾　　D. 心肝肾　　E. 肺胃肾

22. 中风昏倒不省人事，首先要辨别（　　）

　　A. 中经络与中脏腑　　B. 闭证与脱证　　C. 有汗与无汗　　D. 有无热象　　E. 阴闭与阳闭

23. 肝阳上亢眩晕患者，兼见腰膝酸软，遗精疲乏，五心烦热，脉弦细数，舌红苔薄，其最佳选方为（　　）

　　A. 六味地黄丸　　B. 天麻钩藤饮　　C. 镇肝熄风饮　　D. 大定风珠　　E. 地黄饮子

24. 痉证的发病病机为（　　）

　　A. 阴盛阳衰　　B. 阴阳失调，阴动而阳不濡　　C. 阴阳失调，阳动而阴不濡　　D. 阴阳不和　　E. 阳盛阴衰，阴阳失交

25. 耳鸣耳聋，时轻时重，休息稍减，烦劳则剧，四肢困倦，昏愦食少，大便溏薄，脉细，舌苔薄白，最佳选方（　　）

　　A. 耳聋左慈丸　　B. 半夏白术天麻汤　　C. 柴胡疏肝散　　D. 益气聪明汤　　E. 补中益气丸

26. 瘀血发热可见除以下何症状外的所有症状（　　）

　　A. 夜间发热　　B. 咽干口燥　　C. 肌肤甲错　　D. 骨蒸颧红　　E. 面色暗黑

27. 用"提壶揭盖法"治疗癃闭适用于（　　）

　　A. 膀胱湿热证　　B. 肝郁气滞证　　C. 肺气壅滞证　　D. 中气下陷证　　E. 肾气虚寒

28. "肾着"之病，其为感受（　　）

　　A. 风寒　　B. 湿热　　C. 寒湿　　D. 风湿　　E. 风湿热

29. 水肿与阴伤并见应用（　　）

　　A. 五苓散　　B. 五皮饮　　C. 疏凿饮子　　D. 参麦地黄汤加猪苓　　E. 春泽汤

30. 某男，小便点滴而下，时尿如细线，甚则阻塞不通，小腹胀满疼痛，舌紫暗，脉涩，治宜（　　）

　　A. 八正散　　B. 没香散　　C. 代抵当丸　　D. 补中益气汤　　E. 金匮肾气丸

二、多项选择题（在备选答案中，选择2~5个正确答案，并将它们的标号填入题目后的括号内。错选或漏选均不得分。每题1分，共10分）

1. 龙胆泻肝汤可用于治疗下列哪些病证（　　）

A. 耳鸣耳聋　　　B. 自汗盗汗　　　C. 吐血　　　D. 鼻衄　　　E. 遗精

2. 风寒湿痹可选用除下列哪些方剂（　　　）

A. 独活寄生汤　　　B. 薏苡仁汤　　　C. 桃红饮　　　D. 宣痹汤　　　E. 乌头汤

3. 水肿的治疗方法除发汗、利尿、攻逐之外，还常用（　　　）

A. 健脾　　　B. 温肾　　　C. 化瘀　　　D. 和胃　　　E. 降浊

4. 黄连温胆汤可用于治疗下列哪些病证（　　　）

A. 不寐　　　B. 心悸　　　C. 癃闭　　　D. 呕吐　　　E. 狂证

5. 治疗肝火犯肺之咳嗽主方为（　　　）

A. 龙胆泻肝汤　　　B. 泻白散　　　C. 百合固金丸　　　D. 黛蛤散　　　E. 桑杏汤

6. 便秘虚秘是指下列哪些病证（　　　）

A. 气秘　　　B. 气虚秘　　　C. 血虚秘　　　D. 冷秘　　　E. 阳虚秘

7. 程氏萆薢分清饮可用于下列哪些病证（　　　）

A. 膏淋　　　B. 尿浊　　　C. 遗精　　　D. 癃闭　　　E. 消渴

8. 肺胀在病理演变过程中，可同时并见下列哪些病证（　　　）

A. 心悸　　　B. 悬饮　　　C. 鼓胀　　　D. 症积　　　E. 血证

9. 治疗胸痹常用的祛邪治标法为（　　　）

A. 祛风通络　　　B. 辛温通阳　　　C. 泄浊豁痰　　　D. 活血化瘀　　　E. 化湿利水

10. 眩晕的病因病机主要有以下哪些方面（　　　）

A. 肝阳上亢　　　B. 气血亏虚　　　C. 肾精亏虚　　　D. 瘀血内阻　　　E. 痰湿中阻

三、是非题（正确的打"√"，错误的打"×"，每题 1 分，共 10 分）

1. 外感咳嗽属于邪实，内伤咳嗽多属邪实与正虚并见。（　　　）

2. 肺痈辨证总属实热证候，为热毒瘀结在肺。（　　　）

3. 自汗都属气虚不固，盗汗都属阴虚内热。（　　　）

4. "大便下血，血清而色鲜者，脏毒也，浊而色暗者，肠风也。"（　　　）

5. 噎膈瘀血内结证，当用通幽汤主治。（　　　）

6. 中医学将蛲虫称为伏虫。（　　　）

7. 黄疸的发生主要是湿热之邪为患。（　　　）

8. 痰浊头痛当拟半夏白术天麻汤治之。（　　　）

9. 痿证是以脏气内伤引起肢体失养，痿弱不能任意用的一种疾病。（　　　）

10. 内伤发热临床都表现为低热或五心烦热。（　　　）

四、填空题（每空 0.5 分，共 10 分）

1. 外感咳嗽治疗一般应忌＿＿＿＿＿＿＿，内伤咳嗽治疗应防＿＿＿＿＿＿＿。

2. 血证的共同病理变化可归纳为＿＿＿＿＿＿＿，＿＿＿＿＿＿＿，＿＿＿＿＿＿＿。

3. 泄泻的病机关键是＿＿＿＿＿＿＿。暴泻以＿＿＿＿＿＿＿为主，久泻以＿＿＿＿＿＿＿为主。

4. 痫证的轻重常与＿＿＿＿＿＿＿有关。

5. 哮证的治疗当根据＿＿＿＿＿＿＿，＿＿＿＿＿＿＿的原则。

6. 胃痛的治疗以＿＿＿＿＿＿＿为大法，结合审证求因辨证施治。

7. 疟久不愈，血瘀痰凝，结于左胁下形成＿＿＿＿＿＿＿，治法为＿＿＿＿＿＿＿，选方为＿＿＿＿＿＿＿。

8. 癃闭的治疗应根据＿＿＿＿＿＿＿的原则，着重于＿＿＿＿＿＿＿。

9. 虚劳干血瘀结证法治为＿＿＿＿＿＿＿，方选＿＿＿＿＿＿＿。

10. 积聚病因虽有多端，但其病机主要是＿＿＿＿＿＿＿。

五、简答题（每题 2 分，共 10 分）

1. 肺胀

2. 真心痛

3. 滞下

4. 影袋

5. 虚损

六、论述题（每题 5 分，共 20 分）

1. 什么是喘证的"上实下虚证"? 试述其病机及证治。

2. 简述血证的治疗原则。

3. 水肿有哪些常见证型? 其代表方是什么?

4. 癥积和瘕聚有何区别和联系?

七、病案分析题（每题 5 分，共 10 分）

1. 王某，男，56 岁。患者有咳嗽病史 20 余年，逢冬加剧，5 日前在田间劳动时被雨淋湿，晚上回家即感恶寒发热，喘咳气急，胸闷痰多，咳痰清稀，色白常有泡沫，无汗，纳食不香，苔白腻，脉沉紧。

病名诊断_____。

证　　型_____。

病机归纳_____。

治　　法_____。

主　　方_____。

2. 陈某，女，37 岁，干部，素有胃痛史，近又作两日，胃痛隐隐，喜温喜按，空腹痛甚，得食痛减，泛吐清水，纳差，神疲乏力，甚则手足不温，大便溏薄，舌淡，苔白，脉虚弱。

病名诊断_____。

证　　型_____。

病机归纳_____。

治　　法_____。

主　　方_____。

参 考 答 案

模拟试题（一）参考答案

一、单项选择题

1. A　　2. B　　3. D　　4. D　　5. B　　6. B　　7. E　　8. C　　9. B

10. A　　11. D　　12. B　　13. E　　14. C　　15. A　　16. B　　17. E　　18. A

19. D　　20. B　　21. C　　22. D　　23. A　　24. E　　25. B　　26. B　　27. D

28. C　　29. E　　30. A

二、多项选择题

1. ABCD　　2. BCD　　3. ABCE　　4. CD　　5. AB　　6. ABCDE　　7. CDE　　8. ABCE

9. BCDE　　10. BCDE

三、是非题

1. √　　2. ×　　3. √　　4. ×　　5. √　　6. √　　7. ×　　8. ×　　9. ×　　10. ×

四、填空题

1. 治标　治本
2. 气虚不固　阴虚内热
3. 先治其标　后顾其本
4. 湿热蕴结下焦　膀胱气化不利
5. 食管　食管狭窄
6. 调气　行血
7. 除湿通络，祛风散寒　薏苡仁汤
8. 阴阳　化湿邪、利小便
9. 敛涩留邪　宣肺伤正
10. 疟母　鳖甲煎丸

五、简答题

1. 两者均属精神失常。癫证主要表现为精神抑郁，沉默痴呆，或喃喃自语；狂者主要表现为喧扰打骂，狂躁不宁。
2. 无物有声谓之干呕。
3. 肺叶生疮，形成脓疡的一种病证。
4. 即臌胀，肢体无恙，胀惟在腹。
5. 虚劳是由多种原因所致的，以脏腑亏损，气血阴阳不足为主要病机的多种慢性衰弱证候的总称。

六、论述题

1. 答：内伤咳嗽总由脏腑功能失调，内邪干肺所致，但有它脏及肺和肺脏自病两端。它脏及肺者，可由情志刺激，肝失条达，气郁化火，气火循经上逆犯肺所致；或由饮食不当，嗜好烟酒，熏灼肺胃；过食肥厚辛辣，脾运失健，痰浊内生，上干于肺而致。肺脏自病者常有肺系多种疾病迁延不愈，肺脏虚弱，阴伤气耗，肺的主气功能失常，肃降无权，而致气逆为咳。

2. 答：病因不同，病情有轻重之别。怔忡每由内因引起，并无外惊，自觉心中惕惕，稍劳即发，病来虽渐，但全身情况较差，病情较重；惊悸常由外因引起，或因惊恐。或因恼怒均可致病，发则心悸，时作时止，病来虽速，但全身情况较好，病势浅而短暂。两者之间有密切的联系。惊悸日久可发展为怔忡；怔忡患者易受外惊扰扰，使动悸加重。

3. 答：症状表现为腹痛绵绵，时作时止，喜热恶冷，痛而喜按，大便溏薄，神疲气短，祛寒，舌淡苔白，脉象沉细。治法为温中补虚，和里缓急。主方选用小建中汤。药用桂枝、芍药、甘草、生姜、大枣、白术、黄芪、陈皮等。

4. 答：消渴病常见的变证有肺痨、白内障、雀盲、耳聋、疮疖、痈疽、中风偏瘫、水肿。消渴日久，肺失滋润，痨虫乘袭，可致肺痨；肾阴亏损，肝失滋养，肝肾精血不能上乘于耳目，可并发白内障、雀盲、耳聋；燥热内生，营阴被灼，络脉瘀阻，蕴毒成脓，发为疮疖、痈疽；阴虚燥热，炼液成痰，痰阻经络，蒙蔽心窍而为中风偏瘫；阴损及阳，脾肾衰败，水湿潴留，泛溢肌肤，则成水肿。

七、病案分析题

1. 病名：中风，中经络（肝肾阴虚・风阳上扰证）
   病机：肝阳夹痰，上扰清空，横窜经络，脉络不畅
   治法：滋阴潜阳，熄风通络
   主方：镇肝熄风汤
2. 病名：痹证（着痹）。
   病机：感受风寒湿邪，湿邪偏盛，经脉痹阻，气血运行不畅。
   治法：除湿通络，祛风散寒。
   方剂：薏苡仁汤加减。

模拟试题（二）参考答案

一、单项选择题

1. B   2. C   3. C   4. A   5. B   6. D   7. B   8. C   9. D

10. B   11. A   12. B   13. B   14. A   15. B   16. A   17. C   18. E

19. C   20. B   21. D   22. B   23. D   24. B   25. D   26. C   27. B

28. A   29. E   30. D

二、多项选择题

1. AC   2. ABC   3. ABCE   4. ABCD   5. ABC   6. ABC   7. BD   8. BCE

9. ABD   10. ABCE

三、是非题

1. ×   2. ×   3. √   4. ×   5. ×   6. ×   7. √   8. √   9. √   10. √

四、填空题

1. 后重自除　便脓自愈

2. 本　标　制

3. 气火逆乱　血不循经

4. 六淫外邪侵袭肺系　脏腑功能失调，内邪干肺

5. 腑以通为用　通

6. 阳虚阴盛　温化

7. 寒湿腰痛　湿热腰痛　瘀血腰痛

8. 化湿邪　利小便　清热解毒　凉营开窍

五、简答题

1. 泻下完谷不化，风、寒、湿、热邪犯肠胃，内伤七情，脾弱阳虚皆可导致。

2. 黄疸湿热疫毒深重，疸色如金，病情急重者。

3. 指心痛剧烈，手足青至节，可"旦发夕死，夕发旦死"的胸痹重症。

4. 指旧有的病根，以哮证为例，伏痰为其夙根。

5. 指肢体软弱，弛纵不收，足软无力，不能任地的病证。

六、论述题

1. 逆流挽舟法是通过疏解表邪，使由表而入里的外邪再从表出的方法。

    适应证为湿热痢疾初起兼有表证者。

    代表方剂为荆防败毒散（活人败毒散）。

2. 区别在于病因不同，病情程度有轻重之别。

    惊悸：常因外因惊恐而发，心悸时作时止，全身情况较好，病势浅而短暂。

    怔忡：每因内因引起，并无外惊，而心中惕惕，稍劳即发，全身情况较差，病情较为深重。

    联系：惊悸日久可发展为怔忡，怔忡患者又易受外惊所扰而使动悸加重。

3. 呕吐虽是一个病证，但有时又是人体祛除胃中有害物质的保护性反应，如食积、痰饮、毒物等所致者，应因势利导，祛除病邪，不能见吐止吐，以免留邪。

4. 癥积的治疗原则，应根据虚实的不同，分初、中、末三个阶段，初起邪实以消散为主，中期邪实正虚，宜攻补兼施，后期正虚为主，宜养正除积。

七、病案分析题

1. 诊断：喘证（风寒袭肺）。

病机：风寒外束，痰湿内阻，肺气失宣（外寒内饮）。

治法：宣肺散寒，化痰平喘。

主方：小青龙汤加味。

2. 诊断：心悸（心阳虚弱）。

病机：心阳不振，心失温养。

治法：温阳益气，宁神安神。

主方：参附汤、桂枝甘草龙骨牡蛎汤加减。

模拟试卷（三）参考答案

一、单项选择题

1. B　　2. D　　3. D　　4. C　　5. C　　6. B　　7. E　　8. D　　9. E

10. D　　11. C　　12. C　　13. D　　14. E　　15. B　　16. B　　17. B　　18. A

19. A　　20. C　　21. B　　22. B　　23. D　　24. C　　25. D　　26. D　　27. C

28. C　　29. D　　30. C

二、多项选择题

1. ABCDE　　2. ACD　　3. ABC　　4. ABCDE　　5. BD　　6. BCE　　7. ABC　　8. ABCDE

9. BCD　　10. ABCE

三、是非题

1. √　　2. √　　3. ×　　4. ×　　5. √　　6. ×　　7. ×　　8. √　　9. √　　10. ×

四、填空题

1. 敛涩留邪　宣散伤正

2. 气火逆乱　血不循经　络伤血溢

3. 脾病湿盛　湿盛　脾虚

4. 痰浊的深浅　正气的盛衰

5. 发时治标、平时治本

6. 理气和胃止痛

7. 疟母　软坚散结、祛瘀化痰　鳖甲煎丸

8. 腑以通为用　通

9. 祛瘀生新　大黄䗪虫丸

10. 气滞而导致血瘀内结

五、简答题

1. 肺胀是多种慢性肺系疾患反复发作，迁延不愈，导致肺气胀满不能敛降的一种病证。

2. 真心痛为胸痹的进一步发展，症见心痛剧烈，甚者持续不解，伴有汗出、肢冷、唇紫，手足青至节，脉数细或结代等危重证候。

3. 滞下即痢疾，就排便阻滞不畅而言。

4. 影袋指瘿病。瘿块肿大，如囊似袋，故名。

5. 虚损又称虚劳，是多种原因所致的，以脏腑亏损，气血阴阳不足为主要病机的多种慢性虚弱证候的总称。

六、论述题

1. 所谓喘证的"上盛下虚证"是指痰气壅盛于肺、肾气亏损于下的肺实肾虚之喘证。其病机为：痰浊壅盛于肺，肺失肃降，肾气亏乏于下，气失摄纳，肺肾同病，邪实正虚。临床表现既有咳喘气急痰多，胸中

窒闷等痰湿壅肺的证候，又见气息短促，呼多吸少，动则喘甚等肾不纳气的征象。治当化痰降逆，温肾纳气，方用苏子降气汤加减。

2. 对血证的治疗可归纳为治火治气治血三个原则。

一曰治火，实火当清热除火，虚火当滋阴降火。二曰治气，实证当清气降气，虚证当补气益气。三曰治血，应根据情况结合应用凉血止血、收敛止血和活血止血的方药。

3. 阳水　（1）风水泛滥　越婢加术汤

　　　　（2）湿毒浸渍　麻黄连翘赤小豆汤合五味消毒饮

　　　　（3）水湿浸渍　五皮饮合胃苓汤

　　　　（4）湿热壅盛　疏凿饮子

阴水　（1）脾阳虚衰　实脾饮

　　　　（2）肾气衰微　济生肾气丸合真武汤

4. 癥积是腹内积块，有形可征，固定不移，痛有定处，病属血分，多为脏病，形成的时间较长，病情亦较重。瘕聚是指腹内积块柔软，聚散无常，痛无定处，病在气分，多为腑病，病情较轻。

联系：部分聚证如病势迁延日久，气病及血，可转为癥积。

七、病案分析题

1. 诊断：喘证

　证型：风寒袭肺

　病机：风寒外束，痰湿内阻，肺气失宣（外寒内饮）

　治法：宣肺散寒，化痰平喘。

　主方：小青龙汤加味

2. 诊断：胃痛

　证型：脾胃虚寒

　病机：脾阳不足，中焦虚寒

　治法：温中健脾

　主方：黄芪建中汤

方剂索引

一画

一贯煎（《柳洲医话》） 沙参 麦冬 当归 生地黄 枸杞子 川楝子

二画

1. **二冬汤**（《医学心悟》） 麦冬 天冬 天花粉 黄芩 知母 甘草 人参 荷叶
2. **二冬膏**（《中华人民共和国药典》1995年版一部） 天冬 麦冬
3. **二至丸**（《医方集解》） 女贞子 旱莲草
4. **二阴煎**（《景岳全书》） 生地黄 麦冬 枣仁 生甘草 玄参 茯苓 黄连 木通 灯心 竹叶
5. **二陈丸**（《中华人民共和国药典》） 陈皮 半夏（制） 茯苓 甘草
6. **二陈汤**（《太平惠民和剂局方》） 半夏 陈皮 茯苓 炙甘草
7. **二神散**（《杂病源流犀烛》） 海金砂 滑石
8. **七福饮**（《景岳全书》） 人参 熟地 当归 白术 炙甘草 枣仁 远志
9. **十灰散**（《十药神书》） 大蓟 小蓟 侧柏叶 荷叶 茜草根 山栀 茅根 大黄 丹皮 棕榈皮
10. **十枣汤**（《伤寒论》） 大戟 芫花 甘遂 大枣
11. **二陈平胃散**（《太平惠民和剂局方》） 半夏 茯苓 陈皮 甘草 苍术 川朴
12. **十全大补汤**（《太平惠民和剂局方》） 熟地黄 白芍 当归 川芎 人参 白术 茯苓 炙甘草 黄芪 肉桂
13. **人参汤**（《伤寒论》） 人参 白术 干姜 甘草
14. **八正散**（《太平惠民和剂局方》） 木通 车前子 萹蓄 瞿麦 滑石 甘草 大黄 山栀仁 灯心
15. **八珍汤**（《正体类要》） 人参 白术 茯苓 甘草 当归 白芍药 川芎 熟地黄 生姜 大枣
16. **人参养荣汤**（《太平惠民和剂局方》） 人参 甘草 当归 白芍 熟地黄 肉桂 大枣 黄芪 白术 茯苓 五味子 远志 橘皮 生姜
17. **九制大黄丸**（《北京市中药成方选集》） 大黄 黄酒

三画

1. **三仁汤**（《温病条辨》） 杏仁 滑石 通草 白蔻仁 竹叶 厚朴 薏苡仁 半夏
2. **三妙丸**（《医学正传》） 苍术 黄柏 牛膝
3. **三拗汤**（《太平惠民和剂局方》） 麻黄 杏仁 甘草
4. **万应锭**（《中华人民共和国药典》） 麝香 牛黄 熊胆 冰片 黄连 胡黄连 儿茶 牛胆汁 香墨

5. **大补元煎**(《景岳全书》)　人参　炒山药　熟地黄　杜仲　枸杞子　当归　山茱萸　炙甘草

6. **大补阴丸**(《丹溪心法》)　知母　黄柏　熟地黄　龟板　猪脊髓

7. **大定风珠**(《温病条辨》)　生白芍　干地黄　麦冬　阿胶　生龟板　生牡蛎　生鳖甲　炙甘草　麻仁　五味子　生鸡子黄

8. **大承气汤**(《伤寒论》)　大黄　厚朴　枳实　芒硝

9. **大青龙汤**(《伤寒论》)　麻黄　杏仁　桂枝　甘草　石膏　生姜　大枣

10. **大活络丹**(《兰台规范》)　白花蛇　乌梢蛇　威灵仙　两头尖　草乌　天麻　全蝎　黑豆水浸首乌　龟板　麻黄　贯众　炙甘草　羌活　官桂　藿香　乌药　黄连　熟地黄　大黄　木香　沉香　细辛　没药　乳香　赤芍　丁香　僵蚕　姜制南星　青皮　骨碎补　白豆蔻仁　安息香　附子　黄芩　茯苓　香附　玄参　白术　防风　葛根　虎胫骨　当归　血竭　地龙　犀角　麝香　松脂　牛黄　冰片　人参

11. **三子养亲汤**(《韩氏医通》)　苏子　白芥子　莱菔子

12. **大黄䗪虫丸**(《金匮要略》)　地鳖虫　干漆　干地黄　甘草　水蛭　白芍　杏仁　黄芩　桃仁　虻虫　蛴螬虫　大黄

13. **万氏牛黄清心丸**(《景岳全书》)　牛黄　朱砂　黄连　黄芩　栀子　郁金

14. **小青龙汤**(《伤寒论》)　麻黄　桂枝　芍药　甘草　干姜　细辛　半夏　五味子

15. **小活络丸**(《太平惠民和剂局方》)　胆南星　川乌　草乌　地龙　乳香　没药

16. **小柴胡汤**(《伤寒论》)　柴胡　黄芩　半夏　人参　甘草　生姜　大枣

17. **小蓟饮子**(《济生方》)　小蓟　生地　滑石　通草　蒲黄　淡竹叶　藕节　当归　山栀子　甘草

18. **小青龙冲剂**(《中成药实用手册》)　麻黄　细辛　五味子　白芍　甘草

19. **小半夏加茯苓汤**(《金匮要略》)　半夏　生姜　茯苓

20. **小青龙加石膏汤**(《伤寒论》)　麻黄　桂枝　芍药　甘草　干姜　细辛　半夏　五味子　生石膏

21. **千金定志丸**(《备急千金要方》)　茯神　石菖蒲　甘草　远志　党参

22. **川贝雪梨膏**(《中华人民共和国药典》)1995年版第一部　梨清膏　川贝母　麦冬　百合　款冬花

23. **川芎茶调散**(《太平惠民和剂局方》)　川芎　荆芥　薄荷　羌活　细辛（或香附）　白芷　甘草　防风

24. **川贝枇杷糖浆**(《中华人民共和国药典》)　川贝母　桔梗　枇杷叶　薄荷脑

25. **己椒苈黄丸**(《金匮要略》)　防己　椒目　葶苈子　大黄

四画

1. **五皮饮**(《中藏经》)　桑白皮　橘皮　生姜皮　大腹皮　茯苓皮

2. **五苓丸**(《太平惠民和剂局方》)　茯苓　猪苓　泽泻　白术　肉桂

3. **五苓散**(《伤寒论》)　桂枝　白术　茯苓　猪苓　泽泻

4. **木瓜丸**(《山东省药品标准》1981年)　木瓜　当归　川芎　白芷　威灵仙　狗脊　牛膝　鸡血藤　海风藤　人参　川乌　草乌

5. **云南白药**（秘方）　略

6. **五磨饮子**(《医方集解》)　乌药　沉香　槟榔　枳实　木香

7. **天王补心丹**(《摄生秘剂》)　人参　玄参　丹参　茯苓　五味子　远志　桔梗　当归身

天冬　　麦冬　　柏子仁　　酸枣仁　　生地　　辰砂

8. **天麻钩藤饮**(《杂病诊治新义》)　　天麻　　钩藤　　生石决明　　川牛膝　　桑寄生　　杜仲　　山栀
黄芩　　益母草　　朱茯神　　夜交藤

9. **无比山药丸**(《千金要方》)　　山药　　杜仲　　菟丝子　　五味子　　肉苁蓉　　茯神　　巴戟天
牛膝　　山萸肉　　地黄　　泽泻　　赤石脂

10. **五味消毒饮**(《医宗金鉴》)　　金银花　　野菊花　　紫花地丁　　紫背天葵　　蒲公英

11. **止痉散**(《方剂学》)　　全蝎　　蜈蚣

12. **止嗽散**(《医学心悟》)　　紫菀　　百部　　荆芥　　桔梗　　甘草　　陈皮　　白前

13. **贝羚散**(《验方》)　　川贝母　　羚羊角　　猪胆汁　　麝香　　沉香　　人工竹黄（飞）　　青礞石
（煅飞）　　硼砂（煅）

14. **中满分消丸**(《兰室秘藏》)　　白术　　茯苓　　猪苓　　泽泻　　枳实　　厚朴　　黄连　　黄芩
姜半夏　　党参

15. **止嗽定喘口服液**(《中华人民共和国药典》)　　麻黄　　苦杏仁　　甘草　　石膏

16. **乌贝散**(《中国药典》1997)　　海螵蛸　　浙贝母

17. **乌头汤**(《金匮要略》)　　麻黄　　白芍　　黄芪　　制川乌　　甘草　　蜂蜜

18. **月华丸**(《医学心悟》)　　沙参　　麦冬　　天冬　　生地　　熟地　　阿胶　　山药　　茯苓　　桑叶
菊花　　獭肝　　百部　　三七　　川贝母

19. **牛黄清热散**(《四部医典》)　　牛黄　　黄连　　寒水石　　玳瑁　　冰片

20. **风湿马钱片**(《现代中成药》)　　马钱子　　全蝎　　僵蚕　　牛膝　　乳香　　没药　　麻黄　　苍术
甘草

21. **丹栀逍遥散**(《内科摘要》)　　柴胡　　白术　　当归　　茯苓　　炙甘草　　薄荷　　煨姜　　白芍
丹皮　　山栀

22. **乌头赤石脂丸**(《金匮要略》)　　乌头　　蜀椒　　炮附子　　干姜　　赤石脂

23. **六一散**(《伤寒标本心法类萃》)　　滑石　　甘草

24. **六郁丸**(《奇效良方》)　　香附　　木香　　青皮　　砂仁　　郁金　　三棱　　莪术　　猪牙皂　　六
神曲　　麦芽　　藿香　　黄连　　大黄　　牵牛子　　甘草

25. **六君子汤**(《医学正传》)　　人参　　炙甘草　　白术　　茯苓　　半夏　　陈皮

26. **六味地黄丸**(《小儿药证直诀》)　　熟地黄　　山药　　茯苓　　丹皮　　泽泻　　山茱萸

27. **双合汤**(《杂病源流犀烛》)　　桃仁　　红花　　当归　　川芎　　熟地黄　　白芍　　陈皮　　半夏
白芥子　　茯苓　　竹沥　　甘草　　姜汁

五画

1. **玉女煎**(《景岳全书》)　　石膏　　熟地黄　　麦冬　　知母　　牛膝

2. **玉枢丹**(《百一选方》)　　山慈姑　　续随子　　大戟　　麝香　　雄黄　　朱砂　　五倍子

3. **玉泉丸**(《中成药实用手册》)　　五味子　　生地黄　　天花粉　　葛根

4. **北芪精**(《中成药实用手册》)　　黄芪　　蜂蜜

5. **右归丸**(《景岳全书》)　　熟地黄　　山药　　山萸　　枸杞子　　杜仲　　菟丝子　　附子　　肉桂
当归　　鹿角胶

6. **右归饮**(《景岳全书》)　　熟地　　山萸　　枸杞　　山药　　杜仲　　甘草　　附子　　肉桂

7. **左归丸**(《景岳全书》)　　熟地　　山药　　山萸　　菟丝子　　枸杞子　　川牛膝　　鹿角胶
龟板胶

8. **左金丸**(《丹溪心法》)　　黄连　　吴茱萸

9. **平胃散**(《太平惠民和剂局方》)　　苍术　　厚朴　　橘皮　　甘草　　生姜　　大枣

10. **石韦散**(《证治汇补》)　石韦　　冬葵子　　瞿麦　　滑石　　车前子

11. **玉屏风散**(《世医得效方》)　黄芪　　白术　　防风

12. **正柴胡冲剂**(《中医方剂大辞典》)　柴胡　　防风　　陈皮　　芍药　　甘草　　生姜

13. **正清风痛宁**(《现代中成药》)　青藤碱

14. **甘麦大枣汤**(《金匮要略》)　甘草　　淮小麦　　大枣

15. **甘姜苓术汤（肾着汤）**(《金匮要略》)　甘草　　干姜　　茯苓　　白术

16. **甘遂半夏汤**(《金匮要略》)　甘遂　　半夏　　芍药　　甘草

17. **平肝舒络丸（丹）**(《全国中成药处方集》北京方)　人参　　熟地　　乳香　　没药　　橘皮　　香附　　厚朴　　玄胡索　　茯苓　　檀香　　龟板　　羌活　　防风　　紫豆蔻仁　　枳壳　　砂仁　　藿香　　木香　　乌药　　黄连　　白术　　何首乌　　白及　　威灵仙　　佛手　　木瓜　　钩藤　　僵蚕　　柴胡　　细辛　　白芷　　桑寄生　　沉香　　青皮　　天竺黄　　肉桂　　川芎　　公丁香　　胆南星

18. **平喘固本汤**(《南京中医学院附院验方》)　党参　　五味子　　冬虫夏草　　胡桃肉　　沉香　　灵磁石　　坎脐　　苏子　　款冬花　　法半夏　　橘红

19. **石斛夜光丸**(《中成药实用手册》)　石斛　　人参　　山药　　茯苓　　甘草　　肉苁蓉　　枸杞子　　菟丝子　　地黄　　熟地　　五味子　　天冬　　麦冬　　苦杏仁　　防风　　川芎　　枳壳（炒）　　黄连　　牛膝　　菊花　　蒺藜　　青箱子　　决明子　　水牛角浓缩粉　　羚羊角

20. **龙马自来丹**(《医林改错》)　马钱子　　地龙　　香油

21. **龙胆泻肝汤**(《兰室秘藏》)　龙胆草　　泽泻　　木通　　车前子　　当归　　柴胡　　生地（近代方中有黄芩　　山栀）

22. **四妙丸**(《成方便读》)　苍术　　黄柏　　牛膝　　薏苡仁

23. **四物汤**(《仙授理伤续断秘方》)　熟地黄　　当归　　白芍药　　川芎

24. **四神丸**(《证治准绳》)　补骨脂　　肉豆蔻　　吴茱萸　　五味子　　生姜　　大枣

25. **四逆汤**(《伤寒论》)　附子　　干姜　　炙甘草

26. **归脾汤**(《校注妇人良方》)　人参　　黄芪　　白术　　茯神　　酸枣仁　　龙眼肉　　木香　　炙甘草　　当归　　远志　　生姜　　大枣

27. **四味回阳饮**(《景岳全书》)　人参　　制附子　　炮姜　　炙甘草

28. **四海舒郁丸**(《疡医大全》)　海蛤粉　　海带　　海藻　　海螵蛸　　昆布　　陈皮　　青木香

29. **归芍地黄丸**(《中成药实用手册》)　当归　　白芍　　熟地黄　　山药　　山茱萸　　丹皮　　茯苓

30. **生脉散**(《备急千金要方》)　人参　　麦冬　　五味子

31. **白及散**(《湖南省药品标准》1982 年版)　白及　　蔗糖

32. **白金丸**(《普济本事方》)　白矾　　郁金

33. **生铁落饮**(《医学心悟》)　天冬　　麦冬　　贝母　　胆星　　橘红　　远志　　石菖蒲　　连翘　　茯苓　　茯神　　玄参　　钩藤　　丹参　　辰砂　　生铁落

34. **生脉地黄汤**(《医宗金鉴》)　人参　　麦冬　　五味子　　地黄　　山萸肉　　山药　　茯苓　　丹皮　　泽泻

35. **白及枇杷丸**(《证治要诀》)　白及　　蛤粉炒阿胶　　生地　　藕节　　枇杷叶

36. **加味四物汤**(《金匮翼》)　白芍　　当归　　生地　　川芎　　蔓荆子　　菊花　　黄芩　　甘草

37. **加味百花膏**(《沈氏尊生方》)　紫菀　　款冬花　　百部　　生姜　　乌梅

38. **加味桔梗汤**(《医学心悟》)　桔梗　　甘草　　贝母　　橘红　　银花　　薏仁　　荸荠子　　白及

39. **加味清胃散**(《症因脉治》)　生地黄　　升麻　　丹皮　　当归　　黄连　　犀角　　连翘　　甘草

40. **加减泻白散**(《医学发明》)　桑白皮　　地骨皮　　粳米　　甘草　　知母　　黄芩　　桔梗　　青皮　　陈皮

41. **加减葳蕤汤**（《通俗伤寒论》）　　葳蕤　　葱白　　桔梗　　白薇　　豆豉　　薄荷　　炙甘草　　大枣

42. **瓜蒌桂枝汤**（《金匮要略》）　　瓜蒌　　桂枝　　白芍　　生姜　　大枣　　甘草

43. **白虎加人参汤**（《伤寒论》）　　知母　　石膏　　甘草　　粳米　　人参

44. **白虎加桂枝汤**（《金匮要略》）　　石膏　　知母　　甘草　　粳米　　桂枝

45. **瓜蒌薤白半夏汤**（《金匮要略》）　　瓜蒌　　薤白　　白酒　　半夏

46. **瓜蒌薤白白酒汤**（《金匮要略》）　　瓜蒌　　薤白　　白酒

47. **加味不换金正气散**（验方）　　厚朴　　苍术　　陈皮　　甘草　　藿香　　佩兰　　草果　　半夏　　槟榔　　菖蒲　　荷叶

48. **半夏片**（《中国基本中成药》）　　法半夏　　前胡　　远志　　细辛　　麻黄　　桔梗　　陈皮　　白前　　款冬花

49. **宁心宝**（《中成药临床应用》）　　人工培养冬虫夏草菌体

50. **半夏厚朴汤**（《金匮要略》）　　半夏　　厚朴　　茯苓　　生姜　　紫苏叶

51. **半夏白术天麻汤**（《医学心悟》）　　半夏　　白术　　天麻　　陈皮　　茯苓　　甘草　　生姜　　大枣

六画

1. **再造散**（《伤寒六书》）　　黄芪　　人参　　桂枝　　甘草　　熟附子　　细辛　　羌活　　防风　　川芎　　煨生姜　　大枣

2. **百部丸**（《福建省药品标准》1977 年版）　　小雌鸡　　百部

3. **至宝丹**（《太平惠民和剂局方》）　　朱砂　　安息香　　金银箔　　犀角　　牛黄　　琥珀　　雄黄　　玳瑁　　龙脑

4. **达肺丸**（《四川省药品标准》）　　矮地茶　　仙鹤草　　瓜蒌仁（炒）　　麻黄　　海浮石　　诃子肉　　苦杏仁　　青黛　　百部　　白及　　蛤壳（煅）　　栀子（炒焦）

5. **地榆散**（《太平惠民和剂局方》）　　地榆　　白芍　　阿胶　　甘草　　艾叶　　小蓟

6. **地黄饮子**（《黄帝素问宣明论方》）　　熟地黄　　巴戟天　　山茱萸　　石斛　　肉苁蓉　　炮附子　　五味子　　官桂　　白茯苓　　麦门冬　　菖蒲　　远志　　生姜　　大枣　　薄荷

7. **百合固金丸**（《医方集解》引赵蕺庵方）　　生地黄　　熟地黄　　麦冬　　贝母　　百合　　当归　　炒芍药　　甘草　　玄参　　桔梗

8. **芎芷石膏汤**（《医宗金鉴》）　　川芎　　白芷　　石膏　　菊花　　藁本　　羌活

9. **地奥心血康**（《中成药临床应用》）　　黄山药总皂甙

10. **当归六黄汤**（《兰室秘藏》）　　当归　　生地黄　　熟地黄　　黄连　　黄芩　　黄柏　　黄芪

11. **当归龙荟丸**（《宣明论》）　　当归　　黄芩　　大黄　　黄连　　龙胆草　　栀子　　黄柏　　青黛　　芦荟　　木香　　麝香

12. **回阳急救汤**（《伤寒六书》）　　附子　　干姜　　肉桂　　人参　　白术　　茯苓　　陈皮　　甘草　　五味子

13. **华盖散**（《太平惠民和剂局方》）　　麻黄　　桑白皮　　紫苏子　　杏仁　　赤茯苓　　陈皮

14. **舟车丸**（《景岳全书》）　　甘遂　　芫花　　大戟　　大黄　　黑丑　　木香　　青皮　　陈皮　　轻粉　　槟榔

15. **朱砂安神丸**（《医学发明》）　　黄连　　朱砂　　生地黄　　归身　　炙甘草

16. **血府逐瘀汤**（《医林改错》）　　当归　　生地黄　　桃仁　　红花　　枳壳　　赤芍药　　柴胡　　甘草　　桔梗　　川芎　　牛膝

17. **羊胆丸**（《中华人民共和国药典》1995 年版第一部）　　羊胆干膏　　百部　　白及　　浙贝母　　甘草

18. **安神定志丸**（《医学心悟》）　　人参　　远志　　茯神　　茯苓　　石菖蒲　　龙齿　　朱砂

19. **壮腰健肾丸**（广东省药品标准 1982 年）　　狗脊　　黑老虎　　千斤拔　　桑寄生　　女贞子　　鸡血藤　　金樱子　　牛大力　　菟丝子

20. **安宫牛黄丸**（《温病条辨》）　　牛黄　　郁金　　犀角　　黄连　　朱砂　　冰片　　珍珠　　山栀　　雄黄　　黄芩　　麝香　　金箔衣

21. **导痰汤**（《济生方》）　　半夏　　陈皮　　枳实　　茯苓　　甘草　　制南星

22. **防己黄芪汤**（《金匮要略》）　　防己　　黄芪　　白术　　甘草　　生姜　　大枣

23. **如金解毒散**（《景岳全书》）　　桔梗　　甘草　　黄芩　　黄柏　　山栀

七画

1. **杏苏散**（《温病条辨》）　　苏叶　　杏仁　　前胡　　紫菀　　款冬花　　百部　　甘草

2. **苇茎汤**（《千金方》）　　苇茎　　生薏仁　　冬瓜子　　桃仁

3. **还少丹**（《医方集解》）　　熟地　　山药　　山萸肉　　茯苓　　枸杞子　　巴戟天　　怀牛膝　　肉苁蓉　　小茴香　　杜仲　　楮实子　　人参　　大枣　　菖蒲　　远志　　五味子

4. **远志丸**（《重订严氏济生方》）　　远志　　石菖蒲　　茯神　　人参　　茯苓　　龙齿

5. **医痫丸**（《沈氏尊生书》）　　生白附子　　天南星　　半夏　　猪牙皂　　僵蚕　　乌梢蛇　　蜈蚣　　全蝎　　白矾　　雄黄　　朱砂

6. **苏合香丸**（《太平惠民和剂局方》）　　白术　　青木香　　犀角　　香附　　朱砂　　诃子　　檀香　　安息香　　沉香　　麝香　　丁香　　荜茇　　苏合香油　　熏陆香　　冰片

7. **尫痹冲剂**（《辽宁省药品标准》1984）　　生熟地　　附片　　骨碎补　　淫羊藿　　独活　　桂枝　　防风　　蜈蚣　　知母　　皂刺　　羊胫骨　　白芍　　红花　　灵仙　　伸筋草　　补骨脂等

8. **麦门冬汤**（《金匮要略》）　　麦冬　　人参　　半夏　　甘草　　粳米　　大枣

9. **杏苏二陈丸**（《验方》）　　杏仁　　半夏　　陈皮　　茯苓　　苏子　　甘草

10. **扶正养阴丸**（《广东省药品标准》）　　天门冬　　麦门冬　　生地黄　　熟地黄　　山药　　百部　　沙参　　川贝母　　茯苓　　三七　　菊花　　桑叶　　阿胶

11. **抗老防衰丹**（《新编中成药手册》）　　黄芪　　枸杞子　　葡萄干　　紫河车　　茯苓　　丹参　　何首乌　　桑椹

12. **杞菊地黄丸**（《医级》）　　枸杞　　菊花　　熟地黄　　山茱萸　　干山药　　泽泻　　丹皮　　茯苓

13. **苏子降气汤**（《太平惠民和剂局方》）　　苏子　　橘皮　　半夏　　当归　　前胡　　厚朴　　肉桂　　甘草　　生姜

14. **麦味地黄丸**（《中华人民共和国药典》1995 年版第一部）　　麦冬　　五味子　　熟地黄　　山茱萸　　牡丹皮　　山药　　茯苓　　泽泻

15. **何人饮**（《景岳全书》）　　何首乌　　人参　　当归　　陈皮　　生姜

16. **牡蛎散**（《太平惠民和剂局方》）　　煅牡蛎　　黄芪　　麻黄根　　浮小麦

17. **龟鹿补肾片**（《中国基本中成药》）　　龟板胶　　鹿角胶　　生地黄　　熟地黄　　山药　　泽泻　　茯苓　　首乌　　黄精　　玉竹　　天冬　　当归　　川芎　　龙眼肉　　鹿角　　肉苁蓉　　覆盆子　　沉香　　五味子　　巴戟天　　狗脊　　牛膝　　续断　　大青盐　　芡实　　菟丝子　　党参　　白术　　木香　　陈皮　　炙甘草

18. **沉香散**（《金匮翼》）　　沉香　　石韦　　滑石　　当归　　陈皮　　白芍　　冬葵子　　甘草　　王不留行

19. **补心丹**（《赤水玄珠》）　　麦门冬　　远志　　石菖蒲　　香附　　天门冬　　天花粉　　白术　　贝母　　熟地黄　　茯神　　地骨皮　　人参　　当归　　牛膝　　黄芪　　木通　　甘草　　大枣

20. **补肺丸**（《中国基本中成药》）　　党参　　黄芪　　熟地　　五味子　　紫菀　　桑白皮

550

21. **补肺汤**(《永类钤方》)　人参　黄芪　熟地　五味子　紫菀　桑白皮

22. **沙参麦冬汤**(《温病条辨》)　北沙参　麦冬　玉竹　桑叶　甘草　天花粉　生扁豆

23. **沙参清肺汤**(验方)　北沙参　生黄芪　太子参　合欢皮　白及　生甘草　桔梗　苡仁　冬瓜子

24. **羌活胜湿汤**(《内外伤辨惑论》)　羌活　独活　藁本　防风　蔓荆子　甘草　川芎

25. **补中益气汤**(《脾胃论》)　人参　黄芪　白术　甘草　当归　陈皮　升麻　柴胡

26. **补天大造丸**(《医学心悟》)　人参　白术　当归　黄芪　枣仁　远志　芍药　山药　茯苓　枸杞　熟地　紫河车　龟板　鹿角

27. **补阳还五汤**(《医林改错》)　当归尾　川芎　黄芪　桃仁　地龙　赤芍　红花

28. **补络补管汤**(《医学衷中参西录》)　牡蛎　龙骨　山萸肉　三七

29. **身痛逐瘀汤**(《医林改错》)　当归　川芎　桃仁　红花　五灵脂　没药　香附　牛膝　秦艽　羌活　地龙

30. **补中益气口服液**(《中华人民共和国》)　党参　黄芪　白术　当归　陈皮　升麻　柴胡　炙甘草

31. **附子理中丸**(《太平惠民和剂局方》)　炮附子　人参　白术　炮姜　制甘草

八画

1. **青娥丸**(《太平惠民和剂局方》)　胡桃肉　补骨脂　杜仲

2. **抵当汤**(《伤寒论》)　桃仁　水蛭　大黄

3. **板蓝根冲剂**(《中华人民共和国药典》)　板蓝根

4. **苓桂术甘汤**(《金匮要略》)　茯苓　桂枝　白术　甘草

5. **苓桂浮萍汤**(《黄元御方》)　茯苓　桂枝　浮萍　杏仁　泽泻　甘草　半夏

6. **固脬汤**(《沈氏尊生》)　桑螵蛸　黄芪　沙苑蒺藜　山茱萸　当归　茯神　茺蔚子　白芍　升麻　羊脬

7. **虎潜丸**(《丹溪心法》)　龟板　黄柏　知母　熟地　当归　白芍　锁阳　陈皮　虎骨　牛膝

8. **固肾定喘丸**(《中国基本中成药》)　附子　肉桂油　补骨脂　益智仁　金樱子　熟地黄　牡丹皮　泽泻　茯苓　车前子　牛膝　山药　砂仁

9. **炙甘草汤**(《伤寒论》)　炙甘草　人参　桂枝　生姜　阿胶　生地黄　麦冬　火麻仁　大枣

10. **知柏地黄丸**(《医宗金鉴》)　知母　黄柏　熟地　山茱萸　山药　茯苓　丹皮　泽泻

11. **金水六君煎**(《新方八阵》)　当归　茯苓　半夏　熟地　陈皮　炙甘草

12. **金匮肾气丸**(又名肾气丸)(《金匮要略》)　桂枝　附子　熟地黄　山萸肉　山药　茯苓　丹皮　泽泻

13. **定志丸**(《备急千金要方》)　党参　茯神　石菖蒲　远志　甘草汤泡　(一方有茯苓　白术　麦冬)

14. **定振丸**(《临证备要》)　生地黄　熟地黄　当归　白芍　川芎　黄芪　防风　细辛　天麻　秦艽　全蝎　荆芥　白术　威灵仙

15. **定喘丸**(《中国基本中成药》)　桑白皮　生地黄　知母　紫苏梗　莱菔子　款冬花　白芥子　紫苏子　苦杏仁　川贝母　紫菀　陈皮　法半夏　茯苓　百部　麦门冬　黄芪　白术　当归　蛤粉烫阿胶　首乌　紫苏叶

16. **定喘汤**(《摄生众妙方》)　白果　麻黄　桑白皮　款冬花　半夏　杏仁　苏子　黄芩　甘草

17. **定痫丸**(《医学心悟》) 天麻 川贝 胆南星 姜半夏

18. **实脾饮**(《济生方》) 附子 干姜 白术 甘草 厚朴 木香 草果 大腹皮 木瓜 生姜 大枣 茯苓

19. **泻心汤**(《金匮要略》) 大黄 黄连 黄芩

20. **泻白散**(《小儿药证直诀》) 桑白皮 地骨皮 生甘草 粳米

21. **河车大造丸**(《扶寿精方》) 紫河车 龟板 黄柏 杜仲 牛膝 麦冬 天冬 生地 人参

22. **参苏饮**(《太平惠民和剂局方》) 人参 紫苏叶 葛根 前胡 法半夏 茯苓 枳壳 橘红 桔梗 甘草 木香 生姜 大枣

23. **参附汤**(《校注妇人良方》) 人参 熟附子 姜 枣

24. **参蛤散**(《济生方》) 人参 蛤蚧

25. **参苓白术散**(《太平惠民和剂局方》) 人参 茯苓 白术 桔梗 山药 甘草 白扁豆 莲子肉 砂仁 薏苡仁

九画

1. **茜根散**(《丹溪心法》) 茜根 黄芩 侧柏叶 阿胶 生地 生姜 炙甘草

2. **牵正散**(《杨氏家藏方》) 白附子 僵蚕 全蝎

3. **指迷汤**(《辨证录》) 人参 白术 半夏 神曲 南星 甘草 陈皮 菖蒲 附子 肉豆蔻

4. **荆防达表汤**(《时氏处方》) 荆芥 防风 苏叶 白芷 橘红 杏仁 赤苓 生姜 葱头 炒建曲

5. **荆防败毒散**(《外科理例》) 荆芥 防风 人参 羌活 独活 前胡 柴胡 桔梗 枳壳 茯苓 川芎 甘草

6. **栀子清肝汤**(《类证治裁》) 栀子 丹皮 柴胡 当归 芍药 茯苓 川芎 牛蒡子 甘草

7. **指迷茯苓丸**(《全生指迷方》) 茯苓 枳壳 半夏 风化硝 生姜

8. **厚朴麻黄汤**(《金匮要略》) 厚朴 麻黄 石膏 杏仁 半夏 五味子 干姜 细辛

9. **哮喘片**(《辽宁省药品标准》) 石膏 麻黄 海浮石 苦杏仁 五味子 甘草 海螵蛸

10. **咳喘顺片**(《中成药临床应用》) 紫苏子 瓜蒌仁 茯苓 鱼腥草 苦杏仁 半夏 前胡 款冬花 紫菀 桑白皮 陈皮等

11. **冠心苏合丸**(《中华人民共和国药典》) 苏合香 檀香 冰片 青木香 乳香

12. **保和丸**(《丹溪心法》) 神曲 山楂 茯苓 半夏 陈皮 连翘 莱菔子

13. **保真汤**(《十药神书》) 人参 黄芪 白术 茯苓 大枣 天冬 麦冬 生地 熟地 五味子 当归 芍药 莲须 地骨皮 柴胡 陈皮 生姜 黄柏 知母 甘草

14. **独参汤**(《景岳全书》) 人参

15. **复方鲜竹沥**(《浙江省药品标准》) 鲜竹沥 鱼腥草 生半夏 鲜生姜 枇杷叶 桔梗 薄荷油

16. **独活寄生汤**(《备急千金要方》) 独活 寄生 秦艽 防风 细辛 当归 芍药 川芎 干地黄 杜仲 牛膝 人参 茯苓 甘草 桂心

17. **香附旋覆花汤**(《温病条辨》) 香附 旋覆花 苏子 苡仁 茯苓 半夏 橘皮

18. **香砂六君子汤**(《时方歌括》) 木香 砂仁 陈皮 半夏 党参 白术 茯苓 甘草

19. **复方金荞麦片**(《上海市药品标准》) 鱼腥草 百部 穿心莲 干蟾蜍 金荞麦

20. **复方鱼腥草片**(《四川省药品标准》)　鱼腥草　板蓝根　黄芩　金银花　连翘等

21. **复方丹参注射液**(《中成药临床应用》)　丹参　降香

22. **养心汤**(《证治准绳》)　黄芪　茯苓　茯神　当归　川芎　炙甘草　半夏曲　柏子仁　酸枣仁　远志　五味子　人参　肉桂

23. **宣痹汤**(《温病条辨》)　防己　杏仁　滑石　连翘　山栀　薏苡仁　半夏　蚕沙　赤小豆　姜黄　海桐皮

24. **神术散**(《医学心语》)　苍术　陈皮　厚朴　甘草　藿香　砂仁

25. **济生肾气丸**(《济生方》)　地黄　山药　山萸肉　丹皮　茯苓　泽泻　炮附子　桂枝　牛膝　车前子

十画

1. **桃红饮**(《类证治裁》)　桃仁　红花　川芎　当归尾　威灵仙

2. **真武汤**(《伤寒论》)　炮附子　白术　茯苓　芍药　生姜

3. **桔梗白散**(《外台秘要》)　桔梗　贝母　巴豆

4. **桂龙咳喘宁**(《中成药临床应用》)　桂枝　龙骨　半夏　黄连等

5. **桂龙咳喘宁**（王秉歧研制方）　蛤蚧　冬虫夏草　川贝母　桂枝　龙骨　半夏　黄连　甘草

6. **桃仁四物汤**(《验方》)　当归　熟地　白芍　川芎　桃仁　红花

7. **桔梗杏仁煎**(《景岳全书》)　桔梗　杏仁　甘草　银花　贝母　枳壳　红藤　连翘　夏枯草　百合　麦冬　阿胶

8. **秦艽鳖甲散**(《卫生宝鉴》)　秦艽　鳖甲　柴胡　当归　地骨皮　青蒿　知母　乌梅

9. **速效救心丸**(《中成药临床应用》)　川芎　冰片等

10. **桂枝加黄芪汤**(《金匮要略》)　桂枝　黄芪　甘草　芍药　生姜　大枣

11. **桂枝芍药知母汤**(《金匮要略》)　桂枝　芍药　知母　麻黄　白术　防风　甘草　附子　生姜

12. **桂枝甘草龙骨牡蛎汤**(《伤寒论》)　桂枝　炙甘草　龙骨　牡蛎

13. **逍遥散**(《太平惠民和剂局方》)　柴胡　白术　当归　茯苓　炙甘草　薄荷　煨姜　白芍

14. **柴枳半夏汤**(《医学入门》)　柴胡　黄芩　半夏　栝楼仁　枳壳　桔梗　杏仁　青皮　甘草

15. **柴胡清骨散**(《医宗金鉴》)　秦艽　鳖甲　柴胡　地骨皮　青蒿　知母　胡黄连　薤白　甘草　童便　猪脊髓　猪胆汁

16. **柴胡疏肝饮**(《古方八阵》)　柴胡　川芎　枳壳　芍药　香附　炙甘草

17. **柴胡截疟饮**(《医宗金鉴》)　柴胡　黄芩　人参　甘草　半夏　常山　乌梅　槟榔　桃仁　生姜　大枣

18. **柴胡桂枝干姜汤**(《伤寒论》)　柴胡　桂枝　干姜　黄芩　瓜蒌根　牡蛎　炙甘草

19. **皱肺丸**(《百选一方》)　五味子　人参　桂枝　款冬花　紫菀　白石英　羖羊肺　杏仁

20. **脏连丸**(《古今医统》)　黄连　槐花米　枳壳　防风　甘草　槐角　香附子　猪牙皂　木香

21. **射干麻黄汤**(《金匮要略》)　射干　麻黄　细辛　紫菀　款冬花　半夏　五味子　生姜　大枣

22. **消渴丸**(《中成药实用手册》)　北芪　生地　天花粉等, 优降糖（每丸含 0.25mg）

23. **消渴方**(《丹溪心法》)　黄连　天花粉　生地汁　藕汁　人乳汁　姜汁　蜂蜜

24. **涤痰汤**（《济生方》）　制半夏　　制南星　　陈皮　　枳实　　茯苓　　人参　　石菖蒲　　竹茹　甘草　　生姜

25. **海藏紫菀散**（《医学心悟》）　紫菀　　知母　　贝母　　桔梗　　阿胶　　五味子　　茯苓　　甘草　人参

26. **海藻玉壶汤**（《医宗金鉴》）　海藻　　昆布　　海带　　半夏　　陈皮　　青皮　　连翘　　象贝　当归　　川芎　　独活　　甘草

27. **益肾蠲痹丸**（《现代中成药》）　地黄　　当归　　仙灵脾　　骨碎补　　地龙　　蜂房　　全虫　　地鳖虫等

28. **桑杏汤**（《温病条辨》）　桑叶　　豆豉　　杏仁　　象贝母　　南沙参　　梨皮　　山栀

29. **桑菊饮**（《温病条辨》）　桑叶　　菊花　　薄荷　　杏仁　　桔梗　　甘草　　连翘　　芦根

30. **通关散**（《丹溪心法附余》）　猪牙皂　　细辛

31. **通瘀煎**（《景岳全书》）　归尾　　山楂　　香附　　红花　　乌药　　青皮　　木香　　泽泻

32. **桑白皮汤**（《景岳全书》）　桑白皮　　半夏　　苏子　　杏仁　　贝母　　黄芩　　黄连　　山栀

33. **通窍活血汤**（《医林改错》）　赤芍药　　川芎　　桃仁　　红花　　麝香　　老葱　　鲜姜　　大枣　酒

十一画

1. **黄土汤**（《金匮要略》）　甘草　　干地黄　　白术　　炮附子　　阿胶　　黄芩　　灶心黄土

2. **控涎丹**（《三因极一病证方论》）　甘遂　　大戟　　白芥子

3. **黄芪六一汤**（《太平惠民和剂局方》）　黄芪　　甘草

4. **黄芪赤风汤**（《医林改错》）　黄芪　　赤芍　　防风

5. **黄芪鳖甲散**（《卫生宝鉴》）　黄芪　　鳖甲　　天冬　　地骨皮　　秦艽　　柴胡　　紫菀　　半夏　茯苓　　知母　　生地　　白芍　　桑白皮　　人参　　肉桂　　桔梗　　甘草

6. **黄连温胆汤**（《千金方》）　半夏　　陈皮　　茯苓　　甘草　　枳实　　竹茹　　黄连　　大枣

7. **黄连解毒汤**（《外台秘要》）　黄连　　黄芩　　黄柏　　栀子

8. **黄芪桂枝五物汤**（《金匮要略》）　黄芪　　白芍　　桂枝　　生姜　　大枣

9. **蛇胆川贝散**（《中华人民共和国药典》）　蛇胆汁　　川贝母

10. **银翘散**（《温病条辨》）　金银花　　连翘　　豆豉　　牛蒡子　　薄荷　　荆芥穗　　桔梗　　甘草　竹叶　　鲜芦根

11. **猪苓汤**（《伤寒论》）　猪苓　　茯苓　　泽泻　　阿胶　　滑石

12. **银翘解毒片**（《中华人民共和国药典》）　金银花　　连翘　　桔梗　　薄荷　　牛蒡子　　竹叶　　荆芥穗　　豆豉　　甘草　　鲜芦根

13. **清骨散**（《兰室密藏》）　胡黄连　　银柴胡　　秦艽　　鳖甲　　地骨皮　　青蒿　　知母　　甘草

14. **清瘴汤**（验方）　青蒿　　柴胡　　茯苓　　知母　　陈皮　　半夏　　黄芩　　黄连　　枳实　常山　　竹茹　　益元散

15. **羚羊散**（《验方》）　羚羊角

16. **麻黄汤**（《伤寒论》）　麻黄　　杏仁　　桂枝　　炙甘草

17. **清肺抑火丸**（《中华人民共和国药典》）　黄芩　　黄柏　　栀子　　大黄　　苦参　　前胡　　桔梗　浙贝母　　知母　　天花粉

18. **清金化痰汤**（《统旨方》）　黄芩　　山栀　　桔梗　　甘草　　贝母　　知母　　麦冬　　桑白皮　瓜蒌仁　　橘红　　茯苓

19. **清热镇惊散**（《卫生部药品标准》）　全蝎　　珍珠　　冰片　　钩藤　　胆南星　　雄黄　　黄连　薄荷　　白附子（制）　　栀子　　甘草　　防风　　天麻　　琥珀　　青黛　　水牛角浓缩粉

20. **清燥救肺汤**（《医门法律》） 桑叶 石膏 杏仁 甘草 麦冬 人参 阿胶 炒胡麻仁
    炙枇杷叶

21. **鹿茸补涩丸**（《沈氏尊生书》） 人参 黄芪 菟丝子 桑螵蛸 莲肉 茯苓 肉桂
    山药 附子 鹿茸 桑皮 龙骨 补骨脂 五味子

22. **羚羊钩藤汤**（《通俗伤寒论》） 羚羊角 桑叶 川贝 鲜地黄 钩藤 菊花 白芍 生
    甘草 鲜竹茹 茯神

23. **麻黄连翘赤小豆汤**（《伤寒论》） 麻黄 杏仁 生梓白皮 连翘 赤小豆 甘草 生姜
    大枣

十二画

1. **琼玉膏**（《洪氏集验方》） 生地黄汁 茯苓 人参 白蜜

2. **葛根汤**（《金匮要略》） 葛根 麻黄 桂枝 芍药 生姜 大枣 甘草

3. **越鞠丸**（《丹溪心法》） 苍术 香附 川芎 神曲 炒栀子

4. **葛花解醒汤**（《兰室秘藏》） 葛花 白豆蔻 砂仁 木香 陈皮 青皮 人参 白术
    茯苓 神曲 干生姜 猪苓 泽泻

5. **葱豉桔梗汤**（《通俗伤寒论》） 葱白 豆豉 薄荷 连翘 栀子 竹叶 桔梗 甘草

6. **越婢加术汤**（《金匮要略》） 麻黄 石膏 甘草 生姜 大枣 白术

7. **越婢加半夏汤**（《金匮要略》） 麻黄 石膏 生姜 大枣 甘草 半夏

8. **葶苈大枣泻肺汤**（《金匮要略》） 葶苈子 大枣

9. **黑锡丹**（《太平惠民和剂局方》） 黑锡 硫磺 川楝子 胡芦巴 木香 炮附子 肉豆蔻
    阳起石 沉香 茴香 肉桂 补骨脂

10. **紫雪丹**（《太平惠民和剂局方》） 滑石 玄参 升麻 石膏 朱砂（水飞） 羚羊角 寒
    水石 甘草（炙） 犀角 磁石 木香 麝香 硝石 沉香 芒硝 丁香

11. **蛤蚧定喘丸**（《中国基本中成药》） 蛤蚧 瓜蒌仁 紫菀 麻黄 鳖甲 黄芩 甘草
    麦冬 黄连 百合 紫苏子 石膏 苦杏仁 朱砂

12. **程氏萆薢分清饮**（《医学心悟》） 萆薢 黄柏 石菖蒲 茯苓 白术 莲子心 丹参
    车前子

13. **寒淋汤**（《医学衷中参西录》） 山药 小茴 当归 白芍 椒目

14. **寒喘丸**（《金匮要略》） 射干 麻黄 细辛 干姜 款冬花 半夏 紫菀 五味子
    大枣

15. **温胆汤**（《备急千金要方》） 半夏 橘皮 甘草 枳实 竹茹 生姜 茯苓

16. **滋水清肝饮**（《金匮要略》） 生地黄 山药 茯苓 丹皮 泽泻 山茱萸 归身 白芍
    柴胡 山栀 酸枣仁

17. **犀角汤**（《千金要方》） 犀角 羚羊角 黄芩 前胡 升麻 大黄 射干 豆豉

18. **犀黄丸**（《外科全生集》） 牛黄 麝香 乳香 没药

19. **疏凿饮子**（《济生方》） 商陆 泽泻 赤小豆 椒目 木通 茯苓皮 大腹皮 槟榔
    生姜皮 羌活 秦艽

十三画

1. **槐角丸**（《太平惠民和剂局方》） 槐角 地榆 当归 防风 黄芩 枳壳

2. **感冒退热冲剂**（《中华人民共和国药典》） 大青叶 板蓝根 草河车 连翘

3. **解语丹**（《医学心悟》） 白附子 石菖蒲 远志 天麻 全蝎 羌活 南星 木香
    甘草

4. **痰饮丸**(《中国基本中成药》)   附子   肉桂   白术   苍术   苏子   莱菔子   甘草

5. **新加香薷饮**(《温病条辨》)   香薷   金银花   鲜扁豆花   厚朴   连翘

十四画以上

1. **藻药散**(《证治准绳》)   海藻   黄药

2. **磁朱丸**(《千金方》)   磁石   朱砂   六神曲

3. **摧肝丸**(《医碥》)   牛胆南星   钩藤   黄连   滑石   铁华粉   青黛   僵蚕   天麻   辰砂   炙甘草   竹沥   姜汁

4. **薏苡仁汤**(《类证治裁》)   薏苡仁   川芎   当归   麻黄   桂枝   羌活   独活   防风   川乌   苍术   甘草   生姜

5. **酸枣仁汤**(《金匮要略》)   酸枣仁   知母   川芎   茯苓   甘草

6. **增液承气汤**(《温病条辨》)   玄参   麦冬   生地   大黄（后下）   芒硝

7. **礞石滚痰丸**(《养生主论》)   青礞石   大黄   朴硝   沉香   黄芩

8. **藿香正气散**(《太平惠民和剂局方》)   藿香   紫苏   白芷   桔梗   白术   厚朴   半夏曲   大腹皮   茯苓   橘皮   甘草   大枣

9. **截疟七宝饮**(《杨氏家藏》)   常山   草果   厚朴   槟榔   青皮   陈皮   炙甘草

10. **黛蛤散**(《卫生鸿宝》)   青黛   煅蛤粉

11. **镇肝熄风汤**(《医学衷中参西录》)   淮牛膝   龙骨   生白芍   天冬   麦芽   代赭石   牡蛎   玄参   川楝子   茵陈蒿   甘草   龟板

12. **膏淋汤**(《医学衷中参西录》)   山药   芡实   龙骨   牡蛎   生地黄   党参   白芍

13. **鳖甲煎丸**(《金匮要略》)   鳖甲   乌扇   黄芩   柴胡   鼠妇   干姜   大黄   芍药   桂枝   葶苈子   石韦   厚朴   丹皮   瞿麦   紫葳   半夏   人参   䗪虫   阿胶蜂房   赤硝   蜣螂   桃仁

14. **癫狂梦醒汤**(《医林改错》)   桃仁   柴胡   香附   木通   赤芍药   半夏   大腹皮   青皮   陈皮   桑白皮   苏子   甘草

15. **麝香保心丸**(《中成药临床应用》)   麝香   苏合香脂   蟾酥   牛黄   肉桂   冰片   人参提取物等

参考书目

1　黄帝内经素问. 北京：人民卫生出版社，1956

2　黄帝内经灵枢. 北京：人民卫生出版社，1959

3　战国·秦越人撰. 黄帝八十一难经纂图句解. 正统逆藏本医书. 三国吴·吕广等注. 难经集注. 北京：人民卫生出版社影印本，1956

4　汉·张仲景. 仲景全书. 伤寒论. 第 4 版. 北京：中医古籍出版社，1997

5　汉·张仲景. 仲景全书. 金匮要略. 第 4 版. 北京：中国古籍出版社，1997

6　晋·王叔和. 脉经. 北京：人民卫生出版社，1982

7　晋·皇甫谧. 黄帝针灸甲乙经. 北京：人民卫生出版社，1956

8　晋·葛洪. 肘后备急方. 北京：人民卫生出版社，1957

9　隋·巢元方. 诸病源候论. 北京：人民卫生出版社影印本，1982

10　唐·孙思邈. 千金翼方. 北京：人民卫生出版社，1955

11　唐·王焘. 外台秘要. 北京：人民卫生出版社，1955

12　宋·王怀隐，等. 太平圣惠方. 北京：人民卫生出版社，1958

13　宋·陈师文，等. 太平惠民和剂局方. 北京：人民卫生出版社，1959

14　宋·赵佶. 圣济总录. 北京：人民卫生出版社，1982

15　宋·严用和. 济生方. 北京：人民卫生出版社，1956

16　宋·许叔微. 普济本事方. 上海：上海科学技术出版社，1959

17　宋·陈言. 三因极一病证方论. 北京：人民卫生出版社，1957

18　宋·杨士瀛. 仁斋直指附遗方论. 台北：台北新文丰出版公司，1982

19　宋·钱乙. 小儿药证直诀. 北京：人民卫生出版社，1955

20　金·刘完素. 素问玄机原病式. 北京：人民卫生出版社，1959

21　金·刘完素. 素问病机气宜保命集. 北京：人民卫生出版社，1959

22　金·张从正. 儒门事亲. 重庆：科技文献出版社重庆分社，1986

23　金·李东垣. 脾胃论. 北京：人民卫生出版社，1957

24　金·李东垣. 兰室秘藏. 北京：人民卫生出版社，1957

25　元·罗谦甫. 卫生保健. 北京；人民卫生出版社，1963

26　元·危亦林. 世医得效方. 上海：上海科学技术出版社，1964

27　元·朱丹溪. 格致余论. 北京：人民卫生出版社，1956

28　元·朱丹溪. 丹溪心法. 上海：上海科学技术出版社，1959

29　明·戴元礼. 金匮钩玄. 北京：人民卫生出版社，1980

30　明·戴元礼. 证治要诀. 上海：上海中华新教育社石印本，1925

31　明·虞抟. 医学正传. 北京：人民卫生出版社，1981

32　明·楼英. 医学纲目. 北京：人民卫生出版社，1987

33　明·王纶. 明医杂著. 上海：上海古籍收书店据明刻本线装影印本，1979

34　明·李时珍. 本草纲目. 北京：人民卫生出版社，1957

35　明·李梴. 医学入门. 上海：上海校经山房石印本，1913

36　明·王肯堂. 证治准绳. 上海：上海科学技术出版社，1959

37　明·张介宾. 景岳全书. 北京：中国中医药出版社，1994

38　明·李中梓. 医宗必读. 上海：上海卫生出版社，1958

39　明·秦景明. 症因脉治. 上海：上海卫生出版社，1958

40　明·绮石. 理虚元鉴. 上海：上海科学技术出版社，1959

41　明·胡慎柔. 慎柔五书. 上海：上海卫生出版社，1958

42　明·龚廷贤. 寿世保元. 上海：上海科学技术出版社，1959

43　明·龚廷贤. 万病回春. 重1版. 上海：上海锦章书局，1954

44　明·缪希雍. 先醒斋医学广笔记. 北京：人民卫生出版社，1958

45　明·江瓘. 名医类案. 北京：人民卫生出版社影印本，1982

46　清·喻昌. 医门法律. 上海：上海卫生出版社，1957

47　清·张璐. 张氏医通. 上海：上海科学技术出版社，1963

48　清·李用粹. 证治汇补. 新1版. 上海：上海卫生出版社，1958

49　清·程钟龄. 医学心悟. 北京：人民卫生出版社，1955

50　清·吴谦等. 医宗金鉴. 北京：人民卫生出版社，1957

51　清·叶天士. 临证指南医案. 上海：上海人民卫生出版社，1976

52　清·沈金鳌. 杂病源流犀烛. 北京：中国中医药出版社，1994

53　清·吴鞠通. 温病条辨. 北京：人民卫生出版社，1955

54　清·王清任. 医林改错. 上海：上海卫生出版社，1956

55　清·林珮琴. 类证治裁. 上海：上海科学技术出版社，1959

56　清·费伯雄. 医醇賸义. 上海：上海卫生出版社，1958

57　清·尤怡撰. 医学读书记. 北京：人民卫生出版社，1991

58　清·唐容川. 血证论. 北京：人民卫生出版社，1990

59　张伯臾主编. 中医内科学. 上海：上海科学技术出版社，1985

60　方药中主编. 实用中医内科学. 上海：上海科学技术出版社，1985

61　王永炎，鲁兆麟主编. 中医内科学. 北京：人民卫生出版社，1999

62　董建华主编. 中国现代中医医案精华. 北京：北京出版社，1990

图书在版编目（CIP）数据

中医内科学/周仲瑛主编．—长沙：湖南科学技术
出版社，2010.6（2023.12重印）
全国高等中医药院校成人教育教材
ISBN 978-7-5357-0318-7

Ⅰ．①中… Ⅱ．①周… Ⅲ．①中医内科学—成人
教育：高等教育—教材　Ⅳ．①R25

中国版本图书馆 CIP 数据核字（2010）第 125062 号

全国高等中医药院校成人教育教材

中医内科学

委托修订：国家中医药管理局人事教育司
主编单位：南京中医药大学
主　　编：周仲瑛
出 版 人：潘晓山
责任编辑：黄一九
出版发行：湖南科学技术出版社
社　　址：长沙市芙蓉中路一段 416 号泊富国际金融中心
网　　址：http：//www.hnstp.com
邮购联系：本社直销科 0731 - 84375808
印　　刷：长沙市宏发印刷有限公司
　　　　　　（印装质量问题请直接与本厂联系）
厂　　址：长沙市开福区捞刀河大星村 343 号
邮　　编：410153
版　　次：2010 年 6 月第 3 版
印　　次：2023 年 12 月第 40 次印刷
开　　本：787mm×1092mm　1/16
印　　张：35.75
字　　数：870 千字
书　　号：ISBN 978-7-5357-0318-7
定　　价：58.00 元
（版权所有·翻印必究）